W0256062

HANDBUCH DER UROLOGIE
ENCYCLOPEDIA OF UROLOGY
ENCYCLOPÉDIE D'UROLOGIE

HERAUSGEGEBEN VON · EDITED BY
PUBLIÉE SOUS LA DIRECTION DE

C. E. ALKEN
HOMBURG (SAAR)

V. W. DIX
LONDON

H. M. WEYRAUCH
SAN FRANCISCO

E. WILDBOLZ
BERN

VII/2

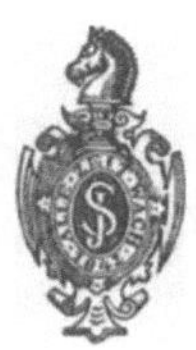

SPRINGER-VERLAG
BERLIN · GÖTTINGEN · HEIDELBERG · NEW YORK
1965

DIE UROLOGISCHE BEGUTACHTUNG UND DOKUMENTATION

THE UROLOGIST'S EXPERT OPINION AND DOCUMENTATION

L'EXPERTISE ET DOCUMENTATION EN UROLOGIE

VON/BY/PAR

F. BAUMBUSCH, MAINZ · E. SCHINDLER, BAD WILDUNGEN
TH. SCHULTHEIS, GLADBECK/MARBURG (LAHN)
W. VAHLENSIECK, BONN

MIT EINEM ANHANG VON/WITH AN ADDENDUM BY/AVEC UN ADDENDA PAR

P. ABOULKER, PARIS · F.E. CAMPS, LONDON
H. HASSARD, SAN FRANCISCO

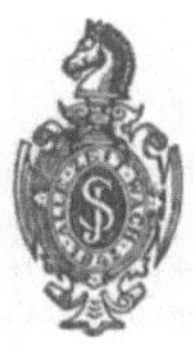

SPRINGER-VERLAG
BERLIN · GÖTTINGEN · HEIDELBERG · NEW YORK
1965

ISBN-13: 978-3-642-94925-8 e-ISBN-13: 978-3-642-94924-1
DOI: 10.1007/978-3-642-94924-1

Softcover reprint of the hardcover 1st edition 1965

Library of Congress Catalog Number 58—4788

Druck der Universitätsdruckerei H. Stürtz AG, Würzburg

Titel-Nr. 5881

Vorwort

Die Tätigkeit des Arztes als sachverständiger Mitarbeiter rechtsprechender und verwaltender Instanzen hat im modernen Sozialstaat einen erheblichen Umfang angenommen. Daher muß in einem Handbuch, welches das gesamte Wissen der Disziplin Urologie vor Augen führen will, das *urologische Gutachtenwesen* zugänglich gemacht werden.

Als mich die Herausgeber mit dieser Aufgabe betrauten, hatte ich wohl eine klare Vorstellung von dem Terrain. Zur Errichtung des Gebäudes brauchte ich Mitarbeiter. So war ich sehr erleichtert, als Herr Obermedizinalrat Dr. SCHINDLER mit seinen großen Erfahrungen auf dem Gebiete des Versorgungswesens die Gestaltung der einschlägigen Abschnitte übernahm.

Meine früheren klinischen Mitarbeiter Herr Privatdozent Dr. BAUMBUSCH und Herr Dr. VAHLENSIECK wirkten tatkräftig mit. Letzterer hielt Fühlung mit Versicherungsgesellschaften und Juristen, um die den Urologen unmittelbar angehende *rechtliche Verantwortung* darzustellen; ersterer übernahm es, mit einer Darstellung der Methoden der *Dokumentation* die Voraussetzungen zu zeigen, nach welchen spätere Untersucher leichter ihr Material gewinnen können.

Mir blieb die Ordnung des detaillierten *gutachtlichen Materials*. Dabei mußte ich auch auf klinische Vorstellungen und Zusammenhänge eingehen, für deren Verständnis ich letzten Endes meinen urologischen Lehrern ALEXANDER VON LICHTENBERG, Berlin, und WILHELM SCHULTHEIS, Bad Wildungen, sowie meinen chirurgischen Lehrmeistern OSKAR WIEDHOPF, Marburg (Lahn), und RUDOLF ZENKER, München, damals Marburg (Lahn), zutiefst verpflichtet bin.

Großen Dank sage ich Herrn Professor Dr. BLUMENSAAT in Bottrop, der mich in selbstloser Weise aus eigenen Gutachten unterstützte; Gutachten, die in besonderer Prägnanz die jeweilige medizinische und rechtliche Situation erkennen lassen.

Wir alle sahen nicht nur in der Schilderung des Gutachtenwesens unsere Aufgabe. Vielmehr strebten wir an, dem *tätigen Gutachter* selbst so viel Material anhand zu geben, damit dieser sein eigenes Gutachten möglichst überzeugend abfassen könne. Vorlagen, Richtlinien oder Muster schienen uns deswegen ungeeignet, weil jedes eigene Gutachten eine selbständige geistige Leistung ist, welche aus Kenntnis und Erkenntnis geboren wird. Diese Hochachtung vor der geistigen Leistung und deren Formulierung veranlaßte uns auch, auf Grenzgebieten die Ansichten anderer Autoren wörtlich zu übernehmen, insbesondere dann, wenn eine bessere Formulierung schwerlich gefunden werden konnte.

Immer hatten wir den tätigen Gutachter vor Augen, sei es bei der Ordnung der Gutachtenkasuistik, sei es bei der Ausarbeitung des allgemeinen Schlagwortregisters und ganz besonders bei der zusätzlichen Ordnung der *Literatur* nach Stichworten. Hier kann der tätige Gutachter sofort die Quellen finden.

Naturgemäße Unvollständigkeit wurde an gehöriger Stelle erwähnt. Wir sind bestrebt, wie bisher in „Der Urologe“ und in der „Zeitschrift für Urologie“ auch in Zukunft neue Entwicklungen zu erörtern und Ergänzungen nachzutragen.

Die besondere Note eines *internationalen Handbuches* klingt nicht nur in zahlreichen vergleichenden Textstellen an, sondern wird vorzüglich im Anhang hervorgehoben durch die Kommentare der Herren ABOULKER (Frankreich), CAMPS (England) und HASSARD (USA).

Die Herausgeber des Gesamtwerkes und der Springer-Verlag sind mit großem Verständnis unseren Anregungen gefolgt. Mit allen Mitarbeitern sage ich hierfür herzlichen Dank.

Gladbeck, im August 1964 THEODOR SCHULTHEIS

Einteilung — Classification

Inhalt — Contents — Table des matières

Teil I

Erstes Kapitel

Die Vorbereitung des Gutachtens

Von Privatdozent Dr. TH. SCHULTHEIS, Gladbeck

Zweites Kapitel

Die Technik der Gutachtenuntersuchung

Von Obermedizinalrat Dr. E. SCHINDLER, Bad Wildungen

Drittes Kapitel

Die Begutachtung eines Zustandes der Harnorgane

Von Privatdozent Dr. TH. SCHULTHEIS, Gladbeck

Viertes Kapitel

Die Begutachtung des Verlaufes einer Erkrankung der Harnorgane

Von Obermedizinalrat Dr. E. SCHINDLER, Bad Wildungen

Fünftes Kapitel

Die Begutachtung eines ursächlichen Zusammenhanges bei Erkrankungen der Harnorgane

A. Nichtmedizinischer Sachverhalt

Von Privatdozent Dr. Th. Schultheis, Gladbeck

B. Die allgemeinen Schadensereignisse

Von Obermedizinalrat Dr. E. Schindler, Bad Wildungen

Seite — Page

C. Die Einwirkung chemischer Stoffe als Schadensereignis

Von Obermedizinalrat Dr. E. SCHINDLER, Bad Wildungen

D. Die speziellen Schadensereignisse

Von Privatdozent Dr. TH. SCHULTHEIS, Gladbeck

Sechstes Kapitel

Das urologische Zusammenhangsgutachten

Von Privatdozent Dr. TH. SCHULTHEIS, Gladbeck

Teil II

Siebentes Kapitel

Die Begutachtung urologischer Sachverhalte in Arzthaftpflichtverfahren

Von Dr. W. Vahlensieck, Bonn

Achtes Kapitel

Das urologische Haftpflichtgutachten

Von Dr. W. VAHLENSIECK, Bonn

Seite — Page

Teil III

Die Dokumentation urologischer Sachverhalte

Von Privatdozent Dr. F. Baumbusch, Mainz

Mitarbeiter von Band VII/2 — Contributors to volume VII/2
Ont collaboré au volume VII/2

F. Baumbusch, Privatdozent, Dr. med., Oberarzt und Leiter der Urologischen Abteilung in der Chirurgischen Universitätsklinik Mainz, Dozent für Urologie, Mainz.

E. Schindler, Obermedizinalrat, Dr. med., Facharzt für Urologie, Chefarzt der Versorgungskuranstalt Bad Wildungen.

Th. Schultheis, Privatdozent, Dr. med., Chefarzt der Chirurgischen und der Urologischen Abteilung des St. Barbara-Hospitals, Gladbeck, Dozent für Urologie, Marburg (Lahn).

W. Vahlensieck, Dr. med., Facharzt für Urologie, wissenschaftlicher Assistent der Chirurgischen Universitätsklinik Bonn.

Pierre Aboulker, Professeur Dr., 22, Place Malesherbes, Paris XVIIe, France.

F. E. Camps, M. D., Professor, Department of Forensic Medicine, The London Hospital Medical College (University of London), Whitechapel, E. 1, England.

Howard Hassard, Peart, Baraty & Hassard, Attorneys at Law. 111 Sutter Street, San Francisco, California 94104, USA.

DIE UROLOGISCHE BEGUTACHTUNG UND DOKUMENTATION

THE UROLOGIST'S EXPERT OPINION AND DOCUMENTATION

L'EXPERTISE ET DOCUMENTATION EN UROLOGIE

Teil I

Erstes Kapitel[1]

Die Vorbereitung des Gutachtens

Von

TH. SCHULTHEIS

1. Die Stellung des Gutachters

Eine Begutachtung erfolgt in der Regel zur Unterrichtung eines Nichtsachverständigen durch einen Sachverständigen.

Gegenstand der Begutachtung ist ein *Sach*verhalt; Gegenstand einer ärztlichen Begutachtung ist ein medizinischer Sachverhalt.

Im deutschen Rechtsgebiet leitet sich die Tätigkeit des ärztlichen Gutachters her von §§ 402—414 ZPO und

§ 75 StPO: „Der zum Sachverständigen Ernannte hat der Ernennung Folge zu leisten, wenn er zur Erstattung von Gutachten... die Wissenschaft..., deren Kenntnis Voraussetzung der Begutachtung ist, öffentlich zum Erwerb ausübt",

sowie aus zahlreichen Gesetzen und Verordnungen auf dem Gebiete der Sozialversicherung, der Versorgungsgesetzgebung und des privaten Versicherungsgewerbes.

Dem Schutz der Wahrheit eines ärztlichen Gutachtens dient der § 278 StGB: „Ärzte..., welche ein unrichtiges Zeugnis... wider besseres Wissen ausstellen, werden mit Gefängnis... bestraft",

sowie die Vereidigung gemäß § 79 StPO:

„Der Eid... geht dahin, daß der Sachverständige das Gutachten unparteiisch und nach bestem Wissen und Gewissen erstattet habe." PONSOLD

Selbstverständlich sind die sog. ärztlichen Atteste oder Zeugnisse, die so häufig von Patienten aus irgendwelchen Motiven begehrt werden, gleichermaßen Gutachten. Nur mangelt ihnen die Ausführlichkeit der Darlegung des Sachverhaltes. Sie beschränken sich auf eine zusammengefaßte Meinung des Arztes zu dem vom Patienten vorgetragenen Motiv.

Gutachtenfrage, Gutachtenbefund und gutachtliche Beurteilung sind die drei Hauptteile jedes ärztlichen Gutachtens. Sie sollten auch in diesem immer erkennbar bleiben.

Abgesehen von den Wünschen, Befürchtungen und Hoffnungen des Probanden, hat jeder *Sachverhalt*, der zu einer Begutachtung führt, wenigstens 2 Aspekte,

1. vom Juristen bzw. Verwaltungsfachmann her gesehen,
2. vom ärztlichen Gutachter her gesehen.

Nach dem ersten Aspekt sind die Akten angelegt mit den Verhandlungs- und Vernehmungsprotokollen, den Arbeitsauskünften, den Einlassungen der Anwälte, der verwaltenden Versicherungsträger, der Richter. Dieser erste Aspekt findet seinen Niederschlag in der an den Gutachter gerichteten *Gutachtenfrage*.

Der zweite Aspekt ist medizinischer Natur; er entwickelt sich im Verlaufe des Aktenstudiums, der körperlichen Untersuchung durch den Arzt; er bildet den Gutachtenbefund. Er formt sich weiter an der Gutachtenfrage und findet seinen Niederschlag schließlich in der zusammenfassenden *Beurteilung* im Gutachten, welche die sachverständige Antwort auf die Gutachtenfrage darstellt. So hat der Sachverhalt einen nichtmedizinischen Anteil und einen medizinischen Anteil.

[1] Die Literatur zu diesem Kapitel befindet sich als Gesamtverzeichnis zu Teil I am Schluß des sechsten Kapitels auf Seite 261.

Im *nichtmedizinischen Anteil* befindet sich alles, was den Probanden betroffen hat oder betrifft, was aber der ärztlichen Untersuchung und Aufklärung nicht gemäß ist. Dazu gehört der *Sachverhalt des Schadensereignisses, des Unfalles*, des *Versicherungsfalles*, die *rechtliche Situation*.

Für diesen Teil ist der Arzt nicht sachverständig und daher auf Unterrichtung angewiesen.

Im *medizinischen Anteil* des Sachverhaltes ist indessen der Arzt registrierend, bewertend und beurteilend tätig.

Die *ärztliche Begutachtung* eines Sachverhaltes ist jedoch regelmäßig kein abschließendes Urteil im juristischen Sinne. Sie stellt vielmehr die Meinung eines Sachverständigen dar, auf welcher eine andere Person, fast immer ein medizinischer Laie, eine Entscheidung aufbauen soll.

2. Die Gutachtenfrage; Arten der Begutachtung

So kommt es, daß die *Gutachtenfrage*, d. h. die Frage, welche der *Gutachtenauftraggeber* an den *Gutachter* richtet, in erster Linie in der juristischen Ebene bedeutungsvoll ist.

Die Frage enthält somit Elemente naturwissenschaftlicher wie auch geisteswissenschaftlicher Herkunft. Diese Elemente sind zu erkennen und getrennt zu halten. Sie sind auch, ohne daß dies immer im Gutachtentext erscheint, darauf zu untersuchen, ob die darin enthaltenen Kausalvorstellungen übereinstimmen oder ob Differenzen vorhanden sind; denn der Geisteswissenschaft kommt ein wertender Kausalbegriff, der Naturwissenschaft ein konstatierender Kausalbegriff zu.

Meist erwächst die Gutachtenfrage aus einem der drei Komplexe:

1. Eingliederung eines medizinischen Zustandes in ein nichtmedizinisches Bewertungssystem, meist in Beziehung zum Erwerbsleben des Probanden (Zustandsbegutachtung).
2. Untersuchung der ursächlichen Beziehungen zwischen einem medizinischen Sachverhalt und einem nichtmedizinischen Sachverhalt (Zusammenhangsbegutachtung).
3. Vergleichende Bewertung des Verlaufes eines medizinischen Sachverhaltes in bezug auf die Kausalbeziehung zu einem außermedizinischen Sachverhalt (Verlaufsbegutachtung).

Da in jedem Gutachten demgemäß Sachverhalte des medizinischen Wissenskreises mit solchen des außermedizinischen Wissenskreises konfrontiert sind, muß sowohl der Gutachter wie auch sein Auftraggeber in beiden Wissensgebieten orientiert sein.

Der *Gutachtenauftraggeber* ist sachverständig auf dem *nicht*medizinischen Sektor; er muß daher den Gutachter über den nichtmedizinischen Sachverhalt unterrichten. Das geschieht meist durch Übergabe der Akten des Falles, gelegentlich auch durch Darlegungen im Urteil.

Der *ärztliche Gutachter* ist als Sachverständiger gehalten, bei der Untersuchung und Darlegung seines medizinischen Sachverhaltes das Wesen des nichtmedizinischen Sachverhaltes im Auge zu behalten und zu berücksichtigen. Das *Gutachten* ist abschließend die Antwort auf die Frage des Auftraggebers. Es gibt den medizinischen Sachverhalt in allgemeinverständlicher Sprache wieder. Der Gutachter nimmt den nichtmedizinischen Anteil der Gutachtenfrage zur Kenntnis und faßt seine sachverständige Ansicht in einem Vorschlag an den Auftraggeber zusammen. Dieser Vorschlag, der allgemein zwar als *Beurteilung* bezeichnet wird, aber niemals ein Urteil im juristischen Sinne ist, ist vielmehr ein sachverständiger Rat für die Richtung der Abwicklung des nichtmedizinischen Sachverhaltes durch den Gutachtenauftraggeber oder den Richter.

Tabelle 1

Zustandsgutachten

1. Gutachten mit diagnostischer Aussage.
2. Gutachten mit vergleichender Aussage über in verschiedenen Zeitpunkten erhobene Befunde (Besserung, Verschlimmerung).
3. Gutachten mit Aussage über die Einordnung des Probanden in das Erwerbsleben.

Zusammenhangsgutachten

Gutachten mit Aussage über die Art des Zusammenhanges zwischen einem Ereignis und einer Versehrung oder Erkrankung.

Verlaufsgutachten

1. Gutachten mit vorausschauender — prognostischer — Aussage über Art und Dauer des Verlaufes einer Erkrankung.
2. Gutachten mit rückschauender — epikritischer — Aussage über die Art des Zusammenhanges zwischen einem Ereignis und der Art und Dauer des Verlaufes einer Erkrankung.
3. Gutachten mit rückschauender — epikritischer — Aussage über die Art des Zusammenhanges zwischen dem Tod und einem Ereignis oder dessen Einwirkung auf Art und Zeitpunkt des Todes.

Hinsichtlich des Umfanges des *Untersuchungsbefundes* unterscheidet man Hauptgutachten von Neben-(Zusatz-)gutachten. Der Hauptgutachter ermittelt alle notwendigen Untersuchungsbefunde und beantwortet abschließend die Gutachtenfrage. Erstreckt sich die Ermittlung der Untersuchungsbefunde auf dem Hauptgutachter fremde medizinische Disziplinen, so bedient er sich des Nebengutachters als fachkundiger Hilfe.

Es liegt im Wesen seines medizinischen Spezialgebietes, daß der *urologische Gutachter* häufig in einem Zusatzgutachten tätig wird. Er hat seinen urologischen Sachverhalt hineinzustellen in den umfassenderen des Hauptgutachters. Aber der urologische Sachverhalt befindet sich auch im Kreise der großen Entscheidungskomplexe, d. h., er betrifft die Eingliederung eines Zustandes in eine nichtmedizinische Wertskala; er ist zu sehen im Zusammenhang mit einem nichtmedizinischen Ereignis, oder er beansprucht eine vergleichende Bewertung des Verlaufes.

3. Die Abfassung des Gutachtens

Obwohl das medizinische Gutachten eine objektivierende Darstellung erfordert, obwohl seine Abfassung mit naturwissenschaftlicher Gewissenhaftigkeit erfolgen sollte, muß es doch in der stilistischen Abfassung wirkungsvoll sein.

Wenn ein so erfahrener Gutachter wie Ponsold dazu schreibt:

„Die Begründung kann nicht überzeugend und eindringlich genug abgefaßt werden. Sie muß so zwingend in der Beweisführung sein, daß sich das Gericht die Schlußfolgerung zu eigen machen kann. Sonst kann es vorkommen, daß der Gutachter nicht durchdringt und das Gutachten nicht anerkannt wird, obwohl sachlich nichts einzuwenden ist. Es hat eben nicht überzeugt; es ist ohne Durchschlagskraft, trotz aller Richtigkeit der Beweisführung,"

dann müssen seine Erlebnisse ihm gezeigt haben, daß nur eine vollendet vorgetragene sachverständige Ansicht Gehör und Beachtung verdient.

Die Abfassung jedes Gutachtens wird erleichtert, wenn man sich an ein bewährtes Schema der Darstellung der Sachverhalte hält. (Vgl. Tabelle 2). Das fördert die Lektüre und das Verständnis des Gutachtens. Es hat sich eingebürgert, den nichtmedizinischen Sachverhalt und die sich daraus ergebende Gutachtenfrage an den Anfang des Gutachtens zu stellen. Dann folgt, soweit notwendig, die Wiedergabe der Aktenlage und die Anamnese des Probanden.

Ein weiterer Hauptteil des Gutachtens ist die Protokollierung des körperlichen Befundes, der Laboratoriumsergebnisse sowie die Beschreibung psychischer Auffälligkeiten. Diese beiden Hauptteile dienen der Darlegung des nichtmedizinischen und des medizinischen Sachverhaltes. Ihre Abwägung folgt im 3. Abschnitt. Die Sachverhalte werden erörtert, gewürdigt und in Beziehung zur Gutachtenfrage gebracht.

Eine kurze *Zusammenfassung* der Gründe für die Beantwortung der Frage unterrichtet den eiligen Leser.

Formulargutachten sollen der Vereinheitlichung dienen und sollen besonders den ungeübten Gutachter zwingen, sich zu präzisen Fragen zu äußern. Ihnen haftet jedoch der Nachteil an, daß sie häufig dem medizinischen Sachverhalt nicht gerecht werden.

Tabelle 2. *Gutachtenschema.* (Nach WINCKELMANN)

Name und Dienststellung des Gutachters.
Ort und Datum der Ausstellung.
Anschrift des Auftraggebers mit seinem Aktenzeichen.
Überschrift, z. B. Fachärztliches Gutachten.
Zweck des Gutachtens und etwaiger besonders gestellter Fragen, die im Wortlaut wiederzugeben sind.
Personalien des Untersuchten: Name, Vorname, Geburtstag, Beruf, Wohnung.
Ort (beim Arzt oder in der Wohnung des Untersuchten) und Datum der Untersuchung.

Hauptabschnitte:

I. Vorgeschichte: a) Krankheiten in der Familie, b) eigene Krankheitsvorgeschichte, c) Unfall- bzw. Arbeitsvorgeschichte.
II. Angaben des Untersuchten, jetzige Klagen usw.
III. Eigene Wahrnehmungen des Gutachters und die Untersuchungsbefunde.
IV. Krankheitsbezeichnung (Diagnose).
V. Medizinisch-wissenschaftliche und ärztlich-gutachtliche Würdigung und Auswertung des Inhaltes von I—IV im Hinblick auf die Gutachtenfrage.
Hier sind außer der Krankheit und ihrer funktionellen Folgen auch die Konstitution des Begutachteten, etwaige stationäre Defekte und Abnormitäten sowie seine geistige und seelische Persönlichkeit (Charakter, Begabung, Arbeitswille und ähnliches) zu berücksichtigen.
VI. Zusammenfassung: Abschließendes Gutachten und Beantwortung der besonders gestellten Fragen.
VII. Unterschrift[1].

Der Gutachter muß schon bei der Abfassung seiner Darlegungen deren *Nachprüfung* durch den Auftraggeber berücksichtigen und gegebenenfalls durch Quellenangaben weitere Ausführungen ermöglichen. Denn:

„Ein Gutachten, das dem Gericht nicht ermöglicht, den Gedankengängen des Gutachters nachzugehen, sie nachzuprüfen und sich ihnen anzuschließen oder sie abzulehnen, ist für den Rechtsstreit wertlos"

so formuliert das Oberlandesgericht Frankfurt (6 W 425/62), und es fährt fort:

„Der Sachverständige ist nur Helfer des Gerichtes, die Verantwortung für die Entscheidung bleibt dem Gericht allein übertragen. Dieses würde pflichtwidrig handeln, wenn es sich den Darlegungen eines Sachverständigen ohne kritische Nachprüfung seiner Feststellungen, Überlegungen und Schlußfolgerungen anschließen würde."

Abschließend stellt das gleiche Gericht fest:

„Somit ist ein Gutachten, das keine hinreichenden Ansätze für eine kritische Nachprüfung enthält und daher den zu stellenden Mindestanforderungen nicht entspricht *keine Erledigung* des gerichtlichen Auftrages".

[1] Das Reichsgericht hat wiederholt entschieden, daß buchstabenähnliche Gebilde, die zusammen keinen Namen deutlich erkennen lassen, nicht als rechtswirksame Unterschrift gelten können. (Ärztl. Ver. Bl. 1929 S. 281 und Ä. Sachv. Zs. 1933 S. 296 und 1938 S. 254.)

Zweites Kapitel[1]

Die Technik der Gutachtenuntersuchung

Von

E. Schindler

I. Zweck und Plan der Begutachtungsuntersuchung

1. Das Gutachten soll den medizinischen Sachverhalt in allgemein verständlicher Sprache wiedergeben und dadurch den juristischen Sachverständigen über die im Gutachtenauftrag niedergelegten Fragen informieren. Es ist Sache des ärztlichen Sachverständigen, sich dieser Aufgabe so zu entledigen, daß der Auftraggeber ein verständliches, überzeugendes und klares Bild über die zur Entscheidung stehenden Fragen erhält. Die von dem ärztlichen Gutachter zu diesem Zweck durchgeführte Untersuchung unterscheidet sich von anderen ärztlichen Untersuchungen weniger in der Art der Durchführung, als in dem ihr innewohnenden Zweck. Ich möchte als wesentliche Punkte skizzieren:

1. Die Gutachtenuntersuchung dient im Gegensatz zu jeder anderen ärztlichen Untersuchung nicht dem Ziel, nach der Krankheitserkennung die notwendigen therapeutischen Maßnahmen einzuleiten, sondern hat allein den Zweck, einen gegenwärtigen, zurückliegenden oder in der Zukunft möglichen Krankheits- bzw. Gesundheitszustand zu objektivieren.

2. Diese Sonderstellung der Gutachtenuntersuchung mit dem Ziel einer „Beurteilung" bringt es mit sich, daß der Proband dem Gutachter gegenüber nicht von vornherein jenes Vertrauen entgegenbringt, welches das Verhältnis Patient—Arzt im allgemeinen ohne weiteres in sich birgt.

3. Es ist dennoch für den Gutachter unerläßlich, den Kontakt zu dem Probanden herzustellen, auch wenn er ihm zunächst mit Mißtrauen, Kritik oder gar in der Absicht, den Arzt zu täuschen, gegenübertritt.

4. Trotz des unerläßlichen menschlichen Kontaktes darf sich der Gutachter in seinem Urteil weder von menschlichem oder sozialem Mitgefühl noch irgendwelchen Vorurteilen leiten oder beeinflussen lassen. Kann er sich nicht entscheiden, so ist es besser, sich des Urteils zu enthalten, als ein Urteil abzugeben, das einer objektiven Nachprüfung nicht standhält.

Vor jeder Gutachtenuntersuchung muß sich der Gutachter Klarheit über die Fragestellung verschaffen, die der Auftraggeber an ihn richtet. Aus dem Gutachtenauftrag wird er ersehen:

Handelt es sich um eine Erst-, Zusammenhangs- oder Verlaufsbegutachtung?

Soll die Arbeits- oder Berufsfähigkeit festgestellt oder soll der Grad der Minderung der Erwerbsfähigkeit ermittelt werden?

Ist ein körperlicher Schaden durch einen Unfall, eine Kriegsbeschädigung, Haft, Berufsschädigung oder eine Erkrankung anderer bzw. unbekannter Genese zu beurteilen?

Handelt es sich um eine Begutachtung zum Zwecke einer Kapitalabfindung, zum Abschluß einer Lebensversicherung oder anderweitigen Wagnisbeurteilung?

Sind gewerbemedizinische Gesichtspunkte zu berücksichtigen, liegen Schäden durch Medikamente, Strahlung, Hitze oder Kälte vor?

Besteht eine Vorschädigung, die sich auf die Beurteilung der Folgen eines späteren Schadensereignisses auswirkt?

Soll evtl. auch zu Nichtschädigungsfolgen Stellung genommen werden?

Es ist von dem Gutachter nicht zu verlangen, daß er alle einschlägigen gesetzlichen Bestimmungen, Novellen, Anordnungen, Verfügungen und Verwaltungs-

[1] Die Literatur zu diesem Kapitel befindet sich als Gesamtverzeichnis zu Teil I am Schluß des sechsten Kapitels auf Seite 261.

vorschriften kennt. Gegebenenfalls werden sie ihm von dem Auftraggeber zur Kenntnis gebracht oder können bei ihm angefordert werden.

Auf Grund der Fragestellung gewinnt der Gutachter eine klare Vorstellung davon, was sein Auftraggeber von ihm wissen will, und wird daher rechtzeitig entscheiden können,

1. ob die Begutachtung ambulant oder stationär durchgeführt wird,
2. ob zusätzliche Unterlagen (Akten, Krankenblätter, Rö.-Bilder usw.) beigezogen werden müssen,
3. ob andere Fachdisziplinen beteiligt oder Spezialuntersuchungen durchgeführt werden müssen.

Letzten Endes wird zwar immer die eigene Erfahrung des Gutachters eine Rolle spielen, wie man es am besten macht, es zeigt sich jedoch immer wieder, daß ohne Planung wichtige Punkte außer acht gelassen werden und zu späteren Kritiken sowohl seitens des Probanden als auch des Auftraggebers Veranlassung geben.

1. Die Kontaktaufnahme des Gutachters zum Probanden

a) Erhebung der Vorgeschichte

Es ist zweckmäßig, den für eine Begutachtung erforderlichen Kontakt zwischen dem Gutachter und dem Probanden bei der Erhebung und Besprechung der Vorgeschichte aufzunehmen. Der Gutachter soll dabei möglichst auch von den familiären, beruflichen und sozialen Verhältnissen Kenntnis nehmen. Auch wenn bereits in den Aktenunterlagen eine ausführliche Anamnese vorhanden ist, so scheint es mir zweckmäßig, durch Besprechung oder Erörterung einzelner Punkte dem Probanden zu zeigen, daß man sich bereits mit seiner Person beschäftigt und vertraut gemacht hat. Daß es leicht, aber auch sehr schwer sein kann, die zunächst bestehende Reserve des zu Untersuchenden zu überwinden, daß die Mitteilungsfreudigkeit des Probanden unterschiedlich ist und manchmal auch den Gutachter strapaziert, ist allgemein bekannt. Der Gutachter muß sein Ziel im Auge behalten und darf den Probanden nicht durch Ungeschicklichkeit vor den Kopf stoßen. Bei Nachuntersuchungen durch den gleichen Gutachter ist naturgemäß der persönliche Kontakt oft sehr rasch wieder hergestellt, so daß es dann bisweilen nur einer kurzen Besprechung der zwischenzeitlichen Erkrankungen und Beschwerden bedarf.

b) Diskussion des schädigenden Ereignisses

Der Gutachter bespricht im Rahmen dieser Erörterungen mit dem Probanden das schädigende Ereignis, besonders dann, wenn auch andere schädigende Möglichkeiten vorliegen können. Während bei der urologischen Begutachtung Verwundungen und anderweitige direkte Verletzungen des Urogenitalsystems im allgemeinen hinsichtlich des schädigenden Ereignisses keine Zweifel lassen, gibt es doch eine ganze Reihe von Veränderungen an den Nieren und Harnwegen, bei denen angeschuldigte Schädigungen höchstens möglich, wenn nicht geradezu unwahrscheinlich sind. So genügt z. B. ein zeitlicher Zusammenhang zwischen dem Wehrdienst und dem Beginn einer Nierenerkrankung oder der Anlaß zu irgendwelchen Beschwerden seitens der Harnwege nicht, um eine Schädigung im Sinne des Gesetzes anzunehmen. Es wird vielmehr immer ein kausaler Zusammenhang gefordert. Der Gutachter sollte gerade bei der Erstbegutachtung immer das schädigende Ereignis diskutieren und klar herausstellen. Bei der Durchsicht urologischer Gutachten auf dem Gebiet des Versorgungswesens war diese Forderung oftmals nicht erfüllt.

c) Vorprüfung der Zusammenhangsfrage

Die Diskussion des schädigenden Ereignisses führt nun bereits zu einer Vorprüfung der wichtigen Zusammenhangsfrage. Bestehen beim Gutachter Zweifel darüber, ob die bei dem Probanden vorliegende Beschädigung in ursächlichem Zusammenhang mit der durch den Versicherungsträger zu entgeltenden Schädigung steht, so besteht für ihn jederzeit die Möglichkeit — er ist sogar dazu verpflichtet —, letzterem diese Zweifel mitzuteilen und ihn zu bitten, die Sachaufklärung weiter durchzuführen. Entsprechende Hinweise durch den Gutachter, wie dies geschehen soll (Anforderung von Krankenunterlagen, eidesstattlichen Erklärungen usw.), sind zweckmäßig. Der Gutachter kann in diesem Falle seine Beurteilung bis zum Eingang dieser Unterlagen zurückstellen.

d) Klagen und Beschwerden des Probanden zum Zeitpunkt der Untersuchung

Erst nachdem sich der Gutachter über alle wichtigen zurückliegenden Ereignisse informiert hat, die für die Beantwortung von Bedeutung sind, wendet er sich den Klagen und Beschwerden des Probanden im gegenwärtigen Zeitpunkt zu und fixiert diese, wobei er sich davor hüten soll, Suggestivfragen zu stellen oder die vorgebrachten Klagen in eine bestimmte Richtung zu lenken, sie zu bagatellisieren oder mit seiner eigenen Meinung zu versehen.

Es ist selbstverständlich, daß die bestehenden Beschwerden vom Blickwinkel des kranken Menschen, der geholfen bekommen möchte, anders vorgebracht werden als von demjenigen, der für seine Beschädigung und die damit zusammenhängenden Beschwerden eine Rente erhalten will, und wiederum anders, wenn es darum geht, das Wagnis für einen abzuschließenden Versicherungsvertrag (Lebensversicherung usw). festzustellen.

Im allgemeinen wird man bei der urologischen Untersuchung immer auf die folgenden Beschwerden achten müssen:

1. Beschwerden allgemeiner Art wie: Kopfschmerzen, Schwindelgefühl, leichte Ermüdbarkeit, Gedächtnis- und Konzentrationsschwäche.
2. Schmerzen in der Nierengegend, drückend, ziehend, kolikartig, anhaltend oder zeitweilig, ausstrahlend in den Leib, einseitig, doppelseitig usw.
3. Kreuzschmerzen, Schmerzen in der Blasengegend, in den Hoden, im Penis, am Damm.
4. Gehäufte Miktionen, andauernder Harndrang, Urinieren in kleinen Mengen, plötzlicher Stopp der Entleerung, gedrehter oder gespaltener Harnstrahl, Nachträufeln, erschwerte Miktion, schmerzhafte Miktion.
5. Libido- und Potenzstörungen.

Aus der Art der Schilderung der Klagen, aus der Weitschweifigkeit oder Prägnanz der Mitteilungen wird der Gutachter Schlüsse ziehen können. Unter Umständen werden die vorgebrachten Beschwerden in Verbindung mit der Vorgeschichte und dem schädigenden Ereignis seinen Untersuchungsgang maßgeblich bestimmen oder beeinflussen können; dabei soll er sich allerdings vor einer allzu einseitigen und gezielten Untersuchung hüten und immer versuchen, von dem Probanden ein möglichst umfassendes Bild zu erlangen. Der Gutachter ist — dies ist übrigens bei der gutachtlichen Untersuchung im Versorgungswesen immer erforderlich — gehalten, die geäußerten Klagen mit den erhobenen Befunden in Beziehung zu setzen und dazu Stellung zu nehmen, ob sich für die Beschwerden ein objektiver Befund ergibt, ob er mit der Schädigung zusammenhängt, anlagebedingt ist, auf einer Abartigkeit, altersgemäßen Veränderung, einem Entzündungsprozeß anderer Genese oder einer Neubildung beruht.

Manche Gutachter lassen sich die Angaben zur Vorgeschichte und zu den derzeitigen Beschwerden von dem Probanden unterschriftlich bestätigen. Dies hat den Vorteil, daß die gemachten Angaben auch später jederzeit für den Untersuchten verbindlich angesehen und nicht bei Widersprüchen oder Klageverfahren in Abrede gestellt werden können.

2. Vorschlag von urologischen Untersuchungen an den Probanden

a) Ablehnung vorgeschlagener Untersuchungsmethoden

Der Gutachter stellt nun auf Grund der Aktenunterlagen, der Vorgeschichte und der geäußerten Klagen seinen Untersuchungsplan auf und wird zweckmäßigerweise diejenigen Untersuchungsmethoden, die gewisse Belästigungen und Unannehmlichkeiten für den Probanden mit sich bringen, vorher erörtern, um ihn auf die vorgesehenen Untersuchungen vorzubereiten. Das von manchen urologischen Gutachtern geübte Verfahren, sich das Einverständnis zur Cystoskopie schriftlich geben zu lassen, habe ich im Verlauf einer langjährigen Gutachtenpraxis nie angewendet. Die Zustimmung zu dem Eingriff kann immer als gegeben vorausgesetzt werden, wenn die Ablehnung nicht in irgendeiner Form bis zum Zeitpunkt der Vorbereitung geäußert worden ist. Eine strikte Ablehnung dieser Untersuchung soll man sich allerdings durch einen Revers bescheinigen lassen, insbesonderes dann, wenn sie zur Gewinnung eines Urteils unerläßlich ist. Die Durchführung eines i. v. Pyelogramms kann von jodempfindlichen Probanden abgelehnt werden, wenn bei früheren Untersuchungen Unverträglichkeit bestand oder Zwischenfälle auftraten. Beim Nachweis oder der Glaubhaftigkeit dieser Angaben soll der urologische Gutachter versuchen, die erforderlichen Befunde auf andere Weise zu erlangen. Unter Umständen kann auch die Prüfung der Durchgängigkeit der Harnröhre sowie die Messung des Restharns und der Blasenkapazität mit einem Katheter abgelehnt werden, in ganz vereinzelten Fällen auch die rectale Untersuchung. Die Ablehnung von Untersuchungen ist im Gutachten zu vermerken. Hält der Gutachter die Anwendung des Gummikatheters zur Beurteilung für unerläßlich, so geht die Unterlassung dieser Untersuchung wegen Ablehnung zu Lasten des Probanden. Die Cystoskopie zählt zu der Gruppe derjenigen Untersuchungen, die nicht duldungspflichtig sind, d. h. sie kann von dem Probanden abgelehnt werden, ohne daß ihm dadurch Nachteile entstehen. Eingreifende Untersuchungen wie Retropneumoperitoneum, Vesikulographie oder Aortographie soll man, da sie für die Begutachtung entbehrlich sind, nicht im Rahmen einer Gutachtenuntersuchung durchführen; man kann jedoch diesbezügliche aus anderen Gründen früher erhobene Befunde bei der Beurteilung mit verwerten.

b) Einverständnis des Auftraggebers in gewissen Fällen

In allen denjenigen Fällen, in welchen die vom Gutachter für notwendig gehaltene Untersuchung über den Gutachtenauftrag hinausgeht, empfehle ich, sich mit dem Auftraggeber in Verbindung zu setzen und ihn über die veränderte Situation zu unterrichten. Auch bei Notwendigkeit der mehrtägigen stationären Untersuchung, wie sie bei urologischen Begutachtungen häufig gegeben ist, sowie bei erforderlicher Verlängerung infolge von Komplikationen nach endovesicalen Untersuchungen, rate ich, sich des Einverständnisses des Kostenträgers zu versichern.

3. Allgemeinuntersuchung

Vor jeder speziellen Untersuchung erfolgt zweckmäßigerweise immer eine kurze informatorische Allgemeinuntersuchung des Herzens und des Kreislaufs, soweit diese nicht in einem vorliegenden Gutachten erst vor kurzer Zeit an anderer Stelle vorgenommen wurde. In diesem Falle ist eine Kontaktaufnahme mit dem begutachtenden Kollegen zweckmäßig zur Erörterung der entscheidenden Fragestellung (z. B. Hypertonie bei Pyelonephritis), die den weiteren Gang der Begutachtung bestimmt. Die klinische Untersuchung einschließlich der Blutentnahme (Blutbild, BSG, Rest-N) leitet über zu der urologischen Spezialuntersuchung.

II. Die urologischen Untersuchungsmethoden zur Begutachtung

a) Jede urologische Gutachtenuntersuchung soll folgende Befunde erheben:

1. Inspektion und Palpation
   a) der Nieren, Harnleiter, der Blase und des Penis einschließlich Miktion;
   b) des Scrotums einschließlich Scrotalinhalts;
   c) der Prostata und Samenblasen.
2. Blutdruckmessung.
3. Bestimmung der harnpflichtigen Substanzen im Blut.
4. Urinuntersuchung (Reaktion, Spontankonzentration, Eiweißgehalt, Sediment).

b) Diese grundlegenden Untersuchungen werden von Fall zu Fall noch durch die folgenden ergänzt:

1. Wasser- und Konzentrationsversuch.
2. Ausscheidungsurographie.
3. 2- oder 3-Gläserprobe.
4. Restharnbestimmung, Prüfung des Fassungsvermögens der Blase, Cystomanometrie.
5. Cystoskopie mit Blauprobe, Harnleitersondierung und retrograder Pyelographie.
6. Harnröhren- und Blasendarstellung.
7. Urethroskopie.
8. Kulturelle Urinuntersuchung, Resistenzbestimmung, Tbc-Kultur und Tierversuch.
9. Phenolrotprobe (Phenolsulfonphthalein).

In Sonderfällen kommen hier ausnahmsweise noch in Frage:

10. Pyeloskopie, Photocystoskopie.
11. Clearance.
12. Untersuchung des Ejaculates.

c) Die nachfolgenden Untersuchungsmethoden dürften für die Gutachtenuntersuchung entbehrlich sein, da die gewonnenen Befunde in keinem Verhältnis zu den Gefahren des Eingriffes stehen:

1. Retropneumoperitoneum.
2. Aortographie.
3. Vesikulographie.

III. Die Durchführung der gutachtlichen urologischen Untersuchung

Wenn ich nun auf die einzelnen gutachtlichen urologischen Untersuchungen eingehe, so ist es weniger Sinn dieser Ausführungen, die Methodik der Untersuchungen zu schildern, als die den Gutachter besonders interessierenden bzw. von ihm zu beachtenden Punkte zu beleuchten.

1. Inspektion und Palpation

a) Harnwege, Miktion

Die Inspektion der Nierengegend wird unter Umständen bei posttraumatischen perirenalen Hämatomen Differenzen aufdecken, die ohne weiteres sichtbar sind.

Mir wurde ein Fall aus dem 1. Weltkrieg bekannt, bei dem sich einige Wochen nach einem Sturz vom Pferd mit Aufschlagen auf die Nierengegend eine schmerzhafte Schwellung der verletzten Lende entwickelte, die den Betroffenen ins Krankenrevier führte. Der Truppenarzt schrieb ihn ohne Inspektion oder anderweitige Untersuchung dienstfähig, während von Laien bereits die unförmige Geschwulst erkannt wurde, die dann auch operativ angegangen wurde.

Es handelte sich um eine Nierenruptur mit einem großen organisierten Hämatom; die Niere mußte entfernt werden.

Große Hydronephrosen können, besonders bei mageren Probanden, bereits palpatorisch diagnostiziert werden, desgleichen tiefstehende oder abnorm bewegliche Nieren.

Bei Pyelitiden und Pyelonephritiden ist eine Druckempfindlichkeit, öfters aber noch eine Klopfschmerzhaftigkeit der Nierenlager vorhanden. Steinträger geben gelegentlich den Druckschmerz im Costovertebralwinkel an. Öfters, als man glaubt, wird auch bei chronischer Nephritis eine Schmerzhaftigkeit in der Nierengegend angegeben, desgl. bei Einnierigen auf der Seite der Restniere. Die Druckempfindlichkeit der Nierengegend ist bei der Palpation abzugrenzen gegenüber einer Empfindlichkeit der 12. Rippe, der Intercostalnerven, der langen Rückenstrecker sowie der bei chronischen Adnexitiden in die Nierengegend verlagerten Schmerzempfindung. Die Druck- und Klopfempfindlichkeit des Nierenlagers allein, ebenso wie diejenige des Harnleiterverlaufes sollte beim Fehlen anderer pathologischer Befunde mit großer Zurückhaltung beurteilt werden.

Strichförmige Operationsnarben an typischer Stelle sind noch kein Grund zu der Annahme, daß die Niere operativ entfernt wurde.

In den ersten Nachkriegsjahren fand ich in einem solchen Fall auf Grund der Angaben des Beschädigten und der Narbe in der Flanke den Verlust der Niere anerkannt. Ein Pyelogramm ergab, daß die Niere vorhanden und voll funktionstüchtig war.

Breite, mit der Unterlage verwachsene Narben geben einen Hinweis auf Sekundärheilung, wenn nicht ihre Unregelmäßigkeit auf eine direkte Verwundungsfolge verweist. Vorwölbungen im Bereich des Operationsgebietes können durch eine Bauchwandschwäche bedingt sein, man sieht aber auch nach Nierenoperationen u. U. erhebliche Narbenbrüche mit großen Muskellücken und Bauchinhalt im Bruchsack. Die Ausmessung der Länge und Breite von Narben ist weniger wichtig als die Beschreibung der dadurch bedingten Behinderung, Ausmaß und Art der Hernienbildung sowie die Möglichkeit der Zurückhaltung. Einziehungen der Narben, Verwachsungen mit der darunterliegenden Muskulatur, schmerzhafte Adhäsionen, Einbeziehung von sensiblen Nerven in das Narbengebiet sind aufzuzeigen, Möglichkeiten der Beseitigung sind zu erörtern. Flächenhafte Narben in der Nierengegend nach direkter Verletzung einer Niere können statische Beschwerden verursachen.

Nierenfisteln an den Restnieren Kriegsbeschädigter sind keine Seltenheit. Oft ist im Fistelgang ein Nelatonkatheter eingelegt, manche Beschädigten haben selbstkonstruierte Hilfsmittel, die die richtige Lage garantieren und eine Abknickung des Katheters vermeiden. Ganz vereinzelt sah ich Kunststoffprothesen, die den Fistelkanal verschlossen, während auswechselbare Kunststoffeinlagen den Harnabfluß nach unten gewährleisteten. Harnleitermündungen am seitlichen Mittelbauch in penisartigen Hautweichteilplastiken (Phalloplastik), an welche ein Urinal angeschlossen wird, findet man ausgesprochen selten zu begutachten (Zustand nach tiefer Harnleiterdurchtrennung).

Die Inspektion, Palpation und Perkussion des Unterbauches sichert bereits die Diagnose bei der überdehnten, prallgefüllten Blase. Palpatorisch wird sonst nur, evtl. in Kombination mit der rectalen Untersuchung, an diesem Organ bei chronisch entzündlich verdickter starrer Blasenwand oder bei entzündlicher Schrumpfblase ein Befund zu erheben sein. Suprapubische Narben sind oft eingezogen und weisen bei stattgehabten Beckenringfrakturen auf einen operativ behandelten Harnröhrenabriß, evtl. mit Blasentamponade hin. Auch Querschnittsgelähmte haben öfters vorübergehend, besonders unter Kriegsverhältnissen, eine suprapubische

Fistel gehabt. Narbenbrüche unterschiedlicher Größe nach suprapubischen Blasenfisteln sind nicht selten.

Bezüglich der Untersuchungstechnik wird noch darauf hingewiesen, daß bei stärkerer Spannung der Muskulatur die Untersuchung im warmen Bad vorgenommen werden kann, daß bei gröberen Sensibilitätsstörungen eine neurologische Prüfung zweckmäßig ist und daß schließlich die Prüfung der Schlagempfindlichkeit der Nierenlager mit einer gewissen Vorsicht erfolgen soll, da eine grobe Untersuchung gerade dabei Anlaß zu Beschwerde seitens des Probanden geben kann.

Bei jeder urologischen Begutachtungsuntersuchung soll sich der Untersucher selbst von der Miktion des Probanden überzeugen, indem er diese Beobachtung bei der üblichen Urinabgabe vornimmt oder anläßlich der 3-Gläser-Probe oder der Restharnbestimmung der Blase. Die Propulsion des Harnstrahles, seine Stärke, Drehung, Spaltung, Unterbrechung, längeres Warten vor, Pressen bei der Miktion, die tropfenweise Harnentleerung, das Nachträufeln, die Schmerzen bei der Miktion, das Ausstreichen der Harnröhre vom Scrotum her, die Verschmutzung der Unterwäsche, aber auch die Menge des gelassenen Urins, sein Geruch, seine Farbe, die Beimengung von Harnfäden, Bodensatz, Eiter und Blut sowie Trübungen werden bereits vor der mikroskopischen und chemischen Urinuntersuchung dem Gutachter wertvolle Hinweise liefern. Außerdem werden Täuschungsversuche vermieden, wenn man den in Gegenwart des Arztes gelassenen Urin zur Untersuchung nimmt.

b) Äußeres männliches Genitale

Bei der Inspektion des Penis können bereits narbige Veränderungen oder Verbildungen durch äußere Gewalteinwirkung festgestellt werden. Nach Granatsplitterverletzungen kommen mehr oder weniger große Defekte, insbesondere auch ausgedehnte Substanzverluste der Urethra bis zum völligen Fehlen des Membrum mit Einmündung der Harnröhre in Höhe der Peniswurzel vor. Seltener sah ich ausgedehnte Defekte der Harnröhre im Bereich des Dammes, die plastisch nicht gedeckt werden konnten und aus denen die Urinentleerung more feminarum erfolgte. Die schweren Läsionen sind häufig mit ausgedehnten Verletzungen des Scrotums kombiniert; oft sind zum Zeitpunkt der Begutachtung bereits wiederholte Plastiken durchgeführt worden.

Die Palpation des Penis muß besonders bei wiederholten Entzündungen der Harnröhre, sowie auch der Adnexe, bei Strikturen der Urethra und nach direkten Traumen einen größeren Raum einnehmen. Dabei ist zu achten auf Form und Größe, Phimose, Balanitis, Meatusstenose, Hypo- und Epispadie, Harnröhrenfistel, Narben und Infiltrate in den Corpora cavernosa und in der Harnröhre. Auf die u. U. notwendige, schon von den alten Praktikern empfohlene Untersuchung über einer eingeführten Metallsonde wird besonders hingewiesen.

Anläßlich einer Nachbegutachtung fand ich eine hochgradig verengte hypospadische Harnröhrenmündung, die nur für feinste Katheter durchgängig war; an der Stelle des Meatus externus fand sich eine kleine Delle. Die Miktion war erschwert, eine Abflußstörung beider Nieren mit Erhöhung der harnpflichtigen Substanzen im Blut lag vor. Die Durchgängigkeit der Harnröhre war bei früheren Begutachtungen nie geprüft worden.

Bei Inkontinenz und bei Urinalträgern ist auf ekzematöse und entzündliche Hautveränderungen am äußeren Genitale und an den Oberschenkeln zu achten. Bei Urinalträgern finden sich gelegentlich entzündliche Schwellungen und Verhärtungen am Praeputium. Urinöser Geruch und bräunliche Verfärbung der Unterwäsche sind nicht nur bei Schließmuskelschwäche und Entzündungen der unteren Harnwege, sondern auch bei Prostatikern anzutreffen. Hat man Zweifel, ob eine Inkontinenz besteht, so füllt man die Blase mit einem Katheter auf und beobachtet nach Entfernung des Katheters, unter welchen Umständen (Stehen, Liegen, Hüpfen) eine unwillkürliche Urinentleerung erfolgt. Zur Abgrenzung der willkürlichen von der unwillkürlichen nächtlichen Enuresis bei Erwachsenen wird empfohlen, zur Nacht Morphium oder Veronal in größerer Dosis zu geben. Wenn dann während des Schlafes keine Entleerung erfolgt, besteht dringend Verdacht auf Simulation. Bei den Angaben des Probanden wird häufig von unwillkürlicher Blasenentleerung gesprochen, wenn es sich um Harnträufeln am Ende der Miktion handelt. Dem letzteren kommt kein Krankheitswert zu.

Streng zu trennen sind die durch eingehende Untersuchung abzugrenzenden organischen Schäden wie Blasenscheidenfistel bei Frauen, extravesicale Uretermündung, Cystocele, Schrumpfblase, Ischiuria paradoxa usw.

Narben am Scrotum können ihre Ursache in direkten Verletzungen, operativen Eingriffen oder auch Fisteleiterungen haben. Die Adhärenz mit Hoden oder Nebenhoden spricht für das letztere. Während Varicocelen vom Gutachter kaum in Betracht zu ziehen sind, kann eine Hydrocele testis (gelegentlich das Begleitsymptom einer Epididymitis) gutachtlicher Beurteilung bedürfen, besonders wenn ihre Entstehung durch ein Trauma behauptet wird.

Atrophien eines oder beider Hoden können verschiedene Grade annehmen; in extremen Fällen sieht man kleinste Reste, besonders nach schweren Eiterungen. Vergleichsangaben (erbs-, bohnen-, walnußgroß) oder Größenmessungen mit dem Kardiometer sind zweckmäßig. Für die Beurteilung ist die Feststellung wichtig, inwieweit eine Atrophie dem Verlust des Hodens gleichzusetzen ist. Bei direkter Gewalteinwirkung auf die Hoden ist eine genaue Anamnese zu fordern; frische Hämatome müssen nachgewiesen sein. Traumatische Hämatocelen können vereitern.

Nebenhodenverdickungen, Verhärtungen und Druckempfindlichkeit des gesamten Organs oder eines Teiles sind sorgfältig zu registrieren, desgl. Verbackensein mit dem Hoden. Abzugrenzen sind gestielte Hydatiden, Spermatocelen und Samenretentionscysten. Der operative Verlust des Nebenhodens ist palpatorisch meist gut feststellbar.

Am Samenstrang können durch fortgeleitete entzündliche Prozesse der unteren Harnwege und der Prostata erhebliche Verdickungen und Verhärtungen palpabel sein. Die früher als charakteristisch für Tbc angegebenen Knötchen (Rosenkranz) sind selten anzutreffen.

Entzündliche Prozesse am Hoden und am Nebenhoden, besonders bei Vorhandensein sympathischer Hydrocelen, sind von Hernien (Verbindung mit der Bauchhöhle, reponibel oder nicht) und Hodentumoren (Seminome, Teratome, Sarkome, Metastasen, Echinococcus) abzugrenzen.

c) Prostata, Samenblasen

Besondere Bedeutung bei der Beurteilung der ableitenden Harnwege und der Adnexe kommt der rectalen Untersuchung zu. Im allgemeinen wird sie von dem Probanden nicht abgelehnt werden. Bei allen entzündlichen Prozessen im Bereich der unteren Harnwege, objektivierbarer Harninfektion oder diesbezügl. Klagen seitens des Probanden sollte nie die rectale Untersuchung unterlassen werden. Leider ist diese Forderung in einer nicht geringen Anzahl von Begutachtungen, besonders auf dem Sektor der Entschädigungen nach dem BVG, unberücksichtigt geblieben.

Bei einem von mir bearbeiteten Patientengut von 420 Kriegsbeschädigten mit einer chronischen Prostatitis konnte ich feststellen, daß ein Teil dieser Probanden bei der Erstbegutachtung, aber auch in der Folgezeit niemals rectal untersucht worden war, wodurch einwandfreie

Prostatitiden unberücksichtigt geblieben waren. Infolge zunehmender Begutachtung durch Fachurologen ist hier allerdings in den letzten Jahren ein erheblicher Wandel eingetreten, wobei gelegentlich auch einmal eine Überwertung der Prostatitis vorkommt.

Ob die Palpation der Prostata in Knie-Ellenbogen-, Steinschnitt- oder Seitenlage durchgeführt wird oder man die Untersuchung im Stehen mit leicht nach vorn gebeugtem Oberkörper und Aufstützen der Ellenbogen auf den Untersuchungstisch durchführt, ist im wesentlichen der Erfahrung des einzelnen Gutachters überlassen. Meines Erachtens hat die Untersuchung im Stehen den Vorteil, daß der Proband zur Palpation der Samenblasen leichter in die von VOELCKER empfohlene Hockstellung gehen kann. Die rectale Untersuchung sollte gerade bei einer Untersuchung zum Zwecke der Begutachtung so schonend durchgeführt werden, daß sie für den Untersuchten keine allzu große Belästigung bedeutet. Dies wird kaum der Fall sein, wenn der Fingerling oder Gummihandschuh gut eingefettet, der Proband bei der Überwindung des Sphincters zum Pressen aufgefordert und die freie Hand des Untersuchers die Schulter des Probanden während der Untersuchung faßt und hält. Vor der Untersuchung wird die Blase entleert.

Die Palpation orientiert zunächst über den Bulbus urethrae und die Cowpersche Drüse. Sie gibt sodann Aufschluß über Größe, Form, Oberfläche, Konsistenz und Schmerzempfindlichkeit der Prostata. Während die letztere auch dem subjektiven Empfinden des Probanden unterliegt, sind die anderen Angaben gut objektivierbar. Die Größe kann stark variieren, geht jedoch normalerweise nicht über eine Breite von 3—5 cm, Länge von 3—4 cm und Dicke von 1—2 cm hinaus. Die beiden Lappen können unterschiedlich groß sein, die dazwischenliegende Rinne oder Furche mehr oder weniger ausgeprägt; der Sulcus kann auch verstrichen sein. Die Konsistenz ist normalerweise mittelderb bis derb, kann im Laufe von zwei zeitlich aufeinanderfolgenden Untersuchungen wechseln, wenn sich beispielsweise gestautes Sekret inzwischen entleert hat. Bei Succulenz bleiben Dellen bestehen. Pseudofluktuation ist möglich. Weitere Zustandsformen sind: weich, prall-elastisch, gekörnt, hart. Die Konsistenz kann auch an verschiedenen Stellen unterschiedlich sein, z. B. nur an den Rändern derb. Die Oberfläche der Prostata ist normalerweise regelmäßig, die Schleimhaut verschieblich. Sie kann höckerig sein, Erhebungen und Einbuchtungen aufweisen; die Ränder können wulstig erscheinen. Die Abgrenzbarkeit gegenüber dem umgebenden Gewebe kann gut, bisweilen aber auch schlecht möglich sein. Nach direkten Verletzungen wird man im oder anstelle vom Prostatagewebe Narben palpieren. Die Empfindlichkeit ist auch von dem Probanden abhängig und nur bei augenscheinlichen entzündlichen Veränderungen ein Gradmesser für die Akuität und Stärke des Entzündungsprozesses.

Die rectale Untersuchung soll dem urologischen Gutachter eine möglichst klare Auffassung von dem Zustand der Prostata vermitteln und ihn in die Lage versetzen, entzündliche und narbige Veränderungen von altersmäßigen abzugrenzen. Eine Klärung der Genese der entzündlichen Veränderungen wird durch diese Untersuchung allein jedoch meist nicht möglich sein. Durch Expression der Prostata, die vorsichtig erfolgen soll, erhält man bei manchen entzündlichen Prozessen ein Exprimat, welches mikroskopisch untersucht wird; entleert sich kein Sekret, so kann der Exprimaturin untersucht werden. Im Anschluß an die Palpation der Prostata wird die Untersuchung der lateral von den beiden oberen Polen befindlichen Samenblasen vorgenommen, die normalerweise nicht tastbar sind und nur bei entzündlichen Veränderungen oder bei Verdickungen und Verhärtungen als Folgezustände abgelaufener Prozesse in Erscheinung treten. Bei gefüllter Blase und in Voelckerscher Hockstellung kann man sie sich leichter zugängig machen.

2. Prüfung der Nierenfunktion bzw. Schädigung oder Minderung der Leistung

a) Blutdruckmessung (renaler Hochdruck)

Die Höhe des *Blutdrucks* spielt zwar vorwiegend bei den Parenchymerkrankungen eine besondere Rolle, insbesondere bei der vasculären Form der chronischen

Nephritis und den Schrumpfnieren; es hat jedoch bereits VOLHARD auf die Beziehungen zwischen Hydronephrose und Hochdruck hingewiesen. BOEMINGHAUS stellte sie zwischen Nierenhypoplasie und Hochdruck dar, und BRAASCH hat an dem großen Material der Mayo-Klinik festgestellt, daß das Hochdrucksyndrom bei der atrophischen Pyelonephritis in einer besonders hohen Wahrscheinlichkeitsrate auftritt, während alle anderen urologischen Erkrankungen unterhalb derselben bleiben. Hinsichtlich der Begutachtung erhebt SCHULTHEIS Forderungen, die für Internisten und Urologen in gleicher Weise gelten. Er stellt fest, daß „zwar ein Hochdruck zu allererst auf ein internes Begleitleiden verdächtig ist und daß dieses fachinternistisch ausgeschlossen werden muß, ehe ein urologischer Hochdruck diskutiert werden kann, daß aber unter allen Umständen bei Vorliegen einer Hypertonie beide Fachdisziplinen zur Klärung des Falles Hand in Hand arbeiten müssen". Daraus ergibt sich seine Forderung: „Eine urologische Untersuchung ist zur Abgrenzung des renal bedingten Hochdrucks von allen anderen Formen dieser Erkrankung eigentlich unerläßlich."

Diese Forderung ist leider noch keineswegs erfüllt. Zur Vermeidung von Fehlurteilen kann dem urologischen Erstgutachter, aber auch jedem internistischen Gutachter nur geraten werden, beim Vorliegen eines Hochdrucks die Beurteilung von beiden Gesichtspunkten aus durchzuführen. Während die Kenntnisse und Erfahrungen des Urologen mehr auf den anatomischen und funktionellen Veränderungen der ableitenden Harnwege liegen, wird der Internist die Auswirkungen auf das Herz- und Kreislaufsystem besser ermitteln können.

Bei diesen gegenseitigen Konsultationen sollte man sich keineswegs nur auf die extremen Fälle beschränken, sondern auch bei systolischen Blutdruckwerten zwischen 150—170 und bei diastolischen Werten über 100 mm Hg unter Berücksichtigung von Alter, Allgemeinzustand, Arteriosklerose usw. in gemeinschaftlicher Zusammenarbeit alle diagnostischen Möglichkeiten ausschöpfen.

b) Spontankonzentration

Einen gewissen Hinweis auf die Nierenleistung gibt bereits die *Spontankonzentration*. Sie spart u. U. den Wasser- und Konzentrationsversuch oder kann gelegentlich auch beim Vergleich wertvolle Hinweise auf die Einhaltung der Versuchsbedingungen beim Konzentrationsversuch geben.

Normale Werte	1015—1022
Grenzen jedoch zwischen	1000—1035

Fehler können durch den Gehalt an Zucker, Eiweiß oder Röntgenkontrastmittel bedingt sein.

c) Wasser- und Konzentrationsversuch, Phenolsulfonphthaleintest

Eine genaue Aussage über die Gesamtleistung der Nieren erreicht man allerdings durch den bei den weitaus meisten einschlägigen Begutachtungen durchgeführten *Verdünnungs- und Konzentrationsversuch*, der immer stationär vorgenommen werden sollte, entweder in der von VOLHARD angegebenen ursprünglichen Form mit der Zufuhr von 1000 oder 1500 cm³ dünnen Tees oder den mannigfachen Abwandlungen, wie sie den jeweiligen Erfahrungen des Untersuchers bzw. seines klinischen Betriebes entsprechen. Es kommt bei der Beurteilung vor allem auf die größte Halb-Stunden-Portion, die 4-Stunden- und 24-Stunden-Menge an. Es sei darauf hingewiesen, daß vor allem bei Nephrosklerosen häufig kurz vor dem Zusammenbruch der Nieren noch eine normale Konzentration vorhanden ist, während aber im allgemeinen die Konzentrationsbreite mit zunehmender Nierenschädigung geringer wird. Distale Tubulusschädigungen, interstitielle Nephritis, Harnrückstauung, Hydronephrose, Pyelonephritis ergeben oft einen normalen Wasserversuch, können aber nicht mehr konzentrieren.

SARRE hat deshalb auf den Wasserversuch verzichtet und führt nur einen Konzentrationsversuch durch, entsprechend dem Ausspruch von NONNENBRUCH: „Eine Niere, die konzentrieren kann, kann auch verdünnen." Das Umgekehrte ist nicht der Fall. Die Versuchsanordnung hat den Vorteil, daß für Hypertoniker, Nephritiker und Kranke mit Ödemen die kontraindizierte Wasserbelastung wegfällt, die schwere Schädigungen auslösen kann. Die Durchführung ist einfach: Vom Mittagessen an wird jede Flüssigkeitszufuhr eingestellt. Alles „Tropfbare" wird weggelassen und nur Trockenkost eingenommen.

Werte:	1028—1030	normal
	1022—1028	Einschränkung der Nierenfunktion ohne nennenswerte Retention
unter	1022	Niereninsuffizienz mit oder ohne kompensierte Retention (SARRE)

Fehlerquellen bei der Durchführung der Versuche zum Zwecke der Begutachtung:

1. Bei stärkerer Proteinurie Entfernung des Eiweiß durch Filtrieren oder Kochen.

2. Bei der Messung mit dem Urometer ist die Harntemperatur zu berücksichtigen (15°); für je 3° Temperaturänderung einen Strich mehr oder weniger; z. B.: bei 21°: $1023 + 2 = 1025$.

3. Bei Abflußbehinderung aus der Blase und Restharn (Prostata, spinale Ursache) Einlegen eines Dauerkatheters.

4. Hohe spezifische Gewichte, bedingt durch Glykosurie oder nach Injektion von Röntgenkontrastmitteln, sind nicht zu verwerten (deshalb i. v. Pyelogramm erst nach dem Wasserversuch).

5. Bei Herz- und Kreislauferkrankungen, anderweitiger Retention von Flüssigkeit in den Geweben (Fettsucht, innersekretorischen Störungen) oder Störungen des Wasserhaushaltes sind die Ergebnisse ebenfalls nicht verwertbar.

6. Wenn die Konzentration des spontan gelassenen Urins größer ist als unter den Bedingungen des Wasser- oder Konzentrationsversuches, so ist bei der Beurteilung zum Zwecke der Begutachtung gleichfalls Zurückhaltung angezeigt (evtl. Wiederholung).

7. Vorsicht bei längerem Dursten, wenn die harnpflichtigen Substanzen im Blut erhöht sind. Man breche bei starkem Durstgefühl die Untersuchung ab wegen der Gefahr der Urämie. Ist die Rest-N-Erhöhung vorher bekannt, so ist der Durst-Versuch kontraindiziert.

Der Wasser- und Konzentrationsversuch besagt lediglich etwas über die gesamte Nierenfunktion (v. KORÁNYI, VOLHARD) und gestattet keine Aussage über eine isolierte Schädigung der Glomerulus- und Tubulusfunktion.

Einschränkung der Nierenfunktion findet sich bei chronischer Nephritis mit vasculärem und nephrotischem Syndrom, mit Übergang in Schrumpfniere, Cystenniere, aber auch bei Pyelonephritis, Hydronephrose, Steineinklemmungen, vorübergehenden oder dauernden Stauungszuständen anderer Genese.

Der von DETTMANN und BRENNER angegebene Adiuretintest stellt einen zusammengedrängten Volhardschen Wasserversuch dar und soll schonender sein. Er scheint jedoch für die Gutachtenuntersuchung keine besonderen Vorteile zu haben.

Gestattet der Wasser- und Konzentrationsversuch eine Aussage über die Gesamtleistung der Nieren, so prüft man mit Hilfe der Phenolsulfonphthalein-Probe (MARSCHALL und VICKERS 1923), die jedoch keine exakte Clearance-Methode darstellt, die Tubulusleistung. Eine ausreichende Diurese vorausgesetzt, werden innerhalb von 15 min 30% der zugeführten Menge ausgeschieden. Darunterliegende Werte sprechen für eine Tubulusschädigung. Werden in der ersten Viertelstunde nur 20% und darunter ausgeschieden, so ist eine weitere Ausscheidungsverzögerung zu erwarten und der Test voll durchzuführen.

Normalwerte: in der ersten Stunde Ausscheidung von 40—60%
in der zweiten Stunde Ausscheidung von 15—20%

Es gibt Phthaleinometer (YOUNG-ELVERS), die eine rasche Ablesung gestatten. Das Verfahren ist besonders in den USA üblich.

d) Harnpflichtige Substanzen im Blut bzw. Serum

Es wird den Erfahrungen des einzelnen überlassen sein, welche Untersuchungsmethodik er verwendet. Nie aber sollte bei der Prüfung der Gesamtleistung der Nieren eine diesbezügliche Untersuchung fehlen.

Die oberen Grenzen der Normalwerte werden unterschiedlich angegeben. Ich gebe folgende Zahlen an, die zum Teil aus der neuen Literatur stammen (Serumwerte):

Harnstoff:	20—40 mg-% (KOWARSKI), 22—29 mg-% (Geigy-Tab.).
Harnsäure:	2— 6 mg-%
Rest-N:	20—40 mg-% (KOWARSKI), bis 35 mg-% (HEISE; HINSBERG).
Xanthoprot.:	15—30 mg-% (BECHER).
Kreatinin:	0,7—1,5 mg-% (SARRE); Werte über 2,0 mg-% weisen auf eine Nierenschädigung hin (Serum-Kreatinin-Spiegel ist zuverlässiger als Kreatinin-Clearance).

Weitere Serumwerte (Elektrolyte, Alkalireserve):

Alkalireserve:	54—62 Vol-% CO_2 (HENNIG).
	50—77 Vol-% CO_2 (bei W. STAEHLER).
	53—77 Vol-% CO_2 (SARRE, Geigy-Tab.).
Ammoniak:	0,05 mg-% (VAN SLYKE).
NaCl:	570—620 mg-%.
Kalium:	12—20 mg-% (bei W. STAEHLER).
	16—33 mg-% (HEISE).
	16—22 mg-% (SARRE).
Natrium:	280—350 mg-% (HALLMANN).
	310—356 mg-% (SARRE).
Calcium:	9,5—10,5 mg-% (SARRE u. a.) (nach neueren Angaben von SARRE 8,2—11,6 mg-%). Von einigen Autoren werden 10,0 mg-% als obere Grenze bezeichnet.

Weitere Angaben s. SARRE sowie wissenschaftliche Tabellen GEIGY, Basel, 1960.

Im allgemeinen wird man für die Prüfung der *Nierenleistung* die Rest-N-, Harnstoff-, Harnsäure-, Kreatinin- oder Xanthoprotein-Bestimmung (letztere erhöht bei Niereninsuffizenz, aber auch bei stenosierenden Darmprozessen und nach Phenolmedikation) durchführen.

Bei Erhöhung der Nüchternwerte kommt evtl. eine Kontrolluntersuchung in Frage. Das Ergebnis ist mit den übrigen klinischen Befunden, insbesondere der Konzentrationsbreite, in Beziehung zu setzen, desgleichen müssen Berücksichtigung finden Proteinurie, Zylindrurie, Blutdruckerhöhung, BSG, Blutbild (toxische Anämie bei Präurämie und Urämie). Auch hier soll der Urologe bei der Erstbegutachtung, besonders auch im Hinblick auf die Auswirkungen auf das Herz- und Kreislaufsystem, eine internistische Zusatzbegutachtung veranlassen.

e) Clearance-Untersuchungen

Die Clearance-Methoden erfordern einen großen technischen Aufwand, können aber besonders bei der differential-diagnostischen Abgrenzung einer chronischen Glomerulonephritis oder Pyelonephritis von der essentiellen Hypertonie oder nephrosklerotischen Veränderungen gutachtlich von großer Bedeutung sein. Ihre Durchführung ist z. Z. noch auf Spezialkliniken beschränkt; sie bedingt eine stationäre Aufnahme und einen sehr gut eingespielten klinischen und Laboratoriumsbetrieb, wenn ihre Ergebnisse zur Grundlage einer gutachterlichen Beurteilung gemacht werden sollen.

In Frage kommen die PAH-, Inulin- und Kreatinin-Clearance. Auf die Vorzüge des konstanten Blutspiegels bei der Inulin- und PAH-Clearance hat MERTZ aus der Sarreschen Klinik hingewiesen.

Hinsichtlich der Durchführung des Clearance-Verfahrens bestehen an den Kliniken unterschiedliche Angaben. Auf die umfangreichen Veröffentlichungen der letzten Jahre weise ich hin (Literatur bei W. STAEHLER, SARRE u. a.; außerdem ARNOLD, DETTMAR, GÖRLITZ, HILLENBRAND, MENNE, ROTHAUGE, SCHETTLER, ÜBELHÖR).

Die Clearance-Untersuchung gestattet zwar eine sehr genaue Bestimmung des Glomerulusfiltrates und des effektiven Nierenplasmastromes und zeigt daher Parenchymschäden sehr empfindlich an. Für die Gutachtenuntersuchung genügen jedoch hier im allgemeinen Indigokarmin-Probe (evtl. Rehnsche SUA-Probe) und Ausscheidungsurographie.

Normalwerte der Glomerulusfiltration:

Inulin 120—200 cm³/min (mit fortschreitendem Lebensalter geringere und ständig fallende Werte).
Kreatinin 80—170 cm³/min.

3. Laboruntersuchungen des Urins, Exprimats und Ejaculats

a) Urin: Menge, Nachweis, Trübung, Farbe, Geruch

Der zu untersuchende *Urin* soll möglichst in Gegenwart des Untersuchers gelassen und frisch untersucht werden, da er beim Stehen und Erkalten Veränderungen ausgesetzt ist (ammoniakalische Zersetzung, Ausfallen von Salzen, Hämolyse der Erythrocyten, Bakterienwachstum usw.). Auf die Ausführungen in Bd. III dieses Handbuches (ROBINSON, KIMMIG und WEHRMANN sowie MEYER-ROHN) wird verwiesen.

Da eine Palpation der Nieren bereits eine Proteinurie auslösen kann, soll sie erst nach der Urinabgabe vorgenommen werden.

Die tägliche Urinmenge, etwa 1500 cm³, ist erheblichen, auch tageszeitlichen Schwankungen unterworfen. Eine dauernde Herabsetzung ist auf eine Ausscheidungsstörung der Nieren verdächtig.

Man weist eine Flüssigkeit, von der man Bedenken hat, ob es sich um Harn handelt, als solchen nach, indem man 25—50 cm³ in einer Porzellanschale eindampft bis zu einem feuchten Sirup. Nach dem Erkalten gibt man einige cm³ konzentrierter Salpetersäure zu, wobei ein kristallinischer Niederschlag von salpetersaurem Harnstoff entsteht. Mikroskopisch sieht man die typischen aufeinander gelagerten rhombischen Tafeln.

Trüber Harn muß vor der Untersuchung mit Reagenzien filtriert werden. Die Ursache der Trübung kann schnell und sicher nach dem Ultzmannschen Schema festgestellt werden.

KELLER gibt folgendes modifizierte Ultzmann-Schema an:
Erhitzen von einigen cm³ eines trüben Urins.

A. Beim Erwärmen leicht löslich: Urate (außer Ammonium-Urat).
B. Beim Erwärmen unlöslich, aber
   1. in Essigsäure löslich: Phosphate, Carbonate, (Aufbrausen), Ammonium-Urat (Harnsäure).
   2. in Essigsäure unlöslich: aber
      a) in Salzsäure löslich: Ca-Oxalat,
      b) in Salzsäure unlöslich: Harnsäure.
   3. in Kalilauge löslich: Harnsäure.
   4. in Kalilauge unlöslich: Eiter oder bei Auftreten eines rotgefärbten Niederschlages: Blutfarbstoff.

Erfolgt dadurch keine Klärung, so handelt es sich um Fett (Klären durch Ätherzusatz), Bakterien oder pathologische Trübungsstoffe (Sediment-Untersuchung).

Farbe: Normalerweise zwischen hell- und dunkelgelb, abhängig von der Konzentration. Heller Urin bei Niereninsuffizienz beruht auf unvollständiger Oxydation der Urochromogene (BECHER).

Farbänderungen: Fleischwasserfarben, blutrot: Blut, Hgb.
Braunschwarz: Blut bei Zersetzung des Hgb. in den Harnwegen; Ikterus.
(Schüttelschaum dabei weiß im Gegensatz zum gelben Schaum des bierbraunen Harns bei hohem Gallenfarbstoffgehalt).
Goldgelb: Rheum, Senna, Cascar.sagr., Frangula (nach Laugenzusatz Umschlag in Rot); Pyramidon (rosarot).
Rot: Prontosil, Antipyrin, rote Rüben. Phenolrot, Santonin, Phenolphthalein (in alk. Reaktion), Krappwurzel, Sulfonal, Heidelbeeren.
Grünbraun: Lysol, Karbolsäurevergiftung.
Olivgrün: Tetralindämpfe aus Lösungsmitteln.
Grünlich-blau: Methylenblau, Indigocarmin.
Violett-grau: Istizin.
Dunkelbraun bis schwärzlich: Alkaptonurie, Carbolvergiftung, Melanosarkom, auch bei Gaben von chininähnlichen Verbindungen wie Thymol, Resorzin, Pyrogallol, Naphthalin, Salol, Tannin, gelegentlich auch bei Bärentraubenblättertee (Hydrochinon).
Milchigweiß: Chylurie, Eiter.

Geruch:
Urinös: z. B. bei Inkontinenz.
Alter Harn ammoniakalisch.
Ammoniakalisch: (frischer Urin) Bakterielle Zersetzung noch in den Harnwegen.
Jauchig: Jauchige Prozesse in den Harnwegen nach Infektion mit einer fusospirillären Flora.
Obstgeruch: Aceton.
Veilchengeruch: Terpentinöl.
Mercaptangeruch: Spargel.

Urinreaktion: Normalerweise schwach sauer (p_H zwischen 6 und 6,5).

Reaktion ist nahrungsabhängig.:

Eiweißreiche Kost liefert einen stark sauren Harn infolge der Oxydation des Schwefels und Phosphors der Eiweißkörper zu den entsprechenden Säuren; das Gleiche tritt auf bei gesteigertem Eiweißzerfall infolge von malignen Tumoren und bei fieberhaften Erkrankungen.

Pflanzenkost alkalisiert den Urin, da reichlich Kaliumsalze organischer Säuren in den Organismus gelangen, deren organischer Rest aufoxydiert wird, während der Kaliumüberschuß als Kalium-Bicarbonat im Harn erscheint. Das gleiche wird beobachtet nach Gaben von Diamox, sowie bei Schädigung des distalen Tubulusabschnittes (Störung der tubulären Bicarbonat-Rückresorption) (GREENSPAN, DIOXIADES, L. H. SMITH und SCHREINER), bei Sulfonamidschädigung, Plasmocytom, kongenitaler Fermentanomalie (bei SARRE).

Bei Proteusinfektionen der Harnwege kommt es zu einer Bildung von Ammonium-Carbonat aus Harnstoff und damit zu einer Alkalisierung des Urins. Auch als Stoffwechselerkrankung kommt Alkalurie vor (oft auch in Verbindung mit Prostataneurose).

Die Reaktion des Urins wird mit Lakmuspapier geprüft, das durch sauren Harn rot, durch alkalischen Harn blau verfärbt wird. Bewährt hat sich auch das Universal-Indikator-Papier von Merck, das feinere Abstufungen erlaubt. Elektrometrische Bestimmungen sind für Gutachtenuntersuchungen nicht erforderlich.

b) Untersuchung auf Eiweiß, auch Kongorotprobe

Die Bestimmung des Eiweißgehaltes ist von besonderer Bedeutung bei den chronischen Nephritiden, besonders denjenigen mit nephrotischem Syndrom. Nachweis des Eiweiß mit der Kochprobe, während die Sulfosalizylprobe manchmal zu empfindlich ist, da auch normalerweise ganz geringe Mengen von Eiweiß im Urin ausgeschieden werden. Auch bei dem Eiweißnachweis in Zusammenhang mit Uringehalt an Leukocyten, Erythrocyten, Gewebsteilchen usw. handelt es sich um eine sogenannte unechte Proteinurie. Im zentrifugierten Harn fällt dann die Eiweißreaktion schwächer oder negativ aus.

Zur Beurteilung, ob eine Proteinurie auf eine Nierenerkrankung zurückzuführen ist, muß man folgende Möglichkeiten bei der Gutachtenuntersuchung in Betracht ziehen (abgesehen davon, daß normalerweise Eiweißkörper mit einem Molekulargewicht unter 70.000 Glomeruli mit normaler Permeabilität passieren); Eiweißausscheidung bei Paraproteinosen z. B. Bence-Jonesscher Eiweißkörper bei Plasmozytom; nach Sport, anstrengenden Märschen und sonstigen körperlichen Belastungen (meist mit Mikrohämaturie); palpatorische Proteinurie (nach mehr oder weniger energischer Nierenpalpation); Kälteeinwirkung (kalte Fußbäder); Sonnenbestrahlung (Albuminuria solaris); Kälte-Allergosen; vegetativen Krisen, z. B. bei Koliken, einem epileptischen Anfall, einem Infarkt, einer Apoplexie oder einfachen Erregungszuständen; in der Schwangerschaft. Lordotische Proteinurie (auch orthostatische genannt), meist bei jugendlichen Asthenikern mit lordotischer Lendenwirbelsäule. Bei Staunungsniere (schon bei leichter kardialer Dekompensation), im Verlauf der Hypertonie, im Fieber (bei Infekten und Infektionskrankheiten, besonders hoch bei Diphtherie), aber auch bei Arterio- und Arteriolosklerose der Nieren, beim Diabetes mit Hypertonie (Kimmelstiel-Wilson-Syndrom), bei Myxödem und Gicht (nach SARRE).

Proteinurie kommt aber auch vor bei schweren Harninfektionen, jedoch nie höher als $1^0/_{00}$, meist nur bis $^3/_4{}^0/_{00}$ (ESBACH). Bei Tbc kann eine leichte Proteinurie, steriler Harn von sauerer Reaktion mit Leukocyten auf die Erkrankung hinweisen.

Bei den Nierenkrankheiten ist die sogenannte Restproteinurie (nach Abklingen einer Nephritis), die unter 0,5 $^0/_{00}$ liegt und günstig zu beurteilen ist, von den Eiweißausscheidungen bei Nephritis und Nephrose zu unterscheiden.

Die Differenzierung des Eiweißkörpers im Urin in Albumin und Globulin ist im allgemeinen für die Gutachtenuntersuchung entbehrlich. Zum quantitativen Nachweis reicht die Esbachsche Methode für Gutachtenuntersuchungen aus. Wichtig ist die Unterscheidung ausgeschiedenen Eiweißes gegenüber Hühnereiweiß oder anderem artfremden Eiweiß: Bei Verdacht auf eine Täuschung mischt man den Harn mit 2 Volumen Äther und einem Volumen Alkohol und schüttelt ihn aus. Bei starker Ausfällung handelt es sich um artfremdes Eiweiß.

Bei stärkerer *Proteinurie*, die den Verdacht auf ein nephrotisches Syndrom nahelegt (Ödeme können fehlen), empfiehlt sich die Bestimmung des Gesamt-Eiweißgehaltes im Serum (normal 6,5—8 g-%) und die papierelektrophoretische Trennung in einzelne Fraktionen.

Verminderung der Bluteiweißkörper (*Hypoproteinämie*) bei starker Verminderung der Albumine und mehr oder minder ausgeprägter Vermehrung der α_2- und β-Globuline (*Dysproteinämie*) können die Verdachtsdiagnose bestätigen und zu weiteren Spezialuntersuchungen (Serumlipoide, Cholesterin) Veranlassung geben.

Bei Amyloidose und nephrotischem Syndrom führt man die Kongorot-Probe durch (BENNHOLD 1932).

Normalwerte:	15—35%
Bei Nephrose u. Amyloidose	35—65%
Beweisend für Amyloidose	65% und mehr (SARRE).

Beim nephrotischen Syndrom muß der Harn filtriert werden.

Zur Differenzierung der Nephrose von der Amyloidose mißt man die Kongorotausscheidung im Urin. Bei der Amyloidose wird der injizierte Farbstoff resorbiert, so daß die Urinprobe negativ ausfällt, während bei der Nephrose das Kongorot im Urin mit Hilfe von Salzsäure nachgewiesen werden kann. (Blaufärbung nach Zusatz einiger Tropfen HCl spricht für das Vorhandensein von Kongorot).

c) Sediment

Für die gutachtliche Beurteilung der Harninfektion ist die Untersuchung des Harnsedimentes von großer Bedeutung; in gleicher Weise gibt sie aber auch Aufschluß über pathologische Vorgänge am Nierenparenchym (Nierenfunktion). Urinentnahmen unter besonderen Bedingungen (Exprimat-Urin, Katheter-Urin, 3-Gläser-Probe, Nierenbecken-Urin) lassen u. U. eine Lokalisation des Entzündungsprozesses mit Angaben über seine Stärke zu.

Leukocyten. Bei schwerer Infektion ist der Urin schon makroskopisch trüb. Nachweis mit der von MÜLLER modifizierten Donnéschen Eiterprobe (tropfenweiser Zusatz von 5—10 cm^3 Kalilauge unter fortwährendem Umschütteln; gallertartige Masse, in der sich Luftblasen befinden, die nur sehr langsam zur Oberfläche aufsteigen). Mikroskopisch sollen die Leukocyten im Gesichtsfeld so ausgezählt werden, daß man einen Überblick erhält (vereinzelt, 2—4, 15—20, über 50, reichlich, massenhaft). Dabei ist anzugeben, ob sedimentierter oder zentrifugierter Harn mikroskopiert wurde, desgleichen die Vergrößerung des optischen Systems (mittel, stark). Die Angaben mit +, ++, +++, sind für Vergleichsuntersuchungen weniger geeignet, weshalb wir bei Gutachtenuntersuchungen zu dem ersten Verfahren übergegangen sind.

Zur Orientierung, ob eine Coli-Infektion vorliegt, wird die Griesssche Nitritprobe durchgeführt (Griess-Ilosvay-Reagenz). Rotfärbung bei Anwesenheit von Coli-Bakt. Negativer Ausfall schließt Coli-Inf. nicht aus!

Gefärbte Präparate (Methylenblau, Gram), geben Hinweise auf die Art der Bakterien.

Zu achten ist auf Trichomonaden, Lamblien, Tuberkelbakterien, Bilharzia.

Differenzierung von Tuberkel- und Smegma-Bacillen: Präparat 14 Stunden in wäßerige 1 %ige Thymenviktoriablaulösung legen: Tbc-Bacillen als weiße Stäbchen auf tiefblauem Grund, Smegma-Bacillen gefärbt (KELLER).

Erythrocyten. Massenblutung: Urin blutig gefärbt mit Koagula.

Makro-Hämaturie: Urin blutig (1 cm^3 Blut auf 1—$^1/_2$ l Urin macht deutliche Rotfärbung).

Mikro-Hämaturie: Zentrifugat ist deutlich gerötet. Erythrourie: nur im Zentrifugat sind rote Blutkörperchen zu sehen. Nachweis: Hellersche Probe, Benzidin-Probe, Guajacoltest.

Aus dem Vorhandensein von Erythrocyten in wechselnder Menge kann noch kein Schluß auf die Erkrankung gezogen werden.

Hämoglobinurie: (bei Vergiftungen u. a. Schädigungen). Nachweis Spektroskopisch.

Auftreten der Hämaturie: Bei allen Formen und Stadien der Nephritis, Steinerkrankungen, allen Formen der entzündlichen Erkrankungen der Harnwege, Tbc, Tumor, Allergosen, aber auch bei Appendicitis (BOEMINGHAUS), Herdinfektionen, Infektionskrankheiten (Sepsis, Pocken, Denguefieber u. a.), Vergiftungen (s. dort), hämorrhagischen Diathesen und Blutkrankheiten (M. OSLER), nach Gaben von Antikoagulantien, bei Bilharziose usw. Gutartige Hämaturie bei scharfem Training und Sport (Rugby-Spieler in Amerika) (BOONE, HALTIWANGER und CHAMBERS).

Zylinder. Die Zylinder stammen aus dem Nierenparenchym; ihre Menge geht nicht parallel mit der Eiweißausscheidung. Ausfällung wird begünstigt durch saure Reaktion.

Hyaline Zylinder finden sich gelegentlich auch im normalen Harn (ADDIS), ihre Anwesenheit ist also nicht unbedingt pathologisch, jedoch kommen sie bei chron. Nephritiden gehäuft vor.

Zell-Zylinder: Erythrocyten, Leukocyten, Nierenepithelien, Hämoglobin, Methämoglobin;

Pseudo-Zylinder aus Ziegelmehl (Auflösung bei alkalischer Reaktion und Erwärmen).

Granulierte Zylinder: Sie weisen auf einen degenerativen Prozeß in der Niere hin; häufig findet man Nierenepithelien. Sie können aber auch bei febrilen Proteinurien auftreten.

Granulierte Zylinder mit doppeltbrechenden Substanzen im Urin („Malteserkreuze") sind typisch für Nephritiden mit nephrotischem Einschlag.

Verwechslung von granulierten und hyalinen Zylindern: wenn den hyalinen Zylindern Epithelien und Urate aufgelagert sind, sind sie von den granulierten schlecht zu unterscheiden.

Wachszylinder. Bei schweren chron. Nephritiden; ihre Feststellung bei der Begutachtungsuntersuchung weist auf einen schweren Parenchymschaden hin. (Abflachung der Epithelien der erweiterten Tubuli nach VOLHARD).

Salze und Kristalle. Urate: Sie fallen im leicht sauren Harn in der Kälte aus (Ziegelmehlsediment). Ihre Ausfällung wird durch bestimmte Bakterienstämme unterstützt. Bei 50—55° lösen sich die Salze auf, der Urin wird dann klar (Erwärmen). Ursache stoffwechselbedingt (uratische Diathese).

Oxalate: Sie fallen in saurem Harn aus. Durch Schwankungen im Ca-Mg-Verhältnis des Harns können sie vorzeitig auskristallisieren. Es gibt Oxalat-Verstopfungsnieren bei Vergiftungen (s. dort).

Bei vermehrtem Genuß von Rhabarber, Spinat, Sauerampfer Ausscheidung im Urin, auch bei Diabetes und Pneumonie (KRISE). Sie verursachen Koliken.

Eine vermehrte Ca-Ausscheidung im Harn kann annähernd durch die Sulkowitsch-Probe nachgewiesen werden (Fällung von Ca zu Ca-Oxalat). Beim tropfenweisen Zusatz von Sulkowitsch-Reagenz (Oxalsäure-Kristalle, Ammonium-Oxalat, Eisessig, Aqua dest.) zeigt ein stark milchiger Niederschlag Vermehrung der Ca-Ausscheidung an.

Phosphate. Gelegentlich bei starker geistiger Anstrengung, bei starken Rauchern; aber auch bei nervösen Menschen, milchige, grau-gelbe Trübung und schnelles Absetzen eines weißen salzigen Sedimentes im Glas oder Nachtgeschirr. Nach KELLER verbirgt sich bei langdauernden und therapeutisch unbeeinflußbaren Phosphaturien im Körper irgendeine schwer erkennbare Erkrankung; SARRE weist auf den renalen Phosphat-Diabetes sowie vermehrte Ausscheidung bei gesteigertem Zellzerfall nach Verbrennung hin; Phosphatausscheidung nach alkalireicher Ernährung und bei bakteriellen Infektionen. Letztere sah ich häufiger bei Begutachtungen von Querschnittsgelähmten mit schwerer Harninfektion, aber auch bei Prostatitiden und Prostataneurosen.

Leucin, Tyrosin. Die Kristalle finden sich bei schweren Leberschäden und sind wegen ihrer besonderen Form mikroskopisch gut erkennbar.

Konkremente. Kommt es durch die Salzausscheidung zu einer Konkrementbildung, so kann man diese folgendermaßen unterscheiden: (auch zur Untersuchung mitgebrachter Steine geeignet):

1. Uratsteine: braun-rot, hart, geschichtet.
2. Oxalatsteine: sehr hart, rauhe Oberfläche, durch Bluteinlagerungen dunkel, maulbeerartige Formen.
3. Phosphatsteine: weiß-gelblich, kreidig, Schichten blättern ab.
4. Carbonatsteine: weiß, glatte Oberfläche, härter als Phosphatsteine.
5. Xanthinsteine: braun.

Urate und Oxalate kommen in saurem, Karbonate und Phosphate in alkalischem Harn vor.

6. Organische Steine bestehen aus Fibrin, Bakterien, Eiweiß (bei starker Harninfektion), grau-weiß bis bräunlich, weich.
7. Fremdkörpersteine (um Granatsplitter, Gummi, Glasstücke). Röntgenuntersuchung!

Untersuchung und Differenzierung mit dem Ultzmannschen Schema durch Prüfung der Verbrennbarkeit, (Flamme u. Geruch), Murexidprobe und Zusatz von HCl.

Chylus. Ursache Lymphfistel im Kelch- und Fornixbereich einer Niere, außerdem bei Infektionen mit Filaria sanguinis (Tropenkrankheit).

Sperma. Mikroskopisch feststellbar, Urin leicht milchig trüb.

Die quantitative Bestimmung des Harnsedimentes (Addis 1925) ist für gutachtliche Zwecke entbehrlich.

d) Kulturelle Urinuntersuchungen einschließlich Untersuchung auf Tbc

Die kulturelle Urinuntersuchung kommt bei Begutachtungen vor allem in denjenigen Fällen in Frage, bei denen man entweder erstmalig oder zum Zwecke der Nachprüfung die Art der Erreger einer Infektion feststellen will, aber besonders auch beim Verdacht oder dem Vorliegen einer Tuberkulose der Harnorgane.

In allen Fällen eines Verdachts einer Tbc bei Erstbegutachtung (Anamnese, Blasenbeschwerden, leichte Proteinurie, saure Harnreaktion, vor allem Leukocyten und Erythrocyten in wechselnder Menge), aber auch bei Kontrolluntersuchungen und früher festgestellter Tbc. soll der Gutachter immer Kultur und Tierversuch veranlassen.

Bei der Frage, wie man bei der Untersuchung auf Tuberkelbacillen vorgehen soll, sind die Auffassungen unterschiedlich, ob man Sammelurin oder steril aufgefangenen Morgenurin nehmen soll. Allgemein herrscht die Auffassung, daß man bei der Entnahme von Sammelurin Verunreinigungen unbedingt vermeiden müsse.

Ohne im einzelnen auf die verschiedenen in der Literatur niedergelegten Auffassungen einzugehen, zitiere ich, was Ljunggren in diesem Handbuch (Bd. IX, 6) niedergelegt hat.

„Wegen der oben erwähnten Risiken von Verunreinigungen mit 24-Stunden-Urin-Proben senden die meisten Leute solche Proben nicht länger zu den Bakteriologen. Band (1953) hat gefunden, daß in einigen hundert Proben Tuberkelbacillen wenigstens so häufig aus dem Morgenurin als aus 24-Stunden-Urinen isoliert werden können".

Ljunggren folgert: „Es gibt andere Gründe, zu Kultur und Tierversuch den einfachen Morgenurin zu senden, und bei Frauen sollten Katheterproben genommen werden, um Verunreinigungen mit Genitalsekreten zu vermeiden".

Alken empfiehlt zusätzlich bei Verwendung des Morgenurins, den Patienten vom vorhergehenden Nachmittag ab dursten zu lassen. 3 an verschiedenen Tagen untersuchte Urine ergaben die besten Ergebnisse. Wenn auch von mancher Seite das direkte Färbeverfahren, besonders bei gut eingespieltem Laborpersonal, sehr gepriesen wird (W. Staehler), so wird doch ganz allgemein die Durchführung von Kultur und Tierversuch für notwendig gehalten. Bei der Abwägung von Kultur und Tierversuch stellt Ljunggren eine ganze Reihe von Urteilen zusammen und kommt zu dem abschließenden Ergebnis: Es weichen die Meinungen über die relativen Vorzüge der Kultur und des Tierversuches voneinander ab; die meisten Autoren halten den Meerschweinchentest für zuverlässiger. Die beste Methode ist, beide zusammen anzuwenden, wie Soltys (1952) aufzeigt: „Es ist augenscheinlich, daß die kulturellen Methoden und Tierüberimpfungen zusammen mehr befriedigende Ergebnisse zeigen als jedes allein".

Bei den kulturellen Urinuntersuchungen zum Zwecke der Keimzüchtung kommt es darauf an, festzustellen, ob die Erreger seit der letzten Begutachtung die gleichen geblieben sind, oder ob evtl. eine putride Flora vorliegt. Man nimmt Strahlurin nach Säuberung der Urethramündung, evtl. Katheterurin.

Obwohl die Keimzüchtung und Resistenzbestimmung vor allem in Verbindung mit der antibiotischen und Sulfonamid-Therapie besondere Bedeutung erhalten hat, kommt ihr zunächst bei der Begutachtungsuntersuchung insofern im allgemeinen kein entscheidendes Gewicht zu, als sie kein Werturteil über die Art, Schwere und den Verlauf der vorliegenden Infektion der Harnwege zuläßt. (Von Bedeutung könnte evtl. eine iatrogen hervorgerufene Infektion sein, bei der die Keimbestimmung gewisse Aufschlüsse gibt.) Über Erreger und Harninfektion liegen viele Arbeiten vor.

Bei W. STAEHLER finden sich folgende Häufigkeiten der Erreger bei Harninfektionen verzeichnet (vorwiegend ältere Angaben):

Bact. Coli (durchschnittlich)	etwa 70%
Staphylokokken	etwa 20%
andere Mikroorganismen	etwa 10%

Eigene Untersuchungen ergaben bei 202 Fällen:

Bact. Coli	24%
Staph.aureus	21%
Bact.Proteus	16%
Enterokokken	15%
Lactis aerogenes	11%
Pyocyaneus	10%
andere Mikroorganismen	3%

Bei den durch instrumentelle Maßnahmen wie Katheterung, Harnleitersondierung hervorgerufenen Infektionen überwiegen die Staphylokokken. Von Bedeutung für die Steinbildung sind diejenigen Bakterien, die Urease abspalten, wodurch es zu einer ammoniakalischen Gärung und Alkalisierung des Urins kommt. Hier steht absolut im Vordergrund der Proteus vulgaris mit 100 %; bei Staph. pyogenes in 50%, bei Pyocyaneus in 10%, bei Coli in 1% (bei W. STAEHLER).

ALFERMANN konnte nachweisen, daß Proteus erheblich pathogener als Coli-Keime sind; auch Pyocyaneus macht nahezu immer schwere Infektionen (HERROLD).

e) Exprimaturin; 3-Gläser-Probe

Die Untersuchung des Exprimates bzw. Exprimat-Urins (entleerter Urin nach Prostata-Expression) bei der Begutachtung ist dann von Bedeutung, wenn man die Infektion der Prostata objektivieren will, sei es zum Nachweis einer Prostata-Tbc, sei es zur Feststellung des Grades der Infektion dieses Organs. Wenn man es auf einen Vergleich der Blasen- bzw. Harnwegsinfektion mit derjenigen der Prostata anlegt, so empfiehlt sich von vornherein die 2- oder 3-Gläser-Probe, wobei man vor der letzten Untersuchung die Prostata-Expression durchführt. Es kommt hier das von PICKER angegebene Verfahren zur Anwendung; erforderlichenfalls werden Harnröhre und Blase vor der sanften Prostata-Expression ausgiebig bis zur Reinheit gespült und dann mit sterilem Wasser aufgefüllt, ehe die Expression erfolgt. Das Überwiegen von Lymphocyten oder Leukocyten wird dem Gutachter wichtige Hinweise auf eine entzündliche Prostata-Erkrankung geben.

Eine 2-Gläser-Probe des Urins kann auch für die diagnostische Feststellung eines Blutungsherdes in den Harnwegen herangezogen werden, doch wird dieses Verfahren für die Gutachtenuntersuchung entbehrlich sein oder durch andere Untersuchungen ersetzt werden können.

A.	Alle 3 Gläser blutiger Urin	Herkunft: Niere
B.	Glas 1 u. 2 mäßig, 3 stark blutiger Urin	Blase.
C.	Glas 1 blutig, 2 mäßig oder klar, 3 blutig	Prostata.

Beim Spülversuch spricht die rasche Klarspülung für eine Blutung aus den oberen Harnwegen, schlechte oder keine Klarspülung für eine Blasenblutung (KELLER).

f) Untersuchung des Ejaculates

Sie kommt für folgende Feststellungen in Frage:

1. Aussage über die Zeugungsfähigkeit
2. Vorliegen einer Genital-Tbc
3. Beimengung von Blut oder Eiter (Hämo-, Pyospermie).

LJUNGGREN weist darauf hin, daß in den letzten Jahren die Untersuchungen des Samens auf künstlichen Nährböden und zu Tierversuchen für die Diagnose der Genital-Tbc eingeführt worden sind. OBRANT (1951) machte diesbezügliche Tests mit entgiftetem Samen und zieht diese Untersuchung der Urinuntersuchung nach Prostatamassage vor. HANLEY (1954) stellte ebenfalls den Wert der kulturellen Samenuntersuchung heraus.

Die Auffindung von Eiterzellen im Ejaculat weist auf eine Infektion der Samenwege hin, während Blutbeimengungen Veranlassung sind, auf Tumoren, Tbc, Vesikulitis, frische Traumen oder Entzündungen an den Kanälchen zu achten.

Der Sperma-Untersuchung zur Feststellung einer Zeugungsfähigkeit ist besondere Bedeutung beizumessen. Der Gutachter sollte sie nur durchführen, wenn er nicht nur in der Lage ist, morphologische, sondern auch fermentative Untersuchungen durchzuführen, wenigstens der Phosphatasen, Dehydrasen und Mukopolysaccharasen, was wohl nur in Spezialkliniken der Fall sein dürfte.

Die Beurteilung einer Potentia generandi durch die Spermauntersuchung ist schwierig und wird auch nicht sehr häufig zu Begutachtungszwecken verlangt. Ich verzichte hier auf Einzelheiten und verweise auf die einschlägige Literatur.

Der Gutachter ist im wesentlichen vor die Frage gestellt, ob eine Zeugungsfähigkeit anzunehmen ist oder nicht. Das Vorhandensein größerer oder kleinerer Mengen beweglicher Spermien ist kein hinreichendes Kriterium. Auf das spezielle Schrifttum wird verwiesen, insbes. die Ausführungen von KIMMIG und SCHIRRER (Bd. III dieses Handbuches).

4. Instrumentelle Untersuchungen der Harnorgane

Nachdem der Gutachter einen Überblick über die Nierenfunktion erlangt, die Prüfung der Harnbereitung und Harnzusammensetzung vorgenommen, evtl. Rückwirkungen auf die Kreislauforgane berücksichtigt und weiterhin einen Anhalt über die Harninfektion und den Sitz des Entzündungsprozesses erhalten hat, wendet es sich der Prüfung des Harntransportes zu und überzeugt sich durch Augenschein von den Verhältnissen in der Blase (Entzündung, anatomische und funktionelle Schädigungen) sowie denen in den oberen Harnwegen. Bei allen entzündlichen Veränderungen an den Harnorganen steht die Röntgenuntersuchung zeitlich *vor* der instrumentellen Untersuchung.

a) Durchgängigkeit der Harnröhre

Besteht der Verdacht, daß der Harntransport in der Harnröhre durch Hindernisse irgendwelcher Art, die sich zwischen Blasenausgang und Harnröhrenmündung befinden, gestört ist, so sondiert man die Harnröhre. Während normalerweise, besonders aber bei älteren Männern, die Benutzung eines Tiemann-Katheters Charr. 18 angezeigt ist, wird man beim offenkundigen Vorliegen einer Verengung (Anamnese, weitere diagnostische Feststellung durch Harnröhrendarstellung oder

Urethroskopie) mit einem dünneren Katheter oder mit filiformen Bougies vorgehen. Normalerweise ist die Harnröhre des erwachsenen Mannes an ihrer engsten Stelle, dem Orificium externum, für Charr. 24 durchgängig.

Die Einführung eines Katheters verlangt gerade für Begutachtungszwecke besondere Erfahrungen und sollte daher nicht von einem Anfänger durchgeführt werden. Daß man beim Einführen des Katheters alle auch bei therapeutischen Eingriffen erforderlichen Maßnahmen berücksichtigt, ist selbstverständlich. Dazu gehört: Horizontale Lage des Probanden, evtl. mit angehobenem Becken, steriles Arbeiten, gute Gleitfähigkeit des Instrumentes, das nicht zu hart sein soll, schulmäßiges Einführen bis in die Blase mit Anziehen und Strecken des Penis ohne Gewalt, unter gleichmäßig vorsichtigem Vorschieben. Findet sich ein Hindernis, so registriert man die Tiefe, wenn man nicht vorher bereits mit der Knopfsonde palpiert hat.

Metallkatheter oder -bougies sind bei der Gutachtenuntersuchung nur ausnahmsweise anzuwenden. Bei hochgradigen Strikturen versuche man die Bougierung mit filiformen Bougies, evtl. im Bündel (en masse). Bei der geringsten Blutung wird die Untersuchung beendet. In diesem Fall verschafft man sich nach völligem Sistieren der Blutung durch Röntgendarstellung oder Urethroskopie Klarheit über die Strikturstelle. Es gibt besonders bei schweren Kriegsverletzungen Strikturen, die nicht durchgängig sind.

Auch hochgradige Phimosen oder Meatusstenosen können die Einführung eines Instrumentes in die Harnröhre verhindern. In diesen Fällen muß man zunächst auf alle weiteren instrumentellen Untersuchungen verzichten.

Die Durchgängigkeit der Strikturen ist unterschiedlich, je nachdem, ob sie eine entzündliche (Go, Tbc, Lues) oder traumatische Genese (Verletzungen der Harnröhre, besonders am Damm, oder bei Beckenfrakturen) haben, oder ob es sich um Kompressionen durch Tumoren, Infiltrate, kallöse Wucherungen u. a. handelt. Die traumatischen Strikturen sind meist hart, knorpelig und neigen zu rascher Schrumpfung, während die entzündlichen Verengerungen nach Bougierungen erst langsam wieder schrumpfen. Stenosen der hinteren Harnröhre können auch durch expansive Veränderungen der Prostata, Steine, postoperative Stenosen und Neoplasmen verursacht werden.

Für die Begutachtung ist die Charrière-Zahl des Katheters anzugeben, der eben noch die Harnröhre passiert. Daß gerade diese Untersuchungsmethode an die Sorgfalt des Gutachters besondere Anforderungen stellt, braucht nicht besonders betont zu werden.

b) Restharn und Kapazität der Blase

Ist die Durchgängigkeit der Harnröhre geprüft und ihre Weite festgelegt, so stellt man im gleichen Untersuchungsgang den *Restharn der Blase* fest, wenn ein Katheter ausreichender Stärke eingeführt werden konnte. Es ist also notwendig, vor der Untersuchung die Blase restlos entleeren zu lassen. Dies geschieht am besten bei der Beobachtung der Miktion; man wird dann am ehesten feststellen können, ob evtl. der Wunsch vorliegt, künstlich einen Rückstand zu halten oder ob der Blaseninhalt wie bei einer normalen Miktion restlos entleert wird. Die Harnretention stellt einen wesentlichen, gutachtlich zu wertenden Befund dar. Ihre Menge sollte möglichst genau bestimmt werden, evtl. mehrmals. Zu unterscheiden ist dabei, ob die Restharnbildung auf Grund einer altersmäßigen Prostatavergrößerung, einer als Schädigungsfolge anerkannten Striktur der Harnröhre oder einer neurogenen Entleerungsstörung der Blase besteht. Zweckmäßigerweise verschafft man sich nun durch Auffüllung mit einer körperwarmen Spülflüssigkeit Kenntnis von der Kapazität der Blase. Eine Auffüllung über 200—250 cm^3 ist dabei nicht erforderlich. Eine kleinere Kapazität sollte jedoch zahlenmäßig festgelegt werden. Wiederholte langsame Auffüllungen unterrichten darüber, ob ein Spasmus oder eine organische Verkleinerung der Blase vorliegt. Diese Untersuchung ist bei Pollakisurie stets durchzuführen, auch bei Tbc, Ulcus vesicae und Schrumpfblase anderer Genese.

c) Blasendruckmessung

Von der *Blasendruckmessung* wird bisher bei der Gutachtenuntersuchung wenig Gebrauch gemacht. Gerade bei den neurogen gestörten Blasen, aber auch bei Rückständen und Abflußbehinderungen jeder Art, sollte man sich wenigstens einen orientierenden Überblick über die Druckverhältnisse in der Blase verschaffen. Diese Untersuchung, von Schultheis bei seinen Studien über den Blasenauslaß empfohlen, von K. M. Bauer in der letzten Zeit weiter ausgebaut, gibt Aufschluß über hypotone oder hypertone Druckverhältnisse in der Blase. Man kann dabei den tonometrischen Index bestimmen. Die Sphinkterometrie ist für gutachtliche Zwecke entbehrlich. Bei den neurogen gestörten Blasen, auch bei denen mit Störungen der Kontinenz, sollte man diese Untersuchung durchführen.

d) Cystoskopie, Urethroskopie, Photocystoskopie

Haben die Urinuntersuchung und die Röntgenuntersuchung bereits einen orientierenden Hinweis auf die Infektion gegeben, so nimmt man nun bei ausreichender Durchgängigkeit der Harnröhre, genügendem Fassungsvermögen der Blase und einer ausreichenden Sicht (bei schweren eitrigen oder jauchigen Blaseninfektionen nicht ambulant) die Blase selbst in Augenschein. Bei der Gutachtenuntersuchung kommt es dabei weniger auf Feinheiten an als darauf, sich ein Bild über die Verhältnisse der Schleimhaut (Sitz, Ausbreitung und Intensität der Entzündung, spezifische Veränderungen), Vorhandensein von Fremdkörpern, Anhalt für Entleerungsstörung der Blase, sowie sonstige anatomische oder funktionelle Veränderungen (Balkenblase, Divertikelbildung, Klaffen des Sphinkters, Erweiterung der hinteren Harnröhre, Schlußfähigkeit und Motilität der Ostien) zu verschaffen. Ferner soll man sich Kenntnis verschaffen über die isolierte Leistung beider Nieren, Infektion und Harntransport der oberen Harnwege.

Für die Beurteilung entzündlicher Prozesse kommt es dabei darauf an, ob der Befund mehr für einen Entzündungsherd in den oberen Harnwegen, einseitig oder doppelseitig (klinische Dominanz der Nieren) oder der Blase, Prostata und hinteren Harnröhre (klinische Dominanz von Blase und Prostata) spricht. Bei Verlaufs-Begutachtungen kann die Dominanz wechseln und das Bild sich damit ändern. Trabekelbildung und das Vorhandensein von Pseudodivertikeln oder echten Divertikeln sind erkennbar, narbige Verziehungen, gutartige oder bösartige Wucherungen, auch infiltratives Wachstum von außen her. Hat man den Restharn vorher nicht geprüft, so ist dies auch mit dem Cystoskop leicht durchführbar.

Eine Sondierung und Tiefenmessung von Divertikeln, die Probe-Excision aus Wucherungen, Leukoplakien und narbigen Veränderungen sowie schließl. die Sondierung der Harnleiter werden von dem jeweiligen Zustandsbild abhängig sein. Durch die Harnleiter-Katheter wird der Nierenbeckenurin zur Untersuchung entnommen und eine bestehende Restharnbildung im Nierenbecken infolge Abflußbehinderung festgestellt.

Die Urethroskopie, am besten mit dem Spülurethroskop, kann den Eingang in eine Striktur ermöglichen, Papillome und Polypen der Harnröhre erkennen lassen, aber auch eine gute Differenzierung ermöglichen, ob ein Entzündungsprozeß mehr im vordern oder hinteren Teil der Harnröhre liegt. Besonders der

Colliculus seminalis ist einer eingehenden Betrachtung zu unterziehen; Feststellung einer Erweiterung der hinteren Harnröhre und die Beobachtung des Blasenauslasses bei der Miktion sind Befunde, die von gutachtlicher Bedeutung sein können.

Ob sich die Fixierung der Befunde mit Hilfe der Photo-Cystoskopie später durchsetzen wird, muß die Erfahrung lehren. Zur Dokumentation ist dies Verfahren, insbesondere auch für die Vergleichsbegutachtung, empfehlenswert.

5. Röntgenuntersuchung der Harnorgane

Gerade bei der Gutachten-Untersuchung sollte man die urologischen Röntgen-Untersuchungen zeitlich *vor* die instrumentellen Verfahren setzen.

a) Ausscheidungsurographie

Die *Ausscheidungsurographie* ist das physiologischste Verfahren, um eine Aussage über Nierenfunktion und Harntransport zu machen. Auch bei der Gutachten-Untersuchung soll immer vorher eine Leeraufnahme gemacht werden. Die Entleerung des Darmes mit leicht purgierenden Maßnahmen und einer entsprechenden Kost ist im klinischen Betrieb immer möglich. Hier wird jeder Gutachter seine eigenen Erfahrungen zur Anwendung bringen. Es ist zweckmäßig, sich jedes Bild bald anzusehen und die nachfolgenden entsprechend zu variieren, sei es, daß man bei einer Hydronephrose oder anderen Entleerungsstörungen Spätaufnahmen macht, daß man gezielte pyeloskopische Bilder anfertigt, ein Kompressorium verwendet, zur Feststellung der Beweglichkeit ein Veratmungspyelogramm macht, kymographische Aufnahmen anfertigt, den Strahlengang schräg oder seitlich legt, durch Lagewechsel die Verschieblichkeit prüft oder andere funktionelle Prüfungen durchführt.

Die intravenöse Kontrastmittelausscheidung gestattet für einen gewissen Zeitraum dem Untersucher, die funktionellen Verhältnisse, Störungen des Harntransportes, aber auch in einem gewissen Grade die Leistungsfähigkeit der Nieren zu prüfen (Nachlassen der Schattendichte beim Vorliegen tubulärer Schäden). Die kurze Zeit der Passage des Kontrastmittels durch die Nieren und ableitenden Harnwege soll der Gutachter nutzen, um alle ihn interessierenden Fragen umfassend klären zu können.

Hat der Konzentrationsversuch eine ungenügende Nierenleistung ergeben, so wird von verschiedenen Autoren empfohlen, im Anschluß an die Pyelographie das spezifische Gewicht des Urins festzustellen. BOEMINGHAUS hat schon frühzeitig das Uroselectan als Funktionsprobe benutzt; man beobachtete dabei gelegentlich ein spez. Gewicht bis 1060. Beim Urografin liegen die Werte nicht so hoch (1050). W. STAEHLER ermittelt mit Hilfe eines einfachen Verfahrens die Urografinzahl. K. M. BAUER hat anhand mehrerer Fälle Parallelen zwischen niedriger Urografinzahl und Rest-N-Erhöhung feststellen können.

b) Retrograde Pyelographie und Ureterographie

Die *retrograde Pyelographie* ist gegenüber der Ausscheidungsurographie das unphysiologischere Verfahren, gestattet aber Feinheiten an den Kelchen festzustellen, z. B. bei Tuberkulose, Papillitis, Pyelonephritis, Tumor. Je nach der Fragestellung kann man das Kontrastmittel auch von unten mit dem Woodruff-Katheter einspritzen, um eine Harnleiterdarstellung zu erlangen, kann nachspritzen, Spasmen durch Medikamente ausschalten, pyeloskopische Serienaufnahmen machen, um den Ablauf des Kontrastmittels aus dem Nierenbecken und den Kelchen zu studieren. Die Möglichkeiten sind zu geläufig und bekannt und werden von den Urologen zu oft durchgeführt, als daß ich hier auf Einzelheiten einzugehen brauche. Neben Abweichungen des Harnleiterverlaufs, des Harnleiterabganges, von Drehungen und Kippungen der Nieren, Schleifenbildungen, aberrierenden Gefäßen, kommen Feststellungen über die Schichtdicke des vorhandenen Parenchyms, des verbliebenen Restes nach Polresektion, des anatomischen und funktionellen Bildes nach Plastiken u. v. a. in Frage; daß man die Füllung des Nierenbeckens auch durch eine vorhandene Nierenfistel vornehmen kann, bedarf keiner besonderen Erwähnung.

c) Cystographie und Urethrographie

Ähnlich wie die Auffüllung der oberen Harnwege gibt diejenige von Harnröhre und Blase Aufschluß über funktionelle und anatomische Veränderungen oder andere Besonderheiten. Auf die Art des Kontrastmittels kommt es dabei, ebenso wie bei der Pyelographie, weniger an, da heute alle im Handel befindlichen Mittel gute Bilder geben. Eine besondere Lagerungstechnik bei Harnröhrenaufnahmen ist zur Vermeidung von Überprojizierungen zweckmäßig. Blasenaufnahmen werden in Rückenlage gemacht, wobei der Zentralstrahl etwa 15° nach distal gerichtet ist. Entweder füllt man die Blase mit 50—150 ml des Kontrastmittels auf oder man wendet die Technik der „Abrodilpfütze“ nach Kneise-Schober an. Blasenform, Divertikel, Steine, Prostataaussparung, Prostatasteine, Reflux in den Harnleiter, zapfenförmiger Anhang durch Füllbarkeit des Sphinktergebietes, entsprechend dem Schrammschen Sphinkterphänomen (J. Hansen), Restharnbildung (analog den von Boeminghaus und Klosterhalfen angegebenen Werten) sind u. a. mit dieser Darstellung zu erkennen. Ein Miktionsurogramm gibt Aufschluß über Besonderheiten der Blasenentleerung. Harnröhrenaufnahmen informieren über Strikturen, Divertikel, Fisteln (Katheter einführen), Tumoren, Veränderungen an der Prostata, tuberkulöse Kavernen und anderweitige Veränderungen.

d) Retropneumoperitoneum, Aortographie

Diese Untersuchungen sind für die Begutachtung ebenso entbehrlich wie die bioptischen und Punktionsverfahren an Niere und Prostata. Komplikationen, die bei diesen eingreifenden Untersuchungsmethoden auftreten können, würden dem Gutachter zur Last gelegt. Man sollte allerdings diesbezügliche Untersuchungen, die früher während einer klinischen Untersuchung und Behandlung durchgeführt wurden, mit verwerten. Auch die Luftauffüllung des periprostatischen Raumes ist für die Begutachtungs-Untersuchung nicht empfehlenswert.

e) Vesikulographie

Die *Vesikulographie*, die durch Freilegung des Samenstranges im Skrotalbereich und Injektion des Kontrastmittels erfolgt, gibt guten Aufschluß über Veränderungen am Samenstrang, den Samenblasen und an der Prostata. Das Verfahren, besonders von W. Staehler entwickelt, ist für die Erkennung der Genital-Tbc aufschlußreich, aber im Rahmen der Begutachtungs-Untersuchung gleichfalls entbehrlich.

IV. Die Niederschrift der einzelnen Befunde für die Begutachtung

Eingedenk der Forderung, daß die Grundlage der Begutachtung Tatsachen sind, d. h. Beobachtungen am Menschen, nicht aber Kombinationen und Spekulationen über Theorien oder experimentelle Physiologie, soll der Gutachter alle erhobenen Befunde rasch und genau zu Papier bringen, da nur so die Sicherheit besteht, sie für die Beurteilung verwerten zu können.

Er wird zweckmäßigerweise die Befunde so ordnen, daß er sie trennt hinsichtlich ihrer Aussage über

1. Nierenfunktion,
2. Harntransport,
3. Harninfektion.

Zu 1.: Sind beide Nieren vorhanden und funktionsfähig? Ist die Harnbereitung gestört? Sind Auswirkungen auf die Kreislauforgane vorhanden?

Zu 2.: Ist der Harntransport gestört? Besteht Restharn im Nierenbecken oder in der Blase? Wie sind die Druckverhältnisse? Wie ist die Harnleiterperistaltik, wie die Miktion?

Zu 3.: Ist die Harninfektion hochgradig, eitrig, jauchig? Führte sie zu sekundärer Steinbildung? Besteht eine klinische Dominanz der Nieren-, der Blasen- oder der Prostataerkrankung?

Darüber hinaus werden anatomische und funktionelle Befunde, altersmäßige Prozesse und angeborene, sowie erworbene Veränderungen festzuhalten sein, ehe man mit der Auswertung zum Zwecke der Begutachtung beginnt.

Drittes Kapitel[1]

Die Begutachtung eines Zustandes der Harnorgane

Von

TH. SCHULTHEIS

I. Der nichtmedizinische Sachverhalt

1. Begriffe, die mit der Einordnung des Probanden in das Erwerbsleben zusammenhängen

Der nichtmedizinische Sachverhalt in der Zustandsbegutachtung besteht aus einer Reihe von Vorschriften, Bestimmungen und Veranlassungen, für welche der Gutachtenauftraggeber eine ärztliche Beurteilung des Gesundheitszustandes benötigt.

Die Art der Frage richtet sich nach dem Versicherungsgebiet, für welches die Antwort gebraucht wird.

In der Krankenversicherung, der Renten- und Altersversicherung, der sozialen Unfallversicherung wird meist nach der noch möglichen *Einordnung in das Erwerbsleben* gefragt.

In der privaten Unfallversicherung, der Kriegsfolgenentschädigung, der Haftpflichtversicherung ist der Gesundheitszustand des Probanden mit dem eines unversehrten Menschen zu vergleichen.

Schließlich ist für die Lebensversicherung zum gegenwärtigen Zustande evtl. ein Wagnis zu erkennen.

Bemerkenswerterweise haben die landläufigen Worte „Gesundheit" und „Krankheit" keine begriffliche Definition im Gutachtenwesen gefunden. Diese

[1] Die Literatur zu diesem Kapitel befindet sich als Gesamtverzeichnis zu Teil I am Schluß des sechsten Kapitels auf Seite 261.

beiden medizinischen Zustände werden gemessen an ihren Auswirkungen auf das Erwerbsleben des Probanden. So ist nur jene Krankheit sozialmedizinisch interessant, welche die Arbeitsfähigkeit oder die Erwerbsfähigkeit beeinträchtigt.

Auch die Gesundheit ist nicht aus sich heraus definiert. Sie ist vielmehr als ein Zustand dann interessant, wenn ungehinderte Arbeitsfähigkeit und ungestörte Erwerbsfähigkeit vorliegen.

Diese Relationen sind durchaus berechtigt und logisch begründet. Da auf der Seite des Gutachtenauftraggebers materielle Werte, Geld, Renten, Vermögensvorteile zur Verhandlung stehen, können diesen keine ideellen Komplexe entgegengesetzt werden. Es muß sich der gutachtende Arzt daran gewöhnen, daß auch die Befunde seines Fachgebietes in nüchterne Zahlen gepreßt werden müssen, bzw. in Kategorien, die rechtserheblich, und solche, die es nicht sind. Es ist verständlich, daß sich eine Gegenüberstellung so verschiedener Begriffswelten, wie Medizin und Jus, nur realisieren läßt, wenn wenigstens einige Begriffe übereinstimmend festgelegt werden und auch nur in diesem Sinne von allen Beteiligten verwendet werden.

SCHELLWORTH formuliert: „Die Rechtspflege braucht einen allgemeingültigen, feststehenden Krankheitsbegriff; das erfordert allein die Rechtssicherheit.“... „Wer in einem konkreten Falle zu entscheiden hat, ob der vorliegende Sachverhalt dem entspricht, was man medizinisch als Krankheit aufzufassen pflegt, muß aber unbedingt darauf achten, daß die Kriterien, die er anwendet, nicht im Widerspruch zu den Lehren der Pathologie stehen, wenn er sich nicht deren Kritik aussetzen will.“

Deswegen ist die Kenntnis der außermedizinischen Begriffsbildungen und der dazu gehörigen Vorschriften unerläßlich. Die wichtigsten Begriffe des deutschen Rechtsgebietes seien kurz dargestellt.

Täglich begegnet dem Arzt der Begriff der *Arbeitsunfähigkeit* im Sinne der Krankenversicherung.

Dazu schreibt WINCKELMANN:

„Die Begriffe der Arbeitsunfähigkeit im Sinne der Krankenversicherung (KV), invalide im Sinne der Reichsversicherungsordnung (RVO) und Arbeitsunfähigkeit im Sinne des AVAVG sind bei der Ausstellung ärztlicher Gutachten streng ihrer Begriffsbestimmung entsprechend zu verwenden. Arbeitsunfähigkeit i. S. der *Krankenversicherung* liegt vor, wenn der Erkrankte nicht oder doch nur mit Gefahr seinen Zustand zu verschlimmern, fähig ist, seiner bisher ausgeübten Erwerbstätigkeit nachzugehen.

Das KV-Gesetz kennt eine *teilweise* Arbeitsunfähigkeit nicht. Es ist immer zu entscheiden, ob die bisherige Tätigkeit ohne Verschlimmerungsgefahr fortgesetzt werden kann und der erkrankte Versicherte fähig ist, *seiner* Arbeit nachzugehen.“...

Während im Bereiche der Krankenversicherung Arbeitsfähigkeit vorliegt, wenn die Kriterien der Arbeitsunfähigkeit fehlen, ist für die Zwecke der Arbeitsvermittlung und Arbeitslosenunterstützung die *Arbeitsfähigkeit* definiert:

Arbeitsfähig ist, „wer im Stande ist, durch eine Tätigkeit, die seinen Kräften und Fähigkeiten entspricht und ihm unter billiger Berücksichtigung seiner Ausbildung und seines bisherigen Berufes zugemutet werden kann, wenigstens $^1/_3$ dessen zu erwerben, was geistig und körperlich gesunde Personen derselben Art mit ähnlicher Ausbildung in derselben Gegend durch Arbeit zu verdienen vermögen.“

Die Arbeitsfähigkeit ist eine der Voraussetzungen für den Anspruch auf Arbeitslosenunterstützung gemäß § 87 Abs. 1 AVAVG. (Nach WINCKELMANN.)

Die Beurteilungen der *Arbeitsunfähigkeit* werden meist verlangt, wenn eine Krankheit vorliegt, deren Verlauf erwartungsgemäß zur Wiederherstellung führen wird. Sie dienen zur vorübergehenden Ausgliederung des Probanden aus dem Erwerbsleben.

Andere Sachverhalte liegen den Begriffen *Erwerbsunfähigkeit* und *Berufsunfähigkeit* zugrunde. In der neuesten bundesdeutschen Gesetzgebung sind diese Begriffe in die Sozialversicherung einheitlich eingeführt worden, so daß die früheren Unterscheidungen nach Versicherungssparten fortfallen: Erwerbsunfähig ist der umfassendere Begriff.

§ 1247 Abs. 2 RVO; § 24 Abs. 2 AVG.

Erwerbsunfähig ist der Versicherte, der infolge von Krankheit oder anderen Gebrechen oder Schwäche seiner körperlichen oder geistigen Kräfte auf nicht absehbare Zeit eine Erwerbstätigkeit in gewisser Regelmäßigkeit *nicht mehr ausüben* oder nicht mehr als nur geringfügige Einkünfte durch eine Erwerbstätigkeit erzielen kann.

Nach WINCKELMANN kannte die deutsche Sozialversicherung 5 verschiedene Arten von Erwerbsunfähigkeit:

1. die *Arbeitsunfähigkeit* im Sinne der Krankenversicherung,
2. die *Erwerbsunfähigkeit* im Sinne der Unfallversicherung,
3. die *Erwerbsunfähigkeit* — früher Invalidität — in der Invalidenversicherung,
4. die *Berufsunfähigkeit* in der *knappschaftlichen* Rentenversicherung,
5. die *Berufsunfähigkeit* in der *Angestellten*versicherung.

Das Gemeinsame dieser 5 Arten der Erwerbsunfähigkeit ist:

a) der Verlust der Fähigkeit, durch Arbeit den Unterhalt zu verdienen,
b) der Verlust der Erwerbsfähigkeit ist durch krankhafte Veränderungen verursacht,
c) daß die wirtschaftliche Verwertbarkeit der Arbeit berücksichtigt werden muß (verschieden in den einzelnen Versicherungszweigen).

Bei der Invalidenversicherung ist das gesamte wirtschaftliche Erwerbsgebiet und das gesamte Arbeitsfeld zu berücksichtigen, denn der Begriff der Invalidität — jetzt Erwerbsunfähigkeit — ist nach Entscheidung der RVO vom 5. 1. 37 auch nach wirtschaftlichen Gesichtspunkten zu beurteilen.

Arbeitsunfähigkeit und Unverwertbarkeit der Arbeit zum Erwerb bedingen entweder gemeinsam oder einzeln, an und für sich, die Erwerbsunfähigkeit. Aber arbeitsunfähig ist nicht gleichbedeutend mit erwerbsunfähig, und es kann ein Arbeitsfähiger erwerbsunfähig (und invalide) sein, wenn er z. B. als Bacillenstreuer oder infolge ekelerregender Gebrechen auf dem allgemeinen Arbeitsmarkt keine Verwendung finden kann.

Demgegenüber ist mit WINCKELMANN *Erwerbsfähigkeit* die Fähigkeit, durch Leistung von Arbeit wirtschaftliche Güter zu erwerben.

Arbeitsfähigkeit und die Verwendbarkeit der Arbeit zum Erwerb sind die Voraussetzungen für die Erwerbsfähigkeit. Erwerbsfähigkeit ist nicht gleich Gesundheit, d. h. die Tatsache, daß der Versicherte vollen Lohn bezieht, ist nicht ein Beweis für Gesundheit.

Der Beweis der Erwerbsfähigkeit kann nicht aus einer rein zufälligen Beschäftigung geführt werden, wohl aber aus einer fortgesetzten Tätigkeit des Versicherten mit bestimmten Zeichen einer weiteren als nur zufälligen Beschäftigung auf dem allgemeinen Arbeitsmarkt mit Wettbewerbsmöglichkeiten. (§§ 1254, 1293 Abs. 2 RVO Rev.-Sen. BLVA vom 16. 2. 1950, ABl. 1950 Nr. 15.)

§ 1246 Abs. 2 RVO; § 23 Abs. 2 AVG.

Berufsunfähig ist ein Versicherter, dessen Erwerbsfähigkeit infolge von Krankheit oder anderen Gebrechen oder Schwäche seiner körperlichen oder geistigen Kräfte auf weniger als die Hälfte derjenigen eines körperlich und geistig gesunden Versicherten mit ähnlicher Ausbildung und gleichwertigen Kenntnissen und Fähigkeiten herabgesunken ist.

Der Kreis der Tätigkeiten, nach denen die Erwerbsfähigkeit eines Versicherten zu beurteilen ist, umfaßt alle Tätigkeiten, die seinen Kräften und Fähigkeiten entsprechen und ihm unter Berücksichtigung der Dauer und des Umfangs seiner Ausbildung sowie seines bisherigen Berufs und die besonderen Anforderungen seiner bisherigen Berufstätigkeit zugemutet werden können. Zumutbar ist stets eine Tätigkeit, für die der Versicherte durch Maßnahmen zur Erhaltung, Besserung oder Wiederherstellung der Erwerbsfähigkeit mit Erfolg ausgebildet oder umgeschult worden ist.

Nach § 28 AVG ist ein Versicherter berufsunfähig, wenn er zur Ausübung *seines* Berufes unfähig ist.

WINCKELMANN führt weiter dazu aus:

Berufsunfähigkeit durch Krankheit oder Gebrechen kann eine *dauernde* oder nur *vorübergehende* sein.

Dauernde Berufsunfähigkeit liegt vor, wenn nach menschlichem Ermessen eine Heilung der Krankheit oder eine Beseitigung der Gebrechen, die im Einzelfalle die Berufsunfähigkeit bedingten, nicht wahrscheinlich bzw. in absehbarer Zeit ausgeschlossen ist.

Vorübergehende Berufsunfähigkeit ist anzunehmen, wenn ihre Beseitigung nach verständiger sachlich begründeter Voraussicht in absehbarer Zeit zu erwarten ist.

Beim Übergang einer vorübergehenden Berufsunfähigkeit in eine dauernde ist ausschlaggebend, wann der Zustand dauernder Berufsunfähigkeit nach dem Gesamtbild tatsächlich eingetreten ist. Es kommt aber nicht darauf an, wann der Arzt die Unheilbarkeit der Krankheit erkannt hat. *Der Übergang* kann durch äußerlich erkennbare Umstände oder Verschlimmerungen veranlaßt sein. Es wird dann ein die dauernde Berufsunfähigkeit bedingender *zweiter Krankheitsabschnitt* deutlich erkennbar sein müssen.

Die *Feststellung* der Berufsunfähigkeit in der Arbeitsvermittlung (AV) bedarf einer eingehenden Klärung der zumutbaren Tätigkeit durch Abgrenzung des Berufskreises, der innerhalb dieser zuzumutenden Verrichtungen und der Feststellung des durch diese Tätigkeiten erzielbaren Verdienstes.

Die Abschätzung des Grades der Minderung der Erwerbsfähigkeit in der AV auf dem beruflichen und auf dem allgemeinen Arbeitsfeld in verschiedenen %-Sätzen ist recht belanglos. Maßgebend ist nur das *berufliche Arbeitsfeld*, also die berufliche Wettbewerbsfähigkeit des Versicherten.

Bei der *ärztlichen Begutachtung der Berufsunfähigkeit im Sinne des Arbeitsvermittlungsgesetzes (AVG)* gelten dieselben Grundsätze wie bei der Erwerbsunfähigkeit — früher Invalidität. Es ist also gutachtlich zu erörtern, inwiefern der Versicherte durch die festgestellten Leiden am freien Gebrauch seiner körperlichen und geistigen Kräfte behindert ist und in welchem Umfang er durch die Gesamtheit seiner Leiden in seiner Erwerbsfähigkeit beeinträchtigt wird.

Ist er mehr als 50% beeinträchtigt jedoch weniger als $66^2/_3$%, so liegt Berufsunfähigkeit vor. Welchen Grad die Minderung der Erwerbsfähigkeit unter 50% erreicht, ist zwar an sich unerheblich; die Angabe der %-Zahl ist jedoch für Nachbegutachtung und im Spruchverfahren wichtig.

Erwerbsunfähigkeit — früher Invalidität — im Sinne der RVO schließt Berufsunfähigkeit im Sinne des AVG in sich ein. Denn wer invalide ist, muß auch als berufsunfähig beurteilt werden, da in den Arbeiten auf dem „allgemeinen Arbeitsmarkt“ (auf den die Invalidenversicherung verweist) auch die dem AVG unterliegenden Tätigkeiten eingeschlossen sind.

Berufsunfähigkeit ist in der Regel zu verneinen, wenn ein Versicherter durch eine nicht nur aus besonderem sozialen Entgegenkommen vom Auftraggeber ermöglichte und entlohnte, tatsächlich und ernsthaft, ohne Gefahr einer wesentlichen Verschlechterung und ohne Inanspruchnahme einer außerordentlichen Tatkraft geleistete Arbeit jedenfalls *mehr als die Hälfte der Versicherungshöchstgrenze der Angestelltenversicherung verdient.*

Bei der Beurteilung der Berufsfähigkeit ist immer der letzte im Antragsformular angegebene Beruf maßgebend und nicht eine früher ausgeübte Tätigkeit. Ganz besonders ist dies zu beachten, falls eine Umschulung stattgefunden hat und der Rentenbewerber seinen neuen Beruf in vollem Umfange ausübt (s. § 27 AVG.).

Bei Ausübung einer regelmäßigen Tätigkeit mit einer der Arbeitsleistung entsprechenden Entlohnung, die über der Hälfte des für die Berufsgruppe des Versicherten üblichen Entgeltes liegt, kann regelmäßig auf Nichtvorliegen oder Wegfall der Berufsunfähigkeit geschlossen werden (ABl. d. MfA. Nr. 5 1951 S. 23).

Der Verband deutscher Rentenversicherungsträger hat in einem *Leitfaden für die gutachtlich tätigen Ärzte* die Erfahrungen zusammengestellt, die hinsichtlich der Rentenfähigkeit einzelner Erkrankungen bei dieser Dachorganisation vorhanden sind. Diesen Ausführungen wird hier gefolgt.

„Für die Zuerkennung einer Rente wegen Berufsunfähigkeit bzw. Erwerbsunfähigkeit sind aber nicht nur medizinische, sondern auch außerhalb der medizinischen Beurteilung liegende gesetzliche Tatbestandsmerkmale entscheidend, wie etwa bei der Berufsunfähigkeit ‚ähnliche Ausbildung‘, ‚gleichwertige Kenntnisse und Fähigkeiten‘, ‚Zumutbarkeit‘ usw. und bei der Erwerbsunfähigkeit ‚gewisse Regelmäßigkeit‘, ‚geringfügige Einkünfte‘ usw. Da die Begriffe ‚Berufsunfähigkeit‘ und ‚Erwerbsunfähigkeit‘ somit auch Merkmale enthalten, die außerhalb der medizinischen Beurteilung liegen, erscheint es notwendig, die medizinische und die nichtmedizinische Beurteilung der Voraussetzungen für die Entscheidung, ob Berufsunfähigkeit oder Erwerbsunfähigkeit gegeben ist, klar voneinander zu trennen.

Der medizinische Gutachter nimmt nur zu dem medizinischen Sachverhalt Stellung. Er muß den Funktionsausfall gegenüber den verbliebenen Funktionen ermitteln, kritisch werten und danach beurteilen, welche Arbeiten von dem Versicherten nach Schwere und Dauer — ggfs. unter gewissen Einschränkungen — noch verrichtet werden können und welche Arbeiten der Versicherte nicht mehr ausführen kann.

Die dann weiter zu entscheidende Frage, ob der gesetzliche Tatbestand der Berufsunfähigkeit oder Erwerbsunfähigkeit erfüllt ist, liegt außerhalb der medizinischen Beurteilung.

Der Gutachter wird sich bei dieser Sachlage in seiner abschlließenden Stellungnahme, die sich aus Anamnese, Befund und Diagnose ergibt, auf die Schilderung von Funktionsausfällen und noch vorhandenen Funktionen und damit des körperlichen und geistigen Leistungsvermögens beschränken, wobei die Merkmale der vom Versicherten ausgeübten Tätigkeit soweit wie möglich zu berücksichtigen sind. Er muß sich bewußt bleiben, daß die Verwaltung und evtl. die Gerichte ein zutreffendes Urteil umso leichter finden, je genauer und verständlicher die Darstellung des medizinischen Sachverhaltes ist."

RAUSCH hat aus der Erfahrung des gutachtenden Internisten hierzu weiter formuliert: „Man will dabei nicht eine in Prozentzahlen ausgedrückte Minderung der Erwerbsfähigkeit von ihm erfahren, sondern der Arzt soll in allgemeiner, verständlicher Form den Umfang der noch zumutbaren Tätigkeiten umreißen, wobei er sich nicht an die vorgedruckten Bezeichnungen halten muß, sondern durch beliebige Zusätze und Abänderungen das Tätigkeitsmaß noch genauer bezeichnen kann. Maßgebend für sein Urteil darf nie allein der Umfang einer morphologischen Veränderung sein, sondern entscheidend für ihn ist die Funktion, die geblieben ist bzw. der Grad des Funktionsverlustes. Ein auffallender morphologischer Befund muß nun aber durchaus nicht immer gleichbedeutend mit einem ebenso großen oder auch annähernd so großen Funktionsverlust sein. Umgekehrt kann einem verhältnismäßig großen Funktionsverlust eine geringe Organveränderung gegenüberstehen."

2. Die Invaliditätsbemessung. — Minderung der Erwerbsfähigkeit

Die Ausführungen über die Begriffsdefinitionen mußten sich notwendigerweise an bundesdeutsche Vorschriften und Bestimmungen halten. Jedem Gutachter anderer Nationalität werden diese polaren Definitionen aus seiner eigenen Sozialsphäre gegenwärtig oder leicht zugänglich sein. Sind doch diese Definitionen jeweils das eine oder das andere Ende der Skala der Invaliditätsbemessung, — im deutschen Sprachgebrauch Skala der Minderung der Erwerbsfähigkeit (M. d. E.), welche üblicherweise in Prozentsätzen angegeben wird.

Wir begegnen hier wieder der Gegenüberstellung von Geld bzw. Vermögensvorteilen auf der einen Seite und von Gesundheitszustand auf der anderen. Die *Invaliditätsbemessung* bemüht sich, eine Maßeinheit zu finden, durch welche sich verschiedene Gesundheitsverhältnisse abmessen und vergleichen lassen. Dabei wird ein metrisches System verwendet, an dessen Anfang die Abwesenheit aller Beeinträchtigungen, d. h. die uneingeschränkte Erwerbsfähigkeit steht, deren Minderung mit 0% bezeichnet wird. Am Ende der Skala findet sich die völlige Einschränkung der Erwerbsfähigkeit, Minderung gleich 100%. Dazwischen lassen sich alle Stufen mehr oder weniger gestörter Erwerbsfähigkeit einreihen. Im nichtmedizinischen Sachverhalt hat dieses Maß allergrößte Bedeutung, weil es als Multiplikator von Vermögenswerten dient.

Für die Invaliditätsbemessung im ärztlichen Gutachten müssen zwar verschiedenartige Erwägungen angestellt werden; indessen stehen ärztliche Gesichtspunkte im Vordergrunde. Diese sind übernational gültig. Nur ergänzend treten hinzu die nationalen Gesetze und Verordnungen, die berufseigenen Ansprüche und Forderungen. Trotz mancher Bedenken funktioniert das System des Vorschlages einer Invaliditätsbemessung durch den Arzt auf der ganzen Welt in praxi einigermaßen, so daß alle Reformierungsversuche immer wieder zurückgestellt wurden.

Die *Internationale Vereinigung für soziale Sicherheit* hat bei vergleichenden Untersuchungen gefunden, daß die Methoden der Invaliditätsbemessungen „eher durch die Ähnlichkeit der Fragen und Schwierigkeiten jedes Landes, als durch grundsätzliche Divergenzen der nationalen Gesetzgebung, die manchmal lediglich scheinbare sind", beherrscht werden. Auch die Unterscheidung: Arbeitsunfähigkeit = Arbeitsunterbrechung von kürzerer Dauer, und Erwerbsunfähigkeit = längere Dauer von verminderter Erwerbsfähigkeit, findet sich ziemlich übereinstimmend in den Mitteilungen der verschiedenen Länder zu diesem Thema.

DEJARDIN faßt den Überblick über die Verfahren der Invaliditätsbemessung in anderen Ländern zusammen:

A. Gemeinsame Aspekte der einzelnen Zweige der sozialen Sicherheit.

1. Im allgemeinen unterscheiden die einzelstaatlichen Gesetzgebungen betreffend Krankheit, Invalidität und Unfälle, beruflichen oder nicht beruflichen Ursprungs, zwischen zeitweiliger und dauernder Unfähigkeit.

2. Soweit die einzelstaatlichen Gesetzgebungen nicht streng zwischen zeitweiliger und dauernder Unfähigkeit unterscheiden, sehen sie doch zwei getrennte Leistungssysteme für jede der beiden Unfähigkeitsperioden vor.

3. Die Dauer der zeitweiligen Unfähigkeit ist hauptsächlich durch die Entwicklungsdauer des ursächlichen Krankheitszustandes begrenzt; sie wird jedoch in bestimmten Fällen unabhängig von der Eigenart der Krankheit auf einen einheitlich festgesetzten Zeitraum beschränkt.

4. Bei zeitweiliger Unfähigkeit wird die Arbeitsunfähigkeitsbemessung nicht notwendigerweise auf medizinische Erwägungen beschränkt, die vom Grade der Schädigung ausgehen; doch kann unter besonderen Umständen Arbeitsunfähigkeit auch angenommen werden, wenn der Gesundheitszustand die Fortsetzung der Berufstätigkeit erlaubt.

In allen Systemen der Krankenversicherung wird die zeitweilige Arbeitsunfähigkeit unter Berücksichtigung des vom Versicherten gewöhnlich ausgeübten Berufes festgestellt.

In manchen Unfallversicherungssystemen, die den Grad der Unfähigkeit schon bei Eintritt des Unfalles festsetzen, können auch andere Berufe in Betracht gezogen werden.

5. Der Begriff der Dauerunfähigkeit entspricht nicht notwendigerweise dem der endgültigen Unfähigkeit, sondern im allgemeinen nur einer langfristigen Unfähigkeit und erfordert nicht unbedingt die Gewißheit oder die Annahme eines unheilbaren pathologischen Zustandes oder eines solchen Zustandes, der durch medizinisch-chirurgische Behandlung, Prothesen oder berufliche Umschulung nicht verbessert werden kann; die Bemessung des Grades der dauernden Arbeitsunfähigkeit ist daher nicht endgültig, sondern kann auf Verlangen des Versicherten oder des Versicherungsträgers einer Revision unterzogen werden.

6. Es wäre wünschenswert, daß die Methoden der Bemessung des Invaliditätsgrades die voraussehbaren Ergebnisse einer Behandlung der Körperschädigung nicht zu streng berücksichtigen.

Die medizinischen Dienststellen der Träger der Sozialen Sicherheit sollten durch Überzeugung und nicht durch Zwang die Versicherten dazu bringen, von allen Möglichkeiten der Therapie Gebrauch zu machen.

7. Zwischen dem Grad der Arbeitsunfähigkeit vom medizinischen Standpunkt aus, die von einer körperlichen oder geistigen, organischen oder funktionellen Schädigung des menschlichen Organismus herrührt, und dem Grad der verbleibenden Erwerbsfähigkeit besteht nicht notwendigerweise ein proportionales Verhältnis.

Der Grad der Arbeitsunfähigkeit geht aus den Ergebnissen einer ärztlichen Untersuchung hervor, welche alle Schädigungen feststellt, die sich aus den die Arbeitsunfähigkeit verursachenden Krankheitsfaktoren ergeben.

Die verbleibende *Arbeitsunfähigkeit* besteht aus den körperlichen und geistigen Arbeitsmöglichkeiten, die mit einem bestimmten krankhaften Zustand noch vereinbar sind.

Die *Erwerbsfähigkeit* steht sicherlich mit der verbleibenden Arbeitsfähigkeit in einem Zusammenhang, aber sie läuft mit der letzteren nicht notwendigerweise parallel; denn sie wird außer von medizinischen auch noch von anderen Faktoren beeinflußt.

Im allgemeinen handelt es sich darum, die Verminderung der Erwerbsfähigkeit zu bemessen.

B. Invalidität.

1. Bei dauernder Unfähigkeit beschränken die Systeme der Sozialen Sicherheit bei der Bestimmung des Invaliditätsgrades im allgemeinen den Kreis der in Betracht fallenden Berufstätigkeiten nicht nur auf den bisher ausgeübten Beruf des Versicherten.

Zumeist berücksichtigen die Gesetzgebungen der Sozialen Sicherheit gemeinsam oder getrennt die Erwerbsunfähigkeit auf dem allgemeinen Arbeitsmarkt und die Erwerbsfähigkeit für eine beschränkte Zahl von Berufstätigkeiten, die dem ausgeübten Beruf des Versicherten gleichgestellt oder mit seiner beruflichen Ausbildung in Einklang gebracht werden können.

Es bestehen jedoch Ausnahmen für bestimmte Berufsgruppen, für welche Sonderbestimmungen vorsehen können, daß auch bei dauernder Unfähigkeit nur Arbeitsunfähigkeit für den ausgeübten Beruf berücksichtigt wird.

2. Je mehr die Methoden zur Bestimmung des Arbeitsunfähigkeitsgrades die Anzahl der zu berücksichtigenden Berufstätigkeiten erhöhen, desto mehr erweitert sich die Möglichkeit der Rückführung Invalider ins Erwerbsleben.

3. Es wäre zu wünschen, daß die Systeme, welche die Möglichkeiten einer Berufsumschulung bei der Festsetzung des Grades der Arbeitsunfähigkeit berücksichtigen, die Maßnahmen zur beruflichen Wiederherstellung und zur Wiedereingliederung in das Erwerbsleben auf einen befriedigenden Stand bringen.

4. Die Bemessungsmethoden, die nach den einzelstaatlichen Gesetzgebungen den allgemeinen Arbeitsmarkt zu berücksichtigen haben, sind im allgemeinen bei ihrer Anwendung insofern milde, als sie die Erwerbsmöglichkeiten in einer größeren oder kleineren Anzahl von

Berufen im Verhältnis zur Eignung und zur Beschäftigungsmöglichkeit des Versicherten berücksichtigen.

5. Für die Bemessung der Invalidität besteht im allgemeinen kein bindender Schlüssel. In der Praxis erfolgt die Bemessung des Invaliditätsgrades im wesentlichen auf Grund eines ärztlichen Gutachtens. Dieses berücksichtigt die Besonderheiten des Einzelfalles, und zwar die Merkmale der Krankheitsbilder als auch die persönlichen Verhältnisse jedes Patienten.

6. Die erforderliche Mindestarbeitsunfähigkeit zum Bezug von Invalidenversicherungsleistungen ist im allgemeinen höher als bei Arbeitsunfällen.

Für die Invalidität beläuft sich die Mindestarbeitsunfähigkeit im allgemeinen auf 50% oder auf zwei Drittel der Erwerbsfähigkeit eines gesunden Arbeiters unter den gleichen Voraussetzungen.

7. Die Festsetzung einer Mindestarbeitsunfähigkeit für den Leistungsbezug bietet einerseits den Vorteil, daß der Versicherte neben den Leistungen der Sozialen Sicherheit ein teilweises Berufseinkommen beziehen kann; andererseits kann aber auch für ihn der Nachteil eintreten, daß ihm die Leistung entzogen wird, sobald das Berufseinkommen entweder ein bestimmtes Mindestausmaß oder das verbleibende Ausmaß an Erwerbsfähigkeit übersteigt.

C. Arbeitsunfälle und Berufskrankheiten.

1. Bei Arbeitsunfällen und Berufskrankheiten ist im allgemeinen keine bestimmte Mindestarbeitsunfähigkeit für die Eröffnung eines Leistungsanspruches erforderlich. Der Entschädigungsanspruch wird bei jeglicher Verminderung der Erwerbsfähigkeit erworben.

In bestimmten Fällen besteht jedoch ein Leistungsanspruch nur bei einer Erwerbsunfähigkeit von mindestens 20%.

2. Die einzelstaatlichen Gesetzgebungen — oder die einschlägige Rechtsprechung —, die vom Begriff der Entschädigung für einen Körperschaden und nicht von der Entschädigung der Erwerbsunfähigkeit ausgehen, sehen vor, daß bei der Bemessung des Invaliditätsgrades die ausgeübte Beschäftigung des Versicherten zu berücksichtigen ist.

Wenn dagegen von der Entschädigung für die Verminderung der Erwerbsfähigkeit ausgegangen wird, besteht die Tendenz, die Erwerbsfähigkeit auf dem allgemeinen Arbeitsmarkt zu berücksichtigen.

Diese Methoden gestatten, die Möglichkeiten einer beruflichen Wiederherstellung besser in Betracht zu ziehen.

3. Bei Arbeitsunfällen und Berufskrankheiten werden sehr oft Invaliditätstabellen als unverbindlicher Behelf verwendet, um eine gewisse Einheitlichkeit der Entscheidungen zu erzielen. In anderen Fällen wird diesen Tabellen entweder durch die Gesetzgebung selbst oder durch die Rechtsprechung ein verbindlicher Charakter verliehen.

Die Minderung der Erwerbsfähigkeit (M. d. E.) im deutschen Rechtsgebiet

Bei der Erläuterung der Invaliditätsbemessung und ihrer Maßeinheit klangen bereits die Spannungen an, welche durch die Verschiedenartigkeit der zu messenden Größen bestehen. SCHELLWORTH hat die Erfahrungen und Bedenken gegen solches Meßverfahren zusammengetragen und abgewogen. Aber er hat keinen besseren Weg aufzeigen können, so daß es mehr und mehr Sache des Gutachters und der Spruchbehörden ist, die Skala der M. d. E. mit verbindlichen und gleichartigen Sachverhalten zu erfüllen.

Grundsätzlich kann, wie SCHELLWORTH schreibt, die Ermittlung des Prozentsatzes der M. d. E. nur im Wege einer nicht nachmeßbaren, also auch nicht exakt nachprüfbaren Schätzung erfolgen. Damit ist das Ermessen des Gutachters als Faktor für das Zustandekommen seiner Schätzung der M. d. E. ebenso wichtig wie etwa vergleichsweise für die Bewertung diagnostischer Symptomatik.

Der Gutachter sollte sich aber immer bewußt sein, daß Ermessensfehler oder Ermessensmißbrauch im Gutachtenwesen ebenso verhängnisvoll sind und zu Fehlentscheidungen führen, wie vergleichsweise Bewertungsfehler auf dem diagnostischen oder therapeutischen Sektor der medizinischen Wissenschaft. Der verantwortungsbewußte Gutachter wird deswegen seinen Ermessensspielraum durch seine Erfahrungen oder durch Beratungen mit Fachkollegen absichern.

Die M. d. E. ist als sozialmedizinischer Index, als Rechnungseinheit im Versicherungswesen eine Realität und muß daher trotz aller berechtigten Einwände verwendet werden.

Notwendigerweise hat sich im täglichen Gebrauche der Begriff „Minderung der Erwerbsfähigkeit", auch M. d. E. oder E. M. genannt, eingebürgert. Ungeachtet dessen ist bei seiner Anwendung die schillernde Definition zu beachten.

Einmal wird gefordert:

„Die Einschätzung des %-Satzes der Erwerbsminderung (EM) hat unter eingehender Kennzeichnung derjenigen Arbeiten zu erfolgen, zu denen der Versicherte mit Rücksicht auf seinen Zustand noch fähig ist. Es ist dabei anzugeben, ob und inwiefern die festgestellten Leiden und die mit ihnen verbundenen Beschwerden die Tätigkeit der Organe und die Gebrauchsfähigkeit der Glieder usw. beschränken.

Der Gutachter soll in seinen Befundergebnissen den %-Satz der EM genau angeben, da unsichere ärztliche Einschätzung (z. B. ‚Grenzfall' um 50%) den entscheidenden Dienststellen keine genügenden Grundlagen geben können." (Winckelmann)

Auf der anderen Seite wird die Minderung der Erwerbsfähigkeit im Versorgungswesen benutzt, um auch eine Versehrung des Körpers, den Verlust eines Organes (z. B. Niere) oder einer Fähigkeit (z. B. Potenz) zu entschädigen.

Der Begriff der „*Minderung der Erwerbsfähigkeit*" wird im Bundesversorgungsgesetz (BVG) angewendet, BVG, § 30:

„Die Minderung der Erwerbsfähigkeit ist nach der körperlichen Beeinträchtigung im allgemeinen Erwerbsleben zu beurteilen; der vor der Schädigung ausgeübte Beruf oder eine bereits begonnene oder nachweisbar angestrebte Berufsausbildung ist zu berücksichtigen. Für erhebliche äußere Körperschäden können Mindesthundertsätze festgestellt werden.

Bei jugendlichen Beschädigten ist die Minderung der Erwerbsfähigkeit nach dem Grade zu bemessen, der sich bei Erwachsenen mit gleicher Gesundheitsstörung ergibt." (Rostock)

Nach der Definition der Unfallversicherung ist bei der Feststellung des Maßes der Erwerbsunfähigkeit eines Verletzten von der individuellen Erwerbsfähigkeit dieses Verletzten auszugehen. Die Erwerbsfähigkeit vor dem Unfall ist mit 100% einzusetzen und die Einbuße an dieser Erwerbsfähigkeit durch den Unfall in einem weiteren Hundertsatz hiervon auszudrücken. (Ponsold)

Dem Gutachter muß deswegen schon bei der Gutachtenfrage gegenwärtig werden, ob durch die von ihm vorzuschlagende Minderung der Erwerbsfähigkeit ein gemindertes Arbeitseinkommen oder aber eine geminderte Unversehrtheit des Körpers entschädigt werden soll.

Die verschiedenartige Definition und Verwendung der M. d. E. im deutschen Rechtsgebiet bedarf noch einiger Ausführungen.

Drei Arbeitsräume sind gegeneinander abzugrenzen.

1. Das Arbeitsgebiet der sozialen Sicherheit — *Kranken und Altersversicherung* —; die zugehörige medizinische Sparte ist die Sozialmedizin, ihr Vertreter der sozial-medizinisch tätige Arzt.

In diesem Bericht ist die M. d. E. ein Index für die beeinträchtigte Fähigkeit des Probanden, auf dem allgemeinen Arbeitsmarkt oder im Rahmen seiner Berufsausbildung weniger Arbeitsentgelte zu erhalten als eine nichtbeeinträchtigte Vergleichsperson. Die vielfältige Lebenserfahrung hat beispielsweise ergeben, daß ein Nephrektomierter mit gesunder Restniere in diesem Bereich nicht beeinträchtigt ist. Gleiches gilt für den Verlust von Genitalorganen oder sexuellen Fähigkeiten. Letzteres mit der Einschränkung, daß offensichtliche und nachweisbare schwere seelische Folgeerscheinungen ihrerseits eine M. d. E. begründen können.

2. Noch im Arbeitsgebiet der sozialen Sicherheit findet sich die *soziale Unfallversicherung*, ihrem Wesen nach eine gesetzliche Gesamthaftung der Unternehmer für Unfälle ihrer Arbeiter in ihren Betrieben. Die Versicherungsträger der sozialen Unfallversicherung sind die Berufsgenossenschaften und ähnliche Körperschaften. Die zugehörige medizinische Sparte ist die Unfallmedizin, ins-

besondere der bestellte unfallmedizinisch besonders erfahrene Durchgangsarzt, der gegenüber den Vertragspartnern unfallärztlich oder durchgangsärztlich tätig wird. Die M. d. E. ist ein Index für die nach Wiedereintritt der Arbeitsfähigkeit verbliebenen Unfallfolgen, soweit sie das Arbeitseinkommen beeinträchtigen. Sie wird bezogen auf eine Erwerbsfähigkeit von 100% vor dem Unfallereignis und dient der Berufsgenossenschaft als rechnerische Grundlage für die Rentenermittlung. Auch in diesem Versicherungsgebiet ist durch vielfältige Erfahrung bewiesen, daß beispielsweise der Verlust einer Niere bei Gesundheit der anderen das Arbeitseinkommen nicht schmälert, so daß die gleichen Folgerungen gezogen werden müssen, wie im Bereich der Rentenversicherung.

3. Wenn die Unversehrtheit des Körpers und nicht das erzielbare Arbeitseinkommen versichert ist, oder aber ein Verlust der Unversehrtheit des Körpers pekuniär entschädigt werden soll, dann greift eine andere Beleuchtung der M. d. E. Platz. Leider wurde der bessere Begriff der Versehrtenstufe fallengelassen und durch die M. d. E. ersetzt.

Den Hauptanteil der Begutachtung in dieser Richtung stellt das *Versorgungswesen*. Durch dieses wird auf Grund des Bundesversorgungsgesetzes usw. die geldliche Entschädigung der Verwundeten und Erkrankten der Kriege geregelt. Die zugehörige medizinische Sparte ist die Versorgungsmedizin, deren Ärzte versorgungs-medizinisch tätig werden.

Gemäß den gesetzlichen Vorschriften dient der Index M. d. E. zur Berechnung der in Rentenform festzusetzenden geldlichen Entschädigung. Er dient aber nicht als Maß für die verbliebene Fähigkeit zum Gelderwerb, sondern kennzeichnet den Grad des Verlustes der Unversehrtheit des Körpers.

Daher kommt es, daß der anerkannte Verlust einer Niere mit 30 % entschädigt wird, der Verlust eines Hodens mit 10 % usw.

Ferner ordnet das Bundesversorgungsgesetz an, daß neben dem Körperlichen seelische Begleiterscheinungen und Schmerzen in ihrer Wirkung zu berücksichtigen sind.

Die Versorgungsärztliche Beurteilung ermöglicht dem Gutachter weitgehendere Vorschläge, als die sozialärztliche oder unfallärztliche Tätigkeit es zuläßt.

3. Tabellen der Invaliditätsbemessung und ihre Anwendung

Zuerst in der privaten Unfallversicherung wurde die Invaliditätsbemessung nach schon bei Abschluß des Versicherungsvertrages feststehenden Sätzen, der sogen. „Gliedertaxe“ vorgenommen.

Die neue Fassung (Münchner Entwurf 1952) der Allgemeinen Versicherungsbedingungen (AVB) sieht folgende Invaliditätsgrade vor:

a) Bei Verlust

eines Armes im Schultergelenk	70%
eines Armes bis oberhalb des Ellenbogengelenkes	65%
eines Armes unterhalb des Ellenbogengelenks	60%
einer Hand im Handgelenk	55%
eines Daumens	20%
eines Zeigefingers	10%
eines anderen Fingers	5%

b) Bei Verlust

eines Beines über Mitte des Oberschenkels	70%
eines Beines bis zur Mitte des Oberschenkels	60%
eines Beines bis unterhalb des Knies	50%
eines Beines bis zur Mitte des Unterschenkels	45%
eines Fußes im Fußgelenk	40%
eines Fußes mit Erhaltung der Ferse (Pirogoff)	30%

Tabelle 3. *Bemessung der Minderung der Erwerbsfähigkeit für die Zwecke der sozialen Versicherungen*

Lfd. Nr.	Nr. und Bezeichnung der „International Classification of Diseases, 1955 Revision“		Nr. in der Internationalen Liste 1958	Nr. des Deutschen Verzeichnisses der Krankheiten, 1958	Klinische Bezeichnung des urologischen Sachverhaltes	M.d.E. i. S. der Sozialversicherung %	Bezeichnung und M.d.E. nach den Tabellen von (1) Boshamer (2) Heise (3) Keller (4) Beckmann u. a.	
1	2		3	4	5	6	7	%
I	600	Infections of kidney		71	*Harninfektion*			
II	600,0	Pyelitis, pyelocystitis and pyelonephritis	110	711	a) Klinische Dominanz von Nierenparenchym und Nierenbecken (Pyelonephritis)	10—30	Chronisches Nierenleiden im Stadium der Gewöhnung (3)	50—60
III	602	Calculi of kidney and ureter	111	712	mit sekundärem Harnstein und/oder Harnrückstauung	20—60	—	—
IV	592 792 446	Chronic nephritis Uraemia Hypertension with arteriolar nephrosclerosis	T. v. 137 84	702 899 464	mit Ausscheidungsstörung der Nieren (Urämie) und/oder Hochdruck	50—100	Chronisches Nierenleiden in fortschreitendem Stadium	100
V	600 605	 Cystitis	 T. v. 114	71 713	*noch: Harninfektion* b) Klinische Dominanz cystitisches Syndrom	0—20	Blasenkatarrh, leicht (3)	10—30
VI	604	Calculi of other parts of urinary system	111	712	mit sekundärem Harnstein und/oder Ulcerationen	20—50	Blasenkatarrh, schwer und chronisch, einschl. Prostata- und Adnexleiden (3)	30—60
VII					mit Entleerungsstörung, Restharn oder geringem unfreiwilligen Harnabgang und/oder spinalem Schaden, Kapazität bis 50 cm³	40—70	(3) Rückenmarksschädigung mit Lähmung der Blase	60—80
VIII	786,2	Incontinence of urine	T. v. 137	719 899	c) *Inkontinenz*	60—100	(3) Rückenmarksschädigung mit Lähmung der Blase oder Blase und Mastdarms	100

IX	611	Prostatitis	T. v. 114	799	d) *Prostato-adnexitisches Syndrom*			
					Prostatocystitis	10—30		
X					mit Prostatasteinen und/oder Abscessen	20—50	(3) einschl. Prostata und Adnexleiden	
XI	608	Stricture of urethra	T. v. 114	719	e) mit *Harnröhrenstriktur* weit	10—20	(3) alte Urethralverletzungen und Strikturen, sog. weite Strukturen	10
					eng	20—40	(3) enge Strikturen mit Dauerbehandlung	20—30
							(1) (2)	20—40
					und/oder Harnröhrenabscessen	40—60	(3) Harnröhrenstriktur kompliziert (1)	40—70
					Harnröhrensteinen		(1)	30—60
					Harnröhrenfisteln		(3) Striktur und Cystitis Striktur, Cystitis und Restharn	60—80
							(1)	60—100
							(2)	50—70
XII	609 606	Other diseases of urethra Other diseases of bladder	T. v. 114	719	f) noch: *Harninfektion* mit Harnfisteln an allen Orten — Lende suprapub. Damm, Vagina	20—50		
XIII					*Harnrückstauung ohne Harninfektion*			
	601	Hydronephrosis	T. v. 114	719	Harnrückstauungsniere Hydronephrose	0—20	(2) einseitige Hydronephrosen leichten Grades	0
					einseitig mit erheblicher Verschmälerung des Nierenparenchyms	10—30	(2) schweren Grades bei guter Funktion der Restniere	30
							(2) schweren Grades bei Funktionsstörung der Restniere	50—70
					beiderseitig ohne Ausscheidungsstörung	10—30	(2) doppelseitige Hydronephrosen leichten Grades, d. h. ohne Stoffwechselstörungen	10—20
XIV	592	Chronic nephritis	T. v. 137	702 899	mit Ausscheidungsstörung (Urämie) und/oder Hypertonie	50—100	(2) doppelseitige Hydronephrosen schweren Grades mit Stoffwechselstörungen	50—70
	446	Hypertension with arteriolar nephrosclerosis	84	464				

Tabelle 3. *(Fortsetzung)*

Lfd. Nr.	Nr. und Bezeichnung der „International Classification of Diseases, 1955 Revision"		Nr. in der Internationalen Liste 1958	Nr. des Deutschen Verzeichnisses der Krankheiten, 1958	Klinische Bezeichnung des urologischen Sachverhaltes	M.d.E. i. S. der Sozialversicherung %	Bezeichnung und M.d.E. nach den Tabellen von (1) BOSHAMER (2) HEISE (3) KELLER (4) BECKMANN u. a.	
1	2		3	4	5	6	7	%
XV					*Urogenitaltuberkulose*			
	016	Tuberculosis of genitourinary system	T. v. 5	035	inaktive	20—40	(1) Nierentuberkulose beiderseitig geschlossen	70
					aktive (stationäre oder fortschreitende)	50—100	beiderseitig offen	100
							(2) geschlossene Samenblasentuberkulose	20
							(3) einseitige offene Nierentuberkulose, zweite Niere gesund (Behandlungsnotwendigkeit), für die Dauer der Behandlung	100
							inoperabel oder insanabel für die Dauer	70
XVI					*Geschwulstkrankheiten*			
	218	Benign neoplasm of male genital organs	T. v. 60	269	gutartige	10—40	(4) nur nach lange andauernden Miktionsstörungen können hoher Restharn, erhöhter Rest-N Anlaß zur Berentung geben	
	217	Benign neoplasm of other female genital organs	T. v. 60	263	Prostataadenome	10—40		
	219	Benign neoplasm of kidney and other urinary organs			Blasenpapillome	10—40	(4) Geschwülste, welche metastasieren, können Anlaß zur Berentung geben, für wenigstens 2 Jahre	
	181	Malignant neoplasm of bladder and other urinary organs	T. v. 57	239	bösartige	50—100		
	179	Malignant neoplasm of other and unspecified female genital organs		238				

	176	Malignant neoplasm of other and unspecified female genital organs		235				
	180	Malignant neoplasm of kidney		236				
	177	Malignant neoplasm of prostate						
XVII					*Mißbildungen der Harnorgane*			
	757	Congenital malformations of genito-urinary system	129	839	Cystennieren	je nach dem Zustande der Nierenfunktion		
	289	Other metabolic diseases	T. v. 66	359	*Stoffwechselstörungen*			
					Oxalurie			
					Cystinurie			
					Hypercalciurie	a) 10—30		
					aseptische Harnsteinbildung	b) 20—60		
					aseptische Harnsteinleiden	c) 50—100	(4) Nur bei schweren, gehäuften Koliken, Ausguß- und Ventilsteinen, Einklemmung mit Stauung und Schädigung des Nierenparenchymes kann Anlaß zur Berentung gegeben sein	
					Verluste von Teilen des *Urogenitalsystems*		(2) Beurteilung einnieriger Patienten	
					Verlust einer Niere	0	Einnierigkeit infolge Trauma, Restniere gesund	
							Einnierigkeit infolge Tbc, Restniere gesund	30
					Für die Ermittlung der M.d.E. im sozialmedizinischen Sinne ist weniger die Tatsache des Nierenverlustes als die verbliebene Leistungsbreite des Harnsystems wesentlich		Einnierigkeit infolge Tbc, Restniere erkrankt	100
							Einnierigkeit infolge Steinbildung, Restniere gesund	
							Einnierigkeit infolge Steinbildung, Restniere erkrankt	50—
							Einnierigkeit infolge Tumor bei Rezidivfreiheit bis zu 5 Jahren	70
							Einnierigkeit infolge Tumor bei Rezidivfreiheit über 5 Jahre	30

Tabelle 3. *(Fortsetzung)*

Lfd. Nr.	Nr. und Bezeichnung der „International Classification of Diseases, 1955 Revision“	Nr. in der Internationalen Liste 1958	Nr. des Deutschen Verzeichnisses der Krankheiten, 1958	Klinische Bezeichnung des urologischen Sachverhaltes	M.d.E. i. S. der Sozialversicherung %	Bezeichnung und M.d.E. nach den Tabellen von (1) Boshamer (2) Heise (3) Keller (4) Beckmann u. a.	
1	2	3	4	5	6	7	%
						(Blumensaat:) Bei komplikationslosem kompensiertem Verlust einer Niere liegt nach 6 Monaten nach Wiederaufnahme der Arbeit keine meßbare Minderung der Erwerbsfähigkeit mehr vor (3)	
				Verlust eines Hodens bedingt sozial-medizinisch keine M.d.E. Leistungsbreite des verbliebenen hormonaktiven Gewebes ist zu ermitteln und zu beurteilen			
				Verlust eines Hodens	0	(2) Verlust eines Hodens	15
				Verlust beider Hoden	0	(2) Verlust beider Hoden infolge Tbc	30
						nach dem 60. Lebensjahre	10
						durch Unfall	40—50
						nach der Pubertät	50
				Verlust oder Schwund beider Nebenhoden	0	(2) Schwielige, narbige Ausheilungen mit funktionellen Ausfällen, insbesondere der Kohabitationsfähigkeit	20—30
				Verlust des Penis	0	(2) traumatischer Verlust des Penisschaftes	50
				Verlust der Gebärmutter einschließlich Eierstöcke	0		

einer großen Zehe 5%
einer anderen Zehe 2%

c) Bei gänzlichem Verlust der Sehkraft
beider Augen 100%
eines Auges 30%
sofern jedoch die Sehkraft des anderen Auges vor Eintritt des Versicherungsfalles bereits verloren war 70%
bei gänzlichem Verlust des Gehörs auf beiden Ohren 60%
auf einem Ohr 15%
sofern jedoch das Gehör auf dem anderen Ohr vor Eintritt des Versicherungsfalles bereits verloren war 45%
bei gänzlichem Verlust des Geruchs 10%
bei gänzlichem Verlust des Geschmacks 5%

Mit der Begründung, daß die bisherige Einschätzung des Grades der M. d. E. sehr willkürlich gehandhabt wurde und eine gewisse Einheitlichkeit vermissen ließ, hat sich das Bundesarbeitsministerium gezwungen gesehen, allgemeine Richtlinien aufzustellen, die in den „Anhaltspunkten" (das sind Bewertungsrichtsätze für die Beurteilung der Minderung der Erwerbsfähigkeit — M. d. E. — im Versorgungswesen) mitgeteilt worden sind vgl. Tabelle 5.

Urologische Tabellen der Invaliditätsbemessung finden sich ferner bei Heise-Hasselbacher, Boshamer, Keller, Beckmann u. Mitarb. Zusammen mit den eigenen Vorschlägen sind diese Tabellen in die Tabelle 3 eingearbeitet worden.

Aber auch auf internationalem Gebiet ist die Dokumentation der Invaliditätsbemessung in Tabellenform vergleichend untersucht worden.

Im Bericht des internationalen Sachverständigenausschusses für die Invaliditätsbemessung heißt es hierzu:

Mag man im übrigen von Arbeitsunfähigkeit oder von Invalidität sprechen, so muß man in den meisten Fällen nicht den Grad des physischen oder geistigen Schadens, sondern dessen Rückwirkungen bei einem bestimmten Arbeitnehmer auf seine Erwerbsfähigkeit feststellen.

Daraus ergibt sich, daß die Bemessung der Unfähigkeit kein rein medizinisches Problem ist und daß die verwendeten Methoden sich nicht nur an Ärzte, sondern auch an Fachmänner des Arbeitsmarktes, der Lohnberechnungen und der Berufsumschulung wenden müssen und daß der Endentscheid bei einer Verwaltungsbehörde liegen muß.

Ferner folgt daraus ebenfalls, daß man bei der Berücksichtigung von individuellen Faktoren im Falle der gleichen Erkrankung zu verschiedenen Graden von Unfähigkeit je nach der oder den in Betracht fallenden Berufstätigkeiten gelangen kann.

Daraus muß man notwendigerweise den Schluß ziehen, daß die Verwendung von *Invaliditätstabellen* infolge der Notwendigkeit der individuellen Betrachtungsweise des Einzelfalles und infolge seiner Besonderheiten mit Schwierigkeiten verbunden ist.

Auch Schellworth steht solcher Tabellierung kritisch gegenüber. Ihm scheint es ein abstruser Gedanke, daß zum Beispiel

eine abstoßende Entstellung des Gesichtes,
etwa völliger Verlust der Nase,
der Verlust eines Auges bei Herabsetzung der Sehschärfe des anderen auf weniger als die Hälfte,
eine Hirnverletzung mäßigen Grades,
völlige Taubheit,
Verlust des Kehlkopfes,
eine aktive stationäre Lungentuberkulose,
ein anus praeter,
eine Herz- und Kreislaufschädigung mittleren Grades,
der Verlust beider Hoden,
der Verlust einer oberen Extremität bis Unterarmmitte,
der Verlust eines Unterschenkels bei weniger günstigen Stumpfverhältnissen,
ein Diabetes stärkeren Grades

und viele andere Leiden und Gebrechen, so verschieden sie sein mögen, unter dem Gesichtspunkt der M. d. E. einander gleichgestellt werden, daß also zwischen ihnen eine „Parität" bestehen kann, insofern als ihnen nach den geltenden gutachtlichen Regeln die gleiche M. d. E. von 50% zugesprochen wird. (Dies gilt natürlich nicht schematisch; aber von den individualisierenden Abweichungen von diesem MdE-Satz soll hier einmal abgesehen werden.)

Um derartige Leidenszustände in Zahlen auszudrücken und damit gewissermaßen Qualität in Quantität zu verwandeln, braucht man Tabellen von Rentensätzen, z. B. die „Anhaltspunkte“ und möglichst viel fremde und eigene Präzedenzfälle — also einschlägige Erfahrung.

Legt man indessen zugrunde, daß sich auf internationaler Ebene die Erfahrungen ergänzen, dann kann man aus übereinstimmender Tabellierung in vielen Ländern schon auf einen vergleichbaren Index verschiedener Leidenszustände kommen. Insbesondere kann man für noch nicht tabellierte Zustände den Ort in der Skala ermitteln, an welchem sie einzureihen wären. So gewinnen Tabellen doch Bedeutung für Einheitlichkeit und Rechtssicherheit.

Tabelle der Invaliditätsgrade in einigen Ländern (s. Tabellen 3, 4 und 5).

Die Tabelle 4 wurde nach alphabetischer französischer Reihenfolge der Ländernamen aufgestellt[1].

Die Tabelle enthält einige vergleichbare Verletzungstypen und ihren angenommenen Invaliditätsgrad in den verschiedenen Ländern. Die Liste der Verletzungen ist nicht vollständig. In einigen Ländern wird nur eine kurze Liste verwendet, die lediglich gewisse Typen genau bezeichneter Amputationen ohne Einzelheiten aufzählt. Andere Länder besitzen Listen, die mehr als 900 Verletzungen aufzählen und alle möglichen Amputationen und andere Verletzungen, wie z. B. Ankylose und nervöse Störungen genau bezeichnen. Die in Frankreich und Schweden verwendeten Listen unterscheiden insbesondere die möglichen Kombinationen bei Fingerverstümmelungen.

In Frankreich und Mexiko geben die Listen für jede Verletzung den höchsten und niedrigsten Unfähigkeitsgrad an. Diese Listen dienen hauptsächlich als Anhaltspunkt. Die höchsten und niedrigsten Zahlen der Nummern 13, 14, 15 (Deutschland, Costa-Rica, West-Virginia) und die nichtoffizielle Liste der Vereinigten Staaten und Schweden hängen von den verschieden möglichen Kombinationen ab.

In einigen Ländern wird für die Verletzung der oberen Gliedmaßen zwischen links und rechts unterschieden, während in anderen Listen diese Unterscheidung nicht befolgt wird.

In einigen Fällen (Neusüdwales, Viktoria und Washington) wird der Invaliditätsgrad nicht in Hundertsätzen, sondern in den auszuzahlenden Beträgen angegeben. In den übrigen Staaten der Vereinigten Staaten wird der Invaliditätsgrad nach der Zeit (Wochenzahl), während der ein bestimmter Betrag geleistet wird, bezeichnet. Hierfür werden in der Tabelle keine Beispiele angeführt.

Die letzte Kolonne des Verzeichnisses gibt für jede Verletzung den niedrigsten und höchsten Invaliditätsgrad an, der in den Listen verzeichnet ist, die der vorstehenden Untersuchung zugrunde liegen. Sie weisen sehr große Unterschiede auf, zuweilen bei Bewertung der gleichen Verletzung, aber sie geben den allgemeinen Eindruck von der relativen Schwere der Verletzung wieder.

Die in der Tabelle wiedergegebenen Zahlen wurden folgenden Quellen entnommen:

1. Tabelle in LINIGER-MOLINEUS, Der Rentenmann, auf Grund der Entscheidungen der Reichsversicherungsanstalt (RVA).
2. Tabelle in FISCHER-MOLINEUS, Das ärztliche Gutachten im Versicherungswesen.
3. *Neusüdwales:* Workmen's Compensation Act 1926—1946. (Gesetz von 1926—1946 über die Wiedergutmachung von Betriebsunfällen.)
4. *Viktoria:* Workmen's Compensation Act, 1951. (Gesetz von 1951 über die Wiedergutmachung von Arbeitsunfällen.)
5. *Costa-Rica:* Ley de 1931 sobre la indemnizacion de los accidentes de trabajo (Gesetz von 1931 über die Wiedergutmachung von Arbeitsunfällen).
6. *Washington:* Workmen's Compensation Act, 1949 (Gesetz von 1949 über die Wiedergutmachung von Arbeitsunfällen).
7. *West-Virginia:* Workmen's Compensation Act, 1949 (Gesetz von 1949 über die Wiedergutmachung von Arbeitsunfällen).
8. Tabelle in MC BRIDE, Disability Evaluation (Bemessung der Arbeitsunfähigkeit). Die in dieser Tabelle wiedergegebenen Zahlen gelten für den durchschnittlichen Handarbeiter im Alter von 30 Jahren. Zusätzliche Zahlen werden für die Einteilung der Berufe in neun Klassen gegeben.
9. *Frankreich:* Décrets du 24 mai 1939 et du 31 décembre 1946.
10. *Indien:* Workmen's Compensation Act, 1923 (abgeändert). (Gesetz von 1923 über die Wiedergutmachung von Arbeitsunfällen).

[1] Die internationale Vereinigung für soziale Sicherheit hat auf ihrer 11. Generalversammlung 1953 die nachstehend wiedergegebenen Ausführungen gemacht.

Tabelle 4. *Tabelle der Invaliditätsgrade in einigen Ländern*

	Bundesrepublik Deutschland		Australien		Costa Rica	Vereinigte Staaten			Frankreich	Indien	Italien	Mexiko	Neuseeland	Großbritannien	Schweden	Höchst- und Mindestsatz
	Reichsversicherungsordnung	Privatversicherung	Neusüdwales	Victoria		Washington	West-Virginia	inoffiziell								
	%	%			%		%	%	%	%	%	%	%	%	%	%
	1	2	3	4	5	6	7	8	9	10	11	12	13	14	15	
1. Völliger Verlust des rechten Armes	75			£ 1400	75	$ 4500		85	90	70	85	65—80	80	90	75	60—90
2. Völliger Verlust des linken Armes	66²/₃		£ 675	£ 1310	65				80	60	75					60—80
3. Amputation des rechten Armes (über ein Drittel)	70			£ 1400		$ 3750	60	50	80—85	70	80	60—75	80	80	70	50—85
4. Amputation des linken Armes (über ein Drittel)	60			£ 1310					70—75	60	70					50—80
5. Amputation des rechten Vorderarmes	66²/₃	60		£ 1225	70	£ 3250	55	40	70—75	60	75	50—65		70	55	40—75
6. Amputation des linken Vorderarmes	55			£ 1135	60				60—65	50	65		70			40—70
7. Amputation aller Finger der rechten Hand	50		£ 600	£ 1225	60	$ 2900	50	40	65—70		65	50—65		60	50	40—70
8. Amputation aller Finger der linken Hand	40			£ 1135	50				55—60		55					40—70
9. Amputation des rechten Daumens	25			£ 525	30				30—35		28					12—35
10. Amputation des linken Daumens	20	20	£ 225	£ 455	25	$ 1100	20	12	25—30	25	23	15—20	30	30	30	12—30
11. Amputation des rechten Zeigefingers	0	10	£ 150	£ 350	15	$ 590	10	7	14—16	10	15	10—15	20	14	18	0—24
12. Amputation des linken Zeigefingers	0			£ 280	12				11—13		13					0—20
13. Amputation vier Finger einer Hand	40—45				35—55		32	53	35—60			40—50		50	40—45	32—60
14. Amputation dreier Finger einer Hand	30—35				24—50		20—40	35—44	30—60					30	25—40	24—60
15. Amputation zweier Finger einer Hand	20—25				15—45		10—32	20—32	15—40					20	14—35	10—45
16. Amputation eines Schenkels zwischen Hüfte und Knie	66²/₃		£ 600	£ 1310	60	$ 3425	50	35	75—80	60	70	50—70	75	80	70	35—80
17. Amputation unterhalb des Knies	40	50	£ 265	£ 1120	55	$ 2350	45	30	65—70	50	60	45—60	60	50	55	30—70
18. Amputation eines Fußes	35	50	£ 525	£ 1050	50		35	30	50—55		50	30—50		30	50	30—60
19. Amputation der großen Zehe und der Mittelzehe	0	5	£ 90	£ 350	15	$ 725	10	6	18—20	10	16	10—25	10	14	10	0—25
20. Völlige Taubheit auf einem Ohr	10—15	15	£ 200	£ 350		$ 920		10	15		11	20	10		10	10—20
21. Völlige Taubheit auf beiden Ohren	33¹/₃-40	60	£ 600	£ 1050	50	$ 3420		100	70	30	50	60	50	100	50	30—100
22. Völliger Sehverlust auf einem Auge	25	30	£ 375	£ 700	35	$ 1620	33	25	25—30	50	35	45	50		20	20—50
Gesamtzahl der Verletzungen in den für diese Tabelle herangezogenen Listen	205	13	15	35	52	37	33	688	929	·14	91	242	25	54	941	

Tabelle 5. *Zusammenstellung der Minderung der Erwerbsfähigkeit (M.d.E.). Richtlinien im U.S.-amerikanischen, bundesdeutschen und österreichischen Militärversorgungswesen.*

Schedule for Rating Disabilities Veterans Administration. 1945 Edition. (United States Government Printing Office.)				Anhaltspunkte für die ärztliche Gutachtertätigkeit im Versorgungswesen	M.d.E. im Sinne des Versorgungswesens	Richtsätze für die Einschätzung der Minderung der Erwerbsfähigkeit gemäß § 7 KOVG.	
Gruppe	U. S. Kennziffer	Washington 1945	%	Neuausgabe 1958 Bonn	%	Wien 1953	M. d. E. %
1	2	3	4	5	6	7	8
I				Harninfektion			
II	7503	Pyelitis; moderate; frequent attacks of colic, requiring catheter drainage	20	Nierenschädigung mit geringem krankhaften Harnbefund ohne Funktionsstörung	10—30	Chronische Pyelitis: je nach dem Grad der Nierenfunktionsstörung, einseitig je nach dem Grad der Nierenfunktionsstörung, beidseitig	 30—50 50—70
	7504	Pyelonephritis, chronic moderately severe; frequent attacks of colic with infection (pyonephrosis), kidney function greatly impaired	30	Nierenschädigung mit erheblichem krankhaften Harnbefund oder mit Funktionsstörungen	50—100	Pyelonephritis und Pyonephrose: je nach dem Grad der Nierenfunktionsstörung, einseitig je nach dem Grad der Nierenfunktionsstörung, beidseitig Nieren- oder Harnleiterfistel traumatischer Genese Nieren- oder Harnleiterdickdarmfistel: mit rezidivierender Pyelitis und Pyelonephritis, einseitig mit rezidivierender Pyelitis und Pyelonephritis, beidseitig	 40—50 60—100 60 50 80—100
III	7508	Nephrolithiasis Rate as hydronephrosis (calculus in kidney required; staghorn or multiple stones filling pelvis of kidney	10 30			Nieren- und Harnleitersteine: geheilt, wenn keine Steine und keine Nierenfunktionsstörung mehr nachweisbar geheilt, mit leichter Funktionsstörung einer Niere geheilt mit schwerer Funktionsstörung einer Niere	 0 10 30
IV	7507	Nephrosclerosis, arteriolare Note. — Rate as chronic nephritis or hypertensive cardiovascular or vascular disease, according to predominating symptoms. With nephrosclerosis, the rating for cardiac disease or hypertension will be increased to the next higher.				geheilt mit leichter Funktionsstörung beider Nieren geheilt, mit schwerer Funktionsstörung beider Nieren Nieren- oder Harnleitersteine, einseitig Nieren- oder Harnleitersteine, beidseitig Nieren- oder Harnleitersteine mit Harninfektion (Pyelitis, Pyelonephritis, Pyonephrose), einseitig Nieren- oder Harnleitersteine mit Harninfektion (Pyelitis, Pyelonephritis, Pyonephrose), beidseitig	50—60 70—100 30—40 50—100 50—70 70—100
V	7512	Cystitis, chronic Mild Moderate; pyuria, with	0	Blasenkatarrh oder Blasenschwäche leichteren Grades	10—20	Chronische Cystitis (nur bei Leukocyten und Bakterien im Harn sowie pathologischem Cystoskopiebefund): je nach der Schwere	 30—40

		diurnal and nocturnal frequency	10			schwere interstitielle Cystitis mit Schrumpfblase	50—80
		Moderately severe; diurnal and nocturnal frequency with pain, tenesmus	20			Blasensteine	50—60
						Blasenverletzung:	
						geheilt, mit oder ohne Reizblasensymptomen	10—20
						mit chronischer Cystitis (Harninfektion)	30—40
						mit Schrumpfblasenbildung oder suprapubischer Fistel	50—70
						mit teilweiser oder leichterer Inkontinenz	30—40
						mit hochgradiger oder völliger Inkontinenz	50—80
						mit bleibender Blasenmastdarmfistel	50—100
						Blasenfistel:	
						einfach	50
						mit chronischer Infektion auch der oberen Harnwege und Niereninsuffizienz	70—100
						Blasensphinktersklerose	
						nach Verletzung oder Entzündung sowie bei Rückenmarks- und Nervenverletzungen und -erkrankungen:	
						mit geringem Restharn (100—200 cm³)	20—40
						mit höherem Restharn	50—60
						mit schwerer Harninfektion, Trabekelblase oder Steinbildung	70—100
VI	7513	Cystitis, interstitial (HUNNER) submucous or elusive ulcer	60	Blasenkatarrh oder Blasenschwäche stärkeren Grades	30—50		
	7515	Bladder, calculus in, with symptoms interfering with function Rate as cystitis					
	7517	Bladder, injury of Rate as cystitis					
VII	7512	Cystitis, chronic Severe; urination at intervals of one hour or less; contracted bladder	40				
VIII	7512	Cystitis, chronic		Blaseninkontinenz mit nächtlichem Einnässen	30—40	Blasenstörung ohne organischen Befund:	
		Where inkontinenence exists, requiring constant wearing of an appliance	60	Schrumpfblase mit geringer Fassungskraft bis 50 cm,	60—70	Reizblase, Erkältungsharndrang ohne Inkontinenz oder leichtes Harnnachträufeln	0
	7516	Bladder, fistula of Postoperative, suprapubic cystotomy	100	völlige Blaseninkontinenz	60—100	Harninkontinenz:	
				Harnfistel mit		leichteren Grades	20—30
				a) geringfügiger Absonderung	20—30	höheren Grades bis völlig:	
				b) mit Notwendigkeit ein Urinal zu tragen	50	beim Mann	50
						bei gleichzeitigen Hautreizerscheinungen	60—70
						bei der Frau	70
						bei gleichzeitigen Hautreizerscheinungen	60—70
IX	7526	Prostade gland, resection or removal Rate as cystitis in accordance with severity; minimum ratuing, 20 percent					
	7527	Prostate gland injuries, hypertrophy, postoperative residuals. Rate as for chronic cystitis, depending upon functional disturbance of bladder		Prostatitis vgl. Blasenkatarrh		Chronische Prostatitis, unspezifisch	0—20

Tabelle 5. (Fortsetzung)

Schedule for Rating Disabilities Veterans Administration. 1945 Edition. (United States Government Printing Office.)				Anhaltspunkte für die ärztliche Gutachtertätigkeit im Versorgungswesen	M.d.E. im Sinne des Versorgungswesens	Richtsätze für die Einschätzung der Minderung der Erwerbsfähigkeit gemäß § 7 KOVG.	
Gruppe	U.S. Kennziffer	Washington 1945	%	Neuausgabe 1958 Bonn	%	Wien 1953	M. d. E. %
1	2	3	4	5	6	7	8
XI	7518	Urethra, stricture of		Harnröhrenverengung mit häufigem Harnlassen und geringem Nachträufeln	10—20	Harnröhrenverletzung:	
						folgenlos geheilt	0—10
						mit traumatischer Striktur leichten Grades	30
		Slight to moderate, healed, requiring only occasional dilatations (1 or 2 times a year)	0			mit traumatischer Striktur höheren Grades	50
		Requiring dilatations every 2 or 3 months	10	Harnröhrenverengung mit schmerzhaftem Harnlassen, Entzündung der Harnwege und starkem Nachträufeln	30—60	mit sekundärer schwerer Harninfektion, allenfalls Restharn, Nierenschädigung, Harnsteinbildung	50—100
		Requiring frequent dilatations with cystitis	30				
XII	7519	Urethra, fistula of				mit Harnröhrenfistel nach außen oder in den Mastdarm	50—70
		Mild; slight intermittend leakage	10			Chronische Urethritis, unspezifisch	0—10
		Moderate; fistula with continuous drainage requiring constant use of pad or appliance	30				
		Severe; multiple, with continuous drainage requiring constant use of appliance or frequent change of pad	50				
		Multiple urethroperineal	100				
		Note. — Consideration should be given to willful misconduct origin of urethral involment.					
						Varikocele, Haematocele, Hydrocele	
						einfach	0
						mittelgroß	10—20
						bei besonderer Größe	30
XIII	7509	Hydronephrosis				Hydronephrose:	
		Mild; only an occasional attack of colic, not infected and not requiring catheter drainage	10			je nach dem Grad der Nierenfunktionsstörung, einseitig	30
						je nach dem Grad der Nierenfunktionsstörung, beidseitig	50—100
	7511	Ureter, stricture of				Nephroptose und Ren mobilis:	
		Rate as hydronephrosis				ohne Funktionsstörung	0
						mit Funktionsstörung	30—40
XIV	7502	Nephritis, chronic		Nierenschädigung mit geringem krankhaften Harnbefund ohne Funktionsstörung	10—30	Nephritis und Feldnephritis:	
						folgenlos geheilt	0
		Mild; albumin and casts with history of acute nephritis or associated mild hypertension	10			Defektheilung (Restalbuminurie) ohne Blutdrucksteigerung und ohne Funktionsstörung	20
		Moderate; albumin constant or recurring with hyaline and granular casts or red blood		Nierenschädigung mit erheblichem krankhaften Harnbefund oder mit Funktionsstörungen	50—100	leichte Form der Albuminurie bis etwa 1 Promille, mäßiger Zylindrurie bzw. Erythrocyturie, Verminderung der Konzentrationsfähigkeit bis etwa 1,022,	

		cells; transient or slight edema or hypertension, diastolic 100 ore more	30			leichter Blutdruckerhöhung (bei entsprechendem Alter), mäßige Linkshypertrophie des Herzens ohne Insuffizienzerscheinungen	30—40
		Moderately severe; constant albuminuria with some edema; or definite decrease in kidney function; or associated moderate hypertension	60			mittelschwere Form mit stärkerer Albuminurie, Zylindrurie und Erythrocyturie, Verminderung der Konzentrationsfähigkeit bis 1,015, beträchtlicher Blutdruckerhöhung, deutlicher Linkshypertrophie des Herzens und Myocardschädigung mit Neigung zu leichten Insuffizienzerscheinungen, geringer Retention harnpflichtiger Substanzen, deutlichen Augenhintergrundveränderungen	50—70
		Severe; persistent edema and albuminuria; or moderate retention of non-protein nitrogen, creatinin or urea nitrogen or moderately decreased kidney function or moderate cardiac complications	80			schwere Form mit starker Albuminurie, Zylindrurie, Erythrocyturie, Isosthenurie, starker Blutdrucksteigerung mit cardialen Insuffizienzerscheinungen, deutlicher Retention harnpflichtiger Substanzen, schweren Augenhintergrundveränderungen	80—100
		Pronounced; persistent edema and albuminuria; or marked retention of non-protein nitrogen, creatinin, or urea nitrogen; with markedly decreased kidney function or severe cardiovascular complications and chronic invalidism	100			Nephrose:	
						bei mäßiger Hypoproteinämie	50—70
						bei schwerer Hypoproteinämie	80—100
						Amyloidnephrose	80—100
XV	7505	Kidney, tuberculosis of, active		vgl. Lungentuberkulose		Urogenitaltuberkulose:	
		Unilateral, without bladder ulceration	70	inaktive	0—40	geheilt mit völlig normalem Harn-, Blasen- und Genitalbefund bei guter Funktion beider Nieren	0
		Bilateral, with constitutional symptoms or bladder involvement or unilateral with bladder ulceration	100	stationär oder fortschreitend	50—100	mit Verlust einer Niere, sonst geheilt	40
	7506	Kidney, tuberculosis of, postoperative (nephrectomy)		offene	50—100	mit Verlust einer Niere und der Potentia generandi, sonst geheilt (nach geheilter beiderseitiger Nebenhodentuberkulose)	50
		With no involvement of other kidney or bladder	30			noch aktive Tuberkulose im Urogenitaltrakt	70—100
		With persistent draining sinus, other kidney normal	70			schwere Formen (tuberkulöse Schrumpfblase, Tuberkulose der Restniere	70—100
		With tuberculous involvement of other or of bladder	80				
		With tuberculous involvement of other and of bladder	100				
	7514	Bladder, tuberculosis of Rate as complication of tuberculosis of the kidney.					
	7525	Epididymo-orchitis (tuberculous)					
		Unilateral; without other tuberculous involvement of the genito-urinary system	30				
		Bilateral; without other tuberculous involvement of the genito-urinary system	70				
		Unilateral or bilateral; with involvement of prostate or seminal vesicles and with					

Tabelle 5. (Fortsetzung)

Schedule for Rating Disabilities Veterans Administration. 1945 Edition. (United States Government Printing Office.)				Anhaltspunkte für die ärztliche Gutachtertätigkeit im Versorgungswesen	M.d.E. im Sinne des Versorgungswesens	Richtsätze für die Einschätzung der Minderung der Erwerbsfähigkeit gemäß § 7 KOVG.	
Gruppe	U.S. Kennziffer	Washington 1945	%	Neuausgabe 1958 Bonn	%	Wien 1953	M. d. E. %
1	2	3	4	5	6	7	8
		disturbance of bladder function	100				
		Note. — With additional involvement of the genito-urinary tract, see kidney ratings.					
XVI	7529	New growths, benign, any specified part of genito-urinary system The rating will be based on interference with genito-urinary functions, using any applicable genito-urinary analogy		Neubildungen, gutartige Minderung der Erwerbsfähigkeit zu beurteilen je nach der Beeinträchtigung von Nierenfunktion, Harntransport, Harnentleerung und Allgemeinzustand	0—100		
	7528	New growths, malignant, and specified part of genito-urinary system	100	Neubildungen, bösartige, Minderung der Erwerbsfähigkeit zu beurteilen je nach der Beeinträchtigung von Nierenfunktion, Harntransport, Harnentleerung und Allgemeinzustand	0—100	Cystenniere: Beurteilung wie bei Nephritis nach der Schwere der Funktionsstörung (insbesondere der Reststickstoffretention). Hufeisenniere: ohne Funktionsstörung	0
						mit Harninfektion, Nierensteinbildung und Hydronephrose	50—100
		Note. — The above rating will be continued one year after surgical, radium, deep X-ray, or other therapeutic procedure. At this point, if one year has elapsed without recurrence or metastasis, the rating will be made on residuals, minimum	10				
	7500	Kidney, removal of one, with nephritis, infection, or pathology of the other Absence of one, the other functioning normally	30	Die Anhaltspunkte bewerten den Nierenverlust als Beeinträchtigung des Körpers. Verlust einer Niere bei Gesundheit der anderen	30	Verlust einer Niere: bei gesunder anderer Niere	30
		Mild to moderate	60			bei geschädigter oder kranker anderer Niere	50—100
		Severe	100	Verlust einer Niere bei einer vor der Schädigung vorhanden gewesenen oder durch eine Schädigung bewirkten Funktionsstörung der anderen Niere	60—100	Atrophie oder Schrumpfung einer Niere nach Verletzung ist wie Verlust zu bewerten	
	7524	Testis, atrophy, one	0	Verlust oder Schwund eines Hodens	0—10	Penis und Hoden: a) Verletzung des Penis	
		Varicocele	0				
		Hydrocele	0				
	7523	Testes, atrophy, complete, both	20	Verlust oder Schwund beider Hoden	50—80	mit geringer oberflächlicher Narbenbildung und ohne Störung der Erektion	0—10
	7524	Removal of one, other than		Verlust oder Schwund beider Nebenhoden	30	mit ausgedehnten oder tiefen Narben, Verkrümmung und Störung der Erektion und der Potentia coeundi ...	50

	undescended or congenitally undeveloped	10			b) Verlust des Penis	50
	Testes, removal of both	30			c) Verlust eines Hodens	10
7521	Penis, removal of glans	20	Verlust des Penis	50	d) Verlust beider Hoden	50
7522	Penis, deformity, with loss of erectile power	20			e) Hodenatrophie: einseitig	0
7520	Penis, removal of half or more	30			doppelseitig leichten Grades bei erhaltener oder gering gestörter Potenz	30—40
					doppelseitig schweren Grades mit Potenzverlust	50
					f) totale Emasculinisation: Verlust des Penis und beider Hoden	70
					g) Potenzstörungen bei Geistes- oder Nervenerkrankungen sowie bei Verletzungen des zentralen oder peripheren Nervensystems siehe Geisteskrankheiten bzw. Nervenkrankheiten.	
			Sonstiges:		Sonstiges	
			Verlust der Gebärmutter	30	Fisteln:	
			einschl. Einerstöcke	30—60	a) Rectovesicovaginalfistel	100
			Bauchnarbenbruch	10—30	b) Vesicovaginalfistel (ohne Komplikation)	60—80
			Kunstafter	50—60	c) Uretervaginalfistel, einseitig	60—80
					Uretervaginalfistel, beidseitig	80
					d) Rectovaginalfistel	60—80

11. *Italien:* R. D. 15 dicembre 1936 n. 2276 und R. D. 25 gennaio 1937 n. 200. (Erlasse vom 15. Dezember 1936 Nr. 2276 und vom 25. Januar 1937 Nr. 200 über die Wiedergutmachung von Arbeitsunfällen).

12. *Mexico:* Ley Federal del Trabajo, 1931 (Bundesarbeitsgesetz von 1931).

13. *Neuseeland:* Workmen's Compensation Act (Gesetz über die Wiedergutmachung von Arbeitsunfällen).

14. Vereinigtes Königreich *Großbritannien:* The National Insurance (Industrial Injuries) (Benefit) Regulations, 1948 (Ausführungsverordnung von 1948 betreffend die Staatsversicherung: Arbeitsunfälle, Leistungen), S. I. 1948, Nr. 1372.

15. Tabelle in *Nordin:* Invalidetet vid Olycksfallsskador.

Die internationale Übersicht ergibt, daß im großen und ganzen die Unterschiede der Invaliditätsbemessung sich in Grenzen halten, die etwa dem ärztlichen Ermessensspielraum entsprechen. Das bedeutet, daß die Vorschläge und Feststellungen in einem Lande — wenn auf medizinischer Grundlage entstanden — auch im anderen Lande Geltung haben.

So können die in Deutschland erarbeiteten Bemessungsgrundlagen übertragen werden auf medizinisch gleichgelagerte Fälle in anderen Ländern. Die Verschiedenartigkeit der sozialen Gesetzgebung tritt auf dem ärztlichen Sektor kaum in Erscheinung.

4. Die Nachprüfung des Zustandes

Die Feststellung von Besserung oder Verschlimmerung der Unfall- oder Schädigungsfolgen ist der Auftrag einer *nachprüfenden Zustandsbegutachtung*.

Die nachprüfende Beurteilung bringt die Erkenntnis der Tendenz einer Störung oder Erkrankung, ihres Verlaufes.

Zur Objektivierung der Richtung eines Krankheitsverlaufes gehörten wenigstens zwei Untersuchungen in längerem zeitlichen Abstande. Erstuntersuchung *und* die Nachuntersuchungen werden Quellen der Beurteilung.

Nachuntersuchungen, deren Ergebnis regelmäßig mit einem früheren Befunde verglichen wird, sind die einfachste Form einer nachgehenden Begutachtung. Im Rahmen des vertrauensärztlichen Dienstes, der berufsgenossenschaftlichen durchgangsärztlichen Tätigkeit oder zur Nachprüfung rentenberechtigender medizinischer Sachverhalte wird von dieser Untersuchungsart reichlich Gebrauch gemacht. Neben die in dem Abschnitt über die Zustandsbegutachtung bereits vorgestellten versicherungsmedizinischen *Begriffe* treten einige weitere: Wesentliche Änderung; Verschlimmerung; Besserung; Anpassung und Gewöhnung; Dauerrente.

Diese Begriffe sollen den der Verlaufsbegutachtung eigentümlichen großen Ermessensspielraum des Gutachters begrenzen, um so der Rechtseinheitlichkeit zu dienen.

Den Begriffen der „*wesentlichen Änderung*" und der „*Gewöhnung*" hat SCHELLWORTH je einen besonderen Abschnitt gewidmet. Danach können in den Verhältnissen, welche für die Feststellung einer Invalidität, einer Berufsunfähigkeit oder einer teilweisen Erwerbsminderung maßgebend waren, im Laufe der Zeit Änderungen eintreten. Solche Änderungen können vorübergehend und unwesentlich sein. Eine *Änderung ist dagegen nachhaltig und wesentlich*, wenn sie voraussichtlich über einen längeren Zeitraum die Erwerbsfähigkeit um *wenigstens* 10% verringert oder steigert. Diese Änderung muß indessen den Gesundheitszustand des Probanden oder die Schädigungsfolgen betreffen. Aus einer andersartigen ärztlichen Auffassung hingegen oder aus einer Wandlung der Arbeitsverhältnisse kann die Annahme einer *wesentlichen Änderung nicht* hergeleitet werden.

Im Einzelfalle kann das besagen, daß sich etwa bei einseitiger Nierenverletzung und nachgewiesener Besserung dieser verletzten Niere die als Schädigungsfolge anerkannte Minderung der Erwerbsfähigkeit zu verringern ist, auch wenn durch schädigungsfremde Einflüsse die Funktion der anderen Niere sich inzwischen verschlechtert haben sollte.

Andererseits bedeutet ein aus schädigungsfremder Ursache erfolgender Verlust des geschädigten Organes keine wesentliche Änderung der Schädigungsfolgen. Eine als Schädigungsfolge berentete Striktur eines Harnleiters würde sich in der versicherungsmedizinischen Beurteilung auch dann nicht geändert haben, wenn die zugehörige Niere etwa wegen einer Ruptur infolge eines Verkehrsunfalles entfernt werden mußte.

Der Gutachter muß den Eintritt einer wesentlichen Änderung mit sachlichen medizinischen Befunden *belegen*. Es genügt nicht die Äußerung seiner dahingehenden Meinung. Er ist gehalten, die im Erstbefunde niedergelegten medizinischen Sachverhalte im einzelnen nachzuprüfen und aufzuzeigen, inwiefern und inwieweit sich eine Veränderung inzwischen feststellen läßt.

Ist eine wesentliche Änderung im Sinne einer *Besserung* festzustellen, so sind mit dieser Beurteilung für den Probanden häufig materielle Verluste, etwa Rentenherabsetzung, verbunden. Der Gutachter muß daher mit einer evtl. gerichtlichen Nachprüfung des Sachverhalts rechnen. Er sollte daher die befundmäßigen Vergleichsmöglichkeiten mit den Vorgutachten erschöpfen, sollte darüber hinaus auch seine allgemeine Erfahrung mit dem Verlaufe der betr. Gesundheitsstörung oder Schädigungsfolge dartun. Dabei wird er gelegentlich auch von *Anpassung* und *Gewöhnung* sprechen wollen. Davor warnt SCHELLWORTH und mit ihm REICHARDT mit Recht:

Daher erfordert die gutachtliche Anwendung des Begriffes „Gewöhnung" als Begründung der Annahme einer Besserung heute nicht nur sorgfältigste sachkundige Überlegung, sondern auch viel Takt. Der Zweck seiner Anwendung soll ja schließlich nicht darin bestehen, den Versicherungsträger gewissermaßen zum Nutznießer der Anstrengungen zu machen, die der Unfallverletzte aufgewandt hat, um die Unfallwirkungen zu überwinden oder auszugleichen. Vor einer klischeehaften, bequemen Anwendung (unter einfachem Hinweis auf den zeitlichen Abstand vom Unfallgeschehen) kann nicht genügend gewarnt werden. Es ist auch ein Mißbrauch dieses Begriffes, wenn seine Anwendung dazu dienen soll, eine vorausgegangene Fehleinschätzung des MdE-Grades auf die einfachste Weise und möglichst unauffällig und mühelos zu korrigieren. Wenn REICHARDT ferner empfiehlt, bei der Begutachtung von traumatischen Hirnschäden von der Anwendung dieses Begriffes überhaupt abzusehen, so kann dies nur zustimmend unterstrichen werden.

Die Bedeutung der Gewöhnung bei der Lebensbewältigung im allgemeinen und bei der Überwindung von Unfallfolgen im besonderen kann überhaupt nicht überschätzt werden. Als gutachtliches Argument *darf* aber die Gewöhnung nicht überschätzt werden, denn als solches hat sie im Laufe der sozialen Entwicklung wesentlich an Bedeutung verloren und würde noch mehr verlieren, wenn man zu häufig und zu weitgehend von diesem nur scheinbar einfachen, in Wirklichkeit aber sehr komplexen Begriff Gebrauch macht.

Auch Anpassung und Gewöhnung muß objektiviert werden, sei es durch Darlegung der Gebrauchsspuren etwa an den Gliedmaßen, sei es durch Schilderung der Persönlichkeit des Probanden und deren Ausrichtung an den Schädigungsfolgen. Daß dabei eine positive Lebensbewährung nicht zu benachteiligen ist gegenüber einer Lebenseinstellung, die sich auf ein Rentenbegehren richtet, sollte dem erfahrenen Gutachter selbstverständlich sein. Im Rahmen seines Ermessensspielraumes kann er solche Ungerechtigkeiten von vornherein ausschalten.

Die Voraussetzung zur Bescheinigung einer *Verschlechterung* ergeben sich gleichfalls aus dem Vergleich der medizinischen Befunde mit dem Erstgutachten. Detailbefunde sind aktenkundig zu machen und die daraus resultierende Gesundheitsstörung oder Gebrauchsbeschränkung ist zu erörtern als Begründung für die veränderte Bemessungsgrundlage. Die Vokabel „Verschlechterung" in Nachprüfungsgutachten ist zu bevorzugen, da der Begriff der Verschlimmerung noch in einem anderen Sinne in der Verlaufsbegutachtung verwendet wird.

Im Kausalzusammenhang mit Schädigung, Schädigungsfolge und vorbestehender Erkrankung ist der Begriff der „Verschlimmerung" von besonderem Aussagegehalt, der dort im einzelnen erörtert werden wird.

Wenn eingangs gesagt wurde, daß eine andere ärztliche Einschätzung oder Ansicht von der Bedeutung der Schädigungsfolgen nicht als Begründung einer Rentenänderung infolge „wesentlicher Besserung" oder „wesentlicher Verschlechterung" angezogen werden kann, so muß auf eine Ausnahme hingewiesen werden. In der gesetzlichen Unfallversicherung muß spätestens nach 2 Jahren eine *Dauerrente* festgesetzt werden, welche nur mehr im Abstand von einem Jahr geändert werden kann. Bei der Festsetzung dieser Dauerrente ist es dem mitwirkenden Gutachter aufgegeben, seinen Befund quasi als Erstbefund anzusehen. Bei der erstmaligen Festsetzung kann die Dauerrente nämlich unabhängig von der bisherigen vorläufigen Rente festgesetzt werden. Der Nachweis einer Besserung oder Verschlechterung ist in diesem Falle nicht erforderlich. Auch bei unverändertem ärztlichen Befund kann die Minderung der Erwerbsfähigkeit anders bemessen werden, da nur der gegenwärtige Zustand zugrunde zu legen ist.

Die im vorigen Abschnitt aufgeführten Bemessungstabellen enthalten einen Spielraum, der ganz allgemein Verlaufskorrekturen nach oben und unten gestattet.

Es bedarf keines besonderen Hinweises, daß Krankheitsverläufe, welche mit einer Heilung abgeschlossen werden, entsprechend zu kennzeichnen sind. Manchen persistierenden Befunden an den Harnorganen und Harnwegen kann bei entsprechend langer Beobachtungszeit ein Krankheitscharakter nicht mehr zugesprochen werden. Solche Befunde sind als Residuen ohne Krankheitswert oder von Narbencharakter zu bezeichnen.

II. Der urologische Sachverhalt

1. Die Kriterien einer Zustandsbegutachtung urologischer Krankheiten

Im Rahmen einer Zustandsbegutachtung kann jedes urologische Leiden erscheinen. Die *Kriterien einer Zustandsbegutachtung* sind indessen nicht so vielseitig wie der Katalog urologischer Erkrankungen. Diese Kriterien sind fast allen *urologischen* Krankheiten mehr oder weniger gemein, so daß ihre Erörterung alle Einzelerkrankungen gleichermaßen angeht.

Es sind das allgemeine und spezielle Daten, aus denen die gesundheitliche Beeinträchtigung des Probanden im Erwerbsleben hervorgeht.

a) Nierenfunktion

An erster Stelle der speziellen Kriterien ist die *Nierenfunktion* zu nennen, deren Beeinträchtigung wesentlich für die Erwerbsfähigkeit ist. Dabei ist neben der *Prüfung der Harnbereitung* und Harnzusammensetzung auch die Rückwirkung auf die Kreislauforgane zu erörtern.

b) Harntransport

Dann folgt die *Prüfung des Harntransportes*, gleichfalls ein Kriterium für das Ausmaß einer urologischen Erkrankung.

Wie immer in der Urologie, sollte man hier die *oberen Harnwege* gesondert betrachten. Die Ausscheidungsurographie, ggf. auch die Katheterisierung des Nierenbeckens gibt genügend Hinweise auf die Anwesenheit von *Restharn im Nierenbecken* und die Störung einer *regelrechten Harnleiterperistaltik*.

Gelegentlich kann es notwendig werden, subtilere Methoden, wie die Pyeloskopie und die Druckmessung einzusetzen. Meist ist das nicht erforderlich, da Veränderungen rentenberechtigenden Ausmaßes grob faßbar sein sollten.

Die Beurteilung der funktionellen Leistung der *unteren Harnwege* — Blase, Harnröhre — basiert auf der Untersuchung der Miktion, der Blasen- und Harnröhrenfunktion und der zugehörigen anatomischen Verhältnisse. Manometrische, cystoskopische und röntgenologische Befunde sollen sich ergänzen.

c) Infektion

Die *Besiedlung der Harnwege* und des Harnes mit Mikroorganismen — die Harninfektion — ist ein Vorkommnis, das eine schicksalhafte Tragweite haben kann. Die Harninfektion kann sowohl als eigenständige Erkrankung, wie auch als komplizierende Veränderung bei fast jedem urologischen Leiden auftreten. Ausmaß und Dauer der Harninfektion sind bei einmaliger Untersuchung objektiv nicht festzustellen. Auch hier ist es angezeigt, die Harninfektion der oberen Harnorgane abzutrennen von der der unteren Harnorgane. Da das aber nur klinisch möglich ist, sollte man sprechen von:

1. Harninfektion mit klinischer Dominanz der Nieren,
2. Harninfektion mit klinischer Dominanz der Blase, beim Manne auch der Prostata.

Für die Verlaufsbegutachtung ist zu beachten, daß die eine Dominate zur anderen wechseln kann.

Beide Typen der Harninfektion haben einen erheblichen Einfluß auf die Funktion der Harnorgane. Eine Harninfektion stellt auch regelmäßig eine Verschlimmerung eines vorbestehenden Leidens der Harnorgane, unter Umständen auch eines anderen Leidens dar. Im Rahmen einer Zustandsbegutachtung läßt sich die Harninfektion charakterisieren außer vom anatomischen und funktionellen her, noch von der Bakteriologie her.

So gehört die Bakteriologie, auch die kulturelle Untersuchung wie die Resistenzbestimmung der Harnkeime gegen übliche Therapeutica, zur Zustandsbegutachtung. Auch die Wertung der Anamnese ist für die klinische Entscheidung über den Schweregrad einzubeziehen. Da diese aber ein wesentlicher Bestandteil der Verlaufsbegutachtung ist, wird dort näher darauf eingegangen.

d) Anatomische Veränderungen

Gegen Funktion und Infektion treten die *anatomischen Verhältnisse* an den Harnorganen hinsichtlich einer Zustandsbegutachtung deutlich zurück. Selbstverständlich sind die anatomischen Besonderheiten des Einzelfalles zu ermitteln und im Befunde festzuhalten. Sie allein können aber ein rentenberechtigendes Ausmaß nur ausnahmsweise erzielen. Die anatomischen Besonderheiten der Mißbildungen sind für sich allein ohne Einfluß auf das Erwerbsleben.

Neben diesen auf das Leiden bezogenen Kriterien spielen selbstverständlich auch prognostische Überlegungen eine Rolle.

Stationäre und langsam regressive Erkrankungen sind anders einzustufen als progrediente. Da die Nachprüfungsfrist meistens 2 Jahre beträgt, sollte die Verlaufsprognose auf die kommenden beiden Jahre abgestellt werden. Wenn das nicht möglich ist, sollte ein früherer Nachuntersuchungstermin anempfohlen werden.

2. Kasuistik der Zustandsbegutachtung urologischer Krankheiten

a) Häufigkeit der einzelnen urologischen Erkrankungen als Begutachtungsgegenstand

Die Kasuistik der urologischen Erkrankungen, welche Gegenstand einer Zustandsbegutachtung werden, erfordert einige allgemeine Bemerkungen.

Der regelmäßige gesetzliche Versicherungsfall ist in der Rentenversicherung der Arbeiter und Angestellten auf das 65. Lebensjahr festgesetzt. Die Erfahrung der Versicherungsträger geht dahin, daß die physiologische Alterung allgemein bis zu diesem Zeitpunkt keine *Berufsunfähigkeit* bedingt.

Da manche urologische Erkrankung erst nach dem 7. Lebensjahrzehnt manifest wird, verringert sich der Katalog urologischer Krankheiten als Berentungsleiden.

Akute Erkrankungen der Harnorgane sind nur in Sonderfällen und dann nur nach dem Kriterium der *Arbeitsunfähigkeit* zu begutachten.

Die *chronischen Erkrankungen* und Defekte der Harnorgane sind der regelmäßige Gegenstand der Zustandsbegutachtung.

Vom Erkrankungstermin bis zum Berentungsantrag, von da bis zur Erteilung des Gutachtenauftrages verstreichen meist viele Monate. Hierdurch scheiden auch jene Erkrankungen, die in solcher Zeitspanne zur Heilung oder zum letalen Ausgang führen, aus dem *Gutachtenmaterial* aus. In diesem sammeln sich daher die *mittelschweren Verlaufsformen* urologischer Erkrankungen. *Leichtere urologische* Störungen, welche für sich allein ein rentenberechtigendes Ausmaß nicht erreichen, stellen sich zur Begutachtung nur als Begleitkrankheiten anderer Körperschäden.

Für die Erörterung und das Verständnis der urologischen Sachverhalte einer Zustandsbegutachtung geht man am zweckmäßigsten von der Kasuistik aus.

Durchmustert man ein Gutachtenmaterial nach der *Häufigkeit*, mit welcher die einzelnen urologischen Erkrankungen zu beurteilen sind, dann findet sich an der Spitze die Harninfektion; die übrigen urologischen Erkrankungen folgen wie in nachstehender Tabelle.

Tabelle 6

Prozentualer Anteil einzelner Erkrankungen am Gesamtmaterial der Zustandsgutachten

Harninfektionen	obere Harnwege	30%
	untere Harnwege	30%
anatom. Abflußbehinderungen	obere Harnwege	2%
	untere Harnwege	10%
alle übrigen urolog. Erkrankungen		14%
Nierenverlust		12%
gesunde Probanden, nicht objektivierbare Beschwerden, Ausschlußuntersuchungen		2%
alle Zustandsgutachten		100%

b) Die Harninfektion

Die Harninfektion beansprucht weitaus den größten Raum und ist daher an erster Stelle zu erörtern. Erfreulicherweise ist die diagnostische und klinische Problematik der Erkrankung weitgehend abgeklärt.

Seitdem v. LICHTENBERG systempathologische Anschauungen in die Urologie einführte, ist gerade die klinische Konzeption der „Harninfektion" vorbildlich für die Entwicklung des urologischen Fachgebietes geworden. Ausgehend von der Vorstellung, daß die Besiedlung des Harnes mit pathogenen Mikroorganismen ein Vorkommnis von schicksalhafter Bedeutung ist, hat sich die Lehre von der *Harninfektion* als übergeordnetem urologischen Begriff entwickelt.

Den einzelnen Organen des Harnsystems wird eine 2. Stelle angewiesen. Nach der organgebundenen Symptomatik im klinischen Einzelfalle ist zu unterscheiden:
1. die Harninfektion mit klinischer Dominanz von Niere und Nierenbecken;
2. die Harninfektion mit klinischer Dominanz von Blase — Prostata — Urethra.
Organpathologisch gesprochen: Pyelonephritis und Pyelitis bildet die eine; Cystitis, Adnexitis, Prostatitis die andere Gruppe.

Die akuten erstmaligen Erscheinungen einer Harninfektion sind selten Gegenstand einer ausführlichen Zustandsbegutachtung. Sie treten nur als Anlaß einer Arbeitsunfähigkeit im Sinne der Krankenversicherung in Erscheinung.

Anders die chronischen oder in recidivierenden Schüben verlaufenden Formen. Sie sind häufig zu beurteilen.

So war eine Harninfektion im eigenen Gutachtenmaterial in 169 Fällen zu beurteilen.

Die vorgeschlagene Einstufung zeigt die Tabelle 7.

Tabelle 7

Harninfektion mit und ohne sekundäre Harnsteinbildung	Klinische Dominante: Niere, Nierenbecken	Klinische Dominante: Blase, Prostata, Urethra
erwerbsunfähig berufsunfähig M. d. E. mehr als 50%	12	0
M. d. E. weniger als 50% aber mehr als 10%	21	110
M. d. E. weniger als 10%	16	59

Harninfektion mit dominierenden Nierensymptomen ist häufig mit Funktionsbeeinträchtigung der Niere verbunden; deswegen kann das Erwerbsleben nachhaltig beeinflußt werden.

Im Gutachten ist daher die *Funktionsbreite der Nierenleistung* besonders herauszustellen und die Beurteilung damit zu verknüpfen. Die Nierenfunktion ist nach den geläufigen Funktionsproben zu untersuchen. Dabei ist im Sonderfall der Harninfektion, der Pyelonephritis, daran zu denken, daß entzündliche Veränderungen im Nierenparenchym schubweise ablaufen können und demgemäß ein ungleichmäßiger Ausfall der Funktionsteste zu verschiedenen Zeiten vorkommen kann.

Weiter ist bei gleichzeitiger sekundärer Harnsteinbildung zu beachten, daß je nach der anatomischen Lage des Harnsteines weitere Funktionsstörungen eintreten können. Auch diese sind, da Lagewechsel der Steine vorkommt, nicht stetig.

Voraussetzung für die Zuerkennung einer Erwerbs-Minderung über 50 % ist daher eine nachweisbare, nicht nur unerhebliche Beeinträchtigung der Nierentätigkeit. Zu denken ist auch an das Vorkommen der pyelonephritischen Schrumpfniere, wie auch des sog. einseitigen Hochdruckes.

Waren Nierenfunktion und Nierenbeckenentleerung die funktionellen Kriterien zur Einstufung dieser Gruppe, dann verlagert sich der Akzent auf den Harntransport und die Blasenentleerung bei der *Harninfektion mit dominierenden Blasen-Prostata-Symptomen.*

Eine Erwerbs-Minderung über 50 % konnte in meinem Material Probanden mit dieser Erkrankung in keinem Falle zugesprochen werden.

Alle Funktionsstörungen der Blasenentleerung sind zwar behandlungsbedürftig, können aber ohne nachgewiesene Schädigung der Nierenfunktion nicht als Invalidisierungsleiden aufgefaßt werden. Die Träger dieser Erkrankung werden stets in der Lage bleiben, die vorgeschriebenen Arbeitsentgelte zu verdienen. Selbstverständlich kann man diese Gruppe noch weiter untergliedern und je nach der vorherrschenden Symptomatologie, Prostatitis, cystitische Reizblase, Urethritis und Mischformen abtrennen. Je weiter distal im Harnsystem sich die Symptome finden, um so geringer wird die Minderung der Erwerbsfähigkeit anzusetzen sein.

In meinem Gutachtenmaterial habe ich solche Untergliederung vorgenommen, wobei männliche und weibliche Probanden zusammengefaßt wurden.

1. *Cystitisches Syndrom:* Leitsymptom. Dysurie, bei geringem cystoskopischem und negativem rectalem bzw. vaginalem Palpationsbefund. In diese Gruppe gehört die Reizblase, die „schwache Blase", die Cystitis trigoni.

50 Probanden wurden begutachtet; in keinem Falle überstieg die vorgeschlagene Minderung der Erwerbsfähigkeit 20%.

2. *Prostato-adnexitisches Syndrom:* Leitsymptom: entzündlicher rektaler bzw. vaginaler Tastbefund, entzündliches Exprimat, entzündlicher Fluor.

28 Probanden wurden begutachtet; die vorgeschlagene Minderung der Erwerbsfähigkeit lag nicht höher als 20%.

c) Harnrückstauung: obere Harnwege; untere Harnwege

Das Leitsymptom einer weiteren Gruppe ist die Harnrückstauung. Die Entleerungsstörung von Nierenbecken und Harnleiter ist auch hier abzusondern von der der Blase. Zu beachten ist, daß die Harnrückstauung, wenn mit entzündlichen Erscheinungen verbunden, als Komplikation in die Gruppe der Harninfektion gehört.

Das unkomplizierte Leiden — Harnrückstauung — aber ist gutachtlich interessant, weil sich die *Störung des Harntransportes isoliert* zur Beurteilung stellt.

a) Hierhin gehören alle außerhalb des Hohlsystems befindlichen einengenden Veränderungen, wie Periureteritis, Perivisceritis, narbige Verschwellungen des Nierenbeckenabgangs, des Harnleiters, Erkrankungen der Nierenbecken- und Harnleiterwandung. Auch der vorübergehend verstopfende primäre Harnstein kann hierher gehören. In diesem Zusammenhang müssen auch erwähnt werden die Entleerungsstörungen der Nierenbecken bei gynäkologischen entzündlichen und neubildenden Prozessen, sowie gleichartiger Veränderung der männlichen Adnexe.

Rentenberechtiges Ausmaß wird nur erreicht, wenn die Nierenfunktion beteiligt ist oder wenn die oberen Harnwege doppelseitige Harnrückstauung aufweisen, sofern nicht das Grundleiden berentet werden muß.

Die eigene Kasuistik enthält nur 4 Fälle; erklärlich, da Harnrückstauung *ohne* Harninfektion selten bleibt.

b) Häufiger sind Veränderungen am *Blasenauslaß und der Harnröhre* zu beurteilen.

In erster Linie wäre hier das *Prostataadenom* als Gegenstand der Begutachtung zu erwähnen. Tatsächlich ist dies nur selten zu beurteilen, da diese Erkrankung als Dauerkrankheit erst nach dem 65. Lebensjahr auftritt. Vorzeitiges Auftreten führt meist zu entsprechender erfolgreicher Therapie.

Die *Harnretention aus spinaler Ursache* gehört in diese Gruppe, da alle Kriterien der Harnrückstauung vorhanden sind. Indessen ist die Bewertung spinaler Harnrückstauung allein nur selten verlangt, da häufig Fortbewegungs- und Innervationsstörungen anderer Art gleichzeitig bestehen.

Ungleich häufiger sind *Harnröhrenstrikturen* traumatischer und spezifischer Genese im Gutachtenmaterial vertreten.

Die behandlungsfähige Harnröhrenstriktur hat für sich allein keine versicherungs-medizinische Bedeutung. Gelegentlich kann ihr auch Minderung der Erwerbsfähigkeit von 20 % zugemessen werden. Meist wird dann ein regelmäßiges dauerndes Dehnungsbedürfnis vorliegen, oder operative Beseitigung nicht indiziert sein.

Der Gutachter muß im Auge behalten, daß die in diesem Abschnitt erörterten Störungen bei Komplikationen mit Harninfektion anders, d.h. nach den Gesichtspunkten für diese zu beurteilen sind. Die Harninfektion gefährdet die Funktion wesentlich mehr als die anatomische Störung, weil gegenüber der Entzündung die muskulären Kompensationsmöglichkeiten versagen.

Im eigenen Material 10 Gutachten; bei allen beeinflußte jedoch eine Harninfektion die Beurteilung wesentlich.

d) Unfreiwilliger Harnabgang

Wegen der gesellschaftlichen Folgen sind die Blasenentleerungsstörungen mit *unfreiwilliger Harnentleerung* versicherungsmedizinisch gesondert zu erörtern. Soweit sie infolge von spinalen Veränderungen auftreten, sind sie gemeinsam mit dem Grundleiden zu bewerten. Dabei sollte der urologische Gutachter sein besonderes Augenmerk auf die Harninfektion lenken, da diese den Ablauf wesentlich beeinflußt.

Inkontinenz allein kann, wenn mit Urinal versorgt, wegen der sozialen Folgen am Arbeitsplatz mit 30—50 % eingestuft werden; unter Umständen kann sogar bei entsprechender Arbeitsanamnese Berufsunfähigkeit angenommen werden, die dann eingehend zu begründen ist.

Im eigenen Material 10 Gutachten (5mal spinale Inkontinenz), darin wurde *Erwerbsunfähigkeit* 5mal angenommen (spinale Inkontinenz); 4 Fälle waren unter 50% eingestuft; 1 Fall unter 10%.

Bei den spinalen Inkontinenzen stehen die totalen und partiellen Querschnittslähmungen durch Kriegsverletzungen oder Unfälle im Vordergrund.

Schindler fand bei 120 Gelähmten in 63 % eine Inkontinenz. Bei der Einstufung spielten dabei oft pathologische Veränderungen der Harnwege eine untergeordnete Rolle gegenüber dem Lähmungsgrad, vor allem bei den kompletten Paraplegien. Bei den inkompletten Lähmungen sowie den rudimentären Fällen (Konus-Kauda-Syndrom) beherrschen dagegen oft Inkontinenz, Restharnbildung, Harninfektion das Krankheitsbild und werden damit zum Maßstab für die Höhe der MdE.

e) Urogenitaltuberkulose

Gegenüber diesen Gruppen, deren vorstehendes Merkmal die Beeinträchtigung der beiden Hauptfunktionen des Harnsystems — Harnbereitung und Harntransport — ist, treten alle anderen urologischen Erkrankungen zahlenmäßig weit zurück — nur 14 % meiner Kasuistik.

Aus diesen heben sich heraus die *Tuberkulosen* und *Tumorkrankheiten*.

Beiden ist gemeinsam, daß sie kaum als lokale Erkrankung angesehen werden können, sondern wenigstens als fakultative Allgemeinerkrankung zu werten sind.

Bei der versicherungs-medizinischen Einstufung der *Urogenitaltuberkulose* ist neben der Frage nach Nierenfunktion und Harntransport immer die Aktivität oder Latenz des Leidens zu ermitteln und zu erörtern.

Solange sich im Organismus die tuberkulöse Infektion noch entwickelt, solange sich noch neue tuberkulöse Herde bilden (Durchseuchung), solange ist die Tuberkulose noch *aktiv* (GRASS). „Aktivitätszeichen" sind erhöhte Blutsenkungsgeschwindigkeit, Temperaturen, Gewichtsverlust, nachweisbare Organveränderungen, Ausscheidung von Tuberkelbacillen. Bleiben diese Symptome längere Zeit konstant, dann ist die aktive Tuberkulose *stationär* geworden.

Inaktiv ist die Tuberkulose erst dann, wenn die Aktivitätszeichen nicht mehr vorhanden sind. Der Gutachter einer Urogenitaltuberkulose hat auch den Lungenbefund in seine Erwägungen einzubeziehen. Nierenkavernen, Prostatakavernen, progrediente spezifische Cystitiden bedingen Erwerbsunfähigkeit, später Berufsunfähigkeit auf Zeit (wenigstens 2 Jahre). Dabei ist die Bacillenausscheidung mit dem Harn zu beachten, welche grundsätzlich die tuberkulöse Erkrankung zu einer „offenen" Verlaufsform stempelt. Stationär-aktive Tuberkulosen sind auch noch berufsunfähig. Erst wenn die Rückbildung der Aktivitätszeichen, 3 mal neg. Tierversuch innerhalb $^1/_2$ Jahr, ggf. auch im Sperma —, die Abseuchung offensichtlich werden läßt, kann die Minderung der Erwerbsfähigkeit unter 50 % rücken, um nach längerer Zeit einer nur geringfügig eingeschränkten Erwerbsfähigkeit zu weichen.

Tabelle 8. *Urogenital-Tbc-Kasuistik.*

Beurteilung der Minderung der Erwerbsfähigkeit	Aktiv	Stationär	Inaktiv	Mit Restniere	Mit Restgenitale
erwerbsunfähig	12	2	—	6	5
berufsunfähig	3	7	—	6	3
M. d. E. unter 50%	—	—	11	4	6
M. d. E. unter 10%	—	—	1	1	1

Nicht selten ist in meiner Kasuistik eine banale Begleitinfektion der Harnwege mit Tuberkulose der Harnorgane vergesellschaftet. Dieser Befund ist vom Gutachter besonders zu registrieren und als Komplikation der Urogenital-Tbc zu bewerten. Fieberschübe sind fast immer auf die Mischinfektion zu beziehen.

Nach KELLER sollte der wegen Tuberkulose Nephrektomierte noch für 2 Jahre nach der Operation als invalide anzusehen sein.

f) Bösartige Geschwülste der Harnorgane; Prostatacarcinom

Die bösartigen Geschwülste der Harnorgane können versicherungsmedizinisch gemeinsam, d. h. ohne spezielle Einteilung abgehandelt werden.

Eine zeitlich begrenzte Berentung ist immer gerechtfertigt, wenn progredientes Wachstum oder Metastasierung zu erwarten sind. Erwerbsunfähigkeit oder Berufsunfähigkeit für zunächst 2 Jahre können in allen Fällen von Krebs vorgeschlagen werden. Nach Ablauf dieser Frist ist versicherungsmedizinisch zu überprüfen, ob weiteres Tumorwachstum feststellbar ist, und danach ist dann die weitere Beurteilung einzurichten.

Bei Erstbegutachtung zu Erstfeststellung einer Rente hat sich die 2-Jahresfrist als Laufzeit bei Tbc und Krebs praktisch bewährt.

Tuberkulose und Krebs werden gelegentlich Gegenstand einer Begutachtung der *Versicherungsfähigkeit* sein, da das *Wagnis* der Versicherung in diesen Fällen erhöht ist. Die Beurteilung des Wagnisses ist abhängig von der Kenntnis der

Prognose bzw. von der Verlaufsform der Erkrankung im Einzelfalle, so daß die Zustandsbegutachtung den Problemkreis der Verlaufsbegutachtung berührt und die Einzelheiten dort abzuhandeln sind.

g) Gutartige Geschwülste; Prostataadenom

Das Prostataadenom selbst findet verhältnismäßig selten versicherungs-medizinisches Interesse, da die Adenombildung nur wegen ihres anatomischen Sitzes am Blasenauslaß klinisch in Erscheinung tritt. Daher ist bei der Zustandsbegutachtung der Nierenbefund und die Blasenentleerung vordergründig zu schildern; die Größe und Beschaffenheit des Adenoms ist von geringerer Bedeutung. Gelegentlich ist auf die Neigung zu Blutungen aufmerksam zu machen.

Nachhaltig wird das Erwerbsleben im allgemeinen erst infolge der renalen Komplikationen oder durch die komplizierende Harninfektion beeinträchtigt.

Ähnliche Gesichtspunkte gelten für die Beurteilung der *Blasenpapillome.* In solchen Fällen ist jedoch der fragwürdige pathologisch-anatomische Charakter dieser Geschwülste zu erörtern. Es sind Nachuntersuchungen anzusetzen, damit eintretende Malignität erkannt bzw. berücksichtigt werden kann.

Cystische Tumoren der Nieren sind abzugrenzen gegen große Verstopfungsnieren, Harnrückstauungsnieren. Während Nierencysten keine Beeinträchtigung der Erwerbsfähigkeit bedingen, sind Hydronephrosen nach den Gesichtspunkten der Harnrückstauung zu beurteilen.

h) Mißbildungen der Harnorgane

Das Urogenitalsystem ist ein bevorzugter Sitz für Mißbildungen aller Art. Die versicherungsmedizinische Beurteilung gründet gleichfalls in funktionellen Daten. Cystennieren sind entsprechend der Funktionsstörung zu beurteilen.

Bei Mißbildungen sind gelegentlich die Vorschriften der staatlichen Krüppelfürsorge zu beachten.

i) Stoffwechselanomalien und primäre Harnsteinbildung

Das anhaltende Leistungsvermögen ist versicherungsmedizinisch zu ermitteln. Selbstverständlich kann das Harnsteinleiden, d. h. der wandernde und der obstruierende Harnstein, die Arbeitsfähigkeit beeinträchtigen. Das wird jedoch nicht für lange Zeiträume der Fall sein. Rezidivierende Harnsteinbildung etwa auf der Grundlage einer Cystinurie oder einer Hypercalciurie dürfte an sich kaum rentenberechtigend sein. Erst wenn Harninfektion, sekundäre Harnsteinbildung, Nierenfunktionsstörungen komplizierend auftreten, entstehen versicherungs-medizinisch beachtliche Sachverhalte. Dann beherrscht aber bereits die Komplikation das Krankheitsbild und die gutachtliche Beurteilung.

k) Solitärniere und Restniere

Die angeborene Solitärniere, d. h. die einseitige Nierenhypoplasie bedingt ebenso wie der Nierenverlust sozialmedizinisch keine meßbare Beeinträchtigung der Erwerbsfähigkeit.

Der versicherungsmedizinischen Beurteilung ist das *Leistungsvermögen der Restniere* zugrunde zu legen. Es ist, genau genommen, nicht der Nierenverlust zu beurteilen, sondern die Leistungsbreite des verbliebenen Nierenparenchyms zu untersuchen. Solche Untersuchungen sind mit subtilen Methoden, auch unter Belastung, — Bewegungsurin, Stehurin, diätetische Belastung — durchzuführen.

Instrumentelle Untersuchungen einer Restniere zum Zwecke des Beweises (!) ihrer Gesundheit sind zu unterlassen!

Blumensaat hat die Erwerbsminderung beim traumatischen Nierenverlust ausführlich dargestellt. Seinen Darlegungen kann gefolgt werden.

„Für die Begutachtung des traumatischen Nierenverlustes oder Nierenausfalles kommen folgende Gesichtspunkte in Betracht:

a) Außer dem Nierenverlust müssen Operations- und Verletzungsgebiet, etwaige Beeinträchtigung des Allgemeinzustandes und Mitverletzungen bei der Bemessung des Grades der EM berücksichtigt werden.

b) Man unterscheidet zweckmäßig den Verlust und den (funktionellen) Ausfall einer Niere.

c) Entscheidend für die EM und ihre Dauer ist der Zustand der Restniere.

d) Beim komplikationslosen, kompensierten Verlust einer Niere liegt nach 6 Monaten nach Wiederaufnahme der Arbeit keine meßbare EM mehr vor. Die Übergangsrente beträgt hierbei für je 3 Monate 30 und 20%. Beim Nierenverlust nach § 1 BVG beträgt die Dauer-EM 30%.

e) Bei vorbestehender Schädigung oder durch den Unfall mittelbar erfolgter Beeinträchtigung der Restniere ergibt sich die EM auf Grund der urologischen und fachinternen Untersuchung. Sie liegt zwischen 30—100%, nach dem BVG zwischen 60—100%.

f) Eine spätere Erkrankung der Restniere, die in keinem ursächlichen Zusammenhang mit dem traumatischen Nierenverlust steht, ist nach § 608 RVO und nach dem BVG keine Verschlimmerung und bedingt daher keine Erhöhung der Unfallrente.

g) Eine Schonungs- und eine Gefährdungsrente gibt es nicht im versicherungsrechtlichen Sinne. Ärztlicherseits läßt sich die (potentielle) Gefährdung nicht erfassen; sie stellt auch keine Erwerbseinbuße dar und kann daher vom Gutachter nicht für eine Höherbewertung der EM herangezogen werden.

h) Auch beim Nierenverlust ist nicht vom Beruf des Verletzten, sondern vom allgemeinen Arbeitsmarkt auszugehen, der auch für den Einnierigen genügend Möglichkeiten bietet. Aufgabe des Gutachters ist es lediglich, auf die berufliche Gefährdung oder auf den unfallbedingten Berufswechsel gegebenenfalls hinzuweisen. Der Verdienst als Ergebnis der Erwerbstätigkeit ist kein Maßstab für die Beurteilung des Grades der Erwerbsfähigkeit.

i) Vor Festsetzung der vorläufigen (Übergangs-)Rente, bei jeder Rentenherabsetzung, beim Rentenentzug ist eine exakte urologische Untersuchung unerläßlich; ist die Restniere geschädigt, so ist die Hinzuziehung eines fachinternen Gutachtens angeraten. Auch nach Rentenentzug empfiehlt sich eine Nachuntersuchung in Abständen von etwa 6 Monaten für die Dauer von 2 Jahren; diese Nachuntersuchungen werden bei traumatischem Ausfall der (im Körper verbliebenen) Niere (stumme Niere) zweckmäßig mindestens 3 Jahre lang vorgenommen.“

Scheele schlägt für die Begutachtung des Nierenverlustes vor, auch zu erörtern, ob eine Beeinträchtigung der Leistungsfähigkeit des Einnierigen insofern eingetreten ist, als ihm innerhalb seines Berufes bestimmte Möglichkeiten verschlossen sind.

Wette hat angedeutet, daß beispielsweise ein Bergmann mit Nierenverlust vorsichtshalber über Tage beschäftigt wird und trotz erhaltener Leistungsfähigkeit einen Verdienstausfall und eine Einschränkung seiner Wettbewerbsfähigkeit haben kann. Im Einzelfalle werden solche Hinweise des Gutachters eine dementsprechende sozialrechtliche Entscheidung herbeiführen.

l) Genitalschäden

Die Begutachtung der Genitalsphäre führt irgendwann auch zur Erörterung der Sexualsphäre. Dem Urologen ist diese Kopplung aus der Beschäftigung mit den Prostataneurosen geläufig. Indessen besteht wohl keine unmittelbare versicherungsmedizinische Beziehung zwischen der Genitalsphäre und dem Erwerbsleben. Wichtig ist jedoch die indirekte Einwirkung genitaler Mißempfindungen auf das Allgemeinbefinden, sei es hormonaler Art, sei es auf psycho-neurotischem Wege. Dem Gutachter wird sich das Leistungsvermögen seines Probanden zur Beurteilung stellen, und seine Aufgabe ist es, darzutun, inwieweit Genitalschäden für eine beeinträchtigte Leistungsfähigkeit in Anspruch zu nehmen sind.

Bis vor kurzem war im deutschen Rechtsgebiet der seelische Anteil an der Schädigungsfolge für die Beurteilung der Erwerbsfähigkeit nicht anzusetzen. Erst in den letzten Jahren haben mehrere Sozialgerichte von der Möglichkeit der Einstufung auch des seelischen Anteiles in die Gesamt-Minderung die Erwerbsfähigkeit Gebrauch gemacht. Beim Genitalschaden ist, abgesehen von den kosmetischen Verhältnissen, die Kohabitationsfähigkeit von Generationsfähigkeit, also Impotenz von Sterilität zu trennen. Beide Schädigungsfolgen sind auch auf ihren seelischen Anteil zu untersuchen. Es ist an dieser Stelle auch auf die Entschädigung zu Unrecht durchgeführter Sterilisierung oder Zwangssterilisierung hinzuweisen.

Zur Frage der Minderung der Erwerbsfähigkeit nach zwangsweiser Sterilisierung hat ein bundesdeutsches Länderministerium festgestellt, daß durch die Sterilisation der Körper bzw. die Gesundheit unerheblich beschädigt würde und die körperliche und geistige Leistungsfähigkeit durch die Sterilisation regelmäßig eine nachhaltige Minderung nicht erfahren hat und auch nach menschlicher Voraussicht künftig nicht erfahren wird.

Demgegenüber hat das Bundessozialgericht (Aktz. 11/9 RV 232/57) entschieden: „Der Verlust der Zeugungsfähigkeit hat so schwerwiegende äußere und innere Folgen, daß die Anerkennung einer angemessenen Erwerbsminderung gerechtfertigt ist;“ und die Auffassung vertreten, „daß der Verlust der Zeugungsfähigkeit die Persönlichkeit beeinträchtige und zu seelischen Schäden führen könne, die normalerweise auch die Lebensführung, den Kontakt mit der Umwelt und die Leistung im Berufsleben beeinflussen“.

m) Sonstige Schäden

Gelegentlich finden sich die wegen *Nephritis* in der Vorgeschichte zu begutachtenden Kranken auch beim Urologen ein. Die urologische Beurteilung hat in diesen Fällen als *Zusatzbegutachtung* ein fachinternistisches Hauptgutachten zu ergänzen. Er ist Sache des Urologen, die Abwesenheit von Veränderungen seines Fachgebietes festzustellen oder aber das Ausmaß der Verkleinerung der Niere sowie ggf. die Doppelseitigkeit der Veränderung zu objektivieren.

Mit Beantwortung der Frage nach der Invaliditätsbemessung bzw. der Minderung der Erwerbsfähigkeit bieten Zustandsgutachten keine weiteren Schwierigkeiten mehr, da andersartige Fragestellungen wie Pflegezulage, Kleiderverschleiß, Wäschemehrverbrauch o. ä. meist gesetzlich oder sonstwie wohl umschrieben sind.

Aus der später noch zu erwähnenden Gutachtensammlung (vgl. S. 152) werden noch drei hierhergehörige Sachverhalte am Beispiel erörtert.

III. Gutachten

1. Pflegezulage bei Inkontinenz

Vorgeschichte. Zustand nach Kreuzbein- und Lendenwirbelsteckschuß mit Blasen-, Nieren-, Mastdarm- und Potenzstörungen. Eine Minderung der Erwerbsfähigkeit von 80% ist anerkannt.

Klagen. Er könne Urin und häufig auch Stuhl nicht halten. Aus diesem Grunde entleert er mindestens stündlich seine Blase willkürlich und trägt Zellstoffeinlagen in der Kleidung. Nachts müsse er 2—3mal heraus. Sobald der Stuhl dünn sei, ginge er ab, ohne daß er ihn halten könne; aber auch bei willkürlichem Urinlassen komme häufig Stuhl mit. Wenn er kalte Füße habe oder sonst abkühle, träten Schmerzen in der linken Weiche auf. Auf örtliche Hitzeanwendung habe er meist sofort Linderung. Vor einigen Monaten seien diese Schmerzen kolikartig gewesen, so daß der Hausarzt ihm Morphiumzäpfchen verschrieb. Im Augenblick habe er an der Weiche keinerlei Beschwerden.

Befund. Peinliche Sauberkeit von Körper und Wäsche. Die Einlagen in der Unterhose bestehen aus je 2 zusammengenähten Menstrualbinden. Die äußere Harnröhrenmündung zeigt entzündliche Rötung; die Betastung des Bauches zeigt in der Gegend der Nieren und Blase nichts Besonderes. Rektale Austastung: Fehlender Tonus des Sphinkter. Prostata klein, kuglig, zeigt nichts Besonderes. Samenblasen o. B.

Miktion. Es liegt eine Pause von einer halben Stunde zurück. Patient geht etwas in die Kniebeuge. Unter stärkstem Pressen erscheint endlich ein dünner, druckarmer und unterbrochener Strahl. Menge 100 cm³, jauchig stinkend und trüb. Während des Abpressens des Urins fällt kirschgroßer harter Stuhlbrocken auf den Boden.

Urinbefund. Eiweißprobe opalescierend, alkalische Reaktion, spez. Gewicht 1010. Im Sediment reichlich Leukocyten und Phosphate. Nitritprobe pos.

Cystoskopie. Der Blasenspiegel von 21 Charr. „fällt“ in die Blase; keinerlei Gefühl in der Harnröhre; keinerlei Widerstand am Sphinkter. Kein Blasenrest. Blasenkapazität nur 280 cm³. Blasenschleimhaut zeigt gleichmäßige diffuse Rötung, die am Blasenboden stärker ausgeprägt ist als an den übrigen Teilen. Mittelstarke Trabekelbildung. Ostien klein und zart. Ihre Umgebung ist reaktionslos. Auffallenderweise zeigen aber beide Ostien keine Sekretionsbewegungen. Intravenös gegebenes Indigocarmin wird rechts nach 4 Min. in tiefer Konzentration ausgeschieden, während links nach 12 Min. noch keine Blauausscheidung zu sehen ist.

Röntgen. a) Leeraufnahme Bauch-Becken: In der linken Nierengegend kleinkirschgroßer konkrementverdächtiger Schatten. Dornfortsatz des 5. Lendenwirbels geteilt.

b) Intravenös Perabrodil. Film nach 8 Min.: rechts normale Füllung von Nierenkelchen und Nierenbecken. Links ebenfalls Kelche und Nierenbecken kontrastgefüllt, jedoch deutliche Erweiterung dieser Räume im Vergleich zu rechts. An der Stelle des Herdschattens auf dem ersten Film deutlicher Ringschatten.

c) Film 25 Min. nach der Einspritzung: rechts ist jetzt auch der Ureter in seiner gesamten Ausdehnung dargestellt. Links ist die Erweiterung des Nierenbeckens noch deutlicher, der Steinschatten wiederum gut zu erkennen. Vom linken Ureter ist nur der oberste Teil dargestellt; das untere Ende dieses kontrastgefüllten Teils ist kolbenförmig erweitert. Röntgendiagnose: Linker Nierenbeckenstein von knapp Kirschgröße. Erweiterung des linken Nierenbeckens; beiderseits Kontrastentleerung der Nierenbecken verlangsamt.

Beurteilung. Objektiv wurde gefunden: Fehlender Tonus des Blasensphinkters, diffuse Blasenrötung, mittlere Balkenblase, Ostien ohne Sekretionsbewegungen, links nach 12 Min. noch keine Blauausscheidung, Nierenbeckenstein links, Erweiterung des linken Nierenbeckens starker Leukocytengehalt des Urins.

Nach der Vorgeschichte und dem Befund handelt es sich um die Folgen einer seinerzeitigen Schädigung des Plexus sacralis. Als Dauerfolge besteht noch u. a. eine fast völlige Lähmung der Blase, die eine chronische Infektion aufweist. Ferner eine erhebliche Verzögerung der Entleerung beider Nierenbecken, besonders stark links. Als Folge dieser Entleerungsverzögerung links sowie der chronischen Infektion ist die Entstehung des linksseitigen Nierenkonkrements aufzufassen.

Die Behinderung des Probanden setzt sich aus drei Komponenten zusammen: Der unwillkürliche Harnabgang bedingt für ihn als Lehrer ein dauerndes Tragen und häufiges Auswechseln von Auffangeinlagen in der Unterhose, damit er durch den Geruch des sich zersetzenden Urins keinen Anstoß erregt. Darüber hinaus bedeutet dieser Zustand eine psychische Belastung für ihn. Die zeitweisen linksseitigen Nierenkoliken machen ihn für Stunden arbeitsunfähig und setzen zweifellos auch die allgemeine Leistungsfähigkeit in den Tagen hinterher herab. Die an und für sich schwerste Belastung dürfte aber wohl die chronische Infektion der abführenden Harnwege darstellen. Es kann sehr leicht und schnell hier eine Verschlimmerung eintreten durch Übergreifen dieser Infektion auf das Nierenparenchym. Ich beurteile diese drei Punkte als eine Minderung der Erwerbsfähigkeit um mindestens 60%.

Fürsorgemaßnahmen. In Frage kommt die dauernde Überwachung durch einen Facharzt der Urologie. Ferner eine baldige Kur zur Herabsetzung der Infektion in den abführenden Harnwegen. Der linksseitige Nierenstein ist bereits so groß, daß ein Spontanabgang auf natürlichem Wege nicht mehr möglich ist. Infolgedessen kommt auch noch die operative Entfernung des Steins durch Freilegung des Nierenbeckens in Frage.

Ferner kommen *geldliche Beihilfen* für den Dauergebrauch der Einlagen, vermehrte Reinigung und Verschleiß von Bettwäsche und Leibwäsche, Gummibetteinlagen usw. in Frage.

Als Folge der anerkannten Schädigung besteht eine fast völlige Lähmung der Blase mit chronischem Infektionszustand sowie geschädigter Nierenfunktion beiderseits mit ihren Folgen wie schnelle Ermüdbarkeit usw. Der Zustand macht mindestens dreimaliges Katheterisieren in 24 Stunden notwendig, was der Proband selbst nicht ausführen kann, da er sich dazu nicht imstande fühlt. Ferner bestehen Mastdarmstörungen, die zu unwillkürlichem Abgang von Stuhl und Winden führen. Es liegt also ganz unzweifelhaft ein schwerer Leidenszustand vor, bei dem nach den Verwaltungsvorschriften zu § 35 BVG Abs. 3, 2 auch die Ausgaben zu berücksichtigen sind, die durch die besondere Art des Leidens verursacht werden und die im vorliegenden Fall erheblich sind.

Es wird daher vorgeschlagen, eine Pflegezulage von DM 50,— zu gewähren, da die Voraussetzungen für die Gewährung gegeben sind.

Nachuntersuchung wegen der Pflegezulage ist nicht erforderlich.

2. Minderung der Erwerbsfähigkeit bei Schrumpfblase

Vorgeschichte. Wegen einer als Kriegsbeschädigung anerkannten Nieren- und Blasentuberkulose wurde vor 13 Jahren die linke Niere operativ entfernt. In der Folgezeit waren wiederholt Kuren wegen Schrumpfblase, Blasenkatarrh und Funktionseinschränkung der rechten Niere durchgeführt worden. Wegen dieses Leidens war der Proband mit einer Minderung der Erwerbsfähigkeit mit 100% eingestuft. Auf Grund eines späteren Gutachtens wurde die Minderung der Erwerbsfähigkeit auf 70% herabgesetzt. Dagegen legte der Proband Berufung ein. Nach einer fachurologischen Beurteilung mit einem erneuten kulturellen Nachweis von Tuberkelbakterien im Blasenurin wurde durch einen Beschluß eines Oberversicherungsamtes die Minderung der Erwerbsfähigkeit wieder auf 100% rückwirkend heraufgesetzt und ein Heilverfahren in einem Sanatorium mit antituberkulös-chemotherapeutischer Behandlung durchgeführt. Die antituberkulös-chemotherapeutische Behandlung wurde anschließend für weitere 6 Monate durch den Hausarzt fortgesetzt.

Befund. Zum Zeitpunkt der jetzigen Begutachtung befand sich der Proband in einem guten Ernährungs- und Kräftezustand. Die Haut war gut durchblutet; der Blutdruck war normal, und es bestanden keine Ödeme. Die Untersuchung der Lunge ergab keinen Anhalt für einen aktiven tuberkulösen Prozeß. Röntgenologisch fanden sich eine geringere Pleuraschwiele über der rechten Lungenspitze, ein kleiner Kalkherd im linken Mittelfeld, verkalkte bronchopulmonale Lymphknoten und eine leichte Raffung des rechten Hilus nach oben. Diese Veränderungen sind als Residuen eines in früheren Jahren abgelaufenen tuberkulösen Lungenprozesses aufzufassen, wobei heute über den Zeitpunkt der Erkrankung nichts ausgesagt werden kann. Es ist durchaus möglich, daß die tuberkulöse Infektion der Lunge ohne wesentliche Krankheitserscheinungen bereits in der Kindheit stattgefunden hat. Hinreichende Anhaltspunkte für eine tuberkulöse Ersterkrankung der Lunge während der Militärdienstzeit sind jedenfalls nicht gegeben, so daß dafür eine Schädigungsfolge im Sinne des Paragraphen 1 BVG nicht mit genügender Wahrscheinlichkeit angenommen werden kann.

Beurteilung. Die erhobenen klinischen, röntgenologischen und bakteriologischen Befunde führten zu dem Ergebnis, daß derzeit weder für die Annahme einer aktiven Nieren- und Blasentuberkulose noch für einen wesentlichen Reizzustand der Blase mit Funktionseinschränkung der verbliebenen rechten Niere hinreichende Anhaltspunkte bestehen. Bei wiederholten Kontrollen war der Urin klar; die Eiweißproben waren negativ, und auch im Bodensatz (Sediment) war kein Befund zu erheben, der für eine akute oder chronische Entzündung der Harnwege spricht. Eine kulturelle Untersuchung des Urins auf unspezifische krankhafte Keime verlief negativ, und auch eine zweimalige Urinuntersuchung auf Tuberkelbakterien hatte in den angesetzten Kulturen und im Tierversuch ein negatives Ergebnis. Die Befunde des Blutbildes und die Senkungsgeschwindigkeit der roten Blutkörperchen waren völlig normal. Bei der Untersuchung der Nierenfunktion ergaben sich eine gute Verdünnungs- und Konzentrationsleistung im Volhardschen Belastungsversuch und keine Retention von harnpflichtigen Substanzen. Die Röntgenaufnahmen nach einer intravenösen Kontrastmittelinjektion zeigten normale Verhältnisse am rechten Nierenbeckenkelchsystem und am rechten Harnleiter, hingegen bot die stark verkleinerte, septenförmig abgeschnürte Harnblase das Bild einer ausgesprochenen Schrumpfblase. Wegen der Verweigerung einer Cystoskopie war es nicht möglich, über die Schleimhautverhältnisse und das Fassungsvermögen der Harnblase einen Befund zu erheben. Beim Betasten waren Nebenhoden und Vorsteherdrüse nicht krankhaft verändert und auch die äußeren Harn- und Geschlechtsteile waren unauffällig. Hier waren weder Hautveränderungen noch ein urinöser Geruch festzustellen, wie man sie sonst häufig bei chronischem Harnträufeln findet. Im Laufe der Untersuchungen war außerdem zu beobachten, daß der Urin zumindest für eine Stunde ohne das Auftreten von Harnträufeln gehalten werden konnte.

Es handelt sich um einen *Zustand nach operativer Entfernung der linken Niere* und eine *Schrumpfblase nach Nieren-Blasentuberkulose.* In dem Gutachten vor 8 Jahren wurde eine erhebliche Beeinträchtigung des Allgemeinbefindens, wassersüchtige Weichteilschwellungen als Ausdruck einer beg. Niereninsuffizienz, erheblich erhöhte Blutsenkung, deutliche Anämie und Linksverschiebung im weißen Blutbild sowie ein stark krankhaft veränderter Urinbefund festgestellt. In einem Gutachten vor 6 Jahren wurde neben der Feststellung einer leichten Eiweißtrübung und reichlich Leukocyten im Urin auch der kulturelle Nachweis von Tuberelbakterien im Urin erbracht. Die Blasenkapazität wurde damals mit knapp 100 cm^3 angegeben. Demgegenüber ergaben, wie gesagt, die jetzigen Untersuchungen keine Anhaltspunkte mehr für eine aktive Urogenitaltuberkulose oder ein unspezifisches entzündliches Geschehen im Bereich der Harnwege oder eine chronische Niereninsuffizienz. Es ist somit eine *wesentliche Besserung eingetreten.*

Die angegebenen Beschwerden lassen sich zwanglos durch die bestehende Schrumpfblase erklären.

Als Schädigungsfolgen im Sinne des Paragraphen 1 BVG sind demnach der Verlust der linken Niere und die Schrumpfblase anzuerkennen. Die dadurch bedingte Minderung der Erwerbsfähigkeit beträgt unseres Erachtens derzeit nur noch 60% (sechzig v. H.). Bei dieser Schätzung der Minderung der Erwerbsfähigkeit ist bereits berücksichtigt, daß infolge der Blasenschrumpfung eine gewisse Neigung zu unspezifischen Blaseninfektionen und zu vorübergehenden Reizerscheinungen mit entsprechender Verschlimmerung der Beschwerden besteht.

Die oben aufgezeigten Lungenveränderungen als Ausdruck eines alten abgelaufenen tuberkulösen Lungenprozesses bedingen keine meßbare Minderung der Erwerbsfähigkeit. Diese erfährt auch durch die nachgewiesene Aortensklerose keine weitere Steigerung, so daß die *gesamte Minderung der Erwerbsfähigkeit* ebenfalls auf 60% (sechzig v. H.) zu schätzen ist.

3. Minderung der Erwerbsfähigkeit bei einseitigem Nierenverlust

Vorgeschichte. Im Alter von 32 Jahren erleidet der Proband einen Motorradunfall. Durch die Einwirkung des Lenkergriffes entsteht eine offene Verletzung der linken Niere mit Einriß des Nierenbeckens; die linke Niere wurde einen Tag nach dem Unfall operativ entfernt.

Befund. Narbenbildung in der linken Flanke; Nierenverlust links; Restniere rechts gesund; unabhängig: Zustand nach Bauchschuß.

Klagen. Vorzeitiges Ermüdungsgefühl.

Beurteilung. Abgesehen von abweichenden wissenschaftlichen Auffassungen der wenigen Autoren, die — im Gegensatz zu der großen Zahl von Arbeiten über Nierenverletzungen allgemein — über die versicherungsrechtliche Bedeutung des Nierenverlustes gearbeitet haben, ist das Fehlen entsprechender größerer und *geeigneter* Statistiken an einer Unsicherheit in der Bewertung schuld.

Bei der Stellungnahme zur Frage der Minderung der Erwerbsfähigkeit nach dem Verlust einer Niere (Nephrektomie) geht man am besten von nachfolgendem Schema aus, das einer in Vorbereitung befindlichen Arbeit für eine unfallmedizinische Zeitschrift entnommen ist.

A. *Definition* (von Nierenverlust und Nierenausfall)
B. *Zu beurteilende Verletzungsfolgen*
1. Niere
   a) Verlust einer Niere (Zustand nach Nephrektomie)
   bei gesunder Restniere
   bei geschädigter Restniere
   bei Beeinträchtigung des Allgemeinzustandes
   b) Ausfall einer Niere (völliges funktionelles Versagen)
2. Operationsgebiet
3. Mitverletzungen
C. *Erwerbsminderung*
1. Rentenhöhe (bei B 1—3)
   a) Gesetzliche Unfallversicherung
   b) Bundesversorgungsgesetz
   c) Privatunfallversicherung
2. Beurteilungsprobleme
   a) Übergangs-, Gewöhnungs-, Anpassungs-, Schonungsrente
   b) Gefährdetenrente
   c) Beruf — Allgemeiner Arbeitsmarkt.

Aus der Wiedergabe der Aktenunterlagen geht hervor, daß es sich um einen glatten komplikationslosen, traumatischen Verlust der linken Niere nach Unfall handelt.

Die Folgen des Unfalls sind daher nach der Ziffer B 1a des Einteilungsschemas zu behandeln. Die Restniere ist gesund und voll leistungsfähig, wie die eingehende urologische Untersuchung ergab. Auch eine wesentliche Einwirkung auf den Allgemeinzustand ist nicht anzunehmen, wenngleich ein solcher in Einspruchs- und Klageschriften angegeben wurde. Das Verhältnis von Größe zum Körpergewicht, die regelrechte Blutsenkungsgeschwindigkeit, die Wiederaufnahme der alten Arbeit und die Folgenlosigkeit der angeführten Bauchschußverwundung beweisen, daß eine Beeinträchtigung des Allgemeinzustandes nicht mehr anzunehmen war.

Auch die Ziffern B 2 und B 3 sind im vorliegenden Falle nicht zu berücksichtigen. Operationsgebiet und Operationsnarbe waren ohne subjektive und objektive Erscheinungen; Mitverletzungen anderer Körperstellen oder -organe haben sich bei dem Unfall nicht zugetragen.

Die Beurteilung der Höhe der Erwerbsminderung bei einem traumatischen Nierenverlust mit gesunder Restniere wird im Schrifttum und in den Rententabellen im allgemeinen mit 15% angegeben. Auch Boshamer nennt in einer Stellungnahme diesen Rentensatz.

Zu der Annahme einer 15%igen Erwerbsminderung bei glattem Nierenverlust ist zu sagen, daß er durch keine sachlichen Unterlagen begründet ist. Der Rentensatz wird lediglich unter dem Gesichtspunkt einer Gefährdung der Einnierigen befürwortet. Hierauf ist weiter unten einzugehen.

Ist die Restniere gesund und ist eine Anpassung eingetreten, so liegt grundsätzlich keine wirtschaftlich meßbare Erwerbseinbuße durch den Nierenverlust vor.

Wie bei den meisten Verletzungsarten und Verletzungsfolgen verlangt auch der traumatische Verlust einer Niere eine gewisse Anpassungs- und Übergangsrente. Die Höhe derselben richtet sich nach dem urologischen und dem allgemeinen Befund. Die anatomische und funktionelle Anpassung der Restniere ist nach 2 bis 4 Wochen erreicht. Die allgemeine Anpassung dauert unter Umständen einige Monate. Hieran ist auch die Operationsnarbe beteiligt. Bestimmend für die Höhe der Übergangsrente ist also ein tatsächlicher Befund. Man kann hier auf Grund der Akten sagen, daß die Anpassung in urologischer und allgemeiner Hinsicht nach 6 Monaten völlig erreicht war, so daß von diesem Zeitpunkt ab eine meßbare Erwerbseinbuße nicht mehr anzunehmen ist. Vorher war die Erwerbseinbuße für 3 Monate auf 30% und für weitere 3 Monate auf 20% zu schätzen.

Nichts mit der tatsächlichen Schätzung der Erwerbseinbuße zu tun hat die Annahme einer Schonungs- und einer Gefährdetenrente.

Abgesehen davon, daß es den versicherungsrechtlichen Begriff derartiger Renten nicht gibt, kommt für den Fall einer Verschlimmerung ja der § 608 RVO in Betracht.

Die Neigung vieler Gutachter, eine Schonungsrente nach traumatischem Nierenverlust für die Dauer von 2 bis 3 Jahren anzunehmen, beruht auf Vorstellungen der älteren Literatur, wonach eine innere Gefährdung erst nach 2- bis 3jähriger Symptomlosigkeit der Restniere nicht mehr anzunehmen sei. Die Erfahrungen, die diesem Zeitraum zu Grunde lagen, betrafen aber vorwiegend Fälle von Nephrektomie aus anderer Ursache, besonders Fälle bei Tuberkulose und unspezifischen entzündlichen Erkrankungen. Es bedarf keiner Ausführungen, daß eine längere Anpassung und ein stärkeres Versagen der Restniere bei einer derartigen Nephrektomie-Ursache anzunehmen sind.

Auch kann man annehmen, daß bei den früheren Erfahrungen mit dem Ergebnis einer 2- bis 3jährigen Schonungszeit eine unzureichende Beurteilung der Gesundheit und Funktionstüchtigkeit der Restniere zur Zeit der Operation und der darauf folgenden Monate beteiligt war, die auf die damaligen Untersuchungsmethoden zurückzuführen ist, welche die Erkennung feinerer funktioneller Störungen noch nicht erlaubten. Für eine 2- bis 3jährige Schonungszeit besteht also heute ärztlicherseits keine Veranlassung. Sollte trotz der zunächst gestellten günstigen Prognose eine Verschlimmerung eintreten, so bleibt der eben bereits genannte Weg des § 608 RVO.

Lag der Annahme einer sog. Schonungsrente immerhin noch eine ärztliche Begründung in Form früherer, wenn auch heute nicht mehr anzuerkennender Erfahrungen vor, so fehlt dem Vorschlag einer sog. Gefährdungsrente auch diese Begründung. Die Gefährdungsrente wurde damit erklärt, daß Einnierige äußeren Gefahren, inneren Infektionen usw. in einem größeren Hundertsatz ausgesetzt sind als Menschen mit zwei gesunden Nieren. Die Richtigkeit dieser Annahme bedarf keiner Unterstreichung. Es ist aber nicht Aufgabe des ärztlichen Sachverständigen, auf allgemeine Gefahren hinzuweisen und dafür einen bestimmten Rentensatz in Vorschlag zu bringen. Es genügt, wenn er auf eine gewisse Gefährdung der Einnierigen hinweist. Um aber dafür einen bestimmten Rentensatz vorzuschlagen, so einen solchen in Höhe von 15%, liegt keine effektive Veranlassung durch eine vorhandene Erwerbsminderung vor. Er könnte vielleicht durch versicherungsmathematische Untersuchungen über die Lebenserwartung Einnieriger infolge einer besonderen Gefährdung ermittelt werden. Auch die Tatsache, daß eine Gefährdung Einnieriger wesentlich von der Art des Berufes (Möglichkeiten zu entsprechenden äußeren Gewalteinwirkungen, Infektionen, Unterkühlungen usw.) abhängig ist, Gesichtspunkte, die der ärztliche Gutachter weder allgemein beurteilen noch speziell berechnen kann, sollte Veranlassung sein, das Problem der Gefährdung dem Versicherungsträger zur Beurteilung und etwaigen Berücksichtigung bei der E. M. zu überlassen.

Ähnlich liegen die Dinge hinsichtlich einer Berücksichtigung des Berufes des Verletzten, ein Problem, welches sich heute bei den verschiedensten Verletzungsfolgen in zunehmendem Maße stellt.

Auch hier ist wieder zu sagen, daß der ärztliche Gutachter grundsätzlich von den Bedingungen des allgemeinen Arbeitsmarktes bei der Schätzung der Höhe der E. M. auszugehen hat. Es würde dem Geist der Zeit widersprechen, wenn man den Begriff des allgemeinen Arbeitsmarktes im früheren engen Sinn auslegen würde. Die gesellschaftliche und industrielle Entwicklung hat auch beim Handarbeiter in zunehmenden Grade den Spezialisten geschaffen. Einige Sozialgerichte, aber auch bekannte Unfallärzte, haben diesem Gesichtspunkt Rechnung getragen und auch den Beruf des Verletzten in die Beurteilungsunterlagen der Erwerbseinbuße einbezogen. Es scheint, als ob die Begriffsbestimmung der sog. Reichsinvalidität in etwa den Begriff des allgemeinen Arbeitsmarktes ablöst.

Die Möglichkeit einer Gefährdung Einnieriger verlangt, eher als eine Gewährung einer bestimmten Rente, eine Berücksichtigung seines Berufes. Muß ein Einnieriger wegen einer beruflichen Gefährdung seinen Arbeitsplatz aufgeben, so kann der Versicherungsträger unter Umständen eine Fürsorgeleistung gewähren. Auch hier kann der Arzt nicht mehr tun, als die Berechtigung zu einem Berufswechsel gfl. bestätigen oder verneinen. Im übrigen bedeutet ein Berufswechsel wegen erwerbsmindender Unfallfolgen schon nicht immer eine finanzielle Einbuße, ein Moment, das wiederum nur vom Versicherungsträger bewertet werden kann, abgesehen davon, daß eine Lohnverminderung kein Gesichtspunkt für die Beurteilung der Höhe einer Erwerbseinbuße ist.

Die Ausführungen über Anpassung und Gefährdung bedeuten nicht, daß eine urologische Überwachung bis zu einem Zeitpunkt von 2 bis 3 Jahren nach dem Unfall überflüssig wäre.

Zusammenfassend gebe ich mein Obergutachten dahin ab, daß es sich infolge des Unfalls um den glatten, komplikationslosen Verlust der linken Niere handelt. Unter Berücksichtigung der Tatsache, daß eine eingehende urologische Nachuntersuchung keine Zeichen einer Beeinträchtigung der Funktion der Restniere und keine Rückwirkungen auf den Allgemeinzustand ergeben hat, nehme ich für einen Zeitpunkt von 6 Monaten nach Wiederaufnahme der Arbeit keine meßbare Erwerbseinbuße an. Während der ersten 3 Monate nach Wiederaufnahme der Arbeit ist eine Anpassungsrente von 30%, für die folgenden 3 Monate eine solche von 20% vorzuschlagen.

BLUMENSAAT

Viertes Kapitel[1]

Die Begutachtung des Verlaufes einer Erkrankung der Harnorgane

Von

E. SCHINDLER

I. Die Begutachtung zur Feststellung der Tendenz eines Krankheitsverlaufes

Zur Beurteilung des Verlaufes einer Erkrankung ist eine wiederholte Feststellung des Zustandes in zeitlichem Abstand die Voraussetzung. Nur mittels Vergleiches der verschiedenen Befunde kann die Verlaufsrichtung — Verschlechterung — Besserung, Heilung — Siechtum — objektiviert werden.

Solche Überlegungen müssen angestellt werden, wenn der Gutachtenauftraggeber nach den ärztlichen Voraussetzungen für die Weitergewährung einer Rente bzw. Entziehung fragt.

Auf die definierten Begriffe: Besserung, Verschlimmerung, Verlaufsrichtung wurde in dem dritten Kapitel, Absatz 4, nachprüfende Zustandsbegutachtung bereits eingegangen.

Hier möge noch festgestellt werden, daß nur eine vergleichende Zustandsbegutachtung in gehörigem zeitlichen Abstande eine brauchbare Grundlage für die Anwendung rechtlicher Bestimmungen über die Dauer und das Ausmaß einer Berentung abgeben kann. Auch wenn ein Gutachter eine Berentung auf eine bestimmte Zeit vorgeschlagen hat, so ist nach Ablauf des genannten Zeitabschnittes zuerst eine aktuelle Zustandsbegutachtung erforderlich, bevor etwa der Entzug der Rente diskutiert werden kann.

Die Beurteilung eines Krankheitsverlaufes in diesem Sinne ist demgemäß von der ärztlichen Prognose zu unterscheiden. Während eine Prognose auf Grund von eigenen und mitgeteilten ärztlichen Erfahrungen als Aussage für die Zukunft gestellt wird, befindet eine Verlaufsbegutachtung über die Vergangenheit. Der

[1] Die Literatur zu diesem Kapitel befindet sich als Gesamtverzeichnis zu Teil I am Schluß des sechsten Kapitels auf Seite 261.

Gutachter erschließt aus objektivierten Kriterien die Tendenz der früher festgestellten Erkrankung. Er stellt fest, ob diese Tendenz fortschreitend, rückbildend oder stationär ist. Bei der Abhandlung der Zusammenhangsbegutachtung wird bei der Besprechung des sogenannten vorbestehenden Leidens auf diese Sachverhalte im Text und in der Kasuistik näher eingegangen.

II. Die prognostische Begutachtung urologischer Erkrankungen

1. Die Beurteilung des Risikos in der Lebensversicherung

Die bisher erörterten Arten der Begutachtung verlangten eine Aussage über den gegenwärtigen Körperzustand des Probanden, wobei im allgemeinen die Folgen einer früheren Schädigung oder Beschädigung in ihrer Einflußnahme auf die Arbeits-, Berufs- oder Erwerbsfähigkeit darzulegen und nach Möglichkeit auch prozentual zu bemessen waren. Bei den Begutachtungen mit prognostischer Aussage wird von dem Gutachter verlangt, daß er dem Auftraggeber darüber Mitteilung macht, wie sich ein im gegenwärtigen Zeitpunkt festgestellter Zustand der Harnwege für die Zukunft hinsichtlich Lebenserwartung, Invalidität, Arbeitsunfähigkeit usw. auswirken wird. Hier bieten ihm zunächst die im Schrifttum niedergelegten und aus der eigenen Erfahrung gewonnenen Erkenntnisse von der Entwicklung einer Erkrankung oder eines Leidens gewisse Anhaltspunkte. Diese genügen jedoch dem Versicherungsträger häufig nicht, und so hat er sich einer Methode bedient, die ihm gewisse Analogieschlüsse aus der Kenntnis einer großen Anzahl gleicher oder ähnlicher Verläufe gestattet, d. h. er zieht die Statistik heran. So haben nun auch die Versicherungsgesellschaften, denn um diese Institutionen handelt es sich vornehmlich, und zwar hauptsächlich die Lebensversicherungen, ein großes statistisches Material zusammengetragen, um die Höhe des Risikos einer Erkrankung oder Veränderung aus einer großen Zahl ähnlicher Fälle erkennen zu können.

Es würde den Rahmen dieser Ausführungen überschreiten, wollte ich hier die rechtlichen oder mathematischen Grundlagen der Versicherungsmedizin erörtern. Wer sich darüber genau informieren will, dem sei das 1959 erschienene Buch von DOLL (BRAUN, Karlsruhe) zum Studium sehr zu empfehlen, das übrigens über den Rahmen der Versicherungsmedizin hinaus interessante sozialhygienische und bevölkerungspolitische Aspekte erörtert.

Die Zusammenfassung der Erfahrungen der westdeutschen Versicherungsgesellschaften und die statistische Auswertung des Materials erfolgt in der statistischen Zentrale des Verbandes der Lebensversicherungsunternehmen in Bonn (Direktor Dr. phil. H. DÖRING). Hier vermag man mit Hilfe modernster Lochkartengeräte die gestellten Fragen statistisch zu beantworten. Wir müssen als Ärzte etwas umdenken, wenn wir uns mit dem Versicherungsfachmann verständigen wollen. Im allgemeinen nämlich interessiert diesen nicht eine gute ärztliche Diagnose, evtl. mit einer entsprechenden Prognose. Er verlangt vielmehr von uns Symptome, wie sie sich durch genaue klinische und Laboratoriums-Untersuchungen darstellen. Die ärztliche Kunst der Diagnostik und die noch größere der Differentialdiagnose verlangt der Versicherungsfachmann von uns zunächst gar nicht. Ein Beispiel möge dies erläutern: Bei einer Pyelonephritis auf dem Boden einer Steinerkrankung interessiert nicht so sehr die Diagnose, sondern die Anzahl der gefundenen weißen Blutkörperchen, Eiweißausscheidung, Blutdruckerhöhung, Ausscheidung von Zylindern. Die Versicherungsmedizin spricht hier von „Anomalien" und unterscheidet, ob eine oder mehrere dieser Anomalien vorliegen. Noch weiter geht — aber hinsichtlich des Lebensversicherungsrisikos maßgeblich und bahnbrechend, auch durch die großen Zahlen —

Tabelle 9. *Impairment Study 1951*

A Diseases of the Cardiovascular System

B Diseases of the Brain and Nervous System

C Diseases of the Respiratory System

D Diseases of the Digestive System

E Diseases of the Genito-urinary System
(Study Nr. 237—314) = (E 1—E 80)
(Study Nr. 327—341) = (E 82—E 93)
(Study Nr. 351—354) = (E 94—E 97)
Albuminuria
Albuminuria with casts
Albuminuria with hematuria
Albuminuria with pyuria
Nephritis
Casts
Hematuria
Pyuria
Genito-urinary stone or colic
Nephrectomy
Enlargement of prostata gland

F Female Diseases and Conditions

G Tumors

H Metabolic Diseases

J Miscellaneous Diseases and Impairments

E 1—E 36 Albuminuria, found on Examination
(E 1—E 18) By Build Classes, according to Deviation from Standard Weight
(E 19—E 36) By Blood Pressure Classes, according to Ranges of Systolic Pressure

E 37—E 44 Albuminuria with Casts, found on Examination
(E 37—E 38) Albuminuria, intermittent, trace, with 1 or more casts, found on examination
(E 41) Albuminuria, constant, trace, with 1—5 casts, found on examination
(E 41—E 42) Albuminuria, constant, trace, with 1 or more casts, found on examination

E 45—E 52 Albuminuria with Hematuria, found on Examination.

E 53—E 64 Albuminuria with Pyuria, found on Examination.

E 65—E 67 Nephritis
(E 65) One attack, within 2 years of application
(E 66) One attack, within 3—10 years of application
(E 67) Two or more attacks, last within 10 years of application.

E 68—E 75 Casts, found on Examination.

Hyaline	Granular
Intermittent	Intermittent
(E 68) 1—5 casts	(E 72) 1—5 casts
(E 69) 6 or more casts	(E 73) 6 or more casts
Constant	Constant
(E 70) 1—5 casts	(E 74) 1—5 casts
(E 71) 6 or more casts	(E 75) 6 or more casts

E 76—E 78 Hematuria, Found on Examination
(E 76) 1—5 red cells
(E 77) 6—10 red cells
(E 78) 11 or more red cells.

E 79—E 81 Pyuria, Found on Examination
(E 79) Pyuria, 6 to 10 white cells, found on examination
(E 80) Pyuria, 11 to 20 white cells, found on examination
(E 81) Pyuria, 21 or more white cells, found on examination

Tabelle 9. *(Fortsetzung).*
Summary of the Experience on Albuminuria and Abnormalities of Urinary Sediment

Impairment Title	Index Nnmbers	Standard	Substandard
Albuminuria			
Intermittent, trace	(E 1—E 3)	133% ± 7	169% ± 14
Intermittent, moderate amount	(E 4—E 6)	135% + 65 — 44	116% + 44 — 32
Constant, trace	(E 10—E 12)	157% ± 13	164% ± 8
Constant, moderate amount	(E 13—E 15)	—	200% + 27 — 23
Constant, large amount	(E 16—E 18)	—	592% + 94 — 79
Albuminuria, with casts	(E 37—E 44)	204% + 47 — 38	219% ± 17
Albuminuria, with hematuria	(E 45—E 52)	130% + 50 — 38	169% + 38 — 30
Albuminuria, with pyuria	(E 53—E 64)	111% + 32 — 24	203% + 31 — 27
Casts	(E 68—E 75)	119% ± 6	221% + 39 — 32
Hematuria	(E 76—E 78)	105% ± 4	122% + 20 — 4
Pyuria	(E 79—E 81)	96% ± 3	135% ± 9

E 82—E 86 Genito-urinary Stone or Colic
without operation
(E 82) One attack, within 5 years of application
(E 83) One attack, last within 6—10 years of applic.
(E 84) Two or more attacks, last within 10 years of applic.
with operation
(E 85) Once, within 5 years of application
(E 86) Once, within 6—10 years of application

E 87—E 90 Nephrectomy, Not Known Due to Tuberculosis or Tumor
(E 87) Within 2 years of application
(E 88) Within 3— 5 years of application
(E 89) Within 6—10 years of application
(E 90) Over 10 years prior to application.

E 91—E 97 Prostate Gland, Enlargement of or Operation on Enlargement of prostate gland
(E 91) Found on examination
(E 92) Once, within 2 years of application
(E 93) Once, within 3—10 years of application
Prostata operation
Open (E 94) within 2 years of application
(E 95) within 3—10 years of application
Urethral (E 96) within 2 years of application
(E 97) within 3—10 years of application

das im Jahre 1951 in den USA zusammengestellte Impairment Study. Wegen seiner großen Bedeutung für die Lebensversicherungsmedizin und zur Darlegung des Aufbaues dieser diagnostischen Angaben gebe ich in der Tabello 9 diejenigen Daten, teils zusammengefaßt, teils gekürzt wieder, die uns interessieren.

Dieser Auszug aus dem Impairment Study zeigt auf, daß jedes Symptom einzeln oder in Kombination mit einem anderen irgendwie eingruppiert wird und so der Gesellschaft das Risiko liefert. Bei Durchsicht des Impairment Study fand ich, daß bei den häufigen Symptomen wie Albuminurie, Pyurie, Hämaturie wohl die große Zahl eine gute Beurteilung des Risikos zulassen mag, daß aber bei den seltenen Symptomen die Höhe des Risikos auf diesem Wege nicht so sicher erfaßt werden kann als mit Hilfe einer gut fundierten Diagnose; darüber sind sich aber auch die Autoren einig; desgleichen konnten die 73 Gesellschaften in den USA schon bei der Klassifizierung der Albuminurie feststellen, daß die dargelegten Befunde keineswegs einheitlich waren und von der Geschwindigkeit der Zentrifugenumdrehung, der Vergrößerung des optischen Systems des Mikroskops und anderen Faktoren abhängig waren. Für den Urologen fällt auf, wie die Zusammenfassung zeigt, daß sich allein 64 Indexzahlen mit der Albuminurie, 8 mit Zylindern, 3 mit Hämaturie und weitere 3 mit Pyurie befassen, also insgesamt 81 mit den Sedimentbefunden, während man für Steinkoliken 5, für die Nephrektomie 4 und für die Prostata 7 Indexzahlen verzeichnet findet. Das Schwergewicht liegt also offensichtlich auf den Parenchymerkrankungen der Nieren, deren unterschiedliche Einstufung entsprechend der gefundenen „abnormalities" demgemäß auch sehr unterschiedlich ist (s. unter „Standard" und „Substandard").

So weit wie in Amerika geht man wohl bisher, wie ich insbesondere aus dem Lehrbuch von Doll entnehmen konnte, bei uns noch nicht. Es ist sehr verständlich, daß die Versicherungsgesellschaften versuchen, das Risiko, welches sie bei jedem Versicherungsfall eingehen, möglichst gut abzuklären und beim Abschluß des Versicherungsvertrages in Rechnung zu stellen. Dabei bedienen sich heute in den meisten westeuropäischen Ländern die Versicherungsgesellschaften bestimmter Ärzte ihres Vertrauens, in manchen Fällen auch der Hausärzte oder behandelnden Ärzte (Einzelheiten s. bei Doll), welche die Diagnose bei dem Probanden stellen. Der auf diesem Gebiet besonders erfahrene Versicherungsmediziner (Gesellschaftsarzt, Chefarzt der Lebensversicherungsgesellschaft) stellt die Gruppenprognose, aus welcher der Versicherungsmathematiker Durchschnittsergebnisse ableitet. Es ergibt sich daraus zwangsläufig, daß diese Gruppenprognose etwas vollkommen anderes ist, als die Prognose eines Arztes oder einer Klinik. Ein Proband kann versicherungstechnisch ein völlig normales Risiko darstellen, obwohl er aus der Sicht des behandelnden Arztes behandlungsbedürftig oder akut krank ist (z. B. akute Cystitis). Ein anderer kann klinisch gesund sein, während ihm gleichzeitig eine verminderte Lebenswahrscheinlichkeit zugeschrieben werden muß (z. B. Adipositas). Das Risiko ergibt sich — und dies galt es in kurzen Worten zu erläutern — aus Analogieschlüssen, welche an Hand der „großen Zahl" statistisch gewonnen werden.

Die Erkrankungen der Nieren und Harnwege, der Prostata und männlichen Genitalorgane machen in der Gesamtzahl der Erkrankungen und Todesfälle einen relativ geringen Prozentsatz aus, wie sich aus einer Reihe diesbezüglicher Statistiken (z. B. auch der Kriegsbeschädigten) ergibt.

In den Statistiken der deutschen Großlebensversicherungen aus den Jahren 1956—58 machen nach Döring Nephritis und Nephrose 1,35 % aus, wenn man alle Lebensalter in Betracht zieht, wobei die prozentualen Anteile bei den Versicherten bis zum 50. Lebensjahr 2,16 %, von 51—65 Jahren 1,34 % und über 65 Jahre 0,84 % betragen. Über die Anzahl der anderen Erkrankungen der Harnorgane haben wir leider keine genauen Angaben, da sie statistisch in einer gemeinsamen Gruppe mit den Komplikationen der Schwangerschaft, der Geburt und des Wochenbettes sowie den Krankheiten des Haut- und Zellgewebes verzeichnet sind und mit diesem zusammen nur 1,57 % aller Todesursachen in diesem Zeitraum ausmachen.

Der geringe Anteil der Erkrankungen der Nieren und Harnwege z. B. gegenüber der Erkrankungen des Herzens und Kreislaufs enthebt den Gutachter jedoch nicht der Verpflichtung einer sorgfältigen Befunderhebung bei urologischen Erkrankungen, um der Versicherung die Wagnisbeurteilung zu erleichtern.

Zur Abgabe eines Gutachtens zum Zwecke des Abschlußes einer Lebensversicherung kann jeder Arzt aufgefordert werden, z. B. die praktischen Ärzte, Krankenhausärzte, Fachärzte aller Disziplinen. Es sei darauf hingewiesen, daß die Versicherungsgesellschaften von diesen Ärzten ein sogenanntes Hausattest, einen ärztlichen Bericht zum Antrag oder richtiger ein „Zeugnis des behandelnden Arztes" verlangen, das lediglich auf Grund der Kenntnis des Gesundheitszustandes des Patienten oder der Aufzeichnungen in den Krankenblättern ausgefüllt und beantwortet werden soll. Eine erneute Untersuchung und Begutachtung wird von der Versicherung nicht verlangt und ist auch nicht erwünscht. Der untersuchende Arzt muß sich allerdings die Ermächtigung seines Patienten zur Mitteilung der Befunde an die Versicherungsgesellschaft geben lassen. Diese wird im allgemeinen durch die Versicherung beschafft. Ohne diese Entbindung von der Schweigepflicht droht dem Arzt Bestrafung wegen Verstoß gegen § 300 Strafgesetzbuch, eine bewußt unrichtige Zeugnisausstellung wird nach § 278 Strafgesetzbuch geahndet. Ich empfehle, sich immer eine schriftliche Ermächtigung von dem Probanden geben zu lassen.

Der Vertrauensarzt der Versicherungsgesellschaft nimmt die Untersuchungen der Antragsteller für die Lebensversicherung vor. Die Versicherungsgesellschaften haben Vertrauensarztlisten, in denen sie ihre ärztlichen Untersucher verzeichnet haben. Diese vertrauensärztlichen Untersuchungen gehen bei manchen Versicherungsgesellschaften mehr und mehr in die Hände der Hausärzte, Praktiker und Fachärzte über. So sind die Schweizer Lebensversicherungsgesellschaften nach einer Mitteilung von F. Kaufmann dazu übergegangen, die praktischen Ärzte mit der vertrauensärztlichen Untersuchung zu beauftragen. Über die Erfahrungen mit diesem System sind noch keine abschließenden Urteile bekannt.

Die Versicherungsgesellschaften fordern bei Versicherungssummen bis zu 7499,— DM ein kleines ärztliches Zeugnis, bei Summen ab 7500,— DM ein großes ärztliches Zeugnis an.

Beim kleinen ärztlichen Zeugnis ist der Proband hinsichtlich der Nieren und Harnwege zu befragen nach:
Nieren- oder Nierenbeckenentzündung, Nierenkolik, Erkrankungen der Vorsteherdrüse, Verengerung der Harnröhre, erschwertem oder schmerzhaftem Harnlassen, trübem oder blutigem Harn, Eiweiß-, Grieß- oder Steinausscheidungen im Harn oder anderen Erkrankungen der Harn- und Geschlechtsorgane.

An Untersuchungen braucht der Urologe hier außer Blutdruckmessung und Palpation der Nieren, der Blase und der äußeren Geschlechtsorgane nur eine Urinuntersuchung auf Eiweiß und Zucker vorzunehmen.

Beim großen ärztlichen Zeugnis sind die Fragen an den Probanden bezüglich der Nieren und Harnwege die gleichen, während weiterhin folgende Fragen zu beantworten sind:

a) Ist der Harn in Ihrer Gegenwart in der Sprechstunde entleert?

b) Äußere Beschaffenheit (Farbe, Durchsichtigkeit, Beimischung von Schleim, Eiter, Blut und Grieß), spez. Gewicht?

c) Ergebnis der Untersuchung des Schleudersatzes? (obligatorisch bei Versicherungen von 50000,— DM aufwärts, sonst nur, wenn Eiweiß im Harn vorhanden ist).

d) Enthält der Harn Eiweiß oder Zucker? Urobilinogen vermehrt?

e) Sonstige pathologische Bestandteile?

Weitere Spezialuntersuchungen dürfen nur auf schriftlichen Antrag der Versicherungsgesellschaft und gegen das vertragliche Honorar vorgenommen werden.

f) Verdacht auf Syphilis, Harnröhrenverengerung, Steinbildung, Erkrankung der Prostata oder der Hoden?

g) Druck- oder Klopfempfindlichkeit der Nierengegend?

h) Halten Sie die Harn- und Geschlechtsorgane für gesund?

Der untersuchende Arzt darf der zu versichernden Person von dem Inhalt des Berichts keine Kenntnis geben. Hält er sich ärztlich für verpflichtet, dem Probanden einen nicht einwandfreien Befund, der gegebenenfalls alsbaldige Behandlung erforderlich macht, in geeigneter Weise mitzuteilen, so muß er dies im Zeugnis vermerken.

Die ärztliche sachgemäße Beurteilung und Einschätzung des versicherungsmedizinischen Wagnisses ist die Aufgabe des Revisions-, Gesellschafts- oder Chefarztes der Versicherungsgesellschaft, der im Angestellten- oder sonstigen Vertragsverhältnis mit den Gesellschaften steht. Er kontrolliert nach Doll gewissermaßen als Zollbeamter der Versicherungsgesellschaft das Gepäck, d. h. seine gesundheitliche Verfassung. Der Revisionsarzt ordnet den Antragsteller mit Hilfe seiner statistischen Unterlagen in die Gruppe der gleichartigen und gleichaltrigen erhöhten Wagnisse ein und setzt die daraus sich ergebende Übersterblichkeit fest.

Die Übersterblichkeit wird durch Sterbetafeln dargestellt, die das Absterben einer bestimmten Anzahl von Personen von Jahr zu Jahr anzeigt; sie gehen auf den Londoner Astronomen HALLEY zurück. Zu dieser Übersterblichkeit kam früher noch die sogenannte Alterserhöhung; heute wird die Erschwerung bei Großlebensversicherungen in der Regel nicht als Alterserhöhung angesetzt, sondern als Zuschlag zur Normalprämie in Promille der Versicherungssumme. Die Revisionsärzte haben noch andere Möglichkeiten und Mittel zur Einordnung des erhöhten Wagnisses, doch mögen diese Ausführungen genügen, um dem Gutachter einen Überblick zu geben, worauf es bei einer Wagnisbeurteilung im wesentlichen ankommt. Grundsätzliche Bedeutung haben die Art der Erkrankung, der bisherige Verlauf, das Lebensalter, die familiären Verhältnisse, Lebensgewohnheiten (Alkohol, Rauschgift), der Beruf u. a. m.

Bei der Risikountersuchung spielt wiederum die Anamnese eine große Rolle. Täuschungsmanöver des zu Untersuchenden über seine Person und seine Erkrankung (z. B. künstliche medikamentöse Senkung des erhöhten Blutdrucks) müssen erkannt werden. Die Versicherungsgesellschaften arbeiten Methoden aus, um die in Täuschungsabsicht eingenommenen blutdrucksenkenden Mittel im Urin nachzuweisen. Mit Hilfe der Dünnschicht-Chromatographie ist es gelungen, den sicheren Nachweis von Esidrix in Minimalmengen zu führen (TANNER, SUTTER, CONTI, WANNER [Zürich]) in Lebensversicherungsmedizin (Oktober 1961, S. **96**). Eingehende und zeitraubende Untersuchungen müssen jedoch aus Konkurrenzgründen der einzelnen Lebensversicherungen unterbleiben.

Die Erhebung der Vorgeschichte ist auch bei Versicherungsunternehmen eine rein ärztliche Aufgabe. Meist sind die Fragen formularmäßig niedergelegt; sie sind sorgfältig zu beantworten, insbesondere die Fragen über behandelnde Ärzte, Sanatorien und Krankenhäuser müssen mit genauer Angabe des Datums und der Anschriften beantwortet werden, da die Gesellschaften bei Unklarheiten, aber auch bei größeren Versicherungssummen zusätzliche Atteste einholen.

Zur Untersuchung selbst hebt DOLL hervor, daß immer zuerst die Identität durch Vorzeigen eines Ausweises mit Lichtbild festgestellt werden soll. Für den urologischen Gutachter ist der Hinweis wichtig, daß die Blutdruckmessung durch vorangegangene Exzesse, aber auch durch medikamentöse Beeinflussung vor der Untersuchung fragwürdig sein kann und u. U. wiederholt werden soll, wenn man Bedenken hat. Der Urin soll in Gegenwart des Untersuchers entleert werden, um Täuschungen zu verhindern. Wie bereits ausgeführt, wird bei Versicherungssummen ab 50000,— DM sowie bei positivem Eiweißbefund eine mikroskopische Untersuchung des zentrifugierten Sediments gefordert. DOLL lehnt die Esbachsche Probe als unzuverlässig ab und empfiehlt die Schätzung des nach der Kochprobe ausgefällten und abgesetzten Eiweißes im Reagenzglas nach einer Stunde. Bei 2—3 ‰ füllt das Coagulum die Hälfte, bei 0,5 ‰ ein Drittel, bei 0,25 ‰ ein Viertel und bei 0,1 ‰ ein Zehntel der Urinportion. Zu den Verfärbungen des gelassenen Urins durch Medikamente wird auf zweites Kapitel, III/3, S. 18 verwiesen. Wenn DOLL ausführt, daß die Lebensversicherungsmedizin ständig auf der Suche nach einfachen und klar deutbaren Untersuchungsmethoden ist, die genauen Einblick verschaffen sollen in die „Vitalität“ und Lebensprognose im allgemeinen und in die Funktionstüchtigkeit einzelner Organe im besonderen, so ist damit auch dem Urologen die Marschrichtung der Untersuchung gegeben.

Zu empfehlen sind: Blutdruckmessung, Spiegelung des Augenhintergrundes (beim Hypertonus und bei Nephritis), Volhardscher Verdünnungs- und Konzentrationsversuch nach dem Vorschlag von SARRE (nur unter klinischer Beobachtung); bei Blutnachweis zur Lokalisation 3-Gläser-Probe; evtl. Cystoskopie und Pyelographie. Die Clearance-Untersuchungen hält auch DOLL für entbehrlich.

Ich würde vom urologischen Standpunkt bei Lebensversicherungsuntersuchungen noch folgendes zu bedenken geben:

Außer einer eingehenden Urinuntersuchung (Eiweiß, Reaktion, Spontankonzentration, Sedimentbefund auf Leuko, Ery, Zylinder) sollte der urologische Gutachter der Wagnisbeurteilung folgendes nicht unterlassen:

Rectale Untersuchung bei Verdacht auf Prostatahypertrophie, evtl. Restharnbestimmung der Blase. Bei Verdacht auf eine chronische Nierenentzündung (fahles Aussehen, erhöhter Blutdruck, Zylindrurie, Einschränkung der Konzentrationsfähigkeit) wird die Feststellung des Kreatininspiegels im Serum (bis 2 mg-% normal) oder des Rest-N (normal bis 40 mg-%) empfohlen.

Durch diese Untersuchungen erhält man ein ziemlich klares Bild vom Zustand des Urogenitalsystems, so daß nur in seltenen Fällen eine Ausscheidungsurographie oder Cystoskopie in Frage kommen dürfte.

Bei den urologischen Wagnisbeurteilungen in der Lebensversicherungsmedizin folge ich den Ausführungen von DOLL in seinem Lehrbuch der Versicherungsmedizin:

Er stellt fest, daß die sekundäre Schrumpfniere abgenommen, dagegen die Nephrosklerose und primäre, arteriosklerotische Schrumpfniere zugenommen haben und weist den Rückgang an Nephropathien an Hand des repräsentativen statistischen Materials der „Karlsruher" nach. 60—70% der akuten postinfektiösen Nephritis heilen aus. Bei Restalbuminurie ist die Prognose nur dann günstig, wenn der Sedimentbefund keine pathologischen Bestandteile zeigt. Normaler Blutdruck und Hämaturie sind nicht ausschlaggebend für die Prognose. Späte Erkennung der Nierenaffektion verschlechtert die Prognose. Die Kriegsnephritis ist prognostisch günstiger. „In gut 80—90% der Fälle ist Dauerheilung zu erwarten".

Diese günstige Prognose möchte ich an Hand der Erfahrungen eines großen Materials an Spätfolgen nach Feldnephritis nicht unbedingt geben, da sich oft eine vasculäre Form der chronischen Nephritis entwickelt.

Eine akute Nephritis kann als restlos ausgeheilt betrachtet und zu normalen Bedingungen aufgenommen werden, wenn ein gesundes Latenzstadium von 2 Jahren vorliegt (DINGMAN), bei günstigem Befund könnte auch schon $^1/_2$—1 Jahr früher die normale Aufnahme erfolgen.

Hinsichtlich der Defektheilungen, Restalbuminurien, Zylindrurie und geringgradiger Hypertension gibt die zitierte amerikanische Impairment Study 1951 Auskunft, die 8 Gruppen in der Rubrik „Albuminurie" mit zahlreichen Untergruppen aufstellt und bei der die Sterblichkeit zwischen 133 und 592% schwankt. Auch nach den Untersuchungen der Münchner Rückversicherung fanden sich die Risiken mit Nephropathien im ganzen als zu niedrig eingestuft. Auf Grund dieser Erfahrungen mahnt DOLL bei Antragstellern mit akuter Nephritis in der Vorgeschichte zu großer Vorsicht, zumal die Feststellung der Ausheilung sehr schwierig ist. Nach DOLL ist für die Versicherungsmedizin jede Albuminurie ein Warnungssignal, das grundsätzlich die zusätzliche Untersuchung des Harnsedimentes erfordert. „Bei Anzeichen einer chronischen Nephritis mit stärker erhöhtem Blutdruck kann in der Regel kein Angebot gemacht werden, da bei dieser stets progredienten Erkrankung jederzeit mit einer letalen Niereninsuffizienz gerechnet werden muß."

Akute Nephrosen sind ebenso wie akute Nephritiden zurückzustellen. Die chronische Nephrose ist ähnlich zu beurteilen wie die chronische Nephritis, da die Widerstandsfähigkeit dieser Kranken gegen interkurrente Affektionen stark herabgesetzt ist.

Hinsichtlich der Nieren-Tbc wird nach DOLL durch die neue Therapie die Prognose grundlegend geändert, wodurch schon heute gewisse Modifikationen der Wagnisbeurteilung möglich sind. Für die Aufnahme in die Lebensversicherung kamen bisher nur solche Fälle in Frage, die durch Nephrektomie ausgeheilt waren, und zwar wird für die normale Aufnahme bei ganz günstigem Befund ein gesundes Intervall von mindestens 5 Jahren, meist aber mehr, verlangt. Völlig intakte Funktion der restlichen Niere ist natürlich Voraussetzung.

Hinsichtlich der Prognose nach Nephrektomie sind die versicherungsmedizinischen Erfahrungen noch relativ gering. Nach den statistischen Untersuchungen der Münchner Rückversicherung bei 2348 Personen mit Nephrektomie unter Risiko ergab sich eine relative Sterblichkeit von 64 ± 29%, also eine deutlich geringere Übersterblichkeit als erwartet, wobei natürlich stets das Grundleiden, das die Operation erforderlich macht, berücksichtigt werden muß. Immerhin stimmt das Ergebnis mit der Erfahrung überein, daß Todesfälle bei Nephrektomierten in der Lebensversicherung relativ selten sind. Nach Ausschluß von Tbc und Krebs sind $^2/_3$ der Nephrektomien wegen Zerstörung des Nierenparenchyms durch Steinbildung notwendig. Am günstigsten sind die Nephrektomien nach Trauma, die bei einwandfreiem Befund (Blutdruck!) schon nach etwa 5 Jahren normal aufgenommen werden können, da die verbliebene Niere durch kompensatorische Hypertrophie die Funktion beider Nieren übernimmt.

DINGMAN rechnet bei Nephrektomien wegen Trauma, Hydro- oder Pyonephrose im 2. Jahr nach dem Eingriff mit 100%, im 3.—5. Jahr mit 75% und danach mit 50% Übersterblichkeit (nach DOLL). Ich glaube, daß die einnierig Gewordenen damit hinsichtlich ihrer Sterblichkeit zu schlecht eingeschätzt sind und daß dies mit den allgemeinen urologischen Erfahrungen nicht übereinstimmt. Abgesehen davon, daß ein operativer Nierenverlust in jungen Jahren meist vollkommen ausgeglichen wird, werden auch im höheren Lebensjahr durchgeführte Nephrektomien im allgemeinen günstig vertragen, da die Restniere eine gute Anpassungsfähigkeit besitzt.

Mißbildungen wie Hufeisennieren werden nach DOLL, wenn sie keine Beschwerden oder Funktionsstörungen machen, meist intra vitam nicht erkannt. Cystennieren oder Hydronephrosen sind mit Rücksicht auf die erforderliche Operation stark erhöhte Wagnisse, die einen größeren Zuschlag erfordern. Bei doppelseitigem Befall wird man besser ablehnen. Wanderniere (Nephroptose) erfordert wegen der Harnstauungsmöglichkeit durch Ureterabknickung und einer evtl. nötig werdenden Operation einen mäßigen Zuschlag, und hinsichtlich der Cystennieren kann auch urologischerseits das Wagnis nicht hoch genug eingeschätzt werden, während die Hydronephrose von Fall zu Fall zu beurteilen wäre, desgleichen die Nephroptose, deren Wagnis nicht überschätzt werden sollte.

Schließlich nimmt Doll noch zur Nephrolithiasis und den Prostataerkrankungen folgendermaßen hinsichtlich des Versicherungsrisikos Stellung: Er bestätigt, daß die Nephrolithiasis noch manche ungelösten Rätsel zeigt. Die Münchner Rückversicherung hat bei 5541 Personen unter Risiko mit Nephrolithiasis in der Vorgeschichte eine relative Sterblichkeit von 81 ± 22% festgestellt (Quade, Lebensversicherungsmedizin 1954), also eher eine geringere Übersterblichkeit als angenommen. Doll empfiehlt: „Bei günstigem Befund kann 2—3 Jahre nach einem einmaligen Anfall normale Aufnahme erfolgen. Bei gehäuften Anfällen mittlere Erschwerung und gesunde Karenzzeit von mindestens 5 Jahren für die normale Aufnahme. Bei doppelseitigem Befall, Steinnachweis und Erythrocyten im Sediment höhere Zuschläge bis Ablehnung. Fettleibigkeit erhöht das Risiko.“

Alle akuten Erkrankungen der Harnwege sind zurückzustellen. Chronische Cystitis und Pyelitis ohne Fieber und stärkeren Eiterabgang erfordern mittlere bis höhere Erschwerung. Bei zeitweiligen Fieberanfällen ist Vorsicht geboten. Ausschluß von Tbc und Malignität ist Voraussetzung für die Aufnahme. Blasenpapillome sind stärker erhöhte Wagnisse. Bei Papillomen in der Vorgeschichte Intervall von mehreren Jahren.

Prostatahypertrophie: Nach Doll ist anzunehmen, daß Todesfälle infolge von Prostatahypertrophie bei der auf nahezu 70 Jahre gestiegenen durchschnittlichen Lebenserwartung wesentlich öfter vorkommen als früher. Das statistische Jahrbuch 1958 der Bundesrepublik verzeichnet für 1956 mehr Todesfälle durch „Prostatahyperplasie“ als durch „Nephritis und Nephrose“. Doll empfiehlt, daß man sich bei der Aufnahme von Prostatikern nach dem Befund richtet, vor allem nach der Größe des Restharns. Dies erscheint mir auch wesentlich. Leichtere, voll kompensierte Fälle könne man bei sonst günstigen Befunden noch normal aufnehmen, bei stärkeren Beschwerden und Komplikationen (Cystitis) empfiehlt er Zurückstellung mit Rücksicht auf die voraussichtlich notwendige Operation. Ein Jahr nach der Prostatektomie sei bei günstigem Allgemeinbefund normale Aufnahme möglich. Akute Cystitis ist bis zur Ausheilung zurückzustellen, danach normale Aufnahme. Chronische Prostatitis erfordert einen mäßigen Zuschlag (Doll).

2. Die Beurteilung der Erfolgsaussichten von Heilverfahren und Heilkuren

a) Bei Tuberkulose der Harnorgane

Bei der Gewährung von Heilverfahren wird der urologische Gutachter oft vor die Frage gestellt, die Notwendigkeit eines solchen Verfahrens anzuerkennen oder abzulehnen. Ein Heilverfahren dient dazu, um durch bestimmte Behandlungsmethoden die Arbeits-, Erwerbs- oder Berufsfähigkeit wiederherzustellen oder zu erhalten. Ich möchte hier die Heilverfahren bei Tbc trennen von denjenigen, bei welchen durch eine Kur oder Sanatoriumsbehandlung das oben aufgezeigte Ziel erreicht werden soll.

Die verschiedenen Formen der Tbc, der Lungen-Tbc wie auch der extrapulmonalen Organtuberkulose, werden in den meisten westeuropäischen Ländern in entsprechenden Heilstätten behandelt. Die hier besonders interessierende Urogenitaltuberkulose, welche in der fachärztlichen Praxis oder in der Klinik diagnostiziert wird, bedarf einer solchen Heilstätten-Behandlung oder der stationären Krankenhausbehandlung. Während noch vor 10—15 Jahren in der Bundesrepublik die einseitige Nieren-Tbc im allgemeinen unter Streptomycinschutz operativ behandelt wurde, ist man im Rahmen der konservierenden Operationsmethoden (Polresektion usw.) — nach den Vorbildern besonders in der Schweiz und in Schweden — auch in anderen Ländern dazu übergegangen, eine gründliche Vorbehandlung durchzuführen; dies gilt auch für die männliche Genital-Tuberkulose. Durch eine langdauernde Behandlung mit entsprechenden Mitteln, insbesondere INH, PAS und Streptomycin gelingt es, auch offene Fälle von Uro-Tbc zur stabilen Konversion zu bringen oder zumindest den Prozeß an einer Niere so zu lokalisieren, daß eine organerhaltende Operation vorgenommen werden kann. Bei den doppelseitigen spezifischen Nierenerkrankungen war man schon immer auf die konservativen Behandlungsmethoden angewiesen. Wird nach langdauernder spezifischer medikamentöser Vorbehandlung eine günstige Reaktionslage erreicht, so kann der operative Eingriff unter einem geringeren Risiko durchgeführt werden, u. U. kann er vermieden werden. Die Feststellung von säurefesten Stäbchen im Urin, mehr noch die positive Kultur auf Hohnschen Nährböden oder der Tierversuch geben den Hinweis für eine aktive Uro-Tbc, die der stationären oder besser der Heilstättenbehandlung in einer Tbc-Heilstätte bedarf. Das Gleiche gilt aber auch bei einer gesicherten Genital-Tbc. Die den urologischen Gutachter hinsichtlich der Diagnostik interessierenden Fragen sind im Band IX/2 abgehandelt. Hat der Gutachter eine Tbc festgestellt, so hat er außer der vorgeschriebenen Meldung an das Gesundheitsamt den Kostenträger zu veranlassen, eine Heilstättenbehandlung durchzuführen, da nur eine rechtzeitig durchgeführte Heil-, Stabilisierungs- oder Sicherungskur dem Erkrankten helfen kann, sein Leiden zu bessern, wenn nicht sogar wieder volle Arbeitsfähigkeit zu erlangen. Wenn auch ein geringer Teil der Tuberkulösen durch Uneinsichtigkeit und falsche Einstellung die Maßnahmen des Gesetzgebers zu durchkreuzen versucht, so darf doch die Gesamtheit der Kranken darunter nicht leiden, vielmehr soll ihnen rechtzeitig und in vollem Umfang die vom Gesetzgeber garantierte Behandlung zukommen.

Den Antrag auf Gewährung einer Heilstättenbehandlung stellt der tuberkulös Erkrankte, in manchen Fällen die Behörde auf Veranlassung des begutachtenden Arztes. Weigert sich der Tuberkulöse, die Kur durchzuführen, so kann die Behörde auf die nachteiligen Folgen bei der Berentung hinweisen, Uneinsichtige und undisziplinierte Kranke sollen eine Erklärung unterschreiben, wonach sie sich verpflichten, das beantragte Heilverfahren gewissenhaft durchzuführen und nur mit ärztlichem Einverständnis zu beenden. Sie sind auch darauf hinzuweisen, daß sie in Zukunft kein Heilverfahren mehr bewilligt erhalten, wenn sie sich dieser Verpflichtung entziehen, und daß ihnen auch die Rente ganz oder teilweise entzogen werden kann. Für einen Rentenentzug mit der Begründung, daß ein tuberkulös Erkrankter die Heilstättenbehandlung nicht oder nicht ordnungsgemäß durchgeführt hat, ist jedoch Voraussetzung, daß durch die vorgesehene Maßnahme eine wesentliche Besserung mit an Sicherheit grenzender Wahrscheinlichkeit zu erwarten gewesen wäre. Bei den Kurgutachten wegen Tbc schaltet sich relativ oft auch der Landestuberkulosearzt ein. Bei der Auswahl der Heilstätte im Hinblick auf die Tatsache, daß der Kranke oft Wochen, Monate und sogar Jahre fern der Familie in einer die Freiheit doch beträchtlich einschränkenden Umgebung zubringen muß, sollten gewisse Wünsche hinsichtlich der Auswahl der Heilstätte berücksichtigt werden. Müssen bestimmte Heilstätten gewählt werden, weil in diesen Spezialbehandlungen durchgeführt werden, so ist der Kranke rechtzeitig zu belehren. Tuberkulöse, bei denen keine Ansteckungsgefahr mehr besteht, werden zweckmäßigerweise in entsprechende Heilstätten für nur geschlossene Tuberkulöse geschickt. Auf Einzelheiten kann ich nicht näher eingehen. Es würde auch zu weit führen, besondere Heilstätten oder den Gang des Heilverfahrens aufzuzeigen, da dies auch wesentlich von dem betreffenden Kosten- oder Versicherungsträger abhängig ist.

b) Bei anderen urologischen Erkrankungen

Bei den Kuren zur Erhaltung bzw. Wiederherstellung der Arbeitsfähigkeit soll durch eine 4—6wöchige Kurbehandlung mit anschließender Schonung durch natürliche Heilmittel ein günstiger Einfluß auf bestimmte Krankheiten erzielt werden. Versicherungsämter, Versorgungsbehörden, Bundeswehr, Krankenkassen, aber auch Behörden, Industrieunternehmen, Bundesbahn usw. geben ihren Mitgliedern die Möglichkeit, teils in eigenen Kurheimen, teils in staatlich konzessionierten Sanatorien oder auch seltener in freier Form (Privatpension, Hotel) unter ärztlicher Leitung eine Kur durchzuführen. Ganz allgemein kann eine Kur gewährt werden, wenn andere Behandlungsverfahren, d. h. ambulante ärztliche Behandlung, Versorgung mit Arznei- und anderen Heilmitteln, Hauspflege, Krankenhausbehandlung, physikalische Behandlung, Haustrinkkuren und dergleichen keinen genügenden Erfolg haben oder in absehbarer Zeit erwarten lassen. Badekuren können auch zur Unterstützung anderer Heilmaßnahmen, zur Festigung des Behandlungserfolges und zur Verhütung von Rückfällen bewilligt werden. Bei der Kur muß ,,mit Wahrscheinlichkeit eine Heilung oder eine ins Gewicht fallende Besserung, eine Hebung der Erwerbsfähigkeit oder zumindest der körperlichen Leistungsfähigkeit oder eine Behebung von körperlichen Beschwerden, denen ein objektiver Krankheitsbefund von Belang zugrunde liegt, und die mit anderen Heilmaßnahmen nicht hinreichend beeinflußbar sind, erwarten lassen.“ (Richtlinien für die Gewährung und Durchführung von Kuren auf Grund des § 14 Abs. 1 BVG). Die Badekur ist eine befristete Heilbehandlung in einem anerkannten Kurort mit dessen natürlichen, ortsgebundenen Kurmitteln. Für die Durchführung kommen in Betracht: Mineralbäder einschließlich Moor- und Schlammbäder, Seeheilbäder, Kneippheilbäder und heilklimatische Kurorte. Bei den urologischen Erkrankungen sind es meist Heilbäder mit Säuerlingen, salinischen, erdigen und erdig-alkalischen Quellen, sowie Moor- und Schlammbäder, die im Sinne einer Kurbehandlung wirken.

Für den Gutachter ist die Entscheidung von Bedeutung, welche urologischen Erkrankungen einer solchen Kurbehandlung zugänglich sind und welche Heilbäder spezifische Wirkungen auf die Harnorgane haben, hängt doch der Erfolg einer Kur von der richtigen Beantwortung dieser beiden Fragen ab.

Ohne auf Einzelheiten einzugehen, kann man generell sagen, daß die Steinerkrankungen und die entzündlichen Erkrankungen der ableitenden Harnwege, sowie auch die entzündlichen Adnexerkrankungen einer Kurbehandlung in besonderem Maße zugänglich sind.

Von den Harnsteinen sind im wesentlichen die abgangsfähigen Kelchsteine, auch auf ihrem Weg über das Nierenbecken, den Harnleiter, die Blase und Harnröhre durch den mechanischen Effekt des Säuerlings oder der erdigen Quellen besonders geeignet für eine Trinkkur. Ob es sich dabei um Oxalate, Karbonate, Urate oder Cystinsteine handelt, spielt primär keine besondere Rolle. Daß man große Nierenbeckensteine oder Blasensteine durch diese Maßnahme nicht beeinflussen kann, liegt auf der Hand. Die unspezifischen Infektionen der Harnwege, von der Pyelonephritis über die Pyelitis, Ureteritis bis zu den Infektionen der unteren Harnwege, werden oft durch die antiphlogistische Wirkung der Quellen günstig beeinflußt, desgleichen die Begleitkatarrhe bei großen, nicht operablen oder doppelseitigen Steinbildungen. Auch die unspezifischen Restkatarrhe nach Tbc sowie nach operativen Eingriffen an den Harnwegen sind für eine anschließende Kurbehandlung gut geeignet. Die meist schweren Infektionen, mit oder ohne sekundäre Steinbildung, der Querschnittsgelähmten, die oft eine Niere bereits verloren haben und bei denen Restharnbildung der Blase oder Inkontinenz vorliegt, die Urinale oder Dauerkatheter tragen, Blasenfisteln haben, aber auch Kranke mit Harnableitung in den Darm sind für Kurbehandlung geeignet. Prostatiden oder Adnexitiden können einer ähnlichen Kurbehandlung unterzogen werden, mit gutem Erfolg aber auch Moor- oder Schlammbäder erhalten. Die Wirkung der Badebehandlung ist wissenschaftlich noch nicht völlig erforscht, der Erfolg ist jedoch augenscheinlich. Die Katarrhe der Harnwege gehen zurück, kleine Steine kommen zum Abgang. Die schweren recidivierenden Infektionen verlaufen milder oder verschwinden im Laufe der Jahre. Die Miktion wird freier, der Blasentonus kräftiger.

Nach den Bestimmungen sollen im allgemeinen Kuren alle 2 Jahre durchgeführt werden, die günstigen Wirkungen gerade bei den Querschnittsgelähmten rechtfertigen oft eine frühere Wiederholung. Bei den chronischen Nephritiden sind die Meinungen über eine Kurbehandlung geteilt. Oft werden die mehr oder weniger erhöhten Blutdruckwerte gesenkt; die Auswirkungen auf das Herz sind günstig. Bei Retention harnpflichtiger Substanzen im Blut und bei exzessiv hohen Blutdruckwerten sowie Herzdekompensation ist die Trink- und Badekur kontraindiziert, desgleichen bei fortgeschrittenen Nephritiden. Leichte Restproteinurien werden dagegen günstig beeinflußt ebenso wie Restnephritiden und Defektheilungen nach Nephritis.

War man bei den malignen Erkrankungen der Nieren und Harnwege bisher, auch in der postoperativen Phase, mit einer Kurbehandlung zurückhaltend, so gewinnt doch immer mehr der Gedanke Raum, daß man auch die Krebskranken nach entsprechender klinischer Behandlung einer oder mehrerer Kurbehandlungen unterziehen soll, um sie auf diese Weise entweder wieder in den Arbeitsprozeß einzugliedern oder die Beschwerden zu lindern, insbesondere den Katarrh der Harnwege oder Adnexe durch die Kurmaßnahmen zu bessern oder auszuheilen.

3. Die Beurteilung des Zeitpunktes der Nachuntersuchung

a) Bei Unfallfolgen

Bei der Abgabe eines Gutachtens wird dem Gutachter oft die Frage gestellt, ob und gegebenenfalls wann eine Nachuntersuchung vorgenommen werden soll. Die Beantwortung dieser Frage ist für den Versicherungsträger von Bedeutung, da sich zu diesem Zeitpunkt möglicherweise die Höhe der Berentung ändert. In der berufsgenossenschaftlichen Begutachtung spielt der Zeitraum der 2-Jahresfrist nach dem Unfall eine besondere Rolle, da er die Festsetzung der sogenannten Dauerrente vorschreibt. Diese Festsetzung soll nach dem Willen der gesetzlichen Versicherung unabhängig von den bisherigen Einstufungen, auf Grund einer neuen Untersuchung erfolgen.

b) Bei Erkrankungen und Schädigungsfolgen

Anders verhält es sich in der Kriegsopferversorgung: Dort wird bei der Erstbegutachtung festgestellt, ob etwa der Verlust der Niere die Folge einer im Kriege oder durch den Wehrdienst usw. erlittenen Schädigung ist. Wird diese Zusammenhangsfrage bejaht, so wird hier der Verlust der Niere als Schädigungsfolge mit 30 % berentet. Eine Nachuntersuchung empfiehlt sich, wenn noch Blasenbeschwerden bestehen, eine chronische Harninfektion vorliegt oder eine Affektion der Prostata vorhanden ist. Hier wird also der Termin der Nachuntersuchung von diesen Befunden abhängen, während die glatte Nephrektomie keiner Nachuntersuchung bedarf. Bei der Kriegsopferversorgung sind die Rentennachprüfungen gesetzlich vorgeschrieben, aber in gewissen Fällen ist auch dann, wenn der Gutachter einen wesentlich abweichenden objektiven Befund seit der letzten Begutachtung findet, keine Herabsetzung der Rente mehr möglich. Darauf brauche ich hier aber nicht näher einzugehen. Gerade im Versorgungswesen ist der ersten Begutachtung besondere Bedeutung beizumessen, da die einmal im Bescheid anerkannte Höhe der MdE nur sehr schwer herabzusetzen ist. Diagnostische Irrtümer oder „wohlwollende“ Einstufung wirken sich hier oft auf die

Rentenfestsetzung so aus, daß auch durch Nachuntersuchungen mit eindeutigen anderen klinischen Befunden, nach denen die erste Begutachtung „offenbar unrichtig" war, eine Änderung nicht mehr möglich ist (s. unter 5. Kap. B. II/3).

Gewisse Zustände, insbesondere bei schweren Erkrankungen, bedürfen keiner Nachprüfung mehr hinsichtlich der Frage der Invalidität, da sie dauernde Erwerbs- oder Berufsunfähigkeit bedingen. Diese sind auf dem urologischen Sektor nach TRÜB:

a) Nierensteine (ein- oder doppelseitig) bei nachweisbaren Komplikationen (Infektion, Passagehindernis, Hydronephrose). Bei Möglichkeit einer operativen Beseitigung besteht nur vorübergehende Erwerbs- oder Berufsunfähigkeit.

b) Chronisch entzündliche Erkrankungen der Niere mit sekundär bedingten Herz- und Kreislaufstörungen (Hypertonie, Oedeme).

c) Funktionsstörung in der sogen. „Restniere" nach operativer Entfernung einer Niere.

d) Tuberkulose der Niere oder der ableitenden Harnwege.

e) Gutartige oder bösartige Geschwulstbildungen im Bereich der Nieren oder der ableitenden Harnwege.

Man kann diesen allgemeinen Gesichtspunkten grundsätzlich zustimmen; es wird jedoch auch Ausnahmen geben, bei denen trotz Vorliegens der geschilderten Leiden noch Berufs- bzw. Erwerbsfähigkeit besteht.

Die Nachprüfungstermine von Renten geben dem Gutachter einen gewissen Spielraum. Es wird hier seine Erfahrung hinsichtlich dieses oder jenes Leidens, dessen Verlauf er in seiner ärztlichen Tätigkeit kennengelernt hat, zu besonders vorsichtiger oder aber großzügiger Festlegung der Termine führen. Zustände, die keine Änderung mehr erfahren (z. B. Verlust der Niere bei guter Funktion der Restniere, ohne Harninfektion), bedürfen auch keines Nachprüfungstermins. Eine Harninfektion hat Zeiten der Latenz und des Aufflackerns, was sich naturgemäß auch auf die Beurteilung auswirkt. Die Dominanz kann vom Nierenbecken zur Prostata übergehen oder umgekehrt. Demgemäß kann sich auch die Höhe der Erwerbsminderung ändern, und entsprechend darf der Nachprüfungstermin nicht zu weit hinausgeschoben werden. Bei Papillomen, Leukoplakien und operativ entfernten Carcinomen wird die Gefahr der malignen Entartung bzw. der Recidivierung den Termin der Nachuntersuchung bestimmen. Die Urogenital-Tbc stellt an die prognostischen Kenntnisse und Erfahrungen des Gutachters besondere Anforderungen, handelt es sich doch hier bei Herabsetzung der MdE um eine einschneidende Maßnahme für den Betroffenen, der jahrelang 100 % erwerbsbeschränkt war und nun plötzlich mit 80, 60 oder 50 % eingestuft wird. Hier sollte die stabile Konversion absolut gesichert sein, ehe man sich zu der Rentenherabsetzung entschließt und durch wiederholte Kontrollen in kürzeren Abständen die Überwachung gewahrt bleiben. Auch bei operativ entfernten Carcinomen, besonders aber bei den unberechenbaren Hypernephromen sei man mit einer Rentenherabsetzung sehr zurückhaltend und setze lieber einen Nachuntersuchungstermin in einem kürzeren Zeitraum, etwa einem Jahr, an. Bei der Prostatahypertrophie hängt die Prognose vom Restharn ab. Nach der Prostatektomie, aber auch nach der endourethralen Prostataresektion werden die Patienten oft wieder arbeitsfähig, besonders wenn diese Eingriffe in nicht zu hohem Alter und bei nicht fortgeschrittenem Leiden vorgenommen werden. Die chron. Prostatitis bedingt zwar keine erhebliche MdE (10—15 %), kann aber bei Übergang in eine Prostataneurose für den Kranken sehr lästig sein und sich nicht nur in persönlicher, sondern besonders auch in beruflicher Hinsicht störend auswirken. Eine Prostatitis, die sich in dieser Richtung laufend verschlimmert, sollte man nachuntersuchen lassen, auch wenn hier oft eine erhebliche Divergenz zwischen dem erhobenen Befund und den vorgebrachten Klagen (subjektives Befinden) angetroffen wird. Die Restzustände nach Nephritis (geringe Restproteinurie, leichte Einschränkung der Konzentrationsfähigkeit, Defektheilung) können in größeren Abständen nachgeprüft werden, während die fortschreitenden chron. Nephritiden mit Blutdruckerhöhung, Isosthenurie, Retention harnpflichtiger Substanzen, erheblicher Proteinurie, Cylindrurie, Oedemen) in Abständen von 2—3 Jahren nachgeprüft werden sollen, da sich der Übergang in eine Schrumpfniere oft nach Jahren noch, auch bei den sogen. Feldnephritiden, vollziehen kann.

Wenn es somit kein Schema für die Nachprüfungstermine bei urologischen Erkrankungen, — wobei ich die Parenchymerkrankungen eingeschlossen habe —, gibt, so wird es von der Erfahrung des einzelnen abhängen zu erkennen, ob ein Leiden stationär bleibt, ob ihm eine fortschreitende Verschlimmerung innewohnt oder ob eine allmähliche Besserung, wenn nicht Ausheilung zu verzeichnen ist. Erfahrene Gutachter wissen, daß Besserungen bei einmal erfolgter Rentenfestsetzung sehr selten sind und daß eine festgestellte Besserung für Gutachter und Probanden oftmals manchen Ärger, bisweilen auch persönliche Feindschaft zur Folge hat und daß es auch im Hinblick darauf, daß ja alle Begutachteten immer älter werden und somit auch die Altersbeschwerden gern in den Komplex des Gutachtenleidens mit einbeziehen, oft schwierig ist, dem Begehren nach Rentenerhöhung bei Nachuntersuchungen zu widerstehen. Es soll aber auch bei der Festsetzung von Rentennachprüfungsterminen der oberste Grundsatz des Gutachters sein, objektiv alle Momente, besonders in prognostischer Hinsicht, zu berücksichtigen und abzuwägen.

III. Allgemeine Gesichtspunkte für die prognostische Beurteilung urologischer Erkrankungen

Wenn man Richtlinien für den Gutachter hinsichtlich des urologischen Sachverhalts geben soll, so ist es nur bedingt möglich, eine schematische Einteilung in urologische Erkrankungen mit günstiger, mit ungünstiger und mit zweifelhafter Prognose vorzunehmen.

Erkrankungen mit günstiger Prognose sind alle akuten entzündlichen Erkrankungen der Harnwege, die auf eine entsprechende Therapie hin in kurzer Zeit zur Ausheilung kommen. Da wir es bei der Begutachtung jedoch entweder mit chron. Erkrankungen oder mit Dauerzuständen zu tun haben, gibt es streng genommen in der urologischen Begutachtung keine Erkrankungen mit günstiger Prognose. Man kann jedoch als Gutachter günstig urteilen bei Defektheilungen nach Nephritis, bei Restproteinurien unter 0,5 ‰ nach Esbach, bei geringen Leukocytenbeimengungen im Urin infolge eines subchronischen oder chronischen Entzündungsprozesses in den unteren Harnwegen, bei kleinen abgangsfähigen aseptischen Steinen, auch bei isolierten Nierencysten, welche operativ beseitigt werden können und im allgemeinen einen günstigen Verlauf nehmen. Die Prognose verschlechtert sich, wenn der Entzündungsprozeß aufflackert, immer wieder mit Fieberschüben recidiviert, zu Rückstauungserscheinungen führt, sekundäre Steinbildung bewirkt und insbesondere auf das Nierenparenchym übergreift im Sinne einer chron. Pyelonephritis. Strikturen der Harnröhre mäßigen Grades, Hindernisse am Nierenbecken-Harnleiterübergang, (angeboren, durch akzessorische Gefäße, Sklerosierungen des Fettgewebes nach Nierenbeckenentzündungen) bedingen durch die Abflußbehinderung des Urins Komplikationen, welche bei längerem Bestehen irreversibel sind.

Jede Prognose einer urologischen Erkrankung wird verschlechtert durch Infektion und Rückstauung. Beide, die erstere noch stärker als die zweite, können schwere Schädigungen des Nierenparenchyms, eine tubuläre Insuffizienz, Verschmälerung der Parenchymschicht hervorrufen, mit den klinischen Zeichen der Funktionseinschränkung (Clearance) und Erhöhung der harnpflichtigen Substanzen im Blut.

Der Verlust einer Niere, sei es im Gefolge einer Verletzung oder eines Funktionsausfalls durch Steinbildung oder Infektion, hat im allgemeinen eine günstige Prognose, wenn die Funktion der Restniere intakt ist und keine Infektion vorliegt. Im jugendlichen Alter tritt eine kompensatorische Hyperplasie der Restniere ein, die in älteren Jahren nicht mehr möglich ist. Das Risiko beim Nierenverlust ist jedoch für den Probanden das Fehlen eines Teiles des paarigen Ausscheidungsorgans, wenn der anderen Niere etwas zustößt (Verletzung, Nephritis, Hydronephrose, Infektion, Steinbildung usw.) (SCHULTHEIS).

Die Parenchymerkrankungen im chron. Stadium haben besonders bei hohem Blutdruck, Augenhintergrundsveränderungen, Retention harnpflichtiger Substanzen, sekundärer Infektion der Harnwege eine ungünstige Prognose, wenn auch das Fortschreiten des Prozesses bis zur Niereninsuffizienz bzw. Schrumpfniere Jahre und Jahrzehnte dauern kann.

Die Träger von Nieren- und Blasenfisteln sind der Gefahr der Katheter- und Spülinfektion ausgesetzt. Die Blase gewöhnt sich bei ausreichender Kapazität im allgemeinen relativ gut an den Zustand der Fistelung. Ungünstig wirkt sich eine gleichzeitige Sphincterinsuffizienz und eine Insuffizienz der Ureterostien aus. Das Nierengewebe verträgt den Fistelkatheter, sei es durch Nephrostomie oder durch Pyelostomie, im allgemeinen schlechter. Inkrustationen und stärkere Infektionen gibt es hier häufiger. Restharnbildung der Blase und des Nierenbeckens begünstigen die Infektion. Blasenlähmungen bei Querschnittsgelähmten, die ein Urinal oder einen Dauerkatheter, u. U. beides erforderlich machen, sind meist von einer schweren Infektion der Harnwege, oft mit sekundärer Steinbildung begleitet. Die Prognose ist jedoch gegenüber früher, beispielsweise der Zeit nach dem 1. Weltkrieg, besser geworden. Die Lebenserwartung dieser Beschädigten ist erheblich verbessert, wenn auch Infektionen der oberen Harnwege, teilweise mit sekundärer Steinbildung einen hohen Prozentsatz ausmachen. Der Anteil der Nephrektomien bei diesen Kranken beträgt etwa 25%. Rezidivierende Pyelonephritiden sind relativ häufig.

Von den Mißbildungen neigen besonders die hypoplastischen Nieren zur Infektion und Steinbildung, desgleichen aber auch die Doppelbildungen, Dystopien und Verschmelzungsnieren. Die Prognose der angeborenen Cystennieren ist ungünstig. Bei Teilresektionen einer Niere hängt die Prognose von der Funktion des verbliebenen Anteils ab.

Doppelseitige Ausgußsteine sind wegen der sekundären Schädigung des Nierengewebes und der meist erheblichen Begleitinfektion (chron. Pyelonephritis) prognostisch ungünstig.

Erkrankungen mit der ungünstigsten Prognose sind die malignen Geschwülste: Blasencarcinom, Prostatacarcinom, maligne Neubildungen der Hoden, der Ureteren, der Nieren einschließlich der Hypernephrome. Die Vorstadien des Carcinoms, die breitbasigen Papillome sowie die Leukoplakien der Blase und des Nierenbeckens sind prognostisch ungünstig wegen der potentiellen malignen Degeneration.

Man kann den Präkanzerosen jedoch auch eine zweifelhafte Prognose zuschreiben, ebenso wie der langdauernden chron. Prostatitis, bei welcher ebenfalls die Möglichkeit der malignen Entartung gegeben ist. In gleicher Weise kann sich aus der jahrelang bestehenden chron. Cystitis ein Blasencarcinom entwickeln.

Eine zweifelhafte Prognose haben ferner die tuberkulösen Erkrankungen der Urogenitalorgane, wenn sich auch die Prognose im Verlauf der letzten 10—15 Jahre sowohl hinsichtlich der Lebenserwartung als auch der Erzielung einer stabilen Konversion deutlich günstiger entwickelt hat.

Ich habe mich darauf beschränkt, die den urologischen Gutachter besonders interessierenden Erkrankungen und Zustände in kurzen Umrissen hinsichtlich ihrer Prognose einzuordnen, wobei über allgemeine Richtlinien nicht hinausgegangen werden kann. Selten vorkommende Erkrankungen bedürfen wegen ihrer geringen Vergleichsmöglichkeiten einer besonders sorgfältigen Einstufung. Der Gutachter soll indessen nicht vergessen, daß nicht allein die ärztliche prognostische Aussage von ihm gefordert wird. Er soll vielmehr sein Wissen um die Prognose verschmelzen mit seinen arbeitsmedizinischen Kenntnissen. Der optimale Arbeitsplatz ist dem Menschen dienlicher als die maximale Rente.

Fünftes Kapitel[1]

Die Begutachtung eines ursächlichen Zusammenhanges bei Erkrankungen der Harnorgane

A. Nichtmedizinischer Sachverhalt

Von

TH. SCHULTHEIS

I. Begriffe, die in der Zusammenhangsbegutachtung verwendet werden

Der nichtmedizinische Sachverhalt in der Zustandsbegutachtung ist eindimensional. Er ist bestimmt durch ein System sozial-juristischer und versicherungs-juristischer Vorschriften. Demgegenüber ist der nichtmedizinische Sachverhalt in der Zusammenhangsbegutachtung zweidimensional. Als zweite Dimension tritt hinzu ein Ereignis, d. h. ein Komplex, der initial außerhalb des menschlichen Organismus und außerhalb des juristischen Vorschriftenkreises sich befindet. Dieses Ereignis ist räumlich und zeitlich bestimmbar.

Beispiel: a) Am 28. 10. 59, 6^{30} Uhr, fällt von einem Baugerüst an der Hochstraße Nr. 41 in Gladbeck i. W. ein Ziegelstein.

b) Der Bergmann Hans M., 37 J., hat seine Nachtschicht beendet und befindet sich auf dem Wege zu seiner Wohnung. Der Weg von der Schachtanlage zur Wohnung ist bestimmungsgemäß gegen Unfall versichert.

c) Der Bergmann passiert das Baugerüst an der Hochstraße Nr. 41 um 6^{30} Uhr, bückt sich nach seiner vom Kopf gewehten Mütze; im gleichen Augenblick wird er von dem herabfallenden Stein in der Lendengegend getroffen.

[1] Die Literatur zu diesem Kapitel befindet sich als Gesamtverzeichnis zu Teil I am Schluß des sechsten Kapitels auf Seite 261.

Dieses räumlich und zeitlich definierte Ereignis tritt in Beziehung zu einem versicherungs-rechtlichen Sachverhalt — Weg von der Arbeitsstätte.

Aus dem Zusammentreffen beider nichtmedizinischer Sachverhalte entwickelt sich die Frage nach dem Zusammenhange des medizinischen Sachverhalts mit dem Ereignis.

Im Beispiel etwa: Besteht ein ursächlicher Zusammenhang zwischen der Haematurie, welche bei dem Bergmann Hans M., 37 J., am 3. 11. 59 festgestellt wurde, und dem Steinfall auf die Lendengegend am 28. 10. 59, 6^{30} Uhr?

In der Zusammenhangsbegutachtung sind von dem Gutachter daher zwei nichtmedizinische Sachverhalte zur Kenntnis zu nehmen. Dabei hat das Unfallereignis oder die „Schädigung" besondere Bedeutung. Sie ist es, deren Wirksamkeit in erster Linie zu prüfen ist. Aber auch der versicherungsrechtliche Sachverhalt darf vom Gutachter nicht übersehen werden, da dessen Kriterien ebenfalls seine Folgerungen beeinflussen können.

Der Zusammenhangsgutachter muß daher über den Unfallhergang genauestens unterrichtet werden. Unvollständige Akten sollte man zurückgeben.

Selbstverständlich ist auch das *Unfallereignis* Gegenstand einer begrifflichen Definition geworden.

„Ein bestimmtes (einmaliges), plötzliches (unerwartetes), unbeabsichtigtes (unfreiwilliges) Ereignis wird zu einem Unfall im Rechtssinne erst dadurch, daß es
1. von außen auf den Körper einwirkt und
2. dadurch eine Gesundheitsschädigung verursacht.

Fehlt dem angeschuldigten Ereignis auch nur eines dieser kennzeichnenden Merkmale, ist es z. B. unbestimmt oder nicht einmalig, oder nicht plötzlich (sondern länger dauernd) und nicht unerwartet (womöglich vorsätzlich), oder wirkt es nicht von außen (sondern von innen) oder nicht auf den *Körper* ein, oder bewirkt es keine Gesundheitsschädigung, so handelt es sich nicht um einen Unfall im Rechtssinne." (SCHELLWORTH)

Im Versorgungswesen wird etwas umfassender von „Schädigung" gesprochen. Dabei ist unter Schädigung der schädigende Vorfall (z. B. Steinfall), nicht aber die Folge des Vorganges (Nierenprellung und Haematurie) zu verstehen.

Der medizinische Sachverhalt ist demgegenüber als Unfallfolge, als Schädigungsfolge oder Beschädigung bezeichnet.

Es muß besonders betont werden, daß die Vokabel „Schädigung" im Versorgungswesen und damit auch in dem zugehörigen Gutachtenwesen die vorstehende begriffliche Definition hat — also nur den schädigenden Vorgang bezeichnet. Das ist wichtig, weil die Vokabel „Schädigung" schon in der deutschen Ausgabe des „Handbuches der internationalen Statistischen Klassifikation der Krankheiten, Verletzungen und Todesursachen" anders verwendet wird und ihr die Bedeutung „Beschädigung = Art der Verletzung" zugemessen wird. Daran wird die sog. N.-Systematik, die Einteilung der Unfälle, Vergiftungen und Gewalteinwirkungen (Art der Schädigung) aufgebaut. Demgegenüber wird in der E-Systematik die äußere Urache der Verletzung, also Eisenbahnunfall oder Schlag durch fallenden Gegenstand weiter gegliedert.

1. Die verschiedenen Schadensereignisse (Schädigungen)

Im Gutachtenwesen gliedert sich die Kasuistik der äußeren Ursachen einer Verletzung oder Erkrankung — Schädigung — in allgemeine Schädigung und spezielle Schädigung.

Allgemeine Schädigungen sind solche Ereignisse oder äußere Ursachen, welche den menschlichen Organismus im ganzen treffen. Sie sind eine Zusammenfassung von Umweltfaktoren.

Die Schadensereignisse sind zu gliedern:

1. Schädigungen allgemeiner Natur, aus der Umwelt. Hierhin gehören
   a) allgemeine Eigentümlichkeiten der Arbeitsumwelt;
   b) allgemeine Eigentümlichkeiten des Sportes und der Freizeit;
   c) allgemeine Eigentümlichkeiten erzwungener enger Gemeinschaft.

2. Schädigungen spezieller Natur:
   a) chemische Kräfte, welche auf den Körper einwirken;
   b) physikalische Schädigungen, wie Hitze, Kälte, Bestrahlung;
   c) scharfe und stumpfe, unmittelbar auf den Körper einwirkende Gewalt.

In die erste Obergruppe der Schädigungen gehören die Umwelteinwirkungen, welche zu Berufskrankheiten, Abnutzungskrankheiten führen. Es gehören hierher auch alle die Einwirkungen, welche im Rahmen der unfreiwilligen Zusammenfassung menschlicher Gemeinschaften, wie Dienstverpflichtung, Militärdienst, Gefangenschaft, Lagerleben, auftreten.

Personenkreise, die allgemeinen Schädigungen ausgesetzt wurden, sind in allen Ländern gut untersucht und sowohl hinsichtlich der Zusammenhangsbegutachtung als auch hinsichtlich ihrer Bewertung und Entschädigung mehr oder weniger übereinstimmend klassifiziert worden.

Sie werden in den Abschnitten B I und B II dieses Kapitels ausführlich erörtert werden, die chemischen Einwirkungen unter C I u. C II.

Demgegenüber sind die Schädigungen bzw. *Schadensereignisse spezieller Natur* vielseitiger und differenzierter, da sie in enger Beziehung zum menschlichen Körper oder zum Ort der Gewalteinwirkung stehen.

Es sind unmittelbare Gewalteinwirkungen von mittelbaren zu trennen.

Eine unmittelbare Gewalteinwirkung oder eine *unmittelbare Schädigung* ist dann anzunehmen, wenn das beschädigte Organ gleichzeitig der Ort der Gewalteinwirkung war, d. h. wenn ein örtlicher Zusammenhang zwischen Schädigung und Beschädigung besteht.

Beispiel: Ein Fußtritt in die linke Lendengegend führt zu einer Ruptur der linken Niere.

Eine *mittelbare Schädigung* ist dann anzunehmen, wenn kein örtlicher Zusammenhang zwischen Gewalteinwirkung und Beschädigung besteht.

Beispiel: Durch Sturz auf das Gesäß kommt es zu einem Bruch des 12. Brustwirbels, diesem folgt eine Kompression des Rückenmarkes, dieser eine Lähmung von Blase und Mastdarm, dieser eine aufsteigende Harninfektion, dieser eine Harnsteinbildung usw. Zwischen dem Sturz auf das Gesäß und der Harnsteinbildung besteht kein örtlicher Zusammenhang, die Schädigung ist für letzteren Effekt als mittelbare Schädigung zu erkennen.

2. Der Zusammenhang von Schadensereignis mit Schädigungsfolge

Während die Schädigung, das Schadensereignis, das Unfallereignis zuallererst nichtmedizinischer Natur sind, ist die Schädigungsfolge, die Unfallfolge, die Beschädigung gleichzusetzen dem medizinischen Sachverhalt.

Zusammenhang ist die verbindende Vokabel für Unfall und Unfallfolge, für Schädigung und Schädigungsfolge. Diese Vokabel ist nicht rechtlich definiert, da sie zu allgemein ist und weiterer Ergänzung bedarf. Man unterscheidet

den ursächlichen Zusammenhang,
den örtlichen Zusammenhang;
den zeitlichen Zusammenhang;
dann die verschiedenen Qualitäten der Aussage über den Zusammenhang:
den zweifelsfreien oder sicheren Zusammenhang,
den wahrscheinlichen Zusammenhang,
den unsicheren Zusammenhang,
den fehlenden Zusammenhang.

Im Laufe der Zeit sind für die Prüfung der Zusammenhangsfrage einige Grundsätze erarbeitet worden, die SCHÖNEBERG vorstellt:

1. Das schädigende Ereignis muß durch Aktenunterlagen erwiesen oder durch glaubhafte Zeugenaussagen oder nach Lage der zur Erörterung stehenden Gesundheitsstörungen wahrscheinlich sein.

2. Das schädigende Ereignis muß mit seinen Folgen an den heute vorliegenden Zustand zeitlich heranzuführen sein (Brückensymptome).

3. Das schädigende Ereignis muß zum heute vorliegenden Zustand in einem Ursache-Wirkungs-Verhältnis stehen, das den ärztlichen Erfahrungen gerecht wird.

Ursache und Wirkung müssen adäquat sein. Daß dieses Verhältnis kein rein quantitatives ist, ist selbstverständlich. Qualität und Intensität des Vorganges bestimmen das Verhältnis vorwiegend.

4. Für die Reihe von Erkrankungen, für die eine mechanisch-traumatische Entstehung behauptet wird, muß auch eine lokale Beziehung zwischen Unfalleinwirkung und Krankheitsherd vorliegen, z. B. bei posttraumatischer Tuberkulose, Zuckerharnruhr, Geschwülsten.

Die Frage nach dem ursächlichen Zusammenhang ist dem Gutachter in einer Zusammenhangsbegutachtung immer gestellt.

Der Gutachter tut gut daran, sich zu vergegenwärtigen, daß diese Frage nach der *Kausal*beziehung auf zwei Wissensebenen erörtert wird, nämlich auf der naturwissenschaftlich-medizinischen und auf der geisteswissenschaftlich-juristischen.

BOHNE leitet eine Abhandlung über die Verständigung zwischen naturwissenschaftlichen Sachverständigen und Juristen ein:

„Daß die Verständigung zwischen naturwissenschaftlichem Sachverständigen, besonders auch dem Gerichtsmediziner, und dem naturwissenschaftlich nicht geschulten Juristen oft auf Schwierigkeiten stößt, hat seinen Grund nicht nur in der Verschiedenheit der Objekte ihrer Wissenschaften und in der jeder Wissenschaft eigenen Fachausdrücken, sondern vor allem auch in der Verschiedenheit des Denkens im naturwissenschaftlichen und geisteswissenschaftlichen Bereich." (PONSOLD)

JENRICH widmet dem Begriff der Kausalität und der Minderung der Erwerbsfähigkeit einen Abschnitt (PONSOLD). Er schreibt:

„Ihrem Wesen nach sind rechtliche und medizinische Kausalität voneinander so verschieden wie der rechtliche und ärztliche Krankheitsbegriff. Der rechtliche Krankheitsbegriff ist — im Gegensatz zur medizinischen Beurteilung — zweckgebunden. Medizinisch wesentliche Merkmale einer Krankheit werden z. B. nicht selten ohne rechtliche Bedeutung sein, und umgekehrt können rechtserhebliche Fragen für die medizinische Beurteilung einer Erkrankung wenig oder nichts bedeuten."

Er fährt fort:

„Als kausal ist also jede Bedingung anzusehen, die geeignet ist, nach dem regelmäßigen Verlauf von Ursache und Wirkung den eingetretenen ‚Erfolg' herbeizuführen."

Es würde zu weit führen, die Verschiedenartigkeit der Kausalitätsbegriffe weiter zu erörtern. Die einfachste Formel: Naturwissenschaftlich wird die Ursache *konstatiert*, geisteswissenschaftlich wird die Ursache *gewertet*, d. h. eingeordnet in eine Wertskala.

GOTTSCHICK hat weiteres dazu ausgeführt:

„Nicht *alle* Bedingungen eines Geschehens oder einer Folge sind Ursachen im juristischen Sinne; Ursachen entsprechend der juristischen Kausalauffassung sind nur die *wesentlichen* Bedingungen eines Geschehens."

Und wenn er fortfährt:

„Nur *rechtserhebliche* Bedingungen eines Geschehens sind im juristischen Sinne wesentlich"; dann führt er zurück zum naturwissenschaftlichen Kausalbegriff.

Die Zusammenhangsfrage stellt dem Gutachter zwei Teilfragen:

1. Ist der nichtmedizinische Sachverhalt (Unfallereignis — Schädigung) überhaupt geeignet, den medizinischen Sachverhalt nach dem regelmäßigen Verlauf von Ursache und Wirkung herbeizuführen?

2. Ist der medizinische Sachverhalt so beschaffen, daß er bei Fortfall des nichtmedizinischen Sachverhaltes aufhören würde, zu existieren?

Kann der Gutachter beide Fragen ohne Vorbehalte mit Ja beantworten, dann ist ein *ursächlicher Zusammenhang* gegeben.

In manchen Fällen sind die rechtserheblichen Bedingungen eines Geschehens nicht die vollständige medizinische Ursache eines medizinischen Sachverhaltes. Dann ist dieses Geschehen zu untersuchen, ob es als *Teilursache* angesehen werden muß. So wird ein teilweiser Zusammenhang hergestellt. Weitere Überlegungen gipfeln in einer näheren Charakterisierung als wesentliche oder nebensächliche Teilursache.

Hier müssen die Darlegungen von HERMANSDORFER wörtlich zitiert werden. Dieser erfahrene Gutachter unterscheidet:

A
B
C

1. Die *lineare Kausalität*, bei der aus der Ursache A die Folge B und aus dieser das Endergebnis C entsteht.

Beispiel: Granatsplitterberletzung eines Oberschenkels (A), anschließend schwere Vereiterung (B). Amputation und damit Verlust des Beines (C).

A
B C

2. Die *dichotome Kausalität*.

Beispiel: Ein Mensch, der in der Jugend eine Tuberkuloseinfektion (wie die Mehrzahl aller Menschen) durchgemacht und davon verkalkte Herde in Lunge und Bronchialdrüsen behalten hat (A), erkrankt an einer exsudativen Pleuritis (B). Das ist *keine Pleuratuberkulose*, sondern eine tuberkulotoxische, allergische Reaktion des Rippenfells, *denn man findet dabei in der Regel keine Tb-Bacillen im Exsudat.* 2 Jahre später folgt darauf Aufflackern seines aus der Jugend stammenden Lungenprozesses (C). Hier ist C nicht die Folge von B, sondern beide gehen auf die gemeinsame Wurzel A zurück. Dieses Beispiel ist praktisch wichtig, weil von Lungenärzten fälschlicherweise auch hier ein lineares Kausalverhältnis angenommen wird in dem Sinne, daß die feuchte Rippenfellentzündung *Ursache* der späteren Lungentuberkulose sei. Das kann zu völlig falschen versorgungsrechtlichen Beurteilungen führen. Die gleichen Verhältnisse dichotomer Kausalität liegen der tuberkulösen Streuung zu Grunde, wobei auch eine vorausgegangene Pleuritis nur Zeichen einer *gestörten Immunitätslage. nicht aber Ursache der Bakterienverschleppung ist.*

A A_1
B B_1
C_1

3. *Rein zeitlicher Zusammenhang, ohne Kausalverknüpfung.*

A führt zu B und A_1 zu B_1, wobei B und B_1 entweder gleichzeitig oder auch nacheinander auftreten können. Wenn dann A als Ursache für B_1 oder C_1 angesehen wird, handelt es sich um den typischen *Fehler des post hoc ergo propter hoc.*

In Wirklichkeit liegt nur ein rein zeitliches Verhältnis vor, das *zufällig*[1] ist, aber den Anschein der Kausalität erwecken kann.

Beispiel: Soldat bekommt während des Militärdienstes eine Blinddarmentzündung. Eine wehrdiensteigentümliche Ursache liegt nicht vor (Dienstleiden).

4. *Wirk-* und *Zweck*ursachen oder *ungerichtete* und *gerichtete* Ursachen. Beide sind durch das gleiche Schema darzustellen.

A B
C

Beispiel für Wirkursachen: Ein bereits in der Jugend tuberkulös Infizierter, dessen Infektionsherd vernarbt ist, erkrankt 1945 infolge von Hunger, unhygienischen Verhältnissen, Wohnungsnot, Unsauberkeit erneut an akuter Lungentuberkulose durch Aufflackern des alten Prozesses. Die alte Infektion und die äußeren Schädlichkeiten zusammen (A + B) ergeben das Wiederakutwerden des alten vernarbten Prozesses.

Beispiel für Wirkursache aus dem täglichen Leben: Anton (A) und Bernhard (B), die sich seit 30 Jahren kennen und in derselben Stadt wohnen, sich aber nie in dieser Zeit gesehen haben, fassen unabhängig voneinander den Entschluß, nach Spanien zu reisen. Dort treffen sie sich durch *Zufall*[1]. Dieses Ereignis ist selbstverständlich, wie jedes Geschehnis, kausal determiniert, aber Zufall insofern als nicht gewollt, die Ursachen sind also in diesem Falle nicht zweckgerichtet.

---

[1] Die Frage des „Zufalls" und die Unterscheidung von Wirk- und Zweckursachen ist ebenso wie die der Willensfreiheit, wenn man die Betrachtungsweise PLANCKS zu Grunde legt, ein *Scheinproblem.* Ein solches liegt vor, wenn es sich um verschiedene Standorte handelt, von denen aus das Problem untersucht wird. Nach PLANCK hält sich der Mensch von seinem Gesichtswinkel aus in seinen Entschlüssen und Entscheidungen für frei, von der Sicht eines allwissenden, allumfassenden höheren Wesens sind sie dagegen streng determiniert. In gleicher Weise kann man „Zufall" und „Wirkursachen" deuten. Im Rahmen des Kosmos sind auch die Wirkursachen, die uns als ungerichtet erscheinen, in höchster Schau auf harmonisches Zusammenwirken hin determiniert. Der *Begriff des Zufalls* ist gerade in der Begutachtung von *größter Wichtigkeit,* wird aber praktisch von sehr vielen ignoriert (HERMANSDORFER).

Beispiel für Zweckursache: Anton (A) und Bernhard (B) reisen getrennt nach Spanien, verabreden aber vorher, sich dort zu treffen, was dann auch geschieht.

Beispiel aus der Pathologie: An der Stelle eines alten Oberschenkelbruches tritt 26 Jahre (!) später ein Sarkom auf. Die Wahrscheinlichkeit eines Kausalzusammenhanges im Sinne der gerichteten Zweckursachen ist zu vergleichen mit der eines Totospielers, 5 richtige Zahlen zu erraten.

Mit diese Schematisierung der Ursachen hofft HERMANSDORFER, Irrtümer des Gutachters hinsichtlich der Bewertung von Teilursachen verhüten zu können. Er erläutert das kritisch an einem urologischen Beispiel:

„KOCH und HAASE haben experimentell die Konkrementbildungskrise bei Erzeugung von Nierensteinen durch Verabfolgung einer Noxe an Ratten studiert. Der Vorgang läuft in 3 Phasen ab. Der Abscheidung von Kolloidkörperchen folgt Bildung von Sphärolithen, aus denen sich dann Mikrolithen und schließlich Harnsteine entwickeln. Diese Kette von Vorgängen geht einher mit Durchblutungsstörungen in der Niere. Die Autoren sehen nun in der Kreislaufveränderung die Ursache der Steinbildung und erblicken darin eine Bestätigung der Theorie von BOSHAMER, der Fokaltoxikosen, wirkend über Zwischenhirn und Sympathicus mit Durchblutungsstörungen in der Niere als Erzeugungsmechanismus von Nierensteinen annimmt. Abgesehen davon, daß die einzelnen Glieder dieser Kausalkette nicht bewiesen sind, ergibt eine Betrachtung vom Standpunkt der dichotomen Kausalität, daß die Durchblutungsstörung mindestens ebenso gut nur als *nebengeschaltete Begleiterscheinung toxischer Schädigung der Nierenzellen* aufgefaßt werden kann, welche die direkte Ursache kolloidaler Entmischung mit Übergang des Sol- in den Gelzustand ist. Im übrigen sollen Abkühlungen der Haut mit Gefäßzusammenziehung in der Niere einhergehen. Durch solche „Erkältungen" erklären manche die Entstehung einer Nephritis. Warum bilden sich aber bei solchen Durchblutungsstörungen in der Niere dann nicht auch Nierensteine? Ein Nierengefäßkrampf als solcher ist offenbar etwas Unspezifisches und nur ein Begleitsymptom, aber nicht *die* Ursache."

Die Erörterung eines *zeitlichen Zusammenhanges* gewinnt an Bedeutung in der Verlaufsbegutachtung und wird dort besprochen werden. Im Rahmen einer Kausalität hat selbstverständlich auch der Faktor Zeit seinen Platz, und die Abwesenheit eines zeitlichen Zusammenhanges kann auch für das kausale Geschehen bedeutungsvoll sein.

Häufig ist eine Zeitspanne nicht offensichtlich überbrückt, d. h. zwischen dem medizinischen Sachverhalt und dem Schadensereignis klafft eine Lücke, welche dem Unkundigen nicht verständlich ist.

Im gegebenen Beispiel S. 82 etwa die Zeit vom 28. 10. 59, 6^{30} Uhr, Treffer des fallenden Steines auf die Lendengegend — und der am 3. 11. 59 ärztlich festgestellten Haematurie. Der Gutachter muß für den Fall eines ursächlichen Zusammenhangs beweisen, daß in den 5 Tagen eine klinische Symptomatik bestand, welche die Haematurie als Folge einer Nierenprellung und nicht etwa als Folge eines Nierenbeckentumors o. ä. erkennen läßt.

Ärztliche Befunde sind daher durch *Brückensymptome* zu ergänzen und in ihrer Beweiskraft zu steigern.

Der *örtliche Zusammenhang* ist auf den Körper, d. h. auf den Ort der Gewalteinwirkung zu beziehen. Er gewinnt Bedeutung bei allen direkten Verletzungen; ferner bei Spätfolgen, die auf umschriebene Gewalteinwirkung bezogen werden sollen.

Der Gutachter muß sich bei der Geltendmachung eines ursächlichen Zusammenhanges auch der *Beweismittel* bedienen. Autoritäre Formulierungen, wie „ich bin der Ansicht" o. ä. überzeugen nie, wenn keine Beweismittel für diese Ansicht beigebracht werden.

Hierzu haben BURESCH und LEPTHIN sich geäußert:

„Im Verfahren der Sozialversicherung gibt es keine Beweiskraft im zivilprozessualen Sinn. Der Versicherungsträger wie auch das Gericht müssen sich vielmehr von Amts wegen durch Erschöpfung aller Beweisquellen davon überzeugen, ob und gegebenenfalls in welcher Höhe der geltend gemachte Anspruch begründet ist. Allerdings hat der Versicherte, welcher eine Leistung der Unfallversicherung erstrebt, auch eine eigene Pflicht zur Mitwirkung an der Aufklärung des Sachverhalts. Man wird von ihm verlangen müssen, daß er die sachlichen Angaben, zu denen er imstande ist, auch wirklich vorbringt, und zwar richtig und vollständig. Man wird ebenso von ihm verlangen müssen, daß er alle Beweisstücke, die er besitzt oder erlangen kann, vorlegt, und zwar ebenfalls vollständig und unverändert. Dazu gehört auch, daß der Versicherte die Ärzte, die ihn behandelt haben, von der Schweigepflicht entbindet und daß er sich zur Begutachtung untersuchen läßt. Entzieht sich der Versicherte seiner Mitwirkungspflicht, so muß er es hinnehmen, daß dies zu seinem Nachteil ausschlägt und ihm auch so ausgelegt wird.

Die leider immer noch zu hörende Auffassung „in dubio pro aegroto" ist *falsch* (s. auch SCHELLWORTH). Sie ist die mißverstandene Ausdehnung eines in der Strafrechtspflege gebräuchlichen Grundsatzes auf die Sozialrechtspflege. In der Strafrechtspflege muß dem Angeklagten die ihm zur Last gelegte Straftat bewiesen werden. Gelingt dies nicht vollkommen, so daß noch Zweifel übrigbleiben, dann sagt man dort „in dubio pro reo"; übrigens wäre der „Angeklagte", übertragen auf den Sozialgerichtsprozeß, nicht der „Kranke", sondern umgekehrt der Versicherungsträger. In der Wirklichkeit ist es so: gelingt es dem Unfallversicherungsträger oder dem Sozialgericht trotz Erschöpfung aller verfügbaren Beweisquellen nicht, sich die Überzeugung von der Tatsache des Unfallgeschehens oder von dem Ursachenzusammenhang zwischen dem Unfallgeschehen und den vorgebrachten Beschwerden zu verschaffen, so muß der Anspruch als unbegründet abgewiesen werden. Hiernach sind die Folgen der objektiven Beweislosigkeit oder des Nichtfestgestelltseins einer Tatsache von dem Beteiligten zu tragen, der aus dieser Tatsache ein Recht herleiten will."

Die beiden Autoren fahren fort:

„Zur Aufgabe des Gutachters gehört es auch — und das ist sogar eine sehr wichtige Aufgabe —, durch Klärung der Vorgeschichte die Grundlage für die Beurteilung des medizinischen Ursachenzusammenhangs zu vervollständigen, wo immer es möglich ist. Oft genug ist sogar noch die Besorgung von Beweisstücken nötig, wie z. B. von alten Röntgenfilmen oder Krankengeschichten. Vor allem aber darf niemals ein Zweifel daran möglich sein, von welchen als erwiesen oder wahrscheinlich gemachten Tatsachen das medizinische Gutachten ausgeht. Ganz besonders deutlich muß es hervorgehoben werden, wenn das Gutachten etwa einen anderen Sachverhalt benutzt, als der Akteninhalt bis dahin ausweist. Schwerwiegende Mißverständnisse können anderenfalls die Folge sein."

3. Wahrscheinlichkeit

Die Zusammenhangsbegutachtung stellt die Antwort auf eine Frage dar. Diese Antwort ist eine *Aussage* über die Zusammengehörigkeit und Aufeinanderfolge von Sachverhalten und Faktoren im medizinisch-naturwissenschaftlichen Erfahrungsgebiet. Im Gegensatz zu bestimmten geisteswissenschaftlichen Axiomen gibt es im naturwissenschaftlichen Bereich nur ausnahmsweise endgültige Sicherheit. Dem wird dadurch Rechnung getragen, daß man die Qualität einer Aussage über den ursächlichen Zusammenhang gesondert erörtert und nach Wahrscheinlichkeitsgraden abstuft.

So ist eine Skala der „Wahrscheinlichkeit" entstanden[1].

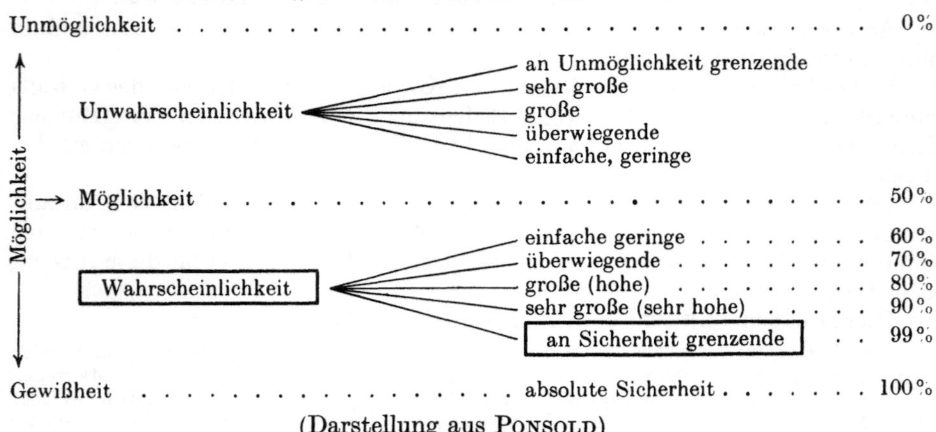

(Darstellung aus PONSOLD)

[1] Die Wahrscheinlichkeitsrechnung in der Statistik baut auf anderen Überlegungen. Immerhin führt ihre Definition der „Wahrscheinlichkeit als Grenzwert der relativen Häufig-

Dem Zusammenhangsgutachter stellt sich somit die weitere Frage:

Welcher Wahrscheinlichkeitsgrad ist dem ursächlichen Zusammenhang beizumessen?

Da im Versorgungswesen und in der Unfallversicherung — auch im Sozialrecht — bereits die einfache Wahrscheinlichkeit (51 %) für die Zuerkennung des Kausalzusammenhangs genügt, im Strafrecht jedoch die an Sicherheit grenzende Wahrscheinlichkeit (99 %) gefordert wird, bleibt dem Gutachter reichlich Spielraum, den er mit seinen eigenen Kenntnissen und Erfahrungen zu erfüllen hat.

Als Hilfsdefinition der Wahrscheinlichkeit kann die im Versorgungswesen von SCHÖNEBERG gegebene dienen: „Wahrscheinlichkeit liegt vor, wenn nach der gültigen ärztlich-wissenschaftlichen Lehrmeinung das Urteil mehr *für* einen ursächlichen Zusammenhang als *gegen* einen solchen spricht.

BURESCH und LEPTHIN empfehlen den Umkehrschluß:

„Beachtenswert und wertvoll als Probe aufs Exempel ist für die Wahrscheinlichkeitsfindung die Überlegung, daß das Gegenteil des Wahrscheinlichen logisch unwahrscheinlich sein muß (Umkehrschluß).

Beispiel: Wenn es wahrscheinlich sein soll, daß eine Betriebsverrichtung für einen Herztod die wesentliche Ursache gewesen ist, so muß es unwahrscheinlich sein, daß der Herztod auch ohne diese Betriebstätigkeit in annähernd der gleichen Zeit eingetreten wäre."

Schwieriger wird die Abklärung der Zusammenhänge, wenn der nichtmedizinische Sachverhalt mehrteilig oder inhomogen ist, d. h. wenn außer den *versicherungsrechtlich bedeutsamen Anteilen* noch andere Anteile ohne rechtliche Bedeutung vorhanden sind.

Die Frage stellt sich: Kann der rechtserhebliche Anteil Mit-Ursache gewesen sein?

Für die Anerkennung als Mitursache ist indessen zu fordern, „daß das Ereignis wesentlich mitgewirkt hat, d. h. wenn ohne dessen Mitwirkung Krankheitserscheinungen überhaupt nicht oder zu erheblich anderer Zeit oder in einem erheblich geringeren Umfange eingetreten wären." (JENRICH.)

Da es eine verbindliche Definition für „wesentlich" nicht gibt, tut der Gutachter gut daran, auch die Mitursache auf ihren Wahrscheinlichkeitsgrad zu untersuchen und entsprechend zu charakterisieren, während die Rechtserheblichkeit der Mitursache von Juristen zu diskutieren ist.

Vor Abgabe der Beurteilung in einem Zusammenhangsgutachten sollte sich der Gutachter hinsichtlich des nichtmedizinischen Sachverhaltes 3 Fragen vorlegen (SCHÖNEBERG):

1. Ist die Schädigung, das schädigende Ereignis, der Unfall usw. hinreichend erwiesen?
2. Ist die Schädigung usw. geeignet, den medizinischen Sachverhalt herbeizuführen und ist sie mit dem medizinischen Sachverhalt zeitlich durch Folgen, d. h. Brückensymptome verbunden?
3. Steht die Schädigung usw. zu dem medizinischen Sachverhalt in einem Ursache-Wirkungsverhältnis, das den ärztlichen Erfahrungen entspricht?

Ergibt die Prüfung der Frage 1, daß die Schädigung nach Ansicht des Gutachters nicht hinreichend erwiesen ist, so kann er seine Einwände dartun, im übrigen aber den nichtmedizinischen Sachverhalt als erwiesen unterstellen. Er kann aber auch den Auftraggeber um weitere Ergänzungen des nichtmedizinischen Sachverhaltes ersuchen.

Gelegentlich wird die Prüfung der Frage Nr. 2 die Abwesenheit von aktenkundigen Brückensymptomen erkennen lassen. Auch in diesen Fällen sollte der

keit" und die Erkenntnis, daß man auf naturwissenschaftlichem Gebiet die gesuchten Wahrscheinlichkeiten nicht a priori kennen kann, sondern a posteriori suchen muß, in die Nähe der Nöte des Zusammenhangsgutachters (FREUDENBERG).

Gutachter die Vervollständigung der Akten durch den Auftraggeber anstreben oder den Mangel dartun.

Für die Prüfung der Frage Nr. 3 sollten auch die einschlägige Literatur oder andere ärztliche Erfahrungsquellen herangezogen werden. Der Gutachter sollte sich auch nicht scheuen, gelegentlich im Einzelfalle von der *Erschöpfung der medizinischen Erkenntnisquellen* zu sprechen und einen Kompromiß begründet vorzuschlagen.

Hin und wieder finden sich im Schrifttum *Richtlinien* für die Abwicklung von Zusammenhangsfragen. Besonders am Beispiel der unfallabhängigen haematogenen Osteomyelitis hat sich ein umfangreiches Schrifttum entwickelt. A. W. FISCHER hat letztens auf der B. G. Unfalltagung Dortmund 1959 dazu ausgeführt:

„Richtlinien in der Zusammenhangsbegutachtung sind nicht Extrakte von Erfahrung in gleichartigen Fällen, sondern das Ergebnis einer theoretischen Konstruktion auf die Frage: Was müßte sein, wenn man einen bestimmten Kausalzusammenhang anzuerkennen hätte?"

Man hüte sich aber vor „Zusammenhangs-Kombinationen". Grundlage der Begutachtung soll eine *Tatsache*, d. h. Beobachtung am kranken Menschen sein, nicht Beobachtungen in der experimentellen Physiologie!

4. Verschlimmerung

Eine weitere Abteilung der Zusammenhangsbegutachtung umfaßt jene Fälle, bei denen das Schadensereignis eine vorher bestehende Veränderung oder Beschädigung betroffen hat. Da die Schädigung einen Organismus trifft, welcher bereits einen medizinischen Sachverhalt bietet, kann sich der nichtmedizinische Sachverhalt immer erst zeitlich *nach* ersterem vorfinden und kann ursächlich für die Entstehung einer Erkrankung nicht mehr in Anspruch genommen werden. Aufgabe des Gutachters ist es, Art und Verlauf der vorbestehenden Erkrankung oder Körperveränderung darzustellen, das Schadensereignis zu untersuchen und zu beurteilen, ob und wie unter der Einwirkung des Schadensereignisses der Verlauf des vorbestehenden Leidens abgewandelt wurde.

Die regelwidrige Entwicklung des Verlaufes einer Gesundheitsstörung muß deswegen vom Gutachter aufgezeigt werden, wenn er einen ursächlichen Zusammenhang wahrscheinlich darstellen will.

Eine grafische Darstellung vieler möglicher Zusammenhänge zwischen schädigungsfremder Erkrankung, Schädigungszeitpunkt und Schädigungsfolge (Verschlimmerung) hat REICHARDT gegeben:

„In den folgenden Zeichnungen soll die horizontale Linie die Grenze zwischen Gesundheit und Krankheit bedeuten, die schräge die (gesundheitliche) Lebenslinie. Der Schnittpunkt zwischen der horizontalen und der schrägen Linie markiert also die Manifestation, den Ausbruch der Krankheit. Die senkrechten Pfeile bedeuten äußere Einwirkungen durch Unfälle, die gestrichelten Linien die Reaktion auf den Unfall."

Der *natürliche oder schicksalsmäßige Ablauf* einer Erkrankung hat ebenfalls einen Begriffscharakter. Er umgreift als Inhalt die gesamte ärztliche Erfahrung hinsichtlich dieser Erkrankung.

Vor jeder Erörterung der Zusammenhangsfrage sollte demgemäß wenigstens geistig der Gutachter die Frage beantworten: Ist der vorliegende Ablauf dieser Erkrankung regelrecht; d. h. entspricht er meinen und anderen ärztlichen Erfahrungen?

Muß er diese Frage bejahen, dann hat er damit den Krankheitsablauf als schicksalsmäßig erkannt und kann Zusammenhangsfragen nur noch verneinend erledigen.

Im Beispiel (S. 82) würde das bedeuten: Der verletzte Bergmann litt bereits lange Jahre vor dem Unfallereignis an einem aseptischen Harnsteinleiden. Vor dem Unfallereignis und auch nach diesem verlor er in unregelmäßigen Abständen Harnsteine. Solcher Verlauf entspricht den ärztlichen Erfahrungen. Ein Steinabgang nach dem Unfallereignis kann daher nicht im ursächlichen Zusammenhang mit diesem mit Wahrscheinlichkeit gesehen werden.

Es soll eine Würdigung REICHARDTS sein, wenn ich hier seine graphische Konzeption der wichtigsten Möglichkeiten des zeitlichen und ursächlichen Zusammenhanges zwischen einem schädigenden Ereignis (U) und einem Krankheitsablauf wiedergebe.

Die horizontale Linie symbolisiert die Grenze zwischen Gesundheit und Krankheit, die von links nach rechts Ansteigende stellt den zeitlichen Ablauf des Lebens dar. Wenn die Horizontale geschnitten wird, bedeutet das die Manifestation einer Erkrankung.

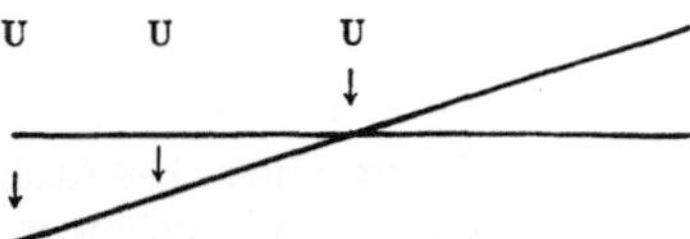

Abb. 1. Die ansteigende „Lebenslinie" hat zwei Unfallereignisse (U) hingenommen, ohne daß eine Krankheit entstanden wäre, ein drittes Unfallereignis trifft zufällig im gleichen Zeitpunkt wie eine Erkrankung auf die „Lebenslinie"

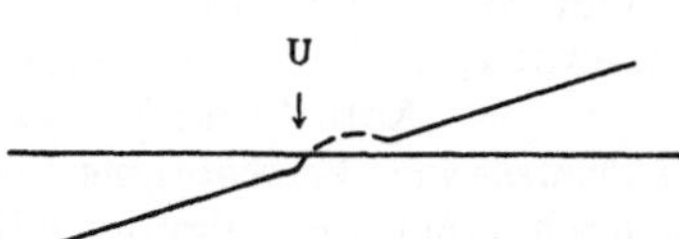

Abb. 2. Die Richtungsänderung der „Lebenslinie" ist bereits kurz vor dem schädigenden Ereignis erfolgt. Das Ereignis hat jedoch keine nachhaltige Wirkung auf den Krankheitsverlauf gehabt. Die „Lebenslinie" läuft im Krankheitsbereich stetig weiter

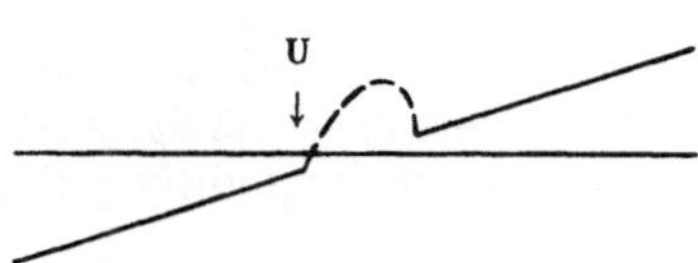

Abb. 3. Das schädigende Ereignis hat eine verstärkte Reaktion der ausbrechenden Krankheit bewirkt. Nach Abklingen der Reaktion weiterer Verlauf ungestört, schicksalsmäßig

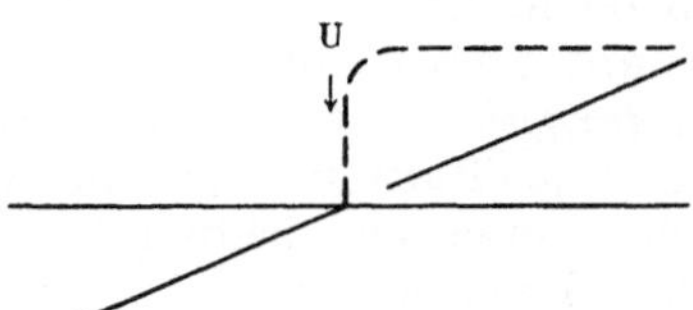

Abb. 4. Das schädigende Ereignis hat eine dauernde Änderung des Krankheitsverlaufes bewirkt, wie die gestrichelte Linie anzeigt. Der vermutliche ungestörte Verlauf wird durch die abgebrochene Ansteigende gezeigt

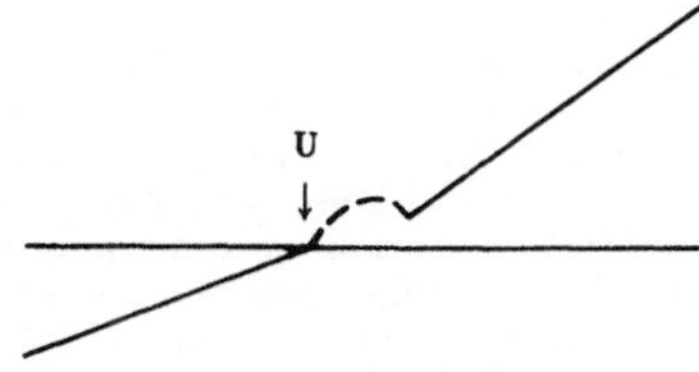

Abb. 5. Das schädigende Ereignis hat die ausbrechende Erkrankung mit akuter Reaktion nachhaltig beeinflußt. Die „Lebenslinie" verläuft nach Abklingen der akuten Reaktion steiler als vorher

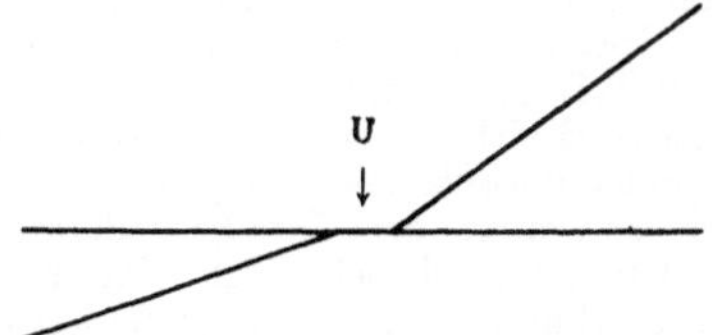

Abb. 6. Das schädigende Ereignis hat auf die Erkrankung eingewirkt, ohne daß eine akute Reaktion erkennbar geworden ist. Da aber die „Lebenslinie" steiler verläuft, muß doch eine Verschlimmerung des Krankheitsverlaufes angenommen werden

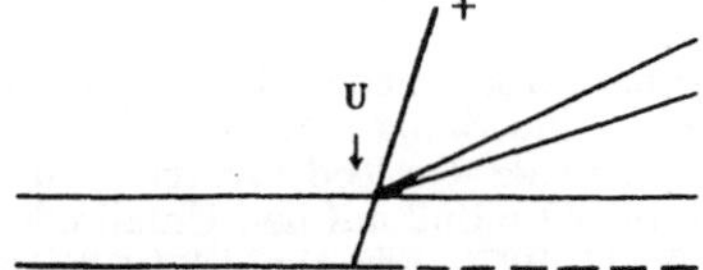

Abb. 7. Die „Lebenslinie" hätte ohne schädigendes Ereignis keine Krankheit gezeigt. Sie wird im Zeitpunkt U scharf nach oben abgeknickt und verläuft steil bis +, weniger steil als Symbol einer Krankheit als Schädigungsfolge im Sinne der Entstehung

Wenn eine schädigendes Ereignis, eine Schädigung, in ursächlichen Zusammenhang mit der Änderung des Ablaufes einer Erkrankung getreten ist, nennt man diese Einwirkung „*Verschlimmerung*".

Medizinisch bedeutet das: Der vorliegende Ablauf ist *nicht* regelrecht, d. h. er entspricht nicht den ärztlichen Erfahrungen, da eine zusätzliche Einwirkung (Schädigung) stattgefunden hat.

Versicherungsrechtlich ist indessen zu beachten, daß diese Einwirkung nicht nur den Ablauf der Erkrankung betrifft, sondern auch die Erwerbsfähigkeit um wenigstens 10 % zu beeinträchtigen hat.

Die klinischen Zeichen einer Verschlimmerung müssen sich demgemäß auf die Erwerbsfähigkeit nachteilig auswirken oder ausgewirkt haben. Der Gutachter tut gut daran, wenn er nur in diesem Sinne von einer Verschlimmerung spricht.

Die Verschlimmerung unterliegt der zeitlichen Begrenzung, d. h. sie kann vorübergehend oder dauernd sein.

Reichardt, Abb. 3: vorübergehend;
Abb. 4 und 5: dauernd.

Vorübergehende Verschlimmerung: Der natürliche Ablauf einer Erkrankung erfolgt nach einer Schädigung zeitlich begrenzt regelwidrig und entgegen der ärztlichen Erfahrung.

Dauernde Verschlimmerung: Nach einer Schädigung verläuft eine Erkrankung lange Zeit regelwidrig und entgegen der ärztlichen Erfahrung.

Schließlich bezeichnet man eine Einwirkung, durch welche der Krankheitsverlauf qualitativ völlig verändert wird, als richtunggebende Verschlimmerung. Reichardt, Abb. 5 mit 7.

Richtunggebende Verschlimmerung: Nach einer Schädigung verläuft eine Erkrankung qualitativ in einer anderen Richtung. In dieser, als Schädigungsfolge anzusehenden neuen Richtung folgt sie den für diese Krankheitsqualität gültigen ärztlichen Erfahrungen.

Asanger hat die derzeitige Anwendung des Begriffes der Verschlimmerung im deutschen Sozialrecht im einzelnen erörtert:

Ein Unfall kann für einen Körperschaden in zweifacher Art rechtlich in Betracht kommen: als Entstehung eines Leidens oder als Verschlimmerung eines bestehenden Leidens. Denn der Versicherte ist so versichert, „wie er nun einmal ist", also einschließlich der bereits vor dem Arbeitsunfall vorhanden gewesenen anlagemäßigen Leiden und Folgen früherer Unfälle (BSG 11. 11. 1959, Breith. 1960/145). Die Verschlimmerung ist nichts anderes als der auf einen Teil der Gesamterscheinungen begrenzte Ursachenzusammenhang (LSG Schleswig 27. 10. 1955, Breith. 1956/955/958; BSG 18. 12. 1957, BSG 6/192; BSG 3. 7. 1958, BSG 7/288).

Bei einer *krankhaften Anlage* kann von einer wesentlichen Verschlimmerung nur gesprochen werden, wenn der Unfall sie derart ungünstig beeinflußt hat, daß sie um wenigstens 1 Jahr früher ausgebrochen ist. Damit wird nicht auch die Entstehungsursache, eben die Anlage, anerkannt. In diesem Sinne hat das Bundessozialgericht dahin entschieden, daß die Anerkennung des Verlustes des Oberschenkels im Sinne der Verschlimmerung nach Verstopfung der Endader nicht auch das Leiden unmfaßt, das zur Absetzug des Oberschenkels geführt und das in seinem Verlauf den Verlust weiterer Gliedmaßen verursacht hatte (BSG 19. 4. 1956, BSG 3/45 = Breith. 1957/147).

Bei einer *Krankheit* wird eine wesentliche Verschlimmerung nur dann angenommen, wenn sie — in Zahlen ausgedrückt — wenigstens 10% ausmacht, weil eine geringere Änderung praktisch nicht meßbar ist.

Bei krankhafter Anlage oder bei vorbestehender Erkrankung muß einer durch die Berufsarbeit hervorgerufenen plötzlichen Einwirkung der Wert als wesentliche Teilursache für die Krankheitsfolge eines Arbeitsunfalls oder den Tod versagt werden, wenn ihr ein der inneren Disposition annähernd gleichwertiger Einfluß auf den Unfall oder den Tod nicht zuzuerkennen ist (LSG Niedersachsen 21. 11. 1957, Nds. Min. Bl. 1958/Rspr. Beil. Nr. 12; BSG 31. 1. 1958, Lauterbach-Kartei Nr. 2782 zu § 542).

Der Tod ist also nur dann wesentlich beschleunigt, wenn das Leben um mindestens etwa 1 Jahr verkürzt worden ist, wenn also — z. B. unter Verwendung von Krankheits- und Sterbestatistiken — schlüssig dargetan ist, daß der Verstorbene ohne den Arbeitsunfall wahrscheinlich länger als 1 Jahr gelebt hätte (Bay. LVA 23. 10. 1951, Breith. 1952/709; BSG 14. 3. 1958, Sgb. 1959/361). Die Rechtfertigung für diese — nur ungefähr gedachte — zeitliche Begrenzung — 1 Jahr — liegt darin, daß die Beschleunigung eines Leidens oder die Abkürzung des Lebens um eine geringere Zeitspanne nicht so wesentlich ist, daß sie bei Abwägung aller Mitursachen einen Entschädigungsanspruch für Jahre oder gar Jahrzehnte begründen könnte.

Bei der Verschlimmerung unterscheidet man, je nach Wirkung, mehrere Arten: die vorübergehende und die dauernde Verschlimmerung, die einmalige und die richtunggebende Verschlimmerung.

Das Begriffspaar „vorübergehende und dauernde Verschlimmerung" betrifft die zeitliche Wirkung einer Verschlimmerung, während das andere Begriffspaar „einmalige und richtunggebende Verschlimmerung" deren Schweregrad andeutet.

Bei einer *vorübergehenden Verschlimmerung* ist nach Ablauf der im Einzelfall zu bestimmenden Zeit die Verschlimmerung abgeklungen, also der Zustand wieder erreicht, der vor Eintritt der Verschlimmerung bestand oder der auch ohne vorherige Verschlimmerung sich in der Zwischenzeit schicksalsmäßig entwickelt hätte (Bay. LVA 1. 2. 1951, Breith. 1951/930).

Die *Verschlimmerung* kann ferner *dauernd* sein, wenn nämlich der durch sie gesetzte Verschlimmerungsanteil bestehen bleibt.

Die *Verschlimmerung* kann weiter *einmalig* sein: Dann sind nach Ausheilung einer Verschlimmerung neu auftretende Leiden (z. B. Krampfadergeschwüre nach Abheilung des durch den Arbeitsunfall verursachten Geschwüres bei vorhanden gewesenen unfallunabhängigen Krampfadern) nicht mehr Folge des Unfalls, sondern als selbständiges Ereignis Folge des vorherigen Grundleidens. Ebenso sind bei dieser Art von Verschlimmerung spätere Krankheitsschübe dem Unfall nicht mehr zur Last zu legen (Lob-Asanger-Probst).

Die *Verschlimmerung* kann endlich *richtunggebend* sein. Das ist sie dann, wenn sie den ganzen weiteren Ablauf bestimmt, wenn sie die Fortentwicklung des Gesamtleidens offensichtlich nachhaltig beschleunigt und gefördert hat. Steht also ein weiteres Fortschreiten des Leidens mit der früher anerkannten Verschlimmerung in natürlichem, nicht nennenswert unterbrochenem Zusammenhang, so hat die anerkannte Verschlimmerug richtiggebend gewirkt. Andererseits spricht z. B. der Umstand, daß ein Krankheitsprozeß, der ursprünglich im Sinne der Verschlimmerung anerkannt worden war, dann aber jahrelang geruht hat, gegen eine richtunggebende Verschlimmerung.

Wenn vor dem Unfall nur eine krankhafte Anlage bestanden hat, die ohne den Unfall wahrscheinlich auch in der Zukunft latent geblieben wäre, ist der Gesamtzustand als Unfallfolge zu entschädigen.

War durch ein vorheriges Leiden die Erwerbsfähigkeit bereits meßbar gemindert, so ist nicht die Gesamtwirkung des Leidens auf die Erwerbsfähigkeit, sondern nur die durch die Verschlimmerung verursachte Steigerung des Grades der Erwerbsminderung, also der Verschlimmerungsanteil an dem Gesamtzustand, zu entschädigen. Dabei muß die Vorerwerbsbeschränkung in der für sie rechtlich erlaubten Weise berücksichtigt, im übrigen aber ausgeklammert werden (Probst).

Die anerkannte Verschlimmerung umfaßt nur den im Zeitpunkt dieses Anerkenntnisses vorhandenen Zustand, nicht aber spätere Verschlimmerungen. Eine Verschlimmerung kann demnach im allgemeinen nicht in die Zukunft hinein, sondern nur rückschauend beurteilt werden, wenn etwa auf Grund eines Rentenerhöhungsantrages zu entscheiden ist, inwieweit eine weitere Verschlimmerung noch als Folge des Arbeitsunfalles an der Entwicklung des Grundleidens beteiligt ist. Es bestehen also Recht und Pflicht, den ursächlichen Zusammenhang für eine nachträglich geltend gemachte Verschlimmerung erneut zu prüfen. Das gilt auch für eine richtunggebende Verschlimmerung (vgl. Asanger, Zum Begriff der Verschlimmerung, Die Berufsgenossenschaft 1959, S. 475; mit zahlreichen Angaben aus Schrifttum und Rechtsprechung).

Die Vielfalt des Krankheitsgeschehens hat es mit sich gebracht, daß nicht nur der Sachverhalt der Verschlimmerung untersucht werden muß. Auch das schädigende Ereignis selbst soll kritisch betrachtet werden. Wenn ausschließlich die Schädigung die Ursache der Verschlimmerung war, spricht man von *alleiniger Ursache*.

Sind außer dem versicherten Ereignis noch andersartige Schädigungen vorhanden, dann kann hinsichtlich der ersteren von einer *Teilursache* gesprochen werden. Die Formulierung „wesentliche Teilursache" verwendet man für die versicherte Schädigung, wenn ausgedrückt werden soll, daß die nichtversicherten Schädigungen ihrerseits die Verschlimmerung nicht allein bewirken konnten.

Wenn aber die versicherte Schädigung nur zufällig mit einem regelrechten Krankheitsverlauf zusammentraf, dann bezeichnet man das als *Gelegenheitsursache*. Eine als Gelegenheitsursache gekennzeichnete Schädigung ist versicherungsmedizinisch unerheblich. Einige Beispiele mögen diese Differenzierung verdeutlichen:

1. Bei vorbestehender einseitiger steriler Harnrückstauungsniere führt eine perforierende Verletzung dieser Niere zur Infektion. Die perforierende Verletzung ist die alleinige Ursache für die Verschlimmerung des Harnrückstauungsleidens durch Harninfektion.

2. Ein Kranker mit vorbestehender Prostatahypertrophie wird infolge einer Wirbelsäulenverletzung einige Zeit bettlägerig. Die bis zum Unfalltage kompensierte Entleerungsstörung der Blase erfordert nun eine Dauerkatheterbehandlung. Die Wirbelverletzung ist als Teilursache für die Verschlimmerung des Prostataleidens anzusehen. Mitwirkende nichtversicherte Ursachen sind die Hinfälligkeit des Kranken, sowie seine Unfähigkeit im Liegen zu urinieren. Es ist von den Gegebenheiten des Einzelfalles abhängig, wie diese konkurrierenden Ursachen einzuschätzen sind und welcher Teilursache das Charakteristikum „wesentlich" zuerkannt werden muß. Solche Darlegungen sind Sache des Gutachters.

3. Ein Kranker mit einem tiefsitzenden Harnleiterstein erleidet bei einem Verkehrsunfall eine Rückenprellung. Tags darauf heftige Nierenkolik mit Steinabgang. Das Trauma kann als Gelegenheitsursache für die Harnwegskolik angesehen werden.

In das Vokabular der Zusammenhangsbegutachtung gehören ferner die diesbezüglichen Leidensbezeichnungen. Die Formulierungen sind so prägnant, daß ihre Verwendung empfohlen werden kann. Ein *anlagebedingtes Leiden*, das sich schicksalhaft entwickelt, kann offenbar nicht Schädigungsfolge sein.

Wenn es als *vorbestehendes* Leiden zum Zeitpunkte einer Schädigung bereits manifest war, kann sein Verlauf als Schädigungsfolge verschlimmert werden. Schließlich kann ein als Schädigungsfolge bereits *anerkanntes Leiden* in seinem weiteren Verlaufe zu beurteilen sein, damit die anerkannte Minderung der Erwerbsfähigkeit jeweils in Übereinstimmung mit dem Krankheitsstande sich befinde.

B. Die allgemeinen Schadensereignisse

Von

E. Schindler

I. Die allgemeinen Eigentümlichkeiten der Umwelt in ihrer Bedeutung als Schadensereignis

1. Die dem staatlichen Arbeitsschutz unterliegenden Schadensereignisse

Schädigungen, bei denen *allgemeine Eigentümlichkeiten der Arbeitsumwelt* eine Rolle spielen, haben dazu geführt, daß in Gesetzen, Verordnungen, Vorschriften und Bekanntmachungen Richtlinien aufgestellt wurden. Diese regeln die Beziehungen zwischen dem schädigenden Ereignis und der Beschädigung des Menschen und dem Betrieb. Sie verpflichten, Vorsorge zu treffen und schützen den Arbeitnehmer vor akuten und bleibenden Schäden. In der Bundesrepublik und auch im Ausland ist es einmal der Staat, zum anderen sind es die Berufsgenossenschaften, welche die als Berufskrankheiten anerkannten Beschädigungen abgelten müssen.

a) Die Schutzbestimmungen der Gewerbeordnung

Die Grundlage des *staatlichen Arbeitsschutzes* ist die Reichsgewerbeordnung in Verbindung mit den darauf beruhenden weiteren Verordnungen. Die Gewerbeordnung erstreckt sich auf alle Arbeiter und Angestellten in gewerblichen und handwerklichen Betrieben, sowie auf die Hausgewerbetreibenden, dagegen nicht auf die Angestellten in Handelsgeschäften und Apotheken. Von den Vorschriften der §§ 120 a ff sind die Arbeiter der Land- und Forstwirtschaft, nach § 6 G.O. die Arbeiter in der Fischerei, den Eisenbahnunternehmungen und der Seeschiffahrt ausgenommen. Auf das Bahnwesen findet die Gewerbeordnung nur teilweise Anwendung.

Die *Gewerbeordnung* enthält u. a. besondere Bestimmungen für den Schutz der Arbeiter in wirtschaftlicher, sittlicher und gesundheitlicher Hinsicht, wobei die gesundheitlichen für den Arzt von besonderer Bedeutung sind. Es handelt sich dabei vorwiegend um die Sicherung und hygienische Gestaltung des Arbeitsplatzes und der Betriebseinrichtungen, Bereitstellung entsprechender sanitärer Nebenräume, besonderer Schutz bei gefährlichen Arbeiten, Maßnahmen der ersten Hilfe, Regelung der Arbeitszeit und der Arbeitspausen, Sonderschutz für Frauen, Jugendliche und Kinder.

Nach § 120 a der Gewerbeordnung sind die Gewerbeunternehmer verpflichtet, die Arbeitsräume, Betriebsvorrichtungen, Maschinen und Gerätschaften so einzurichten und zu unterhalten und den Betrieb so zu regeln, daß die Arbeiter gegen Gefahren für Leben und Gesundheit soweit geschützt sind, wie es die Natur des Betriebes gestattet. Ebenso sind diejenigen Vorrichtungen herzustellen, welche zum Schutze der Arbeiter gegen gefährliche Berührungen mit Maschinen und Maschinenteilen oder gegen andere in der Natur der Betriebsstätte oder des Betriebes liegende Gefahren, namentlich auch gegen die Gefahren von Fabrikbränden, erforderlich sind. Schließlich sind die Vorschriften über die Ordnung des Betriebes und das Verhalten der Arbeiter zu erlassen, welche zur Sicherung eines gefahrlosen Betriebes notwendig sind.

Nach § 120 b sind die Gewerbeunternehmer verpflichtet, diejenigen Einrichtungen zu prüfen und zu erhalten und diejenigen Vorschriften über das Verhalten der Arbeiter zu erlassen, die erforderlich sind, um die Aufrechterhaltung der guten Sitten und des Anstandes zu sichern. Hierher gehört in erster Linie die Trennung der Geschlechter und die Bereitstellung von Umkleide- und Waschräumen und Bedürfnisanstalten.

Zu den Arbeitsräumen gehören alle Räume, in denen die Arbeiter ihres Berufes wegen verkehren oder sich aufhalten müssen, also auch die Hofräume, Zugänge, Umkleide-, Wasch- und Speiseräume, ebenso die Schlafräume, wenn deren Benutzung mit dem Betriebszweck zusammenhängt.

Der Gewerbeunternehmer muß bei Ausführung einer an sich gefährlichen Arbeit das am wenigsten gefährliche Verfahren anwenden, die Arbeiter mit den zu ihrem Schutz notwendigen Ausrüstungen versehen, darf bei bestimmten Arbeiten nur erwachsene, gesunde männliche Arbeiter verwenden, hat für ordnungsgemäße Betriebsführung und Aufsicht sowie dafür zu sorgen, daß die Schutzausrüstungen benutzt werden, daß die Arbeiter sich regelmäßig waschen und baden; es kann der Genuß von Speisen und Getränken, das Rauchen, Schnupfen und Kauen von Tabak während der Arbeit unter Strafe verboten werden. Bei besonders gefährlichen Arbeiten kann auch Akkord-Arbeit verboten werden.

Auf technische Einzelheiten geht der Gesetzgeber nicht ein, sondern gibt nur allgemeine Richtlinien, in deren Rahmen die zuständigen Behörden das Notwendige veranlassen können. Es liegt dabei durchaus nicht im Sinne des Gesetzgebers, gefährliche Arbeiten zu verbieten bzw. durch unerfüllbare Auflagen unmöglich zu machen, vielmehr sind nur solche Schutzmaßnahmen geboten, die der Betrieb nach seiner Eigenart gestattet. Andererseits dürfen jedoch auch evtl. Kosten und Betriebsstörungen keinen Anlaß zur Unterlassung des notwendigen Schutzes abgeben.

So ist beispielsweise die zuständige Polizeibehörde ermächtigt anzuordnen, daß den Arbeitern zur Einnahme der Mahlzeiten außerhalb der Arbeitsräume angemessene, in der kalten Jahreszeit geheizte Räume unentgeltlich zur Verfügung stehen.

Zahlreiche Sonderverordnungen regeln den Schutz bei Arbeiten mit Blei, Zink, Quecksilber, Schwefelkohlenstoff, Alkalichromaten, Lösungsmitteln, Phosphor, den aromatischen Nitro- und Amido-Verbindungen, mit Kalkstickstoff, Staub, Röntgenstrahlen, bei Druck-Luft-Arbeiten u. a. Für all diese Arbeitsgruppen wurden seinerzeit vom Reichsarbeitsministerium in Verbindung mit der Deutschen Gesellschaft für Arbeitsschutz Merkblätter herausgegeben. Es soll hier auf die den urologischen Gutachter interessierenden Erkankungen und

Schädigungen nicht eingegangen werden, da diese im Abschnitt C dieses Kapitels eingehend erörtert werden.

Auch auf die besonderen Bestimmungen der Frauenarbeit sowie der Beschäftigung von Kindern und Jugendlichen sei hier nur kurz verwiesen.

Jugendliche Arbeiter (von 14 bis 16 Jahren) sind nicht zugelassen in Bleihütten im Röst- und Schmelzbetrieb, bei der Gewinnung und Verarbeitung oxydischer Produkte, der Zinkschaum-Destillation, der Flugstaub-Beseitigung, in Anstalten zur Herstellung von Bleifarben und anderen Bleiprodukten, in Anlagen zur Herstellung von Akkumulatoren, bei Verrichtungen, die eine Berührung mit Blei oder Bleiverbindungen bedingen, in Buchdruckereien und Schriftgießereien beim Ausblasen der Letternkästen, in Zinkhütten beim Transport der Raum- und Feuerasche, beim Sieben und Packen der Nebenprodukte, in den Destillationsräumen, in AlkalichromatFabriken bei Arbeiten, die eine Berührung mit Chromaten bedingen; in Glashütten beim Zerkleinern oder Mischen von Rohstoffen und Abfällen, ferner beim Arbeiten mit Flußsäure und am Sandstrahlgebläse; bei der Zerkleinerung und Verarbeitung von Faserstoffen, Tierhaaren und Abfällen usw., sowie in einer ganzen Reihe anderer Industrien (Zucker, Zichorien, Steinbrüchen, Ziegeleien, Zigarrenherstellung).

Es würde zu weit führen, die Bestimmungen des staatlichen Arbeitsschutzes in der Bundesrepublik im einzelnen zu erörtern. Für den urologischen Gutachter ist es jedoch von Bedeutung, daß für den *Kälteschutz* der kaufmännischen Angestellten in offenen Verkaufsräumen Richtlinien des ehemaligen Reichsarbeitsministeriums vom 27.11.36 vorliegen. Danach müssen in allen offenen Verkaufsstellen geeignete Maßnahmen gegen Kälte (auch Bodenkälte), Zugluft, Regen und Schnee getroffen werden. Notwendigenfalls hat der Unternehmer dem Angestellten gegen Kälte ausreichende schützende Oberkleidung zur Verfügung zu stellen. Als Maßnahmen gegen Bodenkälte kommen außer entsprechendem Schuhzeug in Frage: Holzauflagen, Lattenroste, Matten, elektrische Heizkörper (Heizsonnen), dicht über dem Boden angebrachte Heizrohre usw. Außerdem ist den Angestellten das Einnehmen der Mahlzeiten in einem von den Unbilden der Witterung geschützten und ausreichend gewärmten Raum zu ermöglichen. An besonderen Bestimmungen interessiert, daß die Schaufenster und Ladentüren möglichst geschlossen gehalten werden müssen, soweit sie nicht zur Entlüftung und für den Kundenverkehr geöffnet werden müssen. Die Raumtemperaturen sollten +16° möglichst nicht unterschreiten. Wenn dies nicht möglich ist, müssen sich die Angestellten von Zeit zu Zeit in einem geheizten Raum mit einer Temperatur von wenigstens 18° C aufhalten können, um sich aufzuwärmen. In diesem Raum muß auch die Möglichkeit zur schnellen Bereitung von heißem Wasser gegeben sein. Diese Bestimmungen sind wichtig für all diejenigen Arbeitskräfte in diesen Betrieben, die zu entzündlichen Erkrankungen der Harnwege neigen; der Gutachter soll die Vorschriften kennen, um durch geeignete Vorschläge recidivierende Cystitiden, Pyelonephritiden oder Erkrankungen der männlichen Adnexe zu vermeiden und soll die staatliche Gewerbeaufsicht erforderlichenfalls auf notwendige Änderungen in den Betrieben hinweisen.

Die Bestimmungen der *Arbeitszeitregelung* sollen beachtet werden, um Überanstrengungen vor allem von Jugendlichen und Frauen zu vermeiden. Dies gilt vor allem auch für das Pflegepersonal in Krankenanstalten, in denen besondere Bestimmungen über den Nachtdienst der Schwestern und des Pflegepersonals bestehen. Die Freizeit und der Urlaub sind nicht nur bei dieser Berufsgruppe, sondern auch bei dem Personal auf Infektionsabteilungen, im Laboratoriumsdienst, soweit infektiöses Material verwendet wird und im Röntgen- und Radiumdienst festgelegt. Zum Schutz des auf Tbc-Abteilungen bzw. in Lungenheilstätten beschäftigten Pflegepersonals wurde vom damaligen Reichsminister des Innern in einem Erlaß vom 7. 12. 37 empfohlen, daß die dort Beschäftigten über 21 Jahre alt und gut vorgebildet sein müssen und ein regelmäßiger Austausch des Pflegepersonals von tuberkulösen und nicht-tuberkulösen Abteilungen stattfinden soll; die Mindestnachtruhe von 8 Stunden und eine 2stündige Pause am Tage soll gewährleistet sein bei sonstigen günstigen hygienischen Verhältnissen. Vierteljährlich einmal soll eine ärztliche Untersuchung stattfinden, nötigenfalls durch einen Facharzt.

b) Die Organisation des Arbeitsschutzes

Die notwendige *Überwachung der Arbeitsschutzgesetze* ist den Gewerbeaufsichtsämtern übertragen. Ihre Tätigkeit wird unterstützt durch die örtlichen Gesundheitsämter und die staatlichen Gewerbeärzte, die den entsprechenden Gesundheitsverwaltungen der Landesregierungen unterstehen. Gewisse Befugnisse hinsichtlich der Überwachung der gewerblichen Betriebe stehen auch den örtlichen Polizeibehörden zu, während die Aufsicht über den Vollzug der Berggesetze den staatlichen Bergbauaufsichtsbeamten in den Bergämtern obliegt.

Die Hauptaufgabe der staatlichen Gewerbeärzte sind die *arbeitsmedizinische Forschung*, hygienische und klinische Untersuchungen, Begutachtung der Berufskrankheiten, Beratung der Berufsgenossenschaften, Belehrung usw. Dem Gewerbearzt steht in den meisten Ländern ein Institut für Arbeitsmedizin zur Verfügung.

Für bestimmte gesundheitsgefährdete Betriebe wie Bleihütten, Zinkhütten, Akkumulatoren-Fabriken usw. sind Untersuchungsärzte eingesetzt worden, die vom zuständigen Gewerbearzt ermächtigt sein müssen. Daneben fällt eine sehr wesentliche Aufgabe beim Arbeitsschutz dem Werkarzt zu, so daß die hier in Frage kommenden Punkte der werksärztlichen Richtlinien etwa sind: Die Gestaltung und Überwachung des Werksgesundheitsdienstes (Aufsicht und Leitung des Unfall- und Sanitätsdienstes, Ausbildung von Helfern), Arbeitsschutz und Werkhygiene (regelmäßige Betriebsbegehungen und Arbeitsplatzbesichtigungen), werksärztlicher Untersuchungs- und Beratungsdienst, erste Hilfe bei Unfällen und Berufskrankheiten.

Ähnliche Bestimmungen wie in der Bundesrepublik gibt es für den Arbeitsschutz auch in der deutschen Ostzone. Hier stehen Sanitätsdienststellen und Polikliniken in den Betrieben zur Verfügung.

In allen Betrieben mit mehr als 5000 Beschäftigten werden Betriebs-Polikliniken eingerichtet; bei besonderer Gefährlichkeit der in den Betrieben zu leistenden Arbeit kann auf Antrag des Landesgewerbearztes auch in kleineren Betrieben eine Betriebs-Poliklinik eingerichtet werden. Diese führen ihre Arbeit in engem Zusammenwirken mit den Arbeitsinspektoren, den Betriebsräten, dem freien deutschen Gewerkschaftsbund und den Beratungsärzten der Sozialversicherung durch. Richtlinien für die Arbeit der Sanitätsstellen und Polikliniken werden von der deutschen Verwaltung für Arbeit und Sozialfürsorge und der deutschen Zentralverwaltung für das Gesundheitswesen gemeinsam herausgegeben.

In Westdeutschland ist die Zentralstelle für den Arbeitsschutz das Bundesarbeitsministerium. Als Forschungsstätten bestehen das Institut für Arbeitsphysiologie in Dortmund, die arbeitsmedizinischen Institute der einzelnen Länder, verschiedene Staub- und Silikose-Forschungsstellen, das Institut für Gewerbe-Toxikologie in Bonn. In der Ostzone arbeitet in Jena das Institut für Arbeitsmedizin und in Berlin das Forschungsinstitut und die Klinik für Berufskrankheiten.

Die deutsche Gesellschaft für Arbeitsschutz in Frankfurt ist seit 1948 wieder in Tätigkeit. Sie arbeitet mit einem technischen und einem medizinischen Ausschuß und will alle am technischen und gesundheitlichen Arbeitsschutz interessierten Kreise zusammenfassen.

Die internationalen Organisationen des Arbeitsschutzes sind das Internationale Arbeitsamt in Genf und die Internationale Kommission für Arbeitsmedizin, die auch die internationalen Kongresse und Konferenzen für Arbeitsmedizin vorbereitet.

Neben den staatlichen Arbeitsschutzvorschriften bestehen in der Bundesrepublik noch weitere Schutzanordnungen der Berufsgenossenschaften, die neben den Unfallverhütungsvorschriften noch eingehende Anordnungen über den Gesundheitsschutz erlassen haben. Dies gilt besonders für die BG der chemischen Industrie, der keramischen Industrie, sowie für Gesundheits- und Wohlfahrtspflege. Die laufende Überwachung der Betriebe erfolgt durch die technischen Aufsichtsbeamten der Berufsgenossenschaften, welche auch den sanitären Einrichtungen der Betriebe ihr Augenmerk zuwenden.

c) Berufskrankheiten und deren Grenzfälle

Die gesetzlichen Grundlagen über die Entschädigung der *Berufskrankheiten* wurde durch die erste Verordnung über die Ausdehnung der Unfallversicherung auf Berufskrankheiten vom 12. 5. 1952 geschaffen. In dieser Verordnung, bei der dem Arzt eine wichtige Aufgabe zukam, wurden alle in Frage kommenden Krankheiten besonders erläutert und Richtlinien für die Durchführung gegeben. Gleichzeitig wurde festgestellt, in welchem Umfang bereits im Ausland ähnliche Vorschriften entstanden waren. Die Gesetzgebung auf dem Gebiet der Berufskrankheiten nahm im Laufe der Jahre an Umfang zu, und die 6. Verordnung über die Ausdehnung der Unfallversicherung auf Berufskrankheiten vom 28. April 1961 gliedert die 47 Krankheiten nach der Art der Schädigung auf (s. Anhang).

Dabei ist Voraussetzung für die Anerkennung der Entschädigungspflicht, daß die Erkrankung in der angeführten Verordnung aufgeführt ist, daß ein ursächlicher Zusammenhang a) zwischen der Beschäftigung in einem versicherten Betrieb und der schädigenden Einwirkung, b) zwischen der schädigenden Einwirkung und der Erkrankung besteht; dabei braucht die schädigende Einwirkung nicht die alleinige Ursache der Erkrankung zu sein, es genügt vielmehr, wenn sie neben anderen Ursachen die „rechtlich wesentliche Ursache“ war und „in rechtlich wesentlichem Umfang“ mitgewirkt hatte. Es kommt also darauf an, ob die Krankheit ohne die zusätzliche berufliche Schädigung voraussichtlich überhaupt nicht oder wesentlich später ausgebrochen oder günstiger verlaufen wäre (E u. M Bd. 42, S. 6).

Zur unverzüglichen Meldung der Berufskrankheit oder deren Verdacht ist jeder behandelnde Arzt verpflichtet.

An grundsätzlichen Rekurs-Entscheidungen allgemeiner Art des Reichsversicherungsamtes sind von ärztlichem Interesse: 1. Entschädigungspflicht für Berufskrankheiten im Sinne der Verordnung kommt nicht in Betracht, wenn die Krankheit durch Einwirkung im Betrieb zwar nicht entstanden ist, sich aber verschlimmert hat oder nicht zur Heilung gekommen ist.

2. Mittelbare Folgen von Berufskrankheiten sind ebenso wie mittelbare Folgen von Betriebsunfällen zu entschädigen.

Ehe auf die urologisch interessierenden Krankheiten eingegangen wird, ist noch ein Wort zu sagen über die *Grenzfälle wzischen Unfall und gewöhnlicher Erkrankung*. Als Unfälle scheiden demnach folgende Tatbestände aus:

a) Tatbestände, bei denen während der Betriebsarbeit oder im Anschluß an die Betriebsarbeit oder im Anschluß an Betriebsereignisse eine Erkrankung aufgetreten ist, die Betriebsarbeit oder die Betriebsereignisse jedoch auf die erkrankten Organe des Körpers überhaupt nicht schädigend eingewirkt haben;

b) Tatbestände, bei denen zwar eine gewisse Beeinflussung durch die Betriebsarbeit oder durch Betriebsereignisse stattgefunden haben, diese Beeinflussung aber nicht so erheblich war, daß die Betriebsarbeit oder ein Betriebsereignis als eine so wesentlich mitwirkende Ursache der Erkrankung angesehen werden könnte. Es war dann die Betriebsarbeit entweder aa) nur der äußere Anlaß, die Gelegenheitsursache für das offenkundige, erhebliche Hervortreten einer bereits vorhandenen Erkrankung oder

bb) es liegt ein Arbeitsunfall vor, weil das zeitlich begrenzte Ereignis in erheblichem Maße schädigend auf den Körper eingewirkt hat.

Ursächliche Zusammenhänge im Sinne der Unfallversicherung liegen nicht vor

a) bei Schädigungen durch allgemeine Gefahren (Epidemien, Erdbeben, Überschwemmungen), denen der Versicherte in gleichem Umfang ausgesetzt gewesen wäre, wenn er zur fraglichen Zeit nicht im Betrieb gearbeitet hätte,

b) wenn die Gefahr, der der Versicherte erlegen ist, in seinen persönlichen Verhältnissen begründet war oder wenn sie durch eigene wirtschaftliche Maßnahmen hervorgerufen war,

c) bei Verletzungen durch betriebsfremden Sport usw. während der Arbeitspause, auch wenn Sport- und Spielgerät vom Betrieb gestellt worden sind,

d) bei vorsätzlichen Verletzungen durch dritte Personen infolge eines Streites aus persönlicher Feindschaft.

Bezüglich des Mitwirkens ungünstiger Umwelteinflüsse gibt es Sonderregelungen. Zur Klärung des ursächlichen Zusammenhanges ist vielfach eine Sektion erforderlich.

Anhang: *Liste der Berufskrankheiten nach der Sechsten Verordnung über Ausdehnung der Unfallversicherung auf Berufskrankheiten vom 28. April 1961.*

A. Durch chemische Stoffe verursachte Krankheiten

1 Schleimhautveränderungen, Krebs oder andere Neubildungen der Harnwege durch aromatische Amine
2 Erkrankungen durch Arsen oder seine Verbindungen
3 Hornhautschädigungen des Auges durch Benzochinon
4 Erkrankungen durch Benzol oder seine Homologen
5 Erkrankungen durch Nitro- oder Aminoverbindungen des Benzols oder seiner Homologen oder deren Abkömmlinge
6 Erkrankungen durch Blei oder seine Verbindungen
7 Erkrankungen durch Chrom oder seine Verbindungen
8 Erkrankungen durch Fluor oder seine Verbindungen
9 Erkrankungen durch Halogenkohlenwasserstoffe oder halogenierte Alkyl-, Aryl- oder Alkylaryloxyde oder -sulfide
10 Erkrankungen durch Kadmium oder seine Verbindungen
11 Erkankungen durch Kohlenoxyd
12 Erkrankungen durch Mangan oder seine Verbindungen
13 Erkrankungen durch Methanol (Methylalkohol)
14 Erkrankungen durch Phosphor oder seine Verbindungen
15 Erkrankungen durch Quecksilber oder seine Verbindungen
16 Erkrankungen durch Salpetersäureester
17 Erkrankungen der Zähne durch Säuren
18 Erkrankungen durch Schwefelkohlenstoff
19 Erkrankungen durch Schwefelwasserstoff
20 Erkrankungen durch Thallium oder seine Verbindungen
21 Erkrankungen durch Vanadium oder seine Verbindungen

B. Durch physikalische Einwirkungen verursachte Krankheiten

22 Chronische Erkrankungen der Schleimbeutel durch ständigen Druck
23 Drucklähmungen der Nerven
24 Erkrankungen durch Arbeit in Druckluft
25 Erkrankungen durch Erschütterung bei Arbeit mit Preßluftwerkzeugen oder gleichartig wirkenden Werkzeugen oder Maschinen sowie bei der Arbeit an Anklopfmaschinen
26 Lärmschwerhörigkeit und Lärmtaubheit
27 Erkrankungen durch Röntgenstrahlen, durch die Strahlen radioaktiver Stoffe oder durch andere ionisierende Strahlen
28 Grauer Star durch Wärmestrahlung

C. Durch gemischte (chemisch-physikalische) Einwirkungen verursachte Krankheiten

29 Erkrankungen der tieferen Luftwege und der Lungen durch Aluminium oder seine Verbindungen
30 Asbeststaublungenerkrankung (Asbestose)
31 Asbeststaublungenerkrankung (Asbestose) in Verbindung mit Lungenkrebs
32 Erkrankungen durch Beryllium oder seine Verbindungen
33 Erkrankungen an Lungenfibrose durch Metallstäube bei der Herstellung oder Verarbeitung von Hartmetallen
34 Quarzstaublungenerkrankung (Silikose)
35 Quarzstaublungenerkrankung in Verbindung mit aktiver Lungentuberkulose (Siliko-Tuberkulose
36 Erkrankungen der tieferen Luftwege und der Lunge durch Thomasmehl (Thomasphosphat)

D. Durch Infektionserreger oder Parasiten verursachte Krankheiten

37 Infektionskrankheiten
38 von Tieren auf Menschen übertragbare Krankheiten
39 Wurmkrankheit der Bergleute, verursacht durch Ankylostoma duodenale oder Anguillula intestinalis

E. Durch nicht einheitliche Einwirkungen verursachte Krankheiten

40 Augenzittern der Bergleute
41 Bronchialasthma, das zur Aufgabe der beruflichen Beschäftigung oder jeder Erwerbsarbeit gezwungen hat
42 Meniscusschäden nach mindestens dreijähriger regelmäßiger Tätigkeit unter Tage
43 Erkrankungen der Sehnenscheiden oder des Sehnengleitgewebes sowie der Sehnen- oder Muskelansätze, die zur Aufgabe der beruflichen Beschäftigung oder jeder Erwerbsarbeit gezwungen haben
44 Tropenkrankheiten, Fleckfieber, Skorbut
45 Abrißbrüche der Wirbelfortsätze

F. Hauterkrankungen

46 Schwere oder wiederholt rückfällige Hauterkrankungen, die zur Aufgabe der beruflichen Beschäftigung oder jeder Erwerbsarbeit gezwungen haben
47 Hautkrebs oder zur Krebsbildung neigende Hautveränderungen durch Ruß, Rohparaffin, Teer, Anthrazen, Pech oder ähnliche Stoffe.

d) Witterungsschäden

In diesem Zusammenhang ist es bedeutsam, ob Gesundheitsschädigungen infolge „Erkältung“ innerhalb der Arbeitsschicht als Unfall anzuerkennen sind. Diese Frage wurde bejaht mit der Begründung, daß auch die aus betriebsüblicher Tätigkeit erwachsenden Gesundheitsschädigungen Betriebsunfälle sind und daß zu den im Betrieb vorhandenen Gefahren auch die sogenannten „Gefahren des täglichen Lebens“ (Erkältung) gehören. Falls die Erkältung durch „Hinzutreten ungünstiger Nebenumstände“ ausnahmsweise zu länger dauernden Körperschädigungen oder zum Tod führt, so liegt ein entschädigungspflichtiger Betriebsunfall vor. Die Erkältung erfolgt fast immer plötzlich, dagegen gilt eine allmählich fortschreitend entstandene Erkältung nicht als Betriebsunfall. Es ist ein besonders strenger Maßstab an den Nachweis anzulegen. Auf diese Weise wurde auch ein Nierenleiden (Rek. E. v. 18. 4. 1934) als Betriebsunfall anerkannt.

Von den durch *Witterungseinflüsse* entstandenen Gesundheitsstörungen, die als unfallbedingt anerkannt sind, kommt auch das Erfrieren in Frage. „Betriebsunfall“ liegt vor, wenn die Gefahr des Erfrierens während der Arbeitsverrichtung gesteigert und die Kälteeinwirkung als kurz dauerndes, zeitlich abgegrenztes Ereignis anzusehen ist (Rek. E. v. 30. 1., 3. 7., 30. 10. u. 2. 7. 95). Wundinfektionen als Unfallfolge werden anerkannt, wenn das Unfallereignis geeignet war, gleichzeitig eine Wunde zu setzen und die Infektion zu verursachen, die sich innerhalb 12—48 Stunden entwickeln muß.

Soviel ist also allgemein zu sagen zu dem Kapitel Erkältung, Witterungseinflüsse und Infektion. Der ärztliche Gutachter, der sich auf urologischem Gebiet mit diesen Fragen auseinandersetzen muß, soll durch diese Erörterung wenigstens Hinweise erhalten, falls seine Stellungnahme gefordert wird. Im Einzelfall werden alle Tatsachen, die für die eine oder andere Annahme sprechen, eingehend zu erörtern sein; nach den bisherigen Ausführungen ist es also durchaus nicht abwegig, eine Cystitis, Prostatitis oder Harnwegsinfektion durch Kälteschäden oder sogar durch Erkältung als Betriebsunfall anzuerkennen. Bei Wundinfektionen sind die Verhältnisse auf urologischem Gebiet dagegen wohl klarer, da hier doch immer das Trauma im Vordergrund stehen dürfte.

e) Von Tieren auf Menschen übertragbare Krankheiten

Aus der Gruppe der von *Tieren auf Menschen übertragbaren Krankheiten* interessieren den urologischen Gutachter, der sich mit der Frage der Schädigung durch eine Berufskrankheit zu befassen hat, im wesentlichen die *Bilharzia* und der *Echinococcus*. Beide sind bei uns äußerst selten, und es sind in den letzten Jahren keine diesbezüglichen Meldungen im Gebiet der Bundesrepublik erfolgt.

Zunächst sei kurz einiges zum *Echinococcus* gesagt. Nach Passieren des Leberfilters kann es auf dem Blutwege zu einer Ansiedlung in allen Organen kommen, die der arterielle Blutstrom versorgt. Von urologischem Interesse ist die Ansiedlung in den Nieren, der Prostata und den Hoden. Die beiden letzten Lokalisationen sind sehr selten; über den Nieren-Echinococcus liegt ein umfangreiches Schrifttum vor. Bei genügender Größe kann die Geschwulst im Nieren-Parenchym Verdrängungserscheinungen machen und zu Veränderungen des pyelographischen Bildes führen, beim Durchbruch in das Nierenbecken treten Schmerzen, evtl. Koliken und Hämaturie auf. Der Urin enthält die charakteristischen Bestandteile des Echinococcus. Vereiterungen kommen vor, Verlegung der Harnwege, Rupturen und auch sogenannte Spontanheilungen.

Gefährdet sind Schiffer, Hundezüchter und Polizeihundeabrichter, bei denen der Hundebandwurm als Berufskrankheit auftreten kann.

Von der berufsmäßig erworbenen *Echinokokken*-Krankheit ist zu sagen, daß eine primäre Ansiedlung des Echinococcus in der Blase nicht angenommen wird. Nach vereinzelten Darstellungen in dem Schrifttum um die Jahrhundertwende fand ich später keine diesbezüglichen Mitteilungen mehr, vielmehr handelt es sich um den Abgang von Skolices und Tochtergeschwülsten von den Nieren her oder bei einem Durchbruch eines im retrovesicalen Raum gelegenen Echinococcus in die Blase. Die sehr seltenen echten Echinokokken der Prostata bleiben auf die Drüse beschränkt. Sie können durch ihre Größe Störungen der Blasenentleerung machen.

Eine *Aktinomykose* der Blase tritt nur als sekundäres Leiden auf und kommt sehr selten zur Beobachtung. Bei fast allen Krankheiten mit Blasen-Aktinomykose war eine Aktinomykose des Coecums oder der Appendix, selten einmal des Rectums, der Ausgangspunkt. Beim Übergreifen auf die Blasenwand stellten sich Symptome einer Cystitis, gelegentlich auch einer mikroskopischen Hämaturie ein. Blasen-Darm-Fisteln kommen vor.

Wenn auch die *Bilharziose* bei unseren Berufskrankheiten keine große Rolle spielen dürfte, da diese Erkrankung meist nur in Asien und Afrika, vorwiegend in Ägypten, Südafrika, Indien und China, gelegentlich aber auch in Südeuropa vorkommt, so sei doch daran gedacht, daß sie bei entsprechenden Berufsgruppen, einmal bei dem Personal der Seeschiffahrt, zum anderen aber bei Technikern, Facharbeitern und Ingenieuren auftreten kann, die im Auftrage ihrer Firmen in jenen Ländern beruflich tätig sind.

Das Leiden hat sich wohl deshalb bisher noch nicht auf Europa ausgebreitet, auch wenn Bilharzia-Kranke täglich tausende von Eiern mit ihrem Urin ausscheiden, weil für die Weiterentwicklung der aus den Eiern ausschlüpfenden Embryonen ein noch nicht bekannter Zwischenwirt, wahrscheinlich eine Süßwasser-Schneckenart, nötig ist, die in Europa nicht vorzukommen scheint.

Der Infektionsmodus ist noch nicht ganz klargelegt. Wie die Embryonen auch in den Körper eindringen mögen, sie finden sich vorzugsweise im Pfortadergebiet, wo sie zur Geschlechtsreife heranwachsen, und dringen durch die Venae haemorrhoidales superiores in den Plexus haemorrhoidalis ein, von wo aus sie in den Mastdarm und in die Blase einwandern. Ihre Eier legen sie entweder in der Blutbahn oder nach Durchbrechen der Venenwand in dem Bindegewebe ab. In der Submucosa der Blase finden sich besonders reichlich Eier, die mit ihrem spitzen Stachel erhebliche Entzündungserscheinungen hervorrufen (oedematöse Schwellung, Austritt von Blut, Geschwürsbildung, entzündliche Neubildungen). Auch in den Nieren, der Prostata, den Samenblasen, der Harnröhre und dem Penis werden Bilharzia-Eier abgelegt und verursachen dort überall mehr oder weniger starke Entzündungserscheinungen.

Auf das klinische Bild der Bilharzia soll hier nicht eingegangen werden; der Gutachter wird beim Vorliegen entsprechender Voraussetzungen an eine berufsmäßige Schädigung zu denken haben.

Bei den *Brucellosen*, jenen von den Tieren auf den Menschen übertragenen Keimen des Abortus Bang, die beim Menschen ein septisches Krankheitsbild mit undulierendem Fieber hervorrufen, kommt es in seltenen Fällen zu einer Orchitis.

Auf weitere Erkrankungen soll hier nicht eingegangen werden; Beachtung verdient jedoch die Auffassung von Baader, daß im Tierbereich noch ein großes Reservoir an Krankheitskeimen vorhanden ist, die heute noch nicht als menschenpathogen gelten bzw. bekannt sind. In Zukunft werden sicherlich noch manche bisher unbekannte Krankheiten aus dieser Vorratsquelle kommen, besonders auch, wenn man bedenkt, daß der zunehmende Schiffs- und Luftverkehr die Verbreitung von Tierseuchen begünstigt.

f) Infektionskrankheiten

Auch die *Infektionskrankheiten* wirken sich gelegentlich auf die Nieren und das Harnsystem aus. Dabei kommt es einmal zu einer Schädigung des tubulären, im anderen Fall des Glomerulus-Systems. Es weisen beispielsweise Nierenschädigungen nach Scharlach, Angina, Pyodermien mehr den Charakter einer Nephritis auf, während bei Diphtherie, Typhus, Dysenterie, Schwangerschaftsschädigungen, bei sekundärer Lues mehr der tubuläre Apparat betroffen wird.

Der Gutachter, der die urologischen Zusammenhänge zwischen der Schädigung und den Auswirkungen auf die Nieren aufzuzeigen hat, wird sich immer die Frage vorlegen müssen, ob ein ursächlicher Zusammenhang

a) zwischen der Beschäftigung in einem versicherten Betrieb und der schädigenden Einwirkung (Seeschiffahrt, Bauarbeiter oder Ingenieure in den Tropen und Subtropen; Ärzte, Schwestern, Krankenpfleger, medizinisch-technisches Personal, Stubenmädchen usw. auf Infektionsabteilungen von Krankenhäusern),

b) zwischen der schädigenden Einwirkung und der Erkrankung besteht, wobei die schädigende Einwirkung nicht die alleinige Ursache zu sein braucht, sondern eine „rechtlich wesentliche Ursache“; es genügt sogar, wenn sie neben anderen Ursachen in „rechtlich wesentlichem Umfang“ mitgewirkt hat. Die Krankheit muß also ohne zusätzliche berufliche Schädigung voraussichtlich überhaupt nicht, wesentlich später ausgebrochen oder günstiger verlaufen sein.

Für den urologischen Gutachter möchte ich folgende Zusammenhänge kurz skizzieren:

Angina. Als Folge oft eine hämorrhagische Nephritis.

Diphtherie. Eine leichte Nierenreizung mit geringer Albuminurie ist sehr häufig und bedeutungslos.

Schwere Nierenschädigungen mit reichlicher Eiweißausscheidung und Cylindrurie finden sich regelmäßig bei den schweren toxischen Formen, speziell bei maligner Diphtherie in Form einer Nephrose, ohne Blutdrucksteigerung und ohne Hämaturie, aber auch ohne deutliche Oedembereitschaft.

Gelbfieber. Schwere Nephrose mit Nekrose des tubulären Epithels und Ausbildung von Kalkzylindern kann vorkommen.

Scharlach. Klinische Manifestation der Nephritis vom 19.—21. Tag, anatomisch ist sie bereits wesentlich früher nachweisbar. Die Häufigkeit schwankt bei den einzelnen Epidemien zwischen 5—70%. Gelegentlich tritt auch bei leichtem Scharlach eine Nephritis auf. In schweren Fällen kann es zur Anurie und Urämie kommen. Ein kleiner Teil, etwa 20%, wird chronisch und führt bisweilen zur Schrumpfniere.

Sepsis. Die Nieren sind regelmäßig beteiligt, anfangs in Form einer einfachen Albuminurie, später unter dem Bild einer Nephrose mit viel Eiweiß, häufiger aber in Form einer hämorrhagischen Nephritis mit Hämaturie. Hämaturie kann auch aus septischen Schleimhautblutungen des Nierenbeckens stammen.

Tetanus. Die Harnmenge ist meist stark vermindert; Albuminurie ist vorhanden.

Typhus. Eine Albuminurie geringen Grades mit einigen hyalinen Zylindern ist sehr häufig; Zeichen von Nephritis mit viel Eiweiß, granulierten Zylindern und Erythrocyten sind selten und prognostisch ungünstig (sog. „Nephrotyphus"). Durch reichliche Ansiedlung von Ty-Bacillen im Nierenbecken kann es zu einer Pyelitis kommen. Desgleichen auch bei Paratyphus; hier kommt es speziell bei Frauen zu einer Cystitis und Pyelitis.

Weilsche Krankheit. Degenerative Veränderungen des Nierenparenchyms.

Tuberkulose. Für den urologischen Gutachter, der sich mit der Frage beschäftigen muß, ob eine festgestellte Urogenital-Tbc als Berufskrankheit anzuerkennen und zu entschädigen ist, gilt:

Um eine Nieren- oder Genital-Tbc als Berufskrankheit anerkennen zu können, muß gefordert werden, daß ein frischer Lungenherd längere Zeit vor dem Beginn der Uro-Tbc nachzuweisen war. Dieser Lungenherd muß bei entsprechender beruflicher Gefährdung als Folge einer beruflichen Neuansteckung angesehen worden sein. Es ist also daraus zu folgern, daß es für den urologischen Gutachter ohne eine entsprechende lungenfachärztliche bzw. gewerbeärztliche Feststellung, daß eine Lungen-Tbc als Berufskrankheit anerkannt ist, nicht möglich, eine Uro-Tbc als Berufsschädigung anzuerkennen. Die Entscheidung ist oft für den Lungenfacharzt sehr schwer, und eine gerechte Begutachtung erfordert eine gründliche Kenntnis der röntgenologischen, klinischen und versicherungsrechtlichen Verhältnisse. Mit Rücksicht auf die lange Latenzzeit, die bei der Nieren-Tbc mit 4—6—10 Jahren angegeben wird, wobei die Virulenz, die Intensität der Infektion, der Typ des Bacillus, die Widerstandskraft und allergisch-nervöse Gesamtlage des Organismus eine Rolle spielen, wird man keine schematischen Hinweise dafür geben können, von welchem bis zu welchem Zeitpunkt man gutachtlich eine Nieren- oder Genital-Affektion bei anerkannter Berufskrankheit einer Lungen-Tbc diese noch anerkennen kann. Auf immer wiederholte Urinuntersuchungen und sorgfältige klinische Untersuchungen der Nieren, Blase, Prostata, der Hoden, Nebenhoden und des Samenstranges sei hingewiesen. Wert zu legen ist auf die Festlegung von Brückensymptomen zu der Primär-Erkrankung. Im einzelnen verweise ich auf die Ausführungen über die Uro-Tbc.

Die beruflichen Schädigungen durch Infektionskrankheiten betreffen, wie schon gesagt, in der Hauptsache Versicherte aus Krankenhäusern, Heil- und Pflegeanstalten, Sanatorien, Laboratorien, Badeanstalten, Massageinstituten usw. Sehr gefährdet sind Ärzte, Pflegepersonal und sonstige Hilfskräfte. Desgleichen sind gefährdet Bedienstete in pathologisch-anatomischen Instituten, in bakteriologischen Stationen, in Tierställen von Seruminstituten usw.

Während bei den Infektionskrankheiten im engeren Sinn durch die Inkubationszeit der ursächliche und zeitliche Zusammenhang zwischen infektionsgefährdeter Tätigkeit und den ersten Krankheitserscheinungen häufig gegeben ist, kann dieser nicht nur bei der Tbc, sondern vor allem bei unspezifischen Infektionen sehr schwierig zu erfassen sein. So wird dies bei Erkrankungen des einschlägigen Personenkreises an Pyelonephritis, toxischer Nephritis oder Infekt-Prostatitis schwierig sein. Es muß dann die überwiegende Gefährdung der Versicherten durch ihren Beruf gegenüber der Bevölkerung gleicher Gegend abgewogen werden. Die Beobachtungen der Krankheitshäufung beim versicherten Personal der betreffenden Station oder Dienststelle kann hierfür Hinweise geben. Ist die Übertragung durch einen Einzelfall aber gesichert, so ist es weder nötig noch richtig, darüber hinaus noch eine allgemeine überdurchschnittliche Gefährdung zu verlangen. Diese kommt vielmehr als letztes Moment der Wahrscheinlichmachung bei fehlendem eindeutigen Zusammenhangsnachweis in Frage (BAUER in Arb. u. Gesundh., H. 50, 1953).

Unter den *Infektionskrankheiten* kann die berufsmäßig erworbene Parotitis epidemica zu genitalen Komplikationen Anlaß geben, die bei dieser Erkrankung jenseits der Pubertät am 8.—10. Tage auftritt. Es handelt sich um eine mit Schwellung und heftigen Schmerzen einhergehende Hodenentzündung, die meist einseitig auftritt und gelegentlich von einer Epididymitis begleitet ist. In zahlreichen Fällen führt sie zur Hodenatrophie und bei doppelseitiger Erkrankung zur Sterilität. Die Frage, ob eine Sterilität nach einer berufsmäßig erworbenen Parotitis epidemica als Folge dieser Infektionskrankheit aufgetreten ist, wird von dem urologischen Gutachter gelegentlich zu entscheiden sein.

g) Röntgenschäden

Zum Schluß noch ein Wort zu den *Röntgenstrahlenschäden* der Nieren. Es ist bekannt, daß sich die in den Körper aufgenommenen radioaktiven Substanzen außer in den Knochen und in der Leber auch in den Nieren ablagern und hier durch Dauerstrahlung wirken. Dabei haben die Gammastrahlen eine wesentlich höhere Durchdringungsfähigkeit als Röntgenstrahlen. Neutronenstrahlen sind als materielle Strahlungen durch den Versicherungsschutz erfaßt. Neben Ärzten und deren Hilfspersonal sind vor allem Metallarbeiter bei der Verwendung von Isotopen, Arbeiter in der Uran-Industrie bei der Herstellung von Leuchtziffern, Physiker, insbesondere Atomphysiker und schließlich alle Beschäftigten in der chemischen Industrie, die mit der Herstellung radioaktiver Substanzen zu tun haben, besonders gefährdet.

Daß die Einwirkung von *Röntgenstrahlen* auf die Keimdrüsen zu entsprechenden Funktionsstörungen und Keimschädigungen führt, ist bekannt und muß bei der Begutachtung gefährdeter Personen auch berücksichtigt werden. Von versicherungsmedizinischer Bedeutung ist dabei die Klärung folgender Umstände:

a) Art des Arbeitsvorganges (ärztl. Untersuchung, Behandlung, Werkstoffprüfung, technische Prüfung usw.), Durchleuchtungen oder Aufnahmen vorwiegend, Zahl pro Woche, Angaben über Röhrenspannung, Stromstärke, Filterung.

b) Art des verwendeten Gerätes, Ergebnis von Strahlenmessungen am gewöhnlichen Arbeitsplatz des Erkrankten.

c) Technische Schutzmaßnahmen und Feststellung von Nachlässigkeiten in deren Anwendung.

d) Beginn der strahlengefährdenden Tätigkeit.

e) Dauer der wöchentlichen Einschaltzeiten.

f) Dauer von Urlaub und Freizeit.

g) Klinischer Befund: Genaue Beschreibung der Beschwerden und deren Krankheitserscheinungen.

2. Allgemeine Eigentümlichkeiten des Sportes und der Freizeit als Schadensereignis

Bei der Betrachtung von Sport und Freizeit mit ihren Möglichkeiten, als Schadensereignis zu wirken, stellen sich auf dem Gebiet der urologischen Begutachtung mehrere große Gruppen dar:

1. Die direkten schweren Traumen.

2. Die multiplen kleinen Traumen im Bereich des Dammes und des Scrotums durch bestimmte Sportarten.

3. Die entzündlichen Erkrankungen der Nieren, ableitenden Harnwege und männlichen Adnexe.

4. Die sportlichen Schädigungen mit ihren Auswirkungen auf das Nierenparenchym.

a) Traumatische und entzündliche Schädigungen

Die Einwirkung direkter Traumen auf die Nieren, Harnwege und männlichen Genitalorgane unterscheidet sich auf dem Sektor des Sports eigentlich kaum von den traumatischen Schädigungen anderer Genese, wie sie uns aus den Gebieten der Unfall- und Haftpflichtversicherung, des Versorgungswesens und anderer Versicherer bekannt sind. Beim Sport spielen eine besondere Rolle der Kampfsport, das Radfahren und diejenigen Sportarten, bei denen der oder die Sportler hohe und höchste Geschwindigkeiten mit Hilfe von Fahrzeugen zu Lande, zu Wasser und in der Luft erlangen, wenn es dabei zu einem Zwischenfall kommt. In der Sportliteratur fand ich bei den traumatischen Nierenschädigungen immer wieder die Ski- und Skistockverletzungen im Vordergrund stehen, wobei auch gelegentlich Pfählungsverletzungen durch diese Geräte beschrieben wurden.

Bei den entzündlichen Erkrankungen der Nieren, oberen Harnwege und der männlichen Genitalorgane, insbesondere der Prostata, kommt dem Sport als schädigendes Ereignis meist nicht eine spezifische Ursache zu; der Gutachter wird aber immer sorgfältig zu prüfen haben, ob bei einer als Schädigungsfolge angeschuldigten Nephritis, Pyelonephritis, Cystitis, Prostatitis, Adnexitis der Zusammenhang mit dem sportlichen Ereignis gegeben ist oder nicht. Nicht nur bei den ungeheuren Strapazen einer hochalpinen, mehrtägigen Klettertour unter den Unbilden von Schnee und Eis können sich entzündliche Erkrankungen des Urogenitalsystems ausbilden oder verschlechtern, auch schon bei leichtathletischen Wettkämpfen, die bei naßkalter Witterung stattfinden und sich stundenlang hinziehen, während denen die Kämpfer in Decken eingehüllt auf den nächsten Start warten, kann es zu diesen entzündlichen Affektionen kommen. Da aber Kälte, Nässe und Strapazen in Kriegszeiten als Schädigungen besonders häufig sind, werden sie in diesem Abschnitt (B II) mit abgehandelt.

Einer besonderen Besprechung bedürfen jene kleinen, über lange Zeit wirksam bleibenden Traumen, die besonders beim Reiten und Radfahren zu einer Beschädigung des Sportler Anlaß geben können.

Im älteren Schrifttum findet vorwiegend das Radfahren bei SAAR eine ausführliche Würdigung. Danach wird durch den fortwährenden Druck des Sattelschnabels auf den Damm die arterielle Blutzufuhr behindert (THEILHABER). Die Wirkung auf den Geschlechtstrieb sei verschieden, teils vermehrt, teils vermindert. Der Penis sei nach längerer Fahrt manchmal kühl und anästhetisch. Es kommen Erektionen vor, die sogar zum Absitzen zwingen (DE PEZZER). BROWN und FABER beschreiben Verletzungen der Perinealnerven mit heftigen Schmerzen in beiden Hoden, Hyperästhesie des Scrotums, beider Testikel und des Perineums. Desgleichen wurden Schmerzen längs der Harnröhre mit häufigem Urindrang oder Gefühllosigkeit des Penis mit temporärer Urinretention beschrieben, besonders bei älteren Herren. SAAR beschäftigt sich ausführlich mit den entzündlichen Affektionen der hinteren Harnröhre, der Cowperschen Drüsen und der Prostata. Diese Zustände gehen nach seiner Meinung kontinuierlich ineinander über und würden wohl nur selten ganz isoliert zu beobachten sein. BERG u. HERSCHEL beschreiben eine Irritations-Urethritis, OZÉNNE sah Auswirkungen auf die Cowperschen Drüsen, chronische Reizzustände der Prostata; wirkliche Prostatitiden sahen BERG, BLU, IRWIN, LAUGHLIN, TOWNSEND, VÖLCKER. Im alten Schrifttum wurden traumatische Strikturen der Harnröhre durch das Radfahren beschrieben (DELOBEL, HERRSCHEL u. a.). BLU führte sogar die Prostatahypertrophie auf das Radfahren zurück, von VÖLCKER wurden chronische Spermatocystitiden durch chronische Sekretverhaltung in den Samenblasen durch langdauerndes Radfahren erklärt, wobei er sich vorstellte, daß der Druck des Sattelschnabels auf die Ductus ejaculatorii deren Unwegsamkeit veranlaßte. WILTSE fand unter 8 Fällen von katarrhalischer Spermatocystitis achtmal Radfahrer. Ähnliches berichteten LLOYD, FÜLLER, LYDSTONE. Epididymitiden sahen BERG u. a.; es wurde dabei die Auffassung vertreten, daß die Pars prostatica urethrae der primäre Sitz der Erkrankung sei und daß die Entzündung sich per continuitatem auf den Nebenhoden fortpflanzte.

In der neuen Arbeit über Sportschäden und Sportverletzungen von BREITNER (1953) wird kaum noch über diese Schädigungen gesprochen, so daß man ihre damalige Beurteilung als zeitbedingt ansehen kann. HEISZ bestätigt zwar, daß Verletzungen der Hoden, Schädigungen des Bulbus urethrae mit der Harnröhre, den Cowperschen Drüsen und der Prostata bei Radfahrern vorkommen, daß dies allerdings schwerwiegendere Verletzungen seien wie Hämatome am Damm, Harnröhrenstrikturen und Schambeinfrakturen. Diese ernsteren Verletzungen werden jedoch auch im älteren Schrifttum bereits erörtert. KIESSLING beschreibt Fertilitätsstörungen bei Sportlern, vorwiegend jedoch durch Traumen des Scrotums und des Scrotalinhalts.

Beim Vorliegen entzündlicher Erkrankungen im Bereich der unteren Harnwege, vorwiegend der Prostata, der hinteren Harnröhre, der Cowperschen Drüsen, aber auch der Hoden und Nebenhoden sollte beim Reiten, Radfahren, Motorrad- und Autofahren große Zurückhaltung geübt werden. Bereits eine Kongestion der Prostata kann durch die Erschütterungen verschlimmert werden, mehr noch eine bestehende Entzündung. Wird bei Renn- oder Springreitern, Radrennfahrern und Motorradfahrern eine chronische Prostatitis oder anderweitige entzündliche Adnexerkrankung als Schädigungsfolge behauptet, wird sie als durch den Sport verursacht oder verschlimmert bezeichnet, so muß der Gutachter immer auch eine evtl. früher durchgemachte Entzündung der unteren Harnwege spezifischer oder unspezifischer Genese ausschließen, ehe er eine diesbezügliche Beschädigung in Erwägung zieht.

Die sich aus den Besonderheiten sportlicher Betätigung ergebenden Schädigungen im Bereich des uropoetischen Systems betreffen im wesentlichen das Nierenparenchym. Die Schäden brauchen nicht immer auf eine falsche Auswahl der Sportart, eine unsachgemäße Leistungssteigerung (Training), eine übermäßige körperliche Beanspruchung zurückzuführen sein, wenn auch diese Faktoren eine bedeutende Rolle spielen, wie arbeitsmedizinische und sportphysiologische Untersuchungen gezeigt haben. Ich verweise in diesem Zusammenhang auf einschlägige Arbeiten, die sich mit dem Einfluß von Muskelarbeit und Ermüdung auf Nierenfunktion und Harnzusammensetzung befassen, von BENZINGER, BOGOMOLETZ, GRAGUEROV, HELLEBRAND, WALTERS u. MILLEN, ICHTEIMANN, KAVETZKY, MARTSCHOUK, MELNITSCHENKO, NORVIS u. WEISER, SARRE, WHITE, YOSKIKAWA u. FUKUYAMA.

b) Proteinurie

Als sehr häufig zu beobachtendes Symptom wird während und nach körperlichen Leistungen eine mehr oder minder *starke Eiweißausscheidung* beschrieben. NÖCKER gibt dafür folgende Erklärung:

Von entscheidender Bedeutung für diese Tatsache sei die hohe Milchsäure-Konzentration im Urin. Hierdurch kommt es zu einer Veränderung und Quellung der Nierenepithelien. Die Veränderungen werden noch unterstützt durch den Sauerstoffmangel infolge der Abdrosselung der Blutzufuhr während der Dauerleistung. Dadurch werde die Durchlässigkeit des Nierenepithels für Eiweißmoleküle vergrößert, so daß ein geringer Prozentsatz der Eiweißkörper des Serums in den Urin übertreten kann. Bei Untrainierten sei diese Eiweißausscheidung im Urin häufiger als bei Trainierten. Durch Zufuhr alkalischer Mittel (Natr. bicarb.) kann man die Eiweißausscheidung verhindern (SCHMID), durch Einspritzen von Milchsäure kann man sie künstlich herbeiführen. Bei größeren körperlichen Anstrengungen, besonders beim Mittelstreckenlauf, steigt die Konzentration der Milchsäure bis zu 250 mg-% (nach KRESTOWNIKOW 220—240 mg-%), und NÖCKER fand daher auch bei Sportarten wie Mittelstreckenlauf, Ringen, Boxen, Radfahren und Schwimmen die größte Häufigkeit der Eiweißausscheidung. KRESTOWNIKOW fand nach Mittelstreckenläufen bei 75—100% der Sportler geringe Mengen Eiweiß im Urin, NÖCKER wesentlich seltener. Die Bedeutung des Trainingszustandes wird allgemein hervorgehoben. Die Durchlässigkeit der Nieren für die Eiweißkörper ist sehr flüchtiger Natur, klingt nach dem Wettkampf wieder ab und hinterläßt mit Sicherheit, wie die Untersuchungen von KRAL und SCHMID an einer großen Anzahl von alten Sportlern ergeben haben, die über längere Zeit Leistungssport getrieben haben, keine Dauerschäden. Auch THÖRNER vertritt die Auffassung, daß die Proteinurie nach großer körperlicher Leistung harmlos ist und schnell abklingt; er sah diese Erscheinung am häufigsten bei großer Sekundenarbeit, weniger bei Dauerübungen. Im Trainingszustand nimmt die Proteinurie ab. Er erklärt sie als Wirkung saurer Stoffwechselprodukte. Das Auftreten von Eiweißkörpern kann von der Ausscheidung roter Blutkörperchen und Zylinder begleitet sein. Die Harnsekretion ist während anstrengender Arbeit um 25—75% vermindert.

Bei Langstreckenläufern fand KRESTOWNIKOW, der führende russische Sportphysiologe, eine Proteinurie von 4—7 $^0/_{00}$, bei Mittelstreckenläufern waren die Werte geringer. Die Eiweißdurchlässigkeit wird durch die verminderte Sauerstoffversorgung der Nieren begünstigt. KRESTOWNIKOW nimmt an, daß die erhebliche Milchsäurekonzentration im Harn ein Hauptfaktor für die Eiweißausscheidung ist. Er stellt fest: Je angestrengter die Muskelarbeit, desto ausgeprägter ist auch die Blutversorgung der Muskulatur bei stark beeinträchtigter Nierenfunktion (vermehrte Diurese, Eiweißausscheidung). Er beobachtete im Urin neben den hohen Eiweißmengen vielfach auch hyaline Zylinder und abgeschilferte Nierenepithelien. Die Zahl der hyalinen Zylinder wird mit besserem Trainingszustand geringer, desgleichen läßt die ausgeschiedene Eiweißmenge nach. Die Proteinurie der Sportler hält 1—24 Stunden an.

WOLOTSCHUGIN u. KRUTZKOW fanden auch im Harn von Radrennfahrern (25—50-km-Strecke) Eiweiß, in einzelnen Fällen bis zu 2,9 $^0/_{00}$. In einem Teil der Fälle wurden granulierte Zylinder (in 13—14%) und Erythrocyten (in 14—27%) beobachtet. KRESTOWNIKOW beobachtete bei seinen eigenen Untersuchungen kein Eiweiß im Urin bei Radrennfahrern nach einer 144-km-Strecke und führt dies auf einen besseren Trainingszustand zurück.

Weitere Arbeiten über Proteinurie und Sport liegen u. a. vor von BRUMMER, ERDELYI, FOSTER, CONSOLI, JEZLER, PACAVSKY, SKOGAN, SCHMID, TAKENCUCKI sowie JAVITT und MILLER.

Auch bei Ruderern wurde nach dem Training bei 40% der Untersuchten Eiweiß im Harn gefunden, und zwar im allgemeinen bis 1,0 $^0/_{00}$, an Wettkampftagen sogar bis zu 1,8 $^0/_{00}$; außerdem fand man granulierte Zylinder. Infolge der erheblichen Schweißabsonderung lag das spezifische Gewicht des sauren Harns sehr hoch. Auch bei Boxern fand man nach den Wettkämpfen Eiweiß im Urin.

Bei Schwimmern, insbesondere bei kalten Bädern, beobachtete FABER eine Albuminurie, die jedoch nach KLAUS im allgemeinen rasch vorübergeht. Auch WOSNESSENSKI und BRASCHNIN fanden bei Kurz- und Mittelstreckenschwimmern im Urin Eiweiß, dessen Menge von der Trainingsintensität abhängig war. Die Werte lagen zwischen 0,16—0,3 $^0/_{00}$. Außerdem fanden die Autoren auch Formelemente. Als Ursache nehmen sie Hautreizung durch kaltes Wasser, unzureichende Durchblutung und Sauerstoffmangel der Nieren an, sowie Ansammlung saurer Stoffwechselprodukte im Blut, insbesondere Milchsäure. Sie fanden dabei, daß Schwimmer im Verhältnis zu den Leichtathleten im Urin mehr Milchsäure ausscheiden. Außerdem geben die Schwimmer im Wasser mehr Wärme ab, da die Wärmeaufnahmefähigkeit des Wassers größer als die der Luft ist. Die geringsten Gewichtsverluste wurden bei Wassertemperaturen von 17—18° gefunden, die größten bei 9°.

Nach HEISZ besteht die Gefahr einer Nierenschädigung durch starke Abkühlung des Wassers bei Wassertemperaturen unter 16°C. Der Tod einer Dauerschwimmerin durch Unterkühlung und allgemeine Erschöpfung nach einem Wasseraufenthalt von über 24 Stunden wurde beschrieben.

c) Hämoglobinurie; Hämaturie

Unterkühlungen, wie sie bei Kältebädern gegeben sind, führen nicht nur zu Proteinurien, sondern bewirken oft auch eine *Hämoglobinurie.* BJÖRN-HANSEN berichtet über experimentelle Abkühlungsversuche und die Erzeugung einer paroxysmalen Kälte-Hämoglobinurie. Auch KIELLEUTHNER hat über die Kältehämoglobinurie geschrieben, während allgemeine Probleme der Kälteschäden von THAUER, ROMEL, SATO, MOLNAR, BURTON und EDHOLM erörtert werden.

Bei der Erörterung der Hämoglobinurien nimmt im neuen sportmedizinischen Schrifttum besonders die Marschhämoglobinurie einen großen Umfang ein, wobei nicht nur kasuistische Beiträge erschienen sind, sondern vielfach auch die Pathogenese erörtert wird.

Hämaturien wurden nach sportlichen Wettkämpfen und scharfem Training vorwiegend beobachtet bei Boxern und Rugby-Spielern. Nach KLAUS findet man bei Boxern in 73% eine Sporthämaturie; BOONE, HALTIWANGER, CHAMBERS, DURHAM beschreiben die Hämaturie der Rugby-Spieler in Amerika.

d) Klimatische Einwirkungen

Über den Einfluß von *Hitze und Sonnenbestrahlung* auf die Nieren liegen Arbeiten vor, im neuen Schrifttum von RADIGAN u. ROBINSON; auch SATO berichtet über Hitze- und Kälteeinflüsse auf die Nieren. Im älteren Schrifttum haben GALAMTOS u. MITTELMANN die Albuminuria solaris ausführlich abgehandelt. Bei BREITNER findet sich der Hinweis, daß nach WUCHERPFENNIG eine allzu lange fortgesetzte Besonnung ab und zu eine Herabsetzung der Potentia coeundi bewirken solle; die Geschlechtshormone wären gegenüber ultraviolettem Licht sehr vulnerabel.

KREIENBERG, DONALD, KOBAYASHI u. a. studierten den Einfluß der Höhenanoxie auf die Nierenfunktion. Das Hochgebirgsklima, charakterisiert durch niedrigen Barometerdruck, niedrige Temperatur, große Lufttrockenheit, intensive Sonnenbestrahlung, stärkeren Wind, führt bei manchen Menschen zu der Gebirgs- oder Höhenkrankheit.

KRESTOWNIKOW fand an den Nieren folgende Auswirkungen: In den ersten Tagen Erhöhung der Diurese bei gleichzeitiger Verminderung der Wasserabgabe durch die Haut und durch die Lungen. In Höhen von 2500—5000 m war die Diurese zunächst verstärkt infolge der erhöhten Erregbarkeit des ZNS; später war sie herabgesetzt. PROKOP hat an Hand von Tierversuchen festgestellt, daß unter Bedingungen von 8000 m ü. M. bei Hunden eine deutliche Abnahme der Nierendurchblutung vorlag. Nach einer kurzen Polyurie kam es zu einem Nierenstop. Er glaubt daher zu der Aussage berechtigt zu sein, daß für den Symptomenkomplex der Höhenkrankheit ätiologisch auch urämische Faktoren verantwortlich zu machen seien. Man müsse daher bei Untersuchungen auf Höhentauglichkeit auf die Nierenfunktion besonderen Wert legen.

Der Vollständigkeit wegen sei an seltenen Sportschäden eine Spirochaetosis ictero-haemorrhagica erwähnt, der eine Badeinfektion mit Bakteriämie und frühzeitiger Anurie zugrunde lag (PAILLAS 1936). PANHURST beschreibt eine diffuse Glomerulonephritis durch Sonnenbrand bei einem Allergiker. HOSKE berichtet über die Besonderheiten von Sportschäden und Sportverletzungen bei Versehrten.

Der Sport spielt nicht nur als Leistungssport, zur Erzielung von Rekorden und mit seinen leider auch unerfreulichen Auswüchsen für den gutachtlich tätigen

Arzt eine Rolle, seine segensreiche Auswirkung liegt vielmehr in der allgemeinen körperlichen Ertüchtigung, Abhärtung, Kräftigung und Gesundhaltung des Körpers. Die körperliche Ertüchtigung ist dabei an kein Lebensalter gebunden, wenn auch bei der Ausübung sportlicher Betätigung Alter, Konstitution, Geschlecht, körperliche Verfassung eine große Rolle spielen. Von der Säuglingsgymnastik über den Schulsport, dem sozialhygienisch eine große Bedeutung zukommt, auch in Form von Schulwanderungen oder Sport und Spiel in Schullandheimen, über die gymnastischen Übungen der Erwachsenen und besonders auch älteren Menschen führt ein direkter Weg, um den Körper gesund und leistungsfähig zu halten. Eine große Rolle spielen das Kinderturnen, sowohl bei gesunden Kindern als auch in Form des orthopädischen Turnens bei Haltungsschäden, der Betriebssport, der während einer eigenen Arbeitspause durchgeführt wird und die Zeitdauer von 20 Minuten nicht übersteigen soll, sowie der Versehrtensport, der sich nach dem letzten Krieg in vielen Ländern für die Wiedergewinnung des Selbstvertrauens und die Überwindung des Versehrtenkomplexes sehr segensreich ausgewirkt hat und bei dem die regelmäßige Übung das Entscheidende ist.

Beim Schulsport sowie der sportlichen Betätigung innerhalb eines Verbandes besteht im allgemeinen Versicherungsschutz gegen Unfall und Haftpflicht. Ausgenommen sind dabei lediglich das Freibaden sowie diejenigen Unfälle, die durch groben Leichtsinn oder grobe Fahrlässigkeit entstehen. So wird im allgemeinen auch bei Verletzungen durch betriebsfremden Sport während der Arbeitspause keine Entschädigung gewährt, auch wenn Sport- und Spielgerät vom Betrieb gestellt werden.

e) Ärztliche Beurteilung sportlicher Tätigkeit

An den *urologischen Gutachter* oder Sachverständigen wird gelegentlich die Frage gestellt werden, bei welchen einschlägigen Erkrankungen eine Befreiung von den Leibesübungen, besonders beim Schulturnen erfolgen soll. Dafür gilt im allgemeinen folgendes:

1.) Bei Nieren- und Nierenbeckenerkrankungen wird nur im Ausheilungszustand Körperschule empfohlen, während man mit dem Schwimmen ganz besondere Zurückhaltung üben muß.

2.) Bei Tbc-Erkrankungen schließt jeder aktive Prozeß Sport und Turnen aus. Vor Besonnung ist besondere Vorsicht geboten.

3. Nach Infektionskrankheiten und chronischen Infekten (Tonsillitis, Halsentzündung) erst auf Nierenschädigung fahnden (s. auch Infektionskrankheiten, S. 103), ehe sportliche Betätigung erlaubt wird.

II. Die allgemeinen Eigentümlichkeiten des militärischen Dienstes, der Gefangenschaft und des Katastrophendaseins in ihrer Bedeutung als Schadensereignis

Während bei den *direkten Verletzungen und Verwundungen* das schädigende Ereignis wohl in den allermeisten Fällen klar zutage tritt und ohne weiteres zu den auf urologischem Gebiet feststellbaren Schädigungsfolgen in Beziehung zu setzen ist, liegen die Dinge bei den *allgemeinen Schädigungen* oftmals nicht so klar auf der Hand: Die behauptete oder festgestellte Schädigungsfolge kann oft nicht auf eine Schädigung zurückgeführt werden, die als *einmaliges*, kurzfristiges Ereignis wirksam war, sondern nur auf die allgemeinen Eigentümlichkeiten des militärischen oder militärähnlichen Dienstes, der Gefangenschaft, Internierung oder Flucht.

Demgemäß sollte der urologische Gutachter in allen diesen Fällen immer das angeschuldigte schädigende Ereignis in seiner Bedeutung für die Schädigungsfolge diskutieren, dies umso mehr, wenn Ansprüche erst viele Jahre nach dem Krieg gestellt werden, wenn auch altersmäßig bedingte Veränderungen (Prostatahypertrophie!), venerische Infektionen (Go!) oder Anomalien (kongenitale Hydronephrose, Megaureter usw.) abzugrenzen sind.

1. Die verschiedenen Schadensereignisse allgemeiner Art

Bei den *Schadensereignissen allgemeiner Art* kommen auf dem urologischen Fachgebiet solche schädigenden Ereignisse in Frage, die den Beschädigten während des militärischen oder militärähnlichen Dienstes, der Gefangenschaft, Flucht, Internierung oder anderweitiger unfreiwilliger Kasernierung betroffen haben. Meistens sind es die *Unbilden der Witterung*, denen er ausgesetzt war, außergewöhnliche Strapazen und *Überforderung* der körperlichen und seelischen Kräfte; aber auch die verschiedenartigen *Mangelernährungen*, insbesondere in der Gefangenschaft und in den Lagern, spielen eine große Rolle. Schließlich sind noch Schädigungen zu nennen, die durch eine unfreiwillige *Kasernierung* bedingt sind, sei es in Form unspezifischer banaler Infekte oder in Form einer spezifischen Entzündung. Hier spielt die Tuberkulose eine überragende Rolle, während Typhus, Fleckfieber, Malaria, Ruhr, Diphtherie, Scharlach usw. gutachtlich nur von untergeordneter Bedeutung sind.

Der urologische Gutachter wird, soweit es sich um Schädigungen während des Wehrdienstes handelt, auf die angefallenen Krankenblätter, Soldbücher, G-Bücher usw. zurückgreifen können, schließlich auf eidesstattliche Erklärungen Vorgesetzter oder Kameraden, die die Verwaltungsbehörde beiziehen muß, wenn er dies für erforderlich hält. Schwieriger ist dies erfahrungsgemäß bei Lager- und Haftschäden, Gefangenschaft und Flucht.

a) Überanstrengung

Bei den seltenen Schädigungen durch *Überanstrengung* spielen nicht nur die Strapazen des Frontdienstes bei den Infanteristen und Panzer-Soldaten im Einsatz, auf Brückenköpfen, im Kessel, den schwierigen und fremden Verhältnissen der russischen Landschaft, des Eismeeres, der nordafrikanischen Wüste eine Rolle, sondern auch die schweren körperlichen und seelischen Belastungen von Schiffsbesatzungen, z. B. der U-Boote, abgeschnittener Kampfgruppen im Rücken der feindlichen Front, abgesprungener oder notgelandeter Flugzeugbesatzungen, um nur einige zu nennen. Es ist jedoch im allgmeinen auffällig, — wie dies im nächsten Abschnitt noch ausführlicher zu erörtern sein wird —, daß gerade durch die übermäßige Strapazierung auf dem urologischen Gebiet relativ sehr wenig Schädigungsfolgen behauptet wurden. Auch die schweren Strapazen in den Gefangenen- und Konzentrationslagern haben, solange sie nicht mit Mangelerscheinungen oder der Arbeit unter ungünstigen Bedingungen wie Nässe und Kälte kombiniert waren, relativ selten Schädigungsfolgen an den Nieren, ableitenden Harnwegen und am männlichen Genitalsystem hinterlassen.

b) Durchnässung, Durchkältung

Durchnässung und Durchkältung kommt als Schädigung relativ häufig in Betracht, insbesondere bei den Soldaten, die tage- und wochenlang in Rußland in den Sümpfen gekämpft haben, wobei die Kleidung am Leib trocknen mußte, oder bei denen in der winterlichen Kälte die Wäsche vereist erstarrte. Auch die Gefangenen in den russischen Bergwerken hatten unter der Nässe und Kälte der Gruben zu leiden oder mußten beim Brückenbau stundenlang im Wasser stehen. Wenn auch hier die Möglichkeit gegeben war, nach der Arbeitsschicht die Wäsche zu trocknen, so waren diese Schädigungen, oftmals wochen- und monatelang, doch geeignet, Beschädigungen an den ableitenden Harnwegen — neben Pyelonephritiden vorwiegend Cystitiden mit Schließmuskelschädigungen, nachfolgenden entzündlichen Schrumpfblasen und auch Prostatiden — hervorzurufen, auch am Nierenparenchym im Sinne einer diffusen Glomerulonephritis oder einer Feldnephritis. Gleiche Schäden erlitten einzelne Mitglieder von Schiffsbesatzungen oder auf Schiffstransporten nach Schiffbruch durch Torpedierung oder Fliegerbeschuß durch die stundenlangen Aufenthalte im eiskalten Wasser.

Bei Schädigungen dieser Gruppe, wie auch der davor beschriebenen, wird es für den Erstgutachter erforderlich sein, daß er entweder auf Grund vorliegender Krankengeschichten, aus Soldbüchern oder durch anderweitige von der Verwaltungsbehörde zu beschaffende Unterlagen mit hinreichender Wahrscheinlichkeit darlegen kann, daß einmalige oder wiederholte schädigende Ereignisse geeignet waren, die vorliegende Beschädigung (= Schädigungsfolge) an der Blase, Prostata oder den Nieren zu verursachen oder ein vorbestehendes Nierenleiden (Hydronephrose usw.) zu verschlimmern. Bei anschließenden Lazarettaufenthalten ist dies meist nicht schwierig; aber erfahrungsgemäß wurde wegen einer Cystitis, Prostatitis oder sonstigen unklaren Erkrankungen der Nieren und ableitenden Harnwege unter kriegsmäßigen Verhältnissen nicht immer das Revier oder ein Lazarett aufgesucht, so daß eine gutachtliche Würdigung des angeschuldigten schädigenden Ereignisses u. U. nur an Hand eidesstattlicher Aussagen von Vorgesetzten, Kameraden, behandelnden Ärzten oder Krankenpflegepersonal (Sanitäter) erfolgen kann. Unter Einsatzverhältnissen, zu denen auch die Verhältnisse in der Gefangenschaft, Internierung, auf der Flucht, durch Verfolgung gehören, sind naturgemäß Schädigungen viel eher gegeben, als etwa bei einem Wachmann in einem Kriegsgefangenenlager der Heimat, einer Krankenschwester im Kriegslazarett oder einem Ausbilder in einer Ersatzeinheit des Heeres.

c) Mangelernährung

Von besonderer Bedeutung für den urologischen Gutachter ist die Entscheidung der Frage, wie weit eine *Mangelernährung* Schäden an den Nieren, den ableitenden Harnwegen und am Genitalsystem hervorrufen kann. Hier stehen die Erfahrungen der Gefangenschaft und diejenigen in den *Konzentrationslagern* zur Verfügung. Aus den letzteren berichten THAYSEN und THAYSEN bei MICHEL: „Gesundheitsschäden durch Verfolgung und Gefangenschaft und ihre Spätfolgen“, daß die *Nierenfunktion* selbst während schwerer Aushungerung nicht beeinflußt wurde. Bei ganz wenigen Dänen hat sich nach der Deportation eine *chronische Nephritis* entwickelt, aber ihre Zahl ist in Anbetracht der Tatsache, daß Angina sehr verbreitet vorkam, überraschend klein. Die Autoren erklären dies mit dem verminderten Vorkommen allergischer Manifestationen bei Ausgehungerten.

Dagegen gehörte zu dem Bild der Dystrophie außer der Kachexie (Atrophie der Muskeln und der Haut), der Hungerdiarrhoe, dem Hungeroedem, einer Adynamie und Apathie auch die *Hungerpolyurie* (nach GOUKASSIAN 5—6 Liter Flüssigkeitsausscheidung am Tag) mit imperiösem Wasserlassen (THYGESEN). TARGOWLA berichtet aus den deutschen Konzentrationslagern über die *Pollakisurie*, die von dringendem, nicht unterdrückbarem Miktionsbedürfnis begleitet war und manchmal mit Inkontinenzerscheinungen einherging. K. HERMANN gibt den Prozentsatz schwerer Polyurie bei schärfsten Hungererscheinungen mit 35% der Fälle an, schwerer Durchfall in 22%, totales Oedem in etwa 12%. HELWEG-LARSEN, HOFFMEYER u. a. stellen bezüglich der Polyurie und Pollakisurie in den Lagern fest: „Die Entwicklung begann mit der Nykturie und führte dann zur Pollakisurie mit bis zu 10mal Harnablassen je Nacht bei schweren Fällen und einer täglichen

Flüssigkeitsausscheidung von 4—5 Litern und mehr. Die Polyurie war von einem unbezwingbaren Harndrang begleitet, bei den schweren Fällen sogar mit einem schmerzhaften Harndrang. Die Pathogenese der Polyurie ist nicht eindeutig geklärt; die Pollakisurie ist die zweite Phase der Polyurie; auch über ihre Ursache ist wenig bekannt. Die Spincterinkontinenz scheint Beziehungen zum Muskeltonusverlust bei der allgemeinen Adynamie zu haben.“ MICHEL stellte bei Frühuntersuchungen der dem KZ Entronnenen fest, daß auffallend selten die Diagnose einer *Konkrementbildung in den Harnwegen* gestellt wurde, weist aber darauf hin, daß infolge der Umstellung des von einem Steuerungsmechanismus abhängigen Kalkstoffwechsels in der Zeit unmittelbar nach der Befreiung die Grundlage für Steinbildungen in den Harnwegen geschaffen wurde. „Dabei war das Vorhandensein entzündlicher Prozesse in den Harnwegen zwar fördernd, aber keine conditio sine qua non.“ MICHEL findet die Tatsache der so seltenen Steinbildung in den Harnwegen unmittelbar nach der Befreiung auch dann bemerkenswert, wenn man annimmt, daß viele oder die meisten der schwer leidenden Verfolgten entweder an Urämie starben oder ihr Tod absichtlich herbeigeführt wurde.

Für die Begutachtung bedeutungsvoll ist bei den Zuständen extremer Dystrophie (mit dem Bild des „Muselmanen“) außer den seelischen und endokrinen Störungen auch die *Impotenz* und die Zeugungsunfähigkeit. DREYFUS und FRANCK stellen dazu fest: „Beim Mann ist die Libido ganz verschwunden oder zumindest nach einigen Wochen der Unterernährung bedeutend zurückgedrängt. Die Erektionen sind selten, die Ejaculationen fehlen, die Versuche der Masturbation enden mit einem trockenen Orgasmus... Es ist außer Zweifel, daß das psychische Moment in diesem Schlaf der Geschlechtsdrüse eine Rolle spielt. Nichtsdestoweniger ist der gegenüber der Unterernährung besonders empfindliche Hoden das Opfer der typischen regressiven Störungen. Die Samenproduktion ist sehr empfindlich, es fehlt die Reifung der Spermatogenese, Absenz der Spermatozoen; dann schrumpft das Epithelium seminis ein und die Kanälchen werden gleichartig; in der weiteren Entwicklung wird das intercelluläre Gewebe ebenfalls angegriffen; Gleichartigmachung der Leydigschen Zellen mit Rückfall in einen fibroplastischen Zustand.“ — Die Autoren stellen jedoch fest, daß die post-konzentrationäre Sterilität bei den Männern immer ein vergängliches Phänomen war. „Nach einigen Monaten hat sich die Mehrzahl als normal zeugungsfähig gezeigt. Es gibt aber auch Fälle, wo ehemalige Deportierte impotent oder semi-impotent blieben, bei denen die sexuelle Asthenie ein Bestandteil der generellen Asthenie ist. Es kommt auch bei relativ jungen ehemaligen Deportierten vor, daß man weder eine psychische noch eine organische Ursache als Grund ihrer Impotenz entdecken kann.“

Das Schrifttum über die Schäden in den Konzentrationslagern — wie es vor allem in den Referaten und Ergebnissen der internationalen sozialmedizinischen Konferenz über die Pathologie der ehemaligen Deportierten und Internierten (Juni 1954 in Kopenhagen) und den ergänzenden Referaten und Ergebnissen zusammengefaßt ist — zeigt somit, daß für die urologische Begutachtung vor allem als Schädigungsfolgen zu berücksichtigen sind:

1. Polyurie, Pollakisurie, Cystitis, Sphincterinkontinenz.
2. Konkrementbildung in den Nieren und Harnwegen.
3. Impotentia coeundi et generandi.
4. Chronische Nephritis.

DIETZE bestätigt, daß Polyurie und Pollakisurie auch noch über die Zeit der floriden Phase der Dystrophie hinaus bis in die Regenerationsphase bestehen bleiben und nur langsam zurückgehen. BANSI und GLATZEL konnten Schädigungen der Nieren nicht nachweisen.

Aus dem Schrifttum über die extremen Lebensverhältnisse, wie sie sich vorwiegend unter den Verhältnissen der russischen Kriegsgefangenschaft ergaben, ist eine Zusammenstellung von SCHENCK, JARSCH, HAUPT und PRAEGLER zu erwähnen, welche bei der Untersuchung von 334 Heimkehrern folgende Zahlen fanden:

Nephritis	14 Fälle	4,1%
Nephrolithiasis	15 Fälle	4,4%
Pyelitis	6 Fälle	1,8%
Prostatahypertrophie	2 Fälle	0,6%.

Die Untersucher stellen fest, daß bis zu den Jahren 1954—55 die Häufigkeit der Steinerkrankungen der Gallen- und Nierenwege mit etwa 6% auffällig sei, wobei teilweise gehäufte Koliken und Spontanabgänge relativ großer Steine gesehen wurden.

FLOTHMANN fand unter 500 ihm noch namentlich bekannten ehemaligen Patienten der Gefangenschaft 12 Nephrosklerosen, d. h. 2,4%. Unter den von ihm sezierten 114 Toten schlüsselte er die Todesursache auf und findet Nephrosklerose in 10,5%, Hypernephrom in 1,8%. Bei den von ihm als typisch für die Kriegsgefangenschaft bezeichneten Erkrankungen sind jedoch keine urologischen Krankheiten verzeichnet. Er sieht außer der Dystrophie die psychische Belastung und den seelischen Dauerstress als einen wesentlichen Faktor zur Entstehung sogenannter Heimkehrerkrankheiten an.

GIRSCHEK stellt in seinem Bericht über Strahlenschäden bei Gefangenen, die im Uranbergbau eingesetzt waren, fest, daß über Pollakisurie als Zeichen der Dystrophie häufig geklagt wurde, oft mit starken Tenesmen, die jeder Behandlung trotzten. Auch wurden Störungen der Genitalfunktion beobachtet, die bestehen blieben. Bei den Kriegsgefangenen galt als oberstes Gebot, sich nicht auf Kisten mit Aktivmaterial zu setzen. Oft war dies aber wegen Übermüdung und Erschöpfung nicht möglich, da außer dem nassen Boden oder eiskalten Betonbelag nur die Kisten zum Sitzen da waren. „Hodenziehen war bald die Folge, wie überhaupt Hodenschwellungen, Prickeln in den Genitalien und ähnliche Erscheinungen sich immer dann einstellten, sobald man mit dem aktiven Material in Berührung kam". Als Folge der langjährigen Arbeit am Uran blieben Impotentia erektionis und coeundi.

RÜD, DRIVER, SCHENCK und VON NATHUSIUS berichten übereinstimmend über eine Häufung von Nierensteinbildungen weit über das übliche Maß hinaus sowohl aus der Zeit der Dystrophie, wie auch zunehmend ab 1952 während der allgemeinen Verbesserung des Ernährungszustandes. In der ersten Periode waren Koliken selten, in der zweiten häufig. ZSCHAU fand autoptisch in jedem zweiten bis dritten Fall Konkremente in der Niere, deren Entstehung er auf einen Mangel an Vitamin A zurückführt. Auch GROSZ stellt fest, daß es trotz kohlenhydrat- und wasserreicher, eiweiß- und vitaminarmer Ernährung zu zahlreichen Harnsteinkoliken kam. Fast immer handelte es sich um Oxalatsteine. SCHUBERT sah gleichfalls seit 1952 gehäuft spontan abgehende Oxalatsteine, von 900 Mann waren es 25 Kranke. RÜD u. Mitarb. sahen auch zahlreiche Phosphatkalksteine. FISCHER fand unter 179 Spätheimkehrern, die Dystrophiker waren, 8 Nierensteinkoliken. BANSI wie auch DIETZE konnten weder gehäufte Steinbildungen noch Entzündungen in den oberen Harnwegen finden. DIETZE konnte auch keine Nierenschädigungen, die allein durch alimentäre Dystrophie bedingt sein könnten, feststellen. KILIAN führt unter 56 Todesfällen eine chronische Nephritis und drei Nephrosklerosen als Todesursache an.

RÜD u. Mitarb. berichten, daß in der Dystrophiezeit Nierenkarbunkel und paranephritische Abszesse operiert und auch autoptisch gesehen wurden, in der spätern Zeit dagegen selten. Mehrere Nieren- und Harnleitersteine wurden von DRIVER operativ entfernt. An weiteren urologischen Erkrankungen nennen die Verfasser unspezifische Urethritiden und Cystitiden.

GROSZ beobachtete seit 1944 beginnend und in den letzten Jahren zunehmend unspezifische Epididymitiden und harte, höckerige, sehr schmerzhafte Infiltrationen, die sich wieder zurückbildeten, besonders in den Lagern am Eismeer. Über ein gehäuftes Auftreten von sogen. eosinophilen Epididymitiden nach dem Kriege berichtete EUFINGER. Bezüglich der Prostatahypertrophie hatte man in der Gefangenschaft den Eindruck, daß sie bei den älteren Gefangenen vorzeitig auftrat, aber es kam selten zu schwereren Retentionszuständen.

Vorkommen von Go. gab es nur ganz vereinzelt, was auch von GOTTRON und KORTING bestätigt wurde. Diese Autoren wiesen auf nicht gonorrhoische bakterielle Erkrankungen des Urogenitalapparates hin in Abhängigkeit von Kälteschäden, und zwar besonders Prostatitiden. Sie forderten allerdings für die Anerkennung als Schädigungsfolge zuverlässige Unterlagen. Die Verfasser nennen weiterhin reflektorische Reizzustände von Blase, Harnröhre und Anhängen, wie sie z. B. postdysenterisch (Reiter-Syndrom) oder in Zusammenhang mit der Kriegsnephritis (BARTRINA, ASZMANN) auch noch bei Heimkehrern vorhanden sein können. Die Kriegsgefangenen-Polynykturie mit ihrem nicht selten imperativen Harndrang pflegt rascher abzuklingen.

In der Gefangenschaft wurden außerdem gelegentlich beobachtet pellagröse Scrotalekzeme (STRACHEN und SCOTT, DEJACO); über Wundsein am Präputium und an der perianalen Schleimhaut nach übermäßigem Genuß von roten Rüben berichtet J. HANSEN.

SCHEID zählt keinerlei Dauerschäden auf urologischem Gebiet auf. GAUBATZ äußert sich in seinen Ausführungen über Dystrophie und Tuberkulose nicht speziell zur Frage der Urogenital-Tbc, desgleichen geht HEIN nicht auf diese Sonderform der Tbc ein. Zur Frage postdystrophischer Blutdruckstörungen stellen MEYERINGH und DIETZE 1950 auf Grund eingehender Untersuchungen fest, daß solche Blutdruckstörungen nur vorübergehender Natur seien.

d) Kombinierte Schädigung

In einem nicht unerheblichen Teil von urologischen Schädigungen wirken *mehrere Faktoren* zusammen, und zwar in der Art, wie sie geschildert wurden, als Überanstrengung, Überforderung, seelische Überlastung, Durchnässung und Unterkühlung sowie Mangelernährung. Schlechte Nachschubverhältnisse, die Unmöglichkeit, die durchnäßten Kleidungsstücke zu wechseln, schließlich auch ungenügende, unzulängliche Behandlung sind nur einige der Faktoren, die solche Schädigungen am Urogenitalsystem bewirkten.

Das von mir statistisch bearbeitete Krankengut gliedert sich zahlenmäßig so auf, daß die Schädigungen vorwiegend durch die Eigentümlichkeiten des militärischen Dienstes auftraten, daß Gefangenschaft, Lagerhaft usw. zahlenmäßig eine geringere Gruppe umfaßten, wobei dystrophische und seelische Schädigungen auf der Flucht während dieser relativ kurzen Zeitspanne nur vereinzelt zur Beobachtung kamen.

Katastrophenschäden, wie sie beispielsweise durch Massenvernichtungen nach Naturkatastrophen, schweren Bombenangriffen sowie den beiden Atombombenabwürfen in Japan vorkamen, spielen, soweit ich im Schrifttum feststellen konnte, bei der urologischen Begutachtung keine besondere Rolle.

e) Erzwungene enge Gemeinschaft (Kasernierung)

Die letzte Gruppe der Schädigungen allgemeiner Art umfaßt diejenigen Schädigungsfolgen, die durch *Kasernierungsmaßnahmen* auftraten, also durch eine erzwungene Gemeinschaft, wie sie unter den Bedingungen des Soldatenseins immmer gegeben war. Das schädigende Ereignis besteht hier, im Gegensatz zu den bisher bezeichneten, nicht in einer mehr oder weniger umrissenen Schädigung wie Durchnässung, Überanstrengung, Unterernährung, sondern ist allein in der erzwungenen Gemeinschaft begründet. Es werden hier also jene Schädigungen besprochen, die als spezifische und als banale Infektionen bekannt sind. Unter einem banalen Infekt ist dabei eine Erkältung, eine Allgemeinerkrankung oder ein grippaler Infekt ohne erkennbares schädigendes Ereignis von außen zu verstehen. Die spezifischen Infekte sind gekennzeichnet durch die besondere Art der Erreger, die sie verursachen. Wenn die Angina zu diesen gezählt wird, so deshalb, weil sie bei der Genese der akuten, diffusen Glomerulonephritis eine besondere Rolle spielt. Außerdem kommt hier noch eine besondere Bedeutung der Tbc zu, während Schädigungen des Urogenitalsystems nach Typhus, Ruhr, wolhynischem Fieber, Furunkulose nur eine untergeordnete Bedeutung haben (siehe auch Infektionskrankheiten, S. 102).

2. Kasuistik der allgemeinen Schadensereignisse

Zur Ermittlung der Anteile der einzelnen Schädigungsereignisse am gesamten Gutachtenmaterial wurde eine Gruppe von 100 Gutachten auf die Ätiologie der Schädigung und die Beziehungen zwischen den verschiedenen Schadensereignissen und den Schädigungsfolgen untersucht. Das Ergebnis ist in der nachfolgenden Tabelle zusammengestellt.

Tabelle 10.
Beziehungen zwischen Schädigung und Schädigungsfolge durch allgemeine Eigentümlichkeiten des militärischen Dienstes usw.

Art der Schädigung	1a	1b	2a	2b	3	4	5	6	7	Gesamt %
	Harninfektion		Anatomische Abflußhinderung		Primäre Harnsteinbildung	Übrige urologische Erkrankungen	Nierenverlust	Gesunde Probanden	Nephritis und deren Fehldeutungen	
	obere Harnwege	untere Harnwege	oben	unten						
1. Überanstrengung	0	0	0	0	0	0	0	1	0	1
2. Durchnässung Durchkühlung	7	14	1	1	1	0	2	0	2	28
3. Mangelernährung	2	3	1	0	3	0	0	0	0	9
4. Kombinierte Schädigung	10	14	1	1	0	3	3	2	7	41
5. Kasernierung a) spez. Infektion	1	3	0	0	0	3	5	1	4	17
b) banale Infektion	1	0	0	0	0	0	0	0	3	4
	21	34	3	2	4	6	10	4	16	100

Erörterung der Tabelle

Das Zahlenmaterial ist hinsichtlich der Schädigungen allgemeiner Art etwa repräsentativ; lediglich dürften in den verschiedenen Krankheitsgruppen die Parenchymschädigungen der Nieren (Gruppe 7) zahlenmäßig etwas in den Hintergrund getreten sein, weil das Hauptgewicht den ableitenden Harnwegen zukam.

Aus der Tabelle ergibt sich folgendes:

Die *Überanstrengung* spielt bei der Begutachtung urologischer Schädigungen eine sehr untergeordnete Rolle. Der einzige aus meinen Unterlagen erkennbare Fall wurde als Schädigungsfolge abgelehnt. Wohl spielt die Überanstrengung in Verbindung mit anderen Schädigungen eine gewisse Rolle, als einziges schädigendes Ereignis bedürfte sie einer ganz besonderen Begründung.

Dagegen stehen *Durchnässungen, Durchkühlungen* usw., sowohl als Einzelschädigung, wie auch in Kombination mit schlechter Ernährung, Dystrophie, Überanstrengung, zahlenmäßig an erster Stelle mit fast 70% aller Fälle.

Die *Mangelernährung* allein wird in 9% des gesamten Gutachtenmaterials als Schädigung anerkannt.

Bei den *Kasernierungen* machten vor allem die spezifischen Infekte urologische Schädigungsfolgen. Hier überwog die Tbc mit insgesamt 10 von 17 Fällen, während die Angina viermal als Schädigung angeschuldigt wurde.

Die restlichen Schädigungsfolgen verteilen sich mit je einem Fall auf Erkrankungen an Typhus, wolhynischem Fieber und Furunkulose. Banale Infekte machten in 4 Fällen Schädigungen am Nierenparenchym und den ableitenden Harnwegen.

Als Schädigungsfolge resultierte in den meisten Fällen eine *Harninfektion*, wobei die unteren Harnwege einschließlich Prostata und Adnexe mit 34% gegenüber den oberen Harnwegen mit 21% überwogen. Hervorgerufen wurden diese Harninfektionen vorwiegend durch Unterkühlungen, Durchnässungen und kombinierte Schädigungen, während Mangelernährung und spezifische Infekte nur vereinzelt als Schädigung in Frage kamen. Auffällig ist eine primäre *Harnsteinbildung* als Folge der Mangelernährung in 3 Fällen von insgesamt 4 primären Harnsteinbildungen. *Nierenverluste* waren zu gleichen Teilen eine Folge der Tuberkulose und der Kälte- und Nässeschäden. Die *Nephritiden* und ihre Fehldeutungen fanden sich zu etwa gleichen Teilen als Folge von Nässe- und Kälteschäden und den Kombinationen mit anderen Noxen sowie nach spezifischen und banalen Infekten.

3. Die allgemeinen Schadensereignisse in der versorgungsärztlichen Begutachtung

a) Kausalität zwischen Schädigung und Schädigungsfolge

Für die urologische Begutachtung im Versorgungswesen ist es notwendig, daß der Gutachter die *Kausalität* zwischen Schädigung und Schädigungsfolge beachtet. Sie muß nach dem Willen des Gesetzgebers zumindest wahrscheinlich gemacht werden. Eine an Sicherheit grenzende Wahrscheinlichkeit wird niemals gefordert. Die so überaus wichtige Erörterung der Kausalität wird häufig auch bei Gutachten hervorragender Fachkliniken außer Acht gelassen.

Bei Schädigungen allgemeiner Art, wie sie hier abgehandelt werden, muß der Gutachter immer prüfen, ob ein Schadensereignis geeignet war, die jetzt bestehende Schädigungsfolge zu verursachen oder wesentlich mit zu verursachen, ferner ob es sie einmalig abgegrenzt oder richtunggebend verschlimmert hat. Diese Formulierungen sind u. a. die Grundlagen für die Anerkennung als Schädigungsfolge gem. § 1 BVG. Aus dem Kausalitätsbedürfnis heraus wird der Proband gerade bei Schädigungen allgemeiner Art meistens eine Ursache der Schädigung angeben; der Gutachter hat zu prüfen, ob die Angaben sowie die vorliegenden Unterlagen tatsächlich eine Schädigungsfolge wahrscheinlich machen. Auf der anderen Seite hat der Gutachter aber auch die Verpflichtung, die Vorgeschichte der Schädigung sorgfältig und gewissenhaft aufzunehmen. Auf das mangelnde Verständnis bei der

Aufnahme der Anamnese der Spätheimkehrer weist Schenk eindringlich hin und bezeichnet diese Unterlassung als Kunstfehler. Meyeringh hat bei der Durcharbeitung der Herzinfarktfälle festgestellt, daß in dieser Hinsicht in einem ganz erheblichen Prozentsatz (40—50%) schwerwiegende Irrtümer nachweisbar waren. Ich konnte auf dem urologischen Sektor bei der Durcharbeitung und gutachtlichen Stellungnahme feststellen, daß die meisten Fehlbeurteilungen nicht so sehr auf einer falschen Diagnose beruhten als vielmehr darauf, daß die Zusammenhangsfrage nur unvollkommen bzw. überhaupt nicht geprüft wurde.

Bei der Anerkennung oder Nichtanerkennung von chronischen Prostatitiden, Harnwegsinfektionen, Nephritiden, Steinbildungen, Nephroptosen, Anomalien usw. wurde oft mit keinem Wort die Frage erörtert, welcher Zusammenhang zwischen einer Schädigung im Wehrdienst usw. und der anzuerkennenden Schädigungsfolge besteht.

Einige Beispiele zur Erläuterung:

Ein ehemaliger Soldat verficht unter Beiziehung aller verfügbaren medizinischen Literatur die These, eine rechtsseitige Senkniere sei durch die Anstrengungen des Arbeitsdienstes, das Exerzieren, die Erschütterungen des Reitens während der Ausbildung, das schwere Heben als Santiätsdienstgrad aufgetreten. Der Gutachter muß die angeschuldigten Schädigungen sorgfältig prüfen, ehe er sich für die Ablehnung der Senkniere als Schädigungsfolge entscheidet.

Ein zum Zeitpunkt des Wehrdienstes 35 Jahre alter Mann macht 13 Jahre nach Kriegsende einen Blasenkatarrh als Schädigungsfolge geltend, den er sich bei der Ausbildung als Landesschütze zugezogen habe, weil er durch das Hinlegen und Vorarbeiten völlig durchnäßt gewesen sei. Die Sachaufklärung ergab, daß bereits Jahre vor Beginn des Wehrdienstes ein Blasenkatarrh ärztlich behandelt wurde. Die geltend gemachte Schädigung konnte nicht glaubhaft nachgewiesen werden.

Die operative Entfernung einer hydronephrotisch veränderten Niere während des Wehrdienstes wird häufig ohne Prüfung als Schädigungsfolge anerkannt mit der Begründung: Da der Proband gesund und frontdiensttauglich einberufen wurde und die ersten Beschwerden erst während des Wehrdienstes auftraten, ist Dienstbeschädigung anzuerkennen. In dem vorliegenden Falle wurde auch die Ptose der Restniere als Schädigungsfolge anerkannt.

Ein Mann, der während der letzten Kriegsmonate im Heimatkriegsgebiet als Soldat eingezogen wurde, erkrankte an einem Abszeß im re. Mittelbauch, der operativ eröffnet wurde. Bei der Gutachtenuntersuchung wurde diese Operation nicht erwähnt und die Möglichkeit einer Schädigung nicht erörtert, sondern es wurden Veränderungen am Harnleiter, Nierenbecken und an der Blase als Schädigungsfolgen mit einer MdE von 40% anerkannt. Abgesehen davon, daß die festgestellten Veränderungen keinerlei Krankheitswert hatten, war ihre Beziehung zu einem schädigenden Ereignis überhaupt nicht geprüft worden. Eine Berichtigung dieser Entscheidung war aus hier nicht näher zu erörternden Gründen später nicht mehr möglich.

Ein Soldat machte in russischer Gefangenschaft eine Nieren- und Blasenentzündung durch. Im Jahre 1950 wurde ein Harnleiterstein festgestellt. Bei der Operation 1953 mußte nachträglich die Niere entfernt werden. 1955 linksseitige Kolik. Anlegung einer Nierenfistel an der Restniere. Urämie. Exitus. — Zu Lebzeiten des Probanden hatten sich die Gutachter auf den Standpunkt gestellt, daß eine Anerkennung des Steinleidens, das zur Entfernung der Niere führte, als Schädigungsfolge nicht möglich sei. Erst nach dem Tode ergab die sorgfältig durchgeführte Sachaufklärung Zusammenhänge zwischen der in russischer Gefangenschaft durchgemachten Pyelonephritis und dem Steinleiden, wobei Brückensymptome durch Beiziehung entsprechender Unterlagen (Krankenblätter, Fieberkurven, Rö.-Bilder) letztlich zur Anerkennung als Schädigungsfolge führten.

Gerade bei den Schädigungen der Gefangenschaft und Haft sollte sich der Gutachter für die Sachaufklärung entsprechend den Hinweisen von Schenck sehr viel Zeit nehmen. Er ist berechtigt, die Verwaltung mit der Beiziehung von Unterlagen, Vernehmung von Zeugen, Entgegennahme von eidesstattlichen Erklärungen zu beauftragen, um zu einem objektiven Urteil zu gelangen. Kann er sich hinsichtlich der Frage des Zusammenhanges nicht entscheiden, so ist er durchaus berechtigt, diese Entscheidung in das Ermessen der Verwaltung, bzw. des Gerichts zu stellen, wie dies gewissenhafte Gutachter auch immer wieder tun.

Sorgfältiger Prüfung bedürfte die Zusammenhangsfrage auch in folgenden Fällen:

Die Entstehung einer chronischen Prostatitis wird auf die Nässe und Kälte während der Ausbildungszeit als Rekrut zurückgeführt. Angebliche längere Lazarettaufenthalte konnten durch Sachaufklärung nicht bestätigt werden; lediglich eine kurze Beobachtungszeit in einem Heimatlazarett ohne Angabe der Diagnose ist verzeichnet.

Wenn ein Gutachter schreibt, daß in der feuchtkalten Atmosphäre eines U-Bootes Faktoren genügend vorhanden waren, um eine Infektion der Harnwege zu begünstigen, ohne den Probanden diesbezüglich befragt oder sich selbst genau orientiert zu haben, so muß die Kausalität an Hand dieser Äußerung erst nachgeprüft werden.

Ungewöhnlich und daher nachzuprüfen ist auch die Angabe eines Probanden, er habe sich als Flugzeugwart beim Abbremsen durch starken Propellerwind eine Blasen- und Harnröhrenentzündung zugezogen. Auch hier sollte der Gutachter einen fachmännischen Rat zuziehen, ehe er die Wahrscheinlichkeit des Zusammenhangs attestiert.

Als Schädigungen an den ableitenden Harnwegen und männlichen Adnexen wird man bei Vorhandensein entsprechender Unterlagen (Krankenblatt, Soldbuch usw.) oder Zeugenaussagen anerkennen können:

Schiffbruch durch Torpedierung in den arktischen Gewässern im November 1942 und stundenlanges Schwimmen im Wasser (als Ursache für eine Harnwegsinfektion).

Im Oktober 1940 beim RAD im Memelgebiet vielfach im Wasser gestanden.

Beim Brückenbau am Westwall im November 1939 oft durchnäßt (als Ursache für Harnröhrenentzündung).

Längerer Aufenthalt in nassen Stellungen im sumpfigen Gelände in Italien im Januar 1945.

Im Einsatz in Jugoslawien in naß-feuchter Witterung in Zelten untergebracht.

Im Winter 1941/42 in Rußland Nässe und Kälte, ständig im Einsatz, Kleider trockneten am Leib. Nach 9—10monatigem Einsatz im Schnee Blasen- und Nierenbeckenentzündung.

Während der Kriegsgefangenschaft noch zu vorwinterlicher Jahreszeit in Zelten auf kaltem Boden geschlafen.

1947—49 Arbeit in einem Bergwerk im Ural, wobei sie die längste Zeit während der Arbeit im Wasser bzw. im durchnäßten Erdreich standen und die Kleidung anschließend lange Zeit durchnäßt war.

Im April 1946 in französischer Kriegsgefangenschaft unmittelbar auf kaltem Steinfußboden gelegen und nachts stark gefroren. In dieser Zeit Entstehung eines Blasenkatarrhs.

Im Winter 50/51 in ostzonaler Haft nur mit einer dünnen Decke bekleidet auf kaltem Fußboden in kalter Zelle geschlafen.

Von Januar—März 1945 in amerikanischer Gefangenschaft im Lager Bad Kreuznach auf blanker Erde gelegen und sämtlichen Witterungsunbilden ausgesetzt gewesen.

Wochenlang bei unzureichender Ernährung im Lager Rheinberg ohne jeden Schutz gegen Witterung auf nacktem Fußboden gelegen, anschließend Massenlager.

7 Wochen lang Übernachtung unter freiem Himmel bei jeder Witterung, Übernachtung in Pferdeställen, z. T. ohne Überdachung auf gepflastertem Boden, außerdem starke seelische Belastung als Angehöriger der SS; Gewicht 46 kg.

Inhaftierte Frau kam ohne Bekleidung 3 Tage und 3 Nächte in einen Bunker mit erheblichem Durchzug. Insgesamt 9jährige Haft in ostzonalen Gefängnissen.

Während der Rückzugskämpfe im Winter 42/43 konnte im Raum Stalingrad eine Blasenentzündung nicht ausreichend behandelt werden. Wochenlange Unterbringung der Truppe im Freien, Kleider konnten nicht gewechselt werden.

Bei einem 58jährigen Mann, der in politischer Internierung im Pferdestall auf Holzpritschen in unmittelbarer Nähe des zugigen Schiebetores lag, Mißhandlungen durch das Lagerpersonal ausgesetzt war, an Unterernährung und Abmagerung litt, unterwegs nicht austreten durfte, ohne ärztliche Behandlung war, traten Blasen- und Nierenbeschwerden auf.

Als körperlich Ungewöhnter im Ural bei Eisenbahnbau und sonstigen schweren Arbeiten eingesetzt, wiederholt Dystrophie. Während dieser Zeit stark verminderte Wasserzufuhr, großes Angebot von Oxalaten, wenig zu trinken, aber auch wenig getrunken wegen der Gefahr von Typhus und Ruhr. Entstehung eines aseptischen Nierensteines.

Mehrjährige Gefangenschaft im KZ. Verhältnisse bezüglich Unterkunft, Verpflegung und ärztlicher Betreuung vollkommen unzureichend. 400 Personen wurden in einem Saal von 35×15 m untergebracht, im Winter wurde nur eine Stunde geheizt. Verpflegung bestand aus 375 g trockenem Brot, Sauerkohl bzw. Dörrgemüsesuppen. Nur neu entwickelte Medikamente wurden an den Gefangenen erprobt. Dünne Strohsäcke und unzureichende alte Wolldecken standen zur Verfügung.

Die Liste der hier als Beispiele angeführten Schädigungen ist keineswegs vollständig, sondern könnte noch weitergeführt werden. Worauf es im wesentlichen ankommt, ist die *Darlegung der Verhältnisse*, unter denen und durch die eine Schädigung eingetreten ist. Ob der Proband in einem deutschen Konzentrationslager, in politischer Haft, Gefangenschaft oder Internierung war, spielt demgegenüber eine geringe Rolle. Die Verhältnisse konnten überall unterschiedlich sein. Der Gutachter muß einen Eindruck davon erhalten, ob die besonderen Verhältnisse geeignet waren, eine Schädigung hervorzurufen, die in ursächlichem Zusammenhang mit der anzuerkennenden Schädigungsfolge steht, bzw. ein vorbestehendes oder anlagebedingtes Leiden verschlimmert hat. Wenn der Gutachter zwischen der Besonderheit der allgemeinen Schädigung und den zu beurteilenden Schädigungsfolgen an den Harnwegen keine Beziehungen findet, so sollte er besser die Entscheidung über die Zusammenhangsfrage zurückstellen, als aus Unkenntnis eine falsche Beurteilung abgeben.

Das Schrifttum über die extremen Lebensverhältnisse sowie über die Gesundheitsschäden durch Verfolgung und Gefangenschaft gibt dem Gutachter einen Einblick in die Lebensverhältnisse und die Möglichkeiten der Schädigung, von denen er sich sonst ohne eigenes Erleben keine rechte Vorstellung machen kann (s. auch S. 111).

b) Gesetzliche Grundlagen

Die gesetzliche Grundlage für die Anerkennung einer Schädigungsfolge ist der Rentenbescheid. Dieser wird auf Grund der ärztlichen Begutachtung durch die Verwaltungsbehörde ausgefertigt. Im Rechtszuge ist der Richter in seiner Entscheidung frei, d. h. er braucht das ärztliche Gutachten nicht unbedingt zur Grundlage seiner Entscheidung zu machen. Der Arzt entscheidet über Zusammenhänge zwischen einem angeschuldigten schädigenden Ereignis und der bestehenden bzw. behaupteten Schädigungsfolge.

Über eine Anerkennung eines Leidens als Schädigungsfolge hat der Arzt nicht zu urteilen, da diese Entscheidung nicht Sache des medizinischen Sachverständigen, sondern der Verwaltungsbehörde bzw. der juristischen Spruchinstanz ist. Der ärztliche Gutachter hat nur die Zusammenhänge aufzuzeigen und nach den Ergebnissen der medizinischen Wissenschaft die Zusammenhangsfrage zu erörtern. Der Jurist wird darüber hinaus noch die rechtlichen Seiten der Schädigung prüfen, beispielsweise, ob der Geschädigte überhaupt in den Kreis der Versorgungsberechtigten fällt und ob alle Bedingungen, die der Gesetzgeber rein rechtlich fordert, gegeben sind, um eine Schädigung anzuerkennen. Das können unter Umständen sehr schwerwiegende Fragen sein, die den Arzt zwar interessieren, die er im Gutachten evtl. auch erörtern sollte, über die ihm eine Entscheidung jedoch nicht zusteht. Manche Gutachten, die von guten Kliniken erstellt werden, scheitern daran, daß der Gutachter seine Grenzen überschreitet. Seine Aufgabe ist es lediglich, die Anamnese und Befunderhebung sorgfältig vorzunehmen, die tatsächlich medizinisch zu wertenden Umstände richtig zu erfassen und danach objektiv zu urteilen.

Erörterungen über reine Sachverhaltsfragen überlasse er dem Juristen, gebe ihm evtl. einen Hinweis aus seiner medizinischen Sicht, spare sich aber Spekulationen und juristische Fragestellungen. Je gründlicher der Gutachter nur den gesamten Sachverhalt würdigt und je mehr das Gutachten den Denkgesetzen der Logik entspricht, umso unanfechtbarer wird es sein und umso überzeugender wird es auch für den Juristen oder Verwaltungsbeamten sein. Das Denken des Juristen ist von Natur aus abstrakt, das des Arztes viel gegenständlicher ausgerichtet und auf den Einzelfall konzentriert, d. h. er geht von Symptomen aus, von denen auf das Ganze geschlossen wird, während der Jurist umgekehrt in abstrakten Normen subsummieren muß. Das Gesetz ist bekanntlich die generelle im voraus getroffene Entscheidung einer Unzahl zukünftiger Einzelfälle, und diese Vorausentscheidung kann der Gesetzgeber nur treffen, wenn er die Einzelfälle ihrer Individualität entkleidet, damit tatsächlich nur eine abstrakte Norm übrig bleibt (zitiert nach ROHWER-KAHLMANN). Diesem unterschiedlichen Denken entspricht auch eine unterschiedliche Sprache. Und so ist es Aufgabe des Gutachters, seine Formulierungen so zu treffen, daß sie auch für den Juristen und Verwaltungsbeamten klar, verständlich und von zwingender Logik sind. Begriffe wie Schonrente, wohlwollende Beurteilung, Berücksichtigung sozialer und humaner Gesichtspunkte sind zwar menschlich und ärztlich anerkennenswert, machen uns jedoch als ärztliche Sachverständige im Gutachterwesen für die Aufgabe einer gerechten ärztlichen Entscheidung unbrauchbar. Über das gute Gutachten und den guten Gutachter ist von unseren besten medizinischen und juristischen Sachverständigen in der Begutachtung viel diskutiert worden. Das Gutachten sei von strengster Objektivität unter Würdigung und Abwägung des medizinischen Sachverhaltes, ohne auf Interessenvertreter, sei es des zu Begutachtenden, sei es des Auftraggebers, Rücksicht zu nehmen und möglichst auch ohne Polemik gegen andersartige Auffassungen, mit denen man sich auseinandersetzen muß.

Im *bundesdeutschen Versorgungswesen* wird für die Anerkennung einer Schädigungsfolge gefordert, daß die gesundheitliche Schädigung durch eine militärische oder militärähnliche Dienstverrichtung oder durch einen Unfall während der Ausübung des militärischen oder militärähnlichen Dienstes oder durch die diesem Dienst eigentümlichen Verhältnisse erfolgt ist (§ 1 BVG).

Einer solchen Schädigung stehen Schädigungen gleich, die herbeigeführt sind

a) durch unmittelbare Kriegseinwirkung,

b) durch eine Gefangenschaft,

c) durch eine Internierung im Ausland oder in den nicht unter deutscher Verwaltung stehenden deutschen Gebieten wegen deutscher Staatsangehörigkeit oder deutscher Volkszugehörigkeit,

d) durch eine mit militärischem oder militärähnlichem Dienst oder mit den allgemeinen Auflösungserscheinungen zusammenhängende Straf- oder Zwangsmaßnahme, wenn sie den Umständen nach als offensichtliches Unrecht anzusehen ist.

Für die Anerkennung einer Gesundheitsstörung als Folge einer solchen Schädigung genügt schon die *Wahrscheinlichkeit* des ursächlichen Zusammenhangs. Sie ist gegeben, wenn nach der geltenden ärztlich-wissenschaftlichen Lehrmeinung mehr für einen medizinischen Zusammenhang als gegen einen solchen spricht.

Ein zeitlicher Zusammenhang einer Gesundheitsstörung mit einem geleisteten Dienst kann die Anerkennung eines Versorgungsanspruches nicht begründen. Wenn der Soldat also beim Eintritt in den Dienst gesund gewesen ist, den Einflüssen des Dienstes zwar ausgesetzt war, oder eine Krankheit während der Dienstzeit entstanden oder hervorgetreten ist, so ist damit die Annahme einer Schädigungsfolge für sich allein noch nicht begründet. Es muß dargetan werden, daß für die Entstehung oder Verschlimmerung einer Krankheit der ungünstige Einfluß einer bestätigten dienstlichen Veranlassung oder allgemeiner dienstlicher Verhältnisse maßgeblich oder zumindest gegeben war. Es können ja Krankheiten aller Art, insbesondere innere Leiden, zu allen Zeiten, auch ohne Mitwirkung einer Schädigung, entstehen.

Wenn der Zusammenhang der Gesundheitsstörung mit einem schädigenden Ereignis nach wissenschaftlicher Erfahrung nicht mit Sicherheit ausgeschlossen werden kann, so läßt sich daraus nicht etwa folgen, daß er darum wahrscheinlich oder sogar sehr wahrscheinlich ist. Ebensowenig kann das Vorliegen einer Schädigungsfolge bejaht werden, wenn ein ursächlicher Zusammenhang nur *möglich* ist.

Es ist daher in einem Gutachten überflüssig, die Möglichkeit eines Zusammenhangs zu erörtern.

Zum Begriff der Ursache ist festzustellen, daß nicht jeder Umstand, der irgendwie zur Schädigung beigetragen hat, als eine rechtlich beachtliche Ursache anzusehen ist. Als wirkliche Ursache eines Leidens kann versorgungsrechtlich nur ein Vorgang gelten, der wesentlich und bestimmend für die Entstehung des Körperschadens ist, d. h. wenn ohne Eintreten dieses Ereignisses das Leiden nach ärztlicher Erfahrung und menschlicher Voraussicht überhaupt nicht oder zumindest nicht in gleicher Schwere und Schnelligkeit eingetreten wäre. Das Ereignis kann die einzige Ursache oder eine von mehreren Haupt- und Teilursachen sein; Zufallsursachen, letzter Anstoß sind nicht wesentliche Ursachen. So wird häufig bei konstitutionsbedingten Leiden ein unwesentlicher äußerer Anlaß als Ursache angeschuldigt, z. B. ein Verheben oder ein leichtes Unfallereignis für eine Nierensteinkolik. In solchen Fällen hat die äußere Einwirkung bei der Entstehung der Krankheit nicht mehr wesentlich mitgeholfen, sondern sie hat nur innerhalb einer bereits bestehenden Krankheit oder Krankheitsbereitschaft einem besonders charakteristischen Krankheitssymptom, das vermutlich in absehbarer Zeit auch ohne diese Einwirkung aufgetreten wäre, zum Durchbruch verholfen. Der Begriff der „Auslösung“ ist zu unbestimmt und daher durch die Erörterung zu ersetzen, ob eine wesentliche Mitverursachung der konstitutionsbedingten Krankheit durch einen schädigenden Vorgang vorliegt oder nicht.

Das schädigende Ereignis braucht nicht derartig zu sein, daß es nun auf jeden davon Betroffenen schädigend einwirken müßte. Es genügt hier der Nachweis, daß das Ereignis auf den Einzelnen eine schädigende Wirkung ausgeübt hat. Die Beurteilung der Auswirkung einer Schädigung im Sinne der Verschlimmerung ist ungleich schwerer als die im Sinne der Entstehung, zumal in vielen Fällen Unterlagen fehlen. Der Gutachter muß den regelmäßigen Ablauf der einzelnen Krankheiten kennen, um beurteilen zu können, ob ein schon bestehendes Leiden durch die behauptete Schädigung verschimmert sein kann (z. B. Verschlimmerung angeborener Wassersacknieren infolge Infektion). Sind die Folgen der Schädigung durch eine entsprechende Behandlung beseitigt worden, so hat es sich zwar um eine Verschlimmerung im medizinischen, nicht aber im versorgungsrechtlichen Sinne gehandelt. Ist ein während der Dienstzeit festgestellter eingeklemmter Ureterstein operativ entfernt worden, war der Patient nach der Entlassung aus dem Wehrdienst beschwerdefrei, und wird nach Jahren eine weitere Steinbildung in den Nieren festgestellt, so kann dies im allgmeinen nicht als Schädigungsfolge angesehen werden. Der schädigende Vorgang kann ein Leiden aber auch verschlimmert haben, ohne den weiteren Ablauf zu beeinflussen. Es hat sich dann um eine einmalige, zeitlich mit Aufhören der angeschuldigten Einwirkung abgrenzbare Verschlimmerung gehandelt.

Wenn die erste Verschlimmerung nach eingehender Prüfung einwandfrei mit einer Minderung der Erwerbsfähigkeit um 50% oder mehr anerkannt worden ist, wird man von einer „richtunggebenden“ Verschlimmerung sprechen müssen, wenn eine weitere Verschlimmerung eintritt. Führt die Verschlimmerung zu einem sogenannten „Knick im Krankheitsverlauf“ (A. W. Fischer) im ungünstigen Sinn, so ist das eine richtunggebende Verschlimmerung.

Das Bundesversorgungsgesetz (BVG) bestimmt den Personenkreis, auf welchen es Anwendung findet und weiterhin den Umfang der Versorgung, nämlich

1. Heilbehandlung, Krankengeld und Hausgeld (§§ 10—24)
2. soziale Fürsorge, Arbeits- und Berufsförderung (§§ 25—28)
3. Beschädigtenrente und Pflegezulage (§§ 29—35)
4. Bestattungsgeld (§ 36) und Bezüge für das Sterbevierteljahr (§ 37)

5. Hinterbliebenenrente (§§ 38—52)
6. Bestattungsgeld beim Tod von Hinterbliebenen (§ 53).

Es regelt weiterhin die gesetzlichen Ansprüche beim Zusammentreffen einer Schädigung zugleich mit einem Unfall im Sinn der gesetzlichen Unfallversicherung (§§ 54—55), es klärt die Fristen der Ansprüche (§§ 56—59), den Beginn, die Änderung und das Aufhören der Versorgung (§ 60), sowie das Ruhen des Rechts auf Versorgung (§ 64—65).

§ 72—80 regelt die Kapitalabfindung, auf welche nur Beschädigte mit einer MdE über 50% Anspruch haben, und zwar zum Zweck des Erwerbs oder der wirtschaftlichen Gründung eigenen Grundbesitzes oder zum Zweck eines Erwerbs grundstückseigener Rechte oder Zahlung eines Kapitals. Gleichgestellt wird diesem Erwerb die Mitgliedschaft in einem gemeinnützigen Wohnungs- oder Siedlungsunternehmen, sowie der Abschluß eines Bausparvertrages.

Das BVG dehnt in § 82 den Personenkreis noch auf Personen aus, denen für Schäden an Leib und Leben Leistungen zuerkannt worden waren

a) auf Grund des § 18 des Kriegspersonenschadengesetzes vom 15. 7. 1922 in der Fassung der Bekanntmachung vom 22. 12. 1927 (Reichsgesetzblatt I, S. 515, 533) oder

b) auf Grund des § 1 Nr. 2 des Besatzungspersonenschadengesetzes vom 17. 7. 1922 in der Fassung der Bekanntmachung vom 12. 4. 1927 (Reichsgesetzblatt I S. 103).

Zu diesem Gesetz sind Verwaltungsvorschriften und Rechtsverordnungen erlassen worden, die die Versorgung regeln (Gesetz über das Verwaltungsverfahren der Kriegsopferversorgung vom 2. 5. 1955). Weiterhin sind bis jetzt 6 Novellen zum BVG erlassen worden, die letzte am 1. 5. 1957, sowie das 1. Neuordnungsgesetz zum BVG vom 27. 6. 60, das seit 1. 6. 60 Gültigkeit hat, aber im wesentlichen Verwaltungsfragen neu regelt.

Es können ferner folgende Gesetze bei der Prüfung von Versorgungsangelegenheiten in Frage kommen:

Häftlingshilfsgesetz (HHG) vom 6. 8. 1955,
Soldatenversorgungsgesetz (SVG) vom 26. 7. 1957
Bundesgesetz zur Wiedergutmachung nationalsozialistischen Unrechts in der Kriegsopferversorgung vom 25. 6. 1958
Schwerbeschädigtengesetz vom 16. 6. 1953,
Sozialgerichtsgesetz vom 3. 9. 1953

Weitere gesetzliche Grundlagen und Erläuterungen sind die höchstrichterliche Rechtsprechung zum BVG, SGG und VfG, die Breithauptsche Sammlung von Entscheidungen sowie die Rundschreiben des Bundesarbeitsministeriums und das Bundesversorgungsblatt.

Der ärztliche Gutachter findet Richtlinien für die Begutachtung in den Anhaltspunkten für die ärztliche Gutachtertätigkeit im Versorgungswesen (Neuausgabe 1958). Diese Richtlinien sollten jedem gutachtlich tätigen Arzt, der versorgungsmedizinische Zusammenhänge zu beurteilen hat, bekannt sein. Sie geben dem Gutachter eine Hilfe, sollen ihn aber keineswegs aus der eigenen Verantwortung entlassen.

Allgemein sind folgende Punkte von Bedeutung:

Nr. 33—55 geben allgemeine Richtlinien für das versorgungsärztliche Gutachten.

Nr. 2 (4): Die Kausalreihe bei der versorgungsärztlichen Begutachtung heißt: Schädigender Vorgang — Gesundheitsschädigung — Schädigungsfolge.

(7): Aufgabe des Antragstellers und des Dezernats Versorgung ist es, alle verfügbaren Unterlagen über das schädigende Ereignis zu beschaffen, um es dem Arzt zu ermöglichen, eine gutachtliche Stellungnahme abzugeben.

Nr. 3: Ein nur zeitlicher Zusammenhang einer Gesundheitsstörung mit einem geleisteten Dienst kann die Anerkennung eines Versorgungsanspruches nicht begründen, sondern nur ein ursächlicher Zusammenhang.

Nr. 5 (1): Zur Zusammenhangsfrage: Der schädigende Vorgang muß nachgewiesen sein. Der glaubwürdige Eindruck eines Antragstellers allein reicht nicht aus, um behauptete schädigende Einwirkungen als wahrscheinlich anzusehen. Die Gesundheitschädigung muß durch Aktenunterlagen oder durch glaubwürdige Zeugenaussagen erwiesen oder es muß nach Art der zur Erörterung stehenden Gesundheitsstörung wahrscheinlich sein, daß die Gesundheitsschädigung auf dem als schädigenden Vorgang festgelegten Tatbestand beruht.

(2): Der bestehende Zustand muß durch Brückensymptome auf die gesundheitliche Schädigung zurückzuführen sein.

(3): Es muß also eine nicht unterbrochene Kausalkette zwischen schädigendem Vorgang und heute vorliegendem Zustand bestehen, erhärtet durch die Erkenntnisse der medizinischen Wissenschaft und die ärztlichen Erfahrungen.

Nr. 9—11 legen die Begriffe der Entstehung und Verschlimmerung fest (vorübergehend, einmalig abgegrenzt, richtungweisend).

Nr. 14—16: Lazarettbehandlungsfolgen, Verhinderung der richtigen Diagnose bzw. Fehlen einer fachgerechten Behandlung, Folgen von diagnostischen Eingriffen und therapeutischen Maßnahmen und Anspruch auf Versorgung. Diagnostische Eingriffe wie Cystoskopie, u. U. auch i. v. Pyelographie können zu Schädigungsfolgen im Sinne des § 1 BVG führen.

Nr. 20 klärt Begriffe wie Erwerbsunfähigkeit, Arbeitsunfähigkeit.

Nr. 22: Nach § 30, 1 BVG sind seelische Begleiterscheinungen und Schmerzen in ihrer Auswirkung bei der Beurteilung der MdE zu berücksichtigen. Die Prozentsätze der MdE schließen die üblichen seelischen Begleiterscheinungen und Schmerzen bereits ein (z. B. beim Verlust eines Beines usw.); gehen die seelischen Begleiterscheinungen erheblich über die dem Ausmaß der organischen Veränderungen entsprechenden üblichen seelischen Begleiterscheinungen hinaus, so ist eine Erhöhung der MdE berechtigt. Scharf davon zu trennen sind psychogene und neurotische Erscheinungen.

Nr. 23: Desgleichen ist auch gem. § 30, 1 BVG die MdE höher zu bewerten, wenn der Beschädigte in seinem Beruf besonders betroffen ist. Auch hier müssen bestimmte Erfordernisse erfüllt sein.

Nr. 24 betrifft die Kapitalabfindung.

Nr. 26—27: Pflegezulage gem. § 35 BVG Sie beschäftigt den urologischen Gutachter vorwiegend bei der Beurteilung Querschnittsgelähmter (Hilfslosigkeit).

Nr. 29 erörtet den Begriff der wesentlichen Änderung im Sinne des § 62 BVG.

Nr. 30 erörtert den Begriff der Unrichtigkeit im Sinne des § 41 VfG. Für die Unrichtigkeit ist der Zeitpunkt des Erlasses des früheren Bescheides maßgeblich. Eine Berichtigungsmöglichkeit ist demnach nicht gegeben, wenn infolge Fortschreitens der ärztlichen und wissenschaftlichen Erkenntnis und Forschung die ärztliche Anschauung zu einer bestimmten Frage sich gewandelt hat; denn in diesem Fall ist die Unrichtigkeit erst nachträglich eingetreten.

Nr. 31: Soziale Fürsorge, Arbeits- und Berufsförderung gem. § 25—27 BVG.

Speziell für den urologischen Gutachter:

Nr. 45: Diagnostische Maßnahmen bei der Begutachtung: Von den zur Begutachtungsuntersuchung zumutbaren Maßnahmen sind duldungspflichtig nach Verw.Vorschrift Nr. 2, (1) zu § 22 BVG u. a die Einspritzung von indifferenten Mitteln unter die Haut, in die Muskulatur oder in die Blutader sowie die Einführung eines Katheters in die Harnblase.

Nicht duldungspflichtig ist u. a. die Cystoskopie (Verw. Vorschrift Nr. 1, (1) c zu § 23 BVG).

Nr. 79: Orthostatische oder lordotische Albuminurie kann zu Verwechslungen mit Folgezuständen der akuten Nierenentzündung führen. Sie ist ebenso wenig Schädigungsfolge wie die angeborenen Anomalien der Nieren und Harnwege hinsichtlich Lage, Bau, Zahl, Gefäßversorgung usw. Berücksichtigt muß nur werden, daß unter Umständen ein schädigender Vorgang im Sinne des § 1 BVG ein derartiges Harnsystem schwerer treffen kann als ein gesundes.

Nr. 80: Folgezustände der diffusen Glomerulonephritis und der Feldnephritis unterscheiden sich nicht. Auf Grund nachträglicher Untersuchungen ist ihre Trennung nicht immer möglich. Lazarettkrankenbücher und andere Unterlagen können einen Einblick in das primäre Krankheitsgeschehen erleichtern.

Die Folgezustände umfassen belanglose Restzustände im Sinne einer Defektheilung (MdE 0—30%), chronische Nierenentzündungen (MdE 30—50, evtl. bis 70%) und die schweren Zustände des chronischen Nierenversagens (MdE 70—100%). Bei anerkannten chronischen Nierenerkrankungen werden im allgemeinen auch noch nach Jahren auftretende Verschlimmerungen auf die Ersterkrankung zu beziehen sein. Streng zu trennen sind von der echten Nierenentzündung die sklerotischen Gefäßprozesse der Niere, die im allgemeinen im höheren Alter auftreten. Die Nephrosen sind im allgemeinen heute nicht mehr von großer versorgungsrechtlicher Bedeutung. Die chronische Pyelonephritis unterhält nicht selten chronische oder chronisch-rezidivierende Entzündungen der ableitenden Harnwege. Weitere Folgen, besonders der ausgebildeten Schrumpfniere, sind Bluthochdruck und die mangelhafte Ausscheidung harnpflichtiger Substanzen. Zusammenhänge zwischen Pyelonephritis, Nierenabsceß, paranephritischem Absceß und ihren Folgen nach eiternden Wunden und ähnlichen Vorgängen können vorhanden seine (gekürzt referiert).

Nr. 81: Nierensteinleiden. Bei der Nierensteinbildung spielen konstitutionelle Momente eine bedeutende Rolle. Sie sind gegenüber anderen Faktoren abzuwägen, durch die im Harn gelöste Substanzen auskristallisiert werden können, wie Infekte der Harnwege, Harnstauung bei Abflußbehinderung auf organischer oder funktioneller Grundlage, übermäßige Konzentration, nicht ausreichender Kolloidschutz, Schädigung der Innervation der Niere, lokale Durchblutungsstörungen, lokale Epithelschädigung (Vitamin-A-Mangel). Für sich allein betrachtet führen diese Momente jedoch nicht zur Bildung größerer Steine von Krankheitswert. In besonders gelagerten Fällen wird man annehmen können, daß die genannten Faktoren eine Mitursache darstellen, besonders wenn mehrere zusammentreffen und wenn auf diese Weise eine schwere Beeinträchtigung eingetreten ist. Mit solchen Einflüssen lassen sich aber immer nur Steine in Zusammenhang bringen, die sich während der Dauer dieser Einflüsse gebildet haben. Dauerwirkung auf ein Steinleiden bei anhaltender Störung des Harnabflusses als Folge einer Verletzung der Niere und der Harnwege oder des ZNS oder aber eine schwere chronische Infektion. Die Annahme eines Einzelsteines oder wiederholter Steinbildung als Schädigungsfolge hängt davon ab, ob der die Steinbildung mitverursachende Faktor selbst Schädigungsfolge im Sinne des BVG ist. Die MdE ist hauptsächlich abhängig von der Schädigung der Niere, die als Folge des Steinleidens eintreten kann, daneben von der Häufigkeit und Schwere der Anfälle (gekürzt referiert).

Anm. d. Verf.: Es erscheint wichtig, die primäre von der sekundären Steinbildung abzugrenzen. Sekundäre Steinbildung wird im Gefolge einer Pyelonephritis, Harnwegsinfektion oder anderen entzündlichen Prozessen der Harnwege im allgemeinen anzuerkennen sein, besonders auch bei neurogenen Störungen (Querschnittslähmungen usw.) Primäre Steinbildung kommt bei Störungen des Wasserhaushaltes, im Rahmen der Dystrophie und den besonderen Verhältnissen der Gefangenschaft in Frage. Nach Schußbrüchen des Beckens, der WS und der Oberschenkelknochen, also beim Zusammenwirken einer Störung des Calciumhaushaltes mit langer Bettlägerigkeit erkennt BOSHAMER eine Nierensteinbildung als Schädigungsfolge an, lehnt jedoch ursächliche Zusammenhänge zwischen Dystrophie und Steinbildung ab. Nach BOEMINGHAUS können chronische und erhebliche Wasserverluste z. B. bei Aufenthalt in den Tropen, bei schweren Darminfektionen den Harn ausfällbereit machen. Gehäufter Abgang kleiner Konkremente ist beobachtet worden. SCHEELE stellt fest, daß häufig der mittelbare ursächliche Zusammenhang durch die Infektion hergestellt wird, entweder lokal in Niere und Nierenbecken oder durch Beeinflussung des humoralen und neurovegetativen Geschehens von extrarenalen Herden aus (neben Tonsillen, Zähnen, Nebenhöhlen, Osteomyelitis usw. auch von den männlichen Adnexen). Die Theorie der neurodystrophischen Steinbildung gründet sich auf Beobachtungen an Wirbel- und Gehirnverletzten. Die Steinbildung wird als Folge eines krankhaften Erregungszustandes im Splanchnicusgebiet angesehen (BOSHAMER). Durch die Toxinausscheidung bildet sich im Bereich der Papillenspitze der präkalkulöse Schaden (RANDALL); gewisse Bedingungen müssen für die Bildung eines größeren aseptischen Steines gegeben sein (HEUSCH).

SCHEELE weist darauf hin, daß es eine sehr verantwortliche Aufgabe für den Gutachter ist, unter Berücksichtigung aller in Betracht kommender Faktoren nachzuweisen, warum... im gegebenen Einzelfall ein ursächlicher Zusammenhang anerkannt werden muß. Wenn sich auch seine Ausführungen vorwiegend auf die traumatischen Nierenschädigungen beziehen, so haben sie doch im Bereich der Schädigungen allgemeiner Art die gleiche Bedeutung.

Nr. 82: Hydronephrose: Sie ist nur Schädigungsfolge, wenn sie die Folge einer durch einen schädigenden Vorgang im Sinne des § 1 BVG verursachten Abflußbehinderung ist.

Anmerkung d. Verf.: Für die Schädigungen allgemeiner Art ist von Bedeutung, daß sich der Bau einer angeborenen von einer später erworbenen Hydronephrose unterscheidet, was für die Begutachtung von Zusammenhangsfragen bedeutsam ist (GRAUHAN, BOEMINGHAUS). Schwieriger noch als bei den traumatischen Hydronephrosen ist die Beurteilung von Zusammenhangsfragen bei allgemeinen Schädigungen, vor allem im Sinne der Verschlimmerung. SCHEELE stellt fest: In der weit überwiegenden Zahl entsteht die Hydronephrose aus Anlage und inneren Ursachen. In dieser Richtung muß bei der Begutachtung untersucht werden: Genaue Aufnahme der Anamnese, auch bei der Krankenkasse, hinsichtlich früherer Krankfeierzeiten, Feststellung angeborener Anomalien der Harnwege, Kontrolle der Nierenform auf der anderen Seite, Untersuchung des etwa gewonnenen Operationspräparates, Feststellung anderer Ursachen für eine Abflußhindernis.

Bei den entzündlichen Erkrankungen der ableitenden Harnwege müssen besonders bei Frauen in jedem Falle die Lebensumstände berücksichtigt werden, denen sie zur Zeit der Schädigung ausgesetzt waren. Die Rezidivneigung ist groß.

Das Tragen eines Urinals bedingt eine MdE von 50%. Nachträufeln von Urin pflegt die Erwerbsfähigkeit nicht wesentlich zu mindern, dagegen können Urinfisteln die Erwerbsfähigkeit erheblich herabsetzen. Funktionelle und psychogene Störungen der Harnentleerungen sind nicht Schädigungsfolgen im Sinne des § 1 BVG. Der Reizblase kommt eine nennenswerte oder gar rentenberechtigte MdE nicht zu, hinter ihr verbirgt sich manchmal eine Affektion der Prostata (gekürzt referiert).

Anmerkung d. Verf.: Täuschungsversuche bei der Geltendmachung einer Cystitis als Schädigungsfolge sind bekannt: Künstliche Infektionen mit Gonokokkeneiter, Injektionen von Zitronensäure und Chinin. Blutharnen wird vorgetäuscht durch Beimengung von Zahnfleischblut und bei der Harnentleerung durch Blut aus einer Stichwunde am Finger (BOR-

CHARD, GATTERMANN). SCHEELE beobachtete einen Täuschungsversuch, indem eine Abortivkur verschwiegen wurde, die zur urethralen Blutung geführt hatte und als Unfallschaden der Blase angegeben wurde.

Katheterinfektion: Wenn der Katheterismus wegen des Leidens notwendig war (z. B. Querschnittslähmung), gilt sie als Schädigungsfolge, da sie selbst bei sorgfältiger Asepsis auf die Dauer nicht zu vermeiden ist. Auch bei Entleerungsstörungen der Blase hat der Gutachter streng zu unterscheiden zwischen denjenigen, die als Schädigungsfolge aufzufassen sind und denjenigen auf Grund anderweitiger Veränderungen (angeborene, altersmäßige, entzündliche). Erschwertes und häufiges Harnlassen mit und ohne Restharn der Blase kommt vor bei Sphincterhypertonie (RUBRITIUS), Sphinctersklerose (narbig entzündliche Verhärtung des Schließmuskels nach langdauernder Urethritis oder Prostatitis), Prostatahypertrophie, Strikturen anderer Genese, Prostatasteinen, Echinococcus, aber auch bei Blasensteinen, Carcinomen, bei spinalen Schädigungen (z. B. bei Spina bifida gelegentlich), Blasenneurosen, beim Versagen der Bauchpresse durch große Narbenbrüche am Unterbauch. Täuschungen und diagnostische Klärung s. 2. Kapitel.

Nr. 85: Einseitiger Hodenverlust bedeutet keine Beeinträchtigung der Erwerbsfähigkeit. Bei Verlust oder Schwund beider Hoden beträgt die MdE 50%, in seltenen Fällen, unter Berücksichtigung der hormonalen Ausfälle und der seelischen Begleiterscheinungen, kommen Sätze bis 80% in Frage. Verlust beider Nebenhoden 30%, Verlust des Penis mindestens 50%.

Nr. 58: Für das Auftreten und den Verlauf der Tuberkuloseerkrankung sind sowohl Infektion als auch Bereitschaft zur Erkrankung erforderlich. Eine Schädigung kann angenommen werden, wenn der Betroffene z. Zt. der Erkrankung unter Verhältnissen gelebt hat, die eine wesentliche Bedingung der Tbc darstellten. Allgemein gehaltene Hinweise auf die Teilnahme am Krieg reichen nicht aus zur Wahrscheinlichmachung eines ursächlichen Zusammenhanges. Bei nachgewiesener Infektion unter den Bedingungen des BVG ist in jedem Falle eine Ersterkrankung an Tbc mit den durch sie bedingten Folgen als Gesundheitsstörung im Sinne der Entstehung anzusehen. Hat vordienstlich eine tuberkulöse Vorerkrankung bestanden und ist diese unter den Voraussetzungen des § 1 wieder aufgeflackert, so kann dieser Schub als Schädigungsfolge im Sinne der Verschlimmerung angesehen werden. Geht dieser Schub in eine fortlaufende Verschlimmerung der Verlaufsart der Tbc über, so ist die Verschlimmerung als richtunggebend anzusehen.

Tuberkulöse Herde in Organen, besonders in Knochen und Nieren, können oft lange erscheinungsfrei bestehen. Die Latenzzeit, d. h. die Zeit zwischen Streuung der Bacillen und den ersten klinischen Organerscheinungen wird heute durchschnittlich mit 1—3 Jahren angegeben (nach BOSHAMER bis 5 Jahre, nach anderen Autoren noch länger). Das ist aber auch zu beachten, wenn die Tbc schon kurze Zeit nach der Einberufung zum Wehrdienst festgestellt wird.

Die aktive Uro-Tbc ist stets als schwere Erkrankung anzusehen und zu bewerten. Meist erfolgt Ausheilung mit Organverlust (Niere oder Hoden). Nur in seltenen Fällen Ausheilung spontan oder nach konservativer Behandlung. Wenn nicht die gesamte tuberkulöse Erkrankung Schädigungsfolge ist, so werden isolierte Organtuberkulosen meist nur im Sinne der Verschlimmerung Schädigungsfolge sein können.

Nr. 57: Infektionskrankheiten, die sekundäre Schädigungen am Urogenitalsystem machen können:

1. Scharlach: Belanglose Restalbuminurie, seltener chronische Nierenschädigung mit Übergang in Schrumpfniere.

4. Mumps: Hodenatrophie nach Orchitis mit Sterilität bei doppelseitiger Erkrankung; sehr selten ovarielle Dauerstörungen.

10. Nach Typhus und Paratyphus Erkrankung der ableitenden Harnwege; gelegentlich Dauerausscheidung von Bacillen im Urin.

11. Auswirkungen der Ruhr auf die Nieren und ableitenden Harnwege sind nicht verzeichnet.

13. Nach Fleckfieber sind selten Fälle chronischer Nephritis und Schrumpfniere.

16. Nach Brucellose Entzündungen der Hoden und der Eierstöcke.

19. Leptospiren-Infektion, vor allem Weilsche Krankheit: Als Folgen längerdauernde Eiweiß- und Zylinderausscheidung ohne Ausgang in Schrumpfniere.

20. Malaria: Nierenaffektionen sind nicht auf eine Malaria zurückzuführen.

24. Eine Geschlechtskrankheit kann dann als Schädigungsfolge im Sinne der Entstehung angesehen werden, wenn die Infektion durch eine Untersuchung oder Behandlung eingetreten ist oder bei einwandfrei nachgewiesenen Vergewaltigungen bei der Feindbesetzung oder in der Gefangenschaft. Ein ursächlicher Zusammenhang im Sinne der Verschlimmerung ist wahrscheinlich, wenn

1. durch die dem Wehrdienst oder der Gefangenschaft eigentümlichen Verhältnisse die notwendige Behandlung nicht durchgeführt werden konnte oder dadurch eine bleibende Verschlechterung der Krankheit veranlaßt wurde oder die Heilung unterblieben ist,

2. eine bestehende Erkrankung durch die Einwirkung des Dienstes verschlimmert wurde. Verschlimmerung einer Lues durch die Belastung des Wehrdienstes ist unwahrscheinlich.

Beurteilung der Minderung der Erwerbsfähigkeit (MdE):

	MdE (%)
Verlust einer Niere bei Gesundheit der anderen Niere	30
Verlust einer Niere bei einer vor der Schädigung vorhandenen oder durch eine Schädigung bewirkten Funktionsstörung der anderen Niere	60—100
Nierenschädigung mit geringem krankhaftem Harnbefund ohne Funktionsstörung	10— 30
Nierenschädigung mit erheblichem krankhaftem Harnbefund oder mit Funktionsstörungen	50—100
Blasenkatarrh oder Blasenschwäche	
leichteren Grades	10— 20
stärkeren Grades	30— 50
Blaseninkontinenz (mit nächtlichem Einnässen)	30— 40
Völlige Blaseninkontinenz	60—100
Schrumpfblase mit geringer Fassungskraft bis 50 cm³	60— 70
Harnröhrenverengung mit häufigem Harnlassen und geringem Nachträufeln	10— 20
Harnröhrenverengung mit schmerzhaftem Harnlassen, Entzündung der Harnwege und starkem Nachträufeln	30— 60
Harnfistel	
a) mit geringfügiger Absonderung	20— 30
b) mit Notwendigkeit, ein Urinal zu tragen	50
Verlust des Penis	50
Verlust oder Schwund eines Hodens	0— 10
Verlust beider Hoden je nach Begleiterscheinungen	50— 80
Schwund beider Nebenhoden	30

(ausführliche Zusammenstellung mit internat. Vergleichszahlen s. 3. Kapitel, S. 37—51).

C. Die Einwirkung chemischer Stoffe als Schadensereignis

Von

E. Schindler

I. Industrielle Gifte und deren Einwirkungen

1. Nieren und ableitende Harnwege

Die Einwirkung chemischer Stoffe als Schadensereignis ist selten im außerberuflichen Leben. So kommt es, daß vor allem im Arbeitsgebiet der Gewerbemedizin Kenntnisse über die Folgen einer chemischen Einwirkung vorliegen.

Bei der Schilderung der Eigentümlichkeiten der Arbeitsumwelt bin ich auf die Organisation des Gewerbeschutzes im einzelnen eingegangen. Soweit es für die Erörterung von Zusammenhangsfragen nützlich erscheint, werden nachstehend einzelne chemische Verbindungen betrachtet, deren Einwirkung Folgen auf dem urologischen Fachgebiet haben kann.

a) Phosphor

Von den im Rahmen der Berufskrankheiten interessierenden Stoffen, die die Motilität der Blase schädigen können, nenne ich als ersten den *Phosphor*. Außer dem Vorkommen von Leucin- und Thyrosin-Kristallen im Harn bei akuter Phosphor-Vergiftung (gerichtsmedizinische Bedeutung, kommt dagegen im Gewerbeleben nicht vor) soll darauf hingewiesen werden, daß durch das phosphorhaltige Pflanzenschutzmittel E 605 Blasen- und Mastdarmlähmungen neben anderen Lähmungen der Extremitäten-Muskulatur und Überempfindlichkeitserscheinungen auftreten können. Wenn dann nach Fortlassung der schädigenden Noxe wieder Stuhl und Urin gehalten werden, so kann wohl die Diagnose einer Polyneuritis unklaren Genese gestellt werden, in Wahrheit liegt jedoch eine Schädigung durch den Thiophosphorsäureester E 605 vor (PETRY).

b) Blei

In Europa ist Spanien der größte Bleiproduzent, Deutschland der größte Bleiverbraucher. Von den über 150 Berufen, die einen ständigen Umgang mit bleihaltigem Material bedingen, seien genannt: Drahthärter, Drahtzieher, Bleilöter, Homogenverbleier, Ofenarbeiter in Hüttenbetrieben (Blei- und Zinkhütten, Gießereien), Schiffswerften, Metallbetrieben, Schmelzer und Brenner, Radexer (Entrostungsarbeiten nach dem Radexverfahren mit Hilfe rotierender Stahlbürsten), bei Abbruch-, Verschrottungs- und Entrostungsarbeiten mit Entfernung alter Anstriche, Maler, Anstreicher (Spritzverfahren mit Mennigefarbe), Arbeiter in Farbenfabriken (Bleifarbenindustrie), Glasierer und Glasmaler in der keramischen und Glas-Industie (auch Frauen!), Arbeiter in Akkumulatorenfabriken, vor allem Pastierer, Gußputzer, Arbeiter am Einbau, am Rollentrecker, in der Formation, bei der Herstellung von Feuerlöschern, in Druckereien (nach BAADER sind nur noch Schriftsetzer, Letternschleiferinnen, Stereotypeure und evtl. Handsetzer gefährdet), in Automobil- und Karosseriefabriken (beim „Schwabbeln" der Karosseriekanten) u. a. m. Von den organischen Bleiverbindungen spielt das Bleitetraäthyl als Antiklopfmittel eine Rolle. Gefährdet sind Flugzeugpersonal, Motorenprüfstandarbeiter, Kraftwagenfahrer, Motorenschlosser beimDemontieren und Reinigen von Motoren.

Bei den Bleischädigungen handelt es sich meistens um chronische Erkrankungen; die Schädigungen können jedoch bereits einige Tage nach der Beschäftigung mit Blei auftreten.

Blei kann durch die Haut, den Magen-Darm-Kanal und durch die Atemwege in den Körper aufgenommen werden. Es kommt zu einem sogenannten „Bleistrom" im Körper, wobei es sich vorwiegend um kolloidale Di-Bleiphosphate handelt. Dauer und Stärke des Bleistroms sind entscheidend für das Zustandekommen einer Bleivergiftung. Abgelagert wird das Blei in den Knochen, vorübergehend auch in Leber und Nieren. Von hier wird es aber bald durch Stuhl und Urin ausgeschieden.

Als Symptome der chronischen Bleivergiftung seien genannt: Müdigkeit, gesteigertes Schlafbedürfnis, Appetitlosigkeit, Völlegefühl und Druck in der Magengegend, Kopfdruck und Gliederschmerzen. Es stellt sich häufig eine hartnäckige Stuhlverstopfung ein, später treten die sogenannten Bleikoliken auf, krampfartige ziehende Leibschmerzen in der Nabelgegend oder Magengrube. Es handelt sich dabei um Colonspasmen, die auch röntgenologisch nachgewiesen werden können. Es können jedoch auch Dünndarm und Magen betroffen sein. Ulcera des Magen-Darm-Kanals können sich entwickeln, desgleichen Leberschädigung mit Icterus. Infolge von Ureterspasmen können im Verlauf schwerer Koliken vorübergehende Harnverhaltungen auftreten. Der Blutdruck ist während der Koliken erhöht. Die Blei-Anämie führt zu Entwicklung des typischen „Bleikolorits"; als Ausdruck der Verbindung des im Körper kreisenden Bleialbuminats mit dem in der Mundhöhle vorhandenen Schwefelwasserstoff zu schwer löslichem Schwefelblei sieht man den bekannten Bleisaum. Im Blutbild zeigen sich die typischen basophil getüpfelten Erythrocyten, außerdem sieht man Polychromasie, Anisocytose, selten auch Poikilocytose, relative Lymphocytose.

Charakteristisch ist die massenhafte Ausscheidung von Porphyrin im Stuhl und Urin. Der Urin ist nicht selten burgunderrot gefärbt, kann aber auch unverdächtig sein. Durch Zugabe von 10%iger Natronlauge kann man aus einer rosenroten bis dunkelvioletten Färbung durch die ausfallenden Erdphosphate auf das Vorhandensein von Porphyrin schließen. Der exakte Nachweis der Porphyrinurie kann nur spektroskopisch geliefert werden (Methode GARROD, SAILETT; FROBOESE). Es finden sich Absorptionsstreifen im Orange und ein breiterer im Grün. Zur quantitativen Bestimmung des Porphyrins eignen sich am besten Fluoreszenz- und spektro-kolorimetrische Verfahren. Die Porphyrinausscheidung ist am stärksten während der Bleikoliken, sie beträgt normalerweise 10—30 Gamma im Liter Harn, bei Bleivergiftung kann sie um das 500—1000fache erhöht sein.

Von den Spätschädigungen der Bleivergiftung nenne ich die Bleigicht, die Kephalopathie, Blei-Neurasthenie sowie Lähmungen. Auf Einzelheiten kann dabei nicht eingegangen werden (sexuelle Störungen s. u. Schädigungen des Genitalsystems).

Urologen und Internisten interessieren hinsichtlich der Begutachtungsfragen die Schädigung des Nierenparenchyms. Der Nachweis einer Albuminurie, Zylindrurie, Blutdrucksteigerung, Anstieg der harnpflichtigen Substanzen im Blut, die Einschränkung der Konzentrationsbreite der Nieren sollte bei bleigefährdeten Personen immer an Nierenparenchymschädigung durch Blei denken lassen. Oft finden sich Hämaturien, Oligurien, dunkelbraun-rote Verfärbung des Harns, im Sediment hyaline und verfettete Zylinder.

Die Ausbildung einer schweren Nierenschädigung kann relativ rasch vor sich gehen, wie ein von RATHEY und MICHEL veröffentlichter Fall beweist, bei dem es sich zwar nicht um eine berufliche Bleischädigung handelte, der aber trotzdem kurz skizziert werden soll.

Eine Frau nahm zum Ingangbringen der Menstruation insgesamt 5—6 cm^3 Bleiextrakt (extrait de saturne) in kleinen täglichen Mengen zu sich. Nach 2 Wochen trat ein Icterus und eine komplette Anurie auf. Es wurde eine Rest-N-Steigerung auf 720 mg-% festgestellt; nach 8 Tagen trat der Exitus letalis ein. Histologisch zeigten sich an den Nieren degenerative Veränderungen im Bereich der Tubuli.

Bei der chronischen Bleischädigung kommt es zum Bild der Blei-Schrumpfniere, deren Diagnostik nach BAADER mit zu den schwierigsten Diagnosen auf dem großen Gebiet der Bleivergiftungsfolgen gehört. Nach VOLHARD unterscheidet sich die Blei-Schrumpfniere mit oder ohne Albuminurie lediglich durch ihre Ätiologie von einer arteriosklerotischen Schrumpfniere, der sie klinisch und histologisch gleich ist. Sie ist das Endprodukt zahlreicher, sich immer wiederholender Spasmen der allerfeinsten Nierengefäße, die sich schließlich nach Art der Endangitis obliterans verändern. Auch BLOWETZ betont, daß sich im Verlauf einer chronischen Bleivergiftung keine chronische Nephritis entwickelt, sondern eine arteriosklerotische Schrumpfniere. CHARROT und GOMBAULT ist es gelungen, derartige Nierenveränderungen bei Meerschweinchen durch die Zufuhr von Bleiweiß experimentell zu erzeugen. — Es finden sich bei Bleivergiftungen auch Mitteilungen über das Auftreten tubulär-epithelialer Schädigungen, wie sie der oben skizzierte Fall einer akuten Urämie zeigt.

Welche Punkte sind für den Gutachter bei der Frage einer Schädigung des Nierenparenchyms durch Blei besonders zu beachten?

Auf eine besonders sorgfältige Anamnese kommt es bei der Abgrenzung gegenüber chronischen Nierenerkrankungen an, besonders deshalb, weil einige Autoren, wie bereits gesagt, an eine tubuläre Schrumpfniere bei der Bleivergiftung denken.

Es ist also wichtig, eine Nieren-Sklerose als Endstadium einer früheren Glomerulonephritis auszuschließen. Das kann unter Umständen bei früher durchgemachten Feldnephritiden, bei Defektheilungen und scheinbar ausgeheilten Parenchymerkrankungen sehr schwierig sein. In der Vorgeschichte wird man zur Anerkennung einer Berufskrankheit nicht nur eine 20—30 Jahre lange gefährdende Bleiarbeit, sondern auch Zeichen von Bleivergiftungs-Attacken (Koliken, Blutbild usw.) verlangen müssen. Frühsymptome wie Tüpfelzellen, Bleisaum und Pophyrinausscheidung werden manchmal, besonders bei länger zurückliegender Bleiarbeit, nicht mehr nachweisbar sein (nach BAADER). LITZNER hat darauf hingewiesen, daß die Bleiausscheidung durch die Nieren von einer guten Funktion dieser Organe abhängig ist, so daß bei einer Blei-Schrumpfniere zwar der Bleispiegel im Blut erheblich gesteigert sein kann, aber im Harn kein Blei nachzuweisen ist.

Es wird nicht nur die Frage einer Blei-Schrumpfniere im Sinne der Entstehung, sondern auch die Klärung in einzelnen Fällen von besonderer Bedeutung sein, ob eine schon bestandene Nierenschädigung durch die zusätzliche Bleischädigung im Sinne der Verschlimmerung richtunggebend beeinflußt worden ist.

Allgemein kann sich der Gutachter an folgende Richtlinien halten:

Blei-Schrumpfnieren mit Arteriosklerose der kleinen Gefäße können nur dann als Bleischäden angesehen werden, wenn der Betreffende mehrere Jahrzehnte bleigefährdet war, wenn sichere Bleierkrankungen mit Koliken vorausgegangen sind, wenn das Leiden in verhältnismäßig jungen Jahren auftritt und andere Ursachen ausscheiden.

Wenn eine Blei-Schrumpfniere einmal nachgewiesen ist, so pflegt sie sich auch schicksalsmäßig zu verschlimmern. BAADER sieht daher keine Veranlassung dazu, diese Kranken unbedingt aus dem Arbeitsprozeß herauszunehmen, da „ein Ausschluß alter Bleiarbeiter von ihrer gewohnter Beschäftigung einen gesundheitlichen Erfolg nicht mehr verbürgen kann und in keinem Verhältnis zu dem wirtschaftlichen Schaden stände, der ihnen aus der Arbeitsaufgabe erwachsen würde“.

Die im Verlauf einer Bleiniere auftretenden sekundären Herzschädigungen und Kreislauf-Insuffizienzen mit Ödemen sind als sekundäre Bleischäden aufzufassen und gutachtlich zu werten.

Zum Schluß möchte ich noch darauf hinweisen, daß nach den Berichten der staatlichen Gewerbeärzte der Bundesrepublik, die vom Bundesministerium für Arbeit zusammengestellt und herausgegeben wurden, die Erfahrung gemacht werden konnte, daß ärztlicherseits die Gefahr der Bleivergiftung überschätzt wurde und oft auf Grund einer einmaligen Laboruntersuchung oder sonstiger geringfügiger Befunde angenommen wurde, nicht nur von Praktikern, sondern auch von anerkannten Kliniken, gerichtsmedizinischen und chemischen Instituten. Es muß also dem Gutachter geraten werden, sich vor diesbezüglichen Äußerungen mit den staatlichen Institutionen, insbesondere den Gewerbeärzten, in Verbindung zu setzen und die Vorgeschichte, die betrieblichen und gewerbeärztlichen Voruntersuchungen, das Ausmaß der Schädigung, die betrieblichen Sicherheitseinrichtungen zu würdigen, ehe er von Blei-Trägertum oder Blei-Schädigung im Sinne der Entstehung oder Verschlimmerung spricht oder dieses Leiden zur Anerkennung als Berufskrankheit empfiehlt.

Abschließend seien noch einige gutachtliche Fälle geschildert:

In Baden-Württemberg wurde bei einem Bleilöter einer Maschinenfabrik ein Nierenschaden durch Gutachten einer Universitäts-Klinik als Vergiftungsfolge festgestellt und mit 30% Dauerrente entschädigt; desgleichen wurde bei einem Bleilöter in einer Akkumulatorenfabrik eine Bleischädigung angenommen, wobei hohe Porphyrinausscheidung im Urin, Vermehrung der basophil getüpfelten Ery und 77 Gamma Pb in 100 cm^3 Blut nachgewiesen wurden.

In Fällen vorübergehender Bleischädigung wird nicht von einer Bleivergiftung, sondern nur von einem geringen Bleiträgertum gesprochen, wenn Nachuntersuchungen keine Dauerschädigung ergeben haben.

In einem Gutachten einer medizinischen Klinik wurde bei einem 53jährigen Bleilöter, der 12 Jahre mit Blei gearbeitet hatte, eine fortschreitende Schrumpfniere vollursachlich auf die Bleiarbeit zurückgeführt. Der staatl. Gewerbearzt kam aber auf Grund der Tatsache, daß der Mann zum ersten Male 4 Jahre nach der Arbeitsaufnahme, zum zweiten Male weitere 8 Jahre später eine Nierenentzündung durchgemacht hatte, zu dem Schluß, daß im vorliegenden Fall der Bleiaufnahme nur die Bedeutung einer Teilursache zuzuerkennen sei (Bayern).

In einer Bleihütte erkrankte 1953 ein Ofenarbeiter plötzlich an einer Nierenkolik und Stuhlverstopfung. Er hatte bereits 1938 schon einmal eine Nierensteinkolik gehabt. Da der Bleigehalt im Blut relativ hoch war, wurde ein Arbeitsplatzwechsel empfohlen, obwohl die Beschwerden wahrscheinlich auf die Nierensteinkolik zurückzuführen waren (Niedersachsen).

Über das Vorkommen einer Bleischrumpfniere fand ich folgende Mitteilung:

Bei einem Homogenverbleier bestand seit Jahrzehnten ein Bluthochdruck. Es wurden bei werksärztlichen Kontrollen nie Symptome eines Präsaturnismus festgestellt. Auch bei Bleibestimmungen im Blut und Urin normale Werte. Der Bleilöter starb im urämischen Coma. Die Obduktion ergab eine genuine Schrumpfniere (essentielle Hypertonie.) Ein Zusammenhang zwischen Berufsarbeit und dem schicksalsmäßig ablaufenden Leiden konnte auch nicht im Sinne einer Verschlimmerung anerkannt werden (Rheinland-Pfalz).

Desgleichen konnte bei einem Bleihüttenarbeiter mit arteriosklerotischer Schrumpfniere, der längere Zeit bleiexponiert war, ein Zusammenhang mit der Arteriosklerose, dem Bluthochdruck und der Nephrosklerose nicht hinreichend gesichert werden, weil sichtbare Bleivergiftungssymptome fehlten und niemals verdächtige Blutbefunde erhoben wurden (Rheinland-Pfalz).

In 2 anderen Fällen (Bleihüttenarbeiter), die jahrzehntelang bleigefährdet waren und ebenfalls an vasculären Schrumpfnieren starben, mußte ein Zusammenhang zwischen Berufsarbeit und zum Tode führender Erkrankung bestätigt werden (Rheinland-Pfalz).

Ein Hilfsarbeiter, der aus russischer Kriegsgefangenschaft als Dystrophiker entlassen wurde und in einer Anlage, wo Blei-Erze vorgeröstet wurden, beschäftigt wurde, erkrankte an Übelkeit, Erbrechen und krampfartigen Leibschmerzen. Er hatte eine blasse, gelblichgetönte Hautfarbe und klagte u. a. über Leibschmerzen. Das rechte Nierenlager war druckempfindlich, im Urin Eiweißausscheidung, Ubg.- und Porphyrinvermehrung, im Blutbild getüpfelte Ery. Lebervergrößerung. Der Arbeitsplatz mußte gewechselt werden (Schleswig-Holstein).

(Aus den Berichten der Staatl. Gewerbeärzte, in: Arbeitsmedizinische Erkenntnisse und Erfahrungen, 1957).

c) Quecksilber

Nierenschäden können als Berufskrankheit auch durch das Quecksilber auftreten, da gewisse Quecksilberverbindungen, vor allem das Knall-Quecksilber, nephrotische Schädigungen hervorrufen (Kalknephrose; Nekronephrose nach Munk).

Im Gebiet der Bundesrepublik sind gemeldete oder entschädigte Berufskrankheiten mit Quecksilber vorwiegend in der Thermometer-Fabrikation oder bei der Herstellung anderer Hg-haltiger Instrumente und Geräte in Laboratorien und wissenschaftlichen Instituten sowie beim Umgang mit Meßgeräten zu verzeichnen. Durch anorganische Quecksilberverbindungen ereigneten sich in chemischen Fabriken Vergiftungen. Auch die quecksilberhaltigen Saatbeizmittel wie Ceresan, Germisan, Abavit u. a. stellen bei Landwirten und Getreidearbeitern eine gewisse Gefahrenquelle dar. Nach Baader ist der Gebrauch von Quecksilbernitrat als Beize in der Hasenhaarschneiderei und Haarhut-Industrie von größter Bedeutung, da dieses Verfahren wohl zu den häufigsten Quecksilbervergiftungen in Deutschland Anlaß gab.

Für den urologischen Gutachter ist wichtig zu wissen, daß neben den üblichen Symptomen gelegentlich Nierenkoliken auftreten können. Während im Vordergrund der Erscheinungen der Quecksilbersaum, Erethismus, Tremor mercurialis (Schriftprobe!), Veränderungen im Blutbild, Marasmus, Gedächtnis- und Konzentrationsstörungen sowie Veränderungen an der Haut und den Schleimhäuten stehen, kann es infolge der Ausscheidung des Quecksilbers durch den Urin nach zunächst gesteigerter Harnflut (Diureticum) zu Nierenschädigungen kommen, und es sind Fälle von urämischem Koma beschrieben worden (Verstopfung der Harnkanälchen durch die Kalkzylinder).

Nierengeschädigte Personen sind gegenüber Quecksilber besonders anfällig und sollten daher von gewerblicher Quecksilberarbeit von vornherein ausgeschlossen werden. Baader beschreibt eine chronische Quecksilbervergiftung, die wochenlang unter dem Bild einer Nephrose mit Albuminurie verlief, ehe eine gewerbliche Berufskrankheit als Ursache gefunden wurde. Koelsch sah während des 2. Weltkrieges Massenvergiftungen durch Trockensaatbeizen, bei denen während der Erkrankung Albuminurie bestand und eine Quecksilberausscheidung bis 290 Gamma im Liter Harn.

Das Quecksilber wird im Urin nach der Methode von Stock elektrolytisch nachgewiesen. Durch sie können schon geringe Mengen nachgewiesen werden. Der Hauptanteil des Quecksilbers wird allerdings durch den Stuhl ausgeschieden, daher kommt dem Quecksilbergehalt des Urins nach einigen Autoren nur ganz geringe Beweiskraft für eine Berufsschädigung zu.

d) Arsen

Das Arsen und seine Verbindungen ist bei den Schädigungen durch die Arbeitsumwelt für die urologische Beurteilung insofern von Bedeutung, als es ein Zellgift ist, welches u. a. in den Nieren gespeichert bzw. im Urin ausgeschieden wird (Nachweis im Urin durch die Marshsche Probe).

Während die Hauptsymptome der chronischen Arsenvergiftung Hyperkeratosen, Hautpigmentation, Conjunctivitis, Tracheitis, Polyneuritis, Magen-Darmsymptome sind sowie sekundäre Anämie mit Abnahme der Lymphocyten infolge der Störung der Blutbildung, erfolgt häufig ein tödlicher Ausgang durch interkurrente Pneumonie oder Pleuritis sowie durch eine Entartung des Herzmuskels, der Leber und der Nieren.

Schädigungen durch Arsen sind u. a. möglich bei der Verhüttung arsenhaltiger Erze, beim Rösten von Schwefelkies, bei der Herstellung von Schweinfurter Grün, bei der Schädlingsbekämpfung (Kalkarsen), in der chemischen und Glasindustrie, Galvanik (Akkumulatorensäuren und Metall), Gerberei und Kürschnerei, sowie beim Haustrunk der Weinbauern in der Pfalz und schließlich bei der Kartoffelkäferbekämpfung.

Finden sich beim Arsen selbst im allgemeinen nur selten Schädigungen der Nieren und wird hier zumindest die Diagnose auf Grund anderer Symptome gestellt, so macht der Arsenwasserstoff, der durch Einatmung z. B. beim Abbeizen von Eisen oder Zink mit verdünnten Säuren, beim Auflösen von Zinkabfällen (Lithopone-Fabrikation), der Herstellung von Lötwasser oder bei der Zersetzung von verunreinigtem Calcium-Carbid oder Ferrosilicium entsteht, schon frühzeitig Erscheinungen seitens der Harnwege. Infolge der Wirkung als Blutgift (Hämolyse) kommt es neben Symptomen allgemeiner Art zur Hämoglobinurie mit dunkelrot bis schwarz verfärbtem Harn. Die Harnmenge wird gering; starke Nierenschmerzen treten auf. In schweren Fällen kann es zu Anurie (Verstopfung der Harnkanälchen mit zerfallenen Erythrocyten), Koma, Krämpfen und Herzschwäche kommen. Der Tod erfolgt dann unter den Zeichen einer Krampfurämie und hochgradiger Cyanose meist nach 2—4 Tagen. Die Anurie kann jedoch überwunden werden; es bildet sich dann eine Lebrschwellung mit Ikterus und schweren Blutveränderungen aus. Die Nierenstörungen können über längere Zeit bestehen bleiben; der Verlauf ist oft tödlich.

Beispiele tödlicher Arsenwasserstoffvergiftungen aus den Berichten der staatlichen Gewerbeärzte der Bundesrepublik:

In einer Zinkhütte kam es zu einer tödlichen Arsenwasserstoffvergiftung, die mit einer Bronchitis und starkem Frieren einherging. Körperhaut und Gesicht waren mit roten Flecken bedeckt. Am nächsten Tage Übelkeit und starkes Erbrechen. Der spärliche Harn war schwarz verfärbt. Bei Krankenhausaufnahme Melanose der Haut und Augen, im Harn reichlich Blutfarbstoff, hochgradige Anämie von 50%, Leukocytose. Am zehnten Krankheitstag verstarb der Erkrankte unter dem Bild einer Urämie mit Rest-N-Werten über 200 mg-% (Nordrhein-Westfalen).

Eine ähnliche Vergiftung ereignete sich in einem Metallwerk durch die Einatmung eines arsenwasserstoffhaltigen Gasgemisches. Hier kam es zu den gleichen Hautverfärbungen, zu Durchfällen und Parästhesien, und es entwickelte sich unter zunehmender Benommenheit das Bild einer Urämie (Nordrhein-Westfalen).

e) Cadmium

Das Cadmium, das in der Natur meist mit anderen Metallen wie Zink, Blei und Arsen vergesellschaftet ist, kommt u. a. als Legierungsbestandteil in der Zahntechnik als Plombenmasse (Amalgam) vor, wird zum Löten von Edelmetallen in der Schmuckwarenindustrie benutzt, als Farbstoff (Gelb und Rot), in der Feuerwerkerei, in der Kosmetik, als Rostschutzmittel und Metallüberzug, sowie für Stahlakkumulatoren bei Grubenmaschinen und Bergbaulokomotiven. Zur Kontrolle der Atomenergie ist Cadmium für den Uranbrenner von Bedeutung, wo die Cadmiumstäbe überschüssige Neutronen der Uranstäbe bremsen sollen.

Die wichtigsten Symptome der chronischen Cadmiumvergiftung sind der Cadmium-Schnupfen, Cadmium-Saum, eine Minderung oder ein Verlust des Geruchssinns und schließlich die Eiweißausscheidung im Urin. Gutachtlich interessiert uns die Proteinurie, deren Hartnäckigkeit für fatal gehalten wird.

Der Schwede FRIBERG fand die Eiweißausscheidung nach über 8jähriger Cadmiumarbeit. Es handelt sich um einen besonders kleinmolekularen Eiweißkörper mit einem Molekulargewicht von 20000 bis 30000, der mit der üblichen Kochprobe nicht nachweisbar ist, dagegen mit der Hellerschen Ringprobe und der Trichloressigsäureprobe. Elektrophoretisch handelt es sich um ein Globulin. Außer der Eiweißausscheidung fehlt ein weiterer krankhafter Urinbefund; gelegentlich finden sich spärlich weiße und rote Blutkörperchen; keine Zylinder. Die Kranken stehen oft jahrelang wegen chronischer Nierenentzündung in ärztlicher Behandlung, ohne daß die Vergiftung erkannt wird.

Die Urinveränderungen können gegenüber den anderen Symptomen im Hintergrund stehen. Bei der chronischen Cadmiumvergiftung im fortgeschrittenen Stadium zeigt sich jedoch pathologisch-anatomisch das Bild einer toxischen Nephrose (BAADER).

Mit Hilfe der Dithizonmethode kann man das Cadmium in der Leber und in den Nieren als leuchtend rote Körnchen nachweisen. Auch spektralanalytisch kann man die Speicherung in den beiden Organen bestätigen. Tierversuche erwiesen, daß sich der höchste Cadmiumgehalt in den Nieren findet (HARRISON).

In der Bundesrepublik liegen seit Einführung des Versicherungsschutzes nur geringe Erfahrungen über Cadmiumvergiftungen vor, jedoch sind sie durch charakteristische Fälle belegt. Es wurden u. a. Eiweißausscheidungen im Urin mit roten Blutkörperchen festgestellt (Bericht der staatlichen Gewerbeärzte).

f) Beryllium

Im Vordergrund stehen pulmonale Schädigungen (Pneumonie; Granulomatose). Akute Schädigungen seitens der Nieren scheinen nicht vorzuliegen. Bei der chronischen Vergiftung mit Beryllium finden sich leichte Albuminurie, hyaline Zylinder, Leukocyten als Nebenbefund; Ubg. ist vermehrt. Beryllium wird zu 50% durch die Nieren ausgeschieden und läßt sich im Urin bei Berylliumschädigung spektroskopisch und chemisch nachweisen.

Verwendet wird Beryllium, das nach BAADER ein höchst eigenartiges und erschreckend giftiges Metall ist, u. a. in der Industrie der Leuchtstoffröhren und bei der Erzeugung von Atomenergie (Neutronenquelle des Uranbrenners).

g) Chrom

Bei den Schädigungen durch Chrom (u. a. bei Verchromung, Füllung galvanischer Elemente, Herstellung von Alkalichromaten und Weiterverarbeitung zu Chromfarben wie Blei- und Zinkchromat, und anderen Industrien) fand ich unterschiedliche Angaben über die Gefährdung der Nieren. Im Vordergrund stehen neben Geschwüren, Ekzemen, Enteropathien, Nasenscheidewandperforationen ohne Zweifel die Erscheinungen seitens des Respirationstraktes mit dem Lungenkrebs, der 1935 entdeckt wurde.

Das Chrom wird durch die Nieren sehr langsam ausgeschieden; deshalb sollte man nierenkranke Personen aus den Betrieben, die mit Chromaten arbeiten, ausschalten. SPANNAGEL weist darauf hin, daß Werte über 10 γ-% bei gesunden Chromarbeitern ein Hinweis auf eine Störung der normalen Chromausscheidung bedeuten und Beachtung verlangen. Er fordert daher regelmäßige Harnuntersuchungen, um Gefahrenquellen aufzudecken.

Da das Thomasmehl, welches als Düngemittel verwendet wird, bis zu 0,2% Chrom enthält, wird mit der Nahrung auf normale Weise etwas Chrom aufgenommen und im Urin ausgeschieden (BAADER).

Die Ausscheidung von Chrom durch die Nieren bedingt eine Schädigung dieser Organe, so daß es zu Albuminurie und Hämaturie mit nachfolgender Anurie und Urämie kommen kann (nekrotisierende Nephrose). Auf diese tödlichen Nierenschädigungen weist M. BAUER hin; auch BAADER teilt neben Darmschädigungen nekrotische Epithelveränderungen der gewundenen Harnkanälchen mit (Breslauer Massenvergiftung 1919). In den Berichten der staatlichen Gewerbeärzte (1957) fand ich in den letzten Jahren keine tödlichen Chromschäden durch Nierenversagen verzeichnet.

h) Fluor

Die akute Fluorvergiftung, wie sie bei Arbeitern mit Kryolith, Flußspat und Apatit in industriellen Betrieben, aber auch bei Katastrophen, wie z. B. der Maastalnebelkatastrophe vom Dezember 1930, vorkommen kann, ist vor allem gekennzeichnet durch Reizerscheinungen auf die Atemwege mit Atemnot, Lufthunger und Kreislauferscheinungen. Das Schädlingsbekämpfungsmittel Kieselfluornatrium kann innerhalb weniger Stunden durch eine hämorrhagische Gastroenteritis mit Nekrosen der Darmwand zum Tode führen. Dabei kommen auch akute toxische Nephritiden mit Degenerationserscheinungen des Parenchyms zur Beobachtung, während bei der chronischen Fluorvergiftung im allgemeinen die Knochenschädigungen im Vordergrund stehen. Lediglich TRUHAUT hat u. a. auch über degenerative Veränderungen an den Nieren bei chronischer Fluorvergiftung berichtet. Tierexperimentell konnte durch chronische Fluorschädigung u. a. eine interstitielle Nephritis erzeugt werden.

i) Benzol und seine Homologen

Die Vergiftungen durch Benzol und seine Homologen haben im Zuge der technischen Weiterentwicklung und des wirtschaftlichen Wiederaufbaues in den letzten Jahren zugenommen. Die schädigenden Stoffe werden als Ausgangsprodukte für viele Benzol-Derivate in der Teerfarbenindustrie verwendet, sowie als Lösungsmittel von Harzen und Fetten in der Kautschuk-, Linoleum-, Wachs-, Lack- und Zelluloidindustrie, in Reinigungsanstalten und Färbereien. Aber auch in der Schuhindustrie, bei der Herstellung von Regenmänteln, in den Tuch- und Wollwäschereien, als Fleckenwasser, Lösungsmittel für Anstrichfarben, Rostschutzmittel, zum Antrieb von Motoren, bei der Buna-Herstellung und manchen anderen Industriezweigen.

Die akute Vergiftung kommt vorwiegend durch Einatmung der Gase und selten durch Resorption von der unverletzten Haut infolge Beschmutzung mit großen Benzolmengen vor. Benzol ist ein ausgesprochenes Nervengift und äußert sich zunächst in narkotischen Wirkungen (BAADER).

Für die urologische Begutachtung von Bedeutung sind die subakuten oder chronischen Vergiftungen mit Benzol oder seinen Homologen durch fortgesetzte Aufnahme kleiner und kleinster Giftmengen. Durch die Dauerschädigung kommt es zu einem schweren Schaden am hämatopoetischen System mit Schwund der Thrombocyten und Blutplättchen, so daß schließlich Bilder von Aleukia hämorrhagica, aplastischer Anämie, Panmyelophthise, Leukämie auftreten können. Infolge von Gefäßwandschädigungen durch Benzol kommt es zu Haut- und Schleimhautblutungen (Blutfleckenkrankheit), die im Kelch- und Papillenbereich der Nieren zu massiven Hämaturien führen. Man muß also bei Mikro- oder Makro-Hämaturien beim Vorliegen entsprechender Arbeitsverhältnisse an eine Benzolschädigung denken.

Als Frühsymptom, sogenanntes „präklinisches Zeichen", gilt der Vitamin-C-Mangel. Durch den Rotter-Test kann man einen erniedrigten Vitamin-C-Spiegel im Körpergewebe feststellen. Weiteren Aufschluß über eine Benzolvergiftung gibt die Feststellung der organischen Sulfate im Urin. Erhöhungen der normalerweise 8—12% betragenden organischen Sulfate auf 20—30% sind verdächtig auf eine Benzolvergiftung; bei einem Ansteigen auf über 30% ist ein Wechsel des Arbeitsplatzes notwendig (GILLON). BAADER teilt den Fall einer tödlichen Vergiftung mit einem Derivat des Benzols, dem Vinylbenzol (Styrol) mit, bei dem die Sektion multiple Blutaustritte u. a. auch in den Nierenkelchen zeigte. Im Urin waren vorher granulierte Zylinder gefunden worden; Blutfarbstoff und Differentialblutbild waren noch relativ normal. Exitus an Hirnblutung mit Halbseitenlähmung.

In den Berichten der staatlichen Gewerbeärzte ist eine schwere hämatotoxische Benzolvergiftung in Nordrhein-Westfalen verzeichnet, bei der neben massiven Hautblutungen auch eine starke Hämaturie bestand, so daß sich im Urin nach längeren Stehen eine schon makroskopisch erkennbare Blutschicht absetzte.

In einem anderen Fall einer chronischen Benzolvergiftung konnte neben einer hepatotoxischen auch eine geringe nephrotoxische Wirkung des Lösungsmittels als kombinierte

Schädigung festgestellt werden. Die Frage, ob eine richtunggebende Verschlimmerung der Erkrankung, besonders der nephrotoxischen Wirkung des Glykoläthers und des Butylacetats vorlag, konnte nicht sicher entschieden werden; eine Berufskrankheit wurde nicht anerkannt.

Während der größte Teil des Benzols durch die Atemluft ausgeschieden wird (30—75%), gelangt der Rest über Zwischenprodukte durch Oxydation in die Leber, wo er zu Schwefelsäure und Glukuronsäure entgiftet und durch die Nieren ausgeschieden wird.

Die urologisch interessierenden Amidoverbindungen des Benzols, seiner Homologen und deren Abkömmlinge, deren typischer Vertreter das Anilin ist, werden wegen ihrer im Vordergrund stehenden Reizwirkungen auf die Blase zusammen mit den aromatischen Aminen abgehandelt.

k) Halogenkohlenwasserstoffe

Von den Halogenkohlenwasserstoffen der Fettreihe und der aromatischen Reihe, die in der Industrie vorwiegend als Lösungsmittel verwendet werden und hinsichtlich der Berufskrankheiten in den letzten Jahren zugenommen haben, möchte ich nur diejenigen Stoffe einer näheren Betrachtung unterziehen, die eine Schädigung des Nierenparenchyms hervorrufen können.

Es sind dies nicht so sehr die Di- und Tri-Chlor-Verbindungen, sondern vorwiegend die Tetrachlorkohlenstoffe. Das Tetrachlormethan, $C\,Cl_4$, als „Asordin“ und „Benzinoform“ im Handel, macht neben narkotischen Wirkungen und Reizzuständen in den Atemwegen auch ein hepatorenales Syndrom, auf das SCHÜTZ hingewiesen hat, welches nach einmaliger oder wiederholter Einwirkung des Giftes auftreten kann und bei ausgesprochen chronischen Vergiftungen seltener ist; die toxische Nierenschädigung ist pathologisch-anatomisch eine degenerativ nekrosierende Entzündung, vorwiegend im Bereich der Tubuli, während die Glomeruli seltener beteiligt sind. Charakteristisch ist, daß die Nieren- und Leberschädigung stets ein Spätsyndrom ist, der die neurotoxische oder encephalotoxische Phase vorausgeht.

Auch das Tetrachloräthan $CHCl_2 \cdot CHCl_2$, (Acetylentetrachlorid), das vor allem während des Krieges in der Flugzeugindustrie verwendet wurde, wo es Zelluloselacken zugesetzt wurde, um die Tragflächen für Luft und Feuchtigkeit undurchlässig zu machen, bekannt als Aviatol, Alanol, Emaillit, Novavia, Quittenlack, beeinflußt in ähnlicher Weise die Nieren, wenn auch demgegenüber die Leberschädigungen im Vordergrund stehen.

DDT (Dichlor-Diphenyl-Trichlormethylmethan), zur aromatischen Reihe gehörig, das als Schädlingsbekämpfungsmittel zunehmende Bedeutung erlangt, kann nach KLINGEMANN u. a. Nierenparenchymschäden verursachen. Aldrin ($C_{12}H_8Cl_{16}$), ein anderes Schädlingsbekämpfungsmittel, macht u. a. Albuminurie und wochenlang dauernde Hämaturie.

l) Kohlenoxyd

Durch CO-Vergiftungen kommen jährlich Tausende von Menschen ums Leben. Durch Leuchtgas- und Garagenvergiftungen sind alle Menschen dieser Gefahr ausgesetzt. Vor allem aber sind Arbeiter in Gasanstalten, an Hochöfen, Heizer, Rohrleger, Schmiede, Feuerwehrleute, Chauffeure, Maschineningenieure u. a. berufsmäßig gefährdet. Da das CO mit den menschlichen Sinnesorganen nicht wahrgenommen werden kann und eine große Durchdringungsfähigkeit besitzt, treten die Vergiftungen oft überraschend auf. Nicht selten wird eine akute CO-Vergiftung mit einer Trunkenheit verwechselt. Durch die Affinität des CO zum Hämoglobin kommt es zu einer Verdrängung des O_2 und damit zu einer inneren Vergiftung des Blutes (Nachweis spektroskopisch). Die akute CO-Vergiftung führt zu einem Koma, gelegentlich auch zu Krämpfen, oft mit unwillkürlichem Abgang von Urin und Stuhl (wobei im Urin auch Eiweiß gefunden werden kann); demgegenüber macht die chronische CO-Vergiftung mannigfaltige Symptome, die ALMGREN an 1883 Patienten in der Gengasklinik Stockholm beobachtete. Er fand dabei in 39% der Fälle einen vermehrten Urindrang (s. auch sexuelle Störungen).

Die kurzen Ausführungen sollten zeigen, daß die schädigenden Stoffe, die anerkannte Berufskrankheiten hervorrufen, an den Nieren auf verschiedene Weise einwirken können. Außer toxischen Schäden kommen arteriosklerotische und nekrotische Veränderungen vor, Einwirkungen auf das tubuläre System stehen Schädigungen am Glomerulus gegenüber. Schließlich kann auch die Ursache einer Hämaturie in einer Blut- und Gefäßschädigung liegen.

Der Vollständigkeit halber sei noch darauf hingewiesen, daß allgemeine Organverfettungen durch Salpetersäureester hervorgerufen werden können, und daß auch die Niere als parenchymatöses Organ in gleicher Weise betroffen werden kann.

Der Schwefelkohlenstoff, der zu 30% durch die Nieren ausgeschieden wird, macht außer den Schädigungen an den Lipoidzellen der Nebenniere auch solche an anderen parenchymatösen Organen. Bei akuten Vergiftungen nimmt der Urin einen eigentümlichen Geruch an und färbt sich nach Zusatz von Fehlingscher Lösung durch die Ausfällung von Kupfersulfid schwarz. Chronische Schwefelkohlenstoffvergiftungen können als Spätschäden das Bild einer Glomerulosklerose machen.

m) Anilin

Im Vordergrund der Schädigungen der harnableitenden Wege und insbesondere der Blase steht in den Ländern mit einer umfangreichen chemischen Industrie diejenige Erkrankung, auf die im Jahre 1895 Ludwig REHN als erster hingewiesen hat und die er damals noch für eine Fuchsinschädigung hielt: Der Blasenkrebs der *Anilin*-Arbeiter. Das Anilin stellt dabei das wichtigste Produkt einer Gruppe aromatischer Amine dar, von denen gleiche Schädigungen machen das Dimethylanilin, Benzidin, Beta-Naphthylamin.

Es bestand ein Streit darüber, ob es sich dabei histologisch um ein Sarkom oder Carcinom handelt, der heute dahingehend entschieden ist, daß der Anilinkrebs mit allergrößter Wahrscheinlichkeit ein echtes Carcinom ist. Die älteren Zusammenstellungen sprechen noch von Sarkomen; nach der Ansicht von A. MÜLLER (1951) handelt es sich dabei aber um anaplastische Krebsformen. Dies stimmt auch mit dem größten Erfahrungsmaterial, das darüber existiert und von der „Arbeitsgruppe Berufskrebs" der deutschen Forschungsgemeinschaft gesammelt wurde, überein. Es entspricht übrigens auch den sonstigen Erfahrungen des Auslandes. Bei dieser entschädigungspflichtigen Berufskrankheit wird darauf hingewiesen, daß die früher vertretene Ansicht, daß chemisch reines Anilin keine Blasentumoren hervorrufen könne und daher nicht kanzerogen sei, nach den Feststellungen der Arbeitsgruppe Berufskrebs nicht mehr vertretbar sei, sondern daß diese Frage noch offen sei. Entschieden ist jedenfalls, daß technisch reines Anilin kanzerogen ist (Sitzung vom 9. 7. 1954).

Die Vorstufe eines Blasentumors ist die haemorrhagische Cystitis, die als Warnsignal bewertet werden muß. Gefährdet sind Arbeiter in Anilin-Fabriken, die entweder mit Amino-Verbindungen direkt arbeiten oder bei der Herstellung und Verpackung der aromatischen Nitro-Verbindungen beschäftigt sind. Arbeiter, die Beta-Naphthylamin oder Nigrosin aus Fässern in einen Kessel schaufeln, die in der Produktion von Brillantblau arbeiten, in der Destillation beschäftigt sind oder Fässer mit Beta-Naphthylamin (Anilin oder Orthotoluidin) aufschlagen, wobei es zu beträchtlicher Staubentwicklung kommen kann, sind gefährdet, desgleichen Chemiker sowie Färber und Leute, die in chemischen Reinigungen tätig sind.

Die Blasenpapillome sitzen in der Nähe der Harnleitermündungen, im Trigonum oder am Blasenausgang, jedoch auch am Blasenscheitel; sie können maligne degenerieren, die Blasenwand weitgehend einnehmen, zur Ummauerung der Ostien führen und schließlich auch metastasieren. Ohne auf die histologischen Befunde in diesem Zusammenhang weiter einzugehen, ist zu sagen, daß nur ein Blasen-Ca. als entschädigungspflichtige Berufskrankheit anerkannt wird, nicht dagegen ein Sarkom. Auch das Prostata-Ca. kann nicht als Berufskrankheit anerkannt werden.

Die Exposition braucht nur einige Wochen zu dauern; andererseits kann es bis zur Ausbildung eines Blasen-Papilloms bzw. Carcinoms viele Jahre dauern (bis zu 28 Jahren), durchschnittlich sind es 17 Jahre. Es wurden aber in Einzelfällen schon nach $^1/_2$—5jähriger Arbeit bei 33% der Gefährdeten eines Betriebes Blasencarcinome gefunden. Tumoren werden auch noch lange nach Aufgabe der Arbeit gesehen. Die Geschwülste bleiben oft viele Jahre stationär, nach anderen Erfahrungen ist die Lebenserwartung derartiger Kranker viel kürzer, 4—6 Jahre im Durchschnitt (M. BAUER).

Ein Chemiewerker war von 1927—1940 in Abteilungen einer chemischen Fabrik tätig, in denen er regelmäßig mit aromatischen Basen Umgang hatte, insbesondere mit Beta-Naphthylamin. Erst nach über 12 Jahren erkrankte er unter den Symptomen eines Blasen-Papilloms mit Blutungen aus der Harnblase. Die Untersuchung zeigte 3 papillomatöse Wucherungen dicht am Blasenausgang. Die histologische Untersuchung ergab eine anaplastische bösartige Wucherung, die sich infiltrierend und destruierend weiterentwickelte. Es lag also eine Krebserkrankung vor. Eine sofortige Operation und Nachbehandlung mit Röntgentiefenbestrahlungen erwies sich als erfolgreich.

Ein 51jähriger Arbeiter einer chemischen Fabrik hatte von 1937—1941 und von 1942—1946 Umgang mit Beta-Naphthylamin, Benzidin und Toluidin. Ende 1951 starke Harnblutung. Klinisch wurde ein Blasentumor festgestellt, der bei der Operation inoperabel war. Nach zunehmendem Kräfteverfall Exitus nach 3 Monaten. Die Obduktion ergab ein Plattenepithel-Carcinom der Blase. Als Ursache wurde der Umgang mit Beta-Naphthylamin angesehen (Rheinland-Pfalz).

Bei einem Arbeiter, der unter wiederholten Hämaturien litt, ergaben die Cystoskopien noch keinen sicheren Anhalt für einen Tumor, jedoch fiel eine eigenartige Gefäßzeichnung der gesamten Blasenschleimhaut ohne entzündliche Reaktion auf, die möglicherweise ein Vorstadium einer Tumorbildung sein könnte. Es wurden daher Kontrolluntersuchungen empfohlen (Nordrhein-Westfalen).

(Aus den Berichten der Staatl. Gewerbeärzte, Bundesministerium für Arbeit, 1957).

Nicht nur durch die aromatischen Amine kann es zu Blasentumoren kommen, sondern auch durch die Amido-Verbindungen des Benzols oder seiner Homologen und deren Abkömmlinge. Die Aufnahme erfolgt vorwiegend durch die Haut, seltener durch Einatmung der Dämpfe.

Außer den bei den aromatischen Aminen schon genannten Stoffen, dem Toluidin, Beta-Naphthylamin, Benzidin, sind es vor allem das Paraphenyldiamin (Ursol) und Tetranitromethyl-Anilin (Tetryl, Sprengstoff), die in den Farben- und Sprengstoff-Industrien Verwendung finden.

Die Verbindungen führen schon in geringer Konzentration im Blut zur Bildung von Methämoglobin und ähnlich wie beim Nitrobenzol zur Ausbildung sogenannter Heinzscher Innenkörper. Es kommt zu einer gesteigerten Hämolyse und zu Blasenreizungen infolge der Ausscheidung des Farbstoffes durch den Urin.

Die stickstoffhaltigen kanzerogenen Substanzen führen zu einer elektiven Schädigung der ableitenden Harnwege, zwar vorwiegend der Blase, gelegentlich aber auch von Nierenbecken und Harnleiter.

Auf die Klinik dieser Erkrankungen wird an anderer Stelle näher eingegangen. Von gutachtlicher und versicherungsmedizinischer Bedeutung ist die Forderung, daß man die Zusammenhangsfrage eindeutig klärt. Bei Hämaturien sind immer wieder cystoskopische Untersuchungen durchzuführen, auch wenn keine Veränderungen der Blasenschleimhaut feststellbar sind. Papillomatöse Wucherungen oder Schleimhautveränderungen sind immer zu excidieren und histologisch zu untersuchen, wobei es vorwiegend auf die Stilpartien, weniger auf das Zottengewebe ankommt.

Zur Vorbeugung dieser Berufskrankheit sei gesagt, daß Staub- und Dampfentwicklung vermieden werden soll, am besten durch geschlossene Rohrsysteme, hohe Schornsteine, Exhaustoren. Asphaltfußböden resorbieren die Amine, Ziegeln und Holz speichern sie ebenfalls.

Die gefährdeten Arbeiter sollen enganliegende waschbare Schutzkleider und Masken tragen, für Brausen und Waschen nach jeder Arbeitsschicht ist zu sorgen. Die Toiletten sollen sich nahe bei den Arbeitsräumen befinden, damit der Urin nicht angehalten zu werden braucht. Desgleichen ist durch Verabfolgung von Getränken, besonders in der heißen Jahreszeit, die Urinmenge zu steigern. 3monatige mikroskopische Harnuntersuchungen werden gefordert und gehäufte Cystoskopien, vor allem beim Nachweis von Ery im Urin. Diese Forderung stößt naturgemäß auf Widerstand, und es dürfte schwierig sein, die Arbeiter davon zu überzeugen, besonders wenn sie keine diesbezüglichen Beschwerden haben. In Amerika sind Cystoskopien obligatorisch im Abstand von 6—12 Monaten (BAADER). Arbeiter aus Krebsfamilien sollen von der Arbeit ausgeschlossen werden.

Es sei darauf hingewiesen, daß z. Z. nur die Schleimhautveränderungen und Neubildungen der Harnwege durch aromatische Amine melde- und entschädigungspflichtig sind, nicht dagegen die beruflichen Blasenkrebse bei Teer-, Gaswerk- und Brikettarbeitern, sowie beim Verheizen von Anthrazenrückständen (A. MÜLLER).

Die Bedeutung, die den berufsmäßigen Erkrankungen an Aminokrebsen im Bereich der harnableitenden Wege zukommt, wurde in Deutschland dadurch unterstrichen, daß diese Erkrankung in den gesetzlichen Bestimmungen bald eine gesonderte Gruppe einnahm. Wenn auch die erste Verordnung über die gewerblichen Berufskrankheiten vom 12. Mai 1925 und die 2. Verordnung vom 12. Februar 1929 diese Schädigung noch nicht abgesondert berücksichtigten, so war sie dann doch in der 3. Verordnung vom 16. 12. 1936 unter der laufenden Nummer 16 verzeichnet und ist in den heute gültigen gesetzlichen Bestimmungen der Bundesrepublik und Mitteleuropas zu finden (s. S. 99, lfd. No. 1).

Über seine großen Erfahrungen in der Begutachtung des Aminokrebses berichtete BODEN auf dem deutschen Urologenkongreß 1953 in Aachen:

Er fand in 20 Jahren 81 Blasentumoren bei Arbeitern der chemischen Industrie, darunter 16 primäre Carcinome, 65 Papillome, davon 7, die sich zu einem Carcinom entwickelten. Die ersten Anzeichen seitens der Blase können zwar relativ unterschiedlich einsetzen, in der Regel jedoch erst nach vielen Jahren. Die Latenzzeit beträgt nach seinen Angaben 2 bis 36 Jahre.

MELICK fand neuerdings unter 171 Xenylaminarbeitern in 11,1% Blasentumoren bzw. die ersten Anzeichen. Nach seinen Angaben beträgt die Latenzzeit 5 bis 19 Jahre, die Arbeitsdauer im Betrieb $1^1/_4$ bis 19 Jahre. W. STAEHLER stellt eine Anzahl von Berufen zusammen, für die gehäufte Tumorbereitschaft anzunehmen ist. Außer den bereits bekannten sind es auch Textilarbeiter, Arbeiter in Wachs- und Seifenfabriken, Maler, Eisenbahner (Lokführer, Heizer), Schauspieler (Schminke). Beachtenswert ist die Mitteilung W. STAEHLERS von 13 Blasentumoren unter 9000 Textilarbeitern, davon 3 Papillome und 10 Carcinome.

2. Genitalsystem

Bei den hier abzuhandelnden Schäden, die in der urologischen Begutachtung eine Rolle spielen können, handelt es sich

einmal um Schädigungen des Hodengewebes mit Störungen der Potenz und Libido,

zum anderen um äußere Schädigungen an Scrotum oder Penis, sei es durch direkte Einwirkung des schädigenden Agens, sei es durch Gangrän infolge Gefäßverschlusses.

a) Blei, Mangan, Schwefelkohlenstoff, Arsen, Kohlenoxyd

Die schädlichen Wirkungen des *Bleies* auf die Nieren wurden bereits eingehend besprochen. Es ist aber noch etwas zu sagen über die schädigende Wirkung des Giftes auf die Hodengewebe.

Bei chronisch Bleigeschädigten werden Klagen über die Verminderung der Potenz und starke Schweißausbrüche nach dem Sexualakt oft spontan vorgebracht. Ohne auf die generationsschädigende Wirkung des Bleies mit minderwertiger Nachkommenschaft und die Aborte und Totgeburten bei bleikranken Frauen einzugehen, ist festzustellen, daß bei Männern Hodenatrophien bei chronischer Bleivergiftung sowie auch schmerzhafte Hodenschwellungen bei akuten Bleivergiftungen beobachtet wurden.

Beim *Arsen* sind im Gefolge der Schädigungen des zentralen und peripheren Nervensystems Anaphrodisie und Impotentia coeundi aufgetreten.

Eine ausgesprochene Störung der Geschlechtsfunktion mit Libido- und Potenzstörungen wird auch bei der chronischen *Mangan*vergiftung beobachtet, wenn auch hier andere Erscheinungen seitens des Nervensystems, Gangveränderungen, Schriftzittern, Stottern, Zeichen von Parkinsonismus im Vordergrund stehen. BAADER beschreibt Störungen des Geschlechtstriebs, mangelnde Erektion des Gliedes und starkes Schwitzen nach dem Geschlechtsakt. Er erlebte 4 mal Ehescheidungen bei Mangankranken wegen ungenügender Befriedigung ihrer Frauen. Bei dieser ungemein chronischen Vergiftung, die im übrigen die Lebensdauer nicht ungünstig zu beeinflussen scheint, können von dieser Seite her Komplikationen auftreten. ROLDÁN berichtete 1955 bei mexikanischen Bergleuten im Rahmen psycho-motorischer Erregungszustände im Gegensatz dazu über gesteigerten Geschlechtstrieb. Bei den neuen Meldungen in den Berichten der staatlichen Gewerbeärzte der Bundesrepublik fand ich in einem Fall einen herabgesetzten Geschlechtstrieb verzeichnet.

Bei chronischen *Schwefelkohlenstoff*vergiftungen kann neben den allgemeinen Beschwerden, von denen Müdigkeit und Verdauungsstörungen mit Appetitlosigkeit im Vordergrund stehen, zunächst eine Steigerung, später eine Herabsetzung der Libido und der Potenz auftreten. Bei Frauen finden sich Amenorrhoe, Aborte, Frühgeburten.

Unter den *Kohlenoxyd*vergiftungen der Gengas-Klinik Stockholm wurde bei den 1883 Patienten in 22% eine verminderte Libido und in 3% eine verminderte Potenz gefunden.

BAADER berichtet außerdem über Einwirkungen auf die Sexualorgane durch Berufsarbeit mit Quecksilber und Phosphor; auch chronische Vergiftungen mit Trichloräthylen und den Chlorbenzolverbindungen führen zu einer Abnahme der Libido sexualis. Cadmiumschädigungen der Hoden bis zu Nekrose und Kastration konnten bisher nur im Tierexperiment beobachtet werden (PARIZEK).

Auch Schädigungen am Scrotum oder Penis werden durch Arsen verursacht.

Es ist zunächst der *Arsen*-Schanker zu nennen. Dabei handelt es sich um Geschwüre an den Genitalien und am Anus, die den syphilitischen Geschwüren zwar ähnlich sehen, aber ohne Drüsenschwellungen auftreten.

Bei dem gleichen Gift kann es zu einer Elephantiasis des Penis kommen, wie sie BAADER bei einem Reichensteiner Arsenhüttenschmelzer gleichzeitig auch am linken Bein auf dem Boden eines Arsenekzems beobachtet hat.

Schließlich wurde im Gefolge von Gefäßstörungen, die wohl auf Capillarlähmungen beruhen, eine Gangrän des Penis gesehen (BAADER).

Häufiger als eine Gangrän auf Grund einer Ernährungsstörung sind bei der chronischen Arsenschädigung die sich auf dem Boden der Hyperkeratosen entwickelnden Arsenkrebse. Es findet sich auch in den letzten Mitteilungen der staatlichen Gewerbeärzte ein Fall eines Arsenkrebses in der Leiste und am Scrotum bei einem Winzer, der nach Operation und Röntgenbestrahlung zur Heilung kam.

b) Paraffin, Teer, Ruß u. a.

Größere Bedeutung als die Arsenkrebse haben Hautkrebse oder Präcancerosen durch *Ruß, Paraffin, Teer, Anthrazen, Pech und ähnliche Stoffe* (Nr. 47 der Berufskrankheiten). Die Zahl der in Frage kommenden Industrien ist sehr groß. Die gesamte Industrie des Steinkohlenteers und der Schmieröle gehört hierher. Die Phenantrenderivate können bei überempfindlichen Menschen zu Hautschädigungen führen; es kommt zu Erythemen und bei Sensibilisierung durch Belichtung zur Melanose. Aus den sich allmählich entwickelnden chronischen Ekzemen bilden sich Warzen, die die Tendenz haben, sich in Hautkrebse umzuwandeln. Der Krebs der Brikettarbeiter und der Korksteinarbeiter, sowie der bei uns seltener beobachtete Schornsteinfegerkrebs befällt vorzugsweise die Scrotalhaut. Auch der Baumwollspinnerkrebs, der durch Verspritzen von Ölpartikelchen in England vorkommt, ist fast in $^1/_4$ der Fälle am Hodensack lokalisiert. Diese Krebserkrankungen treten immer erst nach mehrjähriger Berufsschädigung auf. Die Krebse haben die Eigentümlichkeiten, sich an den verschiedensten Organen zu lokalisieren. So hat MÜLLSCHITZKY die Erkrankung eines Teerdestillateurs beschrieben, der innerhalb von 15 Jahren an 11 verschiedenen Organen an Krebs erkrankte, zu Beginn an Hodensack und Penis, und der dann schließlich an Bronchialkrebs verstarb.

Im Gegensatz zu dem Hautkrebs, der gutartig verläuft und langsam wächst, selten Metastasen macht und Recidive bildet, zeigt der Scrotalkrebs einen schnelleren und bösartigen Verlauf mit Metastasierung in die benachbarten Lymphknoten und in andere Organe. Die Expositionszeit bis zur Entartung beträgt in der Regel 10, oft auch 15—20 Jahre; die untere Grenze sind 3—4 Jahre. Nur in besonderen Ausnahmefällen tritt die maligne Degeneration schon in wenigen Monaten ein. Die Warzen an der Scrotalhaut sollen frühzeitig excidiert werden, die histologische Untersuchung ist notwendig auch wegen der vom Gutachter geforderten Stellungnahme.

II. Medikamente und andere Stoffe, Strahlen

1. Pharmakologisch wirksame Stoffe und ihre Schädigungsfolgen an den Nieren und ableitenden Harnwegen

Die als Medikamente und in den industriellen Betrieben als *Nierengifte* wirksamen Stoffe faßt EICHHOLTZ zusammen und unterteilt sie in *akut* und *chronisch* wirkende, wobei er betont, daß in den allermeisten Fällen sowohl das glomeruläre als auch das tubuläre System betroffen ist.

Akut wirksam sind: Quecksilber, Uran, Chromate, Arsen- und Antimonverbindungen, Chloroform, Tetrachlorkohlenstoff, Methylalkohol, Schwefelkohlenstoff, Cantharidin und viele giftige ätherische Öle.

Chronische Schädigungen machen: Blei, Quecksilber, Arsen, Cadmium, Thallium, Uran, Alkohol, Benzol, Anilin, Phenol, Terpentinöl.

Ebenso wie die industriellen wirksamen Stoffe machen bestimmte *Medikamente* infolge ihrer Ausscheidung durch die Nieren bei hoher Dosierung, Kumulation oder besonderer Empfindlichkeit des Organismus Schädigungen an diesem Organ.

Von den *Quecksilberverbindungen* nenne ich Sublimat, Kalomel, Salyrgan (39% Hg), die als Diuretica Verwendung finden und mit denen daher größte Vorsicht geboten ist, falls Nierenschädigungen vorliegen. Es kann durch sie ebenso wie durch medikamentöse Gaben von Salvarsan, Chromat und Veronal zu einer nekrotisierenden Nephrose kommen. Entzündliche Veränderungen im Sinne einer serösen Nephritis wurden beobachtet nach experimentellen Gaben von Allylformiat (EPPINGER, FAHR) sowie nach Oxycyanatvergiftung.

EICHHOLTZ weist darauf hin, daß bei starker Austrocknung des Körpers (starkes Schwitzen und geringe Flüssigkeitszufuhr) Spuren von Giften, die meist in harmlosen Mengen im Trinkwasser vorhanden sind, z. B. Blei, Arsen und Fluor, zu schweren Vergiftungserscheinungen führen können.

Den urologischen Gutachter werden zwar auch die Nierenschädigungen im Sinne einer akuten Nephrose, wie sie durch hämolysierende Gifte (Transfusionsschäden, alte Blutkonserven), myolysierende Gifte (elektrische Verletzungen durch Starkstrom; Kontusionen) und andere Eiweißgifte auftreten, interessieren; mehr noch sind es die als Arzneimittel verwendeten exogenen Gifte, die seine gutachterliche Stellungnahme erforderlich machen können.

a) Sulfonamide

Seit Beginn der *Sulfonamidaera* sind immer wieder Anurien und Urämien durch eines dieser Heilmittel beschrieben worden. Aber nicht nur durch sie, sondern auch durch die Anwendung der Antibiotica kann es in vereinzelten Fällen zu schweren Schäden kommen; so macht das Viomycin schwere Tubulusnekrosen; auch Polymyxin B und Neomycin haben nephrotoxische Eigenschaften (W. STAEHLER, HOFF u. a.).

Bei den Sulfonamiden unterscheiden wir je nach dem Ort der Ablagerung

1. die Sulfonamid-Nephrose,
2. die Sulfonamid-Kristallanurie.

Bei der ersten Form handelt es sich um eine Schädigung mit Kristallablagerungen in den Harnkanälchen nach der Art einer nekrotisierenden Nephrose. Wegen der ödematösen Schwellung mit starker zelliger Infiltration sprach RÖSSLE hier von einer serösen Nephritis. Die individuelle Bereitschaft zu der Erkrankung ist unterschiedlich. Geringe Diurese sowie intraperitoneale Gaben des Sulfonamids scheinen der Schädigung Vorschub zu leisten. Besondere Gefahren brachten die heute nicht mehr so gebräuchlichen Sulfonamide Uliron, Sulfathiazol, sind aber auch bei Eubasin und Cibazol beobachtet worden. W. STAEHLER beschreibt eine Schädigung mit Uliron und denkt wegen der so erheblich unterschiedlichen individuellen Empfindlichkeit an eine allergische Form im Sinne einer Glomerulonephritis, zumal der Blutdruck erhöht war.

Im Gegensatz zu dieser renalen Schädigung, die unter dem Bild einer akuten Nephrose verläuft, steht die *Kristallablagerung* in den Beckenkelchsystemen, den Harnleitern und in der Blase, die zu einer mechanischen Verstopfung des Harnabflusses führen kann. Nierenbecken und Kelche können dabei ein- oder doppelseitig von schlammigen Massen ausgefüllt sein, und in der Blase sieht man weißliche, grießartige Krümel; die Harnleitermündungen sind verschwollen und entzündlich verändert. Durch weitere Eindickung der schlammigen und krümeligen Massen kann es als Folge der Sulfonamidgabe zu einer Konkrementbildung kommen.

Bei der Besprechung der schädigenden Wirkungen der Sulfonamide sei auch auf die Gefahr der Methämoglobinbildung neben der Bildung von Sulfhämoglobin hingewiesen.

b) Canthariden, Terpentinöl

Die früher als blasenziehende Pflaster und als Tinktur benutzten *Canthariden* (spanische Fliegen), deren Hauptbestandteil das Cantharidin ist, dem jedoch heute wohl nur noch historische Bedeutung zukommt (Vorkommen übrigens auch in ähnlicher Form in bestimmten Hahnenfuß-Gewächsen), sind ebenso ein Nierengift, wie das jetzt noch als Rubefaciens verwendete *Terpentinöl*, das durch Destillation aus Fichten- und Kiefernharz gewonnen wird. Es enthält das Nierengift Pinen, welches auch von der Haut aus resorbiert wird und Albuminurie, Hämaturie und Urethritis hervorruft. Wegen der Nierenschädigung und schwerer örtlicher Reizzustände des Magens wird es als Gallenmittel heute nicht mehr verwendet.

c) Hexamethylentetramin

Von dem als Harndesinfiziens früher viel verwendeten *Hexamethylentetramin* (Urotropin) ist man wegen der Schleimhautreizung im Nierenbereich durch Formaldehydabspaltung, die zu Blutungen führen kann, abgekommen und hat es weitgehend durch Amphotropin und Cylotropin ersetzt. Während Urotropin zwar nur bei sauerer Harnreaktion wirksam ist (pH = 5,0—5,5), tritt bei zu starker Säuerung infolge zu stürmischer Entwicklung von Formaldehyd eine Reizung der Harnwege ein. Es ist daran zu denken, daß sich bei gemeinsamen Gaben von Urotropin und Sulfonamiden wasserunlösliche Niederschläge bilden können (Formaldehyd + Sulfonamid), wodurch es zu einer Verlegung der Harnwege kommt (s. Sulfonamidschädigungen).

d) Phenol, Naphthol, Pyrogallol

Bei *Teeranwendungen* auf ausgedehnte Hautflächen können phenolartige Vergiftungen mit akuten Nephritiden auftreten. Auch das stark desinfizierende *Phenol*, früher Carbolsäure genannt, macht schwere Nierenschäden. Der Urin wird durch Oxydationsprodukte wie Hydrochinon und dessen Abkömmlinge braun-grün bis schwarz; bei Kindern wurde gelegentlich schon nach Carbolwasserumschlägen Hämaturie beobachtet. Die Kresole (Kresol-Seifenlösung) sind ähnlich wie das Lysol zusammengesetzt und machen auch Vergiftungssymptome; 50—100 g Lysol können tödlich wirken. Auch das Vergiftungsbild des Resorcins ist phenolähnlich. *Naphthol* und Naphthalin sind schwere Nierengifte und machen Hämolyse ebenso wie einige Pilz- und Schlangengifte.

Pyrogallol ist ein Methämoglobinbildner und kann infolge von Verstopfung der Harnkanälchen mit Epithelien und Blutkörperchen schwere Nierenschädigungen mit Anurie herbeiführen.

e) Ätherische Öle, Acridin, Chinin u. a.

Chrysarobin macht bei der Verwendung als Salbe auf größeren Hautflächen Nierenreizungen (Albuminurie und Hämaturie).

Kreosot bewirkt phenolartige Vergiftungen unter starker Beteiligung der Nieren, durch die es ausgeschieden wird.

Bestimmte *ätherische Öle*, vor allem die als Abortiva benutzten Drogen (Thuja occidentalis, Juniperus, Tanacatum vulg.) bewirken außer einer Leberverfettung auch eine Schädigung der Niere.

Das *Acridinderivat* Trypaflavin macht in hoher Dosierung (i. v. Injektion) Nierenschädigung.

Antimon ist außer seiner Capillarwirkung ein Drüsengift und schädigt besonders Nieren und Leber.

Wismut macht an den Harnorganen nur eine Albuminurie, die aber harmlos ist.

Mangan, *Gold* und besonders *Uran* schädigen die parenchymatösen Organe, also auch die Nieren.

Das *Chinin*, welches bis zu 40% durch die Nieren ausgeschieden wird und ein allgemeines Protoplasmagift mit erheblicher örtlicher Reizwirkung ist, macht zwar zunächst bei Überdosierung oder Kumulation schwere nervöse Erscheinungen (Ohrensausen, Taubheit, Sehstörungen mit Erblindung, Hautausschlag); der Tod tritt jedoch gewöhnlich durch das Versagen der Nieren infolge Bildung hämolytischer Thromben ein.

Bei der Verwendung des Germanins verdient die toxische Nierenwirkung Beachtung.

Von den Tuberkulostatica kann das *Isonicotinyl-Hydrazid* (INH, Neoteben, Rimifon) in seltenen Fällen Albuminurie auslösen.

f) Barbiturate, Acetanilid

Barbiturate können in hoher Dosierung ungünstige Erscheinungen an den Nieren bewirken: sie heben die Diurese und machen Albuminurie und Hämaturie. Besonders die Barbiturate mit langer Wirkungsdauer, von denen z. B. Veronal bis zu 91% im Harn ausgeschieden wird, sind gefährlich, während die kürzer wirkenden hauptsächlich in der Leber abgebaut und nur in geringem Maße durch die Nieren ausgeschieden werden (Phanodorm).

Von nicht zu unterschätzender Bedeutung hinsichtlich ihrer schädigenden Wirkung auf die Nieren sind die zahlreichen als Schmerzmittel und Sedativa im Handel befindlichen Arzneien (Phenacetin, Lactophenin, Saridon) aus der Gruppe des *Acetanilids* wegen der Gefahr der Methämoglobinbildung. MOESCHLIN beschreibt eine tödlich verlaufende interstitielle Nephritis nach chronischer, jahrelang fortgesetzter Einnahme von etwa einem Gramm Phenacetin täglich. Er stellte bei anderen Patienten die tägliche Einnahme von 6—30 Tabletten Saridon fest, wobei die total eingenommene Menge bei erwiesenen Nierenschäden zwischen 7 und 17,5 kg Phenacetin lag (8—10 Jahre andauernder Abusus). SPÜHLER und

Zollinger haben 1953 erstmalig auf die pathologisch-anatomischen Zusammenhänge zwischen Phenacetin- bzw. Saridon-Abusus und der Zunahme chronisch interstitieller Nephritiden hingewiesen. Diese Beobachtungen wurden bestätigt von Thoelen, Schweingruber und Moeschlin. Pletscher konnte die Veränderungen an den Nieren und im Blut auch durch Tierversuche bestätigen. Im Vordergrund der klinischen Erscheinungen, die vor allem in der Schweiz beobachtet wurden, — während Sarre auf Grund einer Umfrage an deutschen Kliniken zu erheblich günstigeren Ergebnissen kam — stehen hochgradige Anämien. Es bildet sich ferner eine zunehmende Niereninsuffizienz mit Urämie aus. Der Blutdruck ist normal. Es sind im wesentlichen die Anzeichen der distalen Tubulusinsuffizienz (sog. Salt-Losing-Nephritis). Harninfektionen mit Pyurie und Bakteriurie wurden als Folgeerscheinungen beobachtet, außerdem Cyanose und psychische Störungen.

g) Salicylsäure, Colchicin

Die *Salicylsäure* und ihre Salze (Aspirin, Salol) machen Nierenreizungen in Form von Albuminurie; chronische Nierenkrankheiten können durch die medikamentöse Zufuhr dieser Substanzen akut verschlimmert werden.

Colchicin wird durch die Nieren ausgeschieden, wobei jedoch die Toxicität gering ist.

h) Naphthylimidazolin (Naphthylamin)

Bei therapeutischen Gaben von *Phenylchinolincarbonsäure* ist an Nierenschädigung zu denken.

Die gewerbemedizinisch wichtigen, in ihrer Auswirkung als Berufskranheit bereits betrachteten *naphthylimidazolinhaltigen Substanzen* sind auch hinsichtlich ihrer medikamentösen Aufnahme im Körper unter dem Gesichtspunkt der Schädigung zu betrachten.

Nachdem durch die experimentellen Untersuchungen von Perlmann und W. Staehler das Beta-Naphthylamin als kanzerogene Substanz gefunden wurde, dessen Haupteintrittspforte in den Körper die Atemwege darstellen, die aber erst in der Blase mit der Urinausscheidung krebswirksam werden, stellte Krönke die schädigende Wirkung der in Deutschland hergestellten Präparate Privin, Myralon und Imidin heraus (in den angelsächsischen Ländern Naphazine), die in $1^0/_{00}$iger bzw. $^1/_4{}^0/_{00}$iger Lösung Naphthylimidazolin enthalten, und berichtet über ein hämorrhagische Cystitis von mehreren Wochen nach 5monatigem Gebrauch von 2-Naphthyl-1-Methyl-Imidazolin-Chlorhydrat als Schnupfenmittel. Er erörtert dabei die Möglichkeit einer Schädigung durch Summation der Stoffe bei vorhandener Disposition und fordert Maßnahmen, um den Mißbrauch dieser Medikamente wegen der zweifellos kanzerogenen Wirksamkeit zu verhindern. Auch Staehler berichtet bei einer 81jährigen Frau nach jahrelangem Gebrauch von Privin über ein atypisches Papillom des Nierenbeckens, das Blutungen machte und histologisch an der Grenze der Bösartigkeit stand. Er warnt daher vor einer Privin-Dauermedikation.

2. Lokal schädigende Stoffe an den ableitenden Harnwegen

a) Pantocaininstillationen, Aqua dest. bei der Elektroresektion

Im Verlauf diagnostischer oder therapeutischer ärztlicher — meist urologischer — Maßnahmen an der Harnröhre und Blase kann es an diesen Organen zu Schädigungen kommen, die gelegentlich einer gutachtlichen Beurteilung bedürfen. Scheele weist darauf hin, daß die zarte Harnröhrenwand beim Mann, unter der sich ein ausgedehntes Venengebiet befindet, infolge der fehlenden Submucosa die Hauptursache für den Einbruch des Kontrastmittels, Anaestheticums oder der Spülflüssigkeit in die Blutbahn ist, besonders dann, wenn ein Sphincterkrampf den Abfluß in die Blase verhindert. Besondere Gefährdung besteht, wenn bei vorausgegangenem Katheterismus oder Liegen eines Dauerkatheters die Harnröhre geschädigt wurde oder Blutungen anderer Art aus der Urethra vorliegen. So wird von BAUMECKER ein Todesfall nach Injektion von Pantocainlösung in die geschädigte Harnröhre beschrieben. Auf die Gefahr der toxischen Wirkung von Aqua destillata infolge Hämolyse des Blutes, wenn es als Spülflüssigkeit bei der Elektroresektion Verwendung findet, sei kurz verwiesen. Schädigungen, insbesondere Anurien nach Verwendung von Röhrenstrom, sind im amerikanischen Schrifttum verhältnismäßig zahlreich beschrieben (CREERY, GOODWIN u. a.).

b) Ätzung der Blasenschleimhaut

Bei den Schädigungen der Blasenschleimhaut handelt es sich im wesentlichen um ätzende Stoffe, Röntgenschäden und Veränderungen nach Radio-Kobalt-Anwendungen. PRÄTORIUS sah Läsionen nach Anwendung von 20%iger Kollargollösung, FRANK und JOSEPH nach Trichloressigsäure; weiterhin wurden Schädigungen nach Alkohol (FARKAS), Salpetersäure, Podophyllin und Lost angegeben. Über schwere Verätzungen an Harnröhre und Blase berichtete WILLE-BAUMKAUFF: Eine Verätzung der Harnröhre mit Nylanderreagenz führte zu einer Sepsis, die Instillation einer konzentrierten Sulfonamidlösung (Panasept 10%ig) infolge des hohen Alkaleszenzgrades zu einer schweren Laugenverätzung der Blase. Experimentelle Tumorbildung in der Blase wurde durch die lokale Anwendung folgender Stoffe erzeugt: Teerpinselung mit Anilin, Ruß und Paraffinöl, Scharlachrot mit Zusatz von Arsen und Teer, ferner Teerlanolin und Methylcholantren.

Da die in therapeutischer Absicht in die Blase gelangenden Stoffe instrumentell eingeführt werden müssen, sei in diesem Zusammenhang darauf hingewiesen, daß eine instrumentell bedingte Cystitis rechtlich nicht als Therapiefehler, sondern als Therapieschaden zu betrachten ist, da „auch bei sorgfältigstem Arbeiten eine instrumentelle Blaseninfektion nicht immer zu vermeiden ist“ (PUTSCHAR).

3. Allergische Reaktionen der Nieren und ableitenden Harnwege

a) Schädigende Stoffe

Nachdem bereits SCHICK und PIRQUET die Auffassung von der allergischen Genese der postinfektiösen akuten diffusen Glomerulonephritis vertreten und die Versuche von MASUGI diese Probleme entscheidend beeinflußt hatten, ist es vor allem SARRE gewesen, der die Kenntnisse über die Allergosen der Nieren und ableitenden Harnwege durch seine Arbeiten gefördert hat.

Die nachfolgende schematische Zeichnung veranschaulicht die Einwirkung der infektiös-toxischen oder allergischen Schädigung und die Reaktion des Nierengewebes mit der Manifestation der Nierenerkrankung von der Herdnephritis bis zur Nekrose, d. h. vom abortiven Verlauf bis zum akuten Nierenversagen am besten. (Aus SARRE: Nierenkrankheiten, Thieme, Stuttgart, 1959).

SARRE weist auf die Zunahme und Bedeutung des allergischen Geschehens hin, vor allem „durch die außerordentliche Zunahme des Kontaktes des modernen Menschen mit differenten Arzneimitteln, Chemikalien, Blut und Serum durch perorale Aufnahme, Injektion und Inhalation“, wodurch „die Möglichkeit der Sensibilierung und damit der allergischen Reaktion immer größer wird.“

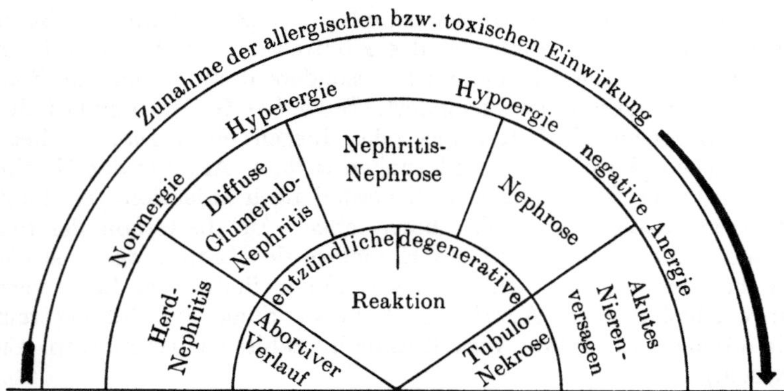

Abb. 8. (Aus SARRE: Nierenkrankheiten. Stuttgart: Thieme 1959.) Manifestation der Nierenerkrankung je nach der Stärke der infektiös-toxischen Einwirkung und der Reaktion des Gewebes von der Herdnephritis bis zur Nekrose bzw. vom abortiven Verlauf bis zum akuten Nierenversagen

Die wichtigsten Allergene, bei denen *Allergosen der Nieren* und der ableitenden Harnwege beschrieben sind, finden sich in der nachfolgenden Zusammenstellung verzeichnet:

Tabelle 11. *Zusammenstellung der wichtigsten Allergene, bei denen Allergosen der Nieren oder der ableitenden Harnwege beschrieben sind.* (Nach SARRE und ROTHER, aus K. HANSEN: Allergie, 1957)

1. Nahrungsmittel: Apfelsinen, Eier, Fleisch, Fische, Gurke, Hefe, Hopfen, Käse, Karotten, Krebse, Kürbis, Mehl, Milch, Obst, Paranüsse, Pilze, Rhabarber, Salat, Sellerie, Spargel, Stachelbeeren, Tomaten, Vicia-fava-Bohne, Warzenmelone, Wasser (kaltes), Wassermelone, Weizen, Zitronen, Zwiebel.
2. Genußmittel: Äthylalkohol, Bier, Gin, Kaffee, Likör, Schnaps, Schokolade, Süßigkeiten.
3. Inhalationsallergene: Federn, Malerstaub, Pferdehaare, Pollen verschiedener Art, Ragweed, Rauch, Staub.
4. Bakterien und Parasiten: Myobacterium tuberculosis (Tuberkelbacillus), Oxyuren, Plasmodium falciparum, Staphylokokken, Streptokokken u. a. Infektionserreger.
5. Medikamente: Antibiotica und Sulfonamide: Aureomycin, Bacitracin, Chloromycetin, Dihydrostreptomycin, Elkosin, Gantrisin, Magnamycin, Neomycin, Penicillin, Polymyxin B, Streptomycin, Sulfadiacin, Sulfaguanidin, Sulfamericin, Sulfanilamid, Sulfapyridin, Sulfathiazol, Terramycin.
   Antihistaminica: Antistin, Benadryl, Chlortrimeton, Neo-Antergan, Phenergan, Pyribenzamin, Thephorin, Trimeton.
   Sonstige: Arsenik, Aspirin, Atophan, Aurubin, Bismutum subnitr., Butazolidin, Chinin, Chinidin, Codein, Digitalis, Emetin, Ephedrin, Gold, Insulin, Irgapyrin, Isonicotinsäurehydracid, Paraaminosalicylsäure, Quecksilber in bestimmter Verbindung, Tetrachlorkohlenstoff, Thomapyrin.
6. Kontaktallergene: Gummi, Rhus toxicodendron.

Außer diesen als schädigende Stoffe Allergosen erzeugenden Mitteln kommen noch Bluttransfusionen (Empfindlichkeit gegen artfremdes Eiweiß) und die Verabfolgung alter Serumkonserven in Frage. Auch die Wirkung der Sulfonamide und Antibiotica sowie anderer bereits beschriebener Arzneimittel und Gifte beruht zum Teil auf einem allergischen Geschehen. SARRE unterscheidet die vorwiegend glomerulären Schädigungen, einmal in Form der Hämaturie, zum anderen als diffuse anaphylaktische Glomerulonephritis, von den vorwiegend tubulären Schädigungen mit Oligurie und akutem Nierenversagen, die in den letzten Jahren außerordentlich zugenommen haben. Letztere können schon nach normaler Dosierung von Medikamenten (Sulfonamide, Schwermetallpräparate) vorkommen.

b) Allergosen der Harnwege

Von noch größerer Bedeutung für die urologische Begutachtung sind diejenigen Schäden, die sich als *Allergosen der Harnwege* dokumentieren. Hier sind als Symptome und Befunde vor allem zu nennen: Ödem des Ureters, Spasmen bis zu Koliken, in der Blase umschriebenes oder diffuses Ödem und Entzündung, Blutungen, Spasmen, Tenesmen, Dysurie und Pollakisurie. Im Harnsediment (gefärbter Ausstrich) findet man zuweilen bis zu 90% mononucleäre Zellen und häufig auch zahlreiche Eosinophile. Bei chronischen Fällen kann der Harnbefund uncharakteristisch sein. Cystoskopisch sieht man polypöse Reaktionen am Blasenhals mit verdickter Schleimhaut, umschriebenem Ödem, Ecchymosen und umschriebene hyperämische Flecken. Das Ureterostium kann verschwollen sein (zitiert nach SARRE). Nach KINDALL kann das i. v. Pyelogramm vollkommen normal sein.

SARRE beschreibt einen sehr eklatanten Fall einer Allergose der Blase, bedingt durch Oxyurenbefall. Die Diagnose ist, wie auch bei den Allergosen gegen Farben und Codein, meist nur ex iuvantibus zu stellen.

In mehreren urologischen Arbeiten fand ich die Erörterung oder den Hinweis auf allergische Reaktionen der ableitenden Harnwege, jedoch ist wohl der 1953 von BURKERT mitgeteilte Fall eine wichtige Mitteilung im urologischen Schrifttum, bei welchem auch wieder eine Allergie gegenüber Oxyuren eine Rolle spielt, aber auch eine Nahrungsmittelallergie (Marillen) im Spiele ist.

HEUSSER hat sich 1952 auf der Jahresversammlung der Schweizerischen Gesellschaft für Urologie mit der Allergie des Urogenitaltraktes auseinandergesetzt und festgestellt, daß die Diagnose erst nach Ausschaltung anderer Möglichkeiten zu stellen ist, zumal der Urogenitaltrakt nicht so ausgedehnt mit Allergenen in Berührung kommt wie der Magendarmkanal oder Respirationstrakt. Als Allergene, die per os aufgenommen werden und durch Ausscheidung im Urin eine Cystitis oder Reizblase machen können, nennt HEUSSER junges Bier, Spargel, Blumenkohl, Sellerie und Lauch.

Bei den Allergosen, deren Bedeutung als Schadensereignis wohl im Augenblick noch nicht abzusehen ist, erscheint mir der Hinweis SARREs von Bedeutung: „Das Wichtigste ist, daß man an die Möglichkeit einer allergischen Pathogenese überhaupt gedacht hat.“

4. Röntgenkontrastmittel

a) Intravenöse Applikation

Die Gefahr eines Schadensereignisses durch die i. v. *Injektion* eines *Röntgenkontrastmittels* zum Zwecke der Darstellung der ableitenden Harnwege ist für den Urologen trotz aller Vorsichtsmaßnahmen, Testungen, Beachtung von Kontraindikationen heute immer noch gegeben, wenn auch schwerere, insbesondere tödliche Zwischenfälle nur noch vereinzelt vorkommen dürften.

PENDERGRASS u. a. haben auf Grund von umfangreichen Umfragen anhand von über 3 Mill. Untersuchungen 31 tödliche Zwischenfälle registrieren können, davon 25 sofort eingetretene, 6 sogar vor Vollendung der Injektion. 15 von den Soforttoden waren vorher als nicht empfindlich gegen das Kontrastmittel getestet worden.

Von den klinischen Anzeichen einer Unverträglichkeit zählt SCHUBERT unter anderem auf: Schleimhautreizungen im Mund und in den oberen Luftwegen, in der Nase, den Augen, Urticaria, Gesichtsödem, Glottiskrampf, Schweißausbruch, Pulsverschlechterung, Erbrechen, motorische Unruhe, Verwirrtheit, Cyanose, Atemstillstand und Bewußtlosigkeit. Als Kontraindikationen werden schwere

Leber- und Nierenschäden (Rest-N über 100 mg-%), Jodempfindlichkeit (frühere Pyelographien), Asthma angegeben, von JUNGMICHEL Status thymico-lymphaticus. BURKHARDT rät bei Störungen der Herz-Kreislauffunktion mit Schädigung der „Vorniere" sowie Nephrosklerose zur Vorsicht; von anderer Seite wird bei Kranken mit Schilddrüsenleiden und bei Gravidität gewarnt.

Die Ursache der Unverträglichkeit wird nicht in Abspaltung von freiem Jod, sondern in der Wirkung des molekular gebundenen Jodes als Ganzes gesehen (WOLFROMM, v. BRAUNBEHRENS, HUEBER).

Aus der UEBELHÖRschen Klinik berichtet FIGDOR über drei akute tubuläre Schäden (acute renal failure), wobei die Schädigungen allerdings nicht nur der intravenösen Kontrastmittelgabe zur Last gelegt werden können, da in jedem der Fälle auch retrograde Füllungen vorgenommen wurden.

ESCH und HALBEIS haben an der Schönbauerschen Klinik bei 2415 Ausscheidungsurographien keine ernsthaften Zwischenfälle erlebt.

BURKHARDT gab bei der Verwendung von Perabrodil als Kontrastmittel unter 100000 Ausscheidungsurogrammen 7 Todesfälle an, PFEIFFER bei 650000 i.v. Darstellungen 35. Weiterhin berichten über schwere, zum Teil tödliche Komplikationen nach i.v. Pyelogrammen CUMMING und CHITTENDEN, FISCHERMANN und OSTENFELD, OLIVER, PEARLMAN und NEWLAND, RAMSAY, SANDSTRÖM, SWICK u. a.

Eine ganze Reihe von Autoren beschäftigt sich weiterhin mit der Frage, solche Komplikationen, die teils als toxische, teils als allergische Reaktionen aufgefaßt werden, zu verhindern, macht Vorschläge zur Vermeidung von Störungen und beurteilt das pathologisch-anatomische Geschehen dieser Zwischenfälle.

Allgemein wird darauf hingewiesen, daß es auf die Art des Kontrastmittels weniger ankommt, da die heute üblichen Mittel weitgehend ungiftig sind, daß vielmehr die Art der Applikation durch den Arzt (langsame Injektion innerhalb von 3—5 min, evtl. in Verbindung mit Antihistaminica), sowie auch die gesundheitliche Schädigung oder Reaktionsbereitschaft des zu Untersuchenden (Allergie, Anaphylaxie) eine maßgebliche Rolle spielt (EDLING).

Bei den früher verwendeten *radiumhaltigen Kontrastmitteln*, die zwar sehr schattendichte Bilder ergeben, hat K. H. BAUER festgestellt, daß das radioaktive Salz unausscheidbar ist, im Körper verbleibt und seine radioaktive Strahlung ununterbrochen fortsetzt. SCHEELE hat bereits 1933 über Thorotrastreste in den Nieren berichtet und in einem Fall autoptisch feststellen können, daß die ganze Niere durchsetzt war. Er ist ebenso wie SCHWAIGER, in dessen Ausführungen sich umfangreiche Literaturangaben finden, der Meinung, daß das Thorotrast in der urologischen Röntgendiagnostik keinen Platz mehr hat. Auch BREKHOFF hat noch 11 Jahre nach einem mit Thorotrast vorgenommenen retrograden Pyelogramm büschelförmig angeordnete Schatten in den Markstrahlen gesehen.

Über die Verwendung von *radioaktiven Isotopen* zur Nierenfunktionsdiagnostik hat WOSSIDLO 1951 auf dem deutschen Urologenkongreß berichtet. Danach wird dem Uroselectan B nach dem Prinzip von OESER und BILLION in unschädlichen Mengen von 100 Mikrocurie Radiojod zugesetzt. Die Messung der Radioaktivität erfolgt mit dem Geiger-Müller-Zählrohr. Das Verfahren wurde von WINTER in den USA unter Verwendung von Diodrast ausgebaut, wobei die Gamma-Strahlen über jeder Niere gemessen werden, und wurde in Deutschland unter der Bezeichnung „Isotopen-Nephrogramm" an verschiedenen Kliniken geprüft (ZUM WINKEL u.a.).

b) Retrograde Auffüllung

Zur Frage der Schädigung durch Röntgenkontrastmittel bei einer *retrograden* Pyelographie wurden sowohl von urologischer als auch von röntgenologischer

Seite Mitteilungen gemacht. Es kann sich dabei einmal um die mechanische Läsion der Wand des Harnleiters, Nierenbeckens oder Kelches handeln, um Überspritzungen oder um fehlende Abflußmöglichkeiten des Kontrastmittels beim Vorliegen einer Hydronephrose (Nierenschock, s. W. STAEHLER). RUMMELHARDT beschreibt unter 1000 retrograden Pyelographien 20 Perforationen, d. h. 2%, davon eine tödliche. ROSENSTEIN erlebte nach Kollargolfüllung infolge Wandüberdehnung einen akuten Kollaps mit schwarzbrauner Verfärbung der Haut und Exitus nach 14 Tagen. Die verschiedenen Formen des Refluxes (Efflux, Backflow) beruhen auf einer Überspritzung des Beckenkelchsystems mit Ruptur der sehr dünnen Fornixwand.

Die im Anschluß an eine retrograde Pyelographie aufgetretenen krampfartigen Beschwerden oder Koliken können Anlaß zu Ansprüchen von Seiten des Untersuchten geben, besonders dann, wenn es sich um eine Untersuchung zum Zwecke der Begutachtung gehandelt hat. Wenn auch die Beschwerden im allgemeinen nach einigen Tagen wieder abklingen, so können doch Schädigungen vor allembei nachweisbaren pathologischen oder röntgenologischen Veränderungen von dem Untersuchten zum Anlaß genommen werden, Schadensansprüche zu stellen.

c) Harnröhrendarstellung

Die öligen Kontrastmittel Lipiodol (jodiertes Mohnöl) sowie Jodipin (jodiertes Sesamöl), die als *Röntgenkontrastmittel für die Harnröhre* gebräuchlich sind und bei KNEISE-SCHOBER und BOSHAMER empfohlen sind, spalten nach BIRKNER leichter freies Jod ab als die organischen Jodverbindungen, mischen sich nicht mit Wasser und können daher auch mit wäßrigen Lösungen nicht verdünnt werden. Bei größeren Einbrüchen in die benachbarten Venen können Fettembolien auftreten, wie sie von BLANCARD, EICHLER und VACCARI gesehen wurden, die jedoch nicht tödlich waren. In kurzer Zeit zum Tode führende Ölembolien nach Instillation von Jodöl beobachteten und beschrieben HRYNTSCHAK und KATZ-GALATZI; es lagen hier allerdings Wandschädigungen der Harnröhre durch vorherige instrumentelle Eingriffe vor.

Die Gefahr bei der Verwendung von Jodkalium und Jodnatrium liegt nach SCHEELE darin, daß zur Erzielung guter Aufnahmen hochkonzentrierte Lösungen verwendet werden müssen, die hypertonisch wirken, die Schleimhaut stark reizen und bei Resorption zu bedrohlichen klinischen Erscheinungen führen.

Bei der Verwendung von Perabrodil und Uroselectan kann bei empfindlichen Menschen Jodismus auftreten.

SCHEELE und R. KAISER warnen eindringlich vor der Anwendung von Thoriumverbindungen für die Urethrographie, obwohl sie wegen ihrer Reizlosigkeit und guten Schattendichte als besonders brauchbar gerühmt wurden. Letzterer sah eine über 8 Monate lange Verweildauer im paraurethralen Gewebe und in den Blutgefäßen.

BALL und PELZ, FACEKAS und GAUDIN berichten seit 1949 über vier Todesfälle nach Verwendung von Bariumsalzen zur Urethrographie. Der Exitus trat bei allen innerhalb von 10 min nach der Instillation unter Beklemmungen, Atemnot und Cyanose ein. Von FACEKAS, der zwei dieser Fälle obduziert hat, wird ein Schocktod angenommen durch Überschwemmung des gesamten Kreislaufs mit korpuskulären Elementen.

5. Die Einwirkung therapeutischer Strahlen als Schadensereignis

a) Radiokobaltbehandlung

Als Begleiterscheinung der *Radio-Kobaldbehandlung* des Blasencarcinoms, die in Form der Kobaltperlen (nach W. BECKER) oder der Kobalt-Ballon-Katheter (nach

RUMMERT) erfolgt, werden in der Umgebung des Tumors schwere hämorrhagische und nekrotisierende Entzündungen der Blasenwand, reaktives Ödem und die Ausbildung einer Schrumpfblase gesehen (bei W. STAEHLER).

b) Röntgen- und Radiumbestrahlungen

Röntgen- und Radiumbestrahlungen bei der Behandlung der weiblichen Genitalcarcinome können an der Blasenschleimhaut ulceröse Prozesse bewirken, die sich durch besondere Therapieresistenz auszeichnen und als Strahlenulcus, Ulcus radiologicum, Cystitis radiologica bezeichnet werden. Die scharf begrenzten, schmierig belegten Geschwüre können zu einer nekrotisierenden oder gangränösen Cystitis mit Ausgang in Schrumpfblase führen (KAHN).

Steininkrustationen der Strahlen-Ulcera sind beschrieben (RUBRITIUS, DUFF und HYMAN).

D. Die speziellen Schadensereignisse

Von

TH. SCHULTHEIS

1. Die Einwirkung von stumpfer und scharfer Gewalt als Schadensereignis

Nachdem in den vorstehenden Abschnitten die *allgemeinen* Umstände als schädigende Ereignisse wie auch die Schädigungen infolge der Einwirkung *chemischer* oder *physikalischer* Kräfte abgehandelt wurden, findet sich in dem Komplex der schädigenden Ereignisse noch die Verwundung oder Verletzung durch gezielte oder ungezielte, scharfe oder stumpfe Gewalteinwirkung, die hier als *spezielle Schadensereignisse* zusammengefaßt werden.

Die Unfallheilkunde ist die Lehre von den Folgen solcher Gewalteinwirkungen auf den menschlichen Körper. In diesem Fachgebiete finden sich demgemäß die einschlägigen Kenntnisse und Erfahrungen.

Die Traumatologie der Harnorgane wird in diesem Handbuch von MAY u. ARNHOLDT gesondert besprochen, so daß auf diese Kapitel verwiesen werden kann.

Im Gutachtenwesen hat man die *direkte Verletzung* der Harnorgane durch spitze, scharfe oder stumpfe Gewalt zu unterscheiden von *mittelbaren Folgen* solcher Gewalteinwirkung.

Durch ihre anatomische Lage sowie infolge der vielfachen nervlichen Verbindung mit dem Gesamtorganismus wird das Harnsystem auch anfällig für organferne Verletzungen. Man muß deswegen unterscheiden:

1. Direkte Verletzungen der Harnorgane, Rupturen, Perforationen, Abrisse;
2. Beteiligung der Harnorgane an Verletzungen
   a) der Wirbelsäule und des Rückenmarkes,
   b) des knöchernen Beckens,
   c) des übrigen Skletes
   d) von Weichteilen und Körperhöhlen.
3. Beschädigungen der Harnorgane durch Instrumentationen aller Art.

Im Rahmen einer Zusammenhangsbegutachtung werden Schadensereignisse, die zur direkten Verletzung der Harnorgane geführt haben, nur wenig Schwierigkeiten machen. Das Schadensereignis wird sich örtlich und zeitlich begrenzen lassen und die unmittelbare Folge stets objektivierbar sein.

Schwieriger ist die Beurteilung bei mittelbarer Beteiligung der Harnorgane am Schadensereignis.

Klar ist der Zusammenhang bei Verletzungen des Rückenmarkes. Dieser folgen Störungen der Miktion in anatomisch gesichertem nervalen Zusammenhang. Auch bei Verletzungen des knöchernen Beckens macht die anatomische Nachbarschaft der Harnorgane deren Beteiligung offensichtlich.

Zahlreiche Probleme treten indessen auf, wenn eine Harninfektion oder ein Nierensteinleiden zeitlich einer Gliedmaßenfraktur folgt oder wenn Verletzungen von Weichteilen oder Körperhöhlen solchen Erkrankungen der Harnorgane vorausgingen.

Die Instrumentationen an den Harnorganen können eigenständig als schädigendes Ereignis angesehen werden. Das wird gelegentlich vom Patienten dem Arzt vorgeworfen und gehört dann zur Haftpflichtbegutachtung (vgl. II. Teil). Aber auch ein vielleicht wegen längerer Bewußtlosigkeit notwendiger Dauerkatheterismus kann eine Harninfektion zur Folge haben und diese zur mittelbaren Schädigungsfolge werden lassen.

2. Kasuistik der allgemeinen und speziellen Schadensereignisse

Die Analyse unseres Gutachtenmaterials hinsichtlich des behaupteten oder aktenkundigen schädigenden Ereignisses allgemeiner Art ergab:

In 1% der Fälle wurde Überanstrengung oder Erschöpfung als schädigendes Ereignis gefunden; 28% gaben Durchnässung und Durchkältung an. Mangelernährung war in 9% und eine Kombination der vorstehenden Schädigungen in 41% der Fälle nachweisbar. Die Kasernierung trat in 17% der Fälle für spezifische Infekte der Harnorgane, und in 4% für banale Infekte der Harnorgane als schädigendes Ereignis auf.

Demgegenüber fand sich in einem gleichgroßen Kollektiv traumatischer Probanden:

In 32% der Fälle eine direkte Verletzung der Harnorgane (18% Niere/Nierenbecken; 14% Blase/Harnröhre) als Schadensereignis.

Bei 25% der Probanden war eine Verletzung der Wirbelsäule und bei 21% eine Verletzung des knöchernen Beckens vorausgegangen. Je 10% gaben als schädigendes Ereignis Frakturen des übrigen Skeletes oder Verletzungen von Weichteilen oder Körperhöhlen an. Bei 2% war eine Instrumentation den beklagten Erkrankungen vorausgegangen.

Schindler hat in Tabelle 10 (S. 115) die allgemeinen schädigenden Ereignisse vorgestellt und in Beziehung zu den beobachteten Schädigungsfolgen gebracht.

In gleicher Weise läßt die Tabelle 12 die zugehörigen Schädigungsfolgen für die speziellen Schädigungsereignisse (direkte Verletzung und mittelbare Beteiligung) erkennen.

Beispielsweise kann aus dieser Zusammenstellung entnommen werden, daß Verletzungen der Weichteile und Körperhöhlen vermehrt die Probanden veranlassen, *nicht objektivierbare Beschwerden* aller Art zu beklagen. Das hat sicherlich psychische Gründe.

Ferner kann aus der Tabelle entnommen werden, daß die aseptische Harnsteinbildung selten zu begutachten ist und daß in meinem Material nur Schädigungen des Skeletes oder der Weichteile und Körperhöhlen angeschuldigt wurden.

Die Masse aller Schädigungsfolgen, 40—70%, stellen den urologischen Sachverhalt der Harninfektion dar; dann folgt mit 7—30% der Nierenverlust.

Tabelle 12. *Beziehungen zwischen Schädigung und Schädigungsfolge bei Schadensereignissen spezieller Art*

Art der Schädigung	Art der Schädigungsfolge							
	1a	1b	2a	2b	3	4	5	6
	Harninfektionen		Anatomische Abflußbehinderungen		Primäre Harnsteinbildung	Alle übrigen urologischen Erkrankungen	Nierenverlust	Gesunde Probanden, nicht objektierbare Beschwerden, Ausschluß-untersuchungen
	obere Harnwege	untere Harnwege	obere Harnwege	untere Harnwege				
1. direkte Verletzungen der Harnorgane								
a) Niere, Nierenbecken	25	20	3	3	12	12	30	7
b) Blase, Harnröhre	20	20	2	30	—	17	10	1
2. Verletzung der Wirbelsäule, des Rückenmarks, mittelbare Beteiligung der Harnorgane	35	35	1	1	—	18	10	0
3. Verletzung des Beckens, mittelbare Beteiligung der Harnorgane	28	30	3	16	—	16	7	0
4. Verletzung des Skeletes, mittelbare Beteiligung der Harnorgane	41	20	1	0	2	15	20	1
5. Verletzung von Weichteilen und Körperhöhlen und mittelbare Beteiligung der Harnorgane	20	20	5	5	5	20	15	10
6. Instrumentationen aller Art an den Harnorganen	40	30	—	15	—	—	15	0

Die unter „alle übrigen urologischen Erkrankungen" zusammengefaßten urologischen Sachverhalte treten bis zu 20% als Schädigungsfolge auf. Sie werden im nächsten Kapitel weiter analysiert und aufgegliedert werden.

Von Interesse ist noch die *Beurteilung des Zusammenhanges* im vorgelegten Material. Obwohl die Kriterien für die Beurteilung in folgenden Abschnitten noch zu erörtern sind, soll hier die *Übersicht* aus dem eigenen Material bereits gegeben werden.

Direkte Verletzung der Harnorgane; obere Harnwege. Im gesamten Material finden sich 110 Beobachtungen. Von diesen Fällen wurde der Zusammenhang zwischen der behaupteten Schädigung bzw. dem Schadensereignis und den ärztlich festgestellten Beschädigungen des Urogenitalapparates (Schädigungsfolge) in 85 Fällen anerkannt, in 25 Fällen nicht anerkannt.

Direkte Verletzung der Harnorgane, untere Harnwege, mit und ohne Genitalbeteiligung. Im gesamten Material finden sich 89 in diese Gruppe gehörige Fälle. Der Zusammenhang wurde in 80 Fällen anerkannt, in 9 Fällen abgelehnt.

Verletzung der Wirbelsäule und/oder des Rückenmarks mit mittelbarer Beteiligung der Harnorgane. Im Gesamtmaterial finden sich 165 begutachtete Kranke, davon 109 mit anerkanntem Zusammenhang und 56 mit abgelehntem Zusammenhang. Der Zusammenhang zwischen einer Rückenmarksverletzung und einer Blasenstörung ist allgemein bekannt, so daß sich eine besondere Erörterung in diesem Zusammenhang erübrigt. Bei der Zusammenhangsfrage ist lediglich zu erörtern, ob die vorgefundene Blasenstörung etwa auch aus unfallfremder Ursache in gleicher Weise entstehen könnte.

Verletzung des Beckens und mittelbare Beteiligung der Harnorgane. Im gesamten Material finden sich 138 Fälle. Anerkannt 104, abgelehnt 34 Fälle.

Verletzung des Skeletes ohne Dauerkatheterbehandlung; mittelbare Beteiligung der Harnorgane. Im gesamten Material befinden sich 72 Fälle. In 46 wurde die Zusammenhangsfrage bejaht; in 26 Fällen wurde der behauptete Zusammenhang nicht anerkannt.

Verletzung von Weichteilen und Körperhöhlen und mittelbare Beteiligung der Harnorgane. Im gesamten Material finden sich 60 hierhin gehörige Fälle. 41 wurden anerkannt. In 19 Fällen wurde der Zusammenhang abgelehnt.

In dieser Gruppe finden sich Antragsteller, welche die verschiedenartigsten Erkankungen und Störungen im Urogenitalapparat, gelegentlich auch überbewertete Sensationen, in Zusammenhang bringen mit den verschiedensten Verletzungen. So wird z. B. angeschuldigt: ein Hufschlag gegen den Unterleib für Jahre später auftretende, nicht objektivierbare Nieren- und Blasenbeschwerden; oder ein Streifschuß in der Bauchwand für dysurische Beschwerden; ein in den Weichteilen der Kreuzbeingegend lokalisierter Grantsplitter soll die Ursache von Miktionsbeschwerden sein, welche durch eine altersbedingte Prostatavergrößerung erklärt sind.

Instrumentationen aller Art an den Harnorganen. In dieser Gruppe finden sich insgesamt 14 Gutachten. In 12 Fällen wurde der Zusammenhang anerkannt, in 2 Fällen abgelehnt.

Zusammengefaßt wurden im vorliegenden Material der *speziellen Schadensereignisse* von 100 behaupteten Zusammenhängen 75 anerkannt und 25 abgelehnt oder nur vorübergehend anerkannt.

Ein kurzer Hinweis noch auf die Häufigkeit, mit der die einzelnen Schadensereignisse im Material meiner Zusammenhangsbegutachtung erscheinen (Tabelle 12).

Die iatrogenen „Schädigungen" (Instrumentationen, Cystoskopien und Dauerkatheterbehandlungen) — Gr. 6, Tab. 12 — führen am seltensten zu einer Begutachtung. Größten Anteil haben die Schädigungen, welche die Wirbelsäule betroffen haben. Sie machen 25% der Begutachtung aus.

Es folgen nun ungefähr gleich an Prozentsatz die Verletzungen von Blase und Harnröhre bei Beckenbrüchen (20%), die direkten Verletzungen des Harnapparates (mit 18% bzw. 15% für oben und unten).

Schließlich die Verletzungen des Skeletes ohne Beckenbeteiligung und Dauerkatheterbehandlung, sowie Verletzungen der Weichteile und Körperhöhlen (mit je 10% Anteil am Gesamtmaterial.

Auch hinsichtlich der *Schädigungsfolge* ergibt sich eine Ordnung nach der Häufung. Mit den vorstehenden Schädigungen Gr. 1—6 wurden in Zusammenhang (Tab. 12) gebracht: am häufigsten und annähernd gleicher Quote die Krankheitsgruppe Harninfektion mit krankheitsdominanten oberen Harnwegen (1a) oder entsprechender Dominanz der unteren Harnwege (1b) 31% und 30%. Dann folgt Nierenverlust (5) mit 12% und die Gruppe „alle übrigen urologischen Erkrankungen" (4) mit 12%. Harnröhrenstrikturen und Fisteln aller Art (2b) waren in 10% als Schädigungsfolge behauptet worden.

Geringen Anteil an den Schädigungsfolgen hatten die Krankheitsgruppen 2a (Abflußbehinderungen der oberen Harnwege) und 6 (nicht objektivierbare Beschwerden aller Art) je 2%.

Überraschend selten, nur in 1% des Materials, war die aseptische Harnsteinbildung (Gr. 3, Tab. 12) als Schädigungsfolge zu beurteilen.

Sechstes Kapitel

Das urologische Zusammenhangsgutachten

Von

TH. SCHULTHEIS

Systematik der Kausalzusammenhänge zwischen urologischen Erkrankungen und schädigenden Ereignissen

Die Untersuchung der Wahrscheinlichkeit eines Kausalzusammenhanges führt von gedanklichen Überlegungen und Konstruktionen hin zur Kasuistik. Ein wahrscheinlicher Kausalzusammenhang wird bei gleichen oder wenigstens ähnlichen Voraussetzungen häufiger in einer Gutachtensammlung auftreten als ein nur zufälliger Zusammenhang. Deswegen erscheint es zweckmäßig, die *Zusammenhangsfrage* vom Gutachtenmaterial her zu erörtern. Nun macht dieses zunächst einen recht inhomogenen Eindruck, so daß ein Ordnungssystem unerläßlich ist.

Während eine Gruppierung allein nach dem Schadensereignis in erster Linie den Bedürfnissen der Gutachtenauftraggeber folgt, wird eine *Ordnung nach der medizinischen Diagnose* den ärztlichen Ansprüchen besser gerecht.

Vom Patienten her gesehen, kann sowohl die eine wie die andere Gruppierung der Entwicklung des Begehrens, das zur Begutachtung führt, entsprechen.

Die eine Gruppe von Patienten wird durch das Erlebnis des Unfallereignisses dazu veranlaßt, körperliche Erscheinungen und Sensationen mit dem Unfallereignis in Zusammenhang zu bringen. Diese Gruppe sieht die Erkrankung bzw. den Gesundheitszustand unter dem Gesichtswinkel: „Dieser Unfall müßte doch irgendeine körperliche Störung hervorgerufen haben."

Die andere Gruppe handelt aus einem Kausalitätsbedürfnis heraus. Hier wird die körperliche Störung zuerst registriert und dann nach einer passenden oder entsprechenden Schädigung gesucht.

Die *theoretische* Verknüpfung des schädigenden Ereignisses mit dem urologischen Sachverhalt kann nach allem bisher Gesagten niemals die Aufgabe des Zusammenhangsgutachters sein. Ihm obliegt es, die *tatsächliche* Verknüpfung aufzuzeigen. Daher muß der Zusammenhangsgutachter ganz besonders wirklichkeitsnahe beobachten. Abstraktionen und Verallgemeinerungen sind nur ausnahmsweise statthaft. Der Einzelfall kann nur für sich beurteilt werden.

Auch *Richtlinien* für eine Zusammenhangsbeurteilung sollten nicht von theoretischen Konstruktionen ausgehen. Nur am Material selbst können verbindliche Kriterien für die Erledigung der Zusammenhangsfrage gewonnen werden.

Deswegen wurde jedem der folgenden Abschnitte eine Gutachtensammlung beigegeben. Ähnlich wie in Sammlungen von richterlichen Entscheidungen kann aus dem Einzelfall für den Einzelfall Nutzen gezogen werden, während die Abstraktionen aus mehreren Fällen gerade für den Einzelfall wertlos sein können.

Eine *systematische Ordnung* der urologischen Sachverhalte und ihrer Begleitumstände wurde bereits im Kapitel der Zustandsbegutachtung verwendet (vgl. S. 53) und hat sich mir bewährt. In der Tabelle 13 sind in Spalte I elf Schädigungsarten (A 1—5; B 1—6), neun Gruppen von Beschädigungen (urologischen Leitdiagnosen) in Spalte IV gegenübergestellt.

Tabelle 13. *Systematik der Kausalkomplexe*

Jede behauptete Schädigung kann mit jeder „Leitdiagnose" zu einem Kausalkomplex verbunden werden, dessen Diskussion das Gutachten ist.

I	II	III	IV
Behauptete Ursache, Schädigung	Unmittelbare Schädigungsfolge (1), die mittelbare Ursache (2) werden kann	Zeitspanne bis zum Auftreten der ersten urologischen Symptome	Urologische Schädigungsfolge, „Leitdiagnose"
A. Allgemeine Schädigungen 1. Überanstrengung 2. Durchnässung, Durchkältung 3. Mangelernährung 4. Kombinierte Schädigungen 5. Kasernierungsinfekte a) spezifisch b) unspezifisch	a) Erkrankungen des internen Fachgebietes, in deren Gefolge Erkrankungen des Harnsystems auftreten können (2) b) Harninfektionen, Cysto-Pyelitis, Pyelonephritis (1) c) Tuberkulöse Einseuchung (2)	a) Wochen b) Wochen c) nach Jahren	I. Harninfektionen II. Harnrückstauung/ Harnabgang III. Primäre Harnsteinbildung IV. Urogenitaltuberkulose V. Geschwülste der Harnorgane VI. Mißbildungen und Lageveränderungen VII. Erkrankungen des urologisch-psychiatrischen Grenzgebietes VIII. Erkrankungen des urologisch-internen Grenzgebietes IX. Erkrankungen des urologisch-venerologischen Grenzgebietes
B. Spezielle Schädigungen 1. direkte Verletzung der Harnorgane	Defekte (1) Verluste (1) Fisteln (1)	sofort	
2.—5. Verletzungen anderer Art, Wundinfektionen	2. Verletzungen der Wirbelsäule und/ oder des Rückenmarks (2) 3. Verletzungen des Beckens (2) 4. Verletzungen des übrigen Skeletes (2) 5. Verletzungen an Weichteilen und Körperhöhlen, Wundinfektionen (2)	nach Wochen und Monaten	
6. Instrumentationen aller Art an den Harnorganen	Verletzungen (1) oder Infektionen (2) Strikturen (2)		

Die systematische Ordnung der Kausalitätskomplexe ergibt sich aus der Kombination der Schädigungen (Spalte I) mit den urologischen Schädigungsfolgen (Spalte IV). In den Spalten II und III sind die mitwirkenden Umstände verzeichnet. Mit Hilfe dieser Systematik konnte das vorhandene Gutachtenmaterial geordnet und registriert werden.

An Hand dieses Materials sollen im folgenden Kapitel die Kriterien aufgezeigt werden, deren Verknüpfung die Kausalkette bildet. Die Kettenglieder werden meist Daten aus der Krankengeschichte sein und als Symptome sich darstellen.

Tabelle 14. *Zusammenstellung der denkbaren und der mitgeteilten Gutachtenfälle, geordnet nach dem Kausalkomplex „Leitdiagnose-Schädigung"*

		Seite
I.	Harninfektionen im ursächlichem Zusammenhang mit	
— A 1	Überanstrengung, kein Gutachtenfall	—
— A 2,	Durchnässung, Durchkältung	
— —	Gutachtenfall I/1, (4)	160
— —	Gutachtenfall I/2, (4)	160
— —	Gutachtenfall I/3, (4)	161
— A 3,	Mangelernährung	
— —	Gutachtenfall I/4 (4)	162
— —	Gutachtenfall I/5 (4)	162
— A 4,	kombinierte Schädigungen	
— —	Gutachtenfall I/6 (4)	163
— —	Gutachtenfall I/7 (4)	164
— A 5	Kasernierungsinfekte, a) spezifische	
— —	Gutachtenfall I/8 (4)	167
— —	b) unspezifische kein Gutachtenfall	—
— B 1	direkte Verletzung der Harnorgane	
— —	Gutachtenfall I/9 4)	168
— B 2	Verletzungen der Wirbelsäule und/oder des Rückenmarkes kein Gutachtenfall	—
— B 3	Verletzungen des Beckens	
— —	Gutachtenfall I/10 (4)	168
— B 4	Verletzungen des übrigen Skeletes	
— —	Gutachtenfall I/11 (2)	169
— —	Gutachtenfall I/12 (4)	170
— B 5	Verletzungen an Weichteilen und Körperhöhlen, Wundinfektionen	
— —	Gutachtenfall I/13 (4)	171
— —	Gutachtenfall I/14 (4)	171
— —	Gutachtenfall I/15 (4)	171
— B 6	Instrumentationen aller Art an den Harnorganen	
— —	Gutachtenfall I/16 (4)	172
— —	Gutachtenfall I/17 (4)	173
— —	Gutachtenfall I/18 (4)	173
II.	Harnrückstauung im ursächlichem Zusammenhang mit	
— A 1	Überanstrengung kein Gutachtenfall	—
— A 2	Durchnässung, Durchkältung	
— —	Gutachtenfall II/1 (4)	176
— —	Gutachtenfall II/3 (3)	178
— —	Gutachtenfall II/4 (3)	178
— A 3	Mangelernährung	
— —	Gutachtenfall II/2 (2)	176
— A 4	kombinierte Schädigungen	
— —	Gutachtenfall II/5 (3)	179
— A 5	Kasernierungsinfekte a) spezifisch	
— —	kein Gutachtenfall	—
— —	b) unspezifisch kein Gutachtenfall	—
— B 1	direkte Verletzung der Harnorgane	
— —	Gutachtenfall II/6 (3)	180
— —	Gutachtenfall II/8 (3)	182
— —	Gutachtenfall II/14 (3)	187
— —	Gutachtenfall II/15 (3)	188
— —	Gutachtenfall II/17 (2)	190
— B 2	Verletzung der Wirbelsäule und/oder des Rückenmarkes	
— —	Gutachtenfall II/9 (4)	182
— B 3	Verletzungen des Beckens	
— —	Gutachtenfall II/10 (4)	182
— B 4	Verletzungen des übrigen Skeletes	
— —	Gutachtenfall II/11 (4)	183
— B 5	Verletzungen an Weichteilen und Körperhöhlen, Wundinfektionen	
— —	Gutachtenfall II/13 (2)	185
— —	Gutachtenfall II/12 (2)	183
— —	Gutachtenfall II/7 (3)	181
— —	Gutachtenfall II/16 (4)	189
— B 6	Instrumentationen aller Art an den Harnorganen, kein Gutachtenfall	—
III.	Primäre Harnsteinbildungen im ursächlichem Zusammenhang mit	
— A 1	Überanstrengung kein Gutachtenfall	—
— A 2	Durchnässung, Durchkältung	
— —	Gutachtenfall III/4 (4)	204
— A 3	Mangelernährung kein Gutachtenfall	—
— A 4	kombinierte Schädigungen	
— —	Gutachtenfall III/1 (2)	196
— —	Gutachtenfall III/2 (2)	198
— —	Gutachtenfall III/3 (2)	201
— A 5	Kasernierungsinfekte a) spezifisch	
— —	kein Gutachtenfall	—
— —	b) unspezifisch	
— —	Gutachtenfall III/5 (3)	205
— B 1	direkte Verletzung der Harnorgane	
— —	Gutachtenfall III/8 (4)	211
— B 2	Verletzung der Wirbelsäule und/oder des Rückenmarks	
— —	kein Gutachtenfall	—
— B 3	Verletzungen des Beckens kein Gutachtenfall	—
— B 4	Verletzungen des übrigen Skelets	
— —	Gutachtenfall III/6 (4)	209
— —	Gutachtenfall III/7 (4)	210
— —	Gutachtenfall III/10 (4)	212
— B 5	Verletzungen an Weichteilen und Körperhöhlen, Wundinfektionen	
— —	Gutachtenfall III/9 (3)	211
— B 6	Instrumentationen aller Art an den Harnorganen kein Gutachtenfall	—
IV.	Urogenitaltuberkulose im ursächlichem Zusammenhang mit	
— A 1	Überanstrengung	
— —	Gutachtenfall IV/3 (3)	222
— A 2	Durchnässung, Durchkältung kein Gutachtenfall	—
— A 3	Mangelernährung	
— —	Gutachtenfall IV/1 (3)	220

Tabelle 14. (Fortsetzung)

		Seite
— A 4	kombinierte Schädigungen	
— —	Gutachtenfall IV/2 (3)	221
— A 5	Kasernierungsinfekte	
	kein Gutachtenfall	—
	a) spezifische	
— —	kein Gutachtenfall	—
— —	b) unspezifische	
	kein Gutachtenfall	—
— B 1	direkte Verletzung der Harnorgane	
— —	Gutachtenfall IV/4 (2)	222
— —	Gutachtenfall IV/5 (2)	226
— B 2	Verletzung der Wirbelsäule und/ oder des Rückenmarks	
	kein Gutachtenfall	—
— B 3	Verletzungen des Beckens	
	kein Gutachtenfall	
— B 4	Verletzungen des übrigen Skelets	
	kein Gutachtenfall	—
— B 5	Verletzungen an Weichteilen und Körperhöhlen, Wundinfektionen	
	kein Gutachtenfall	—
— B 6	Instrumentationen aller Art an dem Hautorganen	
	kein Gutachtenfall	—
V.	Geschwülste der Harnorgane im ursächlichem Zusammenhang mit	
— A 1	Überanstrengung	
	kein Gutachtenfall	—
— A 2	Durchnässung, Durchkältung	
— —	Gutachtenfall V/1 (3)	234
— A 3	Mangelernährung	
	kein Gutachtenfall	—
— A 4	kombinierte Schädigungen	
	kein Gutachtenfall	—
— A 5	Kasernierungsinfekte	
	a) spezifische	
	kein Gutachtenfall	—
	b) unspezifische	
	kein Gutachtenfall	—
— B 1	direkte Verletzung der Harnorgane	
— —	Gutachtenfall V/2 (Literatur)	235
— B 2	Verletzung der Wirbelsäule und/ oder des Rückenmarks	
	kein Gutachtenfall	—
— B 3	Verletzungen des Beckens	
	kein Gutachtenfall	—
— B 4	Verletzungen des übrigen Skelets	
	kein Gutachtenfall	—
— B 5	Verletzungen von Weichteilen und Körperhöhlen, Wundinfektionen	
	kein Gutachtenfall	—
— B 6	Instrumentationen aller Art an den Harnorganen	
	kein Gutachtenfall	—
VI.	Mißbildungen und Lageveränderungen der Harnorgane im ursächlichem Zusammenhang mit	
— A 1	Überanstrengung	
— —	Gutachtenfall VI/1 (2)	238
— A 2	Durchnässung, Durchkältung	
— —	Gutachtenfall VI/3 (2)	242
— A 3	Mangelernährung	
	kein Gutachtenfall	—
— A 4	kombinierte Schädigungen	
— —	Gutachtenfall VI/2 (3)	238
— —	Gutachtenfall VI/5 (3)	244
— A 5	Kasernierungsinfekte	
	a) spezifische	
	kein Gutachtenfall	—
	b) unspezifische	
	Gutachtenfall VI/4 (2)	243
— B 1	direkte Verletzung der Harnorgane	
	kein Gutachtenfall	—
— B 2	Verletzung der Wirbelsäule und/ oder des Rückenmarks	
	kein Gutachtenfall	—
— B 3	Verletzungen des Beckens	
— —	Gutachtenfall VI/6 (2)	245
— B 4	Verletzungen des übrigen Skelets	
	kein Gutachtenfall	—
— B 5	Verletzungen an Weichteilen und Körperhöhlen, Wundinfektionen	
— —	Gutachtenfall VI/7 (3)	247
— B 6	Instrumentationen aller Art an den Harnorganen	
	Gutachtenfall I/17 (4)	173
VII.	Erkrankungen des urologisch-psychiatrischen Grenzgebietes im uräschlichem Zusammenhang mit	
— A 1	Überanstrengung	
	kein Gutachtenfall	—
— A 2	Durchnässung, Durchkältung	
— —	Gutachtenfall VII/3 (1)	250
	Gutachtenfall II/2	176
— A 3	Mangelernährung	
	kein Gutachtenfall	—
— A 4	kombinierte Schädigungen	
— —	Gutachtenfall VII/1 (Literatur)	249
— A 5	Kasernierungsinfekte	
	a) spezifische	
	kein Gutachtenfall	—
— —	b) unspezifische	
	kein Gutachtenfall	—
— B 1	direkte Verletzung der Harnorgane	
— —	Gutachtenfall VII/2 (Literatur)	250
— B 2	Verletzung der Wirbelsäulen und/ oder des Rückenmarks	
	kein Gutachtenfall	—
— B 3	Verletzungen des Beckens	
	kein Gutachtenfall	—
— B 4	Verletzungen des übrigen Skelets	
	kein Gutachtenfall	—
— B 5	Verletzungen an Weichteilen und Körperhöhlen, Wundinfektionen	
	kein Gutachtenfall	—
— B 6	Instrumentationen aller Art an den Harnorganen	
	kein Gutachtenfall	—
VIII.	Erkrankungen des urologisch-internen Grenzgebietes. Gutachtenfälle I/3 (4) S. 161; I/6 (4) S. 163; I/7 (4) S. 164; II/5 (3) S. 179; III/5 (3) S. 205; VI/2 (3) S. 238	

Tabelle 14. (Fortsetzung)

Gelegentlich wird auch die verstrichene Zeit zu berücksichtigen sein und ein „Brückensymptom" analysiert werden müssen. Natürlich kann auch eine umfangreiche Materialsammlung nicht vollständig sein. Ich hoffe aber, daß für Sonderfälle Analogien im vorgestellten Material gefunden werden können. Die Gutachten stammen aus Sammlungen von Baumbusch (1), Blumensaat (2), Schindler (3) und Schultheis (4) (vgl. Tabelle 14). Wenn auch meistens eigene Formulierungen dieser Gutachter vorgestellt werden, so wurde doch auch gelegentlich auf die Texte von Vor- und Nachgutachtern zurückgegriffen, wenn der Sachverhalt dies notwendig machte.

Wir haben schon frühzeitig begonnen, diese Sammlung aufzubauen und haben aus zahlreichen Akten die einschlägigen Gutachten und Entscheidungen zusammengetragen. Blumensaat hat weitere Gutachten beigesteuert. Hierfür sind wir besonders dankbar.

Da die Gutachten in einem Zeitraum von ca. 15 Jahren gesammelt wurden, spiegeln sie auch die jeweils geltenden Anschauungen und Lehrmeinungen wieder.

Die Anwendung der Systematik auf das gesammelte Gutachtenmaterial ergab eine brauchbare Ordnung. Indessen fanden sich nicht für alle möglichen Kausalitätskomplexe der Systematik entsprechende Beobachtungen.

Weitere Erfahrungen und Beobachtungen werden diese Lücken schließen, oder aber erkennen lassen, daß manche Kausalitätskomplexe sich nicht realisieren.

I. Die beobachteten Kausalbeziehungen bei Harninfektionen

1. Die klinischen Syndrome der Harninfektionen

Zahlenmäßig größte Gruppe bildet — ähnlich wie in der Zustandsbegutachtung — auch bei der Erörterung von Zusammenhangsfragen die *Harninfektion*.

Das Wesentliche einer Harninfektion ist der Befall des Urins mit pathogenen Mikroorganismen. Dieser Befall kann durch Einbringung der Keime von *außen* erfolgen oder auch, wie man sich vorstellt, durch Einwanderung von Darmbakterien aus dem Intestinaltrakt auf den *Lymphbahnen* in die Harnwege. Schließlich ist auch noch ein *hämatogener Weg* durch Einbruch von Keimen in die Blutbahn beobachtet worden.

In der Bewertung der schädigenden Ereignisse wird der Gutachter daher untersuchen müssen, auf welche Art die Keime in das Harnsystem eingedrungen sind.

In den Fällen, in denen die allgemeinen Eigentümlichkeiten des Wehrdienstes usw. angeschuldigt werden, muß wahrscheinlich werden, daß die Herabsetzung der allgemeinen Resistenz des belasteten Organismus den normalen Abwehrriegel gegen den *Keimbefall aus dem Intestinaltrakt* gelockert hat.

Die *unmittelbare* Einbringung von pathogenen Keimen in die Harnwege wird immer wahrscheinlich sein, wenn das Hohlsystem bei Verletzungen eröffnet wurde oder eine infizierende Instrumentation angenommen werden muß.

Die *hämatogene Besiedlung* der Harnwege ist wahrscheinlich, wenn septische Prozesse sich abgespielt haben.

Insofern hat es bei entsprechendem Aktenstand der Zusammenhangsgutachter nicht allzu schwer, die Wahrscheinlichkeit einer Harninfektion als Schädigungsfolge festzustellen oder zu verneinen.

Dem Krankheitsbegriff der Harninfektion sind 4 *klinische Syndrome* zuzuordnen, welche dem klinischen Bilde der Harninfektion jeweils eine Dominante vermitteln;

a) das pyelonephritische Syndrom;
Pyelitis, Pyelonephritis, Pyonephrose, Nierenabsceß;
b) das cystitische Syndrom;
c) das prostato-adnexitische Syndrom;
d) das sekundäre, infizierte Harnsteinsyndrom.

Ob sich im *weiteren Verlaufe* der Erkrankung nun eine klinische Dominanz der *oberen Harnwege* herausbildet oder ob die *unteren Harnwege* die Symptomatik beherrschen, ist jeweils zu erörtern.

Wichtig ist weiterhin die Diskussion des *zeitlichen Zusammenhanges.* Der Durchnässung und Durchkühlung muß wenige Tage später eine entsprechende Symptomatik folgen.

Auch der offenen Verletzung der Harnorgane oder der instrumentellen Infektion muß innerhalb weniger Wochen ein entsprechender entzündlicher Harnbefund folgen.

Länger kann der Zeitabschnitt bis zur klinischen Manifestation des hämatogenen Befalls der Harnwege bemessen werden. Die hämatogene Aussaat erfolgt schubweise. Das Aufblühen des Infektes in den Harnwegen bedarf ebenfalls einer Zeitspanne, die nicht zu eng bemessen sein darf.

Der ernste und häufig progrediente Verlauf des *pyelonephritischen Syndromes* ist wohl der Grund dafür, daß es im Gutachtenmaterial selten ist, daß seine Dignität bald richtig erkannt wird und daß es häufiger in der Zustandsbegutachtung erscheint als in der Zusammenhangsbegutachtung.

Ich fand in dieser Gruppe 15 Kranke mit Nierenparenchymschäden, sekundärer Harnsteinbildung, alle erheblich beeinträchtigt, so daß eine Minderung der Erwerbsfähigkeit zwischen 40 und 70% vorzuschlagen war. Der Kausalzusammenhang mit Wehrdienststrapazen, aber auch mit Instrumentationen, mußte anerkannt werden.

Demgegenüber stellen die klinischen Syndrome der *Cystitis* und der *Prostato-Adnexitis* gutachtlich größere Ansprüche, besonders wenn sie nicht als Restzustände einer defektgeheilten Harninfektion aufzufassen sind, sondern als eigenständiges Leiden auftreten.

Dabei treten entzündliche Zeichen gegenüber mehr oder weniger subjektiv gefärbten Klagen zurück. An der Realität des Syndromes ist jedoch nicht zu zweifeln, so daß es auch im Kausalzusammenhang nicht selten zu erörtern ist.

In meinem Gutachtenmaterial — offenbar infolge des Wehrdienstes und unfallrechtlicher Bestimmungen — erscheinen weibliche Probanden nur selten. Es fehlt die im sonstigen klinischen Krankengut so häufige weibliche Reizblase fast völlig. Dafür finden sich ähnlich geschilderte männliche Blasenbeschwerden sicherlich häufiger als sie sonst vorkommen, während die männliche Prostatitis den gleichen Anteil wie im täglichen Krankengut zu haben scheint.

Das *cystitische Syndrom*, die Reizblase mit und ohne klinisch unbedeutender Keimbesiedlung des Harnes, kann durch allgemeine Einflüsse verursacht sein.

Ich fand in dieser Gruppe 33 männliche Kranke und 3 weibliche Kranke. Diese 3 Frauen schuldigten Flucht oder Lagerleben als Ursache ihres Leidens an. Der Zusammenhang wurde vom Gutachter anerkannt und in einem Falle auch im Berufungsverfahren anerkennend entschieden. Die Minderung der Erwerbsfähigkeit lag unter 20%. Bei den Männern erschien 14mal die Gefangenschaft mit Dystrophie und Eiweißmangel als angebliche Ursache, die fast immer anerkannt wurde. Die Minderung der Erwerbsfähigkeit betrug meist unter 20% und war befristet auf etwa 2—3 Jahre, da erwartungs- und erfahrungsgemäß die subjektive und objektive Symptomatik zu verschwinden pflegt.

Ein cystitisches Syndrom, das durch direkte oder indirekte Verletzung verursacht war, war ebenfalls zu begutachten.

Beckenbrüche, auch instrumentelle Infektionen, wurden in 14 Fällen von Reizblase kausalgutachtlich beurteilt. Der Zusammenhang mußte häufig bejaht werden. Die Minderung der Erwerbsfähigkeit wurde meist unter 20% geschätzt.

Das *prostato-adnexitische Syndrom*, entzündliche Erkrankungen der Prostata mit Vermehrung der Leukocyten im Exprimat, mit und ohne Keimbesiedlung, bietet, soweit es sich an eine Verletzung zeitlich anschließt, kein kausalgutachtliches Problem.

Soll indessen das Syndrom auf Wundeiterungen oder organferne Absceßbildungen kausal bezogen werden, ist auf Brückensymptome in angemessener Zeit zu achten; denn eine metastatisch entstandene Prostatitis muß unfallnahe wenigstens eine entsprechende akute Symptomatik unterhalten haben.

N. Hoffmann hat den aktenkundigen Verlauf der Prostatitis bei Wehrdienstbeschädigten eingehend untersucht. Er fand je in der Hälfte seiner 40 Fälle als Entstehungsursache Trauma bzw. dienstbedingte allgemeine Ursachen.

Diese Prostatitis hat einen chronischen, organgebundenen Verlauf, zeigt keinen Wechsel mit pyelonephritischen Schüben und auch bei langer Beobachtung keine nennenswerte Änderung des palpatorischen Befundes oder des Exprimates. Besserungen sind selten, Heilungen nur ausnahmsweise aktenkundig geworden. Andererseits werden Verschlimmerungen äußerst selten beobachtet.

Nach dem ursächlichen Zusammenhang kann posttraumatische Prostatis von allgemeindienstbedingter Prostatitis unterschieden werden. Im vorgelegten Material sind beide Gruppen gleich groß. Nur vereinzelt tritt die Prostatitis als alleinige Schädigungsfolge auf. Ihr Anteil an der festgestellten Minderung der Erwerbsfähigkeit ist zwar erkennbar; im Einzelfall überstieg die Minderung der Erwerbsfähigkeit infolge Prostatitis 20—25% nicht. Im Regelfall liegt sie weit darunter.

2. Das sekundäre, infizierte Harnsteinsyndrom

Das sekundäre, infizierte Harnsteinleiden gehört in das Krankheitsbild der Harninfektion. Es ist gewissermaßen eine Episode dieser Erkrankung. Die besondere Erörterung ist deswegen berechtigt, weil mit der Existenz des Harnsteines mechanische Faktoren komplizierend wirksam werden; Faktoren, welche rückwirkend durch Abflußbehinderung das Aufblühen der Harninfektion fördern. Jede Verlaufsform der Harninfektion kann durch Konkrementbildung erschwert sein. Bei vorwiegend *pyelonephritischer* Verlaufsform wird der Harnstein die Nierenschädigung vermehrt bewirken. Die schmerzhaften Koliken in Verbindung mit recidivierenden Schüttelfrösten charakterisieren die Verschlechterung der Erkrankung.

Auch die *prostato-adnexitische* Verlaufsform der Harninfektion kann durch Blasensteine, Harnröhrensteine und Prostatasteine wesentlich eindrucksvoller werden. Der Gutachter wird fast regelmäßig bei Vorhandensein von Harnsteinen die Frage nach der Herkunft derselben stellen. Grundsätzlich ist die aseptische Harnsteinbildung, der primäre Nierenstein, ganz anders aufzufassen, nämlich als Stoffwechselstörung im weitesten Sinne. Demgegenüber ist beim Harnstein, der aus infiziertem Urin entstanden ist, stets die Abhängigkeit von dem Grundleiden, der Harninfektion, zu betonen.

Diese echte Verschiedenartigkeit hindert jedoch nicht den Wechsel von einem aseptischen Steinleiden zu einem sekundären. Solcher Wechsel ist jedoch kaum in umgekehrter Richtung möglich; denn einmal infiziert, bleibt auch bei vorbestehender primärer Harnsteindiathese immer die sekundäre Harnsteinbildung die fatale Komplikation.

Manches ist inzwischen zur formalen Genese der Harnsteine bekannt geworden. Leider haben die Kenntnisse von der kausalen Genese der sekundären Harnsteinbildung nicht Schritt gehalten. Vorstellungen, welche sich an die Entstabilisierung des Harnes durch die Lebensvorgänge der Bakterien knüpfen sind auch heute noch unwidersprochen geblieben. Auch die Einlagerung der Trubstoffe des infizierten Harnes in ausfallende Kolloide jeder Art ist ein Teil der Harnsteingenese bei Harninfektion.

Dem Laien ist die Anwesenheit eines Harnsteines oft eindrucksvoller als die Grundkrankheit, der dieser seine Existenz verdankt. Der urologische Gutachter sollte seinerseits die Bedeutung der Harninfektion als Mutter des Steinleidens herausstellen und dem Stein die episodische Bedeutung zumessen, welche ihm natürlicherweise zukommt.

3. Vorbestehende Harninfektion und Verlaufsformen

Die Harninfektion ist eine häufige Erkrankung. Sie tritt daher nicht selten als *vorbestehendes Leiden* in der Zusammenhangsbegutachtung auf. Die Kenntnis ihrer Verlaufsformen wird den Gutachter führen.

Die akut verlaufende und mit restloser Heilung endende Harninfektion ist nur selten zu begutachten. Defektheilungen und chronische Zustände bilden die große Masse der Gutachten.

Die Verlaufsform mit *dominanten Nierensymptomen* läßt erst in mehrjähriger Beobachtung ihre Tendenz erkennen.

Bei *günstigem Verlaufe* findet man jahrelang einen gleichbleibenden mäßigen Eiterbefund im Harn. Die Harnwege bleiben frei von größeren Konkrementen oder röntgenologisch wahrnehmbaren Abflußhindernissen. Die Bakterienflora beschränkt sich auf Coli oder Paracoli, selten Enterokokken. Nierenfunktion und Allgemeinzustand sind stabil. Der mehr oder weniger leicht getrübte Harn ist eher ein „Schönheitsfehler" als eine Erkrankung.

Der *ungünstige Verlauf* kann sich auch über Jahre hinziehen. Mehr und mehr dominieren im Verlaufsbilde die Nierensymptome. Die Nierenfunktion wird von Untersuchung zu Untersuchung schlechter. Sekundäre Harnsteinbildung kann zu akuten Verschlechterungen, zum Verlust einer Niere oder zu doppelseitigen Ausgußsteinen führen. Die Harnflora, meistens Proteus- oder Kokkenmischinfektionen, wird medikamentös oder antibiotisch wenig angreifbar oder therapieresistent.

Verläuft die Harninfektion mit einer *dominierenden Beteiligung* der *unteren Harnwege*, steht also ein cystitisches Syndrom oder ein prostato-adnexitisches Syndrom im Vordergrund, dann sind ernsthafte Komplikationen selten. Jahrelange Beobachtungen an berenteten Kranken haben gezeigt, daß akute Schübe selten sind, daß ein Wechsel dieser Verlaufsform in die oberen Harnwege nur ausnahmsweise beobachtet wird. Nach einer mehrjährigen Beobachtungsdauer können bei Abwesenheit akuter Schübe die palpatorischen Veränderungen an der Prostata, auch die cystoskopischen Schleimhautbefunde nur als Residuen gewertet werden.

Die *sekundäre Harnsteinbildung* ist zwar im klinischen Zusammenhange mit dem Grundleiden der Harninfektion zu sehen. Das Konkrement jedoch bewirkt eine eigene Klinik mit charakteristischen Störungen und ist für die Verlaufstendenz der Grundkrankheit nicht selten von ausschlaggebender Bedeutung. Dabei ist nicht die Größe des Steines, sondern seine Lokalisation in den Harnwegen ausschlaggebend. Das Konkrement verursacht eine mechanische Harnrückstauung und auf solche Weise treten zur Harninfektion hinzu die Kriterien der Harnrückstauung, so daß gegenseitig aufschaukelnd ein Circulus vitiosus entsteht.

4. Die Harninfektion als Verschlimmerung anderer Erkrankungen

Die unspezifische Harninfektion ist gelegentlich zu beurteilen als Verschlimmerung einer anderen Erkrankung. So kann die Urogenitaltuberkulose durch eine hinzutretende Mischinfektion mit banalen Keimen kompliziert werden. Auch die aseptische Harnsteinbildung wird ebenso wie eine Harnrückstauung durch das Hinzukommen pathogener Bakterien wesentlich, unter Umständen „richtunggebend", verschlimmert. Ein Gutachter sollte daher regelmäßig prüfen, ob ein Schadensereignis in solchem Sinne wirksam geworden ist.

Vgl. Gutachtenfälle II/3 S. 178; III/4 S. 204; III/6 S. 209; VI/6 S. 238; VI/5 S. 224.

5. Gutachten bei Harninfektion

a) Harninfektion im Zusammenhang mit allgemeinen Schädigungen

I/1. Chronisch entzündliche Reizblase und lange Zeit bestehende Harninfektion im Zusammenhang mit winterlichem Kriegsdienst im 1. Weltkrieg.

Vorgeschichte. Im Weltkrieg *Kriegsdienst* in *Rußland*; seitdem soll angeblich unfreiwilliger Harnabgang, Brennen in der Harnröhre und Schmerzen in der Blasengegend bestehen.

Befund. Cystoskopie: Das Fassungsvermögen der Harnblase beträgt nur 150 ml. Es findet sich eine mäßig entzündlich-gerötete Balkenblase. Harnleiterkatheterismus regelrecht; Farbstoffausscheidung in der Norm. Rectal: Prostata klein, wenig abgrenzbar. Urin: positiver Keimbefund.

Beurteilung.

Behauptete Schädigung. Winterlicher Kriegsdienst in Rußland im 1. Weltkrieg 1914/18.

Behauptete Schädigungsfolge. Unfreiwilliger Harnabgang, Brennen und Schmerzen bei der Miktion, gehäufte Miktion.

Zeitlicher Zusammenhang. Da die Versorgungsakten durch Kriegseinwirkung verloren sind, muß dem Antragsteller geglaubt werden, daß er vor jetzt 32 Jahren als Feldsoldat Witterungsunbilden im russischen Winter ausgesetzt war und daß seine Beschwerden seit dieser Zeit ununterbrochen angedauert hätten.

Ursächlicher Zusammenhang. Es liegt bei dem Antragsteller keine Altersvergrößerung der Vorsteherdrüse vor; es findet sich kein Restharn. Die in diesem Lebensalter häufige Altersvergrößerung der Vorsteherdrüse kann nicht für die Klagen in Anspruch genommen werden. Der cystoskopische und funktionelle Zustand der Blase läßt jedoch erkennen, daß eine langjährige Harninfektion mit dominierender Prostato-adnexitis vorliegen muß. Die Erfahrungen des 2. Weltkrieges haben erneut gezeigt, daß Durchnässung und Durchkältung bei Frontsoldaten chronische Harninfektionen entstehen lassen, welche jahrzehntelang nachweisbar bleiben und Symptome machen. Da die Angaben gleichartiger Unbilden vom Antragsteller gemacht wurden und als wahr zu unterstellen sind, ist die festgestellte Erkrankung: Chronische Harninfektion mit dominanter chronischer Prostato-Adnexitis mit überwiegender Wahrscheinlichkeit auf den Wehrdienst 1914/18 im Sinne der Entstehung zurückzuführen. Die MdE ist mit 30% anzunehmen.

I/2. Cystitisches Syndrom im Zusammenhang mit Witterungsunbilden.

Vorgeschichte. Seit 1944 sollen angeblich rezidivierende Entzündungen der Harnwege auftreten, die mit *Witterungsunbilden* während der Tätigkeit als Krankenschwester im Blindenlazarett und auf Reisen in Zusammenhang gebracht werden.

Befund. Bei der cystoskopischen Untersuchung ist das Fassungsvermögen der Blase größer als 250 ml. Es besteht eine geringe Cystitis mit Rötung des Blasenbodens; Ostien reizlos. Harnleiterkatheterismus und instrumentelles Pyelogramm ergeben regelrechte Befunde.

Beurteilung.

Behauptete Schädigung. Betriebsübliche Witterungsunbilden und Temperaturdifferenzen im Blindenlazarett und auf Reisen. Ein zeitlich begrenztes Ereignis ist nicht angegeben.

Behauptete Schädigungsfolge. Dysurische Beschwerden, wechselnd während der Dienstzeit als Krankenschwester aufgetreten.

Zeitlicher Zusammenhang. Vorhanden.

Ursächlicher Zusammenhang. Nach dem klinischen Verlauf und den Befunden besteht ein cystitisches Syndrom (Reizblase). Solche Erkrankungen werden bei Frauen häufig beobachtet; sie sind häufig mit Genitalerkrankungen vergesellschaftet. Eine Schädigung im Sinne des BVG, kann nur ausnahmsweise angenommen werden. Da im vorliegenden Falle kein zeitlich bestimmtes Ereignis angegeben wird, kann ein ursächlicher Zusammenhang mit dem Lazarettdienst nicht mit Wahrscheinlichkeit angenommen werden.

I/3. Harninfektion, als Herdnephritis verkannt, ist wahrscheinlich Folge des Militärdienstes unter kriegsmäßigen Bedingungen.

Eine als „Herdnephritis" verkannte Harninfektion ist wahrscheinliche Folge des Militärdienstes unter kriegsmäßigen Bedingungen (Gefangenschaft). Eine Vergrößerung der Vorsteherdrüse ist nicht Schädigungsfolge, sondern schicksalsmäßige Erkrankung.

Vorgeschichte. 1918 Verlust des linken Augapfels nach Granatsplitterverletzung. 1919 Grippe, Lungenentzündung, Gelenkrheuma. Im Juli 1919 Entlassung aus dem Wehrdienst. 1939 erneut zur Wehrmacht eingezogen. 1940 Mandelentzündung, woran sich Nierenbeschwerden angeschlossen hätten. 1945 Entlassung aus russischer Kriegsgefangenschaft. 1950 wird eine Herdnephritis festgestellt und als Wehrdienstbeschädigung im Sinne der Verschlimmerung anerkannt.

Befund. Cystoskopie: Kapazität der Blase über 250 ml. Blasenschleimhaut unauffällig. Ostien schlitzförmig, reizlos, geringe Restharnbildung. Rectal: pflaumengroße Vorsteherdrüse, die muldenförmig flach entwickelt ist, weich, wenig druckempfindlich. Der rechte Lappen ist deutlich vergrößert. Urin: Spuren von Eiweiß, im Sediment reichlich weiße und einzelne rote Blutkörperchen, kulturell wurden Bakterien der Coligruppe gezüchtet. Geringe Einschränkung der Nierenfunktion. Normaler Reststickstoffwert. Schellong-Test: hypotone Regulationsstörung.

Beurteilung.

Behauptete Schädigung. Durchnässung und Durchkältung während des Militärdienstes unter kriegsmäßigen Bedingungen.

Behauptete Schädigungsfolge. Beeinträchtigung der Arbeitsfähigkeit durch Nierenleiden; Rückenschmerzen und Fieber; erschwerte Entleerung der Blase.

Zeitlicher Zusammenhang. Harnbefunde sind in regelmäßigen Abständen über einen langen Zeitraum aktenkundig.

Ursächlicher Zusammenhang. Dem Urologen ist im Gutachtenauftrag die Frage gestellt worden, ob noch eine Herdnephritis vorliegt.

Zu ihrer Beantwortung muß das Wesen der Herdnephritis erörtert werden. Sie tritt im Gefolge anderer Erkrankungen auf, wobei es zu hämatogenen Ansiedlungen von Bakterien in der Niere kommt. Bevorzugt sind Staphylokokken- und Streptokokkeninfektionen, besonders die Endocarditis lenta (Löhleinsche Herdnephritis). Im Gegensatz zur akuten diffusen Glomerulonephritis wird die Niere nur herdförmig getroffen, so daß Allgemeinsymptome meist fehlen; insbesondere werden Blutdrucksteigerung und Ödeme dabei nicht beobachtet.

„Herdnephritis" ist eine pathologisch-anatomische Diagnose und keine klinische. Klinisch kann eine Herdnephritis nur vermutet werden, wenn bei geringem Urinbefund (der Eiweiß, Zylinder und Erythrocyten enthalten muß) keine Zeichen einer anderen Nierenerkrankung vorliegen.

Kann hier eine Herdnephritis bestehen bzw. bestanden haben? Alle bisherigen aktenkundigen Untersuchungsbefunde beschrieben weiße und rote Blutkörperchen im Harnsediment; Eiweiß wurde nur gelegentlich und nur in Spuren gefunden; *Harnzylinder nie*; der Rest-Stickstoffgehalt des Serums war immer normal.

Diese Untersuchungsergebnisse sprachen *nicht* nur für eine Herdnephritis.

Unsere Befunde seien kurz zusammengefaßt:

Im Harn Eiweißspuren, im Sediment weiße und rote Blutkörperchen in wechselnder Zahl; in der Harnkultur wuchsen Coli-Bakterien; nach Ausdrücken der Vorsteherdrüse auffallende Vermehrung der weißen Blutkörperchen im Harn; Vergrößerung der Vorsteherdrüse mit geringer Restharnbildung von 30 ml; Einschränkung der Nierenfunktion.

Als urologische Diagnose ergibt sich:

1. (gutartige) Vergrößerung der Vorsteherdrüse und
2. Coli-Infektion der ableitenden Harnwege und der Vorsteherdrüse.

Diese beiden Erkrankungen sind gegeneinander abzugrenzen: Die Vergrößerung der Vorsteherdrüse ist altersbedingt. Sie hat bereits zu einer Restharnbildung in der Blase und zur Einschränkung der Nierenfunktion geführt. Baldige operative Behandlung erscheint angezeigt.

Die Zeichen der Harnwegsinfektion wurden bereits bei früheren Untersuchungen in den Akten beschrieben. Wenn auch damals die Diagnose „Herdnephritis" gestellt wurde, so muß heute mit Wahrscheinlichkeit angenommen werden, daß bereits zu diesem Zeitpunkt eine Harninfektion vorlag. So erklären sich auch die Klagen, er habe Rückenschmerzen und Fieber gehabt. Die Herdnephritis dagegen verläuft in der Regel klinisch symptomfrei und wird nur durch eine Urinuntersuchung aufgedeckt.

Mangels aktenkundiger Befunde während der Gefangenschaft muß man unterstellen, daß die gleichen Krankheitserscheinungen auch schon bei Entlassung aus dem Wehrdienst bzw. der Gefangenschaft bestanden haben, ebenso während des Feldeinsatzes 1944 und 1945. Er behauptet, sein Nierenleiden habe sich während dieses Einsatzes verschlimmert.

Da der Wehrdienst unter feldmäßigen Bedingungen nach allgemeiner ärztlicher Erfahrung geeignet ist, eine Harnwegsinfektion zu verursachen oder zu verschlimmern, muß auch bei ihm eine Verschlimmerung als Schädigungsfolge anerkannt werden. Nach den Akten wurde auch von einem anderen Gutachter die Diagnose „Herdnephritis" abgelehnt.

Unabhängig wurde weiter eine hypotone Regulationsstörung, die im Rahmen des allgemeinen Körperzustandes und der vegetativen Labilität zu erklären ist, beobachtet.

Die Schädigungsfolge im Sinne der Verschlimmerung „Harnwegsinfektion" hat derzeit keinen Krankheitswert. Es besteht keine meßbare Minderung der Erwerbsfähigkeit; die Verschlimmerung kann auch nicht als richtunggebend, sondern nur als vorübergehend bezeichnet werden.

I/4. Cystitisches Syndrom. Leichte muskuläre Reizblase kann nicht auf Unfallfolge oder Witterungsunbilden zurückgeführt werden.

Vorgeschichte. Nach einem Betriebsunfall 1929 habe er angeblich 3 Jahre lang an unfreiwilligen Harnabgang gelitten. Seit 1947 sei in russischer Kriegsgefangenschaft dieses Leiden wieder aufgetreten.

Befund. Bei der cystoskopischen Untersuchung beträgt das Fassungsvermögen der Harnblase 300 ml. Man sieht eine leichte Trabekulation als Ausdruck einer muskulären Reizung; kein Schrammsches Zeichen; Ostien reizlos. Die Farbstoffausscheidung ist normal. Die Röntgenübersicht der Harnorgane ergibt keinen krankhaften Befund. Urin und Exprimat ergeben keine Keimbesiedelung.

Beurteilung.

Behauptete Schädigung. Betriebsunfall 1929; Unbilden der Kriegsgefangenschaft.

Behauptete Schädigungsfolge. Unfreiwilliger Harnabgang in wechselndem Maß.

Zeitlicher Zusammenhang. Vorhanden.

Ursächlicher Zusammenhang. Außer einer geringen Trabekulation der Blase als Zeichen einer muskulären Reizung hat die urologische Untersuchung keinen Befund von Krankheitswert ergeben. Unfreiwilliger Harnabgang wurde nicht objektiviert.

Die behauptete Schädigung ist zwar unter Umständen geeignet, eine Erkrankung der Blase (Reizblase, Harninfektion) hervorzurufen. Das ist jedoch nach dem ärztlichen Untersuchungsbefund nicht geschehen bzw. ist eine solche Erkrankung inzwischen folgenlos geheilt.

I/5. Chronische Prostata- und Blasenentzündung wird auf die Unbilden der Gefangenschaft zurückgeführt.

Vorgeschichte. Seit der Gefangenschaft bestehen Blasenbeschwerden mit häufigen Miktionen und Harnzwang. 1947 fachärztliche Untersuchung.

Befund. Bei der cystoskopischen Untersuchung ist das Fassungsvermögen der Harnblase größer als 250 ml. Es besteht eine chronische Entzündung des Blasenbodens und deutlich vermehrte Muskelzeichnung, starke Neigung zu Blasenkrämpfen während der Untersuchung. Schrammsches Zeichen angedeutet positiv. Die Röntgenkontrolle der Nieren und das instrumentelle Pyelogramm ergeben keinen Befund von Krankheitswert. Spondylosis deformans mit Randwulst und Zackenbildung, besonders zwischen L 2, L 3 und L 4. Rectal: Die Vorsteherdrüse ist etwas größer als normal. Sie ist sehr derb und schlecht abgrenzbar. Im Urin und Exprimat: Leukocyten und Epithelien in geringer Menge.

Beurteilung.

Behauptete Schädigung. $1^1/_2$jährige Kriegsgefangenschaft mit unzureichender Unterkunft, regelmäßiger Übernachtung im Freien in Zelten.

Behauptete Schädigungsfolge. Harnzwang, Blasen- und Unterleibsschmerzen.

Zeitlicher Zusammenhang vorhanden, da Beschwerden und Symptome bereits für die Zeit der Gefangenschaft aktenkundig sind.

Ursächlicher Zusammenhang. Es findet sich eine Harninfektion. Die Infektion wird *lymphogen* erfolgt sein, da bei körperlicher Erschöpfung pathogene Keine vom Darm her das Harnsystem befallen können. Im *Infektionsverlauf* ist die Prostato-Adnexitis mit cystischen Symptomen dominant geworden und geblieben. Ein $1^1/_2$jähriger Aufenthalt als Kriegsgefangener in einem Zeltlager, zusammen mit unzureichender und unzweckmäßiger Ernährung steigert die Anfälligkeit gegen Harninfektion. Der ursächliche Zusammenhang zwischen Witterungsunbilden, Mangelernährung und chronisch verlaufender Harninfektion ist dem Arzte geläufig.

Die festgestellte Erkrankung, Harninfektion mit Prostato-Adnexitis ist mit überwiegender Wahrscheinlichkeit im Sinne der Entstehung Folge des Wehrdienstes.

I/6. Eine chronische Harninfektion mit Nierenschädigung und Nierenverlust, die auf die Unbilden und ungünstigen Verhältnisse der russischen Kriegsgefangenschaft zurückgeführt wurde, führt $9^1/_2$ Jahre später zum Tode durch Urämie.

Vorgeschichte. Während 3jähriger russ. Gefangenschaft Schmerzen im Rücken und Brennen beim Harnlassen; Lazarettbehandlung mit Medikamenten und salzfreier Kost. Im Anschluß an die Entlassung wurden im Harnsediment bei mehrfachen Untersuchungen weiße Blutkörperchen festgestellt; der Rest-N war leicht erhöht. Später wieder flüchtige Schmerzen im Rücken und makroskopisch sichtbare Harnblutung; im Harnsediment fallen aber neben roten Blutkörperchen stets Leukocyten in wechselnden Mengen auf; mit fraglichem Abgang eines Harnkonkrementes; dann Entfernung der rechten Niere, die funktionslos gewesen sei. Ein Stein in Höhe des Ileosakralgelenkes wurde mit entfernt. Die histologische Untersuchung ergab hydronephrotische Schrumpfniere, chronische Pyelitis. Danach $1^1/_2$ Jahre relative Beschwerdefreiheit. Im neunten Jahr nach dem Schadensereignis wegen Harnverhaltung (Anurie) erneute stationäre Behandlung. Nach Anlegen einer Nierenfistel urämischer Tod bei einer Revision der Operationswunde.

Beurteilung nach Aktenlage. Der geschilderte Krankheitsverlauf und Tod ist für eine chronische Harninfektion mit Pyelonephritis vorwiegend in Form der interstitiellen Entzündung so charakteristisch, daß eine Beurteilung des Zusammenhanges mit überwiegender Wahrscheinlichkeit möglich ist. Für die interstitielle Nephritis ist der Mangel klinischer Symptome bemerkenswert. Im Krankheitsbeginn sind im Urin Eiweiß in mäßigen Mengen bis $2^0/_{00}$ im Schleudersatz, besonders weiße, aber auch rote Blutkörperchen, sowie gelegentlich Zylinder nachweisbar. Ein solcher Harnbefund muß schädigungsnahe wohl vorgelegen haben, sonst wäre nicht eine 4monatige Lazarettbehandlung mit salzfreier Diät erfolgt. Die Krankheit verläuft dann längere Zeit symptomarm und wird erst in den Endstadien klinisch wieder eindrucksvoll. Blutdruckerhöhungen pflegen zu fehlen. Der Rest-N kann erhöht sein, wie es bei der Rückkehr aus der Gefangenschaft war. Auffällig bei der interstitiellen Nephritis oder der chronischen Pyelonephritis ist für den Kliniker der Ausfall des Verdünnungs- und Konzentrationsversuches, wie hier der 4-Stundenwert 205 statt 600, die Konzentrationsspanne 1008—1020 statt 1001—1025 bis 1030 war. Die Prognose des Krankheitsbildes ist nach einigen Jahren symptomlosen Verlaufes schlecht. Diese Patienten sterben an Urämie. Im Urogramm und bei retrograder Füllung fand sich ein plumpes Hohlsystem in einer kleinen geschrumpften rechten Niere, die besonders in der oberen Kelchgruppe sichere Zeichen der chronisch infizierten Niere bietet — d. h. plumpe, erweiterte, glatt begrenzte Kelche und Kelchhälse, die von schmalem Parenchymsaum umgeben sind. Die Kelchhälse erscheinen durch Schrumpfung zusammengedrängt. Sind solche Schrumpfprozesse eingetreten, so kann man die drohende Urämie nicht mehr hintanhalten; so auch SARRE, Dtsch. med. Wschr. 1920, 1345 und 1521, 1955; D. RENNER, Wien. med. Wschr. 672/1954; O. SPÜHLER, Die Med. 1183, 1953; H. THOELEN, Schweiz. med. Wschr. 983, 1954. Ursachen der interstitiellen Entzündung sind häufig hämatogen-infektiöse Prozesse (z. B. Scharlach) Allergien, Transfusionsschäden, Lebererkrankungen, aber auch Harninfektionen mit Harnstauungen.

Das eine Vorgutachten bejaht die Frage der Schädigungsfolgen. Es ist dabei belanglos, ob der Krankheitsverlauf durch eine sekundäre Harnsteinbildung kompliziert war, da der Tod auf jeden Fall durch das Grundleiden verursacht wurde.

Das andere Vorgutachten gründet sich auf einen Versorgungsbescheid. Dieser Bescheid stellt fest, daß ein Nierensteinleiden und seine Folgen Todesursache war und daß es sich bei dem Nierensteinleiden um ein anlagebedingtes Leiden handelt, das mit den anerkannten Schädigungsfolgen in keinem ursächlichen Zusammenhang zu bringen sei und weder durch den Wehrdienst verursacht noch verschlimmert worden sei. Indessen ist ein primäres Harnsteinleiden gar nicht erwiesen und ein sekundäres für die Beurteilung der Zusammenhangsfrage belanglos, da selbst bei aufgetretener Harnsteinerkrankung nicht diese, sondern die vorbestehende Harninfektion und Nierenschädigung Ursache des Todes gewesen sind.

Abschließend muß das Krankheitsgeschehen, das zum Tode geführt hat, wie folgt beurteilt werden:

Die Erkrankung in russischer Gefangenschaft war eine akute Harninfektion mit Nierenbeteiligung nicht leichter Art, sonst wäre nicht 4monatige Lazarettbehandlung mit Nierendiät erfolgt. Es bleibt als Restzustand ein Krankheitsbild zurück, das nachträglich als chronische Harninfektion mit interstitieller Nephritis gedeutet werden muß. Diese Auffassung stützen:

1. der symptomarme Krankheitsverlauf über 6 Jahre;
2. ständig geringe Befunde, wie die Ausscheidung weniger weißer Blutkörperchen im Urin;
3. eine geringe Rest-N-Erhöhung bei mangelhafter Wasserausscheidung und Einengung der Konzentrationsspanne im Volhardschen Versuch;
4. die im Urogramm nachgewiesenen anatomischen Veränderungen der rechten Niere;
5. subfebrile Temperaturen und
6. die geringen ständigen subjektiven Beschwerden (Rückenschmerzen, die zeitweise in die linke Seite ausstrahlten).

Als das Endstadium der Erkrankung in die Behandlung kam, stand eine therapieresistente, durch Antibiotica unbeeinflußbare Harninfektion im Vordergrund, so daß der Feststellung des ärztlichen Sachverständigen des Gerichtes voll zuzustimmen ist, „daß die Todesursache, die allen Antibiotica trotzende Pyelonephritis und die Urämie ist; daß in der Endphase auch das Herz als ultimum mobile versagte, kann man nicht so auslegen, daß das Herzversagen in der Endphase für den Tod ursächlich war".

Die Frage des ursächlichen Zusammenhanges der Pyelonephritis mit zum Tode führender Urämie muß bejaht werden. Die Erkrankung trat in russischer Kriegsgefangenschaft auf. Die Unbilden und ungünstigen Verhältnisse der Kriegsgefangenschaft waren geeignet, eine solche Erkrankung zu verursachen. Brückensymptome waren bei den Untersuchungen noch 3, 4 und 6 Jahre nachweisbar. Die Röntgenuntersuchungen und das pathologisch-anatomische Untersuchungsergebnis der entfernten rechten Niere weisen das jahrelang bestehende Leiden nach. Der Tod erfolgte am Versagen der gleichfalls infizierten Restniere.

Sozialgericht Frankfurt (Main), *Az. Vers. III*; Vergleich durch Anerkennung des Todes als Schädigungsfolge.

I/7. Eine vorbestehende Harninfektion, als „Nephrose-Nephritis" verkannt, und spätere Harnsteinbildung kann nicht im ursächlichen Zusammenhang mit Wehrdienst gesehen werden.

Erörtert werden: Einflüsse des Wehrdienstes auf das vorbestehende Leiden, dessen Verschlimmerungsgrad sowie dessen Bedeutung für die Harnsteinbildung.

Vorgeschichte. 1927 Nierenerkrankung; dann bis Wehrdienst nicht mehr ernstlich erkrankt. 1940 Fall in seitlicher Richtung aus einem LKW. 1941 Auftreten einer Nierenerkrankung mit Fieber und Harnsymptomen; langer Lazarettaufenthalt; aber kaum Besserung. Deshalb (1943) als a. v. aus der Wehrmacht entlassen. Nach mehreren Jahren ohne ärztliche Behandlung 1947/48 Nierenstein rechts festgestellt und operiert; wegen Nierenvereiterung im gleichen Jahre noch rechte Niere entfernt. Bei amtsärztlicher Nachuntersuchung 1950 keine Krankheitszeichen mehr festgestellt.

Befund. Keine Befunde von Krankheitswert bei Restniere.

Beurteilung.

Behauptete Schädigung. Ein angeblich vorbestehendes „Nierenleiden" sei durch Einflüsse des Militärdienstes unter kriegsmäßigen Bedingungen verschlimmert worden. Die Anerkennung dieser Verschlimmerung ist rechtskräftig. Ein Sturz mit Auftreffen des Rückens auf eine Eisenstange und angebliche fragliche Hämaturie ist nicht aktenkundig geworden.

Behauptete Schädigungsfolge. Ein nach 5 Jahren aufgetretenes Nierensteinleiden sei auf eine oder beide Schädigungen ursächlich zurückzuführen.

Zeitlicher Zusammenhang. Für den Militärdienst aktenkundig. Nach Entlassung aus dem Militärdienst 4 Jahre lang keine aktenkundige ärztliche Behandlung oder Krankfeierzeit; dann vgl. Vorgeschichte.

Ursächlicher Zusammenhang. Es muß zunächst die Art des bestehenden Leidens erörtert werden.

1. Das D. U.-Zeugnis nennt als Krankheitsbezeichnung und Entlassungsgrund „chronische Nierenentzündung", als Zeichen der Erkrankung aber gleichzeitig „dauernde geringe Eiweißausscheidung im Harn, zahlreiche rote und weiße Blutkörperchen im Schleudersatz".

Unter „chronischer Nierenentzündung" oder „chronischer Nephritis" versteht man aber nach allgemeinem medizinischen Sprachgebrauch ein umrissenes Krankheitsbild, das sich in Harn-, Kreislauf- und Gewebssymptomen äußert: im Harn findet man Eiweiß, rote Blutkörperchen und Harnzylinder; der Blutdruck ist gesteigert; schließlich sammelt sich in den Körpergeweben Flüssigkeit an und führt zu Ödemen. In ihrem Verlauf neigt die chronische Nephritis entweder mehr zur Kreislaufbeeinflussung, wobei die Blutdrucksteigerung im Vordergrund steht, oder zu Gewebssymptomen, wobei Eiweißausscheidung und Ödeme das Krankheitsbild beherrschen. Zwischen beiden Verlaufsformen gibt es fließende Übergänge.

Es weisen nun alle Untersuchungen, die aktenkundig geworden sind, *bevor* noch das Steinleiden aufgedeckt wurde, auf Schmerzen, Fieber, Ausscheidung von geringen Eiweißmengen im Urin, aber *viel* weißen und *weniger* roten Blutkörperchen im Harnsediment hin.

Eine Blutdrucksteigerung ist dagegen weder bei der Lazarettbehandlung noch bei späteren gutachtlichen Untersuchungen festgestellt worden, bei denen die Blutdruckwerte meist sogar unter der Norm lagen. Wasseransammlungen im Gewebe wurden nicht beschrieben. Die Behauptung 1941 aus seinem Urlaub wegen „mächtiger Schwellungen" in das Lazarett eingeliefert worden zu sein, wird durch das Krankenblatt des Lazaretts nicht gestützt; worin zwar von Fieber, Schmerzen und Pyurie, nichts aber vom Ödemen vermerkt ist. Die sonst sehr genaue Niederlegung des Befundes in obiger Akte läßt den Schluß zu, daß vorhandene Ödeme sicher auch beschrieben worden wären.

Es muß heute bei Betrachtung von Krankheitszeichen und -verlauf mit überwiegender Wahrscheinlichkeit gesagt werden, daß in der aktenkundigen Zeit *keine* chronische Nephritis bestand.

Die vorhandenen Symptome waren: Schmerzen in der Nierengegend, Fieber, Blasentenesmen mit vermehrtem Harnlassen und Brennen in der Harnröhre bei Miktion; im Harn anfangs *keine* Eiweißausscheidung, später geringe Eiweißbeimengungen; im Schleudersatz des Harnes viel weiße und einzelne rote Blutkörperchen.

Unzweifelhaft bestand bei dieser Symptomatik eine *Harnwegsinfektion* (Cystopyelonephritis) und *keine* chronische Nephritis oder chronische Nierenentzündung, denn die Symptomatik der chronischen Nephritis ist unter den angegebenen Krankheitszeichen *nicht* aufzufinden.

2. Die Bildung eines Nierensteines ist auf 1941 angefertigten Röntgenbildern noch nicht festzustellen, sondern erst Anfang 1948.

Da der weitere Verlauf des Leidens (Steinbildung, Operation, Nierenentfernung) zum schicksalsmäßigen Ausgang einer Harnwegsinfektion gehören kann, ist er zur Beantwortung der Zusammenhangsfrage ohne Bedeutung. Die Harnsteinbildung kann nur im Zusammenhang mit dem vorbestehenden Leiden (Harnwegsinfektion) gesehen werden.

Der später behauptete Unfall ist nicht aktenkundig und muß aus der Erörterung des ursächlichen Zusammenhanges ausscheiden.

3. Ist die 1941 beobachtete und behandelte Harnwegsinfektion Folge einer Dienstbeschädigung oder schicksalsmäßig entstanden?

Die Akten enthalten Unterlagen aus dem Jahre 1943, in denen der Proband bei der Untersuchung auf Diensttauglichkeit angibt, 1927 an einer „Nierenentzündung" gelitten zu haben. Er schreibt später: „Ich führe die *Verschlimmerung* meines Leidens auf Erkältungen während meiner Dienstzeit zurück". Es besteht daher kaum ein Zweifel, daß der Proband bereits 1927 „nierenkrank" war. Ob eine Parenchymerkrankung oder ein Harnwegsinfekt vorlag, ist nicht mehr mit Sicherheit zu entscheiden. Mit Wahrscheinlichkeit bestand aber bereits eine Harninfektion, eine „Nierenbeckenentzündung", denn im Falle einer akuten Nierenentzündung — um die es sich nach Alter und Schicksal nur handeln könnte — hätte diese sich mit Hunger- und Durstkuren besser in die Erinnerung eingegraben als eine nur kurze mit häuslicher Bettruhe, mit Tee und Tabletten behandelte Pyelitis. Auch Schmerzen in der Nierengegend wurden gelegentlich zur Anamnese angegeben. Er selbst führt die Verschlimmerung seines Leidens auf Erkältungen während der Dienstzeit zurück. Wahrscheinlich hat er *vor* seinem Diensteintritt und *nach* 1927 Beschwerden von seiten der Niere verspürt, die remittierend auftraten und völlig beschwerdefreie Intervalle hatten.

Zur Anerkennung einer frischen, erstmalig auftretenden Cystopyelonephritis als Wehrdienstschaden gehört ein *zeitlich* und *örtlich* fest umrissenes auslösendes Ereignis, etwa eine Durchnässung nach einem Schiffbruch oder eine Kampfaktion in einem Sumpfgebiet, nicht aber die Andeutung „in der Unterkunft erkältet".

Dagegen ist der Wehrdienst unter feldmäßigen Bedingungen nach allgemeinem ärztlichen Erfahrungsgut geeignet gewesen, bei einem bereits an einer Harninfektion erkrankten Menschen Rezidive von wechselnder Stärke auszulösen.

Die Entstehung der Harninfektion als Schädigungsfolge ist daher unwahrscheinlich, aber die Verschlimmerung eines bestehenden Leidens kann nach diesen Erwägungen als Dienstbeschädigung wahrscheinlich sein.

Zu klären ist, ob diese Verschlimmerung nur vorübergehend oder richtunggebend gewesen ist.

Die 1948 festgestellte Nierensteinbildung ist — wie bereits beschrieben — als Folge der Harnwegsinfektion anzusehen. Aktenkundige Brückensymptome von 1943 bis 1948 fehlen, deren Beweis, falls stärkere Beschwerden bestanden hätten, sicher beigebracht worden wäre. Es ist damit wahrscheinlich, daß die *Verschlimmerung durch Wehrdiensteinflüsse* nur den

Übergang zu der weiteren, *schicksalsmäßigen* Verschlimmerung bildete, die erst nach längerem Intervall eintrat.

Zu bestreiten ist aber, daß die Verschlimmerung nur vorübergehend war und durch ausgiebige und sachgemäße Lazarettbehandlung behoben wurde, da die Verschlimmerung des Leidens zur Entlassung aus der Wehrmacht als a. v. geführt hatte; das Leiden konnte nach dem damaligen Befund nicht als wieder ausgeheilt oder latent bezeichnet werden.

Vorgutachter haben sich weiter mit dem angeblichen Unfall auseinandergesetzt. Das ist erschwert und wird in den Schlußfolgerungen fragwürdig, weil die aus Kriegszeit und Lazarettbehandlung vorliegenden Akten keine Aufzeichnungen über den angeblichen Unfall enthalten und weil die nach Jahren — erstmals 1948 — gemachten Angaben in der zeitlichen Festlegung des Unfalles erheblich differieren und aus den Akten zeitlich zu widerlegen sind.

Von diesen Widersprüchen abgesehen, ist die Erörterung des Unfalles als Schädigungsursache deswegen unwichtig, da ein Unfall bei schon vorbestehender Harnwegsinfektion auch nur verschlimmernde Bedeutung haben könnte. Eine Verschlimmerung wurde ohnehin schon anerkannt.

Die Einlassungen des Vorgutachters über die Möglichkeit einer Nierensteinbildung nach Schädigung des Lendenmarks durch Kontusion sind nicht zutreffend. Sie fußen auf der „neurogenen Theorie der Harnsteinbildung" (BOSHAMER), die aber nur für aseptische primäre Harnsteine Geltung hat. In diesem Falle beweist der Verlauf des Leidens (langjährige Harnwegsinfektion *vor* ersten Zeichen der Harnsteinbildung) und die Art des Konkrementes (schattengebender Ausgußstein), daß eine sekundäre infektiöse Steinbildung vorlag. Die Theorie der neurogenen Harnsteinbildung ist daher im vorliegenden Fall ohne Bedeutung. Dazu kommt, daß Möglichkeiten für die Beurteilung ohne Bedeutung sind.

Zur Beantwortung der Zusammenhangsfrage sind voneinander abzugrenzen:

1. die bereits vor dem Wehrdienst bestehende Harnwegserkrankung,
2. die Verschlimmerung dieser Erkrankung durch Wehrdiensteinflüsse,
3. die schicksalsmäßige weitere Verschlimmerung des Leidens zu Nierensteinbildung und Nierenverlust.

Zu 1: Die bereits vor dem Wehrdienst bestehende Nierenerkrankung muß mit überwiegender Wahrscheinlichkeit als Harnwegsinfektion betrachtet werden.

Zu 2: Ihre wahrscheinliche Verschlimmerung als Schädigungsfolge ist anzunehmen.

Zu 3: Eine sekundäre Harnsteinbildung gehört nach allgemeiner ärztlicher Erfahrung in den schicksalsmäßigen Verlauf einer Harnwegsinfektion; der Zusammenhang mit der wehrdienstlich bedingten Verschlimmerung ist daher noch zu erörtern.

Die wehrdienstbedingte Verschlimmerung kann *nicht richtunggebend* gewesen sein, da die erste Verschlimmerung des Leidens während der Dienstzeit keine Erwerbsminderung von 50% zur Folge hatte, sondern nur mit 30% EM bewertet worden war. Dieser Prozentsatz entspricht etwa dem Zustande einer chronischen Harninfektion. Dabei ist es *ärztlich unerheblich*, daß die Anerkennung des Körperschadens unter der — wie heute gesagt werden kann — unrichtigen Krankheitsbezeichnung einer „chronischen Nierenentzündung" und nicht unter der zutreffenden Beschreibung „Verschlimmerung einer Harnwegsinfektion" erfolgte.

Es muß sich demgemäß um eine einmalige Verschlimmerung gehandelt haben, durch die der weitere schicksalsmäßige Ablauf des Leidens nur vorübergehend beeinflußt wurde. Diese Verschlimmerung ist in dem Umfange, wie sie zur Entlassung aus der Wehrmacht führte, als Dienstbeschädigungsfolge bereits anerkannt worden.

Erst im weiteren Verlauf kam es zur Bildung eines sekundären Harnsteines (Nierenbeckenausgußstein) und späterem Nierenverlust. Der Proband behauptet für diese Erkrankungsfolge auch eine Dienstbeschädigung.

Bei der Entlassung aus der Wehrmacht bestand aber auch röntgenologisch kein Anhalt für eine Nierensteinbildung. Eine sekundäre Harnsteinbildung pflegt aber bald nach der Verschlimmerung einer Harnwegsinfektion aufzutreten. Bei dem Probanden wurde während der fast $1^1/_2$jährigen Lazarettbehandlung Steinbildung nicht festgestellt; auch in den Jahren nach Entlassung aus dem Wehrdienst traten offenbar keine signifikanten Steinsymptome auf. Die Urache der 1948 festgestellten Steinbildung muß also eine neuerliche, spätere Verschlimmerung des Leidens gewesen sein. Für diese Verschlimmerung kann aber eine Dienstbeschädigung nicht mehr in Anspruch genommen werden.

Die weitere schicksalsmäßige Verschlimmerung, insbesondere der Nierenverlust, kann nicht mehr in wahrscheinlichem ursächlichen Zusammenhang mit der Schädigung gesehen werden, da hierfür eine Einwirkung des Wehrdienstes nicht mehr vorliegt.

Die bei der Entlassung aus dem Wehrdienst festgesetzte Minderung der Erwerbsfähigkeit in Höhe von 30% gilt die anerkannte Verschlimmerung der Harnwegsinfektion ausreichend ab.

Auf Veranlassung des Sozialgerichts wurde zu diesen Fragen noch ein *Nachgutachter* gehört:

Dieser muß der Ansicht, daß eine „chronische Nephritis" nicht vorgelegen hat, voll zustimmen.

Die Ansicht, daß eine vorbestehende Harninfektion verschlimmert sei, vermag der Nachgutachter nicht zu teilen, da ihm die schädigenden Ereignisse nicht ausreichend differenziert erscheinen. Wenn diese jedoch zu unterstellen sind, nimmt er eine vorübergehende Verschlimmerung an, die 1941—43 angedauert habe und mit 30% MdE zu bewerten sei. Auf die Harnsteinbildung 1946 habe dieselbe jedoch keinen Einfluß mehr gehabt. Für diese sei eine schicksalsmäßige Entwicklung anzunehmen.

I/8. Eine vorbestehende Harninfektion wird verschlimmert durch eine Tuberkulose der Wirbelsäule, da sich durch die Immobilisierung Harnsteine entwickeln. Eine als Schädigungsfolge anerkannte Tuberkulose der Wirbelsäule trifft auf eine vorbestehende Coliinfektion der Harnwege. Während der Heilstättenbehandlung mit Immobilisierung entwickeln sich Harnsteine. Die Steinbildung ist eine richtunggebende Verschlimmerung der Harninfektion im ursächlichen Zusammenhang mit Immobilisierung und insofern mittelbare Schädigungsfolge.

Vorgeschichte. Nach Entlassung aus russ. Kriegsgefangenschaft 1948 wegen reduzierten Allgemeinzustandes wird 1951 eine Wirbeltuberkulose manifest. Diese wird als Schädigungsfolge anerkannt und in längere Heilstättenbehandlung mit Immobilisierung genommen. In der Heilstätte erstmalig Nierenkoliken. Blasenbeschwerden, Brennen bei der Miktion und gelegentliche Temperaturerhöhungen seien auch während der Kriegsgefangenschaft aufgetreten. Nach Entlassung aus der Heilstätte in wechselnden Abständen Nierenkoliken. Eine tuberkulöse Erkrankung der Harnorgane konnte bisher nie nachgewiesen werden.

Befund. Lendenwirbelsäule: Blockbildung des 3.—4. Lendenwirbels nach Lendenwirbeltuberkulose. Bei der Rö.-Untersuchung der Nieren projizieren sich die Nierenschatten an regelrechter Stelle in normaler Größe. Links findet sich ein kalkdichter Schatten in der oberen Kelchgruppe. Prostata: Der rechte Prostatalappen ist klein, etwas höckerig. Die rechte Samenblase ist weich, stellenweise induriert. Im Urin und Prostataexprimat finden sich reichlich Leukocyten und kulturell in Reinkultur Bact. coli haemolyticum. Der Wasserversuch zeigt leicht veränderte Verdünnungs- und Konzentrationswerte.

Beurteilung.

Behauptete Schädigung. Tuberkulöse Infektion während des Wehrdienstes bzw. Reaktivierung einer latenten Tuberkulose durch die körperlichen Beanspruchungen während der Kriegsgefangenschaft.

Behauptete Schädigungsfolge. Verschlimmerung einer Harninfektion bis zur Bildung von Harnsteinen.

Zeitlicher und ursächlicher Zusammenhang. Eine tuberkulöse Erkrankung des Urogenitalsystems kann zum gegenwärtigen Zeitpunkt nicht festgestellt werden. Im Harn und im Prostataexprimat findet sich Coli. haemol. in Reinkultur sowie vermehrt Leukocyten. Ein ähnlicher Befund hat sich bereits während der Heilstättenbehandlung erheben lassen. Inzwischen ist eine intensive tuberkulostatische und antibiotische Behandlung erfolgt. Die heute gefundenen Erreger sind gegen fast alle Antibiotica resistent und daher mit Wahrscheinlichkeit die gleiche Flora, wie sie zum Zeitpunkt der Heilstättenbehandlung vorhanden war. Die Harninfektion ist somit nicht geheilt.

Obwohl in der Regel eine während der russ. Kriegsgefangenschaft aufgetretene Harninfektion im Sinne der Entstehung als Schädigungsfolge mit Wahrscheinlichkeit anzuerkennen ist, braucht diese Frage nicht weiter erörtert zu werden, da die Wirbeltuberkulose schon als Schädigungsfolge anerkannt wurde. Die Infektion des Harnes mit Colibacillen ist bereits für die Heilstättenzeit aktenkundig. Das nach der Heilstättenbehandlung aufgetretene Harnsteinleiden wurde aber von einem Vorgutachter als anlagebedingt gekennzeichnet und deswegen von der Anerkennung als Schädigungsfolge ausgeschlossen. Dem kann nicht gefolgt werden. 1. Es ist anerkanntes ärztliches Erfahrungsgut, daß die im Zusammenhang mit Inanitionsschäden auftretende Polyurie und Pollakisurie (häufiges, reichliches und zwingendes Harnen) eine Disposition für die Besiedlung der Harnwege mit pathogenen Keimen schafft. Diese Besiedlung ist hier zu einem nicht näher zu untersuchenden Zeitpunkte vor der Wirbelerkrankung erfolgt. 2. Es ist ferner eine dem Sachkundigen vertraute Tatsache, daß der von Keimen besiedelte Harn Harnstein absetzen kann, da er in der Stabilität seiner kolloidalen Zusammensetzung beeinträchtigt ist. 3. Die Absetzung von Harnstein wird erheblich begünstigt, wenn die Strömungsgeschwindigkeit in den Harnwegen verringert ist.

Durch langdauernde horizontale Festlegung des Körpers, wie sie auch zur Behandlung einer Wirbelsäulentuberkulose durchgeführt wird, entleeren sich die Nierenbecken erheblich langsamer. Die Absetzung von Harnstein in den Harnwegen, besonders in den Nierenbecken, wird bei Immobilisierung weiterhin begünstigt durch den zunehmenden Abtransport von Kalksalzen aus den Knochen. Diese Kalksalze erscheinen im Harn und stellen einen verstärkenden Faktor zur Abscheidung kalkhaltiger Harnsteine dar. Den Kalkgehalt eines Harnsteines kann man aus der Dichte seines Röntgenschattens erkennen, der im vorliegenden Falle einer deutlichen Kalkeinlagerung entspricht.

Aus diesen Gründen kann von einer anlagebedingten Harnsteinbildung nicht gesprochen werden, da wenigstens die aufgezählten 3 Faktoren mit überwiegender Wahrscheinlichkeit in ursächlichem Zusammenhang mit der anerkannten Schädigung bzw. der anerkannten Schädigungsfolge zu sehen sind.

Letztere ist als Ursache für die Verschlimmerung der unspezifischen Infektion der Harnwege anzusehen. Die Verschlimmerung ist richtunggebend zu nennen, weil das Vorhandensein von Harnstein in den Harnwegen eine weitere Kausalkette auslösen kann, die über Steineinklemmung, Harnrückstauung, fieberhafter Nierenbecken und Nierenentzündung zur Nierenvereiterung, zu operativen Interventionen, zum Nierenverlust und u. U. zum Tode führen kann. Die Verschlimmerung kann auch nicht als vorübergehend bezeichnet werden, da das Harnkonkrement sich nach Jahren noch in den Harnwegen befindet und die Harninfektion noch vorhanden ist.

In vorliegendem Falle ist die Katamnese mit Wahrscheinlichkeit wie folgt: Russische Kriegsgefangenschaft seit 10. 5. 1945. Oktober bis Dezember 1947 Lazarettbehandlung wegen schwerster Dystrophie 3. Grades. Februar 1948 hochfieberhafte Erkrankung (Lungenentzündung).

26. 4. 1948 Entlassung aus der Kriegsgefangenschaft.

3 Jahre später wird die Wirbelerkrankung klinisch manifest und behandelt.

24. 4. 1952 Bakterien im Urin; gleichzeitig schon kalkdichte Fleckschatten in der linken Niere. Daraus ist zu schließen, daß die Harninfektion nicht frisch entstanden ist.

Es wird vorgeschlagen, die sekundäre Harnsteinbildung als richtunggebende Verschlimmerung nach Bundesversorgungsgesetz anzuerkennen.

Die Minderung der Erwerbsfähigkeit wird unter Einbeziehung der Wirbeltuberkulose auf 60% geschätzt.

b) Harninfektion im Zusammenhang mit spezieller Schädigung

I/9. Unspezifische Epididymitis und Prostatitis stehen nicht im ursächlichen Zusammenhang mit Ausrutschen beim Transport eines Sackes.

Vorgeschichte. Der Proband gibt keine familiären oder eigenen früheren Erkrankungen an. Bei dem Transport eines Sackes vor 6 Monaten sei er ausgerutscht und habe gleichzeitig heftige Schmerzen im rechten Hoden verspürt. Seitdem sei der rechte Hoden vergrößert und schmerzhaft.

Befund. Genitalorgane: Prostata: mäßig weich vergrößert, schlecht abgrenzbar, Samenblasengegend verhärtet. Das Exprimat der Prostata enthält massenhaft Leukocyten; kulturell: Staphylokokken und Streptokokken.

Rechter Hoden gut abgrenzbar, nicht druckempfindlich; rechter Nebenhoden derb verhärtet, deutlich gegen den Hoden abgrenzbar, nicht mit der Scrotalhaut verwachsen. Linker Hoden und Nebenhoden palpatorisch unverändert. Miktion: Der Harn wird in kräftigem Strahl gelassen; er ist frei von Eiweiß und Zucker und enthält im Schleudersatz vermehrt Leukocyten, die in Fäden angeordnet sind. Kulturell werden Staphylokokken und Enterokokken nachgewiesen.

Röntgenuntersuchung der Harnorgane mit Übersicht und Ausscheidungsurografie: Keine anatomischen oder funktionellen Veränderungen im Nierenhohlsystem; insbesondere kein Anhalt für Tuberkulose.

Beurteilung. Der Proband leidet an einer unspezifischen Entzündung der Vorsteherdrüse, der rechten Samenblase und des rechten Nebenhodens. Es konnte bei der einmaligen Untersuchung kein Anhalt für Spezifität Tbc oder Go gefunden werden. Er behauptet für diese Erkrankung die Entstehung durch Unfall. Das angeschuldigte Unfallereignis ist nicht geeignet, eine Entzündung der Vorsteherdrüse und des Nebenhodens hervorzurufen. Es wurde weder der Nebenhoden durch den Unfall direkt getroffen noch mittelbar so beschädigt, daß seine Entzündung eintreten konnte. Offenbar wurde der Proband durch die als Unfall bezeichnete, nicht über das berufsübliche Maß hinausgehende körperliche Anstrengung auf die zunehmende Schmerzhaftigkeit seines aus anderer Ursache entzündeten Nebenhodens aufmerksam gemacht.

Es kann daher keine überwiegende Wahrscheinlichkeit für die behauptete traumatische Entstehung des Leidens angenommen werden.

I/10. Harninfektion mit Prostato-Adnexitis und Harnröhrenstein ist Folge eines Schambein- und Sitzbeinbruches.

Vorgeschichte. Ein 25jähriger Mann erleidet einen linksseitigen Schambein- und Sitzbeinbruch mit gleichzeitiger Verletzung der Harnröhre durch ein Knochenfragment.

Befund. 15 Jahre später: Deform geheilter Sitzbein- und Schambeinbruch mit Verformung des Foramen obturatum. Entzündlich narbige Veränderungen in der Prostata. Harnröhre erschwert für Ch. 16 durchgängig. Urin: infiziert. Dattelkernförmiges Konkrement in der hinteren Harnröhre. Obere Harnwege unbeteiligt.

Beurteilung.

Behauptete Schädigung. Sturz von einer Leiter.

Behauptete Schädigungsfolge. Deform geheilter Sitzbein- und Schambeinbruch, erschwertes Harnlassen, Schmerzen.

Zeitlicher Zusammenhang vorhanden.

Ursächlicher Zusammenhang. Der Beckenbruch ist unmittelbare Folge der Gewalteinwirkung. Durch ein Knochenfragment wurde die Harnröhre verletzt. Harnröhrenverletzungen heilen sehr häufig nur mit *narbiger Einengung.* Bei Verletzungen der Harnröhre kommt es regelmäßig auch zur Besiedlung der Harnröhre und des Wundgebietes mit Bakterien, welche auch in die benachbarten Organe wie Harnblase und Prostata einwandern oder dorthin verschleppt werden. Insofern ist die Harninfektion mittelbare Schädigungsfolge. Aus infiziertem Harn setzt sich nicht selten bei Behinderung des Harnflusses Harnstein ab. Da die Verengung der Harnröhre und die Harninfektion mittelbare Verletzungsfolge sind, ist die Bildung des Harnröhrensteines auch als eine mittelbare Schädigungsfolge zu erkennen.

I/11. Hämatogene Harninfektion und Tod an Urämie steht im Zusammenhang mit mehrfachen Knochenbrüchen und Wundinfektionen.

Vorgeschichte. Ein 63jähriger Mann erleidet bei einem Wegeunfall einen linksseitigen Oberschenkelbruch und einen Abbruch des linken Ellenhakens. Im Heilverlauf tritt eine Wundinfektion auf, ferner eine metastatische eitrige Infektion des rechten Kniegelenkes. 9 Monate nach dem Unfall Harnsperre bei doppelseitiger infizierter Harnsteinbildung; trotz beiderseitiger Nierenfistelung Tod an Urämie 10 Monate nach dem Unfall. Obduktion und Histologie ergeben starke, teils interstitielle, teils tubuläre chronische Entzündungsherde in beiden Nieren und starke entzündliche Veränderungen in der Umgebung der Nierenbecken.

Frage: Ist die chronische eitrige Nierenbeckenentzündung mit Steinbildung mit Wahrscheinlichkeit als mittelbare Folge des Wegeunfalles anzusehen?

Beurteilung nach Aktenlage. In Verbindung mit dem Röntgenbefund muß man annehmen, daß es sich um sekundäre Kalksteinbildungen gehandelt hat, die bei einer Pyonephrose häufig anzutreffen sind. Diese Kalksteinbildungen imponieren im allgemeinen als unregelmäßig kleine Bröckel, sie können bei längerem Bestehen aber auch eine Vergrößerung erfahren und dann den Eindruck von Nierenbeckenausgußsteinen erwecken. An sich ist es belanglos, ob man von Nierenbeckensteinen spricht oder von Kalkbildungen bzw. bröckeligem Eiter. Für die Zusammenhangsbeurteilung ist es aber wichtig, eine pathogenetische Unterscheidung zu treffen. Tut man das, so ist zu sagen, daß vorbestehende Nierensteine vor dem Unfall mit großer Wahrscheinlichkeit nicht bestanden haben.

Es ist nach dem Verlauf auch nicht anzunehmen, daß es während des langen Krankenlagers bei gleichzeitig bestehenden entzündlichen Prozessen (Thrombophlebitis am linken Bein, eitige einschmelzende Gonitis links) zu primären Steinbildungen gekommen ist, die ihrerseits dann eine Infektion der Harnwege verursacht haben. Solche primäre Harnsteine als mittelbare Unfallfolgen bei langem Krankenlager infolge Wirbel- oder Oberschenkelfrakturen kommen nicht selten vor; sie entstehen aber im allgemeinen schon nach einigen Wochen bis Monaten und gehen gewöhnlich ohne Infektion einher. Bemerkt werden sie gelegentlich durch Zufall, meist durch Koliken oder durch eine mechanische Verlegung der Urinpassage. Da diese klinischen Zeichen bzw. Vorgänge hier gefehlt haben, kann man eine solche unfallbedingte primäre Nierensteinbildung beiderseits mit ausreichender Wahrscheinlichkeit verneinen.

Es bleibt nun noch die Erklärungsmöglichkeit, daß es auf dem Blutwege zu einer Infektion der Nieren gekommen ist. Durch die hämatogene Pyelonephritis ist ein Übergreifen der Entzündung auf die Nierenhohlräume geschehen, wobei durch die toxischen Einflüsse eine Starre der oberen Harnwege mit dem Ergebnis einer Pyonephrose sich entwickelt hat. Im Rahmen der Pyonephrose ist es zu entzündlichen Mörtel-Konkrementbildungen in dem Eiter gekommen.

Diese Entstehung wird in einem Vorgutachten erörtert. Unter der Voraussetzung, daß vor dem Unfall keine Nierenbeckenentzündung mit Nierenbeckensteinen vorgelegen habe, was unwahrscheinlich sei, aber von einem Urologen beurteilt werden müsse, könne von den nierenfernen Entzündungsherden eine metastatische Infektion der Nierenhohlräume erfolgt sein.

Mit dieser Erörterung des Zusammenhang-Problems ist bereits im Vorgutachten der Kernpunkt berührt. Die Prüfung hat sich auf die beiden Fragen zu erstrecken, ob

a) die Harnwegsinfektion schon vor dem Unfall bestanden hat oder

b) sie erst während des unfallbedingten Krankenlagers erfolgt ist.

Zu a): Nach den aktenkundigen Unterlagen hat keine Krankfeierzeit wegen des Harnapparates in den Jahren vor dem Unfall bestanden. Dieser Umstand, der schon im Vorgutachten hervorgehoben ist, schließt eine Harnwegsinfektion natürlich nicht aus. Sie erlaubt lediglich die Folgerung, daß ein wesentlicher Grad von Harnwegsinfektion oder subjektive Folgeerscheinungen einer solchen nicht vorgelegen haben.

Durch die Leichenöffnung konnte auch eine chronische Blasenentzündung ausgeschlossen werden. Wäre eine Harnblasenentzündung die Ursache einer aufsteigenden Pyelonephritis gewesen, so hätte ein schwerer Entzündungsgrad auch in der Harnblase bestanden haben müssen. Das Fehlen einer wesentlichen Cystitis bei der Sektion erlaubt die (auch von den Vorgutachtern gezogene) Folgerung, daß die Niereninfektion nicht ihren Ausgang von der Harnblase genommen hat.

Auch die Vorsteherdrüse wurde ebenfalls vom Pathologen als Ausgangspunkt der Niereninfektion verneint.

Somit ist eine vorbestehende Infektion der oberen Harnwege nicht nachzuweisen.

Nun hat aber die Einsichtnahme in das Krankenblatt bzw. die Durchsicht der ihm beiliegenden Fiebertabellen gezeigt, daß schon bei der ersten Urinuntersuchung am Tage nach dem Unfall der Urin Leukocyten (+) und Coli-Bakterien + enthielt. Spätere Kontrollen ergaben normale Sedimente, bis zum 7. Monat nach dem Unfall ein erheblicher Leukocyten- und Bakterienbefund im Sediment ermittelt wurde.

Soweit ohne urologische Untersuchung eine Erklärung dieser Befunde mit der erforderlichen Zurückhaltung möglich ist, kann der geringe Urinbefund nur für eine blande Infektion der Vorsteherdrüse oder der unteren Harnwege sprechen. Eine Nierenbeckeninfektion hätte wahrscheinlich einen stärkeren Befund gemacht. Mit großer Wahrscheinlichkeit ist der Schluß berechtigt, daß eine Pyelonephritis vor dem Unfall und während der ersten Monate nach demselben nicht bestanden hat.

Zu b): Der lange wechselnde geringe und negative Urinbefund macht es wahrscheinlich, daß die scheinbar plötzliche Verschlimmerung mit dem eindeutigen Bild einer Urämie nicht von den unteren Harnwegen ausgegangen ist, sondern wahrscheinlich von einer hämatogenen gleichzeitigen Infektion der Nierenhohlräume und des Nierenparenchyms (Interstitium). Zu dieser Zeit bestand im linken Kniegelenk ein aktiver Entzündungsprozeß mit Einschmelzung der Oberschenkelknorren. Man muß annehmen, daß es während einer Beurlaubung infolge der damit verbundenen mechanischen Rückwirkungen zu einer hämatogenen Aussaat der Bakterien aus dem linken Kniegelenk mit Absiedlung in den Nieren gekommen ist. Die Tatsachen, daß

1. ein geringfügiger vorbestehender Harnbefund lange stationär blieb,
2. das zum Tode führende Leiden im 9. posttraumatischen Monat als eine interstitielle Nephritis begonnen hat und
3. ganz akut das Bild einer primären interstitiellen Nephritis oder einer Pyelonephritis mit sofortiger Störung der Harnsekretion und raschem Übergang in Urämie aufgetreten ist, wobei
4. die makroskopische und mikroskopische Untersuchung der Nieren ein Ergebnis gehabt hat, welches mit dem klinischen Verlauf und seiner Erklärung in Übereinstimmung gebracht werden kann,

beweisen mit einer schon mehr als ausreichenden Wahrscheinlichkeit, daß es sich um eine hämatogene Infektion der Nieren zu diesem Zeitpunkte gehandelt hat.

Diese hämatogene Infektion von Nierenbecken oder Niereninterstitium ist ein wissenschaftlich anerkannter Infektionsweg. Da hier ein Eiterherd (linkes Kniegelenk) bestanden hat, der eine zweifellos mittelbare Unfallfolge ist, so ist auch der Kausalzusammenhang der hämatogenen Pyelonephritis mit dem Unfallvorgang gegeben.

I/12. Harninfektion mit Prostato-Adnexitis ist nicht Folge eines Schußbruches des rechten Oberarmes, der mit Spananlagerung und Marknagel behandelt wurde.

Vorgeschichte. 1944 Schußbruch des rechten Oberarmes. 1946 Marknagelung und Spananlagerung des Oberarmbruches. 1948 Harninfektion mit Prostata-Adnexitis.

Befund. Begutachtung nach Aktenlage.

Behauptete Schädigung. Schußbruch rechter Oberarm.

Behauptete Schädigungsfolge. Harninfektion mit Prostato-Adnexitis. Der Zusammenhang wird angestrebt mit dem Vorbringen, daß ein mit Marknagel versorgter Oberarmschaftbruch im Sinne einer Fokaltoxikose eine Harninfektion mit Prostato-Adnexitis hervorrufen oder unterhalten könnte.

Zeitlicher Zusammenhang. Die Erkrankung der Prostata beginnt $2^1/_2$ Jahre nach der Marknagelung.

Ursächlicher Zusammenhang. Marknägel heilen regelmäßig röntgenologisch reizlos ein. Eine Umbauzone des Knochens ist im vorgelegten Röntgenbilde nicht erkennbar. Klinisch ist die Fraktur fest und ruhig. Eine hämatogen entstandene Harninfektion setzt einen aktiven Herd im Körper voraus, dessen Streuung auch zeitlich auf das Herdgeschehen bezogen sein muß. Hier sind weder Brückensymptome aktenkundig, noch ist der beschuldigte Herd aktiv. Ein ursächlicher Zusammenhang im Sinne des Vorbringens kann daher nicht mit Wahrscheinlichkeit angenommen werden.

I/13. Harninfektion mit Prostato-Adnexitis steht in keinem Zusammenhang mit einer Stichverletzung der rechten Hand mit nachfolgender „Blutvergiftung".

Vorgeschichte. 1944 Stichverletzung der rechten Hand; 4 Monate Krankenhausbehandlung. Bewegungseinschränkung 3.—5. Finger. 1949 dysurische Beschwerden.

Befund. Handverletzung reizlos geheilt. Harninfektion, Prostata entzündlich palpatorisch verändert, Urin und Exprimat bakteriell besiedelt.

Nierenfunktion und obere Harnwege unbeteiligt.

Behauptete Schädigung. Stichverletzung der Hand mit Wundinfektion.

Behauptete Schädigungsfolge. Prostatitis. Der Zusammehang wird angestrebt mit dem Vorbringen, daß die Prostatitis durch die Infektion der Stichwunde auf hämatogenem Wege entstanden sei.

Zeitlicher Zusammenhang. Erstes Auftreten der Dysurie 5 Jahre nach der Schädigung.

Ursächlicher Zusammenhang. Die Handverletzung ist ohne entzündliche Reaktionen vernarbt und klinisch ruhig.

Zur Zeit der aktiven Entzündung der Wunde sind Harnsymptome nicht aufgetreten. Brückensymptome zu dem ersten Auftreten 5 Jahre später sind nicht gegeben.

Weder ein zeitlicher noch ein ursächlicher Zusammenhang kann mit Wahrscheinlichkeit angenommen werden.

I/14. Harninfektion mit Prostato-Adnexitis befindet sich im kausalen Zusammenhang mit einer Granatsplitterverletzung des Unterbauches.

Vorgeschichte. Granatsplitterverletzung des Unterbauches. Durchbruch des Splitters in die Blase; operative Entfernung.

Befund. Harn und Exprimat kulturell mit Coli besiedelt. Chronische Cystitis endoskopisch sichtbar. Prostata palpatorisch entzündlich verändert. Narbe nach Sectio alta.

Behauptete Schädigung. Granatsplitterverwundung.

Behauptete Schädigungsfolge. Harninfektion.

Zeitlicher Zusammenhang ist aktenkundig.

Ursächlicher Zusammenhang. Ein zunächst perivesical gelegener Granatsplitter ist mit perivesicaler Absceßbildung in die Blase eingebrochen. Besiedlung des Harnes mit Coli-Bacillen infolge Absceßbildung. Konsekutive entzündliche Veränderungen an der Prostata. Ein ursächlicher Zusammenhang ist überwiegend wahrscheinlich.

I/15. Harninfektion und Prostato-Adnexitis sind die Folge einer Furunkulose, welche im Zusammenhang mit Verwundung und Gefangenschaft steht.

Vorgeschichte. Seit Anfang 1944 litt der damals 31jährige Mann an Furunkulose. Ein Prostataabsceß führte zu Harn- und Stuhlverhaltung mit hohen Temperaturen. Er wurde zunächst mit Kurzwellen behandelt. und angeblich 4mal katheterisiert. Nach 3—4 Wochen wurde vom Rectum her ein Prostataabsceß eröffnet. Aus der Blase entleerte sich nach der Operation geronnenes Blut. Seit der Heimkehr aus russischer Gefangenschaft wird der chronische Prostataabsceß ständig ärztlich behandelt.

Befund. Rectal: Die Vorsteherdrüse ist links mäßig abgrenzbar, deutlich lappig. Sie ist nicht vergrößert. Der rechte Lappen ist schlecht abgrenzbar, und von seiner Mitte zieht zur lateralen Rectumwand ein fingerdicker, derber, druckschmerzhafter Gewebsstrang. Auch die angrenzende Rectalwand ist derb infiltriert. Die Samenblasen sind beiderseits nicht abgrenzbar.

Urin: Eiweiß Ø; Zucker Ø; Zentrifugat: zahlreiche Leukocyten. Kulturell: vergr. Streptokokken, Enterokokken, Staph. albus.

Cysto-Urethroskopie: Das Fassungsvermögen der Blase ist größer als 250 ml. Die Blasenschleimhaut ist vermehrt chronisch entzündlich gerötet, die Harnleiteröffnungen sind wulstig. Der gesamte Blasenauslaß ist fleckig gerötet, die Schleimhaut ödematös, blutet leicht bei Berührung. Der Colliculus ist ödematös.

Die chronisch entzündlichen Schleimhautveränderungen lassen sich bis in die vordere Harnröhre hinein verfolgen.

Die Röntgenuntersuchung der Harnorgane ergibt keinen krankhaften Befund.

Behauptete Schädigung. Frontdienst in Rußland. Splitterverwundung.

Behauptete Schädigungsfolge. Furunkulose, Prostataabsceß, Harninfektion.

Zeitlicher Zusammenhang aktenkundig.

Ursächlicher Zusammenhang. Die Entstehung eines Prostataabscesses muß zurückgeführt werden: entweder auf eine Keimeinsaat in die Blutbahn oder auf eine von der Harnröhre aufsteigende Infektion.

Bei jeder mit Wundeiterung einhergehenden Verwundung, ebenso auch bei Furunkeln kommt es zu einer Einsaat von Keimen in die Blutbahn. Nach den Akten und nach der ergänzenden Vorgeschichte hat der Proband sowohl an verschiedenen Splitterverwundungen als auch unmittelbar vor dem Auftreten des Prostataabscesses an einem Furunkel am Bauche gelitten. Eine Keimeinsaat in die Blutbahn muß angenommen werden.

Ob der Organismus mit einer Keimeinsaat in die Blutbahn ohne Erkrankung fertig wird, hängt von seiner allgemeinen Reaktionslage ab. Die lange Reihe der durchgemachten Erkrankungen läßt erkennen, daß die Abwehrlage des Probanden zum Zeitpunkt der Entwicklung des Prostataabscesses schlecht war. Diese Verwundungen und Erkrankungen sind als Leistungsgrund anerkannt worden. Die Entwicklung eines Prostataabscesses in diesem Zeitraum muß deswegen folgerichtig ebenfalls als Dienstbeschädigung anerkannt werden. Des weiteren wurde die Ausheilung des Prostataabscesses durch die offenkundigen Unbilden einer russ. Kriegsgefangenschaft verhindert.

Der Zusammenhang des Prostataabscesses und seiner Folgen mit dem Wehrdienst ist mit Wahrscheinlichkeit anzunehmen mit folgender Einschränkung:

Ein Prostataabsceß kann entstehen auch durch eine von der Harnröhre aufsteigende Infektion. Derartige aufsteigende Infekte treten häufig infolge einer Gonorrhoe auf. Nach den Akten hat jedoch *keine* Geschlechtskrankheit bestanden. Es wurden auch von verschiedenen Untersuchern niemals Gonokokken im Harnröhrenausfluß oder Prostatasaft festgestellt.

I/16. Harninfektion mit sekundärer infizierter Harnsteinbildung ist hervorgerufen durch Instrumentationen anläßlich der Entfernung eines aseptischen, wahrscheinlich anlagebedingt entstandenen Harnsteines.

Vorgeschichte. 1943 Harnwegskolik; 1944 operative Entfernung eines aseptischen Konkrementes. Sekundäre Wundheilung. 1947 operative Entfernung eines sekundären Konkrementes aus der anderen Niere.

Befund. Chronische Harninfektion mit Coli und Kokken. Chronische Pyelonephritis mit Parenchymschaden; chronischer Prostatitis; rezidivierende Konkrementbildung; Zustand nach doppelseitiger Nierenoperation.

Behauptete Schädigung. Operative Behandlung eines anlagebedingten Leidens zur Wiederherstellung der Dienstfähigkeit.

Behauptete Schädigungsfolge. Harninfektion mit sekundärer Harnsteinbildung.

Zeitlicher Zusammenhang aktenkundig.

Ursächlicher Zusammenhang. Im Februar 1944 wurde operativ ein *aseptisches Konkrement* entfernt. 1947 wurde ein *sekundäres, infektiöses Konkrement* operativ entfernt.

Katamnestisch gesehen, wurde das primäre, aseptische Nierensteinleiden des Probanden während des fünfmonatigen Lazarettaufenthaltes verkannt; es wurde für eine subakute Nephritis gehalten und die Sanierung des Rachenraumes deswegen erwogen. Erst im Februar 1944 wurde das Konkrement diagnostiziert und durch eine Operation zur Wiederherstellung der Dienstfähigkeit entfernt.

Dienstbeschädigung ist für dieses aseptische primäre Konkrement *nicht* anzunehmen. Ein solches Konkrement entsteht im allgemeinen auf einer konstitutionellen Grundlage. Katamnestisch ist ferner zu sagen, daß eine Harninfektion vor der Operation nicht bestanden hat, da eine solche bei einem derartigen langen Lazarettaufenthalt aktenkundig geworden und bereits früher zu instrumentellen Untersuchungen der Harnorgane Veranlassung gegeben hätte.

Die Operation der linken Niere oder aber die notwendigen diagnostischen instrumentellen Voruntersuchungen müssen mit Wahrscheinlichkeit als Ursache der Harninfektion angesehen werden. Dafür sprechen die präzisen Angaben des Probanden nach denen die Operationswunde geeitert habe und noch im April 1944 ein Wundabsceß eröffnet worden sei; ferner daß nach einer postoperativen Cystoskopie im März 1944 eine fieberhafte Nebenhodenentzündung aufgetreten sei. Es ist bekannt, daß sich auf Grund einer Harninfektion sehr schnell Konkremente bilden können. Schon im August 1944 wurden in der rechten Niere Steine erstmalig festgestellt. Für die Entstehung dieser Konkremente kann keine anlagebedingte Ursache mehr angenommen werden, zumal es sich bei ihrer chemischen Untersuchung um Calcium-Phosphatsteine — also sekundäre Steine — handelte.

Das jetzt bestehende Nierensteinleiden ist von dem aseptischen, primären Nierensteinleiden verschieden. Es ist die unmittelbare Folge der postoperativen oder postinstrumentell entstandenen Harninfektion und deswegen als Leistungsgrund anzuerkennen.

Die Minderung der Erwerbsfähigkeit wurde mit 20% bewertet.

I/17. Harninfektion mit Prostato-Adnexitis befindet sich im Zusammenhang mit vielfachen Instrumentationen.

Vorgeschichte. Nach Minenexplosion Hämaturie und einjährige Lazarettbehandlung mit insgesamt 13 Cystoskopien und Absaugungen.

Befund. Aplasie der linken Niere; Prostato-Adnexitis; Harn z. Z. kulturell keimfrei; im Sediment vermehrt Leukocyten.

*Behauptete Schädigung. M*inenexplosion mit Lendenprellung.

Behauptete Schädigungsfolge. Nierenblutung.

Zeitlicher Zusammenhang aktenkundig.

Ursächlicher Zusammenhang. Ein ursächlicher Zusammenhang zwischen Lendenprellung und Nierenblutung ist offensichtlich. Dieses Trauma hat eine angeborene Einzelniere betroffen. Zur Befreiung der Harnwege waren dringlich zahlreiche Instrumentationen erforderlich.

Häufige Instrumentation bringt nicht selten die Einschleppung oder die Ansiedlung von Krankheitserregern in die Harnwege mit sich.

Insofern ist die Harninfektion als Schädigungsfolge im Sinne der Entstehung mit überwiegender Wahrscheinlichkeit anzunehmen.

I/18. Eine Harninfektion mit klinisch-dominanter Prostato-Adnexitis ist die Folge einer Dauerkatheterbehandlung wegen Blasenverletzung.

Vorgeschichte. Ein 33jähriger Soldat wurde 1943 durch Infanteriegeschoß verwundet. Das Geschoß durchschlug den linken Oberschenkel und blieb in den Weichteilen des Unterbauches stecken. Aus dem Schußkanal soll sich bis 8 Wochen nach der Verwundung Harn entleert haben; deswegen wurde der Proband während dieser Zeit mit einem Dauerkatheter versorgt. 8 Monate nach der Verwundung wurde das Steckgeschoß operativ entfernt.

Befund. An der Außenseite des unteren Drittels des linken Unterschenkels und oberhalb der Symphyse finden sich reizlose Narben. Bei der Cystoskopie beträgt die Blasenkapazität mehr als 250 ml. Das Blasendreieck ist chronisch entzündlich gerötet. Urin und Exprimat: kein Keimbefund. An den Röntgenfeldern der Harnorgane und am dargestellten Skelet kein krankhafter Befund. Prostata: narbig verändert und druckempfindlich, nicht vergrößert.

Beurteilung.

Behauptete Schädigung. Dauerkatheterbehandlung nach Verwundung.

Behauptete Schädigungsfolge. Miktionsbeschwerden, Schmerzen in der Dammgegend.

Zeitlicher Zusammenhang unmittelbar und aktenkundig.

Ursächlicher Zusammenhang. Selbst wenn die Infektion nicht auch durch die Blasenverletzung in Verbindung mit der Weichteilschußwunde unmittelbar erfolgte, ist die Entstehung einer Prostatitis durch direkte Verschleppung von Bakterien in die Ausführungsgänge der Vorsteherdrüse bei mehrfachem Katheterismus und bei Belassen eines Dauerkatheters klinische Erfahrung. Die palpatorisch narbig veränderte Prostata ist als Restzustand einer aufgestiegenen Infektion zu werten.

Da im Exprimat sich keine Keime mehr finden, ist die Entzündung abgeheilt. Der Palpationsbefund an der Prostata hat keinen Krankheitswert. Als Schädigungsfolge sind narbige Veränderungen der Prostata anzuerkennen. Eine Minderung der Erwerbsfähigkeit besteht nicht.

II. Die beobachteten Kausalbeziehungen bei Harnrückstauung und Harnabgang

1. Die klinischen Syndrome

Unter Harnrückstauung (Harnretention, Harnverhaltung, Harnverstopfung) und Harnabgang (Harnträufeln, Harnzwang, Pollakisurie) ist in diesem Zusammenhange jede Störung des Harntransportes zu verstehen, an welcher *keine* bakteriell entzündlichen Komponenten beteiligt sind. Harnabflußstörungen, die mit bakteriellen Vorgängen verbunden sind, gehören zuerst in die Gruppe der Harninfektionen und sind hinsichtlich der Kausalgenese zuerst nach den Kriterien jener Gruppe zu beurteilen.

Der normale Harnabfluß wird getätigt von peristaltischen Wellen in Kelchen, Nierenbecken und Harnleiter in den oberen Harnwegen, von einem Wechselspiel muskulärer Spannung und Entspannung in den unteren Harnwegen. Harnleiterperistaltik, Harnhaltung und Harnentleerung (Miktion) sind funktionelle Teilabschnitte des einheitlichen physiologischen

Aktes der Harnentleerung. Dessen unbehinderte Funktion ist geknüpft an ein intaktes Nierensystem, an funktionstüchtige Transportmuskulatur sowie an ein durchgängiges Hohlsystem.

Störungen des Harntransportes in den oberen oder den unteren Harnwegen können bedingt sein:

a) durch mangelnde Ordnung in der nervösen Regulation;

b) durch Veränderungen des austreibenden oder harnhaltenden muskulösen Apparates, wie Narben, Periureteritis, Perivisceritis, Geschwülste, Entzündungen;

c) durch Verlegung der Lichtung der Harnwege, etwa durch Fremdkörper, Konkremente, Verengungen, Geschwülste.

Die klinische Symptomatik der Transportstörungen der oberen Harnwege umfaßt alle Register der Schmerzskala, vom schwersten Kolikschmerz bis zur völligen Beschwerdefreiheit.

Neben den Mitteilungen des Probanden über Art und Umfang seiner Harnentleerung interessiert den Gutachter das Röntgenbild. Urografisch können die Transport- und Entleerungsstörungen gut objektiviert werden. Fehlende Ausscheidung von Kontrastharn verpflichtet zur anatomischen Kontrolle des Nierenhohlsystems mit instrumenteller Pyelografie.

Kausalgenetische Erwägungen sind einfach, wenn Verletzungsnarben innerhalb und außerhalb des Hohlsystems mechanische Rückstauung bewirken. Ebenso sind neurogene dynamische Störungen bei offensichtlichem spinalen Ursprung klar zu beurteilen. Im letzteren Falle erleichtert der zeitlich schädigungsnahe Beginn der Symptome die Einstufung.

Schwieriger ist allerdings der *zeitliche Zusammenhang* im ersteren Falle zu bewerten, da sich Harnrückstauungen langsam und symptomlos entwickeln können. Sie werden häufig erst mit zutretender Harninfektion durch die dahingehörige Klinik manifest.

Auch die Beurteilung der mechanischen Verlegung der Lichtung von innen etwa durch Konkremente oder Tumoren ist kausalgenetisch problematisch. Gelegentlich wird hier das Gebiet der vorbestehenden Veränderungen zu erörtern sein, weswegen dort noch einmal darauf eingegangen wird.

Die Durchmusterung des eigenen Materials ergab, daß das eingangs erhobene Postulat der Abwesenheit bakteriell-entzündlicher Veränderungen im Zeitpunkt der Begutachtung regelmäßig nicht mehr angetroffen werden kann. Tatsächlich wird also in den meisten Fällen auch die begleitende Harninfektion kausalgenetisch zu erörtern sein.

Im einzelnen wurde gefunden:

Abflußbehinderungen der oberen Harnwege durch äußere Veränderungen (Narben, Striktur, Periureteritis, periviscerale Veränderungen).

In dieser Gruppe wurden diejenigen Fälle zusammengefaßt, bei welchen eine Harnrückstauung in den oberen Harnwegen anzuerkennen war. Es finden sich 4 Fälle. In allen Fällen war außer der nachgewiesenen Harnrückstauung auch eine Harninfektion und die Zeichen einer Prostatitis vorhanden.

Die Eigentümlichkeiten des Wehrdienstes wurden in 2 Fällen angeschuldigt und anerkannt; der eine mit 20%, der andere mit 50% Minderung der Erwerbsfähigkeit bewertet. In den anderen 2 Fällen war ein Trauma in der Vorgeschichte, das einmal die Niere verletzt und im anderen Falle die Blase und Prostata und zu einem Prostata-Absceß geführt hatte. In diesen Fällen wurde die Minderung der Erwerbsfähigkeit einmal mit 20% und im anderen Falle mit 10% angegeben.

Strikturen der Harnröhre, Fisteln der unteren Harnwege aller Art.

Die Kranken mit Verengung der Harnröhre, mit Fisteln an Blase und unteren Harnwegen, finden sich in dieser Gruppe. Nur in einem Falle wurde als Schädigung die Unbilden des Wehrdienstes angegeben.

In diesem Falle lag aber eine Gonorrhoe in der Vorgeschichte vor, so daß die Striktur auf diese bezogen werden mußte und ein Kausalzusammenhang abgelehnt wurde. 10 Probanden gaben als Schädigung Verwundungen oder Beckenfrakturen an, mit offensichtlichem Zusammenhang. Die Minderung der Erwerbsfähigkeit reichte von 0% bis 70%, wobei Veränderungen durch Beckenfrakturen in die Minderung der Erwerbsfähigkeit mit einbezogen sind.

Die Störung des Harnabflusses durch Prostatahypertrophie wird gelegentlich als *vorbestehendes*, häufiger als nachfolgendes, unfallfremdes Leiden zu erörtern sein. Dabei ist zu berücksichtigen, daß eine vorbestehende *Harninfektion* ein Prostataleiden verschlimmern kann und umgekehrt durch eine adenomabhängige Entleerungsstörung der Blase beeinflußt wird.

Die schicksalsmäßige Entwicklung des Prostataadenomes ist weithin bekannt, so daß diese Erkrankung kausalgenetisch kaum zu begutachten sein dürfte. Jedoch wird, gelegentlich die erste Manifestation, die akute Harnverhaltung, auf äußere Einflüsse zurückgeführt. Die Erörterung des Krankheitsverlaufes wird dann notwendig, um unrichtige Beurteilungen zu vermeiden.

Harnträufeln, Harnzwang, Reizblase, unfreiwilliger Harnabgang, Inkontinenz sind die Anzeichen für eine *Störung der Harnhaltung in den unteren Harnwegen*. Soweit diesen Symptomen neurologische Ursachen zugrunde liegen, können kausalgenetische Erörterungen leicht abgewickelt werden.

Schwieriger ist es, wenn psychische Faktoren erkennbar werden. Immer muß jedoch in seinen Fällen dieser Gruppe der Gutachter dartun, daß eine Harninfektion abwesend ist. Muß die Mitwirkung von Bakterien in den Harnwegen zugegeben werden, dann ist dieses ein Faktor, der die gesamte kausalgenetische Erörterung hinüberführt in das Wissensgebiet der Harninfektionen. Dabei ist an geeigneter Stelle auch zu erörtern, wieweit das Eindringen von Bakterien in die Harnwege als Verschlimmerung der Transportstörungen des Harnes zu erkennen ist.

Unter dem Symptom des Harnträufelns, des unfreiwilligen Harnabganges, wurden 8 Fälle zusammengefaßt. Auszusondern waren 2 Fälle von Enuresis, in deren Vorgeschichte sich kein Trauma befindet. Alle anderen Probanden wiesen in ihrer Vorgeschichte Wirbelsäulenschädigungen mit spinalem Anteil auf.

2. Vorbestehende Harnrückstauung bzw. Harnabgang und deren Verschlimmerung

Die *vorbestehende Harnrückstauung* oder die vorbestehende Harninkontinenz müssen aus der Anamnese aufgezeigt werden. Die häufig schmerzlose Entwicklung bedingt eine leere Vorgeschichte. Dann wird es notwendig, aus dem Umfang der Veränderungen zum Zeitpunkte des schädigenden Ereignisses auf die vorbestehende Störung zu schließen. Wenn ein Schadensereignis jedoch längere Zeit benötigt, um wirksam zu werden, dann ist eingehend der „regelrechte" *Verlauf* gegenüber dem behaupteten abzugrenzen.

Die Harnrückstauung in den *oberen Harnwegen* führt bald, wenn *doppelseitig*, zu klinisch wahrnehmbaren Störungen der Nierenfunktion. Schmerzen, Harnwegskoliken können vorübergehend den Krankheitsverlauf charakterisieren.

Während Besserungen oder Heilungen mittels der Ausscheidungsurographie sicher zu objektivieren sind, kann diese Methode zum Beweise einer Verschlechterung nur bedingt verwendet werden. Auch bei gleichbleibenden anatomischen Befunden kann infolge fortschreitender Beschädigung des Nierenparenchymes eine Verlaufsänderung eingetreten sein. Deswegen ist auf die Funktionsproben der Nieren besonderes Gewicht zu legen.

Einseitige Harnrückstauung ist funktionell schwieriger zu untersuchen, da auch bei völligem Funktionsausfall einer Niere die klinischen Belastungsproben keine eindeutigen Abweichungen zeigen. Das instrumentelle Pyelogramm und die vergleichende Untersuchung des separierten Nierenharnes kann notwendig werden. Die Verlaufstendenz einer begleitenden Harninfektion ist regelmäßig zu beachten, da hierdurch die Bewertung der Befunde einer Harnrückstauung erheblich beeinflußt wird.

Findet sich die Harnrückstauung in den *unteren Abschnitten* des Harnsystems, dann ist die Verlaufsform abhängig von dem Ausmaß der Entleerungsstörung der Harnblase.

Der Umfang der anatomischen Veränderungen am Blasenauslaß, der Prostata, des weiblichen Genitale oder der Harnröhre ist der unmittelbaren messenden und vergleichenden Untersuchung zugänglich, so daß ein objektiver Befund zu erheben ist.

Die Prüfung der Miktion, klinisch durch Messung von Restharn und Propulsion, ist zuverlässig. Auch die Messung des Blaseninnendruckes (Cystometrie) ist manometrisch vergleichbar durchführbar.

Indessen ist bei allen Nachuntersuchungen auch der Zustand der oberen Harnwege zu erforschen; denn nicht selten folgen den unteren Störungen auch solche der oberen Harnwege und der Nierenfunktion.

Bei der Harninkontinenz sind die Beobachtungen an der Kleidung des Probanden, seine Miktionsgewohnheiten unter Umständen kausalgenetisch zu verwerten.

3. Gutachten bei Harnrückstauung und Harnabgang

a) Harnrückstauung oder Harnabgang im Zusammenhang mit allgemeinen Schädigungen

II/1. Entleerungsstörung mit atonischer Harnblase folgt einer Arachnoiditis nach Witterungsunbilden.

Vorgeschichte. Nach neurologischem Urteil besteht eine Arachnoiditis auf Grund langer Eiterungen (Spritzenabscesse und Bursitis präpatellaris). Nach den eigenen Angaben war im Dezember 1947 und Januar 1948 eine doppelseitige Nierenbeckenentzündung vom Hausarzt mit Spritzen in den rechten Oberschenkel behandelt worden. Eine urologische Untersuchung am 4. 10. 1946 hatte bei der Cystoskopie und dem retrograden Pyelogramm keinen krankhaften Befund an den Harnwegen ergeben. Patientin mußte regelmäßig katheterisiert werden. Später trägt sie einen suprabubischen Pezzer-Katheter und ein Urinal, weil der Harn angeblich dauernd abfließen muß zur Entlastung der Nieren.

Befund. Cystoskopisch: chronisch entzündete Blase. Cystometrisch: deutliche Atonie.

Behauptete Schädigung. Unbilden des Dienstes.

Behauptete Schädigungsfolge. Arachnoiditis mit Blasenleiden.

Zeitlicher Zusammenhang aktenkundig.

Ursächlicher Zusammenhang. Eine Blasenentleerungsstörung hat sich infolge einer Arachnoiditis entwickelt. Die durch die Atonie notwendig gewordene häufige Katheterisierung der Blase führte zu einer Harninfektion mit rezidivierender Pyelonephritis. Nach Anlegung der Blasenfistel fühlt sich Patient durch das Tragen eines Urinals beschwerdefreier. Bei der Blasendruckmessung ist eine Blasenatonie objektiv nachweisbar. Ursächlicher Zusammenhang ist überwiegend wahrscheinlich.

II/2. Unfreiwilliger Harnabgang kann nicht auf Durchnässung, Durchkältung während der Kriegsgefangenschaft zurückgeführt werden.

Vorgeschichte. Als 28jähriger Ostfronteinsatz von 6 Monaten; dann 7 Monate Kriegsgefangenschaft bis 1945. Lazarettbehandlung wegen Kreislaufschadens. Seit 1945 keine Beschwerden mehr; 1953 wieder gelegentlich Harnzwang.

Befund. Kein krankhafter urologischer Befund bei klinischer Beobachtung und Untersuchung 1958.

Behauptete Schädigung. Durchnässung und Durchkältung, Mangelernährung an der Ostfront während des Winters und während Kriegsgefangenschaft mit ungeschütztem Nachtlager.

Behauptete Schädigungsfolge. Gelegentlicher Harnzwang 8 Jahre nach der Schädigung.

Zeitlicher Zusammenhang. Keine Brückensymptome.

Ursächlicher Zusammenhang. Die fachurologische Untersuchung mit entsprechender stationärer Beobachtung des Klägers hat ergeben, daß ein organisches Leiden im Bereich seiner Harn- und Geschlechtsorgane nicht besteht. Im besonderen konnten bakterielle Entzündungen der Harnblase und der Vorsteherdrüse ausgeschlossen werden. Die bakteriologische Kultur des Harnblasenurins hat kein Bakterienwachstum bewirkt. Zeichen einer bakteriellen Entzündung der genannten Organe fehlen auch in klinischer und subjektiver Hinsicht.

Auch eine funktionelle Erkrankung im Bereiche des Harn- oder Geschlechtsapparates des Klägers fehlt. Die Sekretion der Nieren ist einwandfrei. Die Funktion der Nierenhohlräume und der Harnwege einschließlich der Harnblase mit ihren Austreibungs- sowie Schließmuskeln ist regelrecht. Störungen der Geschlechtsfunktion wurden von dem Kläger auf Befragen verneint; da er ein Kind von 3 Jahren hat, so ist auch hierdurch eine grobe Störung im Bereich der Geschlechtsvorgänge einschließlich der Vorsteherdrüse unwahrscheinlich.

Die Beschwerden, die der Kläger in seinen Akteneingaben und bei der hiesigen Beobachtung vorgebracht hat, sind aber nicht nur durch den Ausschluß einer organischen oder funktionellen Schädigung des Harn- und Geschlechtsapparates als neurotisch zu erklären, sondern man kommt schon allein auf Grund der Art der vorgebrachten Symptome und der Reaktion des Klägers auf diese zu der Feststellung, daß er Erscheinungen hat, die in das Gebiet der Erwartungsneurose und der Phobien gehören.

Diese Erscheinungen haben ihre Wurzel selbstverständlich von einem Krankheitszustand genommen. Dieser Zustand hat sich während des ersten kalten Winters an der Ostfront in Form eines vermehrten Harndranges mit gehäufter Notwendigkeit einer Blasenentleerung eingestellt. Jeder Arzt, der am Rußlandkrieg teilgenommen hat, weiß, daß es sich hierbei um das Bild der sog. Reizblase gehandelt hat. Es ähnelt dem Zustand eines akuten Harnblasenkatarrhs, unterscheidet sich aber von diesem dadurch, daß eigentliche Zeichen einer bakteriellen Entzündung fehlen. Auch der Kläger hat nach seiner heutigen Darstellung kein Brennen in der Harnröhre gehabt. Untersuchte man den Urin bei den betreffenden Kranken. so fanden sich zwar weiße Blutkörperchen darin, nicht aber ließen sich Bakterien nachweisen, Ursache dieser Reizblase waren Kälteeinflüsse und eine gesteigerte vegetativ-nervale Erregbarkeit. Die letztere ist ausschlaggebend, da sonst die Mehrzahl der unter den gleichen äußeren Lebensbedingungen befindlichen Soldaten auch eine Reizblase bekommen hätten. Die Erscheinungen der Reizblase verschwinden, sobald die auslösenden Kälteeinflüsse entfallen.

Im Gegensatz zu dem raschen Verschwinden der Reizblase in allen Fällen hat sie bei dem Kläger offensichtlich schon frühzeitig zu einer neurotischen Fehlhaltung geführt, indem die während der Reizblase irritativ bedingte Pollakisurie (= gehäufte Miktion) in Form einer Erwartungsneurose bestehen geblieben ist. Mit anderen Worten: eine übermäßige Reaktion des vegetativen Nervensystems der Harnblase auf Kälteeinflüsse hat sich so seelisch auf den Kläger ausgewirkt, daß er ähnliche Erscheinungen weiter empfunden und, was wesentlicher ist, in eine Phobie mit Erwartungsneurose seelisch umgebaut hat. Diese abweichende seelische Reaktion ist durch die lange Behandlung durch den Urologen nach der Entlassung aus der Wehrmacht unterstützt worden, wobei der Urologe noch den Ausspruch getan hat, daß er die Prostata doch nicht herausnehmen könne. Dieser Ausspruch war von dem Urologen zweifellos ernst gemeint, da er die Erfolglosigkeit seiner Therapie feststellen mußte. Der Kläger hat den „Verzweiflungsausspruch" des Urologen allerdings und leider anders aufgefaßt und ihn bei dem seelischen Charakter seiner vermeintlichen Blasen-Vorsteherdrüsen-Erkrankung auch anders, nämlich in „seinem" Sinne auffassen müssen. Daß der Urologe keinen krankhaften Befund erhoben hat, steht fest. Im Laufe der Zeit hat sich die Blase eingespielt. Sie war ruhig, wenn der Kläger die Vorsichtsmaßnahmen getroffen hatte, indem er die Lage der nächsten Toilette erkundet, beizeiten seine Blase entleert und abends keine Flüssigkeit zu sich genommen hatte. Der „stationäre Zustand" wäre auch geblieben, wenn sich die Erwartungsneurose nicht 1953 bei einer besonderen Gelegenheit eingestellt hätte und wegen der Peinlichkeit der Situation nicht zu einer befürchteten Zwangsmiktion geführt hätte. Zu dem Wesen derartiger Zustände von psychogener Zwangsmiktion infolge einer Erwartungsneurose gehört ja, daß ein äußerer Anlaß für eine Befürchtung besteht. Im normalen Dienst- und Privatleben waren vermeintliche Sicherungen eingeschaltet, welche eine Zwangsmiktion außerhalb der Toilette verhindern sollten und verhindert haben. Auf dem Spaziergang mit einer Dame stellte sich die Befürchtung ein, daß die Blase versagen könnte, die im Unterbewußtsein bleibt, aber nicht dem betreffenden Menschen bewußt wird. Mit dieser Befürchtung war der weitere Verlauf zwangsmäßig vorgezeichnet. Je stärker man (auch als in dieser Hinsicht unbelasteter Mann) das Versagen der Harnblase mit Entleerung des Urins in die Beinkleider aus der Situation heraus befürchtet, umso stärker wird dann ein sonst kaum bemerkter Blasendruck empfunden; beide Faktoren wirken dann im Sinne des Circulus vitiosus, so daß der Harndrang einen imperativen Grad mit unfreiwilligem Harnabgang annimmt. Nach diesem einmaligen Ereignis 1953 achtet der Kläger verstärkt darauf, daß sich der Vorgang nicht wiederholt. Er ist sozusagen schon Sklave seiner eigenen Harnblase.

Unter Hinweis darauf, daß seine Harnblase trotz des empfundenen Blasendruckes 350 ml Urin enthält, so daß er höchstens alle 3—4 Stunden seine Blase zu entleeren brauchte, und daß die nur einmalige nächtliche Miktion das regelrechte anatomische und funktionelle Verhalten der Harnblase bestätigt, wurde eine psycho-therapeutische Behandlung und das autogene Training empfohlen.

Das vom Kläger geklagte Blasenleiden ist nicht auf den Wehrdienst zurückzuführen. Es handelt sich bei dem Kläger um eine Neurose, die wahrscheinlich von der Vorsteherdrüse ausgegangen ist. Eine während des Krieges 1941/42 im Winter durchgemachte Reizblase hat sich seelisch fixiert und zu einer Erwartungsneurose mit Zwangsphobie eines unfreiwilligen Harnabganges geführt. Diese Phobie ist keine organische Folge der durchgemachten Reizblase, sondern eine abwegige seelische Verhaltensweise darauf. Schon die Reizblase war eine vegetative Dystonie. Sie schwindet immer, wenn der auslösende Kälteeinfluß entfällt. Eine organische Erkrankung der Harn- und Geschlechtsorgane ist hier ausgeschlossen worden.

II/3. Vorbestehende Harnrückstauung (Hydronephrose) wird verschlimmert durch Harninfektion infolge ungeschützter Nachtlager.

Vorgeschichte. Nach 5jährigem Militärdienst im November 1939 im Westwall durch Erkältung Blasenentzündung, die vom Truppenarzt behandelt wurde. Februar 1941 starker Ausfluß aus der Harnröhre als Ausdruck eines unspezifischen Harnröhrenkatarrhs. März 1941 bis Juli 1941 im Lazarett wegen doppelseitiger Nierenbeckenerweiterung und chronischer Harnblasenentzündung gelegen. Februar 1942 im Osten wieder Rückfall mit starken Schmerzen in den Nierengegenden und Ausfluß aus der Harnröhre. Behandlung im Lazarett, 5 Monate lang. 1943 erneut Kur. Wurde a. v. geschrieben und blieb beim Ersatztruppenteil. Im August 1945, im Anschluß an 12wöchigem Kriegsgefangenenlager unter freiem Himmel, plötzlich Schwellung des Gesichtes und der Beine. Erst nach 14 Tagen in privatärztlicher Behandlung sind die Ödeme verschwunden. Venerische Krankheiten werden verneint.

Beurteilung. Dienstbeschädigung wird anerkannt.

Es handelt sich um eine *infizierte Hydronephrose* beiderseits mit Harnleiteratonie bei Stenose links. Gleichzeitig besteht eine erhebliche chronische Blasenentzündung mit Pollakisurie und eine sogenannte Sphinctersklerose. Ein Restharn wurde bei der hiesigen Untersuchung nicht gefunden. Es liegt eine Coliinfektion vor.

Die Nierenfunktion ist erheblich eingeschränkt.

Die Angaben des Probanden sind typisch und absolut glaubhaft. Sein Leiden ist vorwiegend auf kriegsbedingte Einflüsse zurückzuführen. Seine Arbeitskraft ist wesentlich eingeschränkt; die Prognose ist quo ad vitam ernst.

II/4. Vorbestehende Harnrückstauung (Hydronephrose) wird verschlimmert durch Unterkühlung infolge Schiffbruch?

Vorgeschichte und Beurteilung. 1940 erlitt der Proband im Monat November Schiffbruch und zog sich durch die Unterkühlung im Meerwasser Erkältungen zu. Ein Auszug aus den Krankenpapieren besagt, daß der Proband 1943 wegen Blasenentzündung und später wegen Nierenvereiterung behandelt wurde. Ein sicherer Hinweis dafür, daß eine Nephritis, Pyelitis oder Pyelonephritis der linken Niere bestanden haben könnte, findet sich nicht. 1943 wurde ein angeborenes doppelseitiges Nierenleiden diagnostiziert, und zwar eine mächtige rechtsseitige Hydronephrose, sowie eine kleine Hydronephrose links. Durch Blasenspiegelung konnten entzündliche Veränderungen der Blase ausgeschlossen werden. 1944 wurde eine Nierenbeckenplastik ausgeführt. Postoperativ kam es zur Infektion der Operationswunde, die dann sekundär zur Infektion der rechten Niere führte. Es entwickelte sich eine Pyonephrose und die rechtsseitige Nephrektomie mußte durchgeführt werden. In den damals angelegten Krankenpapieren wird die gute Leistungsfähigkeit der linken Restniere besonders hervorgehoben. Für den rechtsseitigen Nierenverlust wurde Wehrdienstbeschädigung im Sinne einer Verschlimmerung anerkannt. Hinweise dafür, daß die sekundäre Infektion der rechten Niere zu einer allgemeinen Harnwegsinfektion und damit zur Pyelitis bzw. Pyelonephritis auch der linken Niere geführt hat, fehlen.

Die Entscheidung der Frage, ob heute bei dem Probanden eine auf die Einwirkungen des Wehrdienstes zurückzuführende chronische Nephritis bzw. Pyelonephritis der Restniere vorliegt, ist ebenso wie in allen Vorgutachten durch die Weigerung des Antragstellers, sich cystoskopieren zu lassen, vereitelt worden. Es läßt sich daher nur folgendes feststellen.

1. 1944 wird die Leistungsfähigkeit der linken Niere als ausgezeichnet geschildert.

2. Anamnestisch wird über Rückenschmerzen, die teils kolikartigen Charakter annehmen, geklagt. Während dieser Beschwerden vorgenommene Urinproben waren dabei stets ohne krankhaften Befund.

3. Röntgenologisch findet sich an der Restniere ein ampulläres Nierenbecken, bzw. eine „kleine Hydronephrose“ mit dynamisch bedingter Entleerungsstörung. Die Kelchenden sind völlig zart, also ohne Anzeichen für eine chronische Pyelitis.

4. Der Blutdruck entspricht etwa dem Alter des Antragstellers. Die Nierenfunktionsproben sprechen für eine gute Leistungsfähigkeit der Restniere. Eine leicht verzögerte Kontrastmittelausscheidung entspricht einer bereits 1943 nachgewiesenen und mit der ange-

borenen Mißbildung in Zusammenhang gebrachten Ausscheidungsverzögerung für Indigocarmin. Der Urin war bei mehrfacher mikroskopischer und chemischer Untersuchung normal. Das Blutbild zeigte ebenfalls normale Werte.

5. Bakteriologisch wurden im Blasenurin Enterokokken und Proteusbakterien nachgewiesen.

6. Anamnestisch wird eine vorübergehende Verhaltung respektive erschwerte Urinentleerung beschrieben. Bei der jetzigen Untersuchung wird über gelegentlich gehäuften Harndrang und über Völlegefühl der Blase geklagt. Nachts käme es zu mindestens zwei Miktionen. An der Prostata fand sich ein kleines derbes Adenom des rechten Seitenlappens. Eine Restharnbestimmung wurde, ebenso wie eine Cystoskopie abgelehnt.

Hiernach läßt sich sagen, daß die geklagten Beschwerden mit großer Wahrscheinlichkeit auf zwei Veränderungen zurückzuführen sind. a) Die Rückenschmerzen sind Folge der Entleerungsstörung der linken Niere. Diese ist angeboren und gehört zu dem Krankheitsbild der kongenitalen Hydronephrose. Infolge einer gewissen angeborenen neuromuskulären Minderwertigkeit des Nierenbeckens entstehen die beobachteten dynamischen Entleerungsstörungen. b) Die geklagten Miktionsstörungen sind typisch für das Krankheitsbild des Prostataadenoms. Im Stadium 1 dieser schicksalsmäßig auftretenden und nicht als Wehrdienstbeschädigung aufzufassenden Erkrankung kommt es durch Einwachsen des Adenoms in den Verschlußapparat des Blasenhalses zur Irritation der dort befindlichen neurovegetativen Nervenenden.

Nach den erhobenen Befunden ist das Vorliegen einer nennenswerten chronischen Nephritis bzw. einer chronischen Pyelonephritis nicht wahrscheinlich. Ohne Cystoskopie läßt sich über die Herkunft der im Blasenurin nachgewiesenen Bakterien keine bindende Aussage machen. Folgende Möglichkeiten kommen in Frage:

1. Empyem bzw. chronische Entzündung des noch verbliebenen rechtsseitigen Harnleiterstumpfes.
2. Blande chronische Cystitis bei Restharnbildung durch ein Prostataadenom.
3. Chronische Pyelititis bzw. Cystopyelitis.

Eine abschließende Beurteilung ist ohne instrumentelle Untersuchung der Blase nicht möglich.

II/5. Vorbestehende Harnrückstauungsniere als „Nephritis" nach Witterungsunbilden verkannt und daher als Schädigungsfolge bezeichnet.

Vorgeschichte. Nach längeren Witterungsunbilden im ersten Weltkrieg war eine „Eiweißausscheidung ohne Beeinträchtigung des Allgemeinzustandes" als Schädigungsfolge anerkannt worden.

Aus der Vorgeschichte ist ersichtlich, daß 1917 einige Tage vor der Lazaretteinlieferung Schmerzen in der rechten Nierengegend bestanden. Im Urin fand sich eine Eiweißtrübung, Cylindrurie. Bei der Aufnahme bestand allgemeine Abgeschlagenheit, besonders aber Schmerzen in der rechten Nierengegend. Die rechte Nierengegend ist bei der Palpation druckempfindlich; keine abnome Resistenz feststellbar. Keine Blutdruckerhöhung. Im Jahre 1929 wird eine Verschlimmerung dieses Kriegsleidens geltend gemacht.

Anläßlich einer Wehrdienstübung traten 1935 akute Schmerzen in der rechten Nierengegend auf, die nach Angaben des Probanden alle 1—2 Jahre verspürt wurden, meist nach Diätfehlern. Die Schmerzen seien nicht kolikartig, mehr bohrend und dauernd vorhanden, hielten meist etwa 3 Tage lang an.

1947 wurde als Schädigungsfolge u. a. eine chronische Nierenentzündung mit Kreislaufstörungen geltend gemacht. Eine fachärztliche Untersuchung einer Medizinischen Universitätsklinik ließ als Rest einer früher abgelaufenen Nierenentzündung eine sehr geringfügige Eiweißausscheidung im Urin erkennen, die für sich allein belanglos ist. Die Blutdrucksteigerung wurde nicht mit einer früheren Nierenentzündung in Zusammenhang gebracht.

Die gleichzeitig durchgeführte Untersuchung in einer Chirurgischen Universitätsklinik ergab eine kindskopfgroße rechtsseitige Hydronephrose mit völligem Funktionsausfall der rechten Niere.

Beurteilung. Auf Grund der Aktenunterlagen kann man mit hinreichender Wahrscheinlichkeit sagen, daß das jetzt festgestellte schwere Krankheitsbild „Pyonephrose der rechten Niere mit völligem Funktionsausfall dieses Organs und seinen Auswirkungen auf den gesamten Organismus" bereits bei der Lazarettbehandlung im Jahre 1917 in seinen Anfängen erkennbar ist. Die damaligen, sehr sorgfältig geführten Krankenunterlagen weisen immer wieder auf die rechte Niere hin, wenn auch die Art der Erkrankung erst 1960 erkannt wurde. Auch die Beschwerden aus den Jahren 1929 und 1935 deuten auf die Erkrankung hin. Im Verlauf von über 43 Jahren ist nun die Niere völlig funktionslos geworden und muß, da der Hydronephrosensack inzwischen kindskopfgroß und infolge der Vereiterung einen schweren Infektionsherd darstellt, dringend entfernt werden.

Die anerkannte Schädigungsfolge „Eiweißausscheidung ohne Beeinträchtigung des Allgemeinzustandes und ohne Störung von Seiten des Gefäßsystems", welche zudem nur ein

Symptom, aber keine Krankheit bezeichnet, kann mit der jetzt festgestellten Eitersackniere nicht in direkte Beziehung gebracht werden.

Dagegen ergibt sich die Frage, wieweit wehrdienstliche Einflüsse in der Lage waren, die angeborene rechtsseitige Hydronephrose zu verschlimmern. Die Anerkennung einer diesbezüglichen Schädigungsfolge wäre von der Prüfung dieser Frage abhängig.

b) Harnrückstauung oder Harnabgang im Zusammenhang mit speziellen Schädigungen

II/6. Harnrückstauungsniere im ursächlichen Zusammenhang mit Kolbenschlägen in die Lendengegend?

Vorgeschichte. Als Schädigung werden Mißhandlungen mit Kolbenschlägen in das rechte Nierenlager anläßlich der Gefangennahme und im Anschluß daran angegeben, worauf lange Zeit starke Schmerzen im rechten Nierenlager bestanden und „kaffeebrauner" Urin beobachtet wurde. Bei der Entlassung wurde ein Nierenleiden registriert. Der Proband hatte jedoch zu dieser Zeit nur geringfügige Beschwerden und schenkte diesen keine weitere Beachtung. Er machte mehrere „grippeartige Erkrankungen" durch und erst 14 Jahre später wurde die Nierenerkrankung wieder erkannt und die Diagnose einer „Wassersackniere mit Steinen" gestellt. Operative Entfernung der rechten Niere.

Beurteilung. Ein Vorgutachter stellt fest:

Es ist eine alte urologische Erfahrung, daß eine steinhaltige Wassersackniere lange Zeit keinerlei Beschwerden verursacht. Auf Grund der Vorgeschichte muß angenommen werden, daß es bei der Gefangennahme zu einer Verletzung der rechten Niere kam, die den kaffeebraunen Urin unterhielt und die starken Schmerzen für lange Zeit verursachte. Wahrscheinlich kam es infolge von organisiertem Blutgerinnsel zu einer Abflußstauung und somit zu einer Entwicklung von Steinen und einer Hydronephrose. Entzündliche Veränderungen traten hinzu, möglicherweise verursachten diese die berichteten „grippeartigen Erkrankungen". Somit ist auf Grund der Vorgeschichte, eines Harnbefundes bei der Entlassung aus der Gefangenschaft und dem jetzt vorliegenden Operationsbericht mit größter Wahrscheinlichkeit eine Schädigung im Sinne des § 1 BVG anzunehmen und ein ursächliche Schädigung im Sinne der Entstehung zu bejahen.

Demgegenüber muß eingewendet werden: Nach dem Operationsbefund handelte es sich um eine rechtsseitige Hydronephrose mit 11 Steinen. Bei der Operation fand sich eine von Narben durchfurchte rechte Niere mit großem steinhaltigen Nierenbecken. Histologische Untersuchung: Chronische Pyelitis mit Blutungen in der verdickten Nierenbeckenschleimhaut und hydronephrotische Atrophie des Nierengewebes.

Die Überprüfung durch das Versorgungsamt ergab, daß das Krankenblatt keine Angaben über irgendwelche äußeren schädigenden Ereignisse enthielt. In der Anamnese heißt es, daß 14 Jahre nach dem behaupteten schädigenden Ereignis erstmals Beschwerden aufgetreten sind.

In der weiteren Notiz wird indes festgestellt, daß der Operateur in seiner Kartei vermerkt hat: Kontusion vor 14 Jahren rechte Flankengegend.

Das schädigende Ereignis belegt der Proband mit einer eidesstattlichen Erklärung und macht für seinen Gesundheitsschaden Unterernährung, ungenügende Kleidung bei Nässe und Kälte, Schlafen mit nasser Kleidung und körperliche Mißhandlung durch Schläge eines russischen Soldaten mit Kolben in die Nierengegend verantwortlich. Auch in den Lagern sei er oft der Willkür der russischen Posten ausgesetzt gewesen.

Die Fragestellung lautet:

Ist die operativ entfernte rechtsseitige steingefüllte Hydronephrose bzw. Pyonephrose durch die Kolbenschläge in der Gefangenschaft entstanden oder nicht? In einem Vorgutachten wird diese Frage bejaht.

Mit der traumatischen Genese einer Hydronephrose haben sich viele Gutachter beschäftigt (Scheele, Rostock u. a.; s. auch Anhaltspunkte).

Ohne im einzelnen darauf einzugehen, sind die dort aufgeführten Kriterien der traumatischen Genese der Hydronephrose im vorliegenden Falle nicht gegeben.

Die Erörterungen in dem Vorgutachten sind zu hypothetisch und gehen über die Möglichkeit der Entstehung nicht hinaus.

Der histologische Befund der erkrankten Niere und der Operationsbefund geben keinen Anhalt dafür, daß ein so schweres Trauma die Niere getroffen hat, daß es zur Ausbildung einer Hydronephrose gekommen ist. Brückensymptome fehlen über einen Zeitraum von 14 Jahren. Ich halte daher die traumatische Genese der Hydronephrose nicht für gegeben.

Eine andere Frage wäre die, ob eine anlagebedingte Wassersackniere durch die Bedingungen der Gefangenschaft zu einer Verschlimmerung durch eine Infektion der Harnwege führte. Die Erörterung dieser Frage steht jedoch hier nicht an.

II/7. Harnröhrenstriktur, Harnrückstauung und sekundäre Harnsteinbildung im Zusammenhang mit Weichteildurchschüssen und Oberschenkelamputation bei Gasbrand?

Vorgeschichte. Der Proband erlitt 1945 im Infanterie-Einsatz in Kurland durch Maschinengewehr-Durchschüsse am rechten Oberschenkel, rechten Gesäß und linken Unterschenkel mehrere Verwundungen. Die Versorgung der schweren Verletzungen erfolgte auf einem Hauptverbandplatz. Es wurden Gipsverbände an den Beinen angelegt mit Fensterung für die Wundheilung. Infolge Gasbrandes mußte bald die rechtsseitige Oberschenkelamputation vorgenommen werden. Weitere Behandlung in Kriegsgefangenenlazaretten. 2 Monate nach der Verwundung wurde eine Nachamputation vorgenommen, da der Knochenstumpf frei lag. In der Folgezeit bestand ein zehnpfennigstückgroßes Geschwür bzw. eine unterschiedlich absondernde Fistel an der Rückseite des Stumpfendes. Wegen der anhaltenden Wundeiterung wurden wiederholte Incisionen vorgenommen. Es erfolgte Entlassung aus russischer Kriegsgefangenschaft mit noch eiterndem Oberschenkelstumpf. Ein Jahr nach der Verwundung wurde eine erneute Nachamputation durchgeführt. Seitdem ist seit 15 Jahren keine Fistelung am Oberschenkelstumpf mehr aufgetreten.

Juni/Juli 1955 Badekur in Bad Salzschlirf. Erstmals 11 Jahre nach der Verwundung gelegentlich ziehende Schmerzen in der Lendengegend, jedoch keine ausgesprochenen Koliken. Eine Leeraufnahme und i. v. Pyelographie ergab einen steinverdächtigen Schatten im Bereich der rechten Niere. Außerdem fanden sich zahlreiche rundliche Kontrastschatten in der linken Nierengegend. Ferner ergab sich eine erhebliche narbige Harnröhrenstriktur im prostatischen Teil. Cystoskopisch erhebliche Verziehung der Blase, so daß eine Harnleitersondierung links nicht möglich war. Eine spätere Kontrolluntersuchung durch i. v. Pyelographie zeigte nach vorher durchgeführter Behandlung eine Verkleinerung der linksseitigen hydronephrotisch erweiterten Kelche. Außerdem wurde jetzt ein linksseitiger Harnleiterstein festgestellt, der sich auf den Unterrand des Ileosakralgelenks projizierte. Infolge des Tiefertretens des Steins gelang eine Röntgendarstellung des linken Hohlsystems, die fast normalen Größen entsprach. Es wurde die Diagnose eines rechtsseitigen Nierenbeckensteines, linksseitigen Harnleitersteines und einer Harnröhrenstriktur gestellt.

13 Jahre nach der Verwundung erstmaliger Abgang eines erbsgroßen Steines durch die Harnröhre. Später gingen noch 2 weitere Steine ab.

Beurteilung. Auf Grund der beigezogenen Unterlagen und der Angaben in der Versorgungskuranstalt bestanden erstmalige Beschwerden, die auf die Steinerkrankung der Nieren und ableitenden Harnwege hinweisen, 11 Jahre nach der Verwundung. Im folgenden Jahr wurde ein rechtsseitiger Nierenstein und eine linksseitige Hydronephrose festgestellt; später auch ein Stein im linken unteren Harnleiter. Wiederholte Steinabgänge. Bei später erkennbarem größeren Kelchstein in der rechten Niere handelt es sich nicht um den 2 Jahre früher beschriebenen Stein, wie der Vergleich der Röntgenaufnahmen zeigt. Aus dem fachärztlichen Befundbericht geht hervor, daß sich bereits bei der ersten endovesicalen Untersuchung 11 Jahre nach der Verwundung eine erhebliche narbige Harnröhrenstriktur vorfand.

Für die Beurteilung der Zusammenhangsfrage ist es wichtig, daß diese Striktur bereits vor dem ersten urologischen Eingriff vorhanden war und sich nicht erst als Folge desselben ausbildete.

Da die Striktur u. U. infolge der durch sie hervorgerufenen Harnstauungen die Ursache der Steinbildung ist, wäre es von Bedeutung, die Entstehung dieser Striktur zu kennen.

Mit Rücksicht auf das lange Intervall zwischen der Verwundung, Wundeiterung am Oberschenkelstumpf, Bettlägerigkeit durch Gipsverbände usw. im ersten Jahr nach der Verwundung und der ersten Feststellung der Steinbildung (zwischen Aufhören der Eiterung und allerersten Nierenbeschwerden liegt ein Zeitraum von wenigstens 10 Jahren), ist man nicht ohne weiteres berechtigt, die festgestellten und auch bereits abgegangenen Steine auf Grund der vorliegenden Unterlagen als Schädigungsfolge anzuerkennen.

Es wären weitere Feststellungen erforderlich, ob

1. während der Lazarettbehandlung Katheterungen der Blase vorgenommen wurden,
2. in der Zeit nach der Verwundung, während der Gefangenschaft oder später entzündliche Erkrankungen der Nierenbecken und der Harnblase auftraten und behandelt wurden,
3. Urinuntersuchungen in diesem Zeitraum durchgeführt wurden und welches Ergebnis sie hatten,
4. ob vor dem Wehrdienst oder auch aus anderer Genese Harnwegsinfektionen bestanden.

Zu der Annahme eines ursächlichen Zusammenhanges kann ich mich zunächst nicht entschließen,

1. wegen der fehlenden Brückensymptome über einen Zeitraum von 10 Jahren,
2. wegen des Vorliegens einer Harnröhrenstriktur bereits *vor* dem Zeitpunkt der ersten urologischen Untersuchung.

Es wird anheimgestellt, dem Beschädigten aufzugeben, weitere Unterlagen für die Wahrscheinlichmachung eines Nierenleidens als Schädigungsfolge beizubringen.

II/8. Striktur der Harnröhre nach Granatsplitterverletzung des Penis.

Vorgeschichte. Während des Wehrdienstes wurde der Proband 4 mal verwundet; Granatsplitterverletzung am linken Knie, am linken Mittelfuß, an der Eichel und an der Harnröhre.

Beim Harnen hat er oft sehr starken Druck. Er kann das Wasser aber nicht genügend loswerden. Es kommt nur in einem ganz dünnen Strahl. Er muß oft bei starkem Harndrang so pressen, daß ihm hinten der Stuhl weggeht. Beim ersten Wasserlassen nach dem Verkehr merke er starkes Brennen. Nach kalten Getränken habe er gleichfalls Brennen beim Wasserlassen.

Beurteilung. Auf urologischem Fachgebiet besteht eine hochgradige Harnröhrenstriktur. Die Harnröhre ist äußerst für einen Katheter von 11 Ch. durchgängig. Bei normalem Urinbefund fiel im Röntgenbild eine Schlängelung des rechten Harnleiters auf, die einer echten beginnenden Verlängerung des Harnleiters als Zeichen beginnender Rückstaus entspricht. Durch die Narben an der Unterseite des Penis und an der äußeren Harnröhrenmündung ist glaubhaft gemacht, daß die Harnröhrenenge Folge einer Kriegsverletzung ist. Der urologische Vorgutachter hat in seinem Gutachten nur von einer „Verengerung der Lichtung" im Bereich der Harnröhre gesprochen, weiterhin einen „leichten Katarrh der hinteren Harnröhre" sowie eine „Entzündung der Vorsteherdrüse" angenommen. Nach dem Nachuntersuchungsbefund liegt sowohl klinisch als auch röntgenologisch eine *erhebliche* Schaftenge der Harnröhre und nicht nur eine Lichtungsverengung vor. Weiterhin war jetzt eine Entzündung der Vorsteherdrüse und ein krankhafter Befund im Bereich der hinteren Harnröhre nicht nachzuweisen, denn der Spontanurin war ohne jeglichen pathologischen Befund.

II/9. Harninkontinenz aus leerer Blase (Asphinxie) befindet sich im Zusammenhang mit Schußbruch des Kreuzbeines.

Vorgeschichte. Schußverletzung des Kreuzbeines. Wundversorgung mit Anlage eines Anus praeternaturalis sacralis.

Befund. Fassungsvermögen der Blase im Liegen mit eingeführtem Katheter mehr als 200 ml. Nach Entfernung des Katheters ist die Blase im Liegen ausdrückbar; im Stehen tröpfelt sie unwillkürlich und unaufhaltsam leer.

Cystogramm: Im Stehen ist die mit Kontrastmitteln gefüllte Blase trichterförmig begrenzt und entleert sich wie ein unten geöffneter Trichter widerstandslos durch die Harnröhre, die durchgehend mit Kontrastbrei gefüllt ist. Nierenfunktion ungestört.

Beurteilung.

Behauptete Schädigung. Schußbruch des Kreuzbeines.

Behauptete Schädigungsfolge. Harnträufeln.

Zeitlicher Zusammenhang. Vorhanden.

Ursächlicher Zusammenhang. Infolge Steißbein- und Kreuzbeinverwundung mit Beteiligung der Sacralnerven besteht absolute Harninkontinenz aus leerer Blase; dazu Anus praeter naturalis sacralis. Der ursächliche Zusammenhang ist sicher.

II/10. Eine Entleerungsstörung der Blase ist die Folge eines Beckenbruches mit Verletzung des Blasenauslasses.

Vorgeschichte. 1930 Beckenbruch mit teilweisem Riß des Blasenhalses. 1936 ergab eine Untersuchung der Blase einen Restharn von 40 ml. 1949 fand man bei einer Bougierung der Harnröhre keine Residuen einer Verletzung der Harnröhre, jedoch Restharn.

Befund. Cystoskopie: Die Harnröhre ist vollkommen durchgängig; keine Striktur; die Blase läßt sich bis 350 ml auffüllen. Die Blasenschleimhaut zeigt besonders am Blasenboden eine vermehrte Rötung. Sie zeigt ferner eine beginnende Balkenbildung. Es fällt auf, daß die Harnleiteröffnungen sehr weit harnröhrenwärts liegen und etwas wulstig verändert sind. Intravenös gegebener Farbstoff wird bds. 4 Minuten später in kräftigem, tief gefärbten Strahl ausgeschieden. Von beiden Seiten her ist die Vorsteherdrüse in den Blasenauslaß hinein etwas prominent. Bei der Aufforderung der Miktion sind die zu beobachtenden Bewegungen am Blasenauslaß normal.

Rectal: Die Prostata ist kastaniengroß, auffallend derb, schlecht abgrenzbar. Die Gegend der Samenblasen ist etwas induriert.

Beurteilung.

Behauptete Schädigung. Beckenbruch mit Blasenverletzung.

Behauptete Schädigungsfolge. Entleerungsstörung der Blase.

Zeitlicher Zusammenhang aktenkundig.

Ursächlicher Zusammenhang. Es ist bekannt, daß bei Schambeinbrüchen eine Verletzung des Blasenauslasses zustandekommen kann. Die auffallende Verlagerung des Blasendreiecks nach vorn scheint dafür zu sprechen, daß bei dem Probanden nicht, wie überall in den Akten verzeichnet, eine Harnröhrenverletzung vorhanden war, sondern tatsächlich eine solche des Blasenauslasses. Dafür spricht auch, daß Folgen einer Harnröhrenverletzung (Striktur) nie aufgefunden werden konnten. Ferner spricht für eine solche Annahme die Tatsache, daß bei dem damals 37jährigen Pat. bereits ein Restharn von 40 ml gefunden wurde. Es ist bekannt, daß bei zunehmenden Alter infolge von Veränderungen der Vorsteherdrüse beim Manne Restharn auftreten kann. Die heute feststellbaren Veränderungen der Prostata reichen jedoch nicht zur Erklärung eines Restharnes von 120 ml aus. Dazu kommt, daß die an der Prostata palpatorisch nachweisbaren Veränderungen die Qualität entzündlicher Veränderungen und nicht von Altersveränderungen haben.

Da anläßlich des Unfalls 4 Wochen lang eine Dauerkatheterbehandlung vorgenommen wurde, ist eine Entzündung der Vorsteherdrüse erklärt.

Die heute feststellbare Entleerungsstörung der Blase ist als Unfallfolge anzuerkennen. Die Abwesenheit einer Harninfektion und das normale Harnsediment spricht nicht gegen diese Annahme. Alte, vernarbende Prozesse der Prostata und des Blasenauslasses gehen häufig mit einem normalen Urinbefund einher.

Zusammenfassend ist eine Entleerungsstörung der Blase mit Restharnbildung und chronisch recidivierender Cystitis als Unfallfolge anzuerkennen. Die Minderung der Erwerbsfähigkeit ist hierfür mit 15% anzunehmen.

II/11. Miktionsstörungen stehen nicht im Zusammenhang mit Granatsplitterverletzung des linken Unterschenkels.

Vorgeschichte. Ein 39jähriger Mann erleidet 1943 eine Granatsplitterverletzung des linken Unterschenkels. 1946 treten erschwerte Miktionen auf, die besonders während der kälteren Jahreszeit zu größeren Beschwerden führen.

Befund. Cystoskopie: Harnröhre wegsam. Das Fassungsvermögen ist größer als 200 ml. Die Blasenschleimhaut ist mäßig gerötet. Das instrumentelle Pyelogramm und die Röntgenübersicht der Nieren ergeben keinen Befund von Krankheitswert. Rectal: Die Prostata ist sehr derb, schlecht abgrenzbar.

Beurteilung.

Behauptete Schädigung. Verwundung linker Unterschenkel.

Behauptete Schädigungsfolge. Blasenstörung

Zeitlicher Zusammenhang. Zwischen Verwundung und Blasensymptom besteht ein 3jähriges symptomfreies Intervall.

Ursächlicher Zusammenhang. Ein ursächlicher Zusammenhang mit der Splitterverletzung des linken Unterschenkels kann für die Miktionsstörungen und die Prostatitis nicht angenommen werden, da die ersten Miktionsbeschwerden erst 3 Jahre später nach der angeschuldigten Verletzungsfolge aufgetreten sind.

Eine Minderung der Erwerbsfähigkeit ist bei der Geringfügigkeit und Inkonstanz der Beschwerden, sowie bei der Geringfügigkeit des Untersuchungsbefundes nicht meßbar.

II/12. „Blasenschwäche“ im Zusammenhang mit elektrischem Unfall?

Vorgeschichte. Im Alter von 23 Jahren elektrischen Unfall erlitten, mit kurzdauernder Hämaturie bei ambulanter Behandlung, dessen Folgen 6 Jahre gering berentet wurden. 40 Jahre später, im Alter von 63 Jahren, werden Miktionsbeschwerden auf diesen Unfall bezogen, und von einem Vorgutachter wird ein Zusammenhang anerkannt.

Befund. Balkenblase mit mäßiger Herabsetzung der Kapazität und geringem Prostatamittellappen.

Behauptete Schädigung. Einwirkung des elektrischen Stroms vor 40 Jahren.

Behauptete Schädigungsfolge. Gehäufte Miktion, Harnzwang.

Zeitlicher Zusammenhang. Nicht erwiesen. Brückensymptome fehlen.

Ursächlicher Zusammenhang. Geht man davon aus, daß der Proband am 3. 10. 15 einen Unfall erlitten hat, bei dem er Verbrennungen durch den elektrischen Strom davongetragen hat, so ist zunächst hervorzuheben, daß es sich offensichtlich um eine leichte Verletzung gehandelt hat und zwar hinsichtlich einer eigentlichen elektrischen Schädigung. Die thermische Schädigung dagegen kann durchaus etwas stärkerer Art gewesen sein, die aber nur Teile der Körperoberfläche betroffen hat.

Man muß bei einer Starkstromverletzung zwischen dem eigentlichen elektrischen Schaden und dem Wärmeschaden unterscheiden. Der elektrische Schaden besteht in Veränderungen, die sich an den Stellen des Körpers von der Oberfläche bis zum Zentrum abspielen können, welche im sog. Stromkreis gelegen sind. Der Stromkreis ist bestimmt hinsichtlich Lage und Ausdehnung durch die Ein- und Austrittsstelle des Stromes bei der Verletzung. Auch der elektrothermische Schaden kann auf der Wirkung des elektrischen Stromes an der Ein- und Austrittsstelle der Körperoberfläche beruhen; er kann aber auch rein thermisch verursacht werden, so bei der Einwirkung des sog. Licht- oder Flammenbogens.

Es ist infolge Fehlens aller Unterlagen heute nicht mehr zu eruieren, ob der Proband einen elektrischen oder einen rein thermischen Schaden bei dem Unfall davongetragen hat. Unterstellt man einmal die weitestgehende Möglichkeit, daß beide Stromeinwirkungen sich ausgewirkt haben, so kann man mit einer großen Wahrscheinlichkeit sagen, daß der Stromkreis *nur* die *obere* Körperhälfte betroffen hat. Verletzt waren die rechte Hand und das Gesicht. Dieser Stromweg ist fast immer gegeben, wenn ein Mensch beim Arbeiten mit der Hand mit dem elektrischen Strom in Berührung kommt. Nur in Ausnahmefällen (beim Stehen auf leitungsfähigem Boden) kann der Stromkreis von der Hand zu einem Fuß oder beiden Füßen gehen. Und nur im letzteren Falle ist die Einbeziehung des Harnapparates in den Stromkreis vorstellbar. Diese Vorstellung ist aber eine rein theoretische. In der Praxis ist nämlich bisher kein Fall von einer unmittelbaren Schädigung des Harnapparates beim Hand-Fuß-Stromkreis bekannt. Ich habe das ganze Schrifttum daraufhin durchgesehen. Im übrigen ist die untere Körperhälfte des Probanden mit an Sicherheit grenzender Wahrscheinlichkeit nicht in den Stromkreis einbezogen gewesen und auch vom Probanden nicht behauptet worden.

Nun könnte man einwenden und sagen, daß bei dem Stromkreis Hand - Kopf eine Schädigung des Gehirns, insonderheit des Stammhirns erfolgt wäre bzw. sein könnte, wodurch es mittelbar zu einer zentral-neurogenen Störung der Blasentätigkeit gekommen wäre. Auch dieser Einwand gründet sich lediglich auf theoretischen Vorstellungen. Denn auch bei den wenigen Fällen von Hirnschädigung durch elektrische Stromverletzungen ist bisher kein Fall einer mittelbaren Rückwirkung auf die Harnblase bekannt geworden. Um die Hypothetik des Probanden, aber auch der Gutachter, die in seinem Falle den ursächlichen Zusammenhang bejahen, zu veranschaulichen, ist darauf hinzuweisen, daß nach Verletzungen mit dem elektrischen Strom nicht einmal Magenschädigungen mit dem Ergebnis einer Ulcus-Entstehung in Klinik und im Tierversuch beobachtet werden konnten, obwohl gerade ein Magengeschwür bei seiner pathogenetischen Abhängigkeit von vegetativ-nervaler Erregung und vom Stammhirn eine häufige Folge einer Starkstromverletzung der oberen Körperhälfte sein müßte.

Aus diesen Hinweisen ist also zu ersehen, daß es Schädigungen der Harnblase unmittelbarer oder mittelbarer Form bei Verletzungen durch elektrischen Strom nicht gibt.

Lediglich zur Entkräftung der Angabe des Probanden soll noch angeführt werden, daß der Nachweis eines blutigen Urins nach der Verbrennung kein Ausdruck einer Schädigung des Harnapparates durch den elektrischen Strom ist. Unterstellt man die Angabe über Beimengung von Blut zum Urin als erwiesen, so bleibt die Frage offen, ob die Blutfarbe des Harns durch rote Blutkörperchen oder durch einen Blut- bzw. Muskelfarbstoff (Hämoglobin bzw. Myoglobin) bedingt war. Nach der heutigen wissenschaftlichen Kenntnis kommt es nie zu einer Blutung aus den Nieren, sondern lediglich zu einer Hämoglobinurie, indem durch Schock und Eiweißzerfall an anderen Stellen des Körpers, insbesondere in elektrisch geschädigten Muskeln, Blutfarbstoff durch die Nieren ausgeschieden wird und in den Nieren eine Nephrose verursachen kann. Diese Tatsachen haben aber nichts mit der Harnblase zu tun. Selbst wenn also der Proband nach der Verbrennung vorübergehend eine Hämoglobinausscheidung gehabt hat, deren Natur man damals noch nicht kannte, so ist hieraus ein Rückschluß auf eine Blasenschädigung nicht nur nicht erlaubt, sondern falsch.

Obwohl durch die bisherigen Beweise die Beteiligung der Harnblase an einer Starkstromverletzung im allgemeinen und an der (leichten) Stromschädigung der oberen Körperhälfte im besonderen mit an Sicherheit grenzender Wahrscheinlichkeit ausgeschlossen worden ist, soll dennoch die Beweisführung weiter vorgenommen werden, indem eine hypothetisch unterstellte Blasenschädigung beim Unfall vom 3. 10. 15 kontinuierlich bestehen geblieben sein müßte, zumindest aber in gewissen zeitlichen Abständen Brückensymptome bieten müßte. In seinen späteren Aussagen gibt der Proband an, seit dem Unfall dauernd Blasenbeschwerden gehabt zu haben. Diese späteren Angaben werden aber durch die Darstellung vom 21. 4. 55 widerlegt, bei der der Proband aussagte: „Sogleich nach dem Unfall soll Blut im Urin gefunden worden sein. Der Befund habe sich aber kurze Zeit darauf nach Gaben von Pulver und Wildunger Wasser gebessert. *Beschwerden traten erst in den vergangenen Jahren auf.* Das Fassungsvermögen der Blase hat rapide abgenommen". Man kann hieraus wohl mit Recht folgern, daß erst mit zunehmendem Alter der Proband Blasenbeschwerden einschließlich Verminderung der Blasenkapazität beobachtet hat. Im gleichen Sinne spricht auch, daß der Proband bis vor wenigen Jahren nie wegen Blasenbeschwerden krankgefeiert hat, behandelt worden ist oder einen Rentenantrag gestellt hat.

Liest man die Unfalldarstellung des Probanden, so ist es überhaupt fraglich, ob er mit dem elektrischen Strom selbst in Berührung gekommen ist. Er erklärt nämlich, einen elektrischen Schlag nicht verspürt zu haben. Es habe sich jedoch eine elektrische Flamme gebildet, die an der rechten Hand stehen geblieben sei und beim Wegziehen der Hände eine Länge von 2 m erreicht habe. Die Flamme habe nur Bruchteile einer Sekunde bestanden, zu Verbrennungen an der rechten Hand und an der rechten Gesichtshälfte geführt, mit der er beim Vorbeugen in den Flammenbereich gekommen sei. Aus dieser Darstellung ergibt sich, daß er bei dem Unfall keine spezifische elektrische Verletzung erlitten hat, sondern lediglich in den Flammenbogen geraten ist, der nur an den Stellen, wo er mit der Körperoberfläche in Berührung kommt, reine Wärmeschäden verursacht. Diese können bei entsprechend intensiver und langer Einwirkung des Flammenbogens auch tiefer reichen, jedoch keinen inneren Stromkreis mit seinen elektrischen Schäden erzeugen.

Nur mit dieser Annahme läßt sich überhaupt erklären, daß der Proband nur ungewöhnlich kurze Zeit im Krankenhaus gewesen ist, nämlich knapp einen Tag, so daß er am Tage nach dem Unfall bereits in ambulante Behandlung entlassen werden konnte. Hieraus ergibt sich, daß nicht einmal die Wärmeeinwirkung schwerer Art war.

Ich muß daher eine Schädigung des Harnapparates im allgemeinen und der Harnblase im besonderen bei dem Probanden anläßlich des Unfalles vom 3. 10. 15 mit an Sicherheit grenzender Wahrscheinlichkeit verneinen und seine jetzt vorgebrachten Klagen als unabhängige Gesundheitsstörungen bezeichnen, die mit dem Unfall nichts zu tun haben.

II/13. Harnrückstauung (Sphinctersklerose), Urämie und Tod im Zusammenhang mit Rückenprellung und stumpfer Bauchverletzung?

Einer Sphinctersklerose mit erheblicher Harnrückstauung folgt eine Harninfektion mit Urämie und Tod. Diese Erkrankungen stehen in keinem Zusammenhang mit einer 15 Jahre vorher erlittenen Rückenprellung oder einer 5 Jahre vorher erlittenen stumpfen Bauchverletzung.

Vorgeschichte. Seitens der Ehefrau wird der Tod des Ehemannes in Verbindung gebracht mit den Folgen einer Rückenverletzung 15 Jahre vor dem Tode und einer stumpfen Bauchverletzung 5 Jahre vor dem Tode.

Gutachten nach Aktenlage und Obduktion. Mit an Sicherheit grenzender Wahrscheinlichkeit hat die urologische Erkrankung mit einer Hypertonie des Blasenausgangsmuskels begonnen. Infolge einer zu späten Erkennung dieses Leidens hat die Sphincterhypertonie die schicksalsmäßigen Folgen erfahren, nämlich eine Rückstauung des Harns in der Blase und in den oberen Nierenhohlräumen einerseits und eine schwere Infektion andererseits. Die Infektion ist wie immer bei derartigen starken Abflußbehinderungen, aufsteigend geschehen, das heißt, sie ist von der Harnblase auf die Nieren übergegangen und hat auch an den Nierenhohlräumen, dem Nierenbecken und den -kelchen, nicht haltgemacht, sondern hat das eigentliche Nierengewebe ergriffen. Durch die entzündlichen Veränderungen im Nierengewebe ist der Teil desselben, der die harnpflichtigen Stoffe und das Wasser aus dem Blut herausfiltert, allmählich zerstört worden. Dadurch ist es zu einer schleichenden Harnvergiftung (Urämie) gekommen, welche in schicksalsmäßiger Weise dann zum Tode geführt hat. Alle anderen Veränderungen, welche man bei der Leichenöffnung am Harnapparat gefunden hat, waren entweder nur Folgen oder Symptome dieser aufsteigenden Blasen-Nierenentzündung oder aber, so die kleinsten Infarkte, Nebenbefunde. Sie haben weder auf den Verlauf des Leidens einen Einfluß gehabt, indem sie diesen wesentlich beschleunigt haben, noch sind sie die Folge irgendeiner exogenen Einwirkung gewesen. Die endogene Entstehungsursache der Urämie ist also mit ganz überwiegender Wahrscheinlichkeit geklärt und gesichert.

Obwohl damit die Frage des ursächlichen Zusammenhangs eindeutig beantwortet ist, soll doch mit Rücksicht auf die Annahme der Klägerin und des Hausarztes dazu noch Stellung genommen werden, ob sich überhaupt vom Standpunkt der medizinischen Wissenschaft ein ursächlicher Zusammenhang mit Rückenprellung und stumpfem Bauchtrauma annehmen bzw. für wahrscheinlich halten läßt.

Dies ist zu verneinen.

Unterstellt man einmal, daß bei der Rückenprellung vor 15 Jahren eine Mitverletzung des Harnapparates bestanden hätte, so käme für eine solche nur eine Verletzung einer oder beider Nieren in Frage. Abgesehen davon, daß eine derartige Verletzung von zwei Nieren selten, ja geradezu ungewöhnlich selten ist, hat sie auch mit ganz überwiegender Wahrscheinlichkeit nicht einmal an einer Niere bestanden. Die Behandlung wurde nämlich damals in einem großen Krankenhaus durchgeführt, welches eine Gewähr dafür bietet, daß durch alle nur möglichen Untersuchungen eine Verletzung der Wirbelsäule oder der Nieren ausgeschlossen worden ist. Wäre irgendein Befund dagewesen, so müßte man es als unmöglich bezeichnen, daß der Verletzte nur eine Woche krankgefeiert hat. Geht man noch weiter und unterstellt, daß der Verletzte bei dem ersten Unfall eine Niere oder gar beide Nieren geprellt hätte, so kann eine derartige Prellung nur ein Zerreißen von Nierengewebe in kleiner Ausdehnung bewirkt haben. Durch derartige Zerreißungen entstehen Blutungen, die sich im Urin makroskopisch oder mikroskopisch nachweisen lassen. Die Rißstellen des Nierengewebes heilen je nach Größe in einigen Tagen bis einigen Wochen aus, wie das jedes andere Gewebe auch tut. Das bedeutet, daß selbst im Falle einer Prellung einer Niere oder beider Nieren spätestens nach einigen Wochen das einzige Symptom, eine Blutbeimengung zum Harn, verschwunden gewesen wäre.

Eine Ursache zu einer späteren Infektion dieser Stellen wäre dadurch mit Sicherheit nicht gegeben worden. Wäre es bei dem Unfall zu einer schweren Zerreißung einer Niere mit Austritt von Urin oder auch nur von Austritt größerer Blutmengen in das Nierenlager gekommen, so hätte man sofort ein entsprechendes Krankheitsbild mit einer Pseudoperitonitis gehabt. Die Folge wäre zwangsläufig eine mehrwöchige Krankfeierzeit mit langer stationärer Behandlung gewesen. Selbst also in dem Falle, daß eine Prellung der Nieren damals geschehen wäre, käme diese Prellung aber mit Sicherheit nicht als Ursache für die später aufgetretene Harnwegsinfektion in Frage, abgesehen davon, daß letztere am Blasenausgang begonnen hat.

Ähnlich liegen die Dinge für den zweiten Unfall. Es steht fest, daß der Verletzte etwa $^1/_2$ bis 1 Jahr *vor* diesem Unfall eine Sphinctersklerose mit dem Scheinbild einer Sphincterinsuffizienz gehabt hat. Während der stationären Behandlung wegen der Folgen des zweiten Unfalls wurden aber keinerlei Erscheinungen einer Verschlimmerung dieses vorbestehenden Blasenleidens beobachtet. Im übrigen ist bei dem zweiten Unfall ja auch ganz eindeutig — darüber besteht kein Zweifel — der Oberbauch von vorne gequetscht worden. Eine Quetschung der Nieren ist dabei ebensowenig möglich gewesen wie eine solche der Harnblase. Die später eingetretene Verschlimmerung mag daher vom Verletzten und von seiner Ehefrau als Folge des zweiten Unfalls aufgefaßt worden sein, wenn auch erst zum Schluß, kurz vor dem Tode, bzw. von seiten der Ehefrau nach dem Tode. Soweit ein Zusammenhang bestanden hat, war er ein zufälliger, ein zeitlicher durch das Nebeneinanderhergehen der Folgen des Unfalls im Bereich des Oberbauches (Narbenbruch, Beschwerden davon) und der schleichenden Harnvergiftung.

Die kleinsten Infarkte, die nur einen geringen Teil des Nierenparenchyms einnahmen, sind keine Unfallfolge. Daß eine Niere an einer kleinen oder an einer größeren Stelle durch eine Prellung einreißt, ja ganz zerquetscht werden kann, ist möglich. Daß aber an mehreren winzigen Stellen beider Nieren derartige Einrisse durch eine Quetschung entstehen, die dann als Narben ausheilen und als Infarkte nach dem Tode imponieren, gibt es nicht. Selbst wenn man eine derartig absurde Entstehung annehmen würde, hätten diese kleinen Infarktnarben weder den Gesundheitszustand des Verletzten allgemein noch das vorbestehende Blasenleiden mit Übergreifen auf die Nieren irgendwie beeinflußt.

Damit sind die Möglichkeiten bereits erschöpft, welche man — *theoretisch* — für eine traumatische Erklärung diskutieren kann. Es bedarf keiner weiteren Ausführungen, um den rein theoretischen Charakter derselben zu erkennen.

Es ist verständlich, daß die Klägerin von dem Vorliegen eines ursächlichen Zusammenhangs überzeugt ist. Ihr fehlen die fachlichen Voraussetzungen, um anders denken zu können; die zeitliche Koexistenz von zwei verschiedenen Vorgängen bzw. Krankheiten bedeutet für die Klägerin auch eine kausale Verknüpfung. Die Klage ist zudem aus gefühlsmäßigen Gründen veranlaßt worden, bei denen eine bedauerliche soziale Bedrängnis wesentliche Veranlassung bildete. Infolgedessen hat die Klägerin, nachdem die erste Klagebegründung durch den Ausschluß einer Silikose bei der Leichenöffnung gegenstandslos geworden war, ihre Klagebegründung auf einen Zusammenhang des Blasen-Nierenleidens mit den beiden Unfällen verlagert.

Die Klägerin kann nur auf Möglichkeiten hinsichtlich eines Zusammenhanges des Blasen-Nierenleidens mit dem ersten Unfall aufmerksam machen. Irgendwelche Beobachtungen dafür bringt die Klägerin nicht vor. Auch ist der Zustand der damaligen Rückenbeschwerden, welche von der Klägerin möglicherweise als in den Nieren befindlich gewesen bezeichnet wurde, nach einiger Zeit besser geworden, wie die Klägerin schreibt. Über die Zeitspanne von 10 Jahren gibt die Klägerin keinen Bericht über den Zustand ihres Mannes. Aus den Darstellungen der Klägerin ergibt sich nichts, was für die Zwecke der Zusammenhangsbegutachtung irgendwie von Bedeutung und daher zu berücksichtigen wäre.

Ähnlich liegen die Dinge auch hinsichtlich der Stellungnahme des Hausarztes. Er gibt in einem Schreiben seiner Überzeugung Ausdruck, daß ein Unfallzusammenhang des Harnleidens bestehe. Hierfür spreche, daß der Verletzte vor seinem ersten Unfall nierengesund gewesen sei und daß sowohl nach dem ersten wie auch nach dem zweiten Unfall eindeutige Zeichen einer Nierenschädigung bestanden haben. Auf Grund der oben von mir gegebenen Erklärung des ursächlichen Zusammenhangs ist es sehr zu bezweifeln, daß der Hausarzt seine Ansicht durch die Krankenunterlagen belegen könnte, selbst wenn diese nicht durch Kriegseinflüsse zerstört worden wären. Seine Unterlagen würden vielleicht für eine Nieren-Schädigung sprechen, nicht aber für eine Nieren-*Verletzung*. Letztere wäre weder bei der stationären Untersuchung und Behandlung im Krankenhaus übersehen worden, noch hätte sie sich, falls sie tatsächlich übersehen worden wäre, in der Folgezeit nicht übersehen lassen. Eindringliche Symptome hätten nach einer Diagnose verlangt, Arbeitsunfähigkeit bedingt und wahrscheinlich Rentenansprüche ausgelöst. Alles dieses ist nicht geschehen.

Im übrigen kann man die schriftlichen Hinweise des Hausarztes an anderen Stellen der Akten auch nicht mit dem Inhalt seiner Stellungnahme für das Sozialgericht ganz in Einklang bringen. So spricht der Hausarzt in einem Gutachten auch nicht von irgendwelchen Verletzungsfolgen im Bereich des Harnapparates, sondern von einer Blasenschließmuskelinsuffizienz mit rückfälliger, fieberhafter Blasen-Nierenbeckenentzündung. Des weiteren begründet der Hausarzt einen Verschlimmerungsantrag des Verletzten, gestellt wegen Folgen des zweiten Unfalls, nicht mit dem verschlimmerten Blasen-Nierenleiden, sondern mit dem Oberbauchnarbenbruch; da inzwischen auch das Nierenleiden erheblich verschlimmert war, hätte es nahegelegen, auch dieses als Begründung für den Verschlimmerungsantrag zu benennen, wenn man es als Folge des ersten Unfalls bzw. als Ergebnis einer Verschlimmerung durch den zweiten Unfall angesehen hätte. Erst in einem zweiten Verschlimmerungsantrag erwähnt der Hausarzt auch die rezidivierende fieberhafte Pyelitis. Der Hausarzt weist auf häufig aufgetretene Hämaturen, gehäuftes Erscheinen von Nierenepithelien und auch Zylindern im Urinsediment als Beweis traumatisch bedingter Nierenschädigung hin. Wenn man diese Ausführungen liest, so kommt man aber zu dem Ergebnis, daß ohne Zeitangaben derartige Befunde nicht bewertet werden können, abgesehen davon, daß sie in keiner Weise charakteristisch für eine Nierenverletzung sind. Sie sind lediglich der Ausdruck der damals bereits bestehenden, da schon nachgewiesenen, Schädigung des Nierenparenchyms durch eine Pyelonephritis. Diese Deutung gibt der Hausarzt auch in einem Nachtragsgutachten.

Ich bin auf die Stellungnahme des Hausarztes eingegangen, um auch nach dieser Seite hin meine Beurteilung abzurunden. Die Zusammenhangsfrage wird durch die Auffassung des Hausarztes in keiner Weise berührt. Die Klärung, die auf Grund der klinischen Untersuchungen, des ganzen Krankheitsverlaufes und der Leichenöffnung geschehen ist, hat ein so klares Bild ergeben, daß jede Möglichkeit einer traumatischen Entstehung oder Verschlimmerung des Blasen-Nierenleidens durch einen der beiden Unfälle ausscheidet.

Auch der Verletzte selbst ist von einem derartigen Zusammenhang nicht überzeugt gewesen. So hat er anläßlich der Begutachtung für das erste unfallnahe ärztliche Gutachten keine Klagen vonseiten seines Harnapparates vorgebracht. Der Gutachter hat dieses Leiden auch nicht in den Kreis der Unfallfolgen aufgenommen; dementsprechend ist die Nierenbeckenentzündung ausdrücklich im ersten Rentenbescheid als nichtunfallbedingt verzeichnet und dem vom Verletzten nicht widersprochen worden.

II/14. Harnrückstauungsniere, sekundäre Harnsteinbildung im Zusammenhang mit Granatsplitterverletzung des Nierenlagers.

Vorgeschichte. Der Proband war durch Granatsplitter verwundet worden. Komplizierte Oberschenkelfraktur links; komplizierte Unterarmfraktur rechts. Zahlreiche Splitter in Brust und Lendengegend links. Zunächst 14tägige Behandlung im Hauptverbandplatz; Wundversorgung; Lagerung auf Schienen und Bluttransfusionen. Im Feldlazarett Anlegen eines Gipsverbandes. Im Mai, Juni desselben Jahres starke Wundeiterungen, wodurch Infusionen und Wunddrainagen erforderlich wurden. Er sei täglich 3mal verbunden worden. Aus dem Oberschenkel bestand eine anhaltende, massive Eiterung. Die anderen kleinen Splitter im Körper hätten ebenfalls sich infiziert. Nach insgesamt 7 Monaten Abnahme des Gipsverbandes. Er habe ein halbes Jahr streng gelegen. Cirka 14 Monate nach der Verwundung habe sich die letzte Fistel geschlossen. Anläßlich der ersten Versorgungsbegutachtung wurde ein ca. erbsgroßer steinverdächtiger Kalkschatten im Bereich der linken Niere festgestellt. Bei der Urographie zeichnet sich der deutlich vergrößerte Nierenschatten klar ab. Während die Ausscheidung des rechten Hohlsystems zeitgerecht und gut konzentriert vor sich geht, kommt es links zunächst zur Zunahme der Parenchymdichte und erst verzögert zur Ausscheidung des Kontrastmittels in dem ableitenden Hohlsystem. Die dort durchgeführten Aufnahmen nach 14 und 15 min ergeben eine deutliche Erweiterung des Hohlsystems mit pflaumengroßen Kelchenden. Das Nierenbecken kommt nicht zur Darstellung. Das Konkrement liegt im unteren Kelch. Danach zeigt die a.p. Aufnahme 3 erdnußkerngroße metalldichte Verschattungen neben multiplen kleinen Splittern in der Gegend von Lendenwirbelkörper 2 und 3. Die Urinuntersuchung ergab Albumen opaleszent; Sediment mäßig viele Erythrocyten, sowie Leukocyten. Der Pat. wurde auf Grund dieses Befundes operiert. Dabei wurden folgende Veränderungen vorgefunden: Der Harnleiter ist in seinem oberen Anteil s-förmig an den unteren Nierenpol herangezogen und mit diesem fest verbacken. Urethrolyse. Freilegung des Nierenbeckens, welches in eine derbe Schwarte eingescheidet ist. Extraktion eines gut fingernagelgroßen Konkrementes. Die Wundheilung war durch anhaltendes Nässen stark verzögert. 6 Monate später wurde ein Rezidivstein mit erheblicher Coliinfektion festgestellt, so daß nochmals eine Operation durchgeführt werden mußte. Dabei zeigte sich, daß die Nierenkelche noch kugelig erweitert waren.

Beurteilung. Die zusammengefaßten Befunde, Röntgenuntersuchung und Operationsbericht zeigen, daß eine intrarenale Erweiterung des Hohlsystems der linken Niere vorliegt. Betroffen sind besonders die Kelchenden und die Kelchhälse, die schon bei der ersten Untersuchung sich ca. markstückgroß und kugelig dargestellt haben. Der vorliegende Befund ist der einer Hydronephrose (Harnstauungsniere). Man unterscheidet zwischen dynamischen Harnstauungsnieren (RUMPEL, von LICHTENBERG, ANDERL und BOEMINGHAUS), die in der

Regel auf kongenitalen Innervationsstörungen beruhen und die morphologisch durch ein erweitertes Nierenbecken ohne nennenswerte intrapelvine Druckerhöhung zu keiner sehr ausgesprochenen Veränderung der Kelchenden führen — und mechanischen Harnstauungsnieren. Bei der dynamischen besteht ein auffallendes Mißverhältnis zwischen der oft gewaltigen Größe des extrarenalen Nierenbeckens und der nur geringfügigen Ausweiterung der Kelche und Kelchenden, ganz im Gegensatz zu den anderen Formen der Harnstauung und dem hier vorliegenden Befund. Das hier vorliegende mechanische Hindernis ist extraureteral außerhalb des Nierenbeckens gelegen und in der Form von derben Schwarten und Ureterummauerungen. Diese Veränderungen im Nierenlager sind als Folge von Entzündungen und Eiterungen bekannt und werden von BOEMINGHAUS mit als seltene Ursache sog. traumatischer Hydronephrosen anerkannt und beschrieben. Der Operationsbefund ergab die Bestätigung, daß die Verschwartung und Schwielenbildung erheblich gewesen sind und daß sie als die wirkliche Ursache der Harnstauung anzunehmen ist. Der Nierenstein fand sich röntgenologisch und auch bei der Operation in einem Nierenkelch und ist sicher nicht eine evtl. intraureterale Ursache. Es handelt sich sicher um eine sekundäre Steinbildung, begünstigt durch Infektion und Abflußstörung. Als auslösende Ursache für die entzündlichen Veränderungen im linken Nierenlager muß die multiple Metallsplitterverletzung angesehen werden. Röntgenologisch liegen diese im Verlauf des Harnleiters, und nach den Angaben des Pat. hätte eine Infektion vorgelegen. Dies ist glaubhaft, da bekanntlich Granatsplitter fast immer infiziert sind und über längere Zeit Entzündungen unterhalten oder erst nach Jahren hervorrufen können.

Nach den objektiven Unterlagen und den dargelegten Erkenntnissen über die verschiedenen Formen von Harnstauungsnieren ist mit an Sicherheit grenzender Wahrscheinlichkeit in dem vorliegenden Fall eine sog. traumatische Hydronephrose anzunehmen. Das Trauma war die Granatsplitterverletzung.

II/15. Harnröhrendivertikel, Harninfektion, Nierenschädigung im Zusammenhang mit Granatsplitterverletzung der Harnröhre.

Vorgeschichte. Der Proband wurde durch Granatsplitter am Damm verwundet. Über verschiedene Behandlungen in den verschiedensten Lazaretten hinweg gelang es dann, den Harnröhrendefekt plastisch zu decken. Es resultiert aber heute noch, wie aus dem Uretrogramm ersichtlich, eine etwa 7 cm lange und in ihrer größten Ausdehnung etwa 3 cm ausmachende sackartige Erweiterung, ca. 8 cm hinter der äußeren Harnröhrenmündung.

Beurteilung. Die Kontrastmittelansammlung, ein Divertikel, ist als Begleiterscheinung der Harnröhrenplastik aufzufassen und steht ursächlich mit den Verwundungsfolgen in Zusammenhang und muß als Schädigungsfolge anerkannt werden. Sie bildet, klinisch betrachtet, ein ständiges, im Sinne eines Divertikels sich auswirkendes Reservoir und ist damit ein ständiger Infektionsträger. Den Beweis dafür liefert u. a. das Ergebnis des Urin I, in dem 12—15 Leukocyten und reichlich Bakterien (Coli) nachgewiesen wurden. Im Urin II dagegen sind nach Ausschwemmung nur 0—2 Leukocyten nachweisbar, aber wiederum massenhaft Bakterien, und zwar ebenfalls Coli.

Als Ausdruck der chronischen Entzündung im gesamten Urogenitalbereich sind die bei der Chromocystoskopie erhobenen Befunde aufzufassen. Hier zeigt sich bereits als Symptom der chronischen Entzündung u. a. vermehrte Gefäßzeichnung, Blutaustritte im Gebiet des Trigonum, und Trabekelbildung. Die kreuzförmige Narbe am Blasendach ist das Residuum des zwischenzeitlich angelegten suprapubischen Blasenkatheters. Im Verlauf der langen Katheterbehandlung und im Verein mit der immer bestandenen Infektion kam es auch zu Steinbildungen in der Blase, von denen einer operativ entfernt wurde. Die übrigen sind spontan abgegangen. Aus der Vorgeschichte ist ersichtlich, daß Konkremente bis zu Zwetschenkerngröße die Harnröhre passiert haben. Auch bei der Untersuchung der Vorsteherdrüse fällt nahezu fast prallderbe Konsistenz auf, die ebenfalls im Sinne einer chronischen Veränderung aufzufassen ist. Die Nierenfunktion ist, wie aus der Chromocystoskopie und dem i. v. Pyelogramm ersichtlich, links einwandfrei. Jedoch fällt bei der Betrachtung der Rö.-Bilder links eine wesentliche Vergrößerung auf und nach Injektion des Kontrastmittels stellen sich lediglich im Gebiet des oberen Poles zwei normale Kelche dar. Anstelle der übrigen Kelche findet man kugelig erweiterte Hohlräume, sowie ein erweitertes Nierenbecken, die im Sinne einer Hydronephrose aufzufassen sind.

Die rechte Niere scheidet chromocystoskopisch bis 15 min nicht aus. Im Verlauf des i. v. Pyelogramms konnte dieser Befund bestätigt werden, denn erst nach 20 min nach Injektion des Kontrastgleitmittels beginnt sich der Harnleiter in seinem oberen Drittel zu füllen. Die rechte Niere selbst erscheint wesentlich kleiner als normal. Auch ihre Kelchzeichnung ist sehr verwaschen und stellt sich nur im oberen Pol leidlich dar. Im mittleren Anteil der rechten Niere findet man einen hantelförmigen, bohnengroßen Schatten, der einem Konkrement entspricht. Im allgemeinen fällt bei der Beurteilung der Röntgenbilder eine Atonie des ganzen Nierenhohlraumsystems und beider Harnleiter auf. Der Volhardsche Wasserversuch ergab bei einer Höchstkonzentration bis 1025, die nur einmal erreicht wurde, und bei einer Verdünnungsfähigkeit bis 1000 und bei einer Ausscheidung von 1610 ml innerhalb der ersten 4 Std nach Einnahme von 1500 ml Tee noch leidlich normale Werte. Rest-N und Xanthoprotein sowie Indican ergaben mit den erzielten Werten keine Abweichung von der Norm und sprechen daher nicht für eine Anhäufung von harnpflichtigen Substanzen im Blut. Sämtliche hier aufgeführten urologischen Veränderungen sind als unbedingte Folgen der erlittenen Verwundung aufzufassen, zumal infolge der Vielseitigkeit der urologischen Eingriffe und des langen Kathetertragens sowie der Entstehung von Konkrementen eine chronische Entzündung des gesamten Urogenitaltraktes wahrscheinlich ist.

Eine Besserung ist immer wieder nur vorübergehend zu erwarten und besonders nur durch Medikamente in positivem Sinne beeinflußbar. Von einer operativen Behandlung des Divertikels, wobei eine Beseitigung desselben anzustreben wäre, wird abgeraten, da erfahrungsgemäß kaum bessere Ergebnisse erzielt werden können.

Jedoch wird eine laufende urologische Betreuung für notwendig erachtet, um einer wesentlichen Verschlimmerung vorzubeugen.

Schädigungsfolge im Sinne des § 1 BVG.:
Harnröhrendivertikel nach Plastik.
Chronische Prostatitis.
Chronische Cystitis mit Balkenblase.
Hydronephrose links.
Funktionseinschränkung der rechten Niere.
Nierenstein rechts.
Narbe über dem Schienbein mit kleiner Hernie.
Narben an der Peniswurzel und im Gebiet des Hodenackes.
Störungen der Urinentleerung nach Schußverletzung des Gliedes und des Hodensackes.
Harninfektion (Bacterium Coli).
Minderung der Erwerbsfähigkeit 60 (sechzig) %.

II/16. Doppelseitige Harnrückstauungsnieren im Zusammenhang mit Sturz bei Hindernislauf?

Vorgeschichte. Im Alter von 23 Jahren stürzte der Proband bei Hindernislauf. Er blieb mit den Zehen am Hindernis von 1 m Höhe hängen und schlug nach vorn über. Angeblich besinnungslos gewesen. Als er zu sich kam, lag er im Sanitätswagen. Er wurde ins Lazarett eingeliefert, durchleuchtet und sofort operiert von einem unteren Medianschnitt aus. Nach 3 Wochen wurde er nach Hause und aus der Wehrmacht entlassen. War nicht mehr Soldat.

2 Jahre später wurde die rechte Niere entfernt. Nach weiteren 2 Jahren wurde die linke Niere operiert (Plastik); seitdem nicht mehr gearbeitet.

Beurteilung. Zur Frage des ursächlichen Zusammenhanges muß bei den unvollständigen Unterlagen unter zwei verschiedenen, nach urologischer Erfahrung möglichen Krankheitsverläufen Stellung genommen werden.

Der Proband leidet an einem angeborenen Leiden, einer Hydronephrose, die beide Nieren betrifft, meist aber an einer Niere ausgeprägter vorhanden zu sein pflegt. Das Leiden führt durch allmählichen Untergang des harnbereitenden Nierengewebes durch Druck des sich schleichend erweiternden harnableitenden Nierenhohlsystems häufig zur Blutharnvergiftung und vorzeitigem Tode.

Mit großer Wahrscheinlichkeit hat bei dem Probanden vor dem Unfall seit seiner Kindheit ein solches Leiden vorgelegen, ohne klinische Erscheinungen zu machen. Eine Wassersackniere entwickelt sich unmerklich im Verlaufe von Jahren. Eine plötzliche oder kurzfristige Entstehung ist nicht bekannt. Für den Krankheitsverlauf und den Untergang der rechten Niere stehen zwei Erklärungen zur Verfügung.

1. Aus den Angaben des Probanden und den Aktenunterlagen läßt sich nichts über die Art der Operation am Unfalltage entnehmen. Der kurze Lazarettaufenthalt von 3 Wochen mit Entlassung (Eisenbahnfahrt) nach Hause, die sehr feine, zarte Operationsnarbe und das Intervall von $1^1/_2$ Jahren bis zur Entfernung der rechtsseitigen vereiterten Sackniere, sprechen am ehesten dafür, daß es sich bei dem Eingriff um eine Probelaparotomie unter der Diagnose „stumpfe Bauchverletzung" gehandelt hat. Wäre es bereits am Unfalltage zu einer Verletzung der rechten Niere, der Blase oder Harnleiter gekommen, müßte eine Katheterbehandlung, instrumentelle urologische postoperative Untersuchung oder ähnliche, dem Patienten doch stets unangenehme ärztliche Maßnahme noch erinnerlich sein. Auf Befragen waren aber keine verwertbaren Angaben zu erhalten.

2. Andererseits läßt die spätere Angabe, „seit dieser Zeit habe er bei jeder kleinen Erschütterung starke Schmerzen links" den Schluß zu, daß der Unfall bzw. die durch den Unfall am gleichen Tage notwendig gewordene Operation auf das bestehende Leiden einen verschlimmernden Einfluß gehabt haben, sei es, daß bei dem Eingriff (etwa Blutstillung, in der Gegend des rechten Harnleiters) dieser mit umstochen und unterbunden wurde (Stop beim Harn-

leiterkatheterismus in 5 cm Höhe), sei es, daß es postoperativ zu einer Harninfektion und Vereiterung der vorbestehenden Wassernsackiere rechts kam. Diese Annahme würde die aktenkundigen Beschwerden bis zur Entfernung der rechten Niere und die Anerkennung als Dienstbeschädigung erklären.

Ärztlich kann heute der ursächliche Zusammenhang ohne Operationsbefund vom Unfalltage nicht mit Wahrscheinlichkeit geklärt werden.

Nach dem Ergebnis der histologischen Untersuchung handelte es sich bei der Erkrankung der rechten Niere um das *Spätstadium* einer Hydronephrose mit entzündlicher Reaktion der Umgebung, während der Harnleiter, von dem ein 8 cm langes Stück entfernt worden war, frei von krankhaften Veränderungen war. Nach dem aktenkundigen Röntgen-Befunden und dem Ergebnis der heutigen Untersuchung findet sich an der linken Niere bereits ein Jahr nach dem Unfall in mäßigen Graden die gleiche Erkrankung, wie sie rechts hochgradig bestanden hatte. Soweit die aktenkundigen Röntgen-Befunde einen Vergleich zulassen — die Originalröntgenaufnahmen konnten nicht beschafft werden —, hat die Erkrankung der linken Niere keine wesentliche Verschlechterung seit der Unfallzeit erfahren. Die Restniere ist als funktionstüchtig anzusehen.

Die Frage nach dem ursächlichen Zusammenhang der heutigen Gesundheitsstörung mit den angeblichen Ursachen kann nicht mit Wahrscheinlichkeit beantwortet werden, da entsprechende Unterlagen und Akten fehlen.

Zwei Möglichkeiten eines Krankheitsablaufes werden erörtert:

1. Es bestand eine angeborene beidseitige Wassersackniere, rechts hochgradig, links in mäßigem Ausmaß. Bereits vor dem Unfall war die rechte Niere funktionslos und wurde später wegen einer in der Zwischenzeit aufgetretenen Infektion entfernt.

2. Durch den Unfall oder die durch Unfallfolgen notwendig gewordene Behandlung kam es an der rechtsseitig bestehenden angeborenen Wassersackniere durch Infektion zu einer Verschlimmerung, die zum Verlust der rechten Niere führte, wobei heute eine vorübergehende Verschlimmerung von einer richtunggebenden Verschlimmerung nicht mehr unterschieden werden kann.

Auch bei Annahme des Verlustes der rechten Wassersackniere als Schädigungsfolge kann ärztlicherseits für die verbliebene, anatomisch veränderte, klinisch aber funktionstüchtige, operativ behandelte Restniere Schädigungsfolge nicht angenommen werden. Die Veränderung dieser Niere ist schädigungsnahe bereits vorhanden und seit dem im wesentlichen unverändert geblieben. Dabei hatte die plastische Operation an der linken Niere wohl den gewünschten Erfolg gehabt. Für die Erkrankung der linken Niere muß ein schicksalsmäßiger Verlauf eines vorher bestehenden Leidens angenommen werden.

II/17. Vorbestehende Harnrückstauungsniere, verschlimmert durch Sturz aus dem fahrenden Lastwagen?

Vorgeschichte. Sturz aus dem fahrenden Lastwagen auf die Straße; Hämaturie. 14 Tage konservative Krankenhausbehandlung. 4 Wochen nach dem Unfall neue Hämaturie; „stumme" rechte Niere; operative Entfernung einer mannskopfgroßen Niere, deren Becken prall mit alten Blutmassen gefüllt sind und deren Rindensubstanz weitgehend durch Druckatrophie geschwunden ist.

Gutachtenfrage. Die Frage der Versicherungsgesellschaft lautet, ob die Blutung der Niere, die zu ihrer Entfernung Veranlassung gegeben hat, ausschließlich durch den Unfall ohne Mitwirkung einer inneren Erkrankung stattgefunden hat; weiter, ob zur Herbeiführung dieses Zustandes bestehende Krankheiten oder Gebrechen mitgewirkt haben; wenn ja, welche und in welchem Umfang (in Prozenten).

Die auf Grund entsprechender Rückfragen ergänzten Akten zeigen, daß der Nachweis der Ausheilung einer Paranephritis 8 Jahre vor dem Unfall bzw. einer Funktionstüchtigkeit der betreffenden rechten Niere nicht nur nicht erbracht worden ist, sondern daß auch der behandelnde Arzt zu der Beurteilung gekommen ist, daß „*das Trauma eine bereits weitgehend veränderte rechte Niere betroffen hat*".

Auf Grund dieser Klärung kann man mit großer Wahrscheinlichkeit annehmen, daß die rechte Niere zur Zeit des Unfalls in Form einer großen Sack-Niere (Hydronephrose) mit weitestgehendem Parenchymschwund und entsprechender Erweiterung der Nierenhohlräume mit Verlust ihrer Grenzen entartet gewesen ist. Darüber hinaus steht mit Sicherheit fest, daß es sich nicht um eine übliche, relativ zartwandige Wassersackniere gehandelt hat, sondern daß ihre dünne Wandung durch eine schwartige Paranephritis als Folge der durchgemachten paranephritischen Eiterung zusätzlich abgekapselt war. Beide Befunde, Wassersackniere und paranephritische Schwarte, sind durch den Operationsbefund bestätigt. Die Niere war dabei auf Mannskopfgröße erweitert, das Nierenbecken prall mit alten Blutmassen gefüllt, die Rindensubstanz weitgehend durch Druckatrophie geschwunden.

Es ist kein Zweifel an der Annahme möglich, daß die rechte Niere den eben beschriebenen Entartungszustand schon seit Jahren gehabt hat, daß dieser also mit Sicherheit bei dem

Unfall dagewesen ist. Für diese Annahme sprechen folgende Tatsachen. Zwischen Unfall und Operation liegen 9 Wochen. In einer so kurzen Zeit kann eine traumatische Hydronephrose nicht entstehen. Dazu fehlen sämliche Zeichen für eine Verletzung, die zu einem Verschluß der abführenden Harnwege mit dem Ergebnis einer Wassersackbildung der Niere führen konnten. Endlich würde sich eine dicke, schwartige paranephritische Kapsel nicht mehr gedehnt haben. Wenn es also bei dem Unfall aus irgendeinem Grunde zu einer traumatischen Hydronephrose gekommen wäre, so müßte diese sich innerhalb der üblichen Nierengröße halten, da eine Ausdehnung über die alte Schwarte nach eitriger Paranephritis mechanisch nicht mehr möglich war. Auch der Operateur hat nach Rückfrage bestätigt, daß ein teilweiser Abriß des Harnleiters oder eine frische traumatische Striktur desselben nicht vorgelegen haben, Ursachen, die *allein* eine traumatische Hydronephrose erklären und zur Anerkennung einer solchen berechtigen würden.

Hiermit steht fest, daß die rechte Niere des Probanden zur Zeit des Unfalles und schon längere Zeit zuvor *völlig* für die Funktionen der Urinsekretion und Urinexkretion ausgefallen gewesen ist.

Es bleibt daher nur die Annahme, daß es bei dem Unfall zu einer Blutung in den vorbestehenden Hydronephrosensack rechts gekommen ist.

Die Beurteilung einer traumatischen Blutungsursache bei einer Hydronephrose ist sehr schwierig. Dies liegt daran, daß Hydronephrosen auch ohne jedes Trauma zu Blutungen neigen und daß es außerdem bei nur leichten Gewalteinwirkungen, so zum Beispiel bei der Untersuchung mittels Palpation, zu einer derartigen Blutung kommen kann. Mit anderen Worten, in einer Hydronephrose kommen *spontane* Blutungen häufig vor. Zu diesen gehören auch die Blutungen bei einer nur geringen Gewalteinwirkung. Um einen Unfall als Ursache einer Blutung anzuerkennen, bedarf es daher des Nachweises, daß vor dem Unfall kein Blutharnen bestanden hat und daß es sich um eine erhebliche Gewalteinwirkung gehandelt hat. Die erste Forderung läßt sich häufig nicht aufrechterhalten, weil in der Regel eine Urinuntersuchung vor einem Unfall nicht vorgenommen worden ist. Man darf annehmen, daß das Fehlen eines Urinbefundes aus der Zeit unmittelbar vor dem Unfall die Zusammenhangsbeurteilung nicht beeinträchtigt; denn die Makrohämaturie sofort nach dem Unfall war so stark, die Beeinträchtigung des Allgemeinzustandes und des roten Blutbildes so deutlich, daß man in Verbindung mit einem ausreichend schweren sowie geeigneten Trauma es als wahrscheinlich bezeichnen muß, daß die Hämaturie die Folge einer Verletzung der Wassersackniere rechts gewesen ist.

Damit erhebt sich die Frage, ob die Blutung in die rechte Wassersackniere die alleinige Ursache für die Nephrektomie gewesen ist. Diese Frage muß man einschränkungslos verneinen. Die Verneinung stützt sich auf folgende Gesichtspunkte. So war wegen der unmittelbaren Unfallfolgen eine relativ kurze stationäre Behandlung nur erforderlich; denn nach Infusionen, Bluttransfusionen und Herz- und Kreislaufstützung *kam die Blutung langsam zum Stehen.* Einher ging eine Erholung des Hämoglobinspiegels, die Resorption des Blutergusses und die Besserung des Urinbefundes. Damit ist klar, daß die traumatische Blutung in die rechte Wassersackniere bei der Entlassung gestanden hat. Der Beweis ist aus der Besserung des Urinbefundes und aus der Zunahme des Hämoglobinspiegels als erbracht zu erkennen. Nach dem Bericht des Hausarztes ist es später zu einer starken Nierenblutung gekommen. Es handelt sich dabei um eine *neue* Blutung. Dies geht aus dem Bericht des Hausarztes hervor, nach welchem dieser mehrmals blutfreien Harn fand und erst 3 Wochen nach dem Unfall eine Hämaturie feststellte. Es heißt darin: „Urinbefund o. B.", und später: „Urinbefund Eiweiß positiv, Sediment Leukocyten positiv". Weger erneuter Nierenblutung überwies der Hausarzt den Probanden in das Krankenhaus. Bei der Aufnahme im Krankenhaus war die Hämaturie nicht stark; es heißt, daß die Urinuntersuchung rote Blutkörperchen in der Stärke eines + enthielt, woraus man folgern kann, daß es sich nur um eine sogenannte Mikrohämaturie, d. h. eine nur mikroskopisch nachweisbare Blutbeimengung gehandelt hat. Die Berechtigung zu dieser Annahme geht auch daraus hervor, daß gleichzeitig der Hämoglobinwert 90% betrug, also an der Grenze der Norm lag.

Die Wiedergabe der Blutbefunde im Urin und der Hämoglobinwerte zeigt also, daß die als traumatisch mit Wahrscheinlichkeit anzuerkennende Makrohämaturie bei der Entlassung aus dem ersten Krankenhaus *beendet* und *abgeklungen* gewesen ist. Wenn es trotz des Heimtransportes nicht zu einer erneuten Hämaturie gekommen ist und eine solche auch während der hausärztlichen Behandlung weitere 10 Tage nicht bestanden hat, so beweist dieses, trotz äußerer Erzeugungsmöglichkeiten, freie Intervall von Hämaturie, daß es sich um eine Neuerkrankung, nämlich um eine spontane Hämaturie gehandelt hat. Die Tatsache, daß es zu einer erneuten Hämaturie kommen konnte, beweist in Verbindung mit dem ungewöhnlich raschen Sistieren der traumatischen Hämaturie, daß auch an dieser schon der Unfall nur als Mitfaktor beteiligt gewesen ist, daß also die Blutung in die rechte Wassersackniere am Unfalltage nur zur Hälfte eine Folge des Traumas und zur anderen Hälfte die Folge einer bestehenden Blutungsneigung infolge einer Wassersackniere gewesen ist.

Auch wenn man annimmt, daß eine traumatische Blutung an der Entfernung der rechten Niere ursächlich beteiligt gewesen ist, so handelt es sich dabei aber eben nur um eine *Beteiligung*. Der Zustand der rechten Niere, „auf Mannskopfgröße vergrößerter Nierentumor“, der „in schwersten Verwachsungen lag, die sämtlich scharf gelöst werden mußten, und zwar bis zum Zwerchfell und nach innen von der Vena cava inferior“, wobei das „Nierenparenchym weitgehend geschwunden war und nur einen dünnen Saum von 1 mm Breite bildete“, beweist, daß diese Niere mit und ohne Blutung entfernungsreif gewesen ist. Man kann mit größter Wahrscheinlichkeit folgern, daß sich die Nephrektomie rechts auch ohne den Unfall in absehbarer Zeit als notwendig erwiesen haben würde. Geht man sehr weit und erkennt man trotz des fehlenden zeitlichen Zusammenhanges der erneuten zweiten Hämaturie mit dem Unfall den Bluterguß in der rechten Wassersackniere als teilweise unfallbedingt an, so kann man auch dann die Operation an sich und die Nephrektomie im besonderen nur zu einem Teil mit dem Unfall in eine ursächliche Verbindung bringen. Verschiedener Ansicht kann man darüber sein, wie weit der Anteil einer unterstellten traumatischen Nierenblutung und wie seit die schwere Hydronephrose mit schwartiger Paranephritis an der Operationsanzeige anteilmäßig beteiligt waren. Kein Zweifel besteht aber daran, und dies kann man mit Sicherheit sagen, daß die Nierenblutung nicht ausschließlich Ursache der Entfernung der rechten Wassersackniere gewesen ist. Macht man den Versuch einer prozentualen Abgrenzung, so kann man schätzen, daß die Blutung zu 30% und die hochgradige Hydronephrose der rechten Niere zu 70% an der Operation und an dem Verlust der rechten Niere beteiligt sind. Hierbei ist nochmals zu betonen, daß man auch für diese Abgrenzung die reservatio einer traumatischen Mitbeteiligung der Harnblutung machen muß. Sie ergibt sich einmal daraus, daß schon am Auftreten der ersten (traumatischen) Nierenblutung der Unfall und die Nierendisposition zu je 50% tätig waren, zum anderen aus der Feststellung, daß es sich bei der zweiten Blutung um eine neue, spontane Blutungsform gehandelt hat.

III. Die beobachteten Kausalbeziehungen bei primärer, aseptischer Harnsteinbildung

1. Körpereigene Faktoren einer aseptischen Harnsteinbildung

Im ersten Augenblick überrascht die geringe Zahl der Gutachten, welche den Kausalzusammenhang mit einem aseptischen Harnsteinleiden zum Gegenstand haben. Ein Grund hierfür ist, daß ein steriler Harn ohne entzündliche Beimengungen in der Gesamtzahl der Begutachteten keineswegs häufig ist. Alle Steinträger mit infiziertem Harn werden aber in der Gruppe der Harninfektionen abgehandelt und unter dem Hauptgesichtspunkte der Harninfektion begutachtet.

An sich ist die schmerzhafte Harnsteinkolik ein eindrucksvolles Ereignis, das den Probanden geradezu auffordert, den Zusammenhang mit einem nichtmedizinischen Sachverhalt zeitlich oder gar ursächlich zu vermuten oder anzunehmen.

Wenn trotzdem dem Fachgutachter nur wenige Begutachtungen abverlangt werden, so liegt das auch an der geltenden Auffassung, wonach ein aseptisches Harnsteinleiden anlagebedingt ist und somit im Sinne der Entstehung mit einem Unfalle oder sonstigen Ereignis nicht verknüpft werden kann.

So wurde nur selten die Anerkennung eines Harnsteinleidens wegen Steinabgangs *während* der Kriegsgefangenschaft begehrt. Öfters wurde begehrt, ein *nach* der Rückkehr aus der Kriegsgefangenschaft sich äußerndes aseptisches Harnsteinleiden auf diese Lebensphase zurückzuführen. In anderen Fällen war zu entscheiden ob langdauernde Immobilisierung des Körpers allein oder in Verbindung mit Knochenbrüchen in ursächliche Beziehung zur Harnsteinbildung tritt.

Wund- und Knochenmarkinfektionen, Behandlung im Beckengipsverband, Oberschenkelbrüche, Krankenlager in Extensionsverbänden, beiderseitige Oberschenkelamputation wurden im einzelnen angeführt.

Bei der Beantwortung von Zusammenhangsfragen über aseptische Harnsteinbildung sollte der Gutachter stets berücksichtigen, daß der aseptische Harnstein vorwiegend auf körpereigene Faktoren des Stoffwechsels zurückgeführt werden muß. Anlagebedingte Anomalien des Stoffwechsels können wirksam werden; angeborene Besonderheiten des Nierenparenchymes und seiner Funktionen können vorliegen.

Festzuhalten ist, daß in der Regel eine aseptische Harnsteinbildung durch äußere Einflüsse allein nicht hervorgerufen wird (SCHEELE).

SCHEELE hat die Traumatologie der Harnsteinerkrankungen dargestellt. Eine Reihe seiner Formulierungen finden sich auch in den Fällen der Gutachtensammlung. Inzwischen hat sich weiter die grundsätzliche Trennung des Harnsteines als Harninfektionsfolge von der aseptischen Harnsteinbildung auf mehr oder weniger idiopathischer Grundlage durchgesetzt.

Keinen wesentlichen Eingang in die Zusammenhangsbegutachtung haben die Ansichten von der Harnsteinbildung infolge *fokaler Infekte* gefunden[1]. Solche Zusammenhänge sind zu komplex, als daß sie in einen nach Ort und Zeit zu definierenden Kausalzusammenhang gebracht werden können. Bei der Unzahl fokaler Infekte und der Minderzahl der Harnsteinerkrankungen wird der erforderliche Wahrscheinlichkeitsgrad für einen Kausalzusammenhang nicht erreicht.

Ein ähnliches Schicksal im Gutachtenwesen haben die Theorien gehabt, nach welchen Harnsteinbildung als das Ergebnis einer *neurodystrophischen Störung* der Nierenleistung angesehen wird.

BOSHAMER hat sich eingehend mit diesem Fragenkomplex beschäftigt.

Auf die Darstellung der Harnsteingenese kann hier verzichtet werden, da BOSHAMER in diesem Handbuch ausführlich darauf eingegangen ist.

Für das Gutachtenwesen hat er zusammenfassend die Stellung der Kolloidkörperchenausscheidung nach Splanchnicusreizung präzisiert:

„Kolloidkörperchen, wie sie bei Splanchnicusreizung im Urin auftreten, lassen jede Wandlung zum Sphaerolithen vermissen. Sie treffen in dem stabilisierten Urin auf kein ungebundenes Calcium. Die Kolloidkörperchenausscheidung im Gefolge von Traumen und Entzündungen beschränkt sich aber auf Störungen, welche eine Reizung des Splanchnicus resp. des Ischiadikusstammes im Gefolge haben. In erster Linie sind es Verletzungen und Entzündungen der Wirbelsäule, des Beckens und der Hüfte sowie des Oberschenkels. Auch die Oberschenkelamputation ist hier zu nennen. Um aber kausale Beziehungen zwischen einer Steinbildung und einer Kolloidkörperchenausscheidung aus solcher Ursache annehmen zu können, ist das gleichzeitige Bestehen einer gewissen Hyperkalziurie wahrscheinlich zu machen. Dabei ergibt sich, daß diese Verhältnisse nur für solche Oberschenkelamputationen gegeben sind, die mit längerwährender Stumpfeiterung einhergehen und längere Immobilisation verlangten. Die primäre, kurz nach der Verletzung durchgeführte, aseptische Oberschenkelamputation ohne gröbere Stumpfeiterung schaltet aus. Sie ist zu keiner Steinbildung befähigt. Währt die Kolloidkörperchenausscheidung hierbei doch nur sehr kurze Zeit (ihre Dauer ist bisher für nur etwa 30 Std bewiesen). Sie trifft auch nicht auf eine unfallbedingte Hyperkalziurie. Und selbst für den Fall, daß eine essentielle Hyperkalziurie bestehen sollte, erscheint die Kolloidkörperchenausscheidung zur Einleitung einer Steinbildung von zu kurzer Dauer."

Wenn auch die endgültige Deutung der Kolloidkörperchen, die besonders von KOCH mit der Konkrementbildung in Zusammenhang gebracht wurden noch aussteht, so zeigen sie jedoch an, daß aus der Niere ein chemischer Körper entlassen werden kann, welcher die Fähigkeit der Zusammenballung hat.

Die Absonderung der Kolloidkörperchen wird auf eine *Durchblutungsstörung* der Niere zurückgeführt. Beim *Überangebot von Steinbildnern* erfolgt zusammen mit der Zusammenballung die Einlagerung des Steinbildners.

Der Ort der Entstehung des *Konkrementkeimes*, d.h. des kleinsten festen Körpers, der sowohl Kolloid (Gerüstsubstanz) als auch Salze enthält, ist noch ungewiß. Viele verlegen diesen Prozeß in die Lichtung der Harnkanälchen. Ich selber stelle mir vor, daß die Entstehung des Konkrementkeimes bereits im Protoplasma der Nierenzellen durch Phasenumschlag erfolgt und daß der fertige Konkrementkeim dann aus der Nierenzelle in die Lichtung des Harnkanälchens entlassen wird. Nach meiner Arbeitshypothese ist die aseptische Harnsteinbildung kein ausschließlich humorales Problem. Es gehört dazu eine celluläre

---

[1] BOSHAMER, K.: Dieses Handbuch Bd. X, S. 69.

Betriebsstörung. Diese ist häufig räumlich auf das Quellgebiet einer einzigen Nierenpapille beschränkt.

Durchblutungsstörung und *Anwesenheit von Steinbildnern in der Niere* sind wichtige innere Faktoren der Harnsteingenese. Bedeutungsvoll ist die Tatsache, daß ein Trauma der unteren Extremitäten über nervale Bahnen eine *Durchblutungsstörung* der Niere hervorrufen kann. Ferner weiß man, daß es im Zusammenhang mit dem Skeletstoffwechsel während der Knochenbruchheilung zu erheblichen *Verlagerungen des Calciums* im Körper kommt. Der Knochen wird entkalkt und überschüssig gewordenes Calcium mit dem Harn ausgeschieden.

Sowohl die Durchblutungsstörung der Nieren auf Grund nervaler Irritation wie auch die Störung des Kalkstoffwechsels sind infolge von Gegenregulationen zeitlich begrenzt. *Im Verlaufe einer Knochenbruchheilung sind also günstige Faktoren für die Steinbildung nur krisenhaft vorhanden.*

Der *Schutz gegen Konkretion* und Agglutination in den Harnwegen ist das System der Harnstabilisatoren und die Harnströmung. Die Stabilität des kolloidalen Systems „Harn" wird garantiert durch hochmolekulare Stoffe, vermöge deren kolloidchemischer Wirkung Steinbildner auch weit über den Sättigungspunkt hinaus „gelöst" bleiben. Wenn dieser Mechanismus funktioniert, kann *keine* Steinbildung vorkommen.

Eine wichtige Rolle spielt ferner die aktuelle Reaktion des Harnes. Nach bisher unveröffentlichten elektrometrischen Harnkontrollen, die ALFERMANN auf Veranlassung von ZENKER vornahm, hält sich die normale aktuelle Reaktion beharrlich auf der *schwach* sauren Seite.

Blutverluste, Austrocknung, Schock, Fieber führen aber zu *starker* Ansäuerung des Harnes. Bakterielle Harnstoffzersetzung bewirkt Alkalisierung. *Beide Extreme gefährden die Stabilität.*

Eine andere Schutzvorrichtung ist die *bactericide Kraft* des Harns. Auch die *funktionelle tonische Leere* des Hohlsystems ist ein Schutz; desgleichen der Harntransport in abgeteilten Quanten.

2. Äußere Faktoren als Teilursachen aseptischer Harnsteinbildung

Eine Steinbildung auf konstitutioneller Anlage kann jedoch durch weitere *äußere Faktoren* begünstigt werden.

Eine *stumpfe Gewalteinwirkung* auf die Nierengegend ist nur dann von Bedeutung, wenn es zu einer stärkeren Blutung im Nierenbecken kommt, wobei Blutgerinnsel in Nierenhohlsystem zurückbleiben, die im seltenen Fällen als Ausgangspunkte für eine Steinbildung dienen können. Im Konkrement sollten dann die Blutbestandteile gefunden werden. Kleinere Blutungen sind sicher ohne Bedeutung, da das Blut mit dem Harnstrom ausgeschwemmt wird und nicht genügend lange im Nierenhohlsystem verbleibt.

Nach HEUSCH entsteht ein Harnstein, wenn in einem ausfallbereiten Harn (1) ein geeigneter Kern (2) durch eine wirksame Kernsperre (3) die notwendige Reaktionszeit (4) über einbehalten wird.

1. Im normalen *Harn* findet eine Konkretion nicht statt. Durch krankhafte Reizung des vegetativen Nervensystems oder durch Wirkung von Bakteriengiften können jedoch Gerüstsubstanzen (Mukoploysaccharide) und/oder Steinbildner (Kristalloide) im Harn auftreten. Eine vorübergehende Ausfällung als sogenannte Steinkrise (KOCH) führt bei einem gehfähigen Kranken zu einem Harnsediment, das im Urin mit ausgeschieden wird, nicht zu einem Harnkonkrement.

2. Der *geeignete Steinkern* kann in einem Fremdkörper, einer Blut- oder Fibrinflocke oder allgemein in ausgefallenen Gerüstsubstanzen (Mukopolysacchariden) gesehen werden. Bei

geringfügiger Blutung wird indessen die potentielle Gerüstsubstanz mit dem Harnstrom ausgeschwemmt, besonders bei einem gehfähigen Patienten. Es fehlt die wirksame Kernsperre.

3. Die wirksame *Kernsperre* wird in einer Abflußbehinderung des Beckenkelchsystems und Harnleiters gesehen. Es kommen dafür als äußere Faktoren eine wegen Schädigungsfolge notwendige, länger dauernde fixierte Rückenlage oder ein erschwerter Harntransport durch entzündliche Prozesse an den Harnwegen (von LICHTENBERG) und Innervationsstörungen der Niere, Harnwege, bei Verletzungen des Rückenmarkes oder der Wirbelsäule zwischen 9. Brust- und 2. Lendenwirbel (LOHMEYER und BOSHAMER) in Frage.

4. Als *Reaktionszeit* werden Wochen und Monate für notwendig erachtet. Zwischen Steinentstehung und klinischer Steinmanifestation soll nur ausnahmsweise eine längere Zeit als 6 Monate vergehen; doch kommen als Einzelfälle bei aseptischen Steinen längere Fristen vor.

Von Nutzen für den Gutachter ist die neuartige Unterteilung der aseptischen Harnsteine in *anorganische Steine* — das sind alle aseptischen Konkremente, die Calcium enthalten — und *organische Steine*, die dieses Element nicht enthalten.

Für die Begutachtung des Zusammenhanges zwischen Knochenbruchheilungen und Harnsteinen bringt die *Abwesenheit von Calcium* in einem Konkrement die begründete Vermutung einer alleinigen anlagebedingten Stoffwechselstörung. Eine kausalgenetische Wirkung eines schädigenden Ereignisses ist dann in aller Regel wenig wahrscheinlich.

Die *calciumhaltigen* aseptischen *Harnsteine* können ebenfalls auf der Basis einer anlagebedingten Störung entstehen. Hier ist zu allererst der Hyperparathyreoidismus zu nennen, der in 2—3% aller Calciumsteine vorliegen soll.

Weitere Konkremente werden von einer idiopathischen Hypercalciurie begleitet. Auch dieser Befund ist kausalgenetisch von Bedeutung. Der Gutachter sollte den Calciumstoffwechsel seines Probanden kennen und erörtern.

Die Prüfung des Calciumstoffwechsels führt den Gutachter hin zu der *temporär* vermehrten *Calciumausscheidung* aus dem immobilisierten Skelet.

Dem erfahrenen Unfallchirurgen ist es geläufig, daß im Laufe einer längeren Bettlägerigkeit, etwa bedingt durch Oberschenkelfrakturen oder Wirbelfrakturen, Nierenkoliken auftreten und Harnsteine abgehen.

Solche „Immobilisationssteine" sind regelmäßig kleine Calciumoxalate. Unabhängig von allen komplizierten Theorien bietet sich als Erklärung dieses Phänomens das Zusammenwirken von Faktoren des Knochenstoffwechsels mit denen des Nierenstoffwechsels an. BOSHAMER hat in diesem Handbuch das umfängliche Einzelwissen zu diesem Thema kritisch geschildert und manchen Einblick in die vielfältigen Möglichkeiten des Stoffwechselmosaiks gegeben. Selbst wenn der „Immobilisationsstein" auf der Grundlage einer vorbestehenden „Diathese" sich bilden sollte, ist in einschlägigen Fällen der erzwungenen Körperruhe die Eigenschaft einer „wesentlichen Teilursache" beizumessen.

COTTET hat Behandlung und Prophylaxe der Immobilisationssteine in diesem Handbuch ausführlich erörtert.

Die zentrale Stellung des *Calciumstoffwechsels* in der Harnsteingenese bringt es mit sich, daß auch *medikamentöse* oder hormonale *Belastungen* dieses Stoffwechsels untersucht werden müssen. So kann eine hochdosierte Vitamin-D- oder AT 10-Behandlung Konkretionen in den Harnorganen begünstigen. Man kann auch an das Burnett-Syndrom denken. Danach kommt es bei jahrelanger übermäßiger Kalkzufuhr infolge einseitiger Milchdiät unter Anwendung von alkalisierenden Medikamenten bei Magengeschwürskranken zur Harnsteinbildung.

PORTWICH hat anläßlich der Mitteilung eines weiteren Burnett-Falles unterschieden ein akutes Krankheitsbild mit Hypercalcämie und meist reversibler Nierenfunktionsstörung von dem irreversiblen chronischen Stadium, das meist Männer zwischen dem 40. und 55. Lebensjahr befällt.

Ähnlich soll es bei langdauernder PAS-Calciumanwendung zur Harnsteinbildung kommen.

HEINTZ berichtet von einem Fall nach Gabe von 1900 g PAS-Calcium.

Es ist ferner bekannt, daß manche Sulfonamidpräparate Harnsteinsymptome machen.

All solchen Überlegungen ist jedoch vorzuhalten, daß die Harnsteinbildung nur transitorischen Charakter haben kann und daß mit Beendigung der angeschuldigten Noxe und evtl. Abgang des Harnsteines das gesamte Kausalgeschehen beendet ist.

Hierher gehört auch die bekannte und von BÜSCHER in diesem Handbuch zitierte Beobachtung, daß Soldaten im Wüstenklima gehäuft an Harnsteinkoliken gelitten haben. Diese Konkremente, wohl im Zusammenhang mit Wasserverarmung entstanden, blieben klein und gingen alsbald ab, so daß spätere Folgen nicht zu begutachten waren.

Es ist nicht wahrscheinlich, daß eine oder mehrere der als äußere Faktoren besprochenen Teilursachen die normalen Schutzvorrichtungen des Körpers gegen Harnkonkretion gänzlich und nachhaltig außer Kraft setzen können. Das dem Kliniker geläufige rezidivierende aseptische Harnsteinleiden kann daher nur episodisch durch äußere Teilursachen betroffen werden.

Deswegen ist es im Gutachtenwesen unangebracht, theoretisierende Ausführungen über kausale und formale Harnsteingenese zu machen; denn mit A. W. FISCHER muß die Grundlage auch einer kausalen Harnsteinbegutachtung eine Tatsache, d. h. eine Beobachtung am kranken Menschen sein. Beobachtungen der experimentellen Pathophysiologie treten dagegen zurück. Klinische Daten der aseptischen Harnsteinerkrankung sind für die Begutachtung wesentlich. Wenn auch die *potentielle Harnsteinbildung* kaum Gegenstand der Begutachtung wird, so ist doch gelegentlich auf diesen Zusammenhang bei der Prognose von schweren Knochenverletzungen hinzuweisen.

Harnsteinbildende Erkrankungen, wie Hyperparathyreoidismus, idiopathischen Hypercalciurien, Hyperoxalurien, auch Hyperurikämie und alle Aminoacidurien sollten im Zusammenhang erkannt und beurteilt werden.

Die biologische Forschung der letzten Jahre hat wiederholt erkennen lassen, daß es in der Species Mensch *Stoffwechselvarianten* gibt. Eine solche Variante sei beispielhaft genannt.

Die Ausscheidung des übelriechenden Methylmercaptans im Harn nach Spargelgenuß. Von 115 Untersuchten rochen nach Spargelgenuß 46 und 69 blieben geruchfrei. Die Eigenschaft Methylmercaptan-Ausscheider vererbt sich einfach dominant. Es muß angenommen werden, daß die *weitere Suche* nach solchen *Stoffwechselvarianten* eine Reihe neuer Ergebnisse bringen wird. Ich brauche nur auf die Aminoacidurien hinzuweisen, welche ihrerseits für die Steinbildung nicht uninteressant sind.

Im Mittelpunkt des Gutachtens steht jedoch der Harnstein. Seine Lage, Art, Größe, Form, seine Beweglichkeit und Verweildauer in den Harnwegen, die konsekutiven oder vorbestehenden anatomischen oder funktionellen Veränderungen an den Harnwegen, das alles sind die Tatsachen, auf welchen der Gutachter fußen sollte.

Besserung und Verschlimmerung sind an solchen Fakten aufzuzeigen. Damit verschiebt sich der Akzent der Gutachtenfrage jedoch in die Gebiete der Harnrückstauung und der Harninfektion, so daß die hierfür erarbeiteten Grundlagen angebracht werden können.

3. Gutachten bei primärer Harnsteinbildung

a) Primäre Harnsteinbildung im Zusammenhang mit allgemeinen Schädigungen

III/1 Ein Nierenbeckenkelchstein steht nicht in ursächlichem Zusammenhang mit mehrjähriger Gefangenschaft in der Polarzone.

Vorgeschichte. 4jährige Internierung in der Polarzone in Rußland; während dieser Zeit Harnbeschwerden, Schmerzen in der Nierengegend, Brennen und Stiche beim Wasserlassen. 2 Jahre nach der Entlassung wurde ein haselnußkerngroßer Stein im linken Nierenbecken festgestellt.

Behauptete Schädigung. Unbilden des Klimas und der Gefangenschaft über 4 Jahre in der sowjetischen Polarzone.

Behauptete Schädigungsfolge. Aseptische Harnsteinbildung; solche Steine seien zwar konstitutionsbedingt, doch müßten die Nierenbecken- und Blasenbeschwerden während der Internierung als wesentliche Mitursachen angesehen werden.

Beurteilung.

Zeitlicher Zusammenhang. Während der Schädigung Harnbeschwerden; 2 Jahre nach der Entlassung röntgensichtbarer Harnstein.

Ursächlicher Zusammenhang. Die Beurteilung beginne ich mit der Feststellung, daß die in den Vorgutachten angenommene Diagnose eines Nierensteins links zu bestätigen ist. Die von mir eingeholten Röntgenaufnahmen des Stadtkrankenhauses ... zeigen, daß ein Nierenstein von der Größe einer mittelgroßen Erbse sich im oberen Kelch der linken Niere befindet und auch auf der Seitenaufnahme sich in die genannte Stelle projiziert. Er hat zu einer leichten Rückstauung des oberen linken Nierenkelches (nicht: der beiden oberen Kelche) geführt. Weitere Harnkonkremente sind im Bereich der beiden Nieren und Harnleiter auf der Leeraufnahme nicht zu sehen. Die Kontrastaufnahmen mittels i. v. Pyelographie, nach 7 und 14 min geschaltet, zeigen beiderseits eine normale Darstellung der Nierenhohlräume hinsichtlich Form, Größe, Begrenzung und Lage. Eine Ausnahme macht lediglich die bereits erwähnte leichte Erweiterung des oberen linken Nierenkelches. Die Urogramme, die gleichzeitig auch eine Funktionsprüfung darstellen, bestätigen die normale Sekretionstüchtigkeit der Nieren, indem schon nach 7 min nicht nur die Hohlräume in den beiden Nieren, sondern auch schon in der Blase zur Darstellung gekommen sind.

Vom Probanden wird nun behauptet, daß sein Nierenstein eine mittelbare Folge der „Nieren- und Blasenbeschwerden" mit Brennen und Stechen beim Wasserlassen während der Internierungszeit in der Polarzone sei.

Hierzu ist zu sagen, daß die überwiegende Anzahl der Nierensteine aus rein innerer Ursache entsteht. Äußere Ursachen können in zweierlei Weise ein Mitfaktor beim Auftreten der Nierensteine sein. Dies sind einmal Verletzungen des Rückenmarkes (sog. Querschnittsläsion), zum anderen monatelange strenge Krankenlager bei Frakturen von Wirbelkörpern oder Oberschenkelknochen, zumal wenn diese mit einer Eiterung einhergehen.

Diese beiden Mitfaktoren kommen bei dem Probanden nicht in Frage.

Eine dritte, bedingte Mitursache kann eine Harnwegsinfektion sein. Ist diese Harnwegsinfektion infolge einer Verletzung, einer dadurch bedingten Untersuchungsinfektion oder eines Kälteschadens während der Kriegsgefangenschaft entstanden, so kann der dadurch bedingte Nierenstein eine mittelbare Unfall- oder Schädigungsfolge sein.

Offensichtlich hat der Proband einen derartigen mittelbaren ursächlichen Zusammenhang im Auge, wenn er seine „Harnbeschwerden" in der Polarzone als Ursache anführt.

Eine Harnwegsinfektion kommt aber für die Erklärung des Nierensteins links beim Probanden schon mit an Sicherheit grenzender Wahrscheinlichkeit nicht in Frage. Denn bei sämtlichen Urinuntersuchungen konnten keine krankhaften Bestandteile nachgewiesen werden, welche für das Vorliegen einer Harnwegsinfektion auch nur in Verdachtsform sprechen könnten.

Der negative Urinbefund schließt also jeglichen ursächlichen Zusammenhang der Harnsteinbildung mit einer Harnwegsinfektion zweifelsfrei aus. Es braucht daher nur mehr andeutungsweise darauf hingewiesen zu werden, daß Harnsteine infolge Harnwegsinfektion fast immer in der Mehrzahl vorkommen und zumeist im Nierenbecken entststehen. Die Existenz eines Solitärsteins, dazu noch in einem Nierenkelch, ist daher an sich schon Ausdruck für eine rein konstitutionelle Entstehungsursache. Eine solche ist hier auch dadurch nachgewiesen, daß der Urin Urate, später Oxalate enthalten hat. Dies beweist, daß der Stein in der linken Niere des Probanden entweder ein Oxalat- oder ein Urat-Stein ist. Seiner Dichte und Form nach im Röntgenbild muß man ihn mit größerer Wahrscheinlichkeit als Oxalatstein bezeichnen. Beide Steinarten sind, wie schon angedeutet, charakteristisch für eine Steindiathese, d. h. für eine Steinbildung auf rein innerer Ursache. Bei Harnwegsinfektionen haben wir fast ausschließlich Phosphatsteine.

Es kommen also beim Probanden Fehlen einer Harnwegsinfektion und Nierensteinart zusammen, um die schon auf Grund jedes geeigneten Faktors auszuschließende Entstehung durch eine Entzündung, unter gegenseitiger Bestätigung, mit einem noch größeren Wahrscheinlichkeitsgrad zu verneinen.

Nun ist im Gutachten der inneren Abteilung des Stadtkrankenhauses ... die Nierensteinbildung als mittelbare Schädigungsfolge anerkannt worden. Die Gutachter heben zwar hervor, daß „solche Veränderungen mit konstitutionsbedingt sind, doch müssen die in der Internierung durchgemachten häufigen Nierenbecken- und Blasenentzündungen als wesentliche Mitursache angesehen werden“. Der Nachweis dieser Nierenbecken- und Blasenentzündungen ist aber nicht erbracht. Die Unterscheidung einer abakteriellen Reizblase durch Kälte von einer echten Harnblasenentzündung ist selbst für einen Arzt ohne Mikroskop und ohne bakteriologische Untersuchung nicht möglich. Wenn außerdem Wirbelsäulenbeschwerden bestehen, so ist die (später erfolgte) Darstellung von Schmerzen in den „Nierengegenden“ sehr problematisch. Ich habe auch noch keinen Fall von einer chronischen und rückfälligen Nierenentzündung erlebt, der ausgeheilt wäre. Schon die Angabe von „häufigen“ Nierenbecken- und Blasenentzündungen beweist, daß es sich nicht um Neuinfektionen gehandelt haben konnte, sondern um aufflackernde chronische Entzündungen, wenn ihre Unterstellung vorgenommen wird. Dies ist aber auf Grund der vom Probanden gegebenen Symptome nicht mit der erforderlichen Wahrscheinlichkeit möglich, abgesehen davon, daß der Urin nach der Rückkehr aus der Internierung immer ohne Zeichen einer durchgemachten Entzündung gewesen ist. Da es dies bei einer wiederholten Pyelitis nicht gibt, ist es urologisch nicht tragbar, auf einer derartig unbegründeten Voraussetzung die Frage des ursächlichen Zusammenhangs zu bejahen. Dies ist noch weniger berechtigt, wenn man die Kriterien prüft, was im Vorgutachten nicht gescheuhen ist.

Ich muß daher jeden ursächlichen Zusammenhang der Nierensteinentstehung links mit schädigenden Einwirkungen im Sinne des § 1 Bundesversorgungsgesetz mit großer Wahrscheinlichkeit verneinen. Die Verneinung erstreckt sich also auf Entstehung und Verschlimmerung.

Durch den linksseitigen oberen Nierenkelchstein wird ein meßbarer Grad von Minderung der Erwerbsfähigkeit nicht bedingt, beurteilt unabhängig von seiner Entstehungsursache. Steine in Nierenkelchen machen so gut wie nie typische Koliken. Bei dem Probanden hat der Stein eine Größe, daß mit seinem Durchtritt durch den Kelchhals in das Nierenbecken und damit mit dem Auftreten von Koliken und von einer Funktionsbeeinträchtigung der linken Niere mit großer Wahrscheinlichkeit nicht zu rechnen ist.

Da ein aseptischer Nierenkelchstein in der Regel nicht operiert zu werden braucht, ist durch die Internierung auch eine Verzögerung der Behandlung und damit eine Verschlimmerung nicht verursacht worden.

III/2. Aseptische Harnsteinbildung und Tod an postoperativen Komplikationen im Zusammenhang mit 5jährigem Kriegsdienst?

Vorgeschichte. Im Alter von 33—38 Jahren Wehrdienst mit Kriegseinsatz in Nord-Norwegen. Angeblich während dieser Zeit ärztliche Behandlung wegen „Blasenleidens“. Im Alter von 44 Jahren Harnleiterstein-Operation.

Behauptete Schädigung. Witterungsunbilden während 5 Kriegsjahren.

Behauptete Schädigungsfolge. Aseptische Harnsteinbildung oder Verschlimmerung.

Beurteilung. Nach dem Beweisbeschluß des Sozialgerichtes steht zur Beurteilung, ob das Nierensteinleiden ursächlich durch die besonderen Belastungen des Wehrdienstes in Norwegen entstanden oder verschlimmert worden ist.

Eine Entstehung eines Nierenstenes durch ungünstige klimatische Lebensbedingungen kommt in Ausnahmefällen vor. Hierbei handelt es sich immer um sog. entzündliche Nierensteine, bei denen neben anderen Faktoren eine Entzündung der Nierenhohlräume als wesentliche Mitursache beteiligt ist.

Hieraus ist schon zu ersehen, daß zur Anerkennung eines derartigen Nierensteines als Schädigungsfolge eine bakterielle Entzündung der Niere selbst gehört. Entzündungen der Harnblase („Blasenleiden‘) reichen dazu nicht aus. Eine Entzündung der Harnblase braucht nicht mit einer Entzündung der oberen Harnwege verbunden zu sein. Bei den Kälte-Katarrhen der Harnblase, die wir unter den nicht minder ungünstigen Bedingungen auf den russischen Kriegsschauplätzen und bei ehemaligen Kriegsgefangenen aus Rußland kennen, handelt es sich fast auschließlich um Entzündungen, die auf die Harnblase beschränkt sind. Bei ihnen wiederum ist nur ein Teil die Folge einer bakteriellen Infektion, während es sich bei dem größeren Teil der betreffenden Kranken um eine Pseudo-Cystitis handelte, nämlich um eine abakterielle Reizblase auf Grund einer Störung des vegetativen Nervensystems. Die Verhältnisse in Nord-Norwegen lagen in dieser Hinsicht zweifellos nicht anders wie die während des Winters in Rußland. In bestimmter Hinsicht waren sie in Nord-Norwegen günstiger, da infolge der fehlenden Kämpfe die Pflegemöglichkeiten günstiger waren. Auf der gleichen Ebene liegt, daß man bei Angehörigen der Artillerie wieder etwas bessere Lebensbedingungen voraussetzen konnte als bei denen der Infanterie.

Bei dem Probanden ist nun (nach seinem Tode) von einigen Kameraden bescheinigt worden, daß er an einem Blasenleiden, an anderer Stelle in der letzten Zeit an einem Nieren- und Blasenleiden gelitten hat und behandelt worden ist. Man muß also unterstellen, daß er wenigstens gegen Kriegsende Erscheinungungen gehabt hat, welche klar die Harnblase und die Nieren betrafen, wenn man über die Art dieser Erscheinungen auch nichts Konkretes weiß. Man kann sogar so weit gehen und annehmen, daß die von dem Probanden bei der Musterungsuntersuchung angegebene Nierenerkrankung 4 Jahre vor der Einberufung bei den Beschwerden gegen Kriegsende in Nord-Norwegen unbeteiligt war, da dieses sonst früher zum Ausbruch bzw. Ausdruck gekommen wäre. Diese Feststellung bezieht sich aber nur darauf, daß es sich um eine entzündliche Nierenkrankheit gehandelt hat. Nicht ist eingeschlossen ein unterstelltes Nierensteinleiden.

Geht man nun davon aus, daß der Proband am Kriegsende Beschwerden von seiten seiner Harnblase und Nieren gehabt hat, so handelt es sich dabei sicher nicht um die bekannten Symptome bei einer Nierensteinbildung. Schon die Verallgemeinerung der Zeugenaussagen, wonach die Angehörigen der Einheit allgemein unter den Einwirkungen des Polarwinters litten, zeigt, daß es sich um Erkältungsbeschwerden, hinsichtlich des Harnapparates also um Entzündungen gehandelt hat. Tatsächlich ist aber eine Steinbildung in der rechten Niere vorgekommen. Eine Infektion der linken Niere hat sich anscheinend nach dem Kriege bei der urologischen Untersuchung nicht nachweisen lassen, wie überhaupt Zeichen einer Niereninfektion nennenswerter Art nach dem Kriege nicht bestanden haben. Es kommt hinzu, daß auch klinische Zeichen einer Cystitis oder Pyelitis in den Jahren nach dem Kriege nicht in subjektiver oder objektiver Form bestanden haben. Auch der Hausarzt hat keine entsprechenden Feststellungen gemacht. Hieraus lassen sich nur zwei Folgerungen ziehen. Man muß annehmen, daß die (unterstellte) Harnblasen-Nierenentzündung in Nord-Norwegen nur akuter, also kurzer Art und daher ohne Übergang in ein chronisches Stadium ausgeheilt war oder daß die Annahme einer Nierenentzündung (Pyelitis) in Nord-Norwegen auf einem diagnostischen Irrtum des Probanden und seiner Kameraden beruhte, indem man wegen der Zeichen einer Harnblasenentzündung Beschwerden in einer Niere auf die gleiche Ursache bezog, obwohl man gleichzeitig ja verschiedene Erkrankungen im Bereich des Harnapparates haben kann. Mit anderen Worten, es besteht die Möglichkeit, daß die Beschwerden in der rechten Niere durch einen bereits vorhandenen, wenn auch unbekannten Stein verursacht worden sind. Bei Nierensteinen kommt es ja nur in einem kleinen Teil der Fälle zu frühzeitigen Koliken. Bei einem anderen Teil der Fälle treten die Koliken erst auf, wenn der Stein in das Nierenbecken oder in den Harnleiter tritt. Bei wieder einer anderen Gruppe von Nierensteinkranken fehlt jegliche Kolik, obwohl die Steine bzw. gerade weil sie eine erhebliche Größe erreicht haben. Das Fehlen von Koliken ist nicht gleichbedeutend mit einer subjektiven Symptomlosigkeit. Im Gegenteil treffen wir bei scheinbar stummen Steinen meist ein uncharakteristisches Druckgefühl an, welches häufig (auch heute noch) zu Fehldiagnosen in Richtung einer Nierenbeckenentzündung oder auch nur eines Muskelrheumas führt und eine urologische Untersuchung unterbindet.

Die oben genannte *Möglichkeit,* daß die Beschwerden des Probanden in einer oder beiden Nieren (die Zeugenaussagen geben über die Beteiligung der Nieren hinsichtlich Seite oder Beidseitigkeit nichts an) bereits durch einen Stein verursacht waren, verdichtet sich bis zu dem Grade der Wahrscheinlichkeit, wenn man im Vorgutachten liest, daß die Röntgenbilder 2 Jahre nach dem Wehrdienst den Stein im rechten unteren Harnleiterabschnitt „schon in annähernd der gleichen Größe, an der gleichen Stelle im rechten Harnleiter" zeigten, „wie auf der etwa über $3^1/_2$ Jahre später kurz vor der Operation angefertigten Röntgenaufnahme". Der Stein war bei der Operation 1,0:1,7 cm groß. Diese Größe läßt auf ein Alter von vielen Jahren schließen. Wir wissen heute, daß es manchmal eines mehrjährigen Zeitraumes bedarf, bis ein Nierenstein sichtbar ist. Das weitere Wachstum geschieht in verschieden langer Zeit. Bei bestehender Infektion erfolgt es rascher als bei aseptischen Verhältnissen. Auch bei Unterstellung einer Harnwegsinfektion muß man das Steinalter beim Probanden auf mindestens 8—10 Jahre schätzen. Ich muß in dieser Hinsicht den Ausführungen des Versorgungsamtes beitreten.

Faßt man die Stellungnahme zur ersten Frage des Sozialgerichts zusammen, so ergibt sich, daß der Proband in Nord-Norwegen während seiner Kriegsdienstzeit bzw. gegen Ende derselben neben anderen Gesundheitsstörungen nach einer Lesart ein Blasenleiden, nach einer anderen ein Nieren- und Blasenleiden hatte. Man darf unterstellen, daß das Blasenleiden die Folge ungünstiger klimatischer Einflüsse war. Eine entsprechende Folgerung für das Nierenleiden ist aber nicht zu vertreten, es sei denn, daß man die Nierenbeteiligung an der Harnblasenentzündungg nur als akut, also als nach kurzer Zeit ausgeheilt ansieht. In diesem Falle reicht sie als sog. entzündlicher Mitfaktor bei der Steinentstehung nicht aus. Auch die Entzündungsfreiheit der linken Niere spricht gegen eine durchgemachte Nierenbeckenentzündung in Nord-Norwegen. Die Größe des Steines 2 Jahre nach dem Wehrdienst und seine Lage im unteren Harnleiter, die beide sich nicht von dem Befund unmittelbar vor der Operation $3^1/_2$ Jahre später unterscheiden, beweisen, daß der Stein im untersten rechten Ureterabschnitt eine sehr langsame Wachstumsneigung hatte. Er hätte sonst in den $3^1/_2$ Jahren, die zwischen den Röntgenvergleichsuntersuchungen liegen, eine erkennbare Vergrößerung erfahren. Nach dem fachurologischen Urteil im Vorgutachten hatte der Stein aber *annähernd die gleiche* Größe. Diese geringe Wachtumszunahme innerhalb von $3^1/_2$ Jahren beweist, daß auch in der vorausgegangenen Zeit eine nur langsame Vergrößerungstendenz bestanden hat; mit anderen

Worten, der Stein viele Jahre alt ist. Es ist nur möglich, das Alter des Steines annähernd zu schätzen. Es beträgt etwa 10 Jahre. Möglich ist weiter die Feststellung, daß bei der Entstehung des Steines entzündliche Einwirkungen als Mitfaktor nicht beteiligt waren. Auf Grund dieser beiden Tatsachen, daß der linksseitige Harnstein beim Probanden bei seiner Erkennung — 2 Jahre nach dem Wehrdienst — mindestens 10 Jahre alt war und unabhängig von einer Harninfektion entstanden ist, kommen Einflüsse des Wehrdienstes des Probanden in Nord-Norwegen als Mitursache bei der *Entstehung* des Steines mit großer Wahrscheinlichkeit nicht in Betracht. Ich muß daher mit dem gleichen Wahrscheinlichkeitsgrad die 1. Frage des Sozialgerichts verneinen.

Es ist nun zu prüfen, ob ein vorbestehendes Nierensteinleiden mit den nachfolgenden Komplikationen durch schädigende Einwirkungen im Sinne des § 1 BVG verschlimmert, insbesondere ob durch die Belastungen des genannten Wehrdienstes der Tod des Verstorbenen wahrscheinlich um ein Jahr früher eingetreten ist, als dies ohne die vorgenannten Belastungen der Fall gewesen wäre.

Auch diese Fragen kann man auf Grund der bestehenden Gegebenheiten nur verneinen.

Weder aus den anamnestischen Angaben des Probanden noch aus den Aussagen seiner ehemaligen Kameraden ist zu ersehen, daß ein Steinleiden während der Kriegszeit in Nord-Norwegen eine Verschlimmerung erfahren hat.

Eine derartige Verschlimmerung wäre bei einem vorbestehenden Nierenstein in verschiedener Form möglich. So könnte ein Stein durch besonders ungünstige äußere und innere (seelische) Einwirkungen ins Rollen kommen und damit in das Nierenbecken oder in den betreffenden Harnleiter gelangen. Hierbei treten in der Mehrzahl der Fälle Koliken auf. Da wir tagtäglich aber in einer großen urologischen Abteilung 2—3 Fälle bekommen, bei denen Nierenkelch- oder Nierenbeckensteine in die abführenden Harnwege mit und ohne Koliken gelangen, so könnte man eine Verschlimmerung im Sinne eines Auftretens von Koliken in Nord-Norwegen kaum als etwas Besonderes ansehen; im Gegenteil, ein derartiger Verlauf ist der im allgemeinen übliche. Eine weitere Verschlimmerungsmöglichkeit wäre, daß ein Nierenkelch- oder -beckenstein im Harnleiter hängen bleibt, zu einer Blockierung der Urinpassage führt und infolgedessen eine Rückstauung mit dem Bild der Verstopfungsniere erzeugt. Auch derartige Fälle kommen in der Praxis täglich vor. Man könnte sie als Verschlimmerung wesentlicher bzw. richtunggebender Art anerkennen, wenn durch Besonderheiten des Kriegsdienstes eine Untersuchung oder Behandlung in sachgemäßer Form nicht möglich gewesen wäre. Abgesehen davon, daß der Proband in Nord-Norwegen keine Symptome von Nierenkoliken oder von Verstopfungsniere hatte, wäre auch bei nur geringen Druckerscheinungen unter den fast friedensmäßigen Feldlazarettbedingungen in Nord-Norwegen eine Klärung mittels Röntgenuntersuchung möglich gewesen. Ist eine derartige Klärung unterlassen, so liegt das nicht an den ungünstigen Bedingungen in Nord-Norwegen, sondern allein daran, daß weder für den Probanden noch für seine Truppenärzte Veranlassung bestand, eine urologische Röntgenuntersuchung vornehmen zu lassen bzw. vorzunehmen. Abgesehen davon kann man eine Verschlimmerung durch Unmöglichkeit einer sachgemäßen Behandlung nur unter den Bedingungen in russischen Kriegsgefangenenlagern anerkennen, wie dies bei Nierensteinleiden tatsächlich gelegentlich auch geschehen ist. Endlich könnte sich eine kriegsbedingte Verschlimmerung noch in der Form zur Diskussion stellen, daß eine von der Harnblase aufsteigende Harninfektion zu einer Schädigung der Niere im Sinne einer Pyelonephritis infolge einer Urinstagnation in den Nierenhohlräumen durch mechanische Abflußbehinderung seitens eines Nierenbeckensteines führt. Auch eine derartige Komplikation hat bei dem Probanden in Nord-Norwegen nicht bestanden. Man kann das Fehlen einer Verschlimmerung noch dadurch unterstreichen, daß die angeführten Formen einer solchen auch in der Nachkriegszeit sich nicht eingestellt haben. Erstmals 2 Jahre nach dem Wehrdienst ist der Proband wegen seines tiefen Harnleitersteines in Krankenhausbehandlung gegangen.

Neben den angeführten und bei dem Probanden eben ausgeschlossenen Verschlimmerungsmöglichkeiten kommt als weitere die einer Vergrößerung eines vorbestehenden Nierensteines durch Einflüsse des Kriegsdienstes. Hierauf bin ich bereits bei der Stellungnahme zur 1. Frage des Sozialgerichts eingegangen, wobei gezeigt wurde, daß eine entzündliche Mitursache an der Steinentstehung bei dem Probanden nicht in Frage kommt. Dieselbe Beweisführung gilt auch hinsichtlich der Verschlimmerung eines vorbestehenden Steinleidens durch entzündliche Ursachen. Auch sie entfällt, da eine Nierenbeckenentzündung mit großer Wahrscheinlichkeit nicht bestanden hat.

An dieser Stelle ist darauf hinzuweisen, daß nach meiner Ansicht der Stein im unteren Abschnitt des rechten Harnleiters des Probanden schon lange Jahre gelegen hat. Für diese Annahme sprechen anatomische Gegebenheiten und Erfahrungstatsachen. Der menschliche Harnleiter hat im allgemeinen eine Lichtung, die dem Durchmesser eines mittleren Strohhalmes entspricht. An drei Stellen seines Verlaufes ist die Lichtung noch enger; an diesen drei sog. physiologischen Engen bleiben im allgemeinen die aus der Niere in den Harnleiter gelangten Steine hängen. Die Lichtungsweite des Harnleiters mit einer gewissen Dehnungsfähigkeit bedingt, daß nur Steine durch den Harnleiter in die Harnblase gelangen können, die die Größe einer Erbse, selten auch eines kleinen Kirschkernes nicht überschreiten. Schon ein kirschkerngroßer Stein geht nur durch, wenn infolge vorausgegangener Steindurchtritte eine gewisse Erweiterung des Ureters durch Stauung verursacht ist. Als ausgeschlossen muß man es bezeichnen, daß ein Stein von der Größe, wie er bei dem Probanden erstmals röntgenologisch und $3^1/_2$ Jahre später in annähernd gleicher Größe röntgenologisch sowie nach Herausnahme dem Auge sich gezeigt hat, durch den Harnleiter bis nahe zum Blaseneingang getreten ist. Sicher ist daher, daß der 1,0:1,7 cm große Stein die Größe einer Erbse oder kleinen Bohne hatte, als er das Nierenbecken verlassen hatte und in den Harnleiter getreten war. Erst im unteren Abschnitt des Harnleiters hat der dann eine Größenzunahme erfahren. Die Größenzunahme ist sehr langsam erfolgt, wie oben schon gezeigt wurde. Da der Proband nun während des Krieges und auch bis zur Operation nie Koliken gehabt hat, so kann man diese Tatsache in Verbindung mit der Steingröße nur so erklären, daß der Stein im rechten Harnleiter schon seit vielen Jahren sich befunden hat. Wenn dies auch etwas ungewöhnlich ist, so ist erfahrungsgemäß die Annahme durch eine Reihe mir bekannter Fälle berechtigt, daß der Proband schon mit dem tiefen Harnleiterstein rechts gemustert und in den Krieg gezogen ist. Hiergegen spricht das negative Ergebnis der Eiweiß- und Zucker-Untersuchung anläßlich der Musterung in keiner Weise. Der Urin kann bei einem Stein völlig normal sein. Fast immer fehlt Eiweiß im Urin. Hätte man bei der Musterung auch den Schleudersatz untersucht, so wären vielleicht rote Blutkörperchen nachgewiesen worden, wenngleich dies nicht in allen Fällen vorkommt.

Die Symptomlosigkeit des Harnsteinleidens des Probanden, Größe und Alter des Steines, die lange Zeitdauer seiner Lage im unteren rechten Harnleiterabschnitt und seine geringe Wachstumsneigung beweisen also, daß eine Verschlimmerung des Steinleidens durch schädigende Einflüsse im Sinne des § 1 BVG genau mit der gleichen Wahrscheinlichkeit verneint werden müssen, wie sie schon zur Verneinung einer Stein-Entstehung angenommen war.

Der Ausschluß einer Verschlimmerung des Steinleidens des Probanden während des Wehrdienstes schließt auch eine Ablehnung einer Verschlimmerung der Folgen des Steinleidens aus.

Der Tod des Probanden, 6 Tage nach einer komplikationslosen Steinentfernung aus dem unteren Harnleiter ohne Eröffnung der Bauchhöhle, hat mit dem Grundleiden natürlich insofern etwas zu tun, als der Proband ohne Operation wahrscheinlich noch einige Jahre, mindestens aber ein Jahr gelebt hätte. Da aber die mittelbare Todesursache, der tiefe Harnleiterverschlußstein rechts, mit dem Wehrdienst hinsichtlich Entstehung oder Verschlimmerung nichts zu tun hatte, war auch die Operation nicht durch unmittelbare oder mittelbare Schädigungsfolgen veranlaßt. Selbst in dem Falle, daß man eine Verschlimmerung des Harnsteinleidens irgendeiner unbekannten Art unterstellen würde, läßt sich jedoch die Frage des Sozialgerichts nicht bejahen, daß der Tod des Verstorbenen durch die Belastungen des Wehrdienstes wahrscheinlich um ein Jahr früher eingetreten ist. Wäre das der Fall gewesen, so hätten derartige Belastungen noch während des Krieges, spätestens aber sofort nach Beendigung desselben, die Notwendigkeit einer Operation herbeiführen müssen.

Das zum Tode führende Leiden des Probanden ist weder auf unmittelbare noch auf mittelbare Schädigungsfolgen zurückzuführen. Auch ist der Tod durch Belastungen des in Frage kommenden Wehrdienstes mit Wahrscheinlichkeit nicht um ein Jahr früher eingetreten, als dies sonst der Fall gewesen wäre.

III/3. Vorbestehende aseptische Harnsteinbildung, verschlimmert durch operativen Nierenverlust infolge unzureichender Behandlung während der Kriegsgefangenschaft.

Vorgeschichte. Nierenkoliken und Nierenfunktionsstörungen in großen jährlichen Abständen während der mehrjährigen Gefangenschaft. 9 Monate nach der Entlassung operative Behandlung eines linksseitigen Harnleitersteines, Urinfistel, 2 Monate später Nephrektomie; Restniere gesund.

Behauptete Schädigung. Unmöglichkeit fachgemäßer Behandlung eines während der Gefangenschaft aufgetretenen Harnsteinleidens; deswegen verspätete Operation, die zu Nierenverlust führte.

Beurteilung nach Aktenlage. Nach dem Beweisbeschluß des Landessozialgerichts soll zuerst zu der Frage Stellung genommen werden, ob das Nierenleiden, das zu dem Verlust der linken Niere geführt hat, mit Wahrscheinlichkeit ursächlich auf den militärischen Dienst einschließlich Kriegsgefangenschaft zurückzuführen ist.

Diese Frage ist zu verneinen. Es liegen keine Anzeichen dafür vor, daß an dem Auftreten des Harnsteines links äußere Faktoren beteiligt gewesen sind.

Da über diese Frage auch bei allen Vorgutachtern Übereinstimmung besteht und auch der Proband selbst sein Steinleiden ursächlich nicht auf Wehrdienst oder Kriegsgefangenschaft zurückgeführt hat, bedarf es keiner weiteren Begründung dafür, daß der Harnstein links aus rein inneren (konstitutionellen) Ursachen entstanden ist.

Damit komme ich zu der 2. Frage, ob insbesondere durch die der Kriegsgefangenschaft eigentümlichen Verhältnisse und deren Folgen das Leiden zu spät behandelt oder anderweitig in seinem Verlauf beeinflußt worden ist.

Von den beiden Unterfragen möchte ich zunächst die zweite beantworten und sagen, daß eine „anderweitige Beeinflussung" im Verlauf des Harnsteinleidens nicht durch schädigende Einflüsse der Kriegsgefangenschaft geschehen ist. Ich kenne keine Beeinflussungsmöglichkeit und auch keinen Beeinflussungserfolg bei einem Nierensteinleiden durch Einflüsse der Kriegsgefangenschaft, es sei denn, daß man darunter den Inhalt der ersten Unterfrage versteht.

Dieser ist, ob es infolge der Kriegsgefangenschaft in Rußland zu einer zu späten Behandlung des Harnsteinleidens links gekommen ist.

Der Proband selbst bejahte diese Frage in seinen schriftlichen Eingaben und wiederholte sie auch bei der Besprechung, die mit der hiesigen urologischen Beobachtung verbunden war. Sein Argument, daß er auf Grund seiner Erziehung und Lebenshaltung schon bei der ersten Kolik 1945 einen qualifizierten Arzt konsultiert hätte, ist ein Beweispunkt, dessen Würdigung nur dem Gerichte zukommt. Soweit der Sachverständige, der neben seinem organischen Befund selbstverständlich nie bei derartigen Erkrankungen auf eine eigene psychologische Beurteilung des betreffenden Klägers verzichten kann und daher auch hierzu seine ärztliche Beurteilung zu geben verpflichtet ist, sagen kann, besteht an dieser Erklärung des Probanden kein Zweifel.

Dasselbe Argument, nämlich das einer Inanspruchnahme eines qualifizierten Arztes bzw. Urologen gilt natürlich auch für die beiden Kolikfälle, welche während der Gefangenschaft aufgetreten sind.

Ich unterstelle also, daß der Proband als freier Mann bei seinen Kolikanfällen einen Facharzt aufgesucht hätte. Man kann aber mit großer Wahrscheinlichkeit sagen, daß außer diagnostischen Maßnahmen wahrscheinlich nichts weiteres unternommen worden wäre. Ein kleines Harnkonkrement wird nämlich im allgemeinen nicht operiert oder sonstwie behandelt, da es gewöhnlich immer spontan abgeht. Befindet es sich in dem Nierenhohlraum, so wird mit Sicherheit abgewartet. Interveniert wird nur, wenn es durch einen Harnstein zu einer Verlegung der Harnpassage am Nierenbeckenausgang oder im Bereich des Harnleiters mit der Gefahr einer Verstopfungsniere kommt.

An dieser Stelle müssen einige Worte der Frage gewidmet werden, ob es sich bei dem Harnstein, der die erste Kolik verursacht hat, um den gleichen Stein handelt, der die Koliken 2 und 3 Jahre später hervorgerufen hat. Diese Frage ist von besonderer Wichtigkeit. Sie ist bisher bei der Zusammenhangsbeurteilung nicht erörtert worden. Ich bin der Überzeugung, daß es sich mindestens bei der ersten Kolik, wahrscheinlich auch 3 Jahre später um drei verschiedene Steinchen gehandelt hat. Hierfür kann man folgende Gründe anführen. Wenn ein Harnleiterstein eine Kolik macht, so handelt es sich dabei ja um Schmerzen infolge von regelrechten Wehen der Harnleiter-Wandmuskulatur, die den Wehen bei der Geburt eines Kindes von seiten des Uterus art- und ursachenmäßig völlig entsprechen. Gelingt es der Harnleitermuskulatur bei den ersten Wehen (= der ersten Kolik) nicht, den Stein in die Harnblase zu treiben, so muß der Stein zwangsläufig weitere Koliken hervorrufen. Sie bleiben meist mehrere Tage bis Wochen bestehen, wobei der Zeitpunkt von dem Erfolg der Austreibung bestimmt wird. Hören die Koliken auf, so bedeutet das entweder den Abgang des Steines als der Ursache derselben oder eine Erschlaffung der Harnleiter-Wandmuskulatur, wobei entzündliche Reize in derselben Innervation und Muskelkontraktion beeinflussen. Die Harnleiterwandveränderung mit Ausgang in Narbenbildung ist fast immer mit einer sog. Harnleitersteininkrustation verbunden. Darunter versteht man, daß der Harnleiterstein ähnliche feste Verbindungen mit dem Harnleiter eingeht, wie z. B. eine Auster mit der Austerbank. Nun könnte man einwenden, daß beim Probanden der Stein, der die erste Kolik verursacht hat, nicht abgegangen ist, sondern ungewöhnlicherweise nach nur einer Kolik eine derartige feste Inkrustation mit dem Harnleiter erfahren hätte. Diese Möglichkeit ist zwar selten, man kann sie aber wissenschaftlich nicht widerlegen. Dennoch ist ein derartiger Einwand abzutun. Wenn nämlich ein Harnleiterstein einmal eine feste Verbindung (Inkrustation) an einer Stelle des Harnleiters erfahren hat, so liegt er so fest, daß es später keine neuen Koliken mehr geben kann. Der Stein ist stumm, wie man zu sagen pflegt. Nebenbei: ein derartig inkrustierter Harnleiterstein braucht keine Verstopfungsniere zu machen. Bei einer unregelmäßigen, z. B. dreieckigen Steinform kann Urin nebenhertreten, bei gewissen Steinarten kann der Harn wie durch einen Schwamm bzw. einen Tonfilter diffundieren.

Da nun der Proband nur eine erste Kolik gehabt und erst 2 Jahre später wieder eine neue (zweite) bekommen hat, so spricht dies mit großer Wahrscheinlichkeit dafür, daß es sich zuerst um ein winziges Konkrement gehandelt hat, welches im ersten Anlauf durch die Harnleiterwehen abgetrieben worden ist.

Dasselbe gilt für die zweite Kolik. Auch sie war einmalig. Neben dieser Einmaligkeit spricht das Auftreten der nächsten Kolik nach einem Jahr wieder mit der gleichen großen

Wahrscheinlichkeit dafür, daß es sich um ein neues Steinchen gehandelt hat, welches wiederum nach einer Kolik ausgestoßen ist.

Ob dies auch für die dritte Kolik nach 3 Jahren gilt, habe ich oben als wahrscheinlich schon angedeutet. Wäre der erste Stein bei der einen Kolik nicht abgegangen, so hätte es zu immer erneuten Koliken kommen müssen. Bei Erfolglosigkeit derselben hätte zwar der Stein inkrustieren = stumm werden können; der Proband hätte dann aber nach 4 Jahren nicht eine neue Kolik durchgemacht. Da die Annahme eines ersten und zweiten Steinabganges mit großer Wahrscheinlichkeit zu begründen ist, so läßt sich diese Annahme auch auf die dritte Kolik übertragen, wenn man eine kolikfreie Zeit bis zur praeoperativen Zeit mitberücksichtigt.

Die Größe des Harnleitersteins bei der Operation ist nicht bekannt; im Röntgenbefund ist er als kirschkerngroß bezeichnet worden. Da infolge des dicken Gesäßmuskelknochenpolsters die Röntgenfilmkassette mindestens 8—10 cm von dem Harnleiterstein entfernt liegt, muß dieser sich im Röntgenbild wesentlich größer darstellen, als er eigentlich ist. Man kann also sagen, daß er etwa erbsgroß gewesen ist. Das bedeutet, daß der Harnleiterstein kein erhebliches Alter gehabt hat. Darüber hinaus kann man auch mit größter Wahrscheinlichkeit sagen, daß der Harnleiterstein frühestens bei der letzten Kolik in den Harnleiter gelangt ist. Denn er befand sich bei der ersten Röntgenuntersuchung in den Bereich der linken Kreuzdarmbeinfuge projiziert, während er bei der 3 Monate späteren Operation sich in unmittelbarer Nähe der Harnblase befunden hatte. Wenn dieser Stein schon Jahre vorher im Harnleiter gewesen wäre und die damalige Kolik verursacht hätte, so wäre er zweifellos bis zur Operation infolge Inkrustation an derselben Stelle geblieben.

Ich bin also der Überzeugung, daß der Proband vier Harnsteine links gehabt hat, von denen drei spontan und nach nur einer Kolik jeweils abgegangen sind. Dies bedeutet, daß auch unter friedensmäßigen Verhältnissen eine andere (und bessere) Behandlung nicht erfolgt wäre, wie sie die Natur in Form eines Spontanabganges nach jeweils nur einer Wehe (die natürlich einige Tage dauern kann) geleistet hat. Auch wenn der Proband bei jeder Kolik einen Arzt aufgesucht hätte, wäre eine besondere Behandlung nicht erfolgt; sicher wäre kein besseres Ergebnis erzielt worden. Man kann also mit den angeführten Beweismitteln sagen, daß eine zu späte Behandlung des Harnsteinleidens infolge der Kriegsgefangenschaft mit großer Wahrscheinlichkeit nicht erfolgt ist. Eine mittelbare Schädigungsfolge ist somit in diesem Sinne nicht anzunehmen.

In Übereinstimmung mit zwei Vorgutachtern komme ich nun hinsichtlich des weiteren Verlaufes, im besonderen des Verlustes der linken Niere, zu dem Ergebnis, daß auch hierfür die Anerkennung als Schädigungsfolge nicht in Betracht kommt.

Die Harnsteinkolik, die mittelbar zum Verlust der linken Niere geführt hat, ist nach der Entlassung aus der Kriegsgefangenschaft aufgetreten. Der schuldige Stein ist zweifellos noch während der Kriegsgefangenschaft entstanden. Er hat sich aber während derselben mit großer Wahrscheinlichkeit noch an seiner Geburtsstätte, nämlich in der linken Niere, befunden. Die Kolik nach über einjährigem freien Intervall beweist, daß der Stein vor der Kolik noch nicht sich im Harnleiter befunden hat. Wahrscheinlich ist die Kolik der Ausdruck des Austreibungsversuches aus dem linken Nierenbecken in den Harnleiter gewesen. Schließlich war der Stein (ohne weitere Koliken!) bis in den unteren linken Harnleiter getreten; er wurde bei der Röntgenuntersuchung vor der linken Kreuzdarmbeinfuge gefunden. Die Verlegung des linken Harnleiters durch den Stein ist in der Zeit geschehen, die zwischen der letzten Kolik und der Untersuchung liegt. Mit anderen Worten: der Stein war bei der Entlassung aus der Kriegsgefangenschaft noch nicht fixiert. Er ist nach der Entlassung erst in den Harnleiter getreten. Diese Wanderung des Steines schließt eine Fixierung ebenso aus wie eine völlige Passagestörung.

Die operative Entfernung des Steines hat dem Operateur Schwierigkeiten gemacht, weil der Stein sich an einer technisch etwas schwerer zugängigen Stelle des Harnleiters befunden hat. Der Operateur hat daher eine andere Methode bevorzugt und den Harnleiter nicht unmittelbar über dem Stein eröffnet, sondern oberhalb davon. Von dieser Stelle aus hat er dann den Stein in die Harnblase vorgeschoben. Dieses Vorschieben war wiederum nur möglich, weil der Stein nicht inkrustiert war. Sonst wäre es nicht gelungen.

Es besteht kein Zweifel, daß die Operation einfacher und folgenloser gewesen wäre, wenn sie alsbald nach der ersten Röntgenuntersuchung vorgenommen worden wäre. Völlig sicher ist dies zwar nicht. Wir können auch Urinfisteln bei einer Steinentfernung an einer günstigeren Stelle des Harnleiters erleben, die dann infolge aufsteigender Infektion zur sekundären Nephrektomie führen.

Der Proband und sein behandelnder Chirurg sind der Auffassung, daß ohne die nachteiligen Einflüsse der Kriegsgefangenschaft die linke Niere hätte erhalten werden können. Dieser Auffassung sind die Vorgutachter schon entgegengetreten.

Die Annahme, daß die linke Niere schon während der Kriegsgefangenschaft geschädigt und insbesondere infiziert gewesen ist, ist durch nichts bewiesen, während der spontane

Abgang von drei Steinen während vier Jahre dafür spricht, daß ein freier Abfluß aus der linken Niere in die Harnblase bestanden hat. Wenn die linke Niere durch einen Stein geschädigt war, so kann es sich nur um den Stein handeln, der nach 4 Jahren erstmals in den Harnleiter getreten ist. Ein Vorgutachter hat unmißverständlich zum Ausdruck gebracht, daß die Nichterkennung des Steinleidens man nicht dem Kriegsdienst bzw. der Kriegsgefangenschaft zur Last legen könne. Um keinen Irrtum aufkommen zu lassen, hat er hinzugefügt, daß „die fehlende Klärung in zwei Heimatkrankenhäusern unter friedensmäßigen diagnostischen Bedingungen" wohl nicht an den Kriegsverhältnissen liege. Man kann es verstehen, daß ein Harnleiterstein dem Nachweis oder auch nur der Erkennung entgeht, wenn er durch störende Überlagerungen wie Darmgase oder durch Knochen (beim Probanden durch die linke Kreuzdarmbeinfuge) weniger oder nicht hervortritt. In diesen Fällen kann man aber durch eine urologische Untersuchung immer den Steinnachweis erbringen oder aber die freie Passage im Harnleiter sowie die regelrechte Funktion der Niere klären. Diese diagnostischen Möglichkeiten sind nicht rechtzeitig genutzt. Einflüsse der Kriegsgefangenschaft spielen hierfür mit Sicherheit keine Rolle hierbei.

Es besteht kein Zweifel, daß der Harnleiterstein links, als er sich in Höhe der linken Kreuzdarmbeinfuge befand, eine gewisse Rückstauung in der Niere verursacht hat. Ein Arzt konnte nämlich mit dem Harnleiterkatheter nicht vorbei und auch kein Kontrastmittel vorbeispritzen. Eine i. v. Urographie zur Beurteilung der linken Niere ist vor der Operation nicht erfolgt. Das bedeutet, daß man keine Beweismöglichkeit hat, Existenz und Grad einer Rückstauung bzw. einer Erweiterung der linken Nierenhohlräume infolge Rückstauung durch den Harnleiterstein (sog. Verstopfungsniere) zu beurteilen. Dennoch kann man eine Erweiterung der Nierenhohlräume links durch den Stein unterstellen. Ich muß aber den Vorgutachtern auch darin zustimmen, daß der *Verlust* der linken Niere nicht die Folge einer Erweiterung (Hydronephrose) durch Rückstauung gewesen ist. Derartige Nieren erholen sich erstaunlicherweise noch nach vielen Monaten und sogar einigen Jahren, wenn ihre Funktion natürlich auch nicht der einer normalen Niere entspricht. Es würde also kein Urologe eine sog. Verstopfungsniere bei einem Harnleiterstein entfernen, solange noch eine gewisse Rindenschicht mit Sekretionsfähigkeit besteht. Auch bei dem Probanden ist daher mit Recht anläßlich der ersten Operation die linke Niere belassen worden. Wenn sie sekundär geopfert werden mußte, so lag das in erster Linie an der Urinfistel. Sie heilt im allgemeinen nicht aus. An der entfernten Niere nachgewiesene Abscesse sind fast immer unausbleibliche Folgen und Beweise einer aufsteigenden Infektion. Die Harnleiterfistel ist ja immer mit einer Infektion der Operationswunde verbunden. Der offene Harnleiter befindet sich mit im Entzündungsgebiet. Es kann nicht ausbleiben, daß eine lymphogene aufsteigende Entzündung in die betreffende Niere erfolgt. Diese Annahme der Vorgutachter trifft mit großer Wahrscheinlichkeit auch für die Erklärung des Befundes an der *sekundär* entfernten linken Niere zu. Wenn der Proband die linke Niere verloren hat, so lag dies weder an dem linken Harnleiterstein oder an der Kriegsgefangenschaft, sondern allein an der postoperativen Harninfektion.

Ich muß daher auch die 2. Frage des Landessozialgerichtes einschränkungslos verneinen. Für die Verneinung eines mittelbaren ursächlichen Zusammenhanges sprechen zwingende Gründe, während für eine Bejahung desselben nicht einmal eine gewisse Möglichkeit angeführt werden kann. Die Gründe habe ich ausführlich aufgezeigt. Ich komme damit zu dem gleichen Beurteilungsergebnis wie die Vorgutachter, wobei ich deren Argumente übernommen und erweitert habe.

III/4. Vorbestehendes aseptisches Harnsteinleiden wurde richtunggebend verschlimmert durch Harninfektion, die infolge Durchnässung, Durchkältung und Mangelernährung aufgetreten ist.

Vorgeschichte. Keine Nierenerkrankung vor der Einberufung zum Wehrdienst. Im Alter von 38 bis 43 Jahren Wehrdienst und 8 Monate russische Kriegsgefangenschaft. Während der russ. Kriegsgefangenschaft bei Torfstechen im nassen Moor eine schwere Nierenentzündung zugezogen, an deren Folgen er mehrere Wochen im Lagerrevier krank lag; danach mit schwerem Eiweißmangelschaden in die Heimat entlassen worden. Eiweiß und Eiterkörperchen wurden schädigungsnahe wiederholt im Harn gefunden. Ein im Alter von 51 Jahren abgegangenes Harnkonkrement war ein Uratstein. Mit 53 Jahren Nierenstein-Operation rechts; 2 Jahre später Nierenfistel rechts. Verstorben im Alter von 58 Jahren an septischer Urämie.

Behauptete Schädigung. Unbilden des Kriegsdienstes und der Kriegsgefangenschaft, mangelnde rechtzeitige ärztliche Behandlung.

Beurteilung nach Aktenlage. Das primäre Nierensteinleiden ist als anlagebedingtes Leiden aufzufassen. Diese Feststellung ist nicht nur auf die Aussagen des Probanden und seiner Schwester zu stützen, sondern wird durch den Befund der Steinanalyse eines Steines erhärtet. Es handelte sich hierbei um einen Harnsäurestein. Solche — sogen. Uratsteine — werden nur bei einer anlagebedingten Stoffwechselstörung gebildet.

Ein anlagebedingtes, aseptisches Harnsteinleiden führt bei üblichem Geschehensablauf nicht zum Tode.

Eine wesentliche Verschlimmerung eines anlagebedingten aseptischen Nierensteinleidens ist durch das Hinzutreten einer Harninfektion regelmäßig erfolgt. Die Harninfektion kann, insbesondere bei ungenügender Behandlung im akuten Stadium, zum Krankheitsbild der chronischen Nieren-, Nierenbeckenentzündung (Pyelonephritis) führen. Die mit Pyelonephritis einhergehende Harninfektion bedingt ihrerseits eine Reihe von Faktoren, welche eine sog. sekundäre Harnsteinbildung fördern. Wenn schon vor dem Ereignis der Harninfektion ein aseptisches Harnsteinleiden besteht, wird dieses erheblich verschlimmert; denn die aseptisch gebildeten Harnsteine werden mit sekundären entzündlichen Anlagerungen versehen, wachsen dadurch schneller und werden am Abgange gehindert.

Infolge der Harninfektion wird ferner die Entleerung des Nierenhohlsystems beeinträchtigt; die Peristaltik von Nierenbecken und Harnleiter wird gestört. Ohne die Komplikation der Harninfektion pflegen die anlagemäßig gebildeten Uratsteine regelmäßig auf natürlichem Wege, zwar unter Koliken, aber meist ohne nachhaltige Schädigung der Harnwege abzugehen. Nachdem eine Harninfektion hinzugetreten ist, verweilen die anlagemäßig gebildeten Konkremente länger in den Harnwegen, vergrößern sich dort und behindern den Harnabfluß.

Bei aseptischen Harnwegen legt die vorübergehende Behinderung des Harnabflusses durch ein Konkrement meist nur die Nierenfunktion vorübergehend still. So treten zwar Koliken auf, aber keine allgemeinen Reaktionen des Körpers. Anders bei dem Verschluß eines infizierten Nierenhohlsystems. Schon kurz nach der Behinderung des Harnabflusses kommt es zu hohen Temperaturen, Schüttelfrösten und zum Krankheitsbild des pyelonephritischen Schubes. Dabei können die einzelnen pyelonephritischen Schübe großen Zeitabstand voneinander haben. Man spricht dann von chronischer Pyelonephritis.

Das Krankheitsbild der chronischen Pyelonephritis ist durch Zeiten subjektiver Beschwerdefreiheit — sogen. Latenzperioden — gekennzeichnet, die bis zu 10 Jahren dauern können [siehe Soz. Ger. Frankfurt/M. A. Z.: Vers. XII 1328/56 (13)], weiterhin durch meist mehrere akute Schübe, die bei schwerstem Verlauf der Erkrankung die Lebenserwartung sicherlich um mindestens 1 Jahr verkürzen.

Eine solche wesentliche Verschlimmerung des vorbestehenden Harnsteinleidens ist bei dem Probanden in der russischen Kriegsgefangenschaft durch das Auftreten einer Nieren-, Nierenbeckenentzündung (Pyelonephritis) eingetreten. Das Auftreten einer akuten Pyelonephritis infolge Durchnässung und Durchkühlung beim Torfstechen im nassen Moor, bei den allgemein bekannten Umständen in der russischen Gefangenschaft, die beim Probanden auch zu einer schweren Dystrophie führten, ist glaubhaft und wird auch von den anderen Gutachtern angenommen. Daß die akute Pyelonephritis infolge ungenügender Behandlung in der russischen Gefangenschaft in ein chronisches Stadium übergegangen ist, betont auch ein Vorgutachter. Infolge einer Latenzperiode mit subjektiver Beschwerdefreiheit begab sich der Proband in den ersten Jahren nach seiner Entlassung nicht besonders und regelmäßig in urologische Behandlung und meldete auch seinen Versorgungsanspruch nicht an, da er annahm, daß sein Nierenleiden ausheile bzw. ausgeheilt sei.

Eine Verschlimmerung des Leidens trat jedoch ein, was auf akute Schübe der Pyelonephritis zurückzuführen ist und in deren Verlauf es trotz fortlaufender fachurologischer Behandlung zu tödlichem Ausgang infolge Harnvergiftung kam.

Da dieser Verlauf des Nierensteinleidens nicht typisch für ein anlagebedingtes, aseptisches Nierensteinleiden, sondern nur infolge der in der Gefangenschaft zugezogenen Pyelonephritis zu einem vorzeitigen Tod geführt hat, ist die Pyelonephritis nicht als einmalige, nicht richtunggebende Verschlimmerung des vorbestehenden Nierensteinleidens, sondern als richtunggebende Verschlimmerung infolge des Wehrdienstes anzusehen.

III/5. Ist zur Klärung des Zusammenhanges zwischen einer Furunkulose während des Wehrdienstes und einem Hochdruckleiden mit Harnsteinbildung eine fachurologische Begutachtung notwendig? (Die Ausführungen des Zweitgutachters sind zu beachten!)

Eine med. Klinik beantwortet diese Frage eines Sozialgerichtes.

Sachverhalt und Beurteilung durch eine med. Klinik als Erstbegutachter. Bei Beurteilung der Frage inwieweit Schädigungen nach § 1 Bundesversorgungsgesetz als ursächliche Faktoren für das jetzt ausgeprägte Krankheitsbild in Betracht hommen, oder ob das Krankheitsbild sich unabhängig davon entwickelt habe, bereitet erhebliche Schwierigkeiten und zwar aus verschiedenen Gründen. Die Eintragungen im Krankenblatt aus dem Jahre 1944 des offenbar chirurgisch ausgerichteten Reservelazarettes sind leider bezüglich der Herz-Kreislaufbefunde völlig unzureichend. So findet sich beispielsweise in dem Krankenblatt keine Angabe über die Höhe des damaligen Blutdruckes. Auch für die Beurteilung der Nieren bzw. des Harnwegsleidens bietet das Krankenblatt wenig. Urinstaten wurden offenbar damals nur zweimal angefertigt; der dargestellte Volhardsche Wasserstoß ist nur bezüglich der ersten 4 Std verwertbar. Das Herz wurde als breit aufliegend beschrieben; das linkstypische EKG ergab keinen Anhalt für einen Myokardschaden. Für den Zeitraum 1944—1955 sind ärztliche Untersuchungsbefunde überhaupt nicht in den Akten enthalten.

Ein Bluthochdruck ist erstmals im Frühjahr 1955 aktenkundig gemacht worden. Die von den fachinternistischen Gutachtern damals niedergelegten Harnbefunde, nämlich Hämaturie und Leukocyturie, können nur im Sinne eines bereits manifesten Nieren- bzw. Harnwegsleidens (wahrscheinlich mit Pyelonephritis) gedeutet werden. Bezüglich des Nierenleidens ist darauf zu verweisen, daß der Proband bereits zum Zeitpunkt der Antragstellung über „Rückenschmerzen besonders in der Nierengegend" klagte. Damit wird zumindest wahrscheinlich, daß schon im Jahre 1951 ein Nierenleiden vorgelegen hat. Hier gab der Proband an, kurze Zeit nach der Entlassung aus der Kriegsgefangenschaft (also in der 2. Jahreshälfte 1945) kolikartige Schmerzen in der linken Nierengegend bekommen zu haben. Solche Schmerzzustände hätten sich im Verlauf des nächsten Jahres wöchentlich 2—3mal wiederholt und seien schließlich bis auf einen gelegentlichen dumpfen Druck in der Nierengegend links zurückgegangen. Unseres Erachtens besteht kein Grund dafür, die Glaubhaftigkeit dieser Angaben zu bezweifeln. Unter dieser Voraussetzung können somit erste Symptome eines wahrscheinlichen Nierenleidens in die 2. Jahreshälfte des Jahres 1945 verlegt werden. Ein höherer Sicherheitsgrad in der Beurteilung kann dieser Aussage nicht beigemessen werden.

Zusammenfassend läßt sich somit folgender Krankheitsverlauf retrospektiv konstruieren:

a) Herbst 1944 fieberhafte Furunkulose (gesichert), „Herzbeschwerden".

b) 1945 2. Jahreshälfte Nierenleiden (überwiegend wahrscheinlich).

c) 1953 Struma retrosternalis operiert (gesichert).

d) 1955 Bluthochdruckleiden (gesichert), manifestes Nierenleiden (symptomatisch gesichert).

1960 mitralisierter Bluthochdruck, Nierensteinleiden, Harnwegsinfekt (gesichert).

Somit ist als überwiegend wahrscheinlich anzusehen, daß die Entstehung und Ausprägung der Furunkulose durch wehrdiensteigentümliche Schädigungen begünstigt wurde. Schädigungsfolge im Sinne des § 1 Bundesversorgungsgesetz ist deshalb ärztlicherseits anzunehmen.

Da die durchgemachte Furunkulose ärztlicherseits als Schädigungsfolge anzusehen ist, bleibt nun zu untersuchen, ob sie auch für die ursächliche Entstehung des Nierensteinleidens, des Harnwegsinfektes oder des mitralisierten Bluthochdruckes anzuschuldigen ist, oder ob ein derartiger Zusammenhang abgelehnt werden muß.

Der Proband gab anamnestisch Beschwerden an, die es wahrscheinlich erscheinen lassen, daß bereits im Spätjahr 1945 ein Nierensteinleiden ausgebildet war. Dabei scheint insbesondere bemerkenswert, daß der Proband bis zum Zeitpunkt der hiesigen Untersuchung nicht wußte, daß er an einem Nierensteinleiden leidet. Diese Tatsache kann auch für die Glaubhaftigkeit der angegebenen Beschwerden geltend gemacht werden. Zwischen der Furunkulose und dem Manifestwerden eines Nierensteinleidens liegt somit ein Zeitraum von $^3/_4$ bis knapp einem Jahr.

Soweit sich Zeiträume für die Harnsteinbildung beim Menschen überhaupt mit wünschenswerter Sicherheit festlegen lassen, kann heute festgestellt werden, daß Konkremente von hinreichender Größe für die Auslösung eines Nierensteinleidens im aseptischen Milieu einen Zeitraum von Monaten bis Jahren und in infizierten Harnwegen mindestens 3—6 Wochen benötigen. Die Frage eines zeitlichen Zusammenhanges zwischen der durchgemachten Furunkulose und dem Manifestwerden eines wahrscheinlichen Nierenleidens erscheint im vorliegenden Falle von ganz besonderem Interesse, da nach dem heutigen Stande der wissenschaftlichen Lehrmeinung und Forschung die Nierensteinbildung stets an eine krisenhafte Störung der Nierenfunktion gebunden ist. Demgegenüber ist die frühere Auffassung der Steinbildung als Diathese (d. h. etwa auf dem Boden anlagebedingter Eigentümlichkeiten) heute mit Sicherheit abzulehnen (Hennig). Einige Worte zur kausalen und formalen Genese der Harnsteinbildung erscheinen also erforderlich, wenn dies im Rahmen dieses Gutachtens auch nur in aller Kürze möglich ist. Sämtliche modernen Untersuchungen zur Pathogenese der Harnsteinbildung weisen auf die Komplexität des Krankheitsgeschehens hin. Es muß auch betont werden, daß die kausale Genese der Harnsteinbildung noch nicht restlos aufgeklärt ist. Wahrscheinlich gibt es für die Harnsteinbildung überhaupt keine allgemeingültige Ursache, sondern sie stellt vielmehr ein gemeinsames Symptom ganz heterologer pathophysiologischer Abläufe im Organismus dar. Es ist deshalb nicht möglich, die Harnsteinbildung als ein auf konstitutioneller Basis beruhendes Leiden zu bezeichnen. Beim Austritt in die ableitenden Harnwege stellt der Harn in der Regel eine übersättigte Lösung dar, deren Ausfällung durch eine Reihe von Faktoren wie Unbenetzbarkeit der Schleimhaut, schneller Abfluß, Anwesenheit von Stabilisatoren und Schutzkolloiden verhindert wird. Unter pathologischen Bedingungen kann es zur Ausfällung von Mineralien kommen, also zur Kristallurie, die jedoch noch keine Konkrementbildung bedeutet. Erst durch das Ausflocken mucoider Kolloide, die normalerweise nicht im Urin vorhanden sind, kommt es zur Ausbildung eines Steingerüstes, in dem sich die ausgefällten Mineralien festsetzen. Experimentelle Untersuchungen (u. a. von F. E. Koch) weisen darauf hin, daß die Harnsteinbildung im Sinne einer gesetzmäßigen Entwicklungsreihe abläuft, wobei die Voraussetzung für die Konkrementbildung stets in einer krisenhaften Störung der Nierenfunktion (= Kolloidkörperchenbildung, „Steinbildungskrise") zu sehen ist. Ganz verschiedenartige Schädigungen können eine sog. Steinbildungskrise verursachen, z.B. Allgemeininfektionen, Fokalinfekt, Harnwegsinfekte, große extrarenale Wasserverluste oder mangelnde Flüssigkeitsaufnahme, Vitamin-A-Mangel, hormonale Störungen, Kalkaubbau mit erhöhten Blutkalkwerten u. a.

Für das Vorliegen einer Vorwehrdiensterkrankung des Urogenitaltraktes ergibt sich im Falle des Probanden ebensowenig ein Anhalt wie für das Bestehen einer familiären Belastung. Die durchgemachte und ärztlicherseits als *Schädigungsfolge anzusehende Furunkulose* erfüllt jedoch die Bedingungen *für die Auslösung einer Steinbildungskrise.* Da somit weder der ursächliche noch, wie wir oben gesehen haben, der zeitliche Zusammenhang zwischen Furunkulose und Nierensteinbildung abgelehnt werden kann, und da Brückensymptome in Form von kolikartigen Schmerzen und Druck in der Nierengegend angegeben werden, muß das Nierensteinleiden des Probanden mit überwiegender Wahrscheinlichkeit auf Schädigungen im Sinne des § 1 Bundesversorgungsgesetz zurückgeführt werden und zwar im Sinne der Entstehung. Es ist unseres Erachtens heute nicht mehr zu differenzieren, ob der neben dem Harnsteinleiden vorhandene Harnwegsinfekt primärer (etwa im Sinne einer „Ausscheidungspyelonephritis bei Furunkulose) oder sekundärer Natur (Komplikation der Nephrolithiasis) ist. Diese Frage hat auch lediglich akademisches Interesse, da ein ursächlicher Zusammenhang zwischen Nephrolithiasis und Pyelonephritis in jedem Falle angenommen werden muß.

Der Bluthochdruck ist im vorliegenden Falle auf das Nieren- bzw. Harnwegsleiden zu beziehen. Für diese Deutung spricht der aktenkundig niedergelegte pathologische Harnbefund, der etwa gleichzeitig mit dem ersten aktenkundig belegten Bluthochdruck festgestellt worden ist. Die Annahme einer sog. essentiellen Hypertonie durch einen Vorgutachter geht an dieser Tatsache ohne jeden Kommentar vorbei. Da Hypertonie eine häufige und typische Komplikation einer Nephrolithiasis und Pyelonephritis darstellt, erscheint ein ursächlicher Zusammenhang zumindest sehr wahrscheinlich. Die Konstruktion einer sog. essentiellen Hypertonie, die dann unabhängig von der Nephrolithiasis und der Pyelonephritis bestünde, kann demgegenüber nicht befriedigen und ist auch nicht wahrscheinlich zu machen.

Beurteilung eines Internisten als Zweitgutachter. Nach Lage des Falles kann der im vorstehenden Gutachten vertretenen Auffassung *nicht ohne weiteres zugestimmt* werden, und zwar, weil einerseits die Diagnose „Chronische Pyelonephritis" noch nicht hinreichend gesichert erscheint, wie im folgenden noch näher ausgeführt wird, und andererseits Übergewichtigkeit, pyknischer Habitus und rote Gesichtsfarbe vielmehr an eine essentielle Hypertonie als an einen Bluthochdruck auf der Grundlage eines chronischen Nierenleidens denken lassen.

Was die Diagnose „chronische Pyelonephritis" betrifft, so gründet sie sich auf den Nachweis einer spurenhaften Eiweißausscheidung und eines Sedimentbefundes mit „ganz vereinzelt Platten-Epithelien, einigen Leukocyten, ganz vereinzelt Erythrocyten" bei röntgenologisch als Nierensteine gedeuteten Kalkschatten, die sich in die obere Kelchgruppe links projizieren.

Andererseits (Berning) wird für die Annahme einer chronischen Pyelonephritis — abgesehen von Allgemeinsymptomen — als diagnostische Trias gefordert: Bakteriurie, konstante oder intermittierende Pyurie und Blutsenkungsbeschleunigung. Betrachtet man unter diesen Gesichtspunkten den vorliegenden Fall, so ergibt sich:

1. Der Harn ist offenbar bakteriologisch nicht untersucht worden, was nachgeholt werden müßte, ehe man die in jeder Hinsicht schwerwiegende Diagnose „chronische Pyelonephritis" als gesichert ansehen kann.
2. Die Herkunft des an sich nicht sehr erheblichen Sedimentbefundes ist nicht geklärt worden, obwohl Leukocyten und Erythrocyten ebensogut wie aus dem Nierenbecken auch aus der Blase oder Prostata stammen können, was durch eine Ureterkatheter-Untersuchung zu entscheiden wäre.
3. Blutsenkung und Blutbild geben keinen Hinweis auf das Bestehen eines chronisch-entzündlichen Leidens.

Hinzukommt, daß auch das Röntgenbild keinen Anhalt für einen pyelonephritischen Prozeß abgibt, wobei wir uns allerdings darüber im klaren sind, daß ein negativer Befund für sich allein nicht ausreicht, eine Pyelonephritis auszuschließen.

Ob man berechtigt ist, aus dem Einzelbefund eines auf 5,47 mg-% erhöhten Harnsäurespiegels im Blut bei einer Konzentrationsfähigkeit der Nieren bis 1030 auf eine Beeinträchtigung der Nierenleistungsfähigkeit zu schließen, mag dahingestellt bleiben. Hier wären noch weitere Untersuchungen einschl. Clearance-Bestimmungen erforderlich.

Da somit nach unserer Auffassung das Bestehen einer „chronischen Pyelonephritis" als Ursache des Bluthochdruckes noch nicht als hinreichend gesichert angesehen werden kann, erübrigt es sich vorläufig, auf die im Erstgutachten enthaltenen Schlußfolgerungen einzugehen, da diese sämtlich auf der Annahme basieren, daß ein nephrogener Hochdruck vorliege.

Es wird daher für erforderlich gehalten, vorzuschlagen, den Kläger vor abschließender Beurteilung noch auf einer *fachurologischen Abteilung untersuchen zu lassen.* Es darf hinzugefügt werden, daß dies im Hinblick auf die einzuschlagende Therapie auch im Interesse des Klägers liegen würde.

Stellungnahme des Erstgutachters. Das sehr ausführliche Gutachten der Klinik geht auf alle Fragen, die sich bei gesichertem Steinnachweis in der linken Niere des Probanden zwischen dieser Steinerkrankung mit primärer oder sekundärer Entzündung auf der einen und dem Bluthochdruck auf der anderen Seite ergeben, bereits sehr eingehend ein. Es wird jedoch nicht behauptet, daß die Entzündung, also die Pyelonephritis, die fast mit Regelmäßigkeit ein Steinleiden begleitet, allein für die Blutdruckerhöhung verantwortlich zu machen ist. Der Text des Gutachtens, wie er übrigens auch zutreffend in der aktenmäßigen Äußerung des Landesversorgungsamtes zitiert wird, läßt vielmehr mit Eindeutigkeit erkennen, daß sowohl die Steinbildung wie auch die aus den Harnbefunden zu folgernde Entzündung — also die Nierenerkrankung in ihrer Gesamtheit — für die ursächliche Erklärung des Bluthochdruckes in Anspruch genommen wird.

Demgegenüber ist es einseitig, wenn im Zweitgutachten nur noch von einer Pyelonephritis gesprochen wird, deren Existenz nicht genügend gesichert sei.

Ob man gutachtlich den von Berning für die Diagnose einer Pyelonephritis aufgestellten Forderungen folgt oder den im Gutachten niedergelegten Befunden und ihrer Deutung, ist eine Frage, ob man die Diagnose einer Pyelonephritis erst in einem weiter vorgeschrittenen Krankheitsstadium anerkennt oder bereits in ihren Anfängen, wie dies unsere Meinung ist. Die Steinbildung mit ihrem seit 1955 — soweit die Untersuchungsdaten dies erkennen lassen — konstant pathologischen Urinbefund rechtfertigt es nach unserer Ansicht, die Diagnose auch einer Entzündung zu stellen.

Da gröbere anatomische Deformierungen des Nierenbeckens nach Ausweis der durchgeführten röntgenologischen Untersuchungen nicht bestehen, ist auch von einer retrograden Darstellung der ableitenden Harnwege keine weitere Klärung zu erwarten. Dieselbe Aussage gilt auch für die Sondierung der Harnwege, wie sie vom Zweitgutachter zur Sicherung unserer Diagnose vorgeschlagen wurde.

Erfahrungsgemäß kommt es bei dieser Untersuchungsmethode mit großer Regelmäßigkeit zu Verletzungen der Ureterenschleimhaut und damit zu Blutungen aus diesen Läsionen. Die Symptome des im Nierenbecken und angrenzenden Nierengewebe lokalisierten Entzündungsprozesses, die sich aus der mikroskopischen Untersuchung des Harnes ergeben, werden dann durch die Blutbeimengung des Urins verdeckt. Dem Nachweis pathogener Keime kommt im Falle des Probanden keine ausschlaggebende Bedeutung für die angegebene Diagnose zu, da die Steinbildung die Entzündung bereits beweist.

Beschleunigung der Blutsenkung und Erhöhung der Blutleukocytenzahl sind ebenfalls keine unabweisbaren Voraussetzungen für die genannte Diagnose. Hier spielt das Ausmaß des Entzündungsherdes in erster Linie eine Rolle. Die erwähnten Symptome lassen aber nicht selten selbst bei ausgeprägten entzündungsbedingten Nierenbeckenveränderungen im Stich. Eine Relation zwischen Ausmaß der Entzündung und Höhe des Bluthochdruckes besteht ebenfalls nicht.

Wenn in dem Gutachten ausgesagt wurde, daß die nachgewiesene Erkrankung der linken Niere für die Blutdruckerhöhung in Anspruch zu nehmen ist, dann geschah dies auch keineswegs auf Grund eines bewiesenen Zusammenhanges. Im übrigen ist durch die Untersuchungen Hartwichs und Goldblatts (zit. von Frey: In Handbuch der inneren Medizin Bd. VIII, 4. Aufl. 1951) bekannt, daß einseitige Nierenerkrankungen zu einem Bluthochdruck führen können. Vielmehr wurde in dem Gutachten der Klinik die Möglichkeit eines renalen Hochdruckes auf dem Boden der nachgewiesenen Steinerkrankung der linken Niere zu der früher diagnostizierten „essentiellen" Hypertension in Beziehung gesetzt. Es ist auch nach Kenntnis der Stellungnahme des Zweitgutachters daran festzuhalten, daß bei gegebener Steinerkrankung die größere Wahrscheinlichkeit — so das Gutachten — für einen renal ausgelösten Bluthochdruck spricht.

Erfahrungsgemäß ist der „essentielle" Bluthochdruck oft Symptom sehr heterologer pathogenetischer Mechanismen. Die auch im Schrifttum niedergelegten ärztlichen Erfahrungen lehren, daß chronische Nierenbecken-Nierenentzündungen (Pyelonephritis), die sich während des Lebens einem Nachweis entzogen, dem Autopsiebefund zufolge in einem nicht geringen Prozentsatz einem sogenannten „essentiellen" Bluthochdruck zugrunde liegen.

Abschließend sei zur Beantwortung des Gerichtsauftrages zusammengefaßt: Von einer urologischen Fachuntersuchung sind keine weiteren Aufschlüsse über die Genese des bei dem Kläger bestehenden Bluthochdruckes zu erwarten. Auch für eine Behandlung des Leidens ist diese Untersuchung keine notwendige Voraussetzung.

b) Primäre Harnsteinbildung im Zusammenhang mit speziellen Schädigungen

III/6. Eine aseptische Harnsteinbildung kann nicht im Zusammenhang mit Speichenbruch und Armverlust gesehen werden.

Vorgeschichte. 1940 Speichenbruch rechts; 1941 Amputation des rechten Oberarmes; 1952 erste klinische Harnsteinbeschwerden (aseptische Harnsteinbildung, die später infolge Hinzutretens einer Harninfektion zur weiteren sekundären Steinbildung und zum rechtsseitigen Nierenverlust führte).

Befund. Die Rö-Übersicht läßt im Nierenfeld, der Harnleitergegend und der Blase einen konkrementverdächtigen Schatten nicht erkennen. Urin: infiziert.

Beurteilung des Zusammenhanges. Es muß zwischen primärer (aseptischer) und sekundärer (septischer) Harnsteinbildung unterschieden werden.

Mit großer Wahrscheinlichkeit hat es sich, soweit es heute nach den Aktenunterlagen beurteilt werden kann, 1952 um primäre Harnsteinbildung gehandelt. Ab August 1953 um ein zusätzliches sekundäres (septisches) Steinwachstum, das zu dem Verlust der rechten Niere und zum Steinrecidiv in der linken Niere führte.

Vorab ist noch zu prüfen, ob eine angeblich gleichzeitig aufgetretene Nierenbeckenentzündung von Bedeutung für die Harnsteinbildung geworden ist oder werden konnte.

Es ist unwahrscheinlich, daß eine steinauslösende Harninfektion erst nach 13 Jahren zu derartig konfigurierten Konkrementen in beiden Nieren führte, wie sie bei der ersten urologischen Untersuchung Juli 1952 festgestellt wurden, zumal in der Zwischenzeit stärkere Beschwerden, Fieber, Schüttelfröste und eine Beeinträchtigung des Allgemeinzustandes nie auftraten. Hätte eine steinbildende Harninfektion bereits 13 Jahre beidseitig bestanden, so wären nach dieser Zeit ausgedehnte Steine im Nierenbecken zu fordern und nicht solche kleinen Konkremente, wie sie 1952 im Rö-Bild vorliegen.

Es bestanden außerdem bei der ersten urologischen Untersuchung keine Zeichen für eine Harninfektion.

Eine im Polenfeldzug 1939 angeblich erstmalig aufgetretene Nierenbeckenentzündung, für die keine Unterlagen vorliegen und keine klinischen Symptome vorhanden sind, kann wegen unwahrscheinlicher 13jähriger Latenz eine sekundäre Harnsteinbildung in beiden Nieren, die erst 1952 klinische Beschwerden und 1953 zu einem Steinabgang führte, mit überwiegender Wahrscheinlichkeit *nicht* verursacht haben. Somit ist für ein *sekundäres Steinleiden* als Schädigungsfolge weder ein ursächlicher noch ein zeitlicher Zusammenhang gegeben.

Tatsächlich ist nach Erstbefund und Verlauf eine primäre aseptische Harnsteinbildung, 1953 durch eine auch heute noch nachzuweisende Harninfektion zu einem sekundären septischen Steinleiden in der rechten Niere geworden, das innerhalb von 3 Jahren zum vollständigen Nierenbeckenausgußstein mit weitgehender Zerstörung der rechten Niere führte. Nach der Entfernung der rechten Niere mußte Februar 1956 ein Recidivstein aus dem linken Nierenbecken entfernt werden. Auch dieser Verlauf ist typisch für eine sekundäre Steinbildung, zumal erst nach August 1953 auch die typischen Krankheitszeichen einer Harninfektion wie Fieberschübe, Schüttelfröste und Koliken geklagt werden. Dagegen können Beschwerden 1939 bis 1952 abgegrenzt werden, deren rheumatische Ursache durch Gliederschmerzen und Steifigkeit in den Gelenken und Rücken charakterisiert ist.

Auch für die 1953 vorhandene primäre (aseptische) Steinbildung kann kein ursächlicher Zusammenhang mit dem anerkannten Schaden — Speichenbruch mit Armverlust — gefunden werden.

Für eine primäre aseptische Steinbildung können die im Vorgutachten angeführten „erheblichen Stresseinwirkungen“ (ein nicht sicher nachgewiesener typischer Speichenbruch links 1940 und der Armverlust August 1941) nicht angezogen werden. Nach Ansichten von Boshamer, Scheele, G. Hermann und eigener Erfahrung ist ein solcher Stress nur über kurze Zeit wirksam. Ein enger zeitlicher Zusammenhang zwischen Stresseinwirkung, Harnsteinbildung und ihren subjektiven Symptomen muß nachgewiesen werden. Eine aseptische Harnsteinbildung wird in Einzelfällen auch nach Bruch der langen Röhrenknochen und Wirbelbrüchen im Gefolge langer Immobilisierung beobachtet. Die Koliken treten bei diesen kleinen aseptischen Steinen aber meist in den ersten Behandlungsmonaten oder bei Beginn der Belastung auf. Eine klinische Manifestation 13 Jahre nach dem angenommenen Stress kann fachärztlich nicht anerkannt werden. Auch nach der im Vorgutachten zitierten Literatur (Hillenbrand, Meinertz, W. H. Becker) muß der ursächliche Zusammenhang mit Einflüssen des Kriegsdienstes abgelehnt werden, da keiner der mannigfachen zitierten steinbegünstigenden Faktoren ausreichend vorhanden war. Es geht nicht an, für die Steinbildung auch z. T. Faktoren der aseptischen Steinbildung ursächlich in Anspruch zu nehmen und dann wieder solche der septischen Steinbildung.

Ein ursächlicher Zusammenhang kann für aseptische Harnsteinbildung nur angenommen werden, wenn ein Wirbel- oder Oberschenkelbruch vorliegt; weiterhin wenn eine Bruchheilung oder Amputation durch eine schwere Wundinfektion oder Knocheneiterung beeinträchtigt war, wozu noch der Nachweis langdauernder Immobilisierung zu fordern ist (GOTTSTEIN, KOCHER, VOLKMANN, SCHMUCKLER, W. H. BECKER). Auch die von BOSHAMER als steinbildend anerkannte Neuroirritation ist auf den Ischiadicus beschränkt. Die Zeitspanne zwischen obigen Ursachen und der klinischen Manifestation des Konkrementes sollte 6 Monate nach Aufhebung der Immobilisierung nur besonders begründet überschreiten. 13 Jahre sind unwahrscheinlich lang.

Abschließend kann zwischen dem nachgewiesenen Harnsteinleiden und dem anerkannten Kriegsleiden (Verlust des rechten Armes) weder ein ursächlicher noch ein zeitlicher Zusammenhang aufgefunden werden. Danach kann das Harnsteinleiden und die heute nachweisbare Harninfektion bei funktionstüchtiger Restniere links gemäß Bundesversorgungsgesetz nicht anerkannt werden.

Das Streitverfahren wurde sozialgerichtlich nicht entschieden, da der Verletzte die Klage zurückgenommen hat.

III/7. Eine aseptische Harnsteinbildung steht in wahrscheinlichem Zusammenhang mit einem vielmonatigen Krankenlager wegen Schußbruches beider Oberschenkel und späterer doppelseitiger Oberschenkelamputation.

Vorgeschichte. 23. 10. 1944 Splitterverletzung in beiden Leistengegenden, die nach langwierigen Eiterungen (Röhrenabscesse) und mehrfachen Arrosionsblutungen zum Verlust beider Oberschenkel im oberen Drittel führten. Am 11. April 1946 Lazarettkrankengeschichte abgeschlossen. 1949 Harnwegskoliken ohne Steinabgang. 1955 ist es zu einem haselnußgroßen Steinrecidiv gekommen. Bei dem 1. Harnleiterstein handelte es sich um einen Oxalatstein, einen primären Harnstein.

Beurteilung. In den maßgeblichen Schriften — ein Überblick über die Harnsteinentstehung wurde von SCHULTHEIS, KOCH und HEUSCH 1949 auf dem Urologenkongreß gegeben — wird betont, daß in der Regel die primären Nierensteine nicht durch ein Trauma, Knochenbruch oder Wundeiterung verursacht werden. Soll ein Nierensteinleiden auf einen anerkannten Körperschaden zurückgeführt werden, so müssen mehrere Bedingungen, von denen bekannt ist, daß sie die Steinbildung fördern, nachgewiesen werden, um einen ursächlichen Zusammenhang wahrscheinlich zu machen. Nach HEUSCH entsteht ein Harnstein, wenn in einem ausfallbereiten Harn (1) ein geeigneter Kern (2) durch eine wirksame Kernsperre (3) die notwendige Reaktionszeit (4) über einbehalten wird.

1. Im normalen Harn, einer übersättigten Salzlösung, verhindern Schutzkolloide die Ausfällung der Salze. Schutzkolloide können durch krankhafte Reizung des Nervus sympathicus, Lähmung des Nervus parasympathicus oder durch Wirkung von Bakterientoxinen vorzeitig zerfallen (BOSHAMER). Bei dem Probanden lagen solche Einwirkungen durch die langdauernden und den Allgemeinzustand bedrohenden Eiterungen von Okt. 44 bis April 46 und bei evtl. länger dauernden weiteren Stumpfbeschwerden und Eiterungen, die aber nicht aktenkundig sind, auch über diese Zeit hinaus, vor. Die gestörte Wundheilung nach Oberschenkelamputation wird im modernen Schrifttum (BECKER, MAGNUS, BOSHAMER, SCHEELE, ARNHOLT) als die Harnsteinbildung begünstigende Ursache angesehen.

2) Der geeignete Steinkern wird in Fremdkörpern, Blut- und Eiterflocken, Bakterien und abgeschilferten Epithelien und bei der aseptischen Steinbildung, wie sie bei dem Probanden vorliegt, besonders in ausgefallenen Kolloiden gesehen. Die Kolloidausfällung wird durch Sulfonamide begünstigt und kann nach i. v. Injektion, wie sie im Kriege bei Wundeiterungen lazarettüblich war, im Harn nachgewiesen werden. Bei dem Probanden kann somit ein zweiter, die Steinbildung begünstigender Faktor auf Schädigungsfolge zurückgeführt werden.

3. Eine wirksame Kernsperre wird von HEUSCH in der länger dauernden fixierten Rückenlage und in Abflußbehinderung des Berkenkelchsystems und Harnleiter sowie Erweiterung der Nierenhohlräume gesehen. Sie liegt ferner bei entzündlichen Vorgängen an den Harnwegen vor (v. LICHTENBERG) sowie Innervationsstörungen der Niere und Harnwege bei Verletzungen der Wirbelsäule zwischen Th IX bis L II (LOHMEYER und BOSHAMER). Ein solcher Tatbestand ist wehrdienstbedingt bei dem Probanden bis April 1946 gegeben, da ihn die langwierigen Eiterungen beider Beine zur Bettruhe in Rückenlage zwangen und auch späterhin ist eine weniger ergiebige Peristaltik der Harnleiter bei einem Doppelamputierten wahrscheinlich, da der Reiz des sich kontrahierenden M. ileopsoas beim Gehen für den Probanden wegfällt. Die Kernsperre ist bei der Harnsteinentstehung bis zur Harnsteinbildung zu fordern. Bei dem Probanden sind demnach 3 die Harnsteinbildung begünstigende Faktoren wirksam geworden. Die Wirksamkeit dieser Faktoren hat sich über eine längere Zeitspanne — Oktober 1944 bis April 1946 — erstreckt.

Die klinische Manifestation des in diesem Zeitraum gebildeten Konkrementes ist 1949 erfolgt. Es mag eingewendet werden, daß eine 1946 abgeschlossene metatraumatische Harnsteinbildung vor Ablauf von 3 Jahren bereits klinisch sich bemerkbar machen müsse. Indessen ist die klinische Symptomlosigkeit des in den Nierenkelchen oder an der Nierenpapille haftenden Konkrementes den Urologen bekannt. Schon ohne verzögerten Harntransport sind jedem praktisch tätigen Urologen genügend Fälle bekannt, in denen kleine Harnleitersteine jahrelang, ohne Koliken zu verursachen, sogar im Harnleiter gelegen haben, bis sie eines Tages aus unbekannter Ursache eine Harnstauung und Kolik verursachen und abgehen oder operativ entfernt werden. Bei zweijährigem Bestehen zwischen 1. und 2. Kolik haben wir selbst beispielsweise einen hirsekongroßen Stein, bei sechsjähriger Anamnese einen bohnengroßen Stein, der nur selten Beschwerden verursachte, gesehen. Die Beispiele ließen sich bei längerer Durchsicht von Krankengeschichten Steinkranker vermehren. Solange keine Infektion auftritt, pflegen aseptische Steine langsam, oft überhaupt nicht meßbar, zu wachsen.

Es mag ferner eingewendet werden, daß sich im Gutachtenwesen eine Frist von etwa 6 Monaten zwischen Steinentstehung und klinischer Steinmanifestation als zulässig eingebürgert habe. Dem muß neben den vorstehenden Ausführungen weiter entgegengehalten werden, daß infolge der bds. Oberschenkelamputation die unter 3 oben für die Steinbildung angezogenen Funktionsstörungen auch für die Steinaustreibung wirksam geworden sind. Die Frist von 6 Monaten muß unter Berücksichtigung dieses Umstandes erheblich verlängert werden.

Der von Dorschl, Haumann und Hanson vertretenen Ansicht, daß Harnsteinentstehung und klinische Symptome der Harnsteinaustreibung innerhalb eines Jahres abgeschlossen sein sollte, kann im vorliegenden Falle nicht zugestimmt werden, weil sowohl die Erfahrungen mit der Austreibungszeit spontan entstandener Steine wie auch die Verzögerung der Austreibung durch Bewegungsbehinderung im vorliegenden Falle entgegenstehen.

Das Sozialgericht Köln, AZ. SG 13 (15) Kammer KOV 305/56, hat das Streitverfahren durch Vergleich abgeschlossen.

III/8. Die Bildung eines aseptischen Harnsteines steht in ursächlichem Zusammenhang mit einem Tibiakopfbruch und einer Nierenprellung.

Vorgeschichte. Unfall mit Hirnerschütterung, Schienbeinkopfbruch und Nierenprellung. Zweimonatige Behandlung im Streckverband. Unfallnahe, mehrtägige Harnblutung. Ein Jahr nach dem Unfall Miktionsbeschwerden. 4 Jahre nach dem Unfall Abgang eines bohnengroßen Harnsteines.

Befund. Deform geheilter Tibiakopfbruch. Sedimentfreier, keimfreier Harn. Pyelografisch nachweisbare Drehung der Niere nach lateral und Deformierung des Beckenkelchsystems, geringe Weitstellung.

Behauptete Schädigung. Nierenprellung mit Harnblutung; längeres Krankenlager im Streckverband.

Behauptete Schädigungsfolge. Aseptische Harnsteinbildung.

Beurteilung.

Zeitlicher Zusammenhang. Unfallnahe Nierensymptome; nach einem Jahr Miktionsbeschwerden; nach 4 Jahren Steinabgang.

Ursächlicher Zusammenhang. Ein Nierensteinleiden ist zum derzeitigen Zeitpunkte nicht mehr nachweisbar. Harnsteine können sich bei längerer Immobilisierung bilden. Wenn eine Abflußbehinderung vorliegt, so wie das in der Pyelografie hier nachzuweisen ist, dann können Mikrolithen (d.h. frisch gebildete mikroskopisch kleine Harnstein) länger in dem Nierenhohlsystem verweilen oder festgehalten werden und zu Harnkonkrementen im Nierenhohlsystem heranwachsen. Ein solcher Harnstein kann auch längere Zeit, einige Jahre, klinisch unbemerkt bleiben. Obwohl eine 4jährige stumme Lagerung für ein unfallmäßig entstandenes Harnkonkrement als ungewöhnlich lang angesehen werden muß, kann im vorliegenden Falle die unfallabhängige Abflußbehinderung durch Immobilisation und Nierenbeckenveränderung zur Erklärung der langen Verweildauer des Konkrementes in den Harnwegen herangezogen werden. Die überwiegende Wahrscheinlichkeit für eine unfallabhängige Harnsteinbildung muß angenommen werden. Mit dem Abgang des Harnkonkrementes ist die unfallabhängige Einwirkung auf die Harnorgane als abgeschlossen anzusehen.

III/9. Aseptische Harnsteinbildung im Zusammenhang mit Kniegelenkempyem; Osteomyelitis des Oberschenkels mit späterer Amputation.

Vorgeschichte. Als Folge des Kriegsdienstes ist Verlust des linken Oberschenkels nach Kniegelenkempyem und Femurosteomyelitis anerkannt. Begehrt wird die Anerkennung eines Harnsteinleidens.

Beurteilung. Aus den Akten ist ersichtlich, daß der Proband eine Kniegelenkentzündung links durchgemacht hatte, die zu einem durch Punktion und bakteriologische Untersuchung gesicherten Kniegelenksempyem geführt hatte, dessen Ätiologie aus den Akten jedoch nicht klar ersichtlich ist. Da es gleichzeitig zu einem Absceß an der Außenseite des linken Oberschenkels kam, der breit gespalten werden mußte, ist anzunehmen, und eine Röntgenaufnahme des linken Kniegelenkes, die in einem Lazarettkrankenblatt vorliegt, spricht für die Annahme, daß primär eine Osteomyelitis des distalen Femurendes vorlag, die zu einem sympathischen Kniegelenkerguß mit metastatischer Einwanderung von Keimen geführt hatte. Bei der Operation wurde das Kniegelenk nicht eröffnet. Die Osteomyelitis des distalen Femurendes heilte im Gegensatz zu der metastatischen Kniegelenkeiterung nicht völlig aus, so daß es zu einem Brodie-Absceß kan, bei dem es sich um eine Knocheneiterung handelt, die durch weniger stark wirksame Keime hervorgerufen, lange Zeit ohne Beschwerden im Knochen vorhanden sein kann, bis Erscheinungen auftreten. Im Verlaufe dieser Erkrankung mußte 5 Jahre nach dem Wehrdienst, da die Eiterung des Knochens nicht zur Ruhe gekommen war und die Gefahr einer Amyloidose bestand, eine Oberschenkelamputation vorgenommen werden. Nach dieser Amputation wurden das erste Mal Erythrocyten und Leukocyten, sowie massenhaft oxalsaure Kristalle im Harn nachgewiesen, während alle vor der Amputation durchgeführten Urinuntersuchungen keinen wesentlichen pathologischen Befund ergaben. Es kann also angenommen werden, daß da die bis zu diesem Zeitpunkt schon häufig für lange Zeit, teilweise im Gipsverband, notwendige Bettruhe oder die Knochenmarkseiterung solange keinen nachweisbaren für eine Harnsteinbildung sprechenden Urinbefund ergeben, oder entsprechende Beschwerden (z. B. Koliken) gemacht hatte, weder eine Harnsteinbildung noch ein Harninfekt vor der Amputation vorgelegen hatte.

Erst 7 Jahre nach dem Wehrdienst kam es zu typischen Ureterkoliken rechts und spontanem Abgang eines kleinen Konkrementes mit anschließendem Harninfekt, der mehrfache teilweise stationäre Behandlung notwendig machte.

Es kann somit angenommen werden, daß die Harnsteinbildung im Anschluß an die Oberschenkelamputation aufgetreten ist und es dann zu einem Harninfekt gekommen ist. Eine chemische Analyse des Steines liegt nicht vor. Jedoch kann man aus dem Aussehen des Steines, der als kleines schwarzes Konkrement beschrieben wurde, schließen, daß es sich um einen Oxalatstein gehandelt hat. Diese Tatsache spricht dafür, daß sich die Steinbildung nicht bei infiziertem Harn vollzogen hat.

Nach der heute herrschenden Ansicht über die kausale Genese der Harnsteinbildung ohne Harninfektion ist nach BOSHAMER ein Erregungszustand des autonomen Nervensystems Voraussetzung. Dafür bestehen die verschiedensten Möglichkeiten, von denen aber eine gerade die Oberschenkelamputation ist. Für diese Tatsache spricht in diesem Falle ganz besonders der bald nach der Oberschenkelamputation erhobene Urinbefund, der erstmals, nach schon häufiger langer Bettruhe und Knocheneiterung, Bestandteile aufwies, die auf eine möglicherweise bestehende Harnsteinbildung hindeuteten. Daß zunächst keine weiteren Beschwerden auftraten, spricht dafür, daß erst eine Konkrementbildungskrise vorlag, die noch nicht zu einer größeren Steinbildung geführt hatte, die Beschwerden bereitete. Diese traten erst ca. 2 Jahre später auf, als das Konkrement größer geworden und in Bewegung geraten war.

Wir sind deshalb der Ansicht, daß die Harnsteinbildung im Sinne der Entstehung als Leistungsgrund anzuerkennen ist, jedoch nach Abklingen des Erregungszustandes im vegetativen Nervensystem dies dann entfällt, wenn kein Harninfekt vorliegt. Dieses Ereignis, das bei Vorhandensein von Harnsteinen immer möglich ist, kann von sich aus immer wieder zur Harnsteinbildung führen, wenn es nicht gelingt, den Harninfekt zu beseitigen.

Zusammenfassend kann also gesagt werden, daß die Harnsteinbildung mit anschließendem Harninfekt bei dem Probanden im Sinne der Entstehung als Wehrdienstbeschädigung anzunehmen ist, als Leistungsgrund jedoch dann wieder entfällt, wenn nach Abklingen des Erregungszustandes im vegetativen Nervensystem kein Harnstein mehr nachzuweisen ist und der Harninfekt für längere Zeit beseitigt werden konnte.

III/10. Aseptische Harnsteinbildung im Zusammenhang mit Schußverletzung des knöchernen Schädels?

Ist eine Harnsteinbildung die Folge einer Schädelverletzung?

Zu dieser Fragestellung liegt das Gutachten eines Urologen und eines Internisten vor. Als anlagebedingtes Leiden wurde im ersten Rechtszuge die aseptische Harnsteinbildung eingeordnet und damit die Zusammenhangsfrage verneint. Der urologische Gutachter hat dem widersprochen, und versucht den

Zusammenhang zwischen Verwundung und Harnsteinbildung herauszustellen. Ein späterer Gutachter (Internist) begründet seine abweichende Ansicht. Die in den Gutachten erfolgte Interpretation des zum Thema Schädelverletzung — Steinbildung vorhanden oder nicht vorhandenen Schrifttumes ist ein Gewinn für den Leser.

Vorgeschichte. Der 1914 geborene Proband wurde 1933 Berufssoldat und 1942 durch Kopfschuß verwundet (Einschuß am linken Ohr, Ausschuß im Nacken); 5 Monate Lazarettbehandlung, nicht nur wegen der Verwundung, sondern auch wegen Gelenkrheumatismus und Herzklappenentzündung. 1943 Nierenkoliken und 1944 operative Entfernung eines rechtsseitigen Nierenbeckensteines; wenige Monate später Entfernung der rechten Niere wegen fistelnden Steinrezidives; 1945 Steinerkrankung der Restniere mit Pyelonephritis und Steinverschlüssen; mehrere Operationen; 1949 Tod an septischer Urämie.

1. *Beurteilung durch einen Urologen.* „Wenn man sich die Tragödie dieses Mannes noch einmal vor Augen führt: Ein gesunder junger Mensch, in der Blüte der Jahre — vorher nie krank gewesen — bei Kriegsbeginn sechs Jahre Berufssoldat — nimmt die ersten drei Kriegsjahre auf allen Kampfschauplätzen an allen Kämpfen in vorderster Front teil — bis ihn ein Kopfschuß aus dem Geschehen herausreißt. Danach in unaufhörlicher Folge: Lazarett, Gelenkrheumatismus, Herzklappenentzündung, Nierenstein rechts, Nierenoperation, Recidivstein rechts, Entfernung der rechten Niere, Nierensteinoperation, Blasensteine, Nierensteinoperation links, Blasensteinzertrümmerung, Harnleiterextraktion, Blasensteinzertrümmerung, Nierensteinverschluß und schließlich der Tod an Urämie.“

Was ist geschehen ? Wie kann aus einer offenbar nicht einmal sehr schweren Kopfverletzung eine unaufhörliche Folge von scheinbar zusammenhanglosen, verschiedenartigsten Krankheitsbildern entstehen, die einen gesunden, jungen Menschen zum Krüppel machen, der schließlich unter unsäglichen Qualen und Schmerzen zugrunde geht ?

Ärztlich, wissenschaftlich gesehen sieht das Geschehen so aus:

Bei der Schußverletzung am Hinterkopf waren nicht nur Weichteile, sondern auch der knöcherne Schädel verletzt worden, wie aus der resultierenden Schwerhörigkeit zu folgern ist. Der schon wenige Wochen nach der Verwundung folgende Gelenkrheumatismus mit Herzklappenentzündung zeigen uns überdies, daß es sich um einen septischen Prozeß gehandelt hat. Fünf Monate nach der Verwundung scheint der Krankheitsprozeß im wesentlichen überwunden. Aber schon einige Monate später treten zunächst Schmerzen, später echte Nierenkoliken auf. Ein Jahr später wird der rechte Nierenstein aus der rechten Niere operativ entfernt. Es folgt bald darauf die Nephrektomie wegen Steinrecidivs, ein weiteres Jahr später die Zeichen beginnender Steinbildung in der Restniere. Bald kommt es zur multiplen Steinbildung. Einige werden noch spontan ausgestoßen, einige Steine bilden Veranlassung zur Bildung von Blasensteinen. Zum Schluß führt eine Steineinklemmung zum kompletten Verschluß der Restniere — Anurie, Harnvergiftung, Tod!

Den nervösen Zusammenhang zwischen Steinbildung und Nervensystem zeigen deutlich auch jene Fälle, wo sich im Anschluß an ein Kopftrauma, sowie bei Rückenmarksverletzungen ein auffallend häufiges Auftreten von Nierensteinen mit bisweilen *rapidem Wachstum* zeigt.“ (Boeminghaus: Chirurgie der Urogenitalorgane 1950). — „Bei der nicht traumatisch bedingten, primären Steinbildung nimmt man eine Schädigung toxisch-bakterieller Art an, wobei der Angriffspunkt weniger im peripheren Versorgungsgebiet, als in übergeordneten spinalen und subcortikalen Zentren des vegetativen Nervensystems gesucht wird.“ (Boeminghaus ebendort.)

Wenn der militärärztliche Gutachter 1944 bei der Beobachtung und Operation der ersten Nierensteine eine Dienstbeschädigung im Sinne der Verschlechterung eines bestehenden Leidens anerkannte, so können wir ihm aus seiner Perspektive heraus nur beipflichten. Heute aber, wo das ganze Geschehen bis zum unerbittlichen Ende vor unseren Augen liegt, müssen wir feststellen — nein, nicht Verschlechterung eines bestehenden Leidens — sondern direkte Ursache: Das Nierensteinleiden des Probanden ist die direkte Folge der Kopfverletzung. Ob wir uns das so vorstellen, daß durch das Schädeltrauma eine zentrale Schädigung des Zwischenhirns verursacht wurde, das mit einer Fehlleistung antwortet, nämlich mit multipler Steinbildung der Harnorgane, oder ob man anderen Gedankengängen folgen will, ist dabei nur theoretisch von Interesse. Tatsache ist, daß in diesem Falle im Anschluß an ein Kopftrauma innerhalb kurzer Zeit ein bisher völlig intakter Harnapparat plötzlich mit multipler Steinbildung antwortet und daß die Steinbildung allmählich so überhand nimmt, daß trotz geeigneter Maßnahmen der schicksalshafte Verlauf nicht aufzuhalten ist und der Kranke an Steinanurie zugrunde geht.

Die Frage, besteht zwischen der Steinerkrankung des Probanden, die schließlich zu dessen Tod führte, und der Kopfverletzung während des Kriegsdienstes ein ursächlicher Zusammenhang, ist ärztlich wissenschaftlich unbedingt zu bejahen.

Die Schlüsse, die ein Vorgutachter zieht, entsprechen nicht den Anschauungen der modernen Urologie. Gerade die auch von BOSHAMER zitierte, aber von dem Vorgutachter falsch ausgelegte Anschauung, daß nämlich die der Steinbildung vorausgehende bzw. die zur Steinbildung führende Dyskolloidurie als eine Folge einer zentralen Störung im Zwischenhirn aufgefaßt werden muß, läßt uns heute verstehen, daß durch ein Trauma, welches zentral angreift, in der Peripherie ein echtes progredientes Nierensteinleiden ausgelöst werden kann. Gerade hier finden wir die Erklärung, daß nach Schädeltraumen, Wirbelsäulenverletzungen, überhaupt nach schweren Knochenbrüchen, aber auch nach septischen Erkrankungen, bei Zahngranulomen usw. ein bisher gesunder Harnapparat, ohne zunächst selbst unmittelbar erkrankt zu sein, auf dem Wege über das Zwischenhirn mit multipler Steinbildung antwortet.

Freilich bleiben auch heute viele spezielle Fragen der Steinbildung ungeklärt — aber gerade die Tatsache, daß ein Schädeltrauma zur Nierensteinbildung führen kann, ist unbestritten. Es ist infolgedessen auch völlig abwegig, wenn dieser Vorgutachter sagt: „Von irgendwelchen weit über das normale Maß der wehrdienstlichen Einflüsse überragenden Ereignisse wird nichts berichtet, sie sind auch bei der Genesenden-Kompanie, der der Proband zur Zeit des Auftretens der Koliken angehörte, nicht zu erwarten.“

Was der Vorgutachter als Beweis dafür ansieht, daß der Kriegsdienst nicht Ursache der Nierensteinbildung sein kann.

Seine weiteren Ausführungen über die konstitutionelle Komponente des Nierensteinleidens, die seiner Ansicht nach die alleinige Ursache der multiplen Steinbildung bei dem Probanden darstellt, sind ebenso unhaltbar. Wir sprechen von einem konstitutionellen Nierensteinleiden dann, wenn gleichzeitig in allen Kelchspitzen beider Nieren sich aus kleinsten Kristallisationspunkten, langsam vergrößernd und allmählich konfluierend, Steinkonkremente entstehen. Gerade dieser Entwicklungsvorgang hat bei dem Probanden, wie aus der Krankengeschichte hervorgeht, zweifellos nicht vorgelegen. Hier ist ein Stein nach dem anderen entstanden, zunächst rechts und später links.

2. *Fachärztliche Stellungnahme eines Internisten zu der Frage:*

Ist eine Harnsteinbildung Folge einer Schädelverletzung?

In seinem Gutachten vertritt der urologische Vorgutachter die Ansicht, daß das bei dem Probanden bestehende Nierenleiden Folge einer 1942 durchgemachten Schädelverletzung sei, so daß der Tod als Schädigungsfolge anzusehen wäre.

Hierbei stützt er sich auf die Ausführungen von BOEMINGHAUS, „Chirurgie der Urogenitalorgane — Indikation und Technik“ 1950, S. 146. — Auf dieser Seite führt BOEMINGHAUS aus, daß es sich bei der Steinbildung um den Ausdruck einer vegetativ-nervösen Störung der Nierenfunktion handelt, die zur Störung des sympathischen und parasympathischen Gleichgewichtes führt und damit den Kolloidschutz des Harns verringert. Es kommen Eiweißsteine zur Ausscheidung, die in Verbindung mit den Harnkolloiden das organische Steingerüst aufbauen. Dann ferner weist er auf den häufig unverkennbaren Zusammenhang der Phosphat- und Oxalat- und Uraturie mit einer neuropathischen Konstitution hin, sowie den zeitlichen Zusammenhang mit den vorausgegangenen seelischen Erregungen und schreibt weiter: „Den nervösen Zusammenhang zwischen Steinbildung und Nervensystem zeigen deutlich jene Fälle, wo sich im Anschluß an ein Kopftrauma sowie Rückenmarksverletzung ein häufiges Auftreten von Nierensteinen zeigt“. Dann führt er aber fort, was der Urologe nicht erwähnt „die Ursache der zur Steinbildung führenden Innervationsstörungen *kann* auf ein Trauma zurückgehen. Für die weitaus größere Zahl der nicht traumatisch bedingten primären Steinbildung nimmt man eine Schädigung toxisch-bakterieller Art an.“

Dazu ist folgendes zu sagen:

Aus den Akten geht hervor, daß es sich keineswegs um ein ernsthaftes Schädeltrauma gehandelt hat, wenn auch als Folge dieses Streifschusses eine Innenohrschwerhörigkeit zurückgeblieben ist. Dies geht unter anderem daraus hervor, daß der Proband außer über die Schwerhörigkeit niemals über irgendwelche Störungen als Folge einer schweren Kopfverletzung klagte.

Die Erfahrungen über die Rolle des Traumas bei der Genese der Nierensteine wurde mit Überblick über die deutsche und amerikanische Literatur von STERN („Trauma in Internal Diseases“ 1945, Grune & Stratton, New York, S. 390—398) dargestellt, in der er zu dem Schluß kommt, daß nur Gewalteinwirkungen auf die Niere selbst und auf die Wirbelsäule mit Beteiligung des Rückenmarks — nicht auf den Kopf — eine Rolle spielen können, keineswegs aber die Situation geklärt sei.

HIGGINS [J. of Urol. 62, 403—409 (1949)] gibt eine umfassende Darstellung der heute bekannten ätiologischen Faktoren, die für die Bildung von Nierenkonkrementen verantwortlich zu machen sind. In dieser ausführlichen Darstellung werden Kopfverletzungen als ätiologischer Faktor nicht aufgeführt. Ebenso führt SUTER („Handbuch der Inneren Medizin“

Bd. VIII, 4. Aufl. 1951, S. 930—934) das Kopftrauma nicht als ätiologischen Faktor auf, betont aber, daß die beobachtete Steinbildung bei Rückenmarksverletzungen auf die Infektion der Harnwege und auf Stauung zurückzuführen sei, eine Ansicht, die auch von HEUSCH und DEUTIKE (Dtsch. med. Rundschau 1949, 1250) auf dem Kongreß der urologischen Gesellschaft in München 1949 vertreten wurde. Auch auf diesem Kongreß, der — hier von großer Bedeutung — als eines der 3 Hauptthemen die Harnsteinbildung hatte, werden Kopftraumen als wesentliche Faktoren neben anderen ausführlich dargestellten Genesen nicht erwähnt.

Da nun aber der Urologe mit solcher Sicherheit die Bedeutung des Kopftraumas in den Vordergrund schiebt, obwohl BOEMINGHAUS („Chirurgie der Urogenitalorgane" S. 146), fortfährt — was der Urologe nicht zitiert hat —, daß die Ursache der Steinbildung auf ein Trauma zurückgehen *kann*, habe ich noch die mir zugängliche neurologische Literatur durchgesehen. — Weder KÖPCKE („Das Schädel-Hirn-Trauma — Behandlungsfolgen und Begutachtung", 1944), noch VEIL und STURM („Pathologie des Stammhirnes", 1946), noch SACK („Zur Frage der zentralen nervösen Regulationsstörungen beim Hirntraumatiker", 1947), noch LINDENBERG („Die ärztliche Betreuung der Hirnverletzung", 1948), noch WANKE („Pathologische Physiologie der frischen geschlossenen Hirnverletzung insbesondere der Hirnerschütterung", 1948), noch BETZENDAHL („Das Bild der Hirnverletzten nach der ersten Auseinandersetzung mit dem Schaden", 1949) erwähnen als typische Folge eines Kopftraumas die Nierensteinbildung.

Somit werden durch die Literatur der letzten Jahre einschließlich des jetzt im März 1951 erschienenen Handbuches meine literarischen Angaben voll gestützt.

Auf Grund der ausführlichen herangezogenen Literatur einschließlich der Kongreßberichte der Urologen kann also der wissenschaftlichen Ansicht des urologischen Gutachters und des von ihm unvollständig zizierten Prof. BOEMINGHAUS, dessen große Verdienste um die operative Weiterentwicklung der Urologie genügend bekannt sind, nicht gefolgt werden, ein ursächlicher Zusammenhang der — wie von Urologen selbst zugegeben wird — „nicht einmal sehr schweren Kopfverletzung" mit $1^1/_2$ Jahr später aufgetretenen Nierensteinleiden ist unwahrscheinlich.

Wie auch der urologische Gutachter, so habe ich auch in dem hier ablaufenden Nierensteinleiden ein einziges Krankheitsbild gesehen, das in Schüben verlaufen ist. REICHARDT („Einführung in die Begutachtung" 1942 S. 399 und 422) fordert ausdrücklich, daß bei Leiden, die von sich aus auch ohne äußeren Anlaß zum Fortschreiten neigen, eine positive Beweisführung zu erfolgen hat, es müssen also Argumente ins Feld geführt werden, die einen Zusammenhang beweisen. Nach der Rechtsprechung des Reichsversicherungsamtes ist die bloße Möglichkeit kein Grund zur Annahme einer Wahrscheinlichkeit.

Von einem septischen Prozeß mit Herzklappenentzündung — auf den der urologische Gutachter seine Hypothesen aufbaut — wird in den Akten sonst nichts erwähnt, bei der Autopsie wurde kein Herzklappenfehler oder krankhafte Veränderung an den Herzklappen festgestellt. Auch trat das Nierensteinleiden erst $1^1/_2$ Jahr nach dem Kopfstreifschuß auf, der wohl zu seiner Schädigung des sehr empfindlichen Innenohres geführt hat.

Zur Sache ist zusammenfassend zu sagen, daß durch die Ausführungen des urologischen Gutachters ein ursächlicher Zusammenhang nicht wahrscheinlich gemacht werden konnte.

IV. Die beobachteten Kausalbeziehungen bei Urogenitaltuberkulose

1. Die Zusammenhangsbegutachtung der Lungentuberkulose nach Adelberger

Die Urogenitaltuberkulose ist im eigenen Krankengut nur ausnahmsweise Gegenstand einer Zusammenhangsbegutachtung geworden.

Wenn die tuberkulöse Erstinfektion mit Wahrscheinlichkeit als Schädigungsfolge anzunehmen ist, muß auch die Urogenitaltuberkulose gleichsinnig beurteilt werden.

Der Zeitabstand zwischen dem Erstinfekt bedarf besonderer Berücksichtigung.

Für die Lungentuberkulose hat ADELBERGER die Zusammenhangsfrage eingehend erörtert; die wörtliche Wiedergabe diene der Einheitlichkeit:

Wichtig ist die *Vorgeschichte* der Lungentuberkulose, die neben den Angaben des Probanden durch die Ermittlung der häuslichen, beruflichen und materiellen Verhältnisse zu ergänzen ist. Der Gutachter sollte auch zusätzliche Auskünfte von Tbc-Fürsorgestellen und Krankenkassen veranlassen. Der *initialen Pleuritis* ist erhebliche Bedeutung beizumessen. Sie ist charakteristisch für die tuberkulöse Einseuchung und findet sich nicht bei anderen Lungenerkrankungen.

„Wir wissen, daß die tuberkulöse Infektion mit dieser ersten klinischen Erscheinung einer hämatogenen Streuung meist nicht abgeschlossen ist. Die weitere Entwicklung kann über lange Zeitabstände symptomlos und unbemerkt verlaufen, bis die Lungentuberkulose dann gelegentlich erst nach Jahren im Röntgenbild festzustellen ist. Ein zeitlicher Abstand von mehr als 5 Jahren ist aber selten und eher verdächtig auf eine spätere neue Infektion. Man vergesse auch hier nicht die Röntgenanalyse mit Schichtaufnahmen, die beginnende Prozesse früher zu erfassen vermag als die Übersichtsaufnahme. Im übrigen sind initiale Pleuritiden in der Wehrmacht mit besonderer Sorgfalt beurteilt, beobachtet und behandelt worden, weil immer wieder auf ihre spezifische Bedeutung hingewiesen wurde. Dies ist wichtig, da dadurch sicherlich Verwechslungen mit Grippe oder belanglos gehaltenen Erkältungen wesentlich seltener sein dürften, als es den Angaben mancher Antragsteller entspricht."

Die *Entstehung der Primärtuberkulose* ist von geringerer gutachtlicher Bedeutung, da die Frage nach der *Entstehung* der *Erwachsenentuberkulose* das Gutachtenwesen beherrscht. Darunter versteht man das Auftreten der akuten Lungentuberkulose im Zusammenhang mit einem schädigendem Ereignis, wobei die in der Kindheit durchgemachte Primärerkrankung als jahrelang abgeheilt anzusehen war.

„Die Entscheidung der Frage, ob diese Erwachsenentuberkulose während der Dienstzeit entstanden ist, hat deswegen große Bedeutung, weil sie bei Bejahung der Zusammenhangsfrage praktisch versorgungsrechtlich im Sinne der Entstehung zu werten ist. Eine sichere Feststellung des Zeitpunktes des Beginns (ob vor oder nach Diensteintritt ist nur dann möglich, wenn Röntgenaufnahmen oder Röntgenberichte aus der Zeit des Diensteintrittes oder kurz vorher vorliegen. Auf alle Fälle muß hierfür die Vorgeschichte erschöpfend herangezogen werden, nötigenfalls unter Hinzuziehung der früher genannten Stellen. Besonders zu empfehlen ist auch die Feststellung, ob nach der Zeit der angeschuldigten, dienstlichen Belastung eine Röntgenuntersuchung der Lunge, sei es wegen Krankheit oder auch im Rahmen von Umgebungs- oder Reihenuntersuchungen, erfolgte."

Zur weiteren Abklärung einer Zusammenhangsfrage wird nicht selten das Alter röntgensichtbarer Veränderungen der Lunge zu erörtern sein. Da die sichere Angabe eines „Höchstalters" solcher Schatten nicht möglich ist, möge Vorsicht walten. Eine „Mindestalter" der Röntgenveränderungen kann der Erfahrene jedoch mit Wahrscheinlichkeit angeben.

Die berufliche und anderweitige Belastung des Probanden ist ebenfalls zu werten, besonders wenn das angeschuldigte schädigende Ereignis lange zurückliegt.

„Alle diese Erhebungen sollen weiter zu erfahren suchen, inwieweit die Besonderheit des Kriegseinsatzes, der Gefangenschaft oder außerordentliche Umstände mit großer Wahrscheinlichkeit eine ausschlaggebende Minderung der gesamten Widerstände herbeigeführt haben. Gefangenschaft ist hier immer schwerwiegend, anderweitige Erkrankungen oder Verwundungen (starker Blutverlust!) sind zu berücksichtigen. Die Beobachtungen der letzten Jahre haben die alte Erfahrung bestätigt, daß jeder auf diese oder ähnliche Weise zustande gekommene erhebliche Kräftezerfall die Resistenz stärkstens herabmindert, so daß eine Infektion mit Tuberkelbacillen auf einen fast wehrlosen Körper trifft. Während aber so zustande gekommene, meist hochaktive Formen mit den Verhältnissen des Kriegseinsatzes in Verbindung gebracht oder ein ursächlicher Zusammenhang abgelehnt werden kann, ist die Beurteilung der sich schleichend entwickelnden Formen meist recht schwierig. Sie können monate-, ja jahrelang ohne größere subjektive Krankheitserscheinungen verlaufen, so daß auch sogenannte „Brückensymptome" ganz fehlen, weil vorübergehend leichtere Krankheitserscheinungen entweder als harmlose Erkältung oder Grippe gedeutet oder gar nicht beachtet wurden. Diese Formen — hämatogen oder lymphogen entwickelt — verlaufen also lange Zeit symptomlos, und das Fehlen von „Brückensymptomen" darf nicht ohne Sicherstellung anderer Ursachen zur Ablehnung eines ursächlichen Zusammenhanges mit dem Wehrdienst führen. Andererseits dürfen hierunter aber nicht Formen der Lungentuberkulose verstanden werden, von denen nicht eine so schleichende, symptomlose Entwicklung mit Sicherheit oder wenigstens Wahrscheinlichkeit angenommen werden kann. Auch allein, daß die Tuberkulose von dem Kranken bislang nicht wahrgenommen wurde, reicht dann nicht aus, um in großzügiger Weise die Schädigungsfolge anzuerkennen. Die Begutachtung hat deshalb immer die grundsätzliche Frage eingehend zu prüfen, ob oder warum an Hand der Verlaufsform es zeitlich möglich ist, daß die Erkrankung noch in die angeschuldigte Zeit fällt."

Die *Erwachsenentuberkulose* entsteht durch Superinfektion exogen aus körperfremder Infektionsquelle oder endogen aus einem bis dahin ruhenden körpereigenen Herd.

Man unterscheidet:

1. die Neuherdbildung am Ort der Ansiedlung der aufgenommenen Bakterien;
2. die Reaktivierung alter Herde.

Letztere kann erfolgen durch eine Reaktivierung als Antwort auf die neuerlich aufgenommenen Bacillen oder durch erneutes Umsichgreifen der aus der Kindheitsinfektion stammenden Herde.

Daher fordert ADELBERGER für die Anerkennung der Erwachsenentuberkulose im Sinne der Entstehung:

„1. Die Beobachtung der Verlaufsform muß ergeben haben, daß die aktiven Herde mit Wahrscheinlichkeit während der Dienstzeit usw. aufgetreten sind. Dem ist eine initiale nachgewiesene Pleuritis oder eine anderweitige extrapulmonale Manifestation ohne Rücksicht auf die weitere Verlaufsform gleichzusetzen.

2. Es muß für Versorgungsansprüche nach Entlassung aus der Wehrmacht wahrscheinlich gemacht werden, daß bei langsamer Verlaufsform die größere Belastung dem Militärdienst und nicht dem anschließenden Zivildienst zuzusprechen ist."

Wenn eine Lungentuberkulose als Schädigungsfolge anerkannt wurde, sind auch spätere Schübe der Erkrankung regelmäßig als Schädigungsfolge anzusehen. Spätere extrapulmonale Verlaufsformen sind eingeschlossen. Die Überwachung des Krankheitsverlaufes ist deswegen vom Gutachter durch den Vorschlag von Nachuntersuchungsterminen anzuregen.

Bei der Erörterung einer Verschlimmerung der vorbestehenden Lungentuberkulose ist die vorübergehende Verschlimmerung von der richtunggebenden Verschlimmerung zu trennen. Erstere muß sich zeitlich nahe beim schädigenden Ereignis finden. Spätere Reaktivierung früher schon einmal aktiv gewesener Prozesse ist dahin zu prüfen, ob nicht auch eine schicksalsmäßige Entwicklung der vorbestehenden Lungentuberkulose angenommen werden muß. Wenn nicht, dann sollte von richtunggebender Verschlimmerung gesprochen werden.

„Eine *richtunggebende Verschlimmerung* wird versorgungsrechtlich behandelt wie die Anerkennung als Entstehung, da bereits anerkannt ist, daß die Verschlimmerung den schicksalsmäßigen Ablauf des weiteren Leidens maßgeblich ungünstig beeinflußt hat. Nach längerer Gefangenschaft wird der Begriff der nur vorübergehenden Verschlimmerung wegen der bekannten Besonderheiten kaum in Frage kommen.

Für die Anerkennung einer Schädigungsfolge im Sinne richtunggebender Verschlimmerung ist der Nachweis eines pulmonalen oder extrapulmonalen Schubes in jedem Falle ausreichend, wenn sein Beginn in die Zeit der Dienstleistung fällt, oder eine länger nachwirkende Resistenzminderung, wie z. B. bei Gefangenschaft, angenommen werden kann.

Den akuten Krankheitsschäden sichtbar am nächsten kommt die röntgenologisch nachweisbare Progredienz unter dem Bilde des chronisch fortschreitenden Prozesses. Dabei werden die perifokale Entzündung, intracanaliculäre Ausbreitung und bronchogene Streuung im Vordergrund stehen. Die klinischen Aktivitätszeichen können deutlich und zahlreich vorhanden sein, sie können aber auch, wenn exsudativ-pneumonische Herde fehlen, nur angedeutet sein, je mehr produktiv-zirrhotische Veränderungen im Vordergrund stehen. Die letzteren geben die Formen ab, die lange Zeit ohne subjektive Beachtung des Kranken verlaufen können.

Spezifisch bedingte, frische pleuritisch-exsudative Erscheinungen sind immer als Zeichen eines aktiven Schubes auf dem Blutwege oder verstärkter Aktivität eines der Pleura nahen Lungenherdes zu bewerten.

Eine der schwierigsten Aufgaben der Begutachtung ist die Frage nach der *traumatischen Entstehung oder Verschlimmerung* der Tuberkulose, vorwiegend durch Lungenschußverletzungen. Die Begutachtung wird hier um so schwieriger, als Lungenverletzungen jeder Art im letzten Kriege viel zahlreicher waren als im 1. Weltkriege, und auch die Lungentuberkulose heute weit verbreitet ist. Deshalb ist hier in jedem Einzelfalle ganz besondere Kritik am Platze und ein ursächlicher Zusammenhang muß über den Grad der Möglichkeit hinaus wahrscheinlich gemacht werden.

Für die Anerkennung als Entstehung sind folgende Richtlinien zu beachten:

1. Eine frühe Tuberkulose oder feuchte Rippenfellentzündung darf nicht vorgelegen haben.

2. Auch die Röntgenuntersuchung — eindeutig nur die Aufnahme — kurz vor und kurz nach der Verwundung darf noch keine Zeichen der Tuberkulose ergeben.

3. Der Grad der Wahrscheinlichkeit ist nach Beachtung von Punkt 1 und 2 erfüllt, wenn eine aktive Tuberkulose im unmittelbaren oder wenigstens im Seitenbereich einer *erheblichen* Verletzung auftritt.“ (Adelberger in: Schöneberg a.a.O.).

Zur Frage, unter welchen Voraussetzungen eine Erkrankung an Lungentuberkulose die Merkmale eines Arbeitsunfalles erfüllt, ist eine Entscheidung des Bundessozialgerichtes ergangen (2 RU 191/59).

„Eine Infektionskrankheit kann allerdings eine Körperschädigung darstellen, welche die Merkmale eines Arbeitsunfalles erfüllt. Dies hat bereits das Reichsversicherungsamt für die Bangsche Krankheit (EuM 38, 162, 163 mit Fußnoten) und auch der erk. Senat für den Paratyphus (2 RU 106/59 vom 25. 8. 1961) ausgesprochen. Die Annahme eines Arbeitsunfalles hängt in solchen Fällen davon ab, daß die zur Erkrankung führende Infektion innerhalb einer Arbeitsschicht an einem bestimmten, wenn auch nicht kalendermäßig genau bestimmbaren Tage eingetreten ist (vgl. RVA, EuM 38, 162, 163; BSG vom 25. 8. 1961 — 2 RU 106/59 —). Was für die oben erwähnten Infektionskrankheiten gilt, trifft nach der Auffassung des Senats auch für die Lungentuberkulose zu. Der Entschädigungsanspruch des Klägers wäre hiernach nur dann begründet, wenn die Übertragung von Bacillen, die zu seiner im März 1956 festgestellten Tuberkuloseerkrankung geführt hat, innerhalb einer Arbeitsschicht eingetreten wäre. Dies hat das Landessozialgericht nicht als erwiesen angesehen. Es ist auf Grund der Bekundung des Sachverständigen Dr. N. davon ausgegangen, daß es sich bei der Infektion des Klägers nicht um eine Primärinfektion, sondern um eine Superinfektion handele und daß in einem solchen Falle die krankmachende Wirkung der Bacillenübertragung in der Regel nicht auf eine einmalige, sondern auf eine sich über einen längeren Zeitraum erstreckende Bacillenaufnahme zurückzuführen sei. Eine einmalige Bacillenaufnahme sieht das Landessozialgericht, gestützt auf das Gutachten des Dr. N., ausnahmsweise als zur krankmachenden Wirkung ausreichend an, wennn die Aufnahme in massiver Weise erfolgt, z. B. ein Versicherter einem schweren Hustensturz eines Offentuberkulösen aus kürzester Entfernung ausgesetzt ist. Eine solche massive Bacillenübertragung hat das Landessozialgericht jedoch im Falle des Klägers nicht als hinreichend wahrscheinlich erachtet.

Fehlt es hiernach an dem Nachweis eines plötzlichen schädigenden Ereignisses in Gestalt einer Bacillenaufnahme innerhalb einer Arbeitsschicht, so hat das Landessozialgericht mit Recht die Tuberkuloseerkrankung nicht als Arbeitsunfall angesehen. Die Auffassung von Drefahl (SGb 1961, 1 und 13 ff.), daß eine Lungentuberkulose auch dann die Merkmale eines Arbeitsunfalles erfülle, wenn die Infektion auf einer sich über einen längeren Zeitraum als eine Arbeitsschicht erstreckenden schubweisen Bacillenaufnahme beruhe, hält der Senat für unrichtig. Drefahl geht — naturwissenschaftlich — von der Auffassung aus, daß bei wiederholten nichtmassiven Bacillenaufnahmen, soweit man von der Primärinfektion absieht, die ersten Schübe zwar noch nicht zu einer körperlichen Schädigung im Sinne einer Erkrankung führten, aber allmählich zu einer Hyperergie des Körpers, auf deren Boden ein weiterer Bacillenschub schließlich die Infektion bewirke. In einem solchen Falle sei jeder Schub eine Teilursache der Tuberkuloseerkrankung. Dies gelte auch für den letzten, zur Infektion führenden Schub. Entgegen der Auffassung von Drefahl ist dieser letzte Schub jedoch keine rechtlich wesentlich mitwirkende Ursache, wenn er sich aus den früheren Schüben nicht als massiver Schub hervorhebt, sondern nur ein gleichwertiges Glied in der Kette wiederholter, auf mehr als eine Arbeitsschicht verteilter Bacillenübertragungen darstellt; alsdann ist er rechtlich gesehen ebenso bedeutungslos wie die einer versicherten Tätigkeit zuzurechnende sog. Gelegenheitsursache im Verhältnis zu anderen, nicht betrieblichen Teilursachen.“

Davon unabhängig zu beurteilen ist jedoch die Tuberkulose als Berufskrankheit für den im Sinne der Nr. 39 der Anlage zur 5. BVK. geschützten Personenkreis.

2. Genitaltuberkulose mit Nierentuberkulose im Zusammenhang mit direkter Schädigung

Die Urogenitaltuberkulose ist im Sinne der Entstehung als Schädigungsfolge anzusehen, wenn die primäre Tbc-Erkrankung anerkannt ist. Schwierigkeiten ergibt die meist lange Latenz dieser Erkrankung.

Da die Urogenitaltuberkulose stets als Folge einer nicht abgewehrten hämatogenen Keimeinsaat auftritt, sind kausalgenetisch beachtlich:

1. alle Ereignisse, die eine hämatogene Keimeinsaat hervorrufen oder begünstigen;

2. alle Ereignisse, welche die Körperkräfte und die Abwehr eingesäter Tuberkelbacillen beeinträchtigen.

Am leichtesten denkbar ist eine hämatogene Aussaat als Folge unmittelbarer Traumatisierung tuberkulos erkrankter oder käsig zerfallener Organe.

Lerch hat die Frage Trauma und Skelet-Tuberkulose statistisch geprüft. Er fand echte Abhängigkeiten sehr selten. Der Gutachter soll in einer Individualentscheidung abwägen, „ob der Verlauf der Skelet-Tuberkulose vor oder nach dem Trauma in seiner spezifischen Eigengesetzlichkeit von der Norm abweicht, wobei bestimmte immunbiologische Beziehungen beobachtet werden müssen."

Da für die Urogenitaltuberkulose derartige Untersuchungen bislang nicht vorliegen, muß man die für die Skelet-Tuberkulose gefundenen Verhältnisse mit guten Gründen übertragen.

Die *männliche Genitaltuberkulose* wird nicht selten mit Traumen konfrontiert. In der Gutachtensammlung finden sich Beispiele. Der Gutachter hat es schwer, abzugrenzen zwischen schicksalsmäßigem Verlauf und traumatischer Einwirkung. Nur ein eindeutiger zeitlicher Zusammenhang kann die notwendige Brücke in diesen Fällen bilden. Mit Scheele sollte eine Frist von 6 Monaten bis zum Ausbruch der der metatraumatischen Tuberkulose nicht überschritten werden, da sonst der Wahrscheinlichkeitsgrad nicht mehr erhärtet werden kann. Hier kann auch die Ansicht von Mebel verwendet werden, nach welcher die männliche Genitaltuberkulose nicht selten eigenständige Erkrankung bleibt und nicht mit einer Urotuberkulose vergesellschaftet ist.

Die weibliche Genitaltuberkulose wird regelmäßig im Fachgebiete des Gynäkologen zu beurteilen sein.

Auch Scheele ist eine eindeutige Entstehung einer *Nierentuberkulose* durch Unfall nicht bekannt geworden. Für die Kontusionstuberkulose, d.h. die traumatische Verschlimmerung einer vorbestehenden Nierentuberkulose gilt ebenfalls eine Frist bis zu 6 Monaten.

3. Urogenitaltuberkulose mit allgemeiner Schädigung

Wie Schöneberg ausführt, spielen im Gutachtenwesen solche Fälle eine große Rolle, bei denen es durch die Herabminderung der Abwehrkräfte des Körpers, z. B. durch schwere Verwundungen, starken Blutverlust, längerdauernde Strapazen, Gefangenschaft mit Mangelernährung zu einem Aufblühen einer bis dahin ruhenden Tuberkulose kommt.

„Hier muß richtunggebende Verschlimmerung angenommen werden. Weiterhin ist die Spätinfektion bei jüngeren Menschen zu beachten, die in der Jugend noch keinen Primärkomplex erwarben und deswegen besonders gefährdet sind. Wenn während der Dienstzeit eine spezifische Rippenfellentzündung aufgetreten ist, muß für eine nachfolgende tuberkulöse Erkrankung am Harn- und Geschlechtsapparat die Zusammenhangsfrage bejaht werden. Ebenso ist zu verfahren, wenn für eine bereits früher festgelegte Lungen- oder Knochentuberkulose Schädigungsfolge angenommen worden ist.

Es sei aber ausdrücklich darauf hingewiesen, daß bei nur 50% der urologischen Tuberkulosefälle andere, klinisch in Erscheinung tretende Organtuberkulosen voraufgehen. Für die Beurteilung sehr wichtig ist die Erfahrung, daß sich die käsig-kavernöse Form der urologischen Tuberkulose im allgemeinen erst nach 3 bis 4 Jahren durch klinisch erkennbare Krankheitszeichen feststellen läßt. Häufig ist dieser Zeitraum noch wesentlich länger bemessen. Diese Tatsache muß auch berücksichtigt werden, wenn bei Personen schon kurze Zeit nach dem Diensteintritt eine Tuberkulose des Harn- und Geschlechtsapparates festgestellt wird. In solchen Fällen bedarf die Frage, ob der Dienst als wesentliche Mitursache einen beachtlichen Einfluß auf die Stärke der Krankheitserscheinungen ausgelöst hat, einer sehr genauen Prüfung. Dabei wäre vor allem zu prüfen, ob der Betroffene schwereren Belastungen ausgesetzt war als im bürgerlichen Leben. Hat der Antragsteller eine längerdauernde Gefangenschaft überstanden oder hat eine Dystrophie vorgelegen, wird man die Zusammenhangsfrage bejahen müssen.

Boshamer weist darauf hin, daß die urologische Tuberkulose infolge der langen Latenzzeit vielfach erst nach Abschluß der Dienstzeit in Erscheinung tritt. Da aber die angeschuldigten Ursachen, seien es Gefangenschaft, schwerer Dienst oder zehrende Verwundung durchweg eine sehr aktive Tuberkulose bedingen, wird man als Höchstzeit eine Frist von 5 Jahren nach der Entlassung aus dem Wehrdienst setzen dürfen. Dabei ist der Nachweis zu verlangen, daß die späteren Lebensverhältnisse nicht ungünstiger als vorher lagen."

Die Kausalbegutachtung der Urogenitaltuberkulose lehnt sich eng an die Regeln, welche für die Lungentuberkulose erarbeitet sind. Schwierigkeiten entstehen jedoch bei den produktiven Formen durch den langsamen Ablauf der Erkrankung und die häufige subklinische Symptomatik. Man darf nicht vergessen, daß eine Mischinfektion mit banalen Keimen die Verlaufsrichtung ändern kann. Dann ist die banale Harninfektion mit all ihren klinischen Erscheinungsformen im Gutachten gesondert herauszustellen und getrennt zu begutachten.

4. Gutachten bei Urogenitaltuberkulose

a) Urogenitaltuberkulose im Zusammenhang mit allgemeinen Schädigungen

IV/1. Eine initial pneumonische Tuberkulose steht in ursächlichem Zusammenhang mit Wehrdienst, Gefangenschaft und Mangelernährung. Die später folgende Urogenitaltuberkulose ist mittelbare Schädigungsfolge.

Vorgeschichte. Der Proband stammt aus Tbc-freier Familie und war vor seinem Wehrdienst nicht ernstlich krank gewesen.

Im Frühjahr 1939 wurde er zur Wehrmacht eingezogen. Nach seiner Ausbildung erfolgte im Herbst 1942 Einsatz an der Ostfront.

Anfang September 1942 war er etwa fünf Wochen in Lazarettbehandlung wegen einer fieberhaften Darmerkrankung, deren Art nicht einwandfrei geklärt erscheint.

Im April 1943 erkrankte er wieder mit Fieber; kam anfangs in Revier- und nach 8 Tagen in Lazarettbehandlung. Hier wurde eine doppelseitige Lungen- und feuchte Rippenfellentzündung festgestellt. Es wurden mehrfache Pleurapunktionen vorgenommen. Die Erkrankung dauerte mindestens 7—8 Wochen.

Im August 1944 erkrankte der Proband erneut mit fieberhaftem Brechdurchfall und brachte damit 6 Wochen im Lazarett zu.

Nach dem Kriegsende war er in mehreren Gefangenenlagern und wochenlang bei schlechter Verpflegung unter freiem Himmel untergebracht. Dabei traten bereits im Mai/Juni 1945 erstmalig starke Blasenbeschwerden mit blutigem Harn auf und wiederum Durchfälle. Er war auch stark unterernährt.

Im März 1946 wurde er entlassen und nahm im Herbst eine Berufstätigkeit als Stellmacher auf. Doch bereits im Juli 1947 traten wieder starke Blasenbeschwerden mit blutigem Urin auf. Es wurde eine Tbc der rechten Niere festgestellt und behandelt. Im März 1948 wurde dann die rechte Niere operativ entfernt. Die Beschwerden von seiten der Blase bestanden unvermindert fort. Es wurde eine Tbc der Blase, Prostata und Adnexe festgestellt. Bei einer Röntgendurchleuchtung der Lunge wurden spezifische Veränderungen nicht gesehen. Später folgten mehrere Sanatoriumskuren. Eine Heilung ist nicht erfolgt. Eine 5 Jahre spätere Röntgenuntersuchung mit Aufnahme der Lunge ergab doppelseitige Hilusverdichtung mit beiderseitiger Kalkeinlagerung, vermehrte Strangzeichnung zu den Lungenfeldern und beiderseits, links mehr als rechts, feinfleckige, teils ältere, teils frischere Herdschatten in den Spitzen bei einer geringfügigen Zwerchfell-Rippenfellverwachsung links.

Sowohl vom Internisten als auch von dem gleichzeitig begutachtenden Urologen wurde weder für diese zweifellos hämatogene Lungen-Tbc, noch für die ausgedehnte aktive Urogenital-Tbc eine Schädigungsfolge angenommen, da diese Erkrankungen erst 1947 aufgetreten und festgestellt worden seien.

Beurteilung. Obwohl die sichere Tbc-Genese der doppelseitigen Lungen- und feuchten Rippenfellentzündung des Jahres 1943 nicht erwiesen ist, erscheint diese in Anbetracht des weiteren Krankheitsverlaufes doch sehr wahrscheinlich. Durch die Unterernährung und schutzlose Preisgabe der Witterung während des Aufenthaltes in verschiedenen Gefangenenlagern dürfte es dann zu einer Reaktivierung vielleicht schon ruhender tuberkulöser Herde gekommen sein, oder zur raschen Aussaat noch nicht ganz konsolidierter Prozesse. Dabei muß offen bleiben, ob die mehrfachen fieberhaften Darmerkrankungen spezifischer Art waren. Mit hoher Wahrscheinlichkeit ist aber anzunehmen, daß es unter den Einwirkungen der Gefangenschaft zu einer Aussaat der Tuberkulose auf dem Blutweg gekommen ist. Dafür sprechen die doppelseitigen Hilusveränderungen, die beiderseitigen Spitzenherde teilweise älteren Charakters und vor allem auch die Urogenital-Tbc. Denn nach den in der Literatur niedergelegten Erfahrungen (H. WILDBOLZ, ALEXANDER u. a.) besteht eine Aussaat in die Nieren in der Regel über mehrere Jahre, ehe sie zur vollen Manifestation einer Nieren- und einer Urogenital-Tbc führt. Es werden latente Stadien von mehreren Jahren bis zu 10 Jahren angegeben. Es erscheint daher unbegreiflich, daß ein Zusammenhang mit der vorgenannten Begründung von fachärztlicher Seite abgelehnt worden ist.

Daß bei der ersten Röntgendurchleuchtung 1948 die feinfleckigen Spitzenherde nicht erfaßt worden sind, beweist keineswegs, daß sie nicht trotzdem vorhanden waren. Derartig feine Herdschatten entziehen sich erfahrungsgemäß bei einfacher Durchleuchtung selbst erfahrensten Untersuchern und sind nur auf einem Film zu erfassen.

Die Wahrscheinlichkeit, daß die Aussaat der ausgedehnten Urogenital- und hämatogenen Lungen-Tbc im Kriege und in der Gefangenschaft erfolgt ist, erscheint so groß, daß es meines Erachtens unmöglich ist, einen Zusammenhang der Tbc des Probanden mit seinem Wehrdienst und seiner Gefangenschaft nicht anzunehmen. Dabei ist es relativ gleichgültig, ob man den Beginn der Tbc im Jahre 1943 in einer initialen pneumonischen Tbc-Form mit doppelseitiger exsudativer Pleuritis annimmt, oder aber eine Reaktivierung älterer Tbc-Drüsenherde und aus diesen eine hämatogene Aussaat in Urogenitalsystem und Lunge und damit eine richtunggebende Verschlimmerung eines alten Leidens. Die größere Wahrscheinlichkeit liegt sogar bei der letzteren Annahme in Anbetracht der verkalkten Hilusherde. Es wird deshalb empfohlen, Schädigungsfolge für die Tbc des Probanden im Sinne der *richtunggebenden Verschlimmerung* anzuerkennen.

Zusammenfassend wird also für die aktive Tuberkulose der Harn- und Geschlechtsorgane und der Lunge des Probanden Schädigungsfolge angenommen im Sinne der richtunggebenden Verschlimmerung eines alten Leidens gemäß § 1 Bundesversorgungsgesetz. Die dadurch verursachte Minderung der Erwerbsfähigkeit wird auf 100% geschätzt — in Anbetracht der noch aktiven und ansteckungsfähigen Tuberkulose.

IV/2. Eine nasse Rippenfellentzündung während des Frontdienstes ist Schädigungsfolge. Die später auftretende Urogenitaltuberkulose mit Nebenhodenverlust und Nierenverlust ist mittelbare Schädigungsfolge.

Vorgeschichte. Ein 22jähriger Soldat erkrankt nach Fronteinsatz an nasser Rippenfellentzündung. Nach Lazarettbehandlung weiter Frontdienst. 4 Jahre später (26 J.) Nebenhodentuberkulose operativ behandelt; 13 Jahre später (35 J.) operative Entfernung der tbc-kranken rechten Niere.

Beurteilung. Der Proband hat im März 1944 einen längeren Lazarett-Aufenthalt durchgemacht wegen linksseitiger Rippenfellentzündung. Bereits seit 1948 klagt er über Anschwellungen an der rechten Hodenseite. 1952 wurde der rechte Nebenhoden operativ entfernt, wobei die histologische Untersuchung eine Nebenhoden-Tbc ergab. Da bis heute eine nasse Rippenfellentzündung immer als tuberkuloseverdächtig gilt, muß man die Erkrankung des Nebenhodens mit größter Wahrscheinlichkeit als Folge der nassen Rippenfellentzündung ansehen, so daß dieser Körperschaden als Schädigungsfolge anzusehen ist.

Am 14. 10. 57 mußte die rechte Niere wegen Nieren-Tbc entfernt werden. Der Zusammenhang der Nieren-Tbc mit dem anerkannten Leiden (Nebenhoden-Tbc) ist genügend wahrscheinlich. Daher ist der Nierenverlust und die Urogenital-Tbc ebenfalls Schädigungsfolge.

Weiter hat der Proband behauptet, durch das Nierenleiden sei es zur Entwicklung eines Bluthochdruckes gekommen und zur Entwicklung eines Herzmuskelschadens. Diese beiden Leiden müßten anerkannt werden.

Bei der letzten Untersuchung war der Blutdruck nicht erhöht. Das Herz zeigte im Röntgenbild keine Veränderung, auch war ein Herzmuskelschaden nicht nachweisbar. Das über der Spitze des Herzens bestehende leise systolische Geräusch kann nicht als krankhaft angesehen werden. Herzbefund und Blutdruck sind im Bereich der Norm. Der Urin enthielt bei der Untersuchung etwas Eiweiß und einige rote Blutkörperchen und weiße Blutkörperchen im Schleudersatz. Das spez. Gewicht ist normal. Senkungs- und Blutbild zeigen nichts besonderes. Der Reststickstoff war nicht erhöht. Dieser Befund spricht gegen eine gröbere Nierenfunktionsstörung. Die Ausscheidung von etwas Eiweiß und einige Blutkörperchen ist nicht für eine wesentliche Funktionsstörung beweisend.

Dem Widerspruch des Probanden ist ärztlicherseits nicht abzuhelfen, denn die Berentung erscheint richtig und für das Vorliegen eines Bluthochdruckes und Herzmuskelschadens ergab die Untersuchung keinen Anhalt.

IV/3. Eine vorbestehende Genitaltuberkulose wird durch militärische Grundausbildung verschlimmert.

Erörterung der Zusammenhangsfrage durch den militärischen Sanitätsdienst.

Es handelt sich beim Probanden um eine tuberkulöse Kniegelenksentzündung und Nebenhodenentzündung links. Die ersten Erscheinungen der Kniegelenkstuberkulose bestanden nach Angabe des Patienten bereits 1941. Im März 1942 wurde er zur Wehrmacht eingezogen und im April 1942 traten erneute Schmerzen im linken Kniegelenk auf, die im Mai eine Einweisung in das Lazarett erforderlich machten. Im Juli wurde der Patient wieder entlassen. Nachdem er wieder einige Zeit Dienst gemacht hatte, traten die Beschwerden erneut stärker auf, so daß wiederum Einweisung ins Lazarett erfolgte. Die Behandlung dort bestand in Heißluft und Massage. Im Oktober wurde er wiederum entlassen. Nach einem 8wöchigem Urlaub traten nach einigen Wochen Dienst erneute Schmerzen auf, die dann eine erneute Einweisung im Dezember 1942 ins Lazarett erforderlich machten, wo dann der Verdacht auf Tuberkulose bestätigt wurde. Während der Lazarettbehandlung trat im Februar 1943 noch eine Entzündung des linken Nebenhodens auf, die bereits ebenfalls 1938 bestanden hatte, aber angeblich wieder ausgeheilt war. Sowohl die Kniegelenktuberkulose als auch die Nebenhoden-Tbc haben bereits vor dem Eintritt in die Wehrmacht bestanden. Durch die Anstrengungen des Wehrdienstes und dadurch, daß erst nach 7 Monaten eine sachgemäße Behandlung der Tuberkulose einsetzte, ist WDB im Sinne einer Verschlimmerung mit größter Wahrscheinlichkeit anzunehmen.

b) Urogenitaltuberkulose im Zusammenhang mit spezieller Schädigung

IV/4. Vorbestehende Genitaltuberkulose, verschlimmert durch Quetschung des rechten Hodens. Ist auch die Erkrankung des linken Hodens Schädigungsfolge?

Vorgeschichte. Im Alter von 52 Jahren erlitt der Proband eine Quetschung des rechten tuberkulösen Hodens durch einen Arbeitsunfall. Der rechte Hoden wurde 2 Monate nach dem Unfall operativ entfernt; eine Nebenhoden-Tbc gefunden und eine Heilstättenkur gemacht. 7 Monate nach dem Unfall ist es zu einer tuberkulösen Erkrankung des linken Nebenhodens gekommen, welche die Entfernung auch dieses Nebenhodens nebst Hodens erforderlich gemacht hat. Eine unfallbedingte Verschlimmerung der Tuberkulose des traumatisierten rechten Hodens ist rechtskräftig anerkannt worden. Der Verletzte begehrt auch die Anerkennung der tuberkulosen Erkrankung des linken Hodens und dessen Verlust als mittelbare Unfallfolge.

Beurteilung. Bei dem Probanden ist eine rechtsseitige Nebenhoden-Hodentuberkulose im Sinne einer Verschlimmerung durch den Arbeitsunfall im Alter von 52 Jahren anerkannt worden. Die Verschlimmerung wurde von allen Vorgutachtern darin erblickt, daß eine ruhende Tuberkulose durch das Trauma eine Verschlimmerung erfahren hat und aus einem bis dahin latent gewesenen Stadium in eine käsige Form mit der Notwendigkeit einer Semikastration rechts übergegangen ist.

Der Erstgutachter kommt in einem Zusammenhangsgutachten zu dem Ergebnis, daß ein ursächlicher Zusammenhang für die Hoden-Nebenhodentuberkulose *links* weder für Entstehung noch für Verschlimmerung in Frage kommt. Die Erkrankung sei von den Samenblasen wahrscheinlich ausgegangen. Die Samenblasen seien nicht verletzt worden.

Demgegenüber erkennen die Gutachter einer chirurgischen Univ.-Klinik die Verschlimmerung der linksseitigen Hoden-Nebenhoden-Tbc an, wobei für ihre Beurteilung bestimmend ist, daß

a) der linke Nebenhoden-Hoden bei der unfallärztlichen Untersuchung frei von Tuberkulose gewesen sei,

b) der stürmische Verlauf der Tuberkulose auch am linken Nebenhoden-Hoden für die Verschlimmerung spreche und

c) die zeitlichen Gegebenheiten hierauf hinweisen.

Dieser Beurteilung der Ärzte der Chirurgischen Univ.-Klinik kann ich mich nicht anschließen, da die Begründung z. T. von nicht ausreichend wahrscheinlichen Punkten ausgeht, z. T. wesentliche Dinge bei dem Verlauf der Urogenitaltuberkulose beiseite läßt oder einseitig deutet.

Zu a): Es heißt in den Gerichtsakten, daß „keinerlei krankhafte Veränderungen im Bereich des linken Hodens und Nebenhodens“ sich bei der unfallärztlichen Untersuchung fanden. Aber selbst ein völlig normaler Tastbefund an einem Nebenhoden berechtigt in keiner Weise dazu, ihn als frei von einer Tuberkulose zu erklären, wie dies diese Gutachter tun. Möglich und wissenschaftlich haltbar wäre allein die Formulierung gewesen, daß durch die Palpation der genannten Geschlechtsorgane sich keine Abweichungen nachweisen ließen. Auch eine Nebenhodentuberkulose ist zunächst so klein, daß man sie nur mikroskopisch erkennen kann. Nach einiger Zeit kann man eine Nebenhoden-Tbc auch schon makroskopisch erkennen, aber nur am aufgeschnittenen Präparat, nicht mittels Fingerabtastung des in situ befindlichen Nebenhodens. Deswegen ist man nicht berechtigt, bei der Zusammenhangsbeurteilung von einem gesunden tuberkulosefreien Zustand des *linken* Nebenhodens am Unfalltage oder am Tage der unfallärztlichen Untersuchung auszugehen, auch auf Grund allgemeiner Gesetze bei der Tuberkuloseentstehung. Ohne eine histologische Untersuchung kann man es nicht wagen zu sagen, daß der linke Nebenhoden des Probanden frei von Tuberkulose gewesen wäre.

Zu b): Sodann wird für die Anerkennung des mittelbaren ursächlichen Zusammenhanges im Gutachten der Chirurg. Univ.-Klinik der stürmische Verlauf der Nebenhodentuberkulose links angeführt, wobei der Hinweis gegeben wird, daß dieser ganz ungewöhnlich sei.

Würde man zum Zwecke der Beweisführung dieses Argument als richtig unterstellen, so müßte gefordert werden, daß die Tuberkulose der Samenblasen, dann die der Vorsteherdrüse eine gleich stürmische Verschlimmerung erfahren hätten, *bevor* es zu der unterstellten stürmischen Entwicklung im linken Nebenhoden gekommen wäre.

Es gibt zwei Möglichkeiten einer Verschlimmerung einer bestehenden Tuberkulose durch ein Trauma. Die erste Möglichkeit betrifft eine Verschlimmerung des Erkrankungsherdes, hier: des *rechten* Nebenhodens-Hodens. Die zweite Verschlimmerungsmöglichkeit ist eine mehr indirekte. Sie zerfällt wieder in zwei Unterformen. So kann es durch eine Gewalteinwirkung auf den rechten Nebenhoden zu einer generalisierten Tuberkulose mit Verschleppung der Tuberkulosebacillen auf dem Blutwege in einige oder viele Körperorgane des betreffenden Menschen kommen; oder aber die Verschlimmerung schreitet auf Nachbarorgane fort. Die generalisierte Tuberkulose kommt klinisch bei dem Probanden nicht in Frage, denn die tuberkulöse Erkrankung ist auf die Geschlechtsorgane beschränkt geblieben. Vorstellbar ist daher lediglich, daß eine Exacerbation der Tuberkulose in den Samenblasen und in der Vorsteherdrüse zunächst aufgetreten wäre, *wenn* es überhaupt zu einer Verschlimmerung über den örtlichen Erkrankungsherd (Nebenhoden-Hoden rechts) hinaus gekommen wäre. Auch wenn man berücksichtigt, daß der Nachweis einer Tuberkulose der Samenblasen oder der Prostata schwer sein kann, so entfällt dieser Einwand bei einer Tuberkulose, die einen „stürmischen Verlauf“ nimmt bzw. genommen hat. In diesem Falle müßte es *auch* und *zunächst* zu einer *käsigen* Tuberkulose von Samenblasen und Vorsteherdrüse gekommen sein. Eine käsige Tuberkulose der Vorsteherdrüse läßt sich aber immer nachweisen, und zwar durch Palpation und durch den bakteriologischen Nachweis der Tuberkelbacillen im Prostatasekret und im Urin. Daß eine Tuberkulose des *linken* Nebenhodens durch eine traumatische Verschlimmerung des rechten entsteht und einen stürmischen Verlauf nimmt, *ohne* daß die dazwischen geschalteten Gebilde (Samenblasen, Vorsteherdrüse, rechter Samenleiter) zunächst ebenfalls stürmisch erkrankt wären, gibt es nicht. Eine direkte Verbindung zwischen den beiden Nebenhoden fehlt; sie sind weder auf dem Blutwege noch sonstwie unmittelbar miteinander verbunden. Eine tuberkulöse (oder auch unspezifische) Entzündung des anderen Nebenhodens kann daher nur auf dem Umweg über Samenblasen und Vorsteherdrüse erfolgen.

Auch in dem (unwahrscheinlichen) Fall, daß der *linke* Nebenhoden zur Zeit des Unfalles noch nicht tuberkulös erkrankt gewesen ist, käme eine Verschlimmerung nicht in Frage, da sie eine vorausgegangene Verschlimmerung der Samenblasen-Vorsteherdrüsentuberkulose mit dem gleichen stürmischen, d. h. käsigen, Entzündungsverlauf voraussetzt.

Der Krankheitsverlauf bei dem Probanden bestätigt vielmehr die allgemeine Lehre, daß es eine Tuberkulose eines oder beider Nebenhoden nur durch eine absteigende Infektion von seiten der Samenblasen-Prostata gibt (wenn man von den Fällen von Nebenhoden-Tbc absieht, die bei einer primären Nierentuberkulose auftreten). Eine solche hat bei dem Probanden aber nicht bestanden. Der Krankheitsverlauf bestätigt damit die Richtigkeit der Beurteilung durch den Erstgutachter, daß die Tuberkulose des *linken* Nebenhodens ihren Ausgang genommen hat von einer primären Prostata-Tuberkulose. Da diese Primärtuberkulose in Vorsteherdrüse und in Samenblasen keine Verschlimmerung durch den Unfall erfahren hat, so kann man nur den einen Schluß ziehen, daß die Sekundärinfektion des linken Nebenhodens in der üblichen Weise und Form von einer traumatisch nicht beeinflußten Tuberkulose der Vorsteherdrüse bzw. der Samenblase ihren Ausgang genommen hat. Mit dieser Folgerung ist wiederum die Vereinigung einer Verschlimmerung bzw. des ursächlichen Zusammenhangs für den linken Nebenhoden-Hoden verbunden.

Nun legen die Gutachter der Chirurg. Univ.-Klinik... großen Wert auf die Tatsache, daß der Verlauf der Tuberkulose (*auch!*) im linken Nebenhoden-Hoden ein ungewöhnlich rascher und schwerer gewesen ist.

An sich ist ein Eingehen auf den Verlauf nicht erforderlich, da die Erkrankung des linken Hodens ohne gleichzeitige Verschlimmerung der Samenblasen-Prostata-Tbc in keinem Zusammenhang mit der Erkrankung des rechten Nebenhodens-Hodens steht. Indessen ist ein derartig rascher Verlauf einer Nebenhodentuberkulose durchaus nichts Ungewöhnliches. Richtig ist, daß die Nebenhodentuberkulose in der Mehrzahl der Fälle (eine rechtzeitige Behandlung vorausgesetzt!) heutzutage langsamer verläuft. Immerhin müssen wir jährlich trotz Anwendung aller modernen konservativen Heilmittel in der hiesigen Abteilung etwa 20 Fälle von Nebenhoden-Tbc durch Entfernung des Nebenhodens, etwa 5—6 durch Mitentfernung des Hodens behandeln; auch kommt es jährlich ein- bis zweimal vor, daß eine rasche, käsige, beiderseitige Nebenhoden-Hodentuberkulose operiert werden muß, wobei man allerdings Hodenreste gewöhnlich zurücklassen kann. Diese Fälle, die wir hier beobachten, unterscheiden sich in nichts von dem Verlauf der Tuberkulose bei dem Probanden. Auch hierbei treffen wir so gut wie nie eine gleichzeitige käsige Entzündungsform im rechten und linken Nebenhoden an, sondern diese Bilder treten mit einigen Monaten bis zu einem Jahre Abstand voneinander auf.

Man sieht hieraus, daß auch der stürmische Verlauf der Tuberkulose am linken Nebenhoden des Probanden in keiner Weise für eine mittelbare ursächliche Verschlimmerung von seiten einer Nebenhoden-Hodentuberkulose rechts spricht.

Der rechte Hoden und Nebenhoden ist 2 Monate nach dem Unfall operativ entfernt worden. Die Behandlung wurde nach weiteren 2 Monaten abgeschlossen. „Bei den verschiedenen ärztlichen Untersuchungen, die bis zur Beendigung der Nachkur gemacht wurden, ist sonst kein krankhafter Befund erhoben worden. Aus der Heilstätte wurde der Proband als gebessert, nach 2 Wochen Schonung arbeitsfähig am alten Platz entlassen und Fürsorgeüberwachung empfohlen. Bereits nach 4wöchigem Arbeiten trat eine Entzündung des linken Hodens auf".

Bei einer Heilstätten-Nachkur wegen einer urologischen Tuberkulose wird heute nach den gleichen Gesichtspunkten verfahren, die bei der Lungentuberkulose schon seit Jahrzehnten üblich sind. Dies bedeutet, daß man auch bei einer urologischen Tuberkulose nicht eine *örtliche* Erkrankung annimmt, sondern eine Erkrankung des ganzen Körpers. Um diesem Gesichtspunkt Rechnung zu tragen und eine Verschlimmerung durch das Trauma *Operation* zu verhüten, wird *vor* und *nach* der operativen Entfernung des tuberkulös erkrankten Organes eine Schutztherapie mit tuberkulostatischen Mitteln, besonders mit Streptomycin vorgenommen. Aus der Gewährung und Durchführung einer Heilstätten-Nachkur ist zu ersehen, daß diese wichtigen Gesichtspunkte auch im Falle des Probanden berücksichtigt worden sind. Wenn es *dennoch* zu einer Tuberkulose im *linken* Nebenhoden gekommen ist, einerlei, ob dieser zur Zeit des Unfalles in mikroskopischer Form tuberkulös erkrankt war oder nicht, so beweist dies, daß es sich um einen besonders virulenten Stamm von Tuberkelbacillen gehandelt hat, der durch die Heilstätten-Behandlung nicht beeinflußt worden ist. Da dieser Tuberkelbacillenstamm aber nicht durch die Verschlimmerung der rechtsseitigen Nebenhodentuberkulose infolge des Unfalls entstanden ist, so kann man nicht nur den stürmischen Verlauf links als Ausdruck und alleinige Folge der vorbestehenden Adnextuberkulose ansehen, sondern man muß retrospektiv sogar fragen, ob nicht schon der *gleiche* stürmische Verlauf *rechts* allein oder im wesentlichen die Folge der Erregerart gewesen, durch den Unfall also nicht oder nicht wesentlich verschlimmert worden ist. Hierauf komme ich weiter unten zu sprechen.

Die Frage der Verschlimmerung einer vorbestehenden Tuberkulose ist stets ein sehr fragwürdiges Problem, auch wenn es sich nur um eine *örtliche* Verschlimmerung handelt. Dies gilt für alle Organtuberkulosen. Für eine Nebenhoden-Hodentuberkulose muß man ganz besondere Bedenken haben, und zwar auf Grund der so zahlreichen Erfahrungen bei der Operation dieser Erkrankung. Eine Operation ist in jedem Falle ein Trauma, mag sie noch so vorsichtig und schonend durchgeführt werden. Bei der Entfernung des tuberkulösen Nebenhodens, bei der wir häufig benachbarte Stücke des Hodens mitresezieren müssen, ist zunächst die Luxation des Hodens mit Nebenhoden und Samenstrang nach außen erforderlich.

Der Hoden muß dann zum Zwecke der Fixierung in einer Hand gehalten und dabei vorsichtig gedrückt werden. Bei der Mitresektion des Hodens muß die Resektionsfläche durch Naht verschlossen werden. Geringe postoperative Blutaustritte im Hoden und im Hodensack sind unvermeidlich. Wenn nun ein Trauma von wesentlicher Bedeutung für die Verschlimmerung einer Nebenhodentuberkulose in der Form wäre, daß sie eine nachträgliche Erkrankung des Schwesterorganes verursachte, so müßten wir bei der Operation einer Nebenhodentuberkulose eine derartige Verschlimmerung durch Sekundärerkrankung des Nebenhodens der anderen Seite wenigstens gelegentlich beobachten. Das ist nicht der Fall. Auch müßte erwartet werden, daß diese Verschlimmerung durch Erkrankung der „anderen Seite" sich bald einstellte.

Aus dem Verlauf, besonders aus der Durchführung einer Heilstätten-Nachkur, und aus den Erfahrungen bei zahlreichen Operationstraumen anläßlich der Operation einer Hoden-Nebenhodentuberkulose ist zu folgern, daß eine mittelbare Verschlimmerung bei dem Probanden durch Erkrankung seines linken Nebenhodens nicht mit den Erfahrungen der Praxis und daher nicht mit der ausreichenden Wahrscheinlichkeit sich begründen läßt.

Zu c): Der dritte Gesichtspunkt im Gutachten der Chirurg. Univ.-Klink... ist die zeitliche Koincidens.

Nachweisbar geworden ist die Erkrankung des linken Nebenhodens etwa 7 Monate nach dem Unfall. Dieser Zeitpunkt reicht nicht aus, um das Übergreifen der rechtsseitigen Nebenhoden-Hodentuberkulose auf die linke Seite als Ergebnis einer Verschlimmerung der rechtsseitigen Erkrankung anzuerkennen. Man könnte in dieser Hinsicht Bedenken haben, wenn es schon rasch, und zwar innerhalb der ersten Wochen, zu einer Verschlimmerung links gekommen wäre, solange die (unterstellte) traumatische Verschlimmerung der rechten Nebenhoden-Hodentuberkulose sich in Form einer Absceßbildung ausgewirkt hat. Daß aber eine Verschlimmerung durch Übergreifen (über Samenblasen und Vorsteherdrüse) auf den linken Nebenhoden noch nach 7 Monaten eine Unfallfolge sein soll, dazu noch 4 Monate *nach Entfernung* des fraglich traumatisch verschlimmerten Erkrankungsherdes rechter Nebenhoden-Hoden, ist ausgeschlossen. Man kann und mag den zeitlichen Zusammenhang zwischen Unfall und Verschlimmerung für den rechten Nebenhoden bejahen und ihn in Übereinstimmung mit den Forderungen der Unfallheilkunde bezeichnen. Diese zeitlichen Forderungen gelten aber nicht für eine nicht örtliche Verschlimmerung, sie gelten nicht für eine Übertragung der Infektion auf den linken Nebenhoden. Nach Beseitigung eines Brandherdes, hier des rechten Nebenhodens-Hodens, war die Verschlimmerung durch den Unfall mit größter Wahrscheinlichkeit abgeschlossen. Wenn es 4 Monate nach Beseitigung des Brandherdes — trotz Heilstätten-Nachkur — zu einer Tuberkulose des linken Nebenhodens gekommen ist, so ist daran einzig und allein die durch das Trauma unbeeinflußt gewesene Primärerkrankung (Samenblasen-Vorsteherdrüse) in Verbindung mit entsprechend virulenten Tuberkelbacillen schuld.

Ich habe oben kurz durch Sperrdruck in Klammern hervorgehoben, daß die Tuberkulose des linken Nebenhodens den *gleichen* stürmischen Verlauf genommen hat, wie *auch* die vortraumatische Erkrankung des rechten Nebenhodens. Hinzugefügt worden war, daß der gleiche Verlauf auf beiden Seiten zumindest zu Bedenken veranlassen muß, ob die Erkrankung des rechten Nebenhodens durch das Trauma wirklich eine wesentliche oder richtunggebende Verschlimmerung erfahren hat.

Die Verschlimmerung der rechtsseitigen Nebenhoden-Hodentuberkulose durch den Unfall ist zwar anerkannt, die Anerkennung anscheinend rechtsgültig. Sie ist auch keine Beweisfrage des Sozialgerichts. Dennoch muß ich zur Illustrierung der angeblichen mittelbaren Verschlimmerung der Tuberkulose des linken Nebenhodens hervorheben, daß bei der Anerkennung der traumatischen Verschlimmerung rechts keineswegs die ausreichende Wahrscheinlichkeit nachgewiesen worden ist. So ist wohl angenommen worden, daß es im Bereich der rechten Scrotalhälfte zu einer Hodenquetschung gekommen ist. Ich habe aber noch keine Hodenquetschung kennengelernt, bei der die fachärztliche Untersuchung 18 Tage nach dem Unfall nicht eine dunkelblau-dunkelviolette Verfärbung der Scrotalhaut als Ausdruck des unvermeidlichen Blutergusses gezeigt hätte. Der Befund, der am 18. posttraumatischen Tage erhoben worden ist, entspricht dem bekannten Bilde einer *Entzündung* mit einer sog. symptomatischen Hydrocele (Wasserbruch). Ich glaube nicht, daß man bei einer knapp gänseeigroßen Vergrößerung im Bereich eines Hodensackes überhaupt den Nebenhoden tasten und als „im wesentlichen ohne Befund" beurteilen kann. Auch war nicht der rechte Hoden gänseeigroß, sondern, wie die Punktion bestätigt hat, hat es sich um einen Wasserbruch (Hydrocele) gehandelt. Auch die Tatsache, daß bei der Punktion aus der rechten Hydrocele „35 ml seröse, helle Flüssigkeit entleert" worden ist, hat die Unterstellung einer Hodenquetschung mit Bluterguß nicht beeinträchtigt. Dasselbe ist der Fall, obwohl bei der histologischen Untersuchung des rechten Hodens anscheinend keine Blutungsreste gefunden werden konnten, trotzdem die Semikastration 2 Monate nach dem Unfall erfolgte.

IV/5. Ist eine vorbestehende Genitaltuberkulose durch Quetschung eines Hodens verschlimmert worden?

Vorgeschichte. Der 35jährige Expedient stand hinter einem Lastkraftwagen, um etwa 80 cm breite Wannen mit Porzellan abzuladen. Dies geschah derart, daß die Wanne bis zur hinteren Laderampe gezogen, dann mit beiden Armen an den Handgriffen gestemmt und langsam zur Erde herabgelassen wurde. Die Wannen hatten ein Gewicht von etwa 40 kg. Der Proband hatte bereits mehrere Wannen abgeladen und den etwa 3—4 m weiten Weg ins Lager gemacht, als er wieder eine Wanne stemmen wollte, die ihm zu schwer war. Sie rutschte ihm von der Stahlkante des Wagens ab. Um sie aufzufangen, stellte er sich mit der Brust dagegen. Die Wanne rutschte dann zwischen Lastwagen und Körper des Probanden nach unten. Er streckte das linke Bein vor und beugte es, um die Wanne hierauf aufzusetzen. Dabei empfand er einen kolossalen Schmerz im linken Hoden. Eine unmittelbare Prellung desselben sei nicht erfolgt; er sei aber zwischen Wanne und Oberschenkel gequetscht. Er hatte einen starken Schmerz mit Schweißausbruch, daß er ins Lager ging und sich auf die Treppe setzte. Er ist bis zum Schluß im Dienst geblieben, hat sich am Abladen aber nicht mehr beteiligt. Der Proband behielt über Nacht starke Schmerzen im linken Hoden. Am anderen Morgen war derselbe stark geschwollen und gerötet. Er suchte am nächsten Tag den Hausarzt auf, der ihm riet, weiterzuarbeiten, jedoch keine schweren Arbeiten zu verrichten. In den nächsten Tagen wurden Schmerzen und Geschwulst stärker, so daß er den Hausarzt nochmals aufsuchte, der ihn dann arbeitsunfähig schrieb.

Vor dem Unfall habe er von seiten seiner Hoden keine Beschwerden gehabt und sei auch nicht behandelt worden.

Beurteilung. Es handelt sich bei dem Probanden um den Verlust des linken Hodens und beider Nebenhoden, die wegen einer nachgewiesenen Tuberkulose operativ entfernt worden mußten.

Es steht nun zur Frage, ob die tuberkulöse Erkrankung des linken Hodens mit Übergreifen auf den Nebenhoden eine unmittelbare oder mittelbare Folge des angeschuldigten Arbeitsunfalles ist.

Von den Vorgutachtern ist die *Entstehung* der Hodentuberkulose links durch den Unfall bereits mit Recht verneint worden. Abgesehen davon, daß eine traumatische Entstehung einer Tuberkulose im allgemeinen und einer solchen des Hodens im besonderen so gut wie ausgeschlossen ist, wäre es unmöglich, daß schon am Tage nach einem Unfall ein tuberkulöser Befund in Form einer Schwellung vorhanden wäre.

Etwas anderes ist es hinsichtlich einer etwaigen Verschlimmerung einer bereits vorhanden gewesenen Tuberkulose durch eine Gewalteinwirkung. Dieser Zusammenhang wurde von den Vorgutachtern als ausreichend wahrscheinlich erachtet, wobei die behauptete Unfallursache in Form einer *Quetschung* des linken Hodens als gegeben unterstellt wurde, nachdem zunächst ein ursächlicher Zusammenhang verneint worden war.

Man kann sich gerade bei einer Hoden-Tbc eine Verschlimmerung durch eine Gewalteinwirkung vorstellen. Keines Hinweises aber bedarf es, daß bei der Annahme einer derartigen Verschlimmerung, da sie in der Praxis höchst selten vorkommt und die meisten tuberkulösen Erkrankungen der männlichen Adnexe ohne jegliches Trauma entstehen und sich verschlimmern, es einer besonders sorgfältigen Prüfung der Eignung des Traumas bedarf.

Unterzieht man den Unfallhergang einer entsprechenden Prüfung, so kann man nur zu dem Ergebnis kommen, daß dieser Vorgang nicht geeignet war, einen Hoden in einer wirksamen Form zu quetschen.

Bemerkenswert ist in dieser Hinsicht zunächst, daß die Darstellungen des angeblichen Unfalles mit zunehmendem zeitlichen Abstand von demselben erheblich variieren, um allmählich bis zur Form einer echten Quetschung sich zu steigern.

Entscheidende Bedeutung bei der Darstellung eines Unfallvorganges kommt im allgemeinen derjenigen zu, die zeitlich im unmittelbaren Zusammenhang mit dem Vorgang gegeben ist. Im Falle des Probanden ist dies seine Darstellung beim Hausarzt am Unfalltage. An diesem Tage hat der Proband überhaupt noch nichts von einem Unfall erwähnt. Es heißt klar. „Im Anschluß an schweres Heben mit Stemmen gegen den Bauch Schmerzen im Unterleib“. Bei dieser Angabe fehlt nicht nur die Anschuldigung eines Unfalls, sondern auch die einer Verletzung bzw. eines Schmerzes im linken *Hoden.*

In Übereinstimmung mit dieser Darstellung des Probanden steht auch das Verhalten seines Hausarztes, der keine Untersuchung durch einen Unfall-Arzt veranlaßte. Weiter steht in Übereinstimmung damit die Beurteilung des Hausarztes, daß keine Zeichen einer Verletzung oder Gewalteinwirkung bestanden, sondern eine „Entzündung wahrscheinlicher“ sei. Infolgedessen spricht er von einer „Hodenentzündung links, fragliche Quetschung“.

Die folgenden Darstellungen des Probanden über den Vorgang haben eine Hodenquetschung zur Grundlage. Da diese Darstellungen unterschiedlich sind, müssen sie gekürzt hier angeführt werden. In der ersten Unfallanzeige heißt es, daß die Hodenquetschung beim Herunterheben einer Wanne durch plötzliches Ausrutschen derselben geschah; beim Unfallarzt 6 Wochen später, daß der Proband die Wanne nicht mehr festhalten konnte und sie ihm gegen den linken Hoden *gefallen* wäre. Im Unfallprotokoll erwähnt der Proband den genauen Vorgang gar nicht. Die Mitarbeiter glauben, daß die Wanne vom Oberschenkel vermutlich abgerutscht wäre, bzw. daß „beim Abheben einer Wanne vom Lastzug der Proband plötzlich aufgeschrien und sich den Hoden festgehalten habe"; es hätte nahegelegen, daß der letzte Zeuge einen Unfall erwähnt hätte, wenn er ihn beobachtet hätte, oder daß er zumindest den Probanden nach der Ursache seines Aufschreiens gefragt hätte, da er in diesem Fall von dem Probanden über einen Unfall informiert worden wäre, sofern ein solcher tatsächlich vorgelegen hat.

Obwohl nach dieser Vorgeschichte hinsichtlich Unfalldarstellung die Existenz eines echten Unfalls schon äußerst zweifelhaft ist, habe ich bei dem Probanden heute eine gezielte Befragung vorgenommen, um auf Grund der Darstellung des Probanden mir selbst ein Bild machen zu können.

Unterstellt man, daß die Wanne, die bei dem Auftreten des Schmerzes vom Lastkraftwagen gehoben wurde, schwerer war als die Wannen, die der Proband am gleichen Tage und ohne Mühen schon abgeladen hatte, so erscheint es möglich, daß der Proband die Wanne zunächst mit der Brust gegen den Lastkraftwagen stemmte, um sie dann langsam vor oder an seinem Oberkörper und Leib auf das linke Bein herabgleiten zu lassen und darauf aufzusetzen, welches zu diesem Zweck nach vorn gestellt, also im Hüftgelenk *gebeugt* gewesen war. Soweit liegen die Dinge klar. Wenn man nun in dieser Situation die Wanne auf den linken Oberschenkel allmählich abrutschen läßt, so konnte bei einer Breite der Wanne von etwa 80 cm der untere Rand in Berührung mit dem linken Oberschenkel kommen, und zwar an irgendeiner Stelle desselben. Die Stelle konnte in der Mitte des Oberschenkels gelegen sein, sie konnte aber auch unmittelbar vor dem Leib. also dicht unter der Leistenbeuge sich befunden haben. Es bedarf keiner anatomischen Kenntnisse, um zu wissen, daß bei einem Aufstützen einer breiten Wanne auf den linken Oberschenkel, auch wenn es unmittelbar an der Leistenbeuge geschah, eine Berührung der Hoden unmöglich war. Einem Druck oder, bei raschem Herablassen der Wanne, einer leichten Prellung ausgesetzt gewesen sein konnten außer dem linken Oberschenkel noch die Abgangsstelle des Penis am Bauch (Peniswurzel) und weiter der rechte Oberchenkel bzw. die rechte Leistenbeuge. Auf diese Unmöglichkeit aufmerksam gemacht, erklärte der Proband dann heute, daß die Wanne schräg herunter gekommen wäre, so daß dadurch der linke Hoden gequetscht wäre. Auch diese Einlassung kann die anatomischen Gegebenheiten nicht ausräumen. Die Wanne hätte schon dann so schräg gehalten werden müssen, daß das Porzellan herausgefallen wäre, wenn sie den linken Hoden gegen den Oberschenkel drücken sollte. Ich halte das für unmöglich. Auch hierbei hätte in erster Linie und stärker der Penis gegen den linken Oberschenkel gedrückt und gequetscht werden müssen, ehe der linke Hoden, der bei *gebeugtem* Oberschenkel schon fast an der Hinterfläche desselben (geschützt) liegt, überhaupt auch nur berührt werden konnte. Auch die daraufhin, d.h. nach meinen weiteren Einwänden, gegebene Erklärung des Probanden, daß er eine sehr *enge* Hose angehabt hätte, so daß eine Hodenquetschung dadurch ermöglicht wäre, ist nicht nur nicht überzeugend, sondern ein Gegenargument gegen eine Verletzung. Je enger die Hose ist, um so mehr mußte bei einem gebeugten linken Oberschenkel das Scrotum nach hinten gedrückt werden, da ja die enge Hose ein Ausweichen nach vorn oder zur Seite gar nicht zuläßt. Würde man trotz dieser Bedenken der Annahme des Probanden folgen, so müßte die enge Hose bewirkt haben, daß auch der *rechte* Hoden keine Ausweichmöglichkeiten gehabt hätte und ebenfalls gegen den linken Oberschenkel gedrückt wäre. Auf diesen Einwand hin meinte der Proband, daß er im rechten Hoden keine Schmerzen gehabt hätte. Er wollte damit wahrscheinlich zum Ausdruck bringen, daß der Schmerz im linken Hoden ein Beweis für seine Verletzung wäre, während das Fehlen eines solchen im rechten Hoden gegen eine Verletzung spräche.

Aus meinen Ausführungen ist also zu ersehen, daß die Bedenken gegenüber dem Unfall auf Grund der Nichterwähnung eines solchen beim ersten Arztbesuch sowie der Unklarheiten bei den folgenden Darstellungen durch die Analyse derjenigen Darstellung bestätigt werden, die der Proband heute auf Befragen geschildert und als richtig erklärt hat. Durch die heutige Ergänzung der Vorgeschichte erfahren die Bedenken gegenüber einer Verletzung des linken Hodens ein derartiges Gewicht, daß man letztere mit einer großen Wahrscheinlichkeit verneinen kann und muß.

Aus dieser Folgerung darf nicht geschlossen werden, daß der Proband von dem Vorgang nicht überzeugt wäre. Es ist eine Erfahrungstatsache, daß Laien für eine Erkrankung im allgemeinen und einen plötzlichen Schmerz im besonderen immer eine Ursache suchen. Trägt sich ein derartiger plötzlicher starker Schmerz bei einer etwas schweren Arbeit zu, die in den

Augen des Betreffenden schon das Aussehen eines Unfalles hat, so ist die danach gegebene Darstellung unbewußt konstruiert, d. h. scheinbar der Wirklichkeit angepaßt.

Die Verneinung einer traumatischen Verschlimmerung der Hoden-Nebenhoden-Tuberkulose links bei dem Probanden stützt sich aber nicht nur auf den Ausschluß einer unmittelbaren Gewalteinwirkung auf den linken Hoden, sondern auch auf den Befund und den weiteren Verlauf.

Zunächst ist hier anzuführen, daß eine Quetschung eines Hodens zu den schmerzhaftesten Verletzungen gehört, die es gibt. Bei einer Quetschung eines Hodens, die stärkemäßig zu einer Verschlimmerung einer bestehenden Tbc ausreichen würde, ist zu verlangen und zu erwarten, daß der betreffende Mann einen deutlichen Schock bekommt, sich auf den Rücken legt und längere Zeit auf dem Rücken liegen bleibt. Sodann müßten schon am Verletzungstage nach wenigen Stunden die Zeichen eines Blutergusses anzutreffen sein. Denn gerade im Bereich des Scrotum pflegen leicht und rasch Blutergüsse aufzutreten. Ausgeschlossen ist es ja wohl, daß isoliert ein Hoden im Scrotum gequetscht wird, ohne daß nicht zuvor und stärker die betreffenden Scrotalhüllen in Mitleidenschaft gezogen werden. Die am Tage nach dem angeblichen Unfall beobachtete Schwellung, die der Proband heute erstmals erwähnte, hat nichts mit einem Bluterguß zu tun, da es keine Schwellung eines Hodens innerhalb eines Tages gibt (vorausgesetzt, daß der Hoden normale Größe hatte), so kann man eine nach einem Tage aufgetretene Schwellung nur auf einen (entzündlichen) Wasserbruch (syptomatische Hydrocele) zurückführen.

Auch der weitere Verlauf läßt sich nicht mit einer Verschlimmerung des vorbestehenden Leidens vereinbaren. So hat der Proband an den nächsten Tagen seine Arbeit nicht ausgesetzt, sondern 2 Tage weitergearbeitet. Der Hausarzt, den der Proband am Unfalltage in der Sprechstunde aufgesucht hat, hatte keine Bedenken gegen die Weiterarbeit. Bei einem wirklichen Befund wäre das unmöglich gewesen, auch wäre er dann sofort in Behandlung genommen, was erst später geschah. Der Hausarzt hat auch dann den Probanden nicht zum Unfall-Arzt überwiesen. Dies geschah erst später durch die Krankenkasse. Endlich ist darauf hinzuweisen, daß nicht sofort Temperaturerhöhungen aufgetreten sind, sondern erst nach mehreren Tagen. Diese Hinweise zeigen, daß auch aus dem Verlauf eine wesentliche Verschlimmerung durch einen unterstellten Unfall nicht gefolgert werden kann.

Entscheidend ist in dieser Hinsicht das Urteil desjenigen Arztes, der den Probanden sofort nach dem angeblichen Unfall gesehen hatte und ihn auch auf Grund früherer Behandlungen schon kannte. Der Hausarzt hielt eine Entzündung für wahrscheinlicher und bezeichnete eine Quetschung als fraglich. Da die Analyse des angeschuldigten Vorganges und des Verhaltens des Probanden ebenfalls mit großer Wahrscheinlichkeit gegen eine traumatische Verschlimmerung sprach, kann ich der Annahme der Ärzte, die den Probanden erst wesentlich später behandelt haben, nicht folgen, zumal sie in ihrem Gutachten eine Begründung für die von ihnen angenommene Verschlimmerung nicht geben.

Der Krankheitsverlauf bei dem Probanden kann nun folgendermaßen erklärt werden. Er hat eine Tuberkulose des linken Nebenhodens gehabt. Sie war ihm nicht bekannt, wie das bei der für eine Nebenhoden-Tbc charakteristischen Schmerzlosigkeit fast immer zu beobachten ist. Infolgedessen bekommen wir derartige Kranke fast immer erst dann zur Behandlung, wenn entweder der Nebenhoden durch die Tuberkulose eine derartige Vergrößerung erfahren hat, daß sie nicht mehr unbemerkt bleiben kann, bzw. die Nebenhoden-Tbc auf den Hoden übergegriffen hat, was dieselbe Folge einer Vergrößerung bewirkt, oder wenn durch den Reiz der Tuberkulose es zu einem Wasserbruch, einer sog. symptomatischen Hydrocele gekommen ist. Im Falle des Probanden hat eine derartige Hydrocele offensichtlich während einer schweren körperlichen Arbeit, die aber im Rahmen des Gewöhnten und Üblichen lag, vielleicht eine Zunahme mit Schmerzhaftigkeit erfahren. Aus dieser möglichen Zunahme der Vergrößerung, die von Laien oft als echte Vergrößerung des Hodens selbst fälschlicherweise angesehen wird, ist zu folgern, daß schon am Unfalltage eine vorgeschrittene, bis dahin dem Probanden nicht bekannt gewesene Nebenhoden- oder Nebenhoden-Hoden-Tbc links bestanden hat. Sie hat dann den charakteristischen Verlauf genommen, den wir fast immer bei derartigen Fällen antreffen, indem die Tuberkulose über die Vorsteherdrüse auf die andere Seite (rechter Hoden) übergegangen ist. Diesen Verlauf, beginnend mit der plötzlichen Feststellung einer Verdickung von Nebenhoden und bzw. oder Hoden bis zum tuberkulös-eitrigen Einschmelzen, beobachten wir in der Mehrzahl der Fälle, ohne daß irgendein Unfall vorausgegangen oder auch nur angeschuldigt worden wäre. Ich kann daher an dem Krankheitsverlauf bei dem Probanden nichts besonderes sehen; er entspricht den üblichen Erfahrungen bei der Tuberkulose der äußeren Geschlechtsorgane eines Mannes. Dennoch könnte man wenigstens mit einer geringen Wahrscheinlichkeit erklären, wenn auch nicht beweisen, daß durch eine Gewalteinwirkung im schicksalsmäßigen Ablauf eine Verschlimmerung in Form einer Acceleration bei dem Probanden erfolgt wäre, wenn ein genügend schweres Trauma in Form einer *erheblichen* Quetschung vorläge, auch wenn vielleicht das Verhalten und der unmittelbare Befund weniger überzeugend wären. Eine wesentliche Quetschung ist aber mit einer sehr großen Wahrscheinlichkeit zu verneinen; nach der Analyse des Unfallvorganges muß man bezweifeln, daß überhaupt eine Verletzung im allgemeinen und eine leichte Insultierung des linken Hodens im besonderen geschehen ist.

Ich sehe daher keine Möglichkeit, eine Verschlimmerung eines vorbestehenden Leidens durch einen entschädigungspflichtigen Unfall (eine äußere Gewalteinwirkung) anzunehmen und eine solche in der behaupteten Form auf Grund der ärztlichen Erfahrungen anzuerkennen. Die Verschlimmerung einer vorbestehenden Nebenhoden-Hoden-Tuberkulose links durch einen Unfall muß ich daher mit großer Wahrscheinlichkeit ablehnen.

V. Die beobachteten Kausalbeziehungen bei Geschwülsten der Harnorgane

1. Allgemeine kausalgenetische Erörterungen nach Jantke

In kaum einem Gebiete der Medizin ist soviel Einzelwissen und experimentelle Erfahrung vorhanden wie gerade in der Cancerologie. Es fehlt aber das geistige Band, welches aus den wahllosen Mosaiksteinchen das Bild oder die Bilder zusammenzufügen erlaubt. So mag es fast vermessen erscheinen, wenn über den Kausalzusammenhang einer Krebserkrankung allgemein gesprochen werden soll. Man muß sofort einschränkend auf die Syncarcinogenes (K. H. BAUER) hinweisen und die gutachtliche Frage dahingehend präzisieren, „ob wir aus der Vielheit der Umweltnoxen im Einzelfalle einen Faktor kennen, der für sich allein schon mit überwiegender Wahrscheinlichkeit einen Krebs zu erzeugen vermag“ oder der — mit anderen Worten — als wesentliches Glied aus der kausalen Kette der Krebsentstehung unmöglich weggedacht werden kann (GÖGLER). Noch mehr als in allen anderen Gutachten muß der Kausalgutachter eines Krebsleidens bestrebt sein, allgemeine Formulierungen zu vermeiden und sich nur auf die Syncarcinogenese im vorgelegten Falle zu beschränken. Ein Krebsgutachten kann demgemäß ausschließlich Gültigkeit für den einen einzigen Fall haben.

Hierzu interessiert auch die von GÖGLER mitgeteilte Meinung der K. H. Bauerschen Klinik zur Wertung der sog. Präcancerose:

„Wenn schon über viele Jahre eine Erkrankung als Wehrdienstbeschädigung oder Berufskrankheit oder als Unfallfolge *rechtsgültig anerkannt und berentet war*, die nach ärztlicher Erfahrung dem Tatbestand einer Präcancerose entspricht, so ist dieses Leiden juristisch so fixiert, daß es Ausgangspunkt der Beweisführung sein muß, gleichviel, ob wir letzten Endes nach dem jetzigen Stand der Wissenschaft und Erfahrung die frühere ärztliche und juristische Anerkennung dieses Vorleidens bejahen oder nicht. Dem ärztlichen Gutachter obliegt die Prüfung, ob dieses anerkannte Vorleiden seiner Natur nach ein wesentliches Glied in der kausalen Reihe der Krebsentstehung darstellt. Wenn dies der Fall ist, kann man nicht umhin, die Wahrscheinlichkeit des Zusammenhangs ärztlich zu bejahen.“

Nun hat sich im Versicherungswesen eine gewisse Praxis entwickelt, nach deren Regeln eine Geschwulstbildung unter Umständen im Zusammenhang mit einem schädigenden Ereignis, sei es eine direkte einmalige, sei es eine wiederholte gezielte oder auch allgemeine Noxe gesehen werden muß.

Es ist ein Verdienst von JANTKE, solche praktischen Erfahrungen gesammelt und formuliert zu haben. Seinen Ausführungen soll gefolgt werden. Er trennt die Fistel- und Narbenkrebse als leicht begreifbare Gruppe ab von jenen Geschwülsten, die auf die Einwirkung stumpfer Gewalt bezogen werden. Immer ist es der *erworbene* Faktor der Syncarcinogenese, welcher die Aufmerksamkeit des Gutachters verlangt.

JANTKE schreibt:

„Lange Zeit maß man der traumatischen *Entstehungsursache* einer bösartigen Geschwulst eine wichtige Rolle zu. Erst die Forschungen der neueren Zeit und große statistische Zusammenstellungen haben eindeutig ergeben, wie *außerordentlich selten ein Zusammenhang zwischen bösartiger Geschwulst und Trauma angenommen werden kann*".

Nach K. H. Bauer gibt es überhaupt keine zwingend bewiesenen Fälle rein traumatisch bedingter Geschwülste; nach ihm sind die bekannt gewordenen anerkannten Fälle solche, bei denen „eine gewisse Wahrscheinlichkeit einer traumatisch mitbestimmten Genese nur schwer bestritten werden kann".

Es mag in diesem Rahmen besonders interessieren, daß bei 3,7 Millionen Schußverletzungen des 1. Weltkrieges nur 40 Fälle von bösartigen Geschwülsten als Folge der Verwundung anerkannt und bei 14400 Schwerhirnverletzten 8 Gliome mit einer Entwicklungszeit von 6 bis 22 Jahren festgestellt wurden.

Von den zwei grundlegenden Theorien der Geschwülste hat sich die Virchowsche Reiztheorie gegenüber der Cohnheimschen Theorie, die die eigentliche Ursache der späteren Geschwulst in einer fehlerhaften Unregelmäßigkeit der embryonalen Anlage sieht, durchgesetzt. Nach dieser *Reiztheorie* wird die Geschwulstentstehung in der Hauptsache auf die Einwirkung chronischer oder häufig wiederkehrender, mechanischer, chemischer, bakterieller oder entzündlicher Reize zurückgeführt. — Klare Übereinstimmung besteht darin, daß jede bösartige Geschwulst aus einer dem Körper selbst entstammenden Geschwulstzelle besteht. Diese Geschwulstzelle ist eine körpereigene, spezifisch entartete Zelle mit selbständigem Eigenleben außerhalb des übrigen Körperzellenverbandes. Die entscheidende Fragestellung lautet: Unter welchen Bedingungen kommt es zur Entstehung und Entwicklung dieser spezifischen Geschwulstzelle — Geschwulstkeimanlage? Gesichert sind die engen Beziehungen zwischen embryonalen Entwicklungs- und postembryonalen Regenerationsvorgängen zu der Geschwulstentwicklung. Hierzu müssen ganz besondere, im einzelnen noch nicht erforschte Störungen der üblichen Vorgänge hinzutreten, um zur Bildung einer Geschwulst zu führen.

Für die Betrachtung der Zusammenhangsfrage zwischen Schädigung und bösartiger Geschwulst kommen die Geschwülste in Frage, die auf eine *erworbene Anlage* zurückgeführt werden, da nur diese Fälle unter den geforderten Voraussetzungen anerkannt werden können. Als Musterbeispiele für die erworbene Anlage — der *Röntgen-*, *Anilin-* und der *Teer*krebs gehören hierzu — sind hier vor allem der *Fistel-* und der *Narbenkrebs* zu beachten. Diese Arten von bösartigen Geschwülsten stellen naturgemäß den größten Prozentsatz der Geschwülste dar, die mit einer äußeren Schädigung in Zusammenhang gebracht werden; sie sind verhältnismäßig am einfachsten zu beurteilen. In der Gruppe der Fistel- und Narbenkrebse lassen sich neben den Geschwülsten nach Schußverletzungen auch die nach Strahlenschädigungen, Verbrennungen, Erfrierungen und Verätzungen einordnen. Darüber hinaus kann man die wenigen Fälle von bösartigen Knochengeschwülsten nach geschlossenen Knochenbrüchen zwanglos dieser Gruppe zuordnen, da auch das Knochenneubildungsgewebe eine Narbe darstellt. Um diese bösartigen Geschwülste, die also im Bereich von Fisteln und Narben entstehen und denen die erworbene Anlage gemeinsam ist, ursächlich auf eine äußere Schädigung zurückzuführen und anerkennen zu können, müssen nach K. H. Bauer folgende Voraussetzungen erfüllt sein:

1. Das gesicherte einmalige Trauma, 2. eine mit sonstigen Krebserfahrungen im Einklang stehende längere Entstehungszeit von 5 Monaten bis zu 26 Jahren, 3. die Übereinstimmung von Ort der Gewalteinwirkung und Ort der Krebsentstehung und 4. ein gewisses Maß innerer Wahrscheinlichkeit dafür, daß das Trauma aus dem späteren Geschwulstgeschehen schwer wegdenkbar ist.

Weit schwieriger als diese erste Gruppe der „Fistel- und Narbenkrebse" sind die *bösartigen Geschwülste zu beurteilen, die auf eine stumpfe Gewalteinwirkung* (Kolbenschlag, Sturz, Verschüttung usw.) zurückgeführt werden. In diesen Fällen ist bei der Frage der Anerkennung äußerste Vorsicht und Kritik anzuraten. Viele erfahrene Gutachter lehnen diese Möglichkeit der Geschwulstentstehung überhaupt ab. Von den veröffentlichten Fällen ist keiner so eindeutig, daß er die Entstehungsursache auf nichterworbener, embryonaler Geschwulstkeimanlage ausschließen würde. Der Faktor der mathematischen Wahrscheinlichkeitsrechnung, das zeitlich zufällige Zusammentreffen von Trauma und Tumorentwicklung und die Tatsache, daß eine traumatische Einwirkung wohl häufig nur deshalb zur Kenntnis genommen wird, weil sie eine durch eine bereits im Gang befindliche Geschwulstentwicklung empfindliche Stelle getroffen hat, sind als außerordentlich wichtig zu berücksichtigen. Der heutige Stand der Forschung bietet keine stichhaltigen Belege für die Annahme, daß ein einmaliges Trauma, das ohne scharfe Verletzung von Haut, Weichteilen und Knochen auf den Körper sich auswirkt, irgendwie maßgebend zu der Entwicklung einer bösartigen Geschwulst beitragen kann. Trotzdem kann man wohl einen völlig ablehnenden Standpunkt für diese Fälle nicht aufrecht erhalten. Als Grundforderungen für die Anerkennung müssen erfüllt sein:

1. Die Gewalt muß diejenige Körperstelle unmittelbar oder mittelbar betroffen haben, die später Sitz der Gewächsbildung ist. 2. Die Gewalt muß derartig beschaffen gewesen sein,

daß sie länger dauernde und eingreifende Gewebe- und Stoffwechselstörungen in dem betreffenden Gebiet hervorgebracht hat oder wenigstens hervorzubringen geeignet war. 3. Die zwischen der Gewalteinwirkung und den ersten, sich auf eine Gewächsbildung zu beziehenden Erscheinungen verstrichene Zeit muß mit Größe, geweblichem Bau und der etwa bekannten Entwicklungsdauer und Wachstumsgeschwindigkeit der besonderen Geschwulst in Einklang gebracht werden können. 4. Es müssen zwischen den auf die Gewalteinwirkung zu beziehenden unmittelbaren Krankheitserscheinungen und den auf die Gewächsbildung zu beziehenden Übergänge — Brückenerscheinungen — bestehen.

Wie schwierig diese Forderungen zu erfüllen sind, ist klar, vor allem in Bezug auf die Brückenerscheinungen. — Abschließend ist zu dieser Gruppe zu sagen, daß für jeden einzelnen Fall eine sorgfältige Erforschung und Prüfung aller wissenschaftlichen Erkenntnisse erforderlich ist, bevor zu der Frage des möglichen traumatischen Einflusses auf die Entwicklung der bösartigen Geschwulst Stellung genommen werden kann.

Als letztes sei noch zu der Frage der *wesentlichen Verschlimmerung* einer bereits bestehenden Geschwulst durch ein Trauma Stellung genommen; sie kann kurz abgetan werden. Auch hier gibt es keine stichhaltig zu begründende Anerkennung des Zusammenhanges. Im Einzelfall müssen Art und Beschaffenheit der Geschwulst einerseits und Art und Grad der Gewalteinwirkung andererseits einer besonderen Kritik unterzogen werden.

Abschließend ist zu der Frage des Zusammenhangs zwischen bösartigen Geschwülsten im Bereich des Bewegungsapparates und Schädigung nach den derzeitigen wissenschaftlichen Erkenntnisssen folgendes zu sagen: Ein Zusammenhang kann stichhaltig nur dann glaubhaft gemacht worden, wenn durch ein einmaliges oder chronisches mechanisches Trauma oder eine Strahlenbeschädigung, Verbrennung, Erfrierung oder Verätzung entweder eine Geschwulstkeimanlage als dominanter Faktor geschaffen wurde, oder die Einwirkung zu einer gestörten Regeneration durch chronische Entzündungen mit oder ohne Eiterung geführt hat.“ (Jantke in: Schöneberg a.a.O.).

2. Urologische Faktoren einer Syncarcinogenese

a) Chronische Entzündungen der Harnwege

In der Kausalbegutachtung urologischer Krebserkrankungen sind die vorstehenden praktischen Erfahrungen der allgemeinen Cancerologie zugrunde zu legen.

Danach sind die *Narben- und Fistelkrebse* des Harntraktes als geschlossene Gruppe anzusehen. Ihnen ist gemeinsam die *Harninfektion.* Diese ist als Schädigungsfolge zu untersuchen, wofür in dem einschlägigen Abschnitt dieses Handbuches mancherlei Anhaltspunkte gegeben sind. Selbstverständlich ist der proliferativen Gewebsentwicklung ein besonderes Augenmerk zuzuwenden und in den langen Krankheitsabläufen sind jene teils cystoskopisch, teils röntgenologisch objektivierbaren Präcancerosen (Leukoplakien, Granulationen, Indurationen, Metaplasien) aufzusuchen und gutachtlich zu verwerten. Nicht selten wird auch der Pathologe dazu gehört werden müssen.

Schumacher hat in einem einschlägigen Fall ausgeführt:

„Ein ursächlicher Zusammenhang zwischen dem angeführten Arbeitsunfall und dem Tode ist dann anzunehmen, wenn der letztlich zum Tode führende Harnblasenkrebs durch die chronische Blasenentzündung verursacht worden ist. Im Schrifttum sind einige sogenannte Narbenkrebse der Harnwege beschrieben, bei denen in der Vorgeschichte nach Unfällen chronische Entzündungen der Harnblase oder der Harnröhre aufgetreten sind. Dabei muß auf die Arbeit von Brack verwiesen werden, in welcher sieben Fälle von Narbenkrebsen der Harnwege aufgeführt werden (Zsch. Urol. 50, 310, 1957).

Für die Entstehung eines Krebses werden verschiedene Faktoren genannt. Wenn auch die letzten Ursachen für die Entstehung bösartiger Geschwülste bisher nicht geklärt sind, so darf es als sicher gelten, daß neben allgemeinen Faktoren bestimmte lokale Umstände von Bedeutung für die Entwicklung eines solchen Gewächses sind. So gilt der Harnblasenkrebs bei Anilinarbeitern als Berufskrankheit. In diesem Fall wird eine Einwirkung chemischer Substanzen auf die Harnblasenschleimhaut angenommen, die mit dem Urin ausgeschieden werden und die Entwicklung eines Krebses hier verursachen können. Es besteht eine gewisse Wahrscheinlichkeit, daß bei Blasenkrebsen, die nicht durch Anilinderivate ausgelöst wurden, eine bestimmte Substanz im Harn auftritt, die als krebsauslösend gelten muß. Für diese Annahme sprechen die Erfahrungen einiger Urologen (Boyland, Münzenbrock und Boeminghaus u. a.). Diese Ärzte haben nach Auspflanzung der Harnleiter in den Mastdarm bei Blasenkrebsen eine Rückbildung dieses Krebses beobachtet.

Sogenannte Narbenkrebse sind in anderen Körperbereichen seit längerer Zeit bekannt. Wir wissen, daß sich bei lange bestehenden Fisteleiterungen nach Verletzungen, bei Tuberkulose oder chronischen Geschwüren in der Haut lokale Hautkrebse entwickeln können. Diese Krebse werden ursächlich zurückgeführt auf einen chronischen Reizzustand des Epithels durch den lang dauernden Entzündungsprozeß, der eine fortwährende Neubildung des Epithels anregt. Fälle von Krebsen dieser Art werden auch bei nachgewiesenen Unfällen, Verletzungen oder beruflicher Infektion als Unfallfolge anerkannt. Ein gleiches gilt für Narbenkrebs der Lunge, die als Folge von Schußverletzungen oder vereinzelt auch in unmittelbarer Anlehnung an silikotische Schwielen beschrieben sind. Für die Harnwege sind analoge Fälle nur vereinzelt mitgeteilt. Wenn man aber die etwas häufiger auftretenden Narbenkrebse der Haut oder der Lungen in ursächlichen Zusammenhang mit voraufgegangenen Unfällen oder Verletzungen bringt, so wird man einen solchen ursächlichen Zusammenhang bei der Harnblase nicht ablehnen dürfen. Die chronische Harnblasenentzündung war im vorliegenden Fall zweifellos Folge des Arbeitsunfalles. Sie hat fast zehn Jahre bestanden, erhebliche Beschwerden gemacht und mehrfach zur Krankenhausbehandlung geführt. Die über Jahre bestehende, schwere und chronische Entzündung muß im vorliegenden Fall als wesentliche Teilursache des Harnblasenkrebses im Sinne des Narbenkrebses aufgefaßt werden. Durch den dauernden Reiz der Entzündung, durch die immer wieder eintretende Zerstörung und Regeneration der Deckzellen der Harnblasenschleimhaut ist schließlich eine bösartige Umwandlung dieser Zellen aufgetreten und hat sich der Krebs der Harnblasenschleimhaut entwickelt.

Es liegt damit ein Fall von Krebsentstehung auf der Grundlage eines chronischen Entzündungsprozesses im Sinne des sogenannten Narbenkrebses vor.

Der Tod ist eingetreten an den Folgen des Harnblasenkrebses auf dem Wege über einen völligen Funktionsausfall der Nieren durch Einmauerung der Harnleiter und anschließende Harnvergiftung.

Der zum Tode führende Harnblasenkrebs muß im vorliegenden Fall mit Wahrscheinlichkeit auf die unfallbedingte Harnblasenentzündung ursächlich zurückgeführt werden und ist somit als Folge des Arbeitsunfalles aufzufassen. Damit besteht ein mittelbarer ursächlicher Zusammenhang zwischen dem Tod und dem Arbeitsunfall."

Ein anderer Fall wurde von Eck veröffentlicht (vgl. a. S. 235.):

„Ob es aber auch ein Beispiel dafür gibt, bei dem zwischen Nierenverletzung und tödlich endenden Nierenbeckencarcinomen über den Weg eines Steinleidens ein ursächlicher Zusammenhang angenommen werden muß, scheint uns nach dem Schriftstudium zweifelhaft, ist doch schon Stein- und Carcinomentstehung als sehr seltener natürlicher Vorgang ein umstrittenes Thema. Stein und *Platten*epithelcarcinom allerdings wird man als Ursachenkomplex heute kaum mehr von der Hand weisen dürfen, wie wir neben anderen in Bruns' Beiträgen (201, 31 — 1960) so gut wie sicher nachweisen konnten. Eine der beiden Beobachtungen aber war *gutachtlich* insofern außerordentlich bemerkenswert, als das Carcinom des Nierenbeckens höchstwahrscheinlich mit einem 1914 im Kriegsdienst erlittenen Unfall in ursächlichem Zusammenhang steht.

Zeitlich war der Sachverhalt wie folgt: Ein bis zum 24. Lebensjahr absolut gesunder Mann erleidet im ersten Weltkrieg 1914 einen Mororradunfall, der zu einer klinisch objektivierbaren linksseitigen Nierenverletzung mit Blutung in das Nierenbecken geführt hat, wie die Blutbeimischung im Urin anzeigt. 1917 erfolgte die erste gleichseitige Nierenkolik.

Wir müssen also unterstellen, daß Blutreste im Nierenbecken als Konzentrationspunkte für Harnsalze gedient haben, Inkrustationen erfolgten und damit der Kern und Anstoß zur Steinbildung gegeben war, eine Vorstellung, die durch oben angedeutete und vielleicht auch andere Beobachtungen durchaus vertretbar ist.

Nach jahrzehntelangen temporären Nierensteinbeschwerden, die im Jahre 1958 in Dauerkolik mit Gewichtsabnahme und fortschreitenden Verfall übergingen, entwickelte sich morphologisch belegbar via chronische Entzündung und Leukoplakie das zum Tode führende Nierenbeckencarcinom. Wir deduzieren also: *Die Nierenverletzung führte zur Blutung, diese zur Steinbildung, womit die Grundlage für die chronische Entzündung und Leukoplakie gegeben war; über letztere erfolgte die Carcinomentstehung.*

Die *Sektion* (SN 1098/58) ergab einen bizarr gestalteten hühnereigroßen Nierenbeckenausgußstein links und ein gleichzeitiges Nierenbeckencarcinom: Weitgehende Durchsetzung des Nierenbeckens von grauweißen markigen Tumormassen mit Übergreifen auf Mark und Rinde in großer Ausdehnung. Pyonphrose. Metastasen: Mehrere kleinkirschgroße lymphogene periureterale Krebsknoten, desgleichen tumoröse Umwandlung der paraaortalen und rechtsseitigen hilären Lymphknoten. Einzelne linsen- bis kirschkerngroße subpleurale und intrapulmonale Metastasen beiderseits; erbsgroße subkapsuläre im linken, linsengroße im rechten Leberlappen. Erhebliche Carcinomkachexie (Körpergewicht 46 kg. Körpergröße 169 cm) und Anämie.

Die *histologische* Untersuchung ergab in allen Krebsmanifestationen ein verhornendes *Plattenepithel*carcinom.

Ergebnis: Der im Jahre 1958 an einem metastasierenden Nierenbeckencarcinom erfolgte Tod eines 68jährigen Mannes ist auf einen Unfall mit Nierenverletzung im Kriegsdienst 1914 zurück zuführen.

Für das urologische Gutachterwesen läßt sich daraus ableiten, daß traumatische Nieren blutungen in *seltenen* Fällen Steinbildung in den Harnwegen zur Folge haben können. Mit dieser Feststellung muß auch anerkannt werden, daß sich einmal auf dem Boden eines chronischen Harnsteinleidens ein Plattenepithelcarcinom entwickelt. Für Harnsteine und Carcinom der Harnwege besteht also die Möglichkeit der Unfallgenese, die in einschlägigen Fällen zu überprüfen ist.“

b) Anilin, Teer, ionisierende Strahlen

Die *chemischen und aktinischen* Krebse der Harnwege sind wohl bekannt. Zu der Begutachtung finden sich in den Abschnitten über Berufskrankheiten von SCHINDLER entsprechende Hinweise (vgl. S. 126ff.).

Hierzu hat KRÜCKEMEYER kürzlich einen Fall mitgeteilt, bei welchem ein Nierenbeckencarcinom 29 Jahre nach retrograder Pyelographie mit Thorotrast aufgetreten ist.

Im Alter von 30 Jahren wurde bei einem Manne eine Pyelographie mit Thorotrast linksseitig vorgenommen. 29 Jahre später treten Schmerzen in der linken Lendengegend auf. Bei dem jetzt 59jährigen Patienten zeigt die Röntgenuntersuchung Thorotrastreste und Deformierung des Beckenkelchsystemes. Nephrektomie. Histologisch fand man reichliche Ablagerung von Thorotrastkristallen in ausgedehnten Narbenbezirken des Nierenparenchyms und in den Randgebieten massive chronische Entzündung. Weiter sah man innerhalb des Narbengewebes eine initiale und auch fortschreitende Cancerisierung, es haben sich stellenweise solide Stränge mit reinen Plattenepithelcarcinomnestern gebildet, in anderen Arealen aber auch Formationen von typisch tubulärem adenocarcinomatösem Charakter.“

c) Direkte mechanische Einwirkungen

Das *direkte mechanische* Trauma der Harnorgane kann als krebserzeugender Faktor regelmäßig wohl nur mit gleichzeitiger Verwundung, Narbenbildung und Infektion wirken. Die stumpfe Gewaltanwendung muß, wie schon JANTKE rät, überaus skeptisch untersucht werden.

Ähnlich wie bei der Nebenhodentuberkulose wird auch die Hodengeschwulst nicht selten auf einen Schlag oder eine Quetschung dieses Organes zurückgeführt. SCHÖNEBERG hat hierzu ausgeführt:

„Häufig wird die Prüfung der Zusammenhangsfrage bei Hodengeschwülsten infolge Gewalteinwirkung erörtert. Als typische Hodengeschwülste gelten die Teratome und Teratoide (Seminom. Chorionepitheliom). Bei diesen Geschwülsten liegt eine angeborene, durch eine Entwicklungsstörung entstandene Geschwulstart vor, so daß die Entstehung durch Trauma von vornherein abzulehnen ist. Ob ein Trauma auf eine solche Geschwulstanlage wachstumsanregend oder aussaatfördernd wirken kann, muß an folgende Voraussetzungen geknüpft sein: Gewalteinwirkung muß erwiesen und von großer Heftigkeit gewesen sein; schließlich müssen der Sitz der Geschwulst und der Ort der Gewalteinwirkung übereinstimmen. Bei sorgfältiger Prüfung werden diese selbstverständlichen Voraussetzungen meistens nicht erfüllt sein.“

d) Traumatische Verschlimmerung eines vorbestehenden Krebsleidens

Die Kausalbegutachtung der *Verschlimmerung einer vorbestehenden Krebsgeschwulst* kann gelegentlich abverlangt werden. Im allgemeinen verläuft das

Krebsleiden jedoch zu schnell, als daß an der Geschwulst selbst Verschlimmerung zu konstatieren wäre.

Anders ist die metatraumatische Metastasierung zu sehen. Mehr und mehr wird es bekannt, daß Manipulationen an Krebsen zu hämatogener Aussaat von Krebszellen führen. Die reguläre Abwehr des Körpers führt zur Vernichtung des eingesäten Materials. *Wenn aber schon der Arzt sich jeder unbegründeten Traumatisierung einer Krebsgeschwulst zu enthalten hat,* so muß auch der Kausalgutachter davon Kenntnis geben, daß im Einzelfalle

1. eine metatraumatische Metastasierung erfolgen kann.

Die Kriterien für die Wahrscheinlichkeit des Zusammenhanges sind erhebliche Gewalteinwirkung auf die Geschwulst und zeitgerechte und anatomisch einwandfreie Metastasierung.

Auf letztere hat LINK eindringlich aufmerksam gemacht:

„Den einzelnen Ausbreitungsarten (einer Absiedlung von Metastasen) kommen Gesetzmäßigkeiten zu, die für die Streuung auf dem Höhlen- und Kanalweg sowie durch Kontakt einfach, für die auf dem Lymph- und Blutweg verwickelter liegen. Jedoch hält sich meist auch letztere an gewisse Regeln, die im Einzelfall die Verbreitung von Zellmaterial aus der jeweiligen Krebsgeschwulst verstehen lassen, ... so daß, wenn auch im Einzelfalle wechselnd, jeder Art Organkrebs ein bestimmtes Verteilungsmuster der Metastasen zukommt."

LINK konnte so im Gegensatz zu drei klinischen Vorgutachtern im Einzelfalle nachweisen, daß nicht *eine* Krebsgeschwulst vorlag, sondern zwei unabhängige Primärgeschwulste vorgelegen hatten.

2. Eine als Schädigungsfolge anzusehende Herabsetzung der allgemeinen Widerstandskraft mit Wahrscheinlichkeit vermuten läßt, daß der Organismus hinsichtlich der Zerstörung der eingestreuten Krebszellen nicht mehr regelrecht funktioniert.

Im urologischen Fachgebiet können solche Fragestellungen bei der Traumatisierung von Hypernephromen, Blasenpapillomen, Seminomen aktuell werden.

Die letzte Fragestellung leitet über zur Beurteilung gutartiger Geschwulste im Gutachtenwesen.

Im Sinne der Entstehung einer gutartigen Geschwulst sind mir bisher keine Fragestellungen bekannt geworden.

Für die kausalgenetische Beurteilung gutartiger Geschwülste der Harnorgane gelten die gleichen Grundsätze wie für die Zusammenhangsbegutachtung der bösartigen Neubildungen.

e) Harninfektion als Verschlimmerung gutartiger und bösartiger Geschwülste der Harnorgane

Die Frage nach der Verschlimmerung einer vorbestehenden gutartigen Geschwulst wird jedoch gelegentlich gestellt. Häufigste Verschlimmerung der gutartigen, übrigens auch der bösartigen Urogenitalgeschwulste ist wiederum die *Harninfektion.* Nicht selten kommt dieser ein richtunggebender Charakter zu; denn infizierte Prostataadenome, infizierte Blasen- oder Nierenbeckenpapillome sind wesentlich ernster zu beurteilen.

Deswegen sollte der Kausalgutachter der Geschwulsterkrankungen des Harnsystems grundsätzlich die Frage erörtern, ob eine Harninfektion als Schädigungsfolge vorliegt. Wird diese Frage bejaht, so ist weiter deren Einwirkung auf das vorbestehende Geschwulstleiden zu untersuchen. Nicht selten werden dann die Befunde von Harnrückstauung und Harninfektion so vordergründig werden, daß die Kausalkette sich schließen läßt.

3. Gutachten bei Geschwülsten der Harnorgane

a) Geschwülste der Harnorgane oder deren Verschlimmerung im Zusammenhang mit allgemeiner Schädigung

V/1. Verschlimmerung einer Prostatahypertrophie durch Gefangenschaft und Witterungsunbilden.

Vorgeschichte. Ein 58jähriger Mann, der seit einigen Jahren dysurische Beschwerden hat, wird interniert. Er hat während dieser Zeit hochfieberhafte Erkrankungen.

Beurteilung. Auch wenn man annimmt, daß es sich bei einer Vorerkrankung 1935 lediglich um einen leichten Blasenkatarrh handelte, der wieder vollkommen zur Ausheilung kam, so muß man doch die in der Internierung durchgemachten, durch beeidigte Zeugenaussagen belegten Blasenbeschwerden in ihren Beziehungen zur Internierung einer genaueren Betrachtung unterziehen. Es hat sich dabei ganz offensichtlich um hoch fieberhafte Pyelonephritiden gehandelt (Temperatur über 39°). Die überzeugend geschilderten, ohne Übertreibung als außerordentlich anzusprechenden Verhältnisse in der Internierung (Unterkunft im Pferdestall, auf Holzpritschen, in unmittelbarer Nähe des zugigen Schiebetores; Mißhandlungen; Unterernährung und Abmagerung; niemand durfte unterwegs austreten u. a.) sind durchaus zu vergleichen mit den extremen Lebensverhältnissen in der Gefangenschaft und unter kriegsmäßigem Einsatz.

Die durch die vergrößerte Prostata bedingte Harnstauung wirkte sich nicht nur auf die Blase (Blasenentzündung), sondern durch die Rückstauung in den oberen Harnwegen in Verbindung mit den außerordentlich schlechten allgemeinen Lebensverhältnissen auch auf die Nieren aus. Der Proband hat diese außergewöhnliche Belastung überstanden und wurde später durch entsprechende Behandlung, insbesondere die operative Entfernung der Prostata, weitgehend beschwerdefrei. Objektiv ergab die jetzige Untersuchung jedoch eine starke Gefäßinjizierung der Blasenschleimhaut; im Urin vereinzelt Leukocyten; reichlich Bakterien. Der Nierenbeckenurin der rechten Niere enthielt sehr viele Leukocyten. In der Kultur: Staphylococcus albus. Die harnpflichtigen Substanzen im Blut waren erhöht (Rest-N 50,4 mg-%).

Die Ursache der Blasenbeschwerden während der Internierung war ohne Zweifel die Prostatahypertrophie, die während der Internierung stärkere Beschwerden machte, zu Harnverhaltungen und Blasen- und Nierenbeckenentzündungen führte. Die Verschlimmerung der Blasen- und Nierenbeckenentzündung durch die Verhältnisse der Internierung ist einmal dadurch gegeben, daß die körperliche Widerstandskraft durch die außerordentlichen Verhältnisse in erheblichem Maße beeinträchtigt war und zum anderen eine normalerweise mögliche ordnungsgemäße Behandlung nicht durchgeführt werden konnte. Auch unter Berücksichtigung der Tatsache, daß das Prostataleiden später operativ behandelt wurde und allein schon durch die verbesserten Abflußverhältnisse der Blase der Katarrh die Möglichkeit des Abklingens hatte, kann man eine *Verschlimmerung der Harnwegsinfektion* durch die besonderen Verhältnisse der Internierung nicht außer Betracht lassen. Die jetzt festgestellte Cystopyelitis (Blasen- und Nierenbeckenentzündung) ist der Restzustand eines schweren Entzündungsprozesses in den Harnwegen, der zwar ohne die Vergrößerung der Vorsteherdrüse sicher nicht aufgetreten wäre, aber durch die besonderen Verhältnisse in der Internierung mit großer Wahrscheinlichkeit verschlimmert wurde.

Die dadurch bedingte Minderung der Erwerbsfähigkeit schätze ich mit 20% ein.

b) Geschwülste der Harnorgane oder deren Verschlimmerung im Zusammenhang mit spezieller Schädigung

V/2. Nierenbeckencarcinom und metatraumatischer Nierenstein im Zusammenhang mit Motorradunfall.

Eck: Bruns' Beitr. klin. Chir. **201**, 31 (1960):

Vorgeschichte. Im Alter von 24 Jahren Motorradunfall mit Verletzung der linken Niere und Makrohämaturie; 3 Jahre später erste linksseitige Nierenkolik; Nierenkoliken links wiederholen sich während des ganzen Lebens in wechselnder Häufigkeit und Stärke. Mit 68 Jahren Tod an einem metastasierenden Nierenbeckencarcinom mit großem Stein.

Befund. Die Sektion ergab einen bizarr gestalteten hühnereigroßen Nierenbeckenausgußstein links und ein gleichzeitiges Nierenbeckencarcinom: Weitgehende Durchsetzung des Nierenbeckens von grau-weißen markigen Tumormassen mit Übergreifen auf Mark und

Rinde in großer Ausdehnung. Pyonephrose. Metastasen: Mehrere kleinkirschgroße lymphogene periurethrale Krebsknoten, desgleichen tumoröse Umwandlung der paraaortalen und rechtsseitigen hilären Lymphknoten. Einzelne linsen- bis kirschkerngroße subpleurale und intrapulmonale Metastasen beiderseits. Erbsgroße subcapsuläre im linken, linsengroße im rechten Leberlappen. Erhebliche Carcinomkachexie (46 kg Körpergewicht, 169 cm Körpergröße) und Anämie.

Die histologische Untersuchung ergab in allen Krebsmanifestationen ein verhornendes Plattenepithelcarcinom.

Behauptete Schädigung. Motorradunfall während des Wehrdienstes.

Behauptete Schädigungsfolge. Nierentrauma mit metatraumatischer Harnsteinbildung; Harninfektion; Plattenepithelcarcinom des Nierenbeckens.

Zeitlicher Zusammenhang. Gleichseitige Nierenkoliken während des ganzen Lebens als Brückensymptome.

Ursächlicher Zusammenhang. Eck diskutiert noch einen weiteren Fall und schreibt:

„In beiden Fällen steht also fest, daß jahrzehntelang Nierensteine vorgelegen haben und sich jeweils in der befallenen Niere ein pyelogenes Carcinom entwickelte, das das Schicksal des Geschwulstträgers mit dem Tode besiegelte. Wir dürfen auch mit Sicherheit annehmen, daß die Steine, wie allein aus der verstrichenen Zeit zwischen den ersten Koliken und der Feststellung der Geschwulst zu schließen ist, vor der Tumorentstehung vorhanden waren. Vergleichbare Fälle sind denn auch mehrere Dutzend im Schrifttum niedergelegt, so daß den Steinen eine erhebliche ätiologische Bedeutung in diesem Geschehen beigemessen wird. Andererseits aber wird auch darauf hingewiesen, wie häufig Steine des Nierenbeckens und wie selten Geschwülste an diesem Ort auftreten, so daß manche Untersucher den ersteren eine ursächliche Bedeutung absprechen möchten (s. Hückel). Schließlich aber schreibt dann Hückel in seinem Handbuchartikel 1934: „Bei Berücksichtigung des gesamten Schrifttums kann man nicht umhin, dennoch in manchen Fällen einen Zusammenhang zwischen Steinen und Krebsentstehung anzunehmen, wenn auch das Verhältnis zwischen beiden Vorkommnissen kein so inniges wie bei der Gallenblase ist ...“. An diesem Standpunkt dürfte sich in den letzten 25 Jahren nichts geändert haben; überall herrscht vorsichtige Zustimmung und Zurückhaltung bis Ablehnung in der Zusammenhangsfrage.

Die Carcinome und ihre histologische Qualität sind eindeutig bezeugt und die verstrichene Zeit von den ersten Zeichen der Steinkrankheit bis zum Nachweis des Carcinoms enthält, wie bereits betont, die Forderung, daß die Steine zuerst vorhanden waren. Hingewiesen darauf wird auch durch die histologische Untersuchung, bei der im zweiten Fall das Carcinom nur umschriebene Teile des Nierenbeckens und der Niere befallen hat, Leukoplakie und entzündliche Verödung aber das ganze Organ betreffen, soll heißen, daß die steinbedingten entzündlichen Veränderungen auch aus diesem Grunde als zeitlich primärer Vorgang zu betrachten sind. In gleicher Weise ist zu erkennen, daß es sich nicht um ursprünglich papilläre Carcinome gehandelt hat, bei denen die ätiologische Bedeutung der Steine als unsicher gilt und vielleicht nur in einem einzigen Fall des Schrifttums überzeugend dargetan werden kann (de Savitsch u. van der Stricht). Darüber hinaus bestärkt uns auch die erhebliche Größe der Steine in unserer Ansicht über ihre Priorität und ursächliche Rolle in der Krebsentstehung. Und schließlich sind etwa 50% aller Plattenepithelcaricnome mit Steinen kombiniert (Musiani, Dozsa).

Unsere beiden Beobachtungen sind auch noch geeignet, eine Aussage über die Krebsentwicklung selbst, also über die Pathogenese der Carcinome dieser Örtlichkeit zuzulassen. Denn offenbar haben mechanische Reize des Steines im Verein mit der bestehenden Infektion zur Umwandlung des Übergangsepithels in Plattenepithel geführt, das die Matrix für das Carcinom abgibt, wenn auch die Leukoplakie im allgemeinen nicht als Präcancerose betrachtet wird. Unsere zwei Beobachtungen aber zeigen, daß die Leukoplakie des Nierenbeckens zumindest eine *potenzielle* Präcancerose ist, womit nichts darüber ausgesagt werden soll, wie oft eine Metaplasie in Krebs übergeht oder ob diese schlechthin als Vorstadium maligner Entartung betrachtet werden kann. Wahrscheinlich liegen darüber viel zu wenig gesicherte Beobachtungen vor; ja sogar über die Häufigkeit der Leukoplakie im Nierenbecken an sich, deren genaue Kenntnis erst Grundlage einer fruchtbaren Erörterung dieser Frage wäre, dürfte kein ausreichendes Zahlenmaterial vorhanden sein. Ganz bedeutungslos aber kann sie nicht sein, wenn an zwei aufeinanderfolgenden Beispielen ein absolut gleichartiger Ablauf der pathologischen Geschehnisse vor Augen geführt wird, indem sich über die Leukoplakie als Zwischenglied zwei verhornende Plattenepithelcarcinome entwickeln.

Nicht nur von diesem mehr akademischen Aspekt her halten wir unsere zwei Fälle der Beachtung wert; der erste davon vielmehr bietet auch dem Gutachter ein praktisches Interesse, denn wir werden nicht übersehen dürfen, daß zwischen dem Motorradunfall im Jahre 1914 und dem 1958 erfolgten Tod ein ursächlicher Zusammenhang anerkannt werden muß, und dies ist nicht der letzte Grund für unsere Mitteilung (vgl. a. S. 232).

VI. Die beobachteten Kausalbeziehungen bei einer Verschlimmerung von Mißbildungen und Lageveränderungen der Harnorgane

1. Mißbildungen und Lageveränderungen der Harnorgane

Begutachtungen von Mißbildungen der Harnorgane im Sinne der Entstehung sind bisher noch nicht abgefordert worden. Im Zeitalter der zunehmenden Einwirkungen ionisierender Strahlen könnten Mißbildungen auf Grund einer Genschädigung theoretisch als Schädigungsfolge auftauchen.

Auch die Anwendung von fruchtschädigenden Medikamenten könnte in ihren Auswirkungen am Nachkommen Gegenstand der Begutachtung werden. Erst die Zukunft wird lehren, welche Gesichtspunkte der Gesetzgeber herausstellen wird, da die geschädigte Person zum Zeitpunkte des Schadensereignisses heute noch nicht rechtsfähig ist.

Einstweilen treten Mißbildungen des Körpers im Gutachtenwesen als vorbestehendes Leiden auf, dessen Verschlimmerung im Gefolge eines Schadensereignisses zu untersuchen ist.

Die nicht seltenen Verbildungen der Nieren, wie Dystopien, Hufeisen- und Kuchennieren sind durch allgemeine und spezielle Schadenereignisse jeweils stärker betroffen als wohlgebildete Organe.

Eindeutig ist das bei der angeborenen Solitärniere der Fall. Der Gutachter muß auf die Gefahren einer Schädigungsfolge bei solchen Menschen eindringlich hinweisen und die Träger solcher Mißbildungen als praktisch Einnierige einstufen.

Ähnliches gilt für die Menschen mit ein- oder mehrfacher Verdoppelung von Ureteren oder Nierenbecken. Auch solche Bildungen haben ihre Gefahren und Anfälligkeiten. Schadensereignisse pflegen sich nachhaltiger an ihnen auszuwirken als an normalen Harnwegen.

In besonderem Maße gefährdet die cystische Entartung des Nierenparenchymes ihren Träger. Solche Kranke sind nach der tatsächlichen Nierenfunktion zu beurteilen. Solange diese unauffällig ist, bleibt es bei der Registrierung der Mißbildung ohne wesentliche sozialmedizinische Folgen.

2. Gutachten bei Mißbildungen und Lageveränderungen

Ist eine Störung der Nierentätigkeit erkennbar geworden, dann sind daraus alle Folgerungen zu ziehen. Auch bei der Cystenniere ist zu beachten, daß ihre Infektion als Schädigungsfolge regelmäßig eine Verschlimmerung mit richtunggebendem Charakter darstellt.

Die häufigen Mißbildungen der ableitenden Harnwege, die eine Harnrückstauung bewirken, wie Hydronephrosen, Megaureteren, Blasen- und Harnröhrendivertikel sind kausalgutachtlich im Sinne der Verschlimmerung nach den im Kapitel „Harnrückstauung" erarbeiteten Gesichtspunkten zu erledigen. Die als Schädigungsfolge hinzugetretene Harninfektion oder sekundäre Harnsteinbildung wird ebenfalls meist eine richtunggebende Verschlimmerung sein.

Gelegentlich tauchen in der Begutachtung auch verkannte Mißbildungen auf. Manchmal wurde die Mißbildung als Verletzungsfolge ausgegeben; etwa eine Hydronephrose als Verwundungsfolge.

a) Mißbildungen der Harnorgane verschlimmert durch allgemeine Schädigung

VI/1. Beiderseitige Riesenharnleiter werden durch Harninfektion infolge von Wehrdienst unter Frontumständen verschlimmert.

Beurteilung. Bei dem 35jährigen Mann besteht eine *Mißbildung* beider Harnleiter (Riesenharnleiter) mit hydronephrotischer Veränderung beider Nieren, welche links wesentlich ausgesprochener als rechts ist. Aufgepfropft ist eine schwerste chronische Coli-Infektion des ganzen Harnwegssystems mit Eiterharn (Pyurie).

Die hochgradige Erweiterung der Harnleiter beruht auf einer *angeborenen Anlage* und besteht von Jugend auf. Bis zu seiner Einziehung hat der Proband nie Erscheinungen von seiten dieser Mißbildung gehabt. In diesem Sinne spricht auch die Tatsache, daß er bei den verschiedenen Musterungen immer als tauglich befunden wurde. Es ist die Symptomlosigkeit dieser Mißbildung wohl bekannt. Mit dem Auftreten einer *Harninfektion* ändert sich dieses Bild aber stets. Die in den oberen Harnwegen bestehende Harnstauung verhindert eine Ausheilung der Infektion. Es tritt eine Pyurie mit all ihren Folgen für die Nieren und entsprechenden Beschwerden ein. So erklärt sich dann auch das akute Auftreten von den Erscheinungen bei dem Probanden mit dem Eintritt der Infektion während des Wehrdienstes im Anschluß an die Arbeit im Wasser.

Diese Infektion ließ die vorliegende Mißbildung nunmehr erstmalig als Krankheit in Erscheinung treten. Sie bedeutet aber, da sie nicht zur Ausheilung kommt und kommen kann, sich weiterhin auch sehr ungünstig auf die Nierenfunktion und das körperliche Befinden auswirkt, eine sehr wesentliche Verschlimmerung des vorbestehenden Leidens, das damit als Schädigungsfolge anzuerkennen ist.

Bei der Natur des Leidens besteht keine Aussicht, den jetzigen Zustand durch irgendwelche Maßnahmen dauernd befriedigend zu bessern. Es kommt nur gelegentliche symptomatische Verordnung von Harnantiseptica in Frage.

VI/2. Eine pyelonephritisch veränderte Zwergniere wurde als Nephritis verkannt. Der Einfluß der militärischen Grundausbildung wird diskutiert.

Vorgeschichte. Während der mehrmonatigen Grundausbildung im Alter von 32 Jahren wurde der Proband in Revierbehandlung genommen und schließlich wegen „Nierenleiden" entlassen. 4 Jahre nach der Entlassung operative Entkapselung der rechten Niere, die erheblich geschrumpft sei. 12 Jahre nach der Entlassung operative Entfernung der linken „pyelonephritischen Zwergschrumpfniere" auf wahrscheinlich früh-infantiler Basis.

Behauptete Schädigung. Starke körperliche Überanstrengung und offenbare Erkältung während der militärischen Grundausbildung.

Behauptete Schädigungsfolge. Entstehung oder Verschlimmerung eines auch als „Nephritis" bezeichneten Nierenleidens.

Beurteilung. Die urologische Untersuchung des Probanden während der 3tägigen stationären Beobachtung ergab folgende Gesundheitsstörungen:

a) den Zustand nach in Defektform verheilter chronischer Nephritis mit im wesentlichen kompensiertem Verhalten der rechten Niere infolge Schrumpfung;

b) eine chronische bakterielle Blasenentzündung;

c) eine arterielle Durchblutungsstörung der Füße.

Zu diesen Gesundheitsstörungen ist zum Zwecke der Erklärung folgendes zu sagen.

Die Diagnose einer chronischen Nierenentzündung steht nicht eindeutig fest. Sowohl die Aktenunterlagen wie der Verlauf berechtigen zu gewissen Zweifeln. Schon bei der fachurologischen Untersuchung 4 Jahre vor dem Wehrdienst wurde anamnestisch erwähnt, daß der Proband im Alter von 22 Jahren eine Lendenverletzung durch Fußball erlitten hat, nach der „lediglich eine Spur Eiweiß festgestellt wurde". In Übereinstimmung hiermit steht die Begründung eines Gesuches des Probanden, die lautet: „Nach dem Ergebnis einer genauen Untersuchung durch den Lagerarzt des Gemeinschaftslagers mußte ich mich einer Mandeloperation unterziehen, um von einer durch frühere Sportverletzung hervorgerufenen Nierenentzündung zu gesunden..." Wenn man endlich im Operationsbericht des Krankenhauses den Befund findet, daß nur die linke Niere geschrumpft war, während die rechte Niere bei der Kapseldurchtrennung blaurot verfärbt, von teigiger Konsistenz war und sichtlich unter Spannung stand, so muß man Zweifel haben, ob es sich um die echte Glomerulonephritis gehandelt hat. Diese pflegt fast ausschließlich an beiden Nieren immer in gleicher Weise zu verlaufen. Kommt es zu einer Schrumpfung, so nehmen beide Nieren daran teil. Die Untersuchung des aus dem Becken der rechten Niere entnommenen Urins ergab eine positive Eiweißreaktion, gramnegative Stäbchen, Lymphocyten und Leukocyten bei der Untersuchung 4 Jahre nach der Entlassung aus dem Wehrdienst. Dieser Befund spricht nicht für eine Glomerulonephritis, sondern für eine Pyelonephritis. Infolgedessen hat auch die fachurologische Diagnose gelautet: „Doppelseitige Pyelonephritis mit Neigung zur Schrumpfnierenbildung".

Zur Erklärung dieser Begriffe muß ich hier einflechten, daß die Glomerulonephritis sich infolge einer Überempfindlichkeitsreaktion (Allergie) einige Wochen nach Entzündungen einzustellen pflegt, wobei eine toxische Bakterienwirkung beteiligt ist, nicht aber eine bakterielle Infektion der Nieren selbst auftritt. Demgegenüber kommt es wenige Tage nach Infektionskrankheiten, besonders nach einer Gaumenmandelentzündung, zu einer sog. Herdnephritis, die ein- und doppelseitig sein kann. Endlich ist das Krankheitsbild der Pyelonephritis zu unterscheiden. Hierbei wird, meist durch eine von der Blase über einen oder beide Harnleiter aufsteigende bakterielle Entzündung eine Infektion des bzw. der Nierenbecken und Nierenkelche verursacht. Wird der Prozeß chronisch, so greift die Entzündung auf das benachbarte Nierengewebe (Parenchym) unmittelbar über; aus der Pyelitis wird eine Pyelonephritis.

Die Beurteilung der Verschlimmerung einer Nephritis durch den Wehrdienst gehört zu den schwierigsten Problemen, und zwar aus rein medizinischen Gründen. Sie erfährt eine zusätzliche Erschwerung, wenn ausreichende Befunde aus der Zeit unmittelbar vor und unmittelbar nach der Zugehörigkeit zur Wehrmacht fehlen, wie dies hier der Fall ist.

Die Beurteilung der Frage einer Verschlimmerung muß sich bei dem Probanden auf folgende Punkte stützen:

1. Er hat 10 Jahre vor dem Wehrdienst eine leichte (traumatische) Albuminurie gehabt. 4 Jahre vor dem Wehrdienst bestanden die Zeichen einer Nephritis mit einem Eiweißgehalt von 0—3‰. Eine Besserung trat nach Entfernung der Gaumenmandeln ein, aber ein nephritischer Harnbefund bestand noch ein Jahr hindurch weiter. Hieraus geht hervor, daß die Nephritis nicht nur das akute und subakute Stadium durchgemacht hat, sondern auch *chronisch* gewesen ist.

2. Der Urin enthielt 2 Jahre vor dem Wehrdienst keine krankhaften Beimengungen mehr. Bei der Musterung zur Wehrmacht war der Urin ebenfalls o. B., desgleichen bei einer Kontrolluntersuchung unmittelbar vor Einberufung zur Wehrmacht.

3. Etwa 3 Wochen nach seiner Einziehung bemerkte er Schmerzen in der rechten Nierengegend. Sie veranlaßten einige Tage später zur Meldung im Revier, wobei der Proband innendienstfähig geschrieben und in ambulante Revierbehandlung genommen wurde. Eine Lazarettbehandlung erfolgte nicht. Ein Entlassungsbefund fehlt, desgleichen die übliche Stellungnahme zur Frage der Wehrdienstbeschädigung. Die Auswertung dieser Unterlagen bedeutet, daß der Proband während seines 48tägigen Wehrdienstes keinen eigentlichen Rückfall erlitten hat, sondern daß er durch die erheblichen körperlichen Anstrengungen und die klimatischen Bedingungen vermehrte Rückenschmerzen empfand. Wenn auch ein militärärztlicher Befund fehlt, so kann man ohne weiteres unterstellen, daß auch ein Urinbefund vorgelegen hat. Ein echter Rückfall mit ausreichenden Erscheinungen muß aber als unwahrscheinlich bezeichnet werden, da ein solcher nach dem üblichen Reglement nicht nur stationäre Lazarettbehandlung unweigerlich nach sich gezogen hätte, sondern auch ein vorschriftsmäßiges Dienstunfähigkeits-Verfahren mit Stellungnahme zur Wehrdienstbeschädigung und mit Vorlage beim Wehrkreisarzt.

Wertet man diese drei Punkte aus, so kommt man zu dem Ergebnis, daß der Proband möglicherweise während seines Wehrdienstes einen Rückfall seiner chronischen Nephritis erfahren hat. Um diese Möglichkeit als wahrscheinlich zu bezeichnen, fehlen die objektiven Unterlagen. Die Anerkennung einer Verschlimmerung liegt daher allein im Ermessen des Gerichtes. Dabei ist hervorzuheben, daß die Verschlimmerung während des Wehrdienstes, sofern sie anerkannt wird, kein neues Leiden darstellt und auch klinisch nur mäßigen Grades war. Letzteres wurde unter Punkt 3 gezeigt. Daß es sich um keine neue Erkrankung handelte, geht daraus hervor, daß die *chronische* Nephritis nicht abheilt. Das gibt es in diesem Sinne nicht. Sie war bis zu einem gewissen Grade zur Ruhe gekommen. Bei Überbeanspruchung des Körpers treten daher gewisse Insuffizienzerscheinungen wieder auf, die bei einem Zivilleben mit Vermeidung jeglicher körperlicher Anstrengung, Innehaltung von Diät usw., fehlen können.

Nach meiner Überzeugung kann ich aber aus der gegebenen Begründung die Annahme einer *wesentlichen* Verschlimmerung durch Einflüsse des Wehrdienstes nicht bejahen. Es läßt sich nur die Möglichkeit einer leichteren Verschlimmerung anführen.

Zu diesem Ergebnis kommt man auch, wenn man zu der Frage Stellung nimmt, ob eine *richtunggebende* Verschlimmerung besteht, die sich aus dem weiteren Verlauf der Krankheit beantworten läßt. Da meines Erachtens eine wesentliche Verschlimmerung nicht vorgelegen hat, ist die Stellungnahme zu einer richtunggebenden Verschlimmerung scheinbar überflüssig und widersinnig. Sie geschieht dennoch, um auch den weiteren Verlauf bei der Beurteilung einer wesentlichen Verschlimmerung zu berücksichtigen, ohne den die bisherige Stellungnahme nicht ausreichend wäre. Der Proband ist ja der Überzeugung, daß es im Anschluß an den Wehrdienst zu einer dauernden Verschlimmerung gekommen ist.

Zur Erleichterung der Beurteilung einer richtunggebenden Verschlimmerung gehe ich wiederum von einigen Stützpunkten aus:

Laut Wehrpaß wurde der Proband nach seiner Entlassung erstmals wieder 3 Jahre später militärärztlich untersucht und dabei zeitlich untauglich befunden. Ein Untersuchungsbefund hierüber liegt nicht vor. Es läßt sich daher nicht sagen, ob im Zustand der Nephritis eine wesentliche Änderung nach der einen oder anderen Seite hin aufgetreten war. Da von der Dienststelle des Probanden wiederholt um Verlängerung seiner Unabkömmlichkeits-Stellung ersucht worden war, ist auch in dieser Hinsicht das Bild und seine Beurteilung nicht erleichtert. Bei einer Nachuntersuchung wurde der Proband als arbeitsverwendungsfähig beurteilt, wenig später als wehruntauglich.

Im ganzen zeigt sich, daß Anhaltspunkte für das Bestehen einer wesentlichen Nephritis fehlen. Soweit später Untersuchungsbefunde vorliegen, wird von einer Nieren- und Blasenentzündung gesprochen. Wäre die behauptete Verschlimmerung *richtunggebend* gewesen, so hätte die chronische Nephritis sich nicht bessern können, sondern es wäre, entsprechend dieser *Richtung*, zu einer stetigen Verschlechterung mit letalem Ausgang innerhalb von Monaten oder ein bis zwei Jahren gekommen. Dieser Ausgang konnte natürlich durch eine fachliche Behandlung und besonders durch eine gewissenhafte Befolgung strengster Verhaltungsrichtlinien um eine gewisse Zeit hinausgeschoben werden.

Zusammenfassung. Der Proband hat bei der Einziehung zur Wehrmacht an einer chronischen Nierenerkrankung nicht ganz klarer Entstehungsursache gelitten, deren Natur man mit gewissen Bedenken als eine chronische Nephritis im Sinne der Herdnephritis bezeichnen kann. Diese chronische Nephritis ist nach knapp 2 Jahre langer Symptomlosigkeit während des Wehrdienstes vielleicht in leichter Form verschlimmert, bedingt durch die körperlichen und klimatischen Belastungen. Zu einem eigentlichen klinischen Krankheitsbild ist es dabei nicht gekommen. Die mögliche leichte Verschlimmerung war mit großer Wahrscheinlichkeit nicht richtunggebend. Der weitere Verlauf spricht gegen eine derartige Verschlimmerung. Er ist der Ausdruck des bekannten intermittierenden Verlaufes einer chronischen Nephritis, der für sie charakteristisch ist und abhängt von äußeren und inneren Einflüssen der Lebensweise. Das Krankheitsbild ist, trotz Ausfalls der linken Niere wegen Schrumpfung, sogar als verhältnismäßig sehr günstig zu bezeichnen, was entscheidend in der pathologisch-anatomischen Form der Beteiligung der rechten (funktionellen Rest-) Niere hinsichtlich Art und Grad begründet liegt.

Dieses Gutachten wurde ergänzt nach operativer Entfernung der linken Niere und nach Feststellung des pathologisch-anatomischen Befundes derselben:

Aufgeschnitten bot das Präparat makroskopisch den Aufbau einer Liliputaner-Niere. Es fehlte jedoch eine eigentliches Parenchym bzw. man fand nur eine 2—3 mm breite derbe narbige Randzone. Mikroskopisch war das Nierenparenchym in der Randzone nur noch ganz schmal vorhanden. Es bestanden ausgedehnte narbige Veränderungen, nur noch vereinzelte größere und kleinere lymphocytäre Infiltratfelder, eine Fibrose der Mittelschicht sowie eine starke fibröse Verbreiterung der Innenschicht der Arterien mit hochgradiger Lichtungseinengung; grundsätzlich dasselbe Bild an den Arteriolen und eine chronisch entzündliche Aufsplitterung der letzteren mit völligem Verschluß zum größten Teil. Auf Grund dieses Befundes wurde die pathologisch-anatomische Diagnose gestellt: Typische pyelonephritische Zwergschrumpfniere, sehr wahrscheinlich auf früh-infantiler Basis.

Durch die Nephrektomie bzw. die pathologisch-anatomische Untersuchung der linken Niere ist die Beurteilung des ursächlichen Zusammenhanges erheblich gefördert worden. Sie hat bisherige Unklarheiten beseitigt und stützt das Ergebnis meiner gutachtlichen Beurteilung hinsichtlich einer Verneinung des ursächlichen Zusammenhanges weitestgehend.

Aus der Erweiterung des Beweismaterials lassen sich folgende Schlüsse ziehen:

a) Die linke Niere hat nicht die Zeichen einer chronischen Nephritis geboten, sondern die einer pyelonephritischen Schrumpfniere. Dies bedeutet, daß die bisherige Annahme einer Glomerulonephritis nicht gestimmt hat. Ich hatte bereits in meinem Gutachten darauf hingewiesen, daß ein Befund 4 Jahre nach dem Wehrdienst bei der Operation erhoben und als doppelseitige Pyelonephritis mit Neigung zur Schrumpfnierenbildung bewertet, die Annahme einer chronischen Nephritis nur als möglich erlaubt und daß eine genaue differentialdiagnostische Abgrenzung daher nicht vorgenommen werden kann. Eine Pyelonephritis entsteht durch Aufsteigen einer Harnblasenentzündung. Zeichen einer solchen haben während des Wehrdienstes nicht vorgelegen. Auch die Beschwerden während des Wehrdienstes entsprachen nicht denen einer Cystitis oder Pyelitis; es fehlten insbesondere als Zeichen einer derartigen Entzündung oder Wiederholungsentzündung Symptome von seiten der Harnblase (Brennen, gehäufter Harndrang) und von seiten der Nierenbecken (Fieber, Schüttelfrost). Bei der Verschlimmerung einer Pyelitis (= Pyelonephritis) ist Schüttelfrost und Fieber nie zu vermissen. Dies bedeutet, daß eine Verschlimmerung sich während des Wehrdienstes nicht bemerkbar gemacht hat. Einfacher Druck in beiden Nierengegenden beweist nicht eine Verschlimmerung.

b) Die histologische Untersuchung hat als zweites, nicht minder bedeutsames Resultat eine Altersbezeichnung der pyelitischen Schrumpfniere gezeitigt. Nach Ansicht des Pathologen ist die pyelonephritische Zwergschrumpfniere sehr wahrscheinlich auf früh-*infantiler* Basis entstanden. Diese Altersbeurteilung der linken Niere auf Grund ihres hochgradigen Schrumpfungszustandes sowohl als Gesamtorgan wie auch hinsichtlich ihrer Parenchymschicht und ihres feingeweblichen Befundes bedeutet nicht mehr und nicht weniger, als daß die Pyelonephritis aus der frühesten Kinderzeit des Probanden stammt. Hieraus ist weiter zu folgern, daß eine Verschlimmerung der *linken* Zwergschrumpfniere durch Einflüsse des Wehrdienstes nicht möglich gewesen ist. An dieser Niere war auf Grund ihrer makroskopischen und mikroskopischen Beschaffenheit seit der frühesten Kinderzeit nichts mehr zu verschlimmern. Ob eine Verschlimmerung der rechten Niere bei dem Wehrdienst eingetreten ist, die schon lange vor dem Wehrdienst die Bedeutung und die Rolle einer *Restniere* gehabt hat, ist beim Punkt c) zu prüfen. An dieser Stelle ist davon auszugehen, daß der Proband seine Verschlimmerung in Form von „Schmerzen in beiden Nierengegenden" anläßlich der weiteren Grundausbildung erklärt. Diese Angabe der damaligen Beschwerden beweist einmal, daß sie anscheinend seitengleich gewesen sind, zum anderen, daß die Schmerzen in der linken Nierengegend nicht Ausdruck einer Verschlimmerung gewesen sein können. Diese Erklärung entfällt ja, da die linke Niere nach ihrem feingeweblichen Bild schon seit der frühesten Jugendzeit ausgefallen war und das gleiche Bild hatte wie bei der Operation. Wenn aber die gleichen Schmerzen im linken Nierenlager nicht auf einer Verschlimmerung der Pyelonephritis beruht haben, so können sie auch im Bereich des rechten Nierenlagers nicht als Folge einer Verschlimmerung anerkannt werden. Ich lasse hier beiseite, ob die Schmerzen tatsächlich die Nierenlager betrafen oder daß die Kenntnis einer vorausgegangenen Nierenerkrankung lediglich für diese Annahme damals bestimmend war, wie das ja naheliegend ist. Unterstellt man, daß die Schmerzen damals in beiden Nierenlagern tatsächlich gesessen haben, so beweisen sie lediglich, daß die Nieren auf Grund einer (ungewohnten) Beanspruchung des ganzen Körpers durch die Grundausbildung sich stärker bemerkbar gemacht haben. Das gibt es, ohne daß hieran ein Aufflackern der Entzündung beteiligt ist. Das Fehlen einer Entzündung damals habe ich oben dargelegt.

c) Wir kennen aus Erfahrung und Experiment, daß es bei einer einseitigen Nierenerkrankung zu einer Einbeziehung und Schädigung der anderen Niere durch das Freiwerden sog. Nierengifte (Nephrotoxine) von der erkrankten Niere auf dem Blutweg oder durch vegetativnervale Reflexe vom Gefäßapparat der kranken Niere auf den der gesunden (sog. reno-renale Reflexe) kommen kann. Ein anderer Weg der Einbeziehung der zweiten Niere bei einer Pyelonephritis ist der, daß über eine absteigende Blasenentzündung und eine aufsteigende Entzündung im Harnleiter der bisher gesunden Seite auch eine Pyelitis bzw. Pyelonephritis entstehen kann.

Von diesen Erklärungsmöglichkeiten entfällt die letzte. Käme eine aufsteigende Infektion der rechten Niere des Probanden in Frage, so hätte sich dieses Geschehen unter erheblichen subjektiven und objektiven Symptomen (Fieber, Schüttelfröste, schweres allgemeines Krankheitsgefühl) kundtun müssen. Auch wäre anzunehmen, daß die Infektion der anderen Seite schon in der Jugendzeit sich eingestellt hätte. Endlich könnte man mit großer Wahrscheinlichkeit erwarten, daß auch die rechte Niere infolge Entzündung schon lange geschrumpft wäre, ihren Dienst eingestellt und der Krankheit ein letales Ende bereitet hätte. Dieser Zustand ist nicht eingetreten. Er beweist, daß man nicht nur eine Verschlimmerung der Pyelonephritis während des Wehrdienstes mit größter Wahrscheinlichkeit verneinen kann, sondern auch überhaupt eine Erkrankung der rechten Niere in Form einer Pyelonephritis ablehnen muß.

Für diese Beurteilung der Beteiligung bzw. Nichtbeteiligung der rechten Niere des Probanden ist aber noch ein weiterer Beweispunkt anzuführen. Es ist dies die Tatsache, daß der Proband nicht nur die Nephrektomie ausgezeichnet durchgehalten und überstanden hat, sondern daß auch sein Urinbefund schlagartig mit der Entfernung der kranken linken Niere eine ganz erhebliche Besserung erfahren hat.

Dieser Urinbefund entspricht den bekannten Bildern, wie man ihn bei Rest-Nieren kennt und häufig antrifft, die schon lange kompensatorisch die Funktion der anderen Nieren übernommen haben. Man kann aus dem Ergebnis der pathologisch-anatomischen Untersuchung der linken Niere und der Besserung des Urinbefundes daher folgern, daß die rechte Rest-Niere des Probanden funktionstüchtig, wahrscheinlich auch frei von jeder Erkrankung ist.

Zusammenfassung:

1.) Bei dem Probanden hat seit frühester Kinderzeit eine Schrumpfzwergniere links auf pyelonephritischer Grundlage bestanden.

2. Die linke Niere des Probanden ist für die Funktion mit größter Wahrscheinlichkeit schon seit der frühesten Kinderzeit ausgefallen.

3. Infolgedessen hat die rechte Niere seit der Jugendzeit, also auch während des Wehrdienstes als sog. Rest-Niere die Aufgaben der linken Niere mit erfüllt.

4. Eine Verschlimmerung der linken Niere war bei ihrem makroskopischen und mikroskopischen Zustand nicht möglich. Dies bedeutet, daß man die während des Wehrdienstes im Bereich beider Nierenlager angenommenen Schmerzen nicht auf eine Verschlimmerung zurückführen kann. Die Gleichheit der Schmerzen und ihres Sitzes im rechten und linken Nierenlager schließt eine verschiedene ursächliche Erklärung derselben für ihr Auftreten rechts und links aus.

5. Eine organische Erkrankung liegt an der rechten (Rest-) Niere wahrscheinlich nicht vor. Es ist nicht mehr zu klären, ob sie auf nephrotoxischem oder reno-renalem Reflexweg eine Schädigung bzw. Funktionsstörung gehabt hat. Wahrscheinlich ist das nicht, da nie ein entsprechendes Symptomenbild vorgelegen hat. Wesentlich ist, daß die Urin- und Blutuntersuchung nach der Nephrektomie links eine Funktionstüchtigkeit der rechten Niere hat erkennen lassen, welche mit der Existenz einer Schädigung der Rest-Niere nicht vereinbar ist; die postoperativen Untersuchungen zeigen vielmehr, daß die rechte Niere schon lange die Gesamtarbeit übernommen hat. Soweit noch eine Andeutung von Eiweißausscheidung besteht, ist sie für den Zustand nach Nephrektomie charakteristisch.

6. Der makroskopische und mikroskopische Befund an der linken Niere sowie das Verhalten der rechten Niere nach der Operation beweisen, daß eine Verschlimmerung des frühinfantilen Zustandes an der linken und der rechten Niere weder während des Wehrdienstes noch in der Folgezeit durch äußere Einflüsse eingetreten ist. Die Zeichen, die später als Ausdruck einer echten Verschlimmerung exogener oder endogener Ursache angesehen worden waren, sind nur Rückwirkungen von seiten der linken Niere allgemeiner Art gewesen.

VI/3. Wurden Cystennieren durch Gefangenschaft und Witterungsunbilden verschlimmert?

Vorgeschichte. Während zweier Kriegsjahre in einer Fahrradabteilung im Regimentsverband eingesetzt gewesen. Während dieser Zeit traten erstmals Schwellungen der Augenbindesäcke und beider Beine auf, am rechten Bein am meisten; deswegen ambulant während der beiden Jahre mit Pausen im Revier behandelt. Dabei habe man von den Schwellungen im Gesicht keine Kenntnis genommen, sondern vorwiegend den rechten Unterschenkel behandelt, der an einer Stelle offen war wie ein poröser Schwamm. Aus dieser Stelle entleerte sich kein Blut, sondern wäßrige Flüssigkeit. Er blieb k.v. bis nach der Lazarettbehandlung in Italien. Dort erfolgte Lazarettaufnahme wegen des offenen Unterschenkels rechts. Es wurde ein Heilungsversuch durch Verödung einer Krampfader gemacht, der aber erfolglos war. Geschlossen habe sich die Wunde erst nach dem Kriege zu Hause. Wegen der Schwellung sei er vorzeitig aus der russischen Kriegsgefangenschaft entlassen worden. Im Anschluß daran war er in seinem früheren Beruf in der Landwirtschaft tätig, etwa 2—$2^1/_2$ Jahre lang, bis er Invalidenrente erhielt.

Beurteilung. Die fachurologische Untersuchung ergibt einen schweren Nieren-Parenchymschaden beiderseits. Hierdurch ist es zu einer erheblichen Störung der sekretorischen Nierenfunktion gekommen. Sie äußert sich ganz allgemein in einem toxischen Aussehen, in einem reduzierten Allgemeinzustand bei auffallend geringen subjektiven Beschwerden, in einer geringen Ödembildung an den Beinen, in einer etwas stärkeren Ödembildung im Bereich des Gesichtes unterhalb beider Augen, in einer weitgehenden Starre der Konzentrations- und Verdünnungsfähigkeit der Nieren (Isosthenurie zwischen 1005 und 1008), in einer Einschränkung der Flüssigkeitsausscheidung der Nieren, in einer dadurch verursachten Zurückhaltung harnpflichtiger Stoffe im Blut (bewiesen aus einer starken Erhöhung des Rest-N. auf 201 mg-% und aus einer vermehrten Indicanausscheidung von ++), in einer ebenfalls wahrscheinlich konsekutiven Erhöhung des Blutdruckes auf 160/105—110 mm Hg. und in damit wahrscheinlich wieder in Zusammenhang stehenden Stauungserscheinungen der Bauchorgane.

Die Ursache der doppelseitigen schweren Schädigung des Nierenparenchyms ist mit einer großen Wahrscheinlichkeit in einer Cysten-Niere zu erblicken.

Das Kontrastbild der rechten Niere ist charakteristisch. Die Nierenhohlräume, insbesondere die Nierenkelche, zeigen eine Vergrößerung und gleichzeitig eine Formänderung, die in spitzen Ausziehungen, konkaven Eindellungen und einem Auseinandergedrängtsein in der Längs- und Breiten-Richtung bestehen. Diese Formgebung der Nierenhohlräume ist die Folge eines jahrzehntelangen, allmählichen und steten Druckes von mehr oder weniger zahlreichen und verschieden großen Hohlräumen (Cysten), die durch ihre Existenz und härtere Konsistenz das benachbarte Nierengewebe zunächst komprimieren, dann zu einer Druckatrophie mit Schwund bringen sowie gleichzeitig den Abfluß des Urins aus den Hohlräumen mechanisch behindern. Letzteres wirkt sich in einer entsprechenden Vergrößerung und Verdrängung der Nierenhohlräume sowie in einer Spitz- sowie Rundbogenform der Kelche aus. Differentialdiagnostisch könnte man noch an ein bösartiges Gewächs der Nieren denken, welches eine Ausscheidung aus der linken Niere ganz verhindert hat und in Form von Tochtergewächsen einen weitgehenden Schaden der rechten Niere verursacht. In Verbindung mit den gleich zu besprechenden Kriterien und vor allem mit der langen Vorgeschichte ist aber die Annahme eines Nierengewächses nicht wahrscheinlich.

Der Proband befindet sich mit 47 Jahren in dem Alter, in welchem die angeborenen Cysten-Nieren in 90% der Fälle zu versagen pflegen. Aus der eben gegebenen Erklärung über die Wirkung der Cysten auf Parenchym und Hohlräume der Nieren ist zu verstehen, daß es einer langen Zeit bedarf, bis die Cysten ihre verderbliche Wirkung in Form eines steten geringen

Druckes auf das benachbarte, empfindliche Nierengewebe in einer objektiv erkennbaren Funktionsstörung vollendet haben. Man weiß heute, daß ein Mensch mit $^1/_7$ einer Niere lebensfähig ist. Man kann eine Niere ganz entfernen und von der zweiten $^6/_7$. Dieses Wissen erklärt, daß neben der Notwendigkeit eines jahrelangen Druckes durch die Cysten es auch zu einem hohen Grade von Parenchymschwund der Niere kommen muß, ehe die Zeichen eines Nierenversagens subjektiv und objektiv zu erkennen sind. Die Statistiken zeigen, daß Menschen mit angeborenen Cysten-Nieren häufig im 4. Lebensjahrzehnt die ersten Erscheinungen bekommen, meist nur geringen Grades, die sich in der Mitte des 5. Jahrzehntes vermehren und am Ende desselben schicksalsmäßig zum Tode führen.

Auch der klinische Befund entspricht dem Bilde einer Druckschädigung, nicht aber dem einer chronischen Nierenentzündung. Der Eiweißgehalt im Urin ist gering. Er beträgt 0,2‰ Esbach. Dabei ist die Einschränkung der Nierenkonzentration charakteristisch. Zylinder fehlen. Die Ödeme an den Füßen sind gering. Auch die Zeichen der konsekutiven Hypertonie sind relativ gering.

In den Akten ist bereits hervorgehoben worden, daß die Nieren-Cysten anlagebedingt sind. Ich brauche daher dieser Erklärung nichts hinzuzufügen. Es handelt sich dabei um eine entwicklungsmäßige Mißbildung. Der weitere Verlauf ist gesetzmäßig. Er hängt ab von der Zahl und Größe der Cysten. Es ist natürlich, daß der schicksalsmäßige Ablauf durch zusätzliche Ursachen eine Beschleunigung bzw. Verschlimmerung erfahren kann. Solche Ursachen können durch eine aufsteigende, bakterielle Nierenbecken-Nierenentzündung gegeben sein, Verlust einer Niere usw. Bei dem Probanden haben wir keine Hinweise, daß er in Norwegen eine Harnblasen- bzw. Nierenbeckenentzündung durchgemacht hat. Würde man theoretisch eine derartige Nierenbeckenentzündung mit Übergreifen auf die Nieren während des Wehrdienstes sich vorstellen, so müßte man dann folgern, daß der Ablauf des Leidens ein rascherer gewesen wäre. Die Ausfallserscheinungen der Nieren hätten schon viele Jahre früher sich einstellen müssen. Auch hätten sie in einer kontinuierlichen und fortschreitenden Form sich abspielen müssen. Tatsächlich war der Proband lange Jahre nach dem Wehrdienst ohne wesentliche Beschwerden, so daß er zunächst in seinem Beruf in der Landwirtschaft, dann als Bauhilfsarbeiter tätig war. Man kann daher auch nicht mit einer gewissen Wahrscheinlichkeit sagen, daß das angeborene Nierenleiden durch schädigende Einflüsse im Sinne des § 1 Bundesversorgungsgesetzes eine wesentliche oder richtunggebende Verschlimmerung erfahren hätte.

Eine Minderung der Erwerbsfähigkeit durch Schädigungsfolgen ist nicht gegeben. Durch das anlagebedingte Leiden ist der Proband um 100% erwerbsbeschränkt.

VI/4. Können bei Cystennieren eine Scharlacherkrankung während der Dienstzeit und Unbilden während der Gefangenschaft als Verschlimmerungsfaktor angesehen werden?

Vorgeschichte. Mit 25 Jahren Wehrdienst (Peilfunker der Luftwaffe); Scharlacherkrankung; später Kriegsgefangenschaft. Erkrankung an Lungentuberkulose; Tod mit 36 Jahren, 8 Jahre nach der Entlassung aus dem Wehrdienst.

Behauptete Schädigung. Scharlacherkrankung im 1. Jahre des Wehrdienstes; ungünstige Umwelteinflüsse während der Kriegsgefangenschaft.

Beurteilung. Die Todesursache in Form einer Harnvergiftung (Urämie) steht fest. Auch an der Ursache der Harnvergiftung in Form einer doppelseitigen Cystenniere ist ein Zweifel nicht gegeben.

Ich muß also mit der Feststellung beginnen, daß die Cystennieren auf einer angeborenen Ursache beruhen, nämlich auf Mißbildungen. Man trifft die Nieren der betreffenden Menschen, wenn sie aus irgendeinem Grund in den ersten Lebensjahrzehnten zur Darstellung gelangen (z. B. Operation bei einer Fehldiagnose, Autopsie aus anderer Todesursache), in Form massenhafter kleinster bis kleiner Bläschen verändert an, welche die Rindenschicht der Nieren durchsetzen. Neben den zahlreichen kleinen Cysten kommen auch größere Cysten vor. Da noch genügend Nierenparenchym zwischen den Cysten vorhanden ist und die Cysten subjektiv ohne Beschwerden einhergehen, so gelten derartige Menschen mit beiderseitigen Cystennieren lange Jahre als gesund. Eine Veranlassung zu einer Nierenuntersuchung ergibt sich vor Beginn des 4. Lebensjahrzehntes fast nie. In den meisten Fällen trifft man vorher auch keine krankhaften Veränderungen objektiver Art an. Diese Umstände erklären, daß der Proband zur Wehrmacht eingezogen ist, zumal keine Klagen von seiten seiner Nieren vorgebracht wurden und bei der Einziehung wahrscheinlich auch noch kein Urinbefund bestand. Diese Annahme erfährt eine Unterstützung durch die Tatsache, daß der Proband knapp 3 Monate nach seiner Einberufung zur Wehrmacht Gelenkrheumatismus und Scharlach von 8 Wochen Dauer durchgemacht hat, wobei keine Komplikationen aufgetreten seien. Da bei dieser Erkrankung immer Urinkontrollen zwangsläufig vorgenommen werden, weil es leicht zu einer toxischen Nierenschädigung (Glomerulonephritis) oder zu einer Herdnephritis kommt, so läßt sich aus der Verneinung von Komplikationen folgern, daß damals noch kein Urinbefund bestanden hat.

Hiermit ist gleichzeitig die Folgerung verbunden, daß durch den Gelenkrheumatismus und den Scharlach eine Verschlimmerung der angeborenen Cystennieren beiderseits nicht verursacht worden ist.

Dasselbe gilt auch für die Einflüsse des Kriegsdienstes und der Kriegsgefangenschaft. Der Proband hat weder subjektive Erscheinungen gehabt, noch ist ein Urinbefund aufgetreten. Der Proband ist ja damals längere Zeit auf einer Tbc-Station und in einer Lungenheilstätte gewesen. In der Folgezeit bis zur Wiederaufnahme der Arbeit befand er sich in Beobachtung des Gesundheitsamtes. In der Lungenheilstätte ist der Urin sicher wiederholt untersucht worden, weil die häufige Beteiligung des Harnapparates an einer Lungentuberkulose Urinkontrollen zu einer grundsätzlichen Einrichtung hat werden lassen. Im Falle eines pathologischen Urinbefundes wäre zwar aus naheliegenden Gründen eine Nieren-Tuberkulose angenommen worden, die indessen eine entsprechende urologische Untersuchung veranlaßt hätte. Da endlich der Proband Klagen von seiten seiner Nieren noch nach Jahren nicht vorgebracht hat, so läßt sich eine Verschlimmerung der cystischen Degeneration der Nieren durch Einflüsse des Krieges oder der Kriegsgefangenschaft oder durch die inaktive Lungentuberkulose nicht wahrscheinlich machen.

An dieser Stelle muß ich eine weitere Erläuterung über die beiderseitige Nierencystenbildung einflechten. Es gehört zu dem schicksalsmäßigen Ablauf dieser Mißbildung, daß aus einem zunächst nur als anatomische Mißbildung imponierenden Zustand im 3. bis 4. Lebensjahrzehnt eine schwere Krankheit wird, die fast immer zwischen dem 45. und 50. Jahr tödlich endet. Die Ursache dieser Entwicklung ist darin zu sehen, daß die Cysten sich im Laufe der Jahre vergrößern und infolgedessen auf Grund ihrer Vielzahl, Größe und harten Konsistenz (die Cysten enthalten einen flüssigen Inhalt) das sekretorische Gewebe der Nieren zu einer Druckatrophie bringen. Je größer die Cysten werden, um so mehr schwinden die zwischen ihnen befindlichen Parenchyminseln der Nierenrinde dahin. Die Folge ist zunächst eine Einschränkung der Nierensekretion in Form einer Verminderung der Flüssigkeitsausscheidung und einer Einschränkung der Konzentration. Es ist dann eine Frage der Zeit bzw. der Entwicklung des Nierenrindenschwundes, daß die zunächst eingeschränkte Nierenfunktion in das Stadium einer leichten Harnvergiftung (Präurämie) und dann in die Endphase der völligen Harnvergiftung (Urämie) mit Exitus nach wenigen Tagen übergeht. Dieser Ablauf ist charakteristisch für die angeborenen Cystennieren. Er ist schicksalsmäßig. Eine Operation läßt sich bei einer einmal erkannten Funktionsstörung nicht mehr vornehmen. Das ist vielleicht in der Jugendzeit möglich. Jeder Chirurg oder Urologe, der bereits bei einer bestehenden Einschränkung der Nierenfunktion seinem Drang zu helfen folgt und mittels Operation die Cysten eröffnet, um so den dadurch bedingten Druck auf das noch erhaltene Nierengewebe herabzumindern, weiß aus traurigen Erfahrungen, daß der gewünschte Erfolg fast nie eintritt, sondern daß im Gegenteil die betreffenden Menschen wenige Tage nach der Operation zu sterben pflegen. So sehr die Gedanken der Angehörigen zu verstehen sind, daß bei einer früheren Klärung der Diagnose vielleicht ein günstigerer Ablauf der Nierenerkrankung erreicht worden wäre, so kann man vom Standpunkt der Medizin diese Annahme nicht teilen. Die Unterlassung einer Klärung der Ursache von erhöhtem Blutdruck, Albuminurie und einzelnen roten Blutkörperchen im Urinsediment hat also auf den Krankheitsablauf keine schädigenden Rückwirkungen gehabt. Da das Nierenleiden von den Gutachtern damals mit Recht als Nichtschädigungsfolge bezeichnet worden ist, so hat die Unterlassung einer Klärung der urologischen Diagnose auch keine rechtlichen Folgen hinterlassen; die Klärung gehörte nicht zum Aufgabengebiet eines versorgungsärztlichen Gutachtens. Dennoch wäre es aus allgemeinärztlichen Gründen zu begrüßen gewesen, wenn schon damals die Gutachter selbst auch eine urologische Diagnose vorgenommen oder dem Kläger den Rat einer Untersuchung zu Lasten seiner Krankenversicherung gegeben hätten. Erspart wären hierdurch die menschlich verständlichen, wenn auch sachlich nicht gerechtfertigten Einwände der Klägerin.

Ich sehe also keine Möglichkeit, eine Verschlimmerung oder gar eine wesentliche Verschlimmerung der zweifelsfreien Nichtschädigungsfolge „beiderseitige Cystennieren" durch gesundheitsschädigende Einflüsse des Wehrdienstes und der Gefangenschaft auch nur mit einer gewissen Wahrscheinlichkeit zu begründen. Der Krankheitsablauf ist von Anfang an schicksalsmäßig gewesen; er fällt nicht aus dem bekannten Rahmen bei dieser schweren und immer zum vorzeitigen Ableben führenden Mißbildung.

VI/5. Hypospadia glandis, verschlimmert durch Harnröhrenstriktur und Harninfektion nach Witterungsunbilden.

Vorgeschichte. Bei der heutigen Untersuchung zeigt sich der Harn leicht trübe, mit einem spez. Gewicht von 1020, ist eiweißfrei und in den Schleudersätzen der 2-Gläserprobe finden sich vermehrt krankhafte Formelemente. Mikroskopisch lassen sich viele Kettenkokken nachweisen, die sich in der Harnkultur als hämolysierende Streptokokken und als Staphylococcus albus darstellen. Es handelt sich demgemäß um eine chronische Harninfektion. Der Proband gibt an, daß er sich im Winter 1941 erstmalig einen Blasenkatarrh zugezogen habe, der von Zeit zu Zeit wieder aufgetreten sei. Nach 1945 sei er des öfteren wegen dieses Blasenleidens in hausärztlicher Behandlung gewesen, da zumeist im Frühjahr und Herbst ein Rückfall aufgetreten sei.

Im Originalkrankenblatt des Kriegslazarettes aus dem Berichtsjahr 1945 ist zu ersehen, daß der Proband wiederholt über ziehende Schmerzen in beiden Nierengegenden geklagt hat und daß eine Blutdruckerhöhung auf 170/90 bestanden habe und zudem im Harnsediment vereinzelt Leuko- und Erythrocyten nachgewiesen worden sind, so daß er therapeutisch eine Nierendiät und lokale Wärmeapplikation erhielt. Auch bei einer Nachkontrolle im März 1946 waren noch vermehrt Leukocyten im Harn nachzuweisen und demgemäß ein „Reizzustand der Harnwege" als Wehrdienstbeschädigung anzuerkennen.

Zudem zeigt sich bei der heutigen Untersuchung die Vorsteherdrüse bei der Betastung von normaler Größe und Konsistenz, jedoch erscheint der rechte Lappen ein wenig flacher. In dem Exprimat der Drüse finden sich vermehrt krankhafte Formelemente im Sinne einer Entzündung der Drüse. Diese stellt eine Folgeerscheinung der chronischen Harninfektion dar und ist demgemäß auch als Körperschaden im Sinne des § 1 des Bundesversorgungsgesetzes anzuerkennen.

Der weitere Untersuchungsbefund zeigt das Nierenlager beiderseits frei. Die Nierengegend und der Harnleiterverlauf beiderseits sowie auch die Blasenregion sind weder druck- noch klopfempfindlich. Der Blutdruck beträgt 160/95 mm Hg. Der Verdünnungs- und Konzentrationsversuch nach Volhard zeigt eine gute Flüssigkeitsausscheidung bei normaler Verdünnungsleistung, jedoch bei eingeschränkter Konzentrationsfähigkeit bis 1016 spez. Gewicht. Die harnpflichtigen Substanzen sind im Blute vermehrt. (Xanthoprotein im Serum: 38 E. und Rest-N i. S.: 59 mg-%); es handelt sich demgemäß um eine Niereninsuffizienz mit kompensierter Retention.

Ferner besteht eine hochgradige Striktur an einer hypospadisch mündenden Harnröhre, die kaum für Katheter 8—9 durchgängig ist. Die Harnröhrenmündung ist eine blindendigende Grube, unterhalb derer die eigentliche Öffnung kaum sichtbar ist.

Beurteilung. Die hypospadische Verlagerung der Harnröhrenmündung ist als vorbestehendes Leiden zu werten. Bei Hinzutreten einer Harnwegsinfektion entwickelt sich häufig in der vorderen Harnröhre bei Abflußbehinderung eine Urethritis, die später zu narbiger Verengung der distalen Abschnitte der Urethra führt. Die Striktur der distalen Urethra ist mit Wahrscheinlichkeit als Schädigungsfolge anzusehen. Die Erkrankung kann operativ mit Erfolg behandelt werden.

b) Mißbildungen der Harnorgane, verschlimmert durch spezielle Schädigung

VI/6. Verschlimmerung einer Hufeisenniere durch Beckenbruch und Harnröhrenzerreißung.

Vorgeschichte. Der Proband wurde zwischen Kran und Schalttafel gequetscht. Er wurde im Schockzustand im Krankenhaus aufgenommen. Dabei fanden sich eine große Weichteilwunde im Bereiche des Dammes und Afters mit Abriß des Enddarmes von der äußeren Haut und teilweiser Verletzung des Afterschließmuskels. Die Katheterung der Harnröhre gelang nicht; es entleerte sich dabei Blut. Im Röntgenbild wurde ein Beckenbruch, bei der sofortigen Operation eine Harnröhrenzerreißung mit einem retroperitonealen Hämatom festgestellt.

Beurteilung. Die fachurologische Untersuchung hat ergeben:

a) eine posttraumatische Harnröhrenstriktur;

b) eine erhebliche Harninfektion;

c) eine Nierenmißbildung in Form einer Hufeisenniere mit Ausgußsteinbildung links und geringer Erweiterung der Nierenhohlräume rechts bei gleichzeitiger Sekretionsverzögerung rechts und weitgehendem Ausfall der Sekretion der linken Niere.

Die Frage nach dem ursächlichen Zusammenhang zwischen Nierenausgußsteinbildung links und Unfall vor 3 Jahren muß ich mit großer Wahrscheinlichkeit im bejahenden Sinne beantworten.

Die Untersuchung hat erkennen lassen, daß die Nieren eine angeborene Mißbildung aufweisen, nämlich eine sogenannte Hufeisenniere.

Bei der Hufeisenniere hängen die unteren Pole der beiden Nieren zusammen. Dies bedingt, daß die Längsachse der Nieren und damit die Anordnung der Nierenhohlräume eine Abänderung gegenüber der normalen Form im Röntgenbild aufweisen. Ein weiteres Röntgenzeichen ist der typische hufeisenförmige Weichteilschatten, der sich schon ohne Kontrastdarstellung der Nieren deutlich abzeichnet und von der getrennten Nierenform sich unterscheidet.

Für die Zusammenhangsbeurteilung bedeutet der Nachweis einer Hufeisenniere eine Erschwerung, wie umgekehrt auch die Infektion oder die Steinbildung in einer Hufeisenniere im Anschluß an geeignete traumatische oder posttraumatische Faktoren eine Komplikation der Nierenmißbildung darstellt.

Zur Erläuterung dieses Hinweises ist zu sagen, daß die anatomischen Gegebenheiten bei einer Hufeisenniere zu einer Steinbildung disponieren. Wir treffen infolgedessen bei Trägern einer Hufeisenniere verhältnismäßig oft Steine in einer oder in beiden Nieren an. In diesem Zusammenhang ist es unerheblich, ob bei der speziellen Harnsteindiathese der Hufeisenniere mechanisch-statische Faktoren einige vorrangige Bedeutung haben oder ob vielleicht auch nervale Irritationsfaktoren durch Druck auf das Sonnengeflecht usw. eine Mitrolle spielen. Wesentlicher ist schon, daß man auch ohne Trauma bei den Nierensteinen in einer Hufeisenniere relativ oft eine bakterielle Entzündung der Hohlräume antrifft.

Es bedarf keiner Ausführungen, daß bei der erheblichen Neigung zu einer Harnsteinbildung in der Hufeisenniere die Frage eines ursächlichen Zusammenhanges mit einem angeschuldigten Unfall und seinen Folgen besondere Schwierigkeiten bereiten kann und daher der Zusammenhangsnachweis nach der einen oder anderen Seite besonders genau geprüft werden muß.

Im vorliegenden Falle ist diese Beurteilung allerdings dadurch erleichtert, daß auf den unfallnahen Röntgenaufnahmen ein Nierenstein links noch nicht zu erkennen ist. Die von der Lendenwirbelsäule mit den benachbarten Abschnitten der Brustwirbelsäule und des Kreuzbeins angefertigte Röntgenaufnahme von Format 15 × 40 cm ist zufällig so aufgenommen worden, daß die Wirbelsäule an den rechten Rand des Filmes gekommen ist. Dadurch ist neben dem linken Rand der Lendenwirbelsäule noch ein 6—8 cm breiter Teil der Weichteile auf dem Film zur Darstellung gekommen. Er würde bei einem normalen Sitz der linken Niere keine Bewertung erlauben. Da aber eine Hufeisenniere besteht und im Rahmen derselben beide Nieren nahe an der Wirbelsäule rechts 2 —4., links vorwiegend 3.—4. Lendenwirbelkörper liegen, so muß man die 15 × 40 cm Aufnahme als vollwertiges Beweismittel ansehen. Die Bestätigung hierfür wird auch durch die späteren Aufnahmen erbracht, welche den Sitz der Korallensteine in der linken Niere zwischen dem 3. und 4. Querfortsatz und dicht außerhalb und oberhalb davon dokumentieren. Bei diesem Sitz wären die Steine auf dem unfallnahen Röntgenbild nicht zu übersehen, wenn sie dagewesen wären.

Ich muß es daher als erwiesen bezeichnen, daß die Ausgußsteine der linken Niere erst *nach* dem Unfall entstanden sind. Dies bedeutet, daß ein zeitlicher Zusammenhang zwischen Nierensteinbildung und Unfall mit der erforderlichen Wahrscheinlichkeit bejaht werden muß. Hieran ändert auch nicht die spezielle Neigung einer Hufeisenniere zur Steinbildung.

Nun erhebt sich die Frage, ob die Steinbildung in der linken Niere die Folge einer aufsteigenden Harnwegsinfektion ist oder ob die lange, therapeutisch notwendig gewesene Bettruhe im Sinne einer statischen Abflußerschwerung des Urins für das Auftreten der Steine in der linken Niere verantwortlich zeichnet. Diese Frage erscheint besonders wichtig. Nimmt man nämlich eine aufsteigende Infektion als Ursache an, so ist damit die Anerkennung einer etwaigen Infektion auch der rechten Niere verbunden. Die rechte Niere zeigt ja, wie bei der Darstellung des Röntgenbefundes angeführt worden ist, eine leichte Erweiterung ihrer Hohlräume und eine leichte Ausscheidungsverzögerung.

Eine Erklärung der beiden Ursachen, welche für die Steinbildung in der linken Niere in Betracht kommen, in einer objektiv exakten Form ist nicht möglich, weil der Proband eine Blasenspiegelung nicht wünschte. Dieser Wunsch ist aber verständlich gewesen, da nur nach einer Bougierung in Narkose die Einführung eines Blasenspiegels möglich wäre. Ob eine Beseitigung der Striktur mit Bougierung gelingt, ist dazu noch fraglich. Man kann annehmen, daß dies nur durch eine Operation gelingt.

Die Klärung mittels einer Untersuchung der getrennt aus den Hohlräumen beider Nieren gewonnenen Urinportionen steht also nicht zur Verfügung. Man muß daher versuchen, durch Rückschlüsse weiter zu kommen. Hierbei kann man mit einer gewissen Wahrscheinlichkeit sagen, daß es auf Grund der Neigung der Hufeisennieren zu einer Steinbildung und der infolgedessen dabei häufig zu beobachtenden Steine in beiden Nieren auch bei dem Probanden zu einer Steinbildung auch in der rechten Niere gekommen wäre, wenn eine aufsteigende Harninfektion die Ursache der Steinbildung links wäre. Da jetzt seit dem Unfall über 2 Jahre verflossen sind, so ist man zu der Annahme berechtigt, daß eine Stein-Freiheit der rechten Niere während dieses 2jährigen Zeitraums gegen das Vorliegen einer aufsteigenden Entzündung spricht. Nicht ist allerdings hiermit zu erklären, ob es lediglich zu einer ascendierenden Infektion nur im Bereich des linken Harnleiters und der linken Niere gekommen ist. Diese Frage bleibt offen, da die Möglichkeit besteht. Ich hätte daher oben die Fragestellung anders formulieren müssen. Deshalb korrigiere ich die Formulierung dahin, daß die mit dem Unfall und seinen Folgen unsächlich zusammenhängende Nierensteinbildung rechts hinsichtlich der engeren Pathogenese ungeklärt bleibt, wobei aber die Wahrscheinlichkeit des Kausalzusammenhangs nicht berührt wird; demgegenüber muß man das Vorliegen einer aufsteigenden Harninfektion rechts verneinen, so daß die Befunde an der rechten Niere bei der i. v. Darstellung nicht unfallbedingt sind.

Für die Beurteilung der Höhe der Minderung der Erwerbsfähigkeit bedeutet allerdings eine funktionelle Vorschädigung der Nieren bzw. der anderen Niere eine Erhöhung des Hundertsatzes. Praktisch ist der Proband schon heute wie ein Einnieriger bei leicht herabgesetzter Funktion der Rest-Niere zu beurteilen. Die linke Niere fällt nämlich weitestgehend aus. Ich muß daher von seiten der Nierensteinbildung links als mittelbarer Unfallfolge eine Minderung der Erwerbsfähigkeit von etwa 30 (dreißig) % vorschlagen.

Die Minderung der Erwerbsfähigkeit durch die Harnröhrenstriktur und die Harnblaseninfektion ist hierbei nicht berücksichtigt.

VI/7. Lageveränderung einer Niere im Zusammenhang mit schwerem Heben und Hufschlag?

Vorgeschichte. Erstmalige Angaben über Nierenkoliken in den Jahren 1941 bis 1943 sowie in den anschließenden Jahren, im Durchschnitt 1—2mal monatlich bis zum Jahre 1949. 1949 sei eine Wanderniere und Knickung des rechten Harnleiters festgestellt, die 1955 operativ behandelt wurde.

Der Operateur äußert sich wörtlich: „Bei ihm handelte es sich um eine Nierensenkung mit Abknickung des Ureters und rechtsseitige Nierenbeckenstauung. Aus diesem Grunde mußte die rechte Niere freigelegt werden und wurde eine Nephropexie mit einer Fascie aus dem rechten Oberschenkel ausgeführt."

Eine weitere ärztliche Bescheinigung von einem anderen Facharzt für Chirurgie besagt, daß der Proband nach seinen Angaben seit 1941 immer wieder Koliken in der rechten Bauchseite gehabt habe. Die Koliken seien damals erstmalig aufgetreten, nachdem er im San.-Dienst viele Patienten habe tragen müssen. Durch die Operation 1950 sei ein jahrelang bestehender Krankheitszustand beseitigt worden. Die Angaben des Probanden über die Entstehung des Leidens seien dem attestierenden Arzt durchaus glaubhaft.

Das interne fachärztliche Gutachten einer Med. Poli-Klinik stellt fest, daß die rechte Niere völlig normal liege; eine Wehrdienstbeschädigung könne nicht angenommen werden.

Das fachurologische Nebengutachten kommt zu dem Urteil, daß eine Fehlanlage im Bereich des Kelchsystems der rechten Niere bestehe, die zu Entleerungsstörungen und Spasmen führe, welche auf jeden Fall auch ohne Krieg aufgetreten wären.

Der Widerspruch des Probanden richtet sich gegen die Nichtanerkennung der Nierenbeschwerden. Als Beweismittel wird eine eidesstattliche Erklärung vorgelegt, welche besagt, daß der Proband eines Tages im Jahre 1941 von einem Pferd geschlagen worden sei, bewußtlos wurde und auf die rechte Rückenseite geschleudert wurde. Die Wunde wurde genäht. Der Proband sei eine Woche krankgeschrieben.

Bei der Prüfung der Zusammenhangsfrage wird in einem Gutachten die Literatur zitiert. Anschließend werden die Möglichkeiten einer Schädigung diskutiert, wobei Arbeitsdienst, Exerzieren, Reiten usw. und schließlich die Gewichtszunahme im Jahre 1941 besprochen werden. Zusammenfassend wird festgestellt:

1. Es besteht eine Wanderniere.
2. Die Anstrengungen des Arbeitsdienstes und Wehrdienstes und die Erschütterungen, die mit den Eigentümlichkeiten des Wehrdienstes zusammenhängen, haben im vorliegenden Falle zu der heute bestehenden Erkrankung geführt.
3. Die heute bestehende Erkrankung muß als Folge des Wehrdienstes betrachtet werden, da sie während des Wehrdienstes aufgetreten ist und die Ursachen, die in der Literatur für die Entstehung dieser Krankheit aufgeführt werden, bei ihm vorhanden waren.

Beurteilung. Nach sorgfältiger Prüfung der Literaturauszüge und der daran geknüpften Folgerungen, auf die im einzelnen nicht eingegangen zu werden braucht, stelle ich diesen Ausführungen einen Satz aus dem soeben erschienenen Buch über das urologische Gutachten von HEISE gegenüber:

Ein Gutachter muß sich von vornherein zurückhalten, mit Möglichkeiten zu arbeiten; denn damit kann man ein unberechenbares Spiel treiben. Nur auf Wissen und Erfahrung kann und muß sich der Gutachter stützen.

Es ist also nicht angängig, die wissenschaftliche Literatur so zu deuten, wie man es für die Lösung einer Frage wünscht.

Trotz aller zitierten wissenschaftlichen Arbeiten kann ein ursächlicher Zusammenhang zwischen den Eigentümlichkeiten des Wehrdienstes und der 1949 festgestellten und operativ behandelten Wanderniere nicht hinreichend wahrscheinlich gemacht werden.

Alle urologischen Fachgutachten und auch das Gutachten der Med. Poli-Klinik ... haben sich in dieser Weise ausgesprochen. Den Entscheidungsgründen des Sozialgerichts ist vom medizinischen Standpunkt zuzustimmen.

Die kleinen Traumen des Reitens, die Abmagerung, das Heben als Sanitäter wurden bereits kritisch betrachtet, so daß sich weitere Ausführungen erübrigen.

Zu dem angeschuldigten Hufschlag im Jahre 1941 ist folgendes zu sagen: Der eidesstattlichen Erklärung ist wohl insofern keine so erhebliche Bedeutung beizumessen, als Herr ... wohl nicht Augenzeuge des Unfalls war, da es sonst nicht möglich wäre, daß der Proband längere Zeit bewußtlos gelegen hätte und erst gegen Morgen ärztlich versorgt wurde. Wäre damals übrigens ein folgenschwerer Unfall angenommen worden, so wäre nach den Gepflogenheiten der ehemaligen Wehrmacht ein Wehrdienstbeschädigungs-Verfahren eingeleitet worden.

Wesentlich erscheint mir, daß man sich über den grundsätzlichen Unterschied zwischen Anlaß und Ursache eines Leidens klar wird. Das Reiten, Heben, Exerzieren usw. könnte höchstens Anlaß für bestimmte Beschwerden sein. Als Ursache für eine Senkniere — darüber sind sich die urologischen und chirurgischen Gutachter einig — kommen diese Momente im Sinne einer Schädigung nicht in Frage.

Die beschriebenen, sehr seltenen Fälle einer traumatischen Nierenverlegung, wie sie bei Scheele und Koslock beschrieben sind, bedingen ein äußerst schweres Trauma mit einem ausgedehnten perirenalen Hämatom (Bluterguß um die Niere). Im Gefolge der Resorption und bindegewebigen Umgestaltung wird zwar die Niere in ihrer abnormen Lage belassen, verliert jedoch ihre physiologischen Beweglichkeit in ganz erheblichem Grade.

Der sicherste Beweis, daß ein so schweres Trauma bei dem Unfall vom Jahre 1941 nicht vorgelegen hat, ist die den Akten beiliegende Bescheinigung des behandelnden Arztes, der die erste Nierenoperation bei dem Probanden durchgeführt hat. Es geht daraus eindeutig hervor, daß es sich um eine Nierensenkung mit Abknickung des Harnleiters handelt. Andernfalls wären alte Verletzungsfolgen (resorbierte und bindegewebig umgewandelte Hämatome, Sklerosierungen und Vernarbungen der Fettkapsel, Veränderungen an der Niere selbst usw.) beschrieben worden.

VII. Die beobachteten Kausalbeziehungen aus dem urologisch-psychiatrischen Grenzgebiet

1. Schmerzen und seelische Begleiterscheinungen

Die Begutachtung seelischer Schädigungsfolgen basierte lange Jahre hindurch auf der Beobachtung, „daß die seelischen Folgen schwerer Erlebnisse bei physisch Gesunden grundsätzlich nach Aufhören der Belastung abzuklingen pflegen“ (Venzlaff). Es gibt aber, wie Venzlaff weiter schreibt,

„unter bestimmten Voraussetzungen extreme Erlebniskonstellationen, die nach Qualität und spezifischer Bedeutung für die Betroffenen von einer solchen individuellen Repräsentanz sind, daß aus ihnen eine innere Wandlung, ein Anderswerden der Seinsform und eine Umprägung im biologischen Sinne resultiert, die als Dauerverbiegung unter bestimmten Voraussetzungen bestehen kann. Dort, wo einerseits durch äußere Ereignisse Lebensinhalt und Wertbesitz unwiderbringlich zerstört wurden, und andererseits z. B. aus biologischen Gründen eine Neuausrichtung der Persönlichkeit nicht mehr gelingt, werden wir mit mehr oder minder ausgeprägten Nachwirkungen der Erlebnisse rechnen müssen, die wir, wenn sie die Gradausprägung eines echten Krankseins erreichen, als *erlebnisbedingten Persönlichkeitswandel* bezeichnen möchten. Wenn auch derartige Fälle zweifellos selten sind, so wird man doch heute in der Gutachterpraxis eher sein Augenmerk auf sie richten müssen als früher, da gerade die Ereignisse der letzten 20 Jahre Situationen geschaffen haben, mit deren Folgen sich früher, weil sie nicht vorkamen, der Gutachter nicht zu beschäftigen hatte.

In solchen Fällen, in denen das innere Herauswachsen einer krankheitswertigen erlebnisbedingten Wandlung aus einer entschädigungspflichtigen Situation auch bei reiflicher Prüfung nicht von der Hand zu weisen ist, und in denen vor allem eine Zweckausrichtung oder eine anlagebedingt abnorme Reaktionsweise völlig in den Hintergrund treten, möchten wir im Gegensatz zu den übrigen psychoreaktiven Störungen eine Entschädigungspflicht bejahen.“

„Die Anerkennung eines inneren — und somit adäquaten — Zusammenhanges zwischen einem schädigenden Ereignis und einem seelischen Leidenszustand mit einer realen, krankheitswertigen Beeinträchtigung des Lebensgesamts wird stets die Anlegung besonders strenger Maßstäbe erfordern und erst nach reiflichem Abwägen aller Umstände, gründlicher Untersuchung und sorgfältig detaillierter Persönlichkeits- und Erlebnisanalyse gerechtfertigt sein. Wir stimmen aber mit Wilde, den von ihm zitierten Gutachten von Weitbrecht und mit Leferenz überein, wonach es zweifelsfrei Fälle „verhärteter“ Neurosen resp. abnormer Erlebnisreaktionen auf seelischer Dauerbelastungen gibt, die außerordentlich nachhaltig, wenn nicht sogar kaum noch wandelbar sind, bei denen der Wirkungsakzent weder auf dem Entschädigungswunsch, noch einer Persönlichkeitsabnormität liegt, sondern auf dem sinnhaften Herauswachsen des Krankseins aus einer bestimmten situativen Dauerbelastung mit ihren prägenden Einflüssen. Derartige erlebnisbedingte seelische Veränderungen dürfen unseres Erachtens trotz aller Zurückhaltung nicht auf Grund vorgefaßter Anschauungen übersehen werden. Es erscheint uns nicht ratsam, in solchen seltenen Fällen Begriffe wie „Neurose“ oder „abnorme Reaktion“ zu verwerten, einmal weil man ihnen unter den psychoreaktiven Störungen eine Sonderstellung einräumen sollte, zum anderen, um im Zivil- und Versorgungsrecht eine möglichst klare Trennung, auch von der terminologischen Seite her, gegenüber den landläufigen Entschädigungsreaktionen zu erreichen, schon weil sie sich nicht ohne Zwang den nach Unfällen auftretenden eigentlichen Neurosen und den mehr passageren, charakterogen bedingten Verbiegungen, die sich nicht aus dem seinshistorischen Lebensgang ergeben, zuordnen lassen. Wir schlagen demgegenüber vor, bei den seinshistorischen Dauerverbiegungen von einem *erlebnisbedingten Persönlichkeitswandel* zu sprechen, dessen Krankheitswert sich aus der Bedeutung des jeweiligen bionegativen Akzents im Einzelfalle ergibt. In diesen seltenen Fällen halten wir, sofern sie auf ein entschädigungspflichtiges Ereignis zurückzuführen sind, eine Entschädigung für gerechtgfertigt. Naturgemäß wird aber bei der Beurteilung des Einzelfalles immer eine gewisse Problematik bestehen bleiben, zumal wir hier auf Neuland stehen, das gewissermaßen erst erschlossen werden muß. Man wird daher mit v. Baeyer vom Gutachter eine möglichst erschöpfende Bearbeitung und Untersuchung der individuellen Gegebenheiten des Einzelfalles fordern müssen, die nach Möglichkeit weder von Voreingenommenheit noch von weitherzigem Mitgefühl beeinflußt sein sollte."

Es kann nicht die Aufgabe des urologischen Gutachters sein, solche Zusammenhänge darzulegen. Dazu bedarf es des psychiatrischen Fachgutachters. Man muß aber gegebenenfalls vermutete seelische Schädigungsfolgen ansprechen und der Fachbegutachtung zuführen (vgl. auch Gutachten II/2, S. 176 und IX/2, S. 256).

Im deutschen Versorgungswesen hat die 5. Novelle zum Bundesversorgungsgesetz die Möglichkeit geschaffen, daß Schmerzen und seelische Begleiterscheinungen in der Minderung der Erwerbsfähigkeit berücksichtigt werden müssen.

2. Gutachten und Entscheidungen

VII/1. Schmerzen und seelische Begleiterscheinungen bei Prostatatuberkulose und blander Harninfektion.

Entscheidung eines Sozialgerichtes vom 4. VII. 1957: Minderung der Erwerbsfähigkeit: 50%.

Aktenlage: Urogenitaltuberkulose seit 1940.

Als Schädigungsfolge sind anerkannt: Verlust der linken Niere und des linken Hodens einschließlich Nebenhodens nach Tuberkulose im Sinne der Verschlimmerung.

Auf Grund eines fachärztlichen Gutachtens war mit Bescheid vom 3. VIII. 1954 die Minderung der Erwerbsfähigkeit auf 40% herabgesetzt worden.

Gegen diesen Bescheid wurde geklagt.

Aus den Entscheidungsgründen.

„Die angefochtenen Vorentscheidungen waren in ihrer Leidensbezeichnung auf Grund des erneut am 25. II. 1957 eingeholten Fachgutachtens von Dr. med. ... abzuändern. Zwar geht der Berichtigungsbescheid vom 24. XI. 1955 zu Recht davon aus, daß die Schädigungsfolgen des Klägers durch den Bescheid des Wehrmachtsfürsorge- und Versorgungsamtes vom 12. VIII. 1941 nur im Sinne der Verschlimmerung anerkannt waren. Jedoch ist die aktive Vorsteherdrüsentuberkulose, die in den Bescheid vom 10. II. 1953 noch ihre Berücksichtigung gefunden hat, nach den neueren ärztlichen Feststellungen noch nicht völlig ausgeheilt. Es findet sich weiterhin eine höckerige sehr druckschmerzhafte Prostata als Restbefund der alten Prostatatuberkulose. Außerdem besteht eine leichte unspezifische Harninfektion. Dieser fachärztliche festzustellende Restzustand an der Prostata muß daher in den Wehrdienstschädignungsfolgen auch weiterhin seine Anerkennung finden.

Die Minderung der Erwerbsfähigkeit des Klägers mit 40% ist nach der Auffassung des Gerichtes bis zum Inkrafttreten der 5. Novelle zum Bundesversorgungsgesetz (1. IV. 1956) richtig eingestuft; denn die Minderung der Erwerbsfähigkeit wird medizinisch mit 40% allgemein eingeschätzt. Ein evtl. beruflicher und wirtschaftlicher Schaden, der in dem Berufswechsel vom Bergmann zum heutigen Betriebsleiter und dem damit verbundenen geringeren Verdienst liegen könnte, ist auch mit einer Gesamtminderung der Erwerbsfähigkeit von 40% abgegolten.

Seit Inkrafttreten der 5. Novelle zum Bundesversorgungsgesetz hat der Gesetzgeber aber darüber hinaus die Möglichkeit geschaffen, daß auch besondere Schmerzen und seelische Begleiterscheinungen in der Minderung der Erwerbsfähigkeit ihre Berücksichtigung finden können und sollen. Die Kammer ist der Meinung, daß es sich hier um einen solchen Fall handelt. Wie in dem Gutachten des Dr. med. ... zum Ausdruck kommt, bereitet der Restzustand der Vorsteherdrüsentuberkulose dem Kläger sehr starke Druckschmerzen. Dabei kann auch nicht übersehen werden, daß mit dieser Schädigungsfolge Begleiterscheinungen seelischer Art zwangsläufig verbunden sind. Aus diesen Gründen und mit Rücksicht auf die übrige wirtschaftliche Schädigung des Klägers erschien deshalb seit Inkrafttreten der 5. Novelle zum Bundesversorgungsgesetz eine Gesamtminderung der Erwerbsfähigkeit von 50% als angemessen.

VII/2. Seelische Beeinträchtigung durch Verlust der Zeugungsfähigkeit.

Der Verlust der Zeugungsfähigkeit beeinträchtigt die Integrität der Persönlichkeit in ihrem Kern; diese Beeinträchtigung ist durchaus geeignet, seelische Begleiterscheinungen hervorzurufen. BSG 11/9 RV 232/57 — 22. IV. 1959

Das Hessische Landessozialamt hatte entschieden: „Es sei zwar wahrscheinlich, daß der Kläger die Zeugungsfähigkeit durch die Kriegsverwundung verloren habe, der Verlust der Zeugungsfähigkeit allein könne aber bei der Bewertung der MdE nicht berücksichtigt werden; über den Verlust des linken Hodens und der Zeugungsfähigkeit hinausgehende körperliche Veränderungen seien bei dem Kläger nicht festzustellen, klinische Folgeerscheinungen seien nicht vorhanden; auch über das Vorliegen hormonaler Ausfälle und seelischer Veränderungen hätten die Gutachter nichts ergeben; der Verlust der Zeugungsfähigkeit führe auch nicht zu seelischen Begleiterscheinungen, die sich im Erwerbsleben des Klägers, beeinträchtigend auswirkten.“ Das LSG ließ die Revision zu.

Das Bundessozialgericht rügt, daß seitens des LSG der Sachverhalt nicht hinreichend geklärt wurde; denn das LSG „hätte ... das Krankheitsbild nicht nur in bezug auf den allgemeinen äußeren Körperbefund, auf die äußeren Genitalien, die sekundären Geschlechtsmerkmale, sondern auch *hinsichtlich der Psyche*, des vegetativen Nervensystems und der allgemeinen körperlichen und *seelischen* Leistungsfähigkeit klären müssen.

Das BSG führt aus: „Die seelische Reaktion auf den Verlust der Zeugungsfähigkeit mag ja nach Persönlichkeit und Gestaltung der Lebensverhältnisse im einzelnen verschieden sein, auf jeden Fall kann ein normal empfindender Mann einen solchen Verlust und seine Folgen nur als einen schweren, ihn immer wieder beschäftigenden und zu inneren Auseinandersetzungen veranlassenden Schicksalsschlag betrachten. Das Gefühl, im Kern seiner Persönlichkeit getroffen und geschädigt zu sein und in den Augen seiner Umwelt nicht als vollwertig zu erscheinen, drängt sich dabei dem Betroffenen zwangsläufig auf und nimmt seine Gedanken in Anspruch; auch der Kläger bringt dies zum Ausdruck, indem er sagt, daß er sich in seiner Männlichkeit in Frage gestellt fühle. Solche inneren Konfliktsituationen beeinflussen in der Regel auch die äußere Lebensführung, insbesondere auch den Kontakt mit der Umwelt und die Reaktion der Umwelt; sie beeinflussen das Verhalten des Betroffenen in der Gesellschaft und gegenüber den Arbeitskameraden und Vorgesetzten, damit aber auch deren Verhalten gegenüber dem Betroffenen und so — insgesamt gesehen — auch Leistung und Erfolg des Betroffenen im Erwerbsleben. Dies alles liegt, auch wenn die Auswirkungen im einzelnen nur schwer faßbar sind, so nahe, daß es der Darlegung besonderer Tatsachen hierfür und ihres Nachweises nicht bedarf; es handelt sich insoweit um einen typischen Geschehensablauf (vgl. ROSENBERG, Lehrbuch des deutschen Zivilprozeßrechts, 7. Aufl., § 111 IV 3 a, S. 524); die Regel des Lebens spricht für diese Tatsache, das Gericht darf sie ohne weitere Beweiserhebung als erwiesen ansehen (ROSENBERG, a. a. O. und § 114 III 3 d, S. 539). In den Fällen, in denen der Verlust der Zeugungsfähigkeit Schädigungsfolge im Sinne des BVG ist, ist deshalb im Zweifel anzunehmen, daß aus diesem Verlust auch seelische Begleiterscheinungen im Sinne des § 30 Abs. 1, Satz 1 Bundesversorgungsgesetz erwachsen. Das Landessozialgericht hätte deshalb, wenn es seelische Begleiterscheingen im Sinne des § 30 Abs. 1, Satz 1 Landessozialgericht verneinen wollte, besondere Umstände darlegen müssen, die ausnahmsweise eine solche Feststellung rechtfertigen; insoweit hat aber das Landessozialgericht keine Tatsachen festgestellt.“

Für den gutachtenden Urologen ergibt sich aus der Stellungnahme des Bundessozialgericht bei festgestellter Impotentia generandi als Schädigungsfolge die Verpflichtung, mit Hilfe einer psychiatrischen Zusatzbegutachtung die An- oder Abwesenheit seelischer Begleiterscheinungen objektivieren zu lassen.

VII/3. Kann eine nicht entzündliche vegetative Reizblase eine organneurotische Störung sein?

Gutachten nach Aktenlage.

Vorgeschichte. Die Probandin, geboren am 21. 10. 1921, wurde wegen ihrer Rasse verfolgt und war nach eigenen eidesstattlichen Angaben und nach Zeugenaussagen vom September 1941 an in einem Ghetto, ab September 1943 in einem Zwangsarbeitslager, ab Anfang 1944 in einem Konzentrationslager in Gefangenschaft. 1945 wurde sie von der russischen Armee befreit. Haftentschädigung wurde 1956 gewährt. Danach wurde Schaden an Körper und Gesundheit angemeldet und mit einer ärztlichen Bescheinigung belegt, die eine Psychoneurose schweren Grades bei der Klägerin feststellt, die sich vor allem in Krampfzuständen der Unterleibsorgane ausdrücke. Als Grund der Psychoneurose wurden Mißhandlungen im Konzentrationslager angegeben. 1958 äußerte die Klägerin erstmals, daß durch Erkältung im Lager Blasen- und Miktionsstörungen ausgelöst worden seien. Weitere ärztliche Bescheinigungen besagen, daß die Probandin 1945 wegen verschiedener Leiden — jedoch *nicht* wegen Harnblasenbeschwerden — und nach ihrer Auswanderung ab 1951 in USA behandelt wurde, wobei in der letztgenannten Bescheinigung auch „spastische Zustände verschiedener Leibeingeweide" bestätigt wurden. 1954 bestanden Schmerzen beim Urinieren; Urogramm und cystoskopischer Befund waren damals normal.

Beurteilung. Ein fachärztlich-urologischer Gutachter kommt zu dem Schluß, daß ein minimaler chronischer Entzündungsprozeß in der Gegend des Blasendreieckes und ein polypenartiges Ödem der Blasensphinctergegend zum Zeitpunkt der Untersuchung nicht mehr als verfolgungsbedingt anzusehen sind. Mit Rücksicht auf ihre Vorgeschichte billigt er der Klägerin jedoch zu, daß die ursprüngliche Entzündung in der Blase ein verfolgungsbedingtes Leiden darstellt.

In einem ausführlichen Obergutachten einer Universitäts-Nervenklinik wird der „ängstlich gefärbte Verschlimmerungszustand mit schweren Schlafstörungen" als verfolgungsbedingt angesehen, wobei die in früheren Gutachten verwandten Begriffe wie „Psychoneurose" und „Angstneurose" der eigenen Begriffsbestimmung dem Sachverhalt nach gleichgesetzt werden. Die Minderung der Erwerbsfähigkeit wird ab 1949 auf 20% geschätzt.

Nach den übereinstimmenden Untersuchungsbefunden besteht bei der Probandin offensichtlich eine sogenannte „Reizblase". Die „Reizblase" ist ein sehr weit gespannter, komplexer Krankheitsbegriff, der eher die typischen Beschwerden als einen bestimmten cystoskopischen Befund wiedergibt. Man muß unterscheiden zwischen entzündlichen und nicht entzündlichen Reizblasen, d. h. solchen, die morphologisch erkennbare Veränderungen der Blasenschleimhaut und pathologische Harnbestandteile aufweisen und solchen, die sich nur durch die typische Beschwerde des vermehrten Harndranges oder der schmerzhaften Harnentleerung äußern. Letztere können auch als „funktionelle Reizblase" bezeichnet werden; sie gehören damit in den Bereich vegetativer Fehlsteuerungen.

Den von beiden Vorgutachtern beschriebenen und als mehr oder minder krankhaft bezeichneten cystoskopischen Befund bei der Klägerin, nämlich die vermehrte Gefäßzeichnung bzw. Gefäßerweiterung im Blasendreieck und das polypenartige Ödem am Sphincterrand, sollte man nicht überbewerten. Erfahrungsgemäß wird der gleiche Befund bei vielen Frauen beobachtet. besonders bei solchen, die geboren haben oder bei denen aus anderen Gründen eine Auflockerung des Beckenbodengewebes besteht und die trotzdem nie über Beschwerden im Sinne einer „Reizblase" klagen.

Bei der Probandin besteht jetzt offensichtlich eine nicht entzündliche Reizblase, denn der Harnbefund ist normal und die cystoskopischen Veränderungen sollten im Sinne der vorstehenden Erläuterung nicht übermäßig bewertet werden. Dies schließt nicht aus, daß zu einem früheren Zeitpunkt wirkliche entzündliche Veränderungen bestanden: Die Probandin war z. B. nach eigenen und nach Zeugenaussagen in den verschiedenen Lagern sicher starken Kälteschäden ausgesetzt, die durchaus geeignet sein konnten, eine Blasenentzündung hervorzuholen, die dann abklang und lediglich funktionelle Störungen im Sinne einer sogenannten „Kaltfußdysurie" zurückließ.

Von einer Kaltfußdysurie kann allerdings jetzt nicht mehr die Rede sein: da nach den Angaben der Probandin die gelegentlich auftretenden, keinesfalls ständigen Beschwerden weder mit seelischen Erregungen noch mit körperlichen Anstrengungen, offenbar auch nicht mit Abkühlung oder Erkältung (denn das wäre, dem menschlichen Kausalitätssuchen entsprechend, sicher angegeben worden) zusammenhängen. Die Angaben der Klägerin, daß sie beim Traum von ihrer Haft aufschrecke und dann sofort Harn lassen müsse, deuten auf einen engen Zusammenhang der „Reizblase" mit der bestehenden Affektlabilität und Angstneurose hin.

Die Angaben über den unfreiwilligen Harnabgang, besonders beim Husten und Niesen, passen nicht zum Krankheitsbild der Reizblase; sie sind Zeichen einer relativen Harninkontinenz. Deren Ursache ist bei Frauen am häufigsten eine Urethro- oder Cystocele, d. h. eine Senkung der vorderen Scheidenwand mit mehr oder minder ausgeprägtem „Vorfall" von Blase und Harnröhre. Diesbezügliche Untersuchungsbefunde sind jedoch nicht festgestellt. Bei der Reizblase kann der Kranke bei auftretendem Harndrang den Harn gewöhnlich unter Zuhilfenahme der Beckenbodenmuskulatur noch kurze Zeit halten; es kommt nicht zum unbemerkten Abgang, auch nicht bei Husten oder Niesen.

Die Blasenstörung der Probandin sollte man nach diesen Überlegungen als nicht entzündliche, vegetative Reizblase bezeichnen. Der cystoskopische Befund darf nicht übermäßig bewertet werden, da er — wie schon erwähnt — bei Frauen gelegentlich gefunden wird, ohne daß er bewußte Miktionsbeschwerden verursacht. Außerdem kann die vermehrte Gefäßzeichnung im Bereich des Blasenmundes durchaus auch eine Folge der neurovegetativen Reizblase sein, in dem Sinne nämlich, daß der vermehrte Harndrang zu anatomischen Veränderungen des Blasenauslasses geführt hat. Ob die jetzige Reizblase der Klägerin eine funktionelle Fixierung einer früher — während und unmittelbar nach der Haft — bestehenden Kaltfußdysurie ist, kann nicht sicher entschieden werden. Ein Vorgutachter deutet diese Möglichkeit an, wenn er unter Berücksichtigung der Vorgeschichte und damit der Leidensgeschichte der Klägerin für die Blasenschwäche eine verfolgungsbedingte Minderung der Erwerbsfähigkeit von 20% für die Zeit bis Ende 1946 zubilligt.

Zusammenfassend kann gesagt werden: Die Probandin leidet an einer nicht entzündlichen funktionellen Reizblase, deren organisches Substrat geringfügig ist. Die Ursache der somit ganz überwiegend neurovegetativ bedingten Blasenstörung ist in der Gesamtpersönlichkeit der Klägerin zu suchen, wobei die beschriebene Angst- und Psychoneurose durchaus Teilursache dieses Leidens sein kann. Ob die Blasenstörung damit teilweise oder überwiegend als verfolgungsbedingt anzusehen ist, kann der Urologe allein nicht entscheiden.

Der psychiatrische Obergutachter hält das Vorliegen einer organneurotischen Störung, die sich auf die Harnblase projiziert, für gut *möglich*[1]. Ursache oder zumindest wesentliche Teilursache dieser organneurotischen Störung wäre dann die Affektlabilität und der „ängstlich gefärbte Verschlimmerungszustand" der Probandin, die als Verfolgungsleiden anerkannt wurde.

Bei dieser Betrachtung ist dann die „Reizblase" der Probandin auch als mittelbar verfolgungsbedingt anzusehen, nämlich insofern, als die psychiatrisch anerkannte Störung die rein funktionellen Blasenbeschwerden wesentlich unterhält.

Die „Reizblase" sollte man demnach im Rahmen einer Angstneurose als verfolgungsbedingt anerkennen.

Die Minderung der Erwerbsfähigkeit durch die „Reizblase" ist jedoch gering; in Anbetracht der geringen Miktionsfrequenz liegt sie unter 10%.

VIII. Die beobachteten Kausalbeziehungen bei Erkrankungen aus dem urologisch-internen Grenzgebiet

1. Der „urologische Hochdruck"

Boeminghaus hat gefordert, grundsätzlich jeden Fall von Hochdruck daraufhin zu untersuchen, ob das Leiden auf einer einseitigen Nierenerkrankung beruht! Er fand, daß von allen einseitigen Nierenerkrankungen die chronische Pyelonephritis und die kongenital hypoplastische Niere am häufigsten von einem Hochdruck begleitet sind.

„Unter den einseitigen renalen Ursachen des Hochdrucks nimmt die durch operative *Unterbindung akzessorischer Nierengefäße* ausgelöste Durchblutungsstörung der Niere ätiologisch eine Sonderstellung ein. Die Unterbindung führt zu einer umschriebenen Durchblutungsstörung, die im Tierexperiment *konstant* einen Hochdruck zur Folge hat, nicht aber beim Menschen. Achtet man jedoch bewußt darauf, so wird man häufiger nach Unterbindung des Gefäßes eine Drucksteigerung konstatieren, sie tritt sofort ein, klingt aber meist nach kurzer Zeit auch wieder ab und bleibt daher in der Regel unerkannt.

Ein permanenter zunehmender (maligner) Hochdruck *kann* sich entwickeln, was jedoch selten und nur bei Menschen mit auffälliger Gefäßirritabilität beobachtet wird. Immerhin muß ätiologisch auch die Möglichkeit eines Zusammenhangs mit der Unterbindung eines akzessorischen Nierengefäßes berücksichtigt werden, desgleichen auch ein voraufgegangenes *Nierentrauma,* das infolge schwieliger Perinephritis oder narbiger Einengung von Gefäßen usw. zum Hochdruck führen kann.

Im einzelnen Falle besteht immer — theoretisch gesehen — die Möglichkeit, daß der vorhandene Hochdruck eine anderweitige, nicht renalse Ursache hat. Die klinischen Begleiterscheinungen erlauben meist keine sichere Unterscheidung zwischen primär renalem bzw. essentiellem Hochdruck. Manche Autoren lassen eine grundsätzliche Trennung dieser beiden Formen letzten Endes nicht mehr gelten. Tatsache ist, daß der primär „essentielle" Hochdruck zwangsläufig im Laufe der Zeit zur Nierenschädigung führt und somit sekundär auch renalen Charakter annimmt. Andererseits glauben heute manche Autoren, daß bei der sogenannten essentiellen Hypertension letzten Endes doch schon primär renale Ursachen mitspielen, daß aber die Nierenschädigung in diesen Fällen vorerst noch so geringfügig ist, daß sie mit klinischen Mitteln nicht erfaßt werden kann.

Aus der Tatsache, daß einerseits nur ein geringer Teil der einseitigen Nierenerkrankungen zum Hochdruck führt und andererseits häufig selbst doppelseitige Erkrankungen — die bisweilen schon bei einseitigem Vorhandensein von einer Hypertension gefolgt sind — keine

[1] Im Bereiche einer Entschädigungskammer muß auch die „Möglichkeit", nicht nur die „Wahrscheinlichkeit" erörtert und begründet werden.

Blutdruckerhöhung auslösen, resultiert in der Praxis die Schwierigkeit, sich im einzelnen Fall für einen ätiologischen Zusammenhang von Nierenläsion und Hochdruck und damit für die Nephrektomie zu entscheiden.

Wir glauben, daß folgende Überlegungen begründet sind: Wenn bei gleichartiger Nierenläsion der eine Patient einen Hochdruck bekommt, der andere nicht, so setzt diese unterschiedliche Reaktion eine individuelle Bereitschaft zum Hochdruck voraus, die sich nach unserer Erfahrung meist durch entsprechende Untersuchungen nachweisen läßt. Ein ursächlicher Zusammenhang zwischen Nierenerkrankung und Hochdruck ist anzunehmen, wenn die Entwicklung zeitlich übereinstimmt und nicht schon vorher eine, wenn auch leichte Hypertension bestanden hat.

Ein ursächlicher Zusammenhang darf im allgemeinen um so eher angenommen werden, je jünger die betreffenden Patienten sind“ (BOEMINGHAUS).

Eine *urologische Untersuchung* ist zur Abgrenzung des renal bedingten Hochdrucks von allen anderen Formen dieser Erkrankung eigentlich unerläßlich. Diese Erkenntnis ist keineswegs Allgemeingut unserer internistischen Fachkollegen. Es könnte sonst nicht vorkommen, daß Hochdruckkranke erst nach jahrelanger interner Behandlung urologische Hilfe in Anspruch nehmen (vgl. Gutachtenfall III/5, S. 205).

Im Interesse der Vereinfachung sollte man derartige Hochdruckformen als *urologischen Hochdruck* bezeichnen. Dann werden die Erfordernisse und Fragestellungen des Gutachtenwesens besser übersichtlich.

Die Hochdruckerkrankungen teilt man in sechs große Gruppen ein: 1. essentieller Hochdruck, 2. renaler Hochdruck, 3. hormonaler Hochdruck, 4. neurogener Hochdruck, 5. Hochdruck bei Schwangerschaftstoxikose, 6. Hochdruck infolge Veränderungen der Kreislaufdynamik. WOLLHEIM hat diese Hauptgruppen noch weiter unterteilt.

Diese Untergruppierung des renalen Hochdruckes, in welcher sich der urologische Hochdruck findet, zeigt die folgende Aufstellung. Die Abteilungen 2a und b, gelegentlich auch 2c repräsentieren den urologischen Hochdruck.

2a Erkrankung mit Drosselung der Nierendurchblutung, 2b entzündliche Nierenerkrankungen mit ungleichmäßigem Ablauf, 2c doppelseitige hämatogene diffuse Nierenerkrankung, 2d maligner Hochdruck, Sonderform fortschreitender Arteriosklerose.

Im Gutachtenwesen richtet man die Untergruppierung besser auf die vermutete *Ursache des Hochdruckes.* Die Quelle des urologischen Hochdruckes ist die renale Hypoxie. Deren Ursache können gesucht werden: 1. prärenal, 2. intrarenal, 3. postrenal.

Die Vorstellung einer renalen Hypoxie als Ursache des Hochdruckes gründet auf den alten GOLDBLATTschen Versuchen der Drosselung der Blutversorgung der Niere. LINDER hat diese Ergebnisse klinisch weiter unterbaut. Im Schrifttum der letzten 10 Jahre finde ich 16 Publikationen, welche klinisches Material zu dieser Frage beitragen. Wenn man dieses Material weiter analysiert, erhält man als allgemeine Ursache für die drei möglichen *Hypoxieformen:*

1. Die arterielle Kompression und die arterielle Verlegung, 2. den hypogenetischen, den pyelonephritischen und metatraumatischen Parenchymschaden, 3. die Harnrückstauung, die einseitig oder doppelseitig wirksam werden kann.

Für die Begutachtung sind solche Beobachtungen besonders wichtig, von denen man eine statistische *Wahrscheinlichkeitsrate* der urologischen Hypertonie ableiten kann. BRAASCH, WALTER und HAMM haben aus dem Material der Mayo-Klinik 1684 Krankheitsfälle mit urologischer Hypertonie tabellarisch geordnet. In dieser Tabelle erkennt man die große Bedeutung der schrumpfenden Pyelonephritis für das Hochdrucksyndrom.

Nur die *atrophische Pyelonephritis* hat eine überwiegende Wahrscheinlichkeit als Ursache eines Hochdrucksyndroms. Alle anderen urologischen Erkrankungen, die verstopfte Steinniere, die infizierte Steinniere, die Harninfektion, die Verstopfungsnieren ohne Steine und die aseptischen Steinnieren bleiben unterhalb der Wahrscheinlichkeitsgrenze von 50%.

WAAKE und WALTER haben 1938 ergänzend angegeben, daß einseitige Hypertoniefälle weniger als 1% aller Hochdruckkranken ausmachen.

Diese Kenntnis der Wahrscheinlichkeitsrate bedeutet für die Begutachtung eine Warnung vor ungenügend gestützten Urteilen. Nur die atrophische Pyelonephritis kann von vornherein Aussicht auf Anerkennung als Ursache eines Hochdruckleidens haben. Da diese Erkrankung röntgenologisch besonders gut zu differenzieren ist, sind derartige Begutachtungen eindeutig.

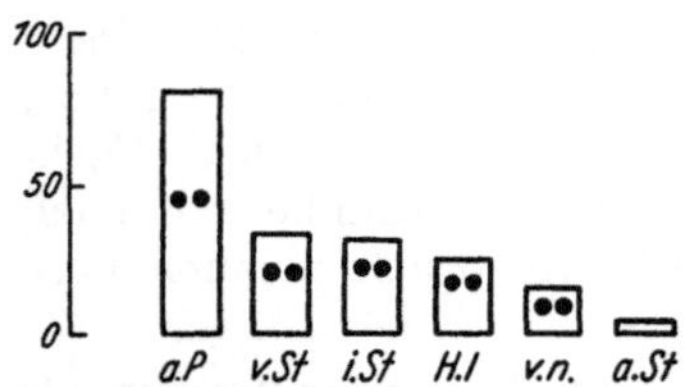

Abb. 8. Wahrscheinlichkeit einer urologischen Hypertonie (gezeichnet nach der Tabelle von BRAASCH). Oberhalb ··: systolischer Blutdruck über 160 mm Hg; unterhalb ··: systolischer Blutdruck über 145 mm Hg; *a. P.*: atrophische Pyelonephritis; *v. St.* verstopfte Steinniere; *i. St.* infizierte Steinniere; *H. I.* Harninfektion; *v. N.* Verstopfungsniere; *a. St.* aseptische Steinniere [aus SCHULTHEIS, Z. Ur. **51**, 318 (1958)]

Alle *anderen urologischen Erkrankungen* müssen — sofern sie von Hochdruck begleitet sind — weitere Kriterien für den Zusammenhang oder für die Verlaufsbeeinflussung zeigen. Ein Gutachter tut gut daran, möglichst viele solche Zusammenhänge in der individuellen Anamnese seines Probanden und im Verlaufe der Erkrankung aufzusuchen. Für den Nachweis der überwiegenden Wahrscheinlichkeit eines urologischen Hochdruckes sind demgemäß außer der Diagnose noch weitere Faktoren aus der Anamnese und aus dem Verlauf aufzuzeigen.

Eine *Hochdruckbegutachtung* sollte 3 Abschnitte haben:

1. Beschreibung des gegenwärtigen Zustandes des Hochdruckleidens nach internen Gesichtspunkten.
2. Beschreibung des gegenwärtigen Zustandes des Harnsystems, auch der ableitenden Harnwege nach urologischen Gesichtspunkten.
3. Schilderung der beschuldigten Noxe oder der angeschuldigten Erkrankung oder der Verletzung.

An Hand dieser 3 Abschnitte kann dann erörtert werden, welche Beziehungen möglich sind. Weitere Erörterungen sind anzustellen, um die Wahrscheinlichkeit solcher Beziehungen zu sichern.

Dabei ist das Schadensereignis bzw. die Noxe daraufhin zu untersuchen, ob sie Teilursache, insbesondere wesentliche Teilursache, einer prärenalen, intrarenalen oder postrenalen Hypoxie gewesen oder geworden sein kann.

Der Gutachter sollte immer vor Augen haben, daß eine Hochdruckerkrankung spontan, d. h. unfallfremd oder schadensfremd, häufiger auftritt und daß der schicksalsmäßige Ablauf eines derartigen Hochdruckleidens vielgestaltig sein kann. All das erschwert die Zusammenhangsbegutachtung.

2. Die Pyelonephritis

Im Grenzgebiet finden sich die Ansichten über die *Pyelonephritis*. Diese Diagnose löst beim Internisten eine Assoziation aus, welche von den Vorstellungen des Urologen, der diesen Begriff verwendet, entfernt ist. TAUPITZ hat aus der Klinik ALKEN diesen Komplex untersucht. Danach unterscheidet sich die häufig einseitige *Pyelonephritis bei urologischen Grundleiden*, die *sekundäre*, sog. obstruktive *Pyelonephritis* von einer ähnlichen Nierenerkrankung, die als *primäre* vorwiegend hämatogene, sog. nicht obstruktive *Pyelonephritis* (interstitielle

Pyelonephritis) vorwiegend dem Internisten begegnet. Da die histologischen Veränderungen keinen grundsätzlichen sondern nur graduellen Charakter haben, muß die klinische Trennung vordergründig bleiben.

Im Gutachtenwesen tritt die akute Pyelonephritis nur anamnestisch auf, zur Beurteilung steht sie nicht an. Ihre Umwandlung in die *chronische Form* ist demgegenüber regelmäßig zu erörtern. Die sekundäre Pyelonephritis bei urologischem Grundleiden gehört in das Krankheitsgeschehen der chronischen Harninfektion. Im dortigen Kapitel ist alles darüber gesagt. Dem internen Fachgutachter muß bei dem Befund eines keimbesiedelten Harnes von urologischer Seite immer wieder das Krankheitsbild der Harninfektion mit dominanter Niere vorgehalten werden, damit er vor Fehlbeurteilungen wie etwa im Gutachtenfall III/5, S. 205 geschützt bleibt. (Vgl. auch S. 161, 163, 164, 179, 238.)

Ganz anders verhält sich die primär hämatogen entstehende, die sog. nicht obstruktive Pyelonephritis, von alters her *chronisch interstitielle Nephritis* genannt. Sie entwickelt sich wahrscheinlich als toxische Reaktion bei Scharlach, Diphtherie, kurz bei fast allen bakteriellen und Viruskrankheiten. Sie verläuft ohne erregende Symptomatik *doppelseitig* und am Ende steht nach Jahren das kleine, bucklige geschrumpfte Organ mit typischem Pyelogramm.

Diese Form hatte ein internistischer Nachgutachter aus einer medizinischen Universitätsklinik vor Augen als er die abweichende Beurteilung der urologischen Vorgutachter mit einer Formulierung abtat, die auch in dem Tenor des Urteils eines Sozialgerichtes einging:

Bei einer *chronischen Pyelonephritis* brauchen jahrelang keine wesentlichen subjektiven Beschwerden bestehen. Diese hat sich bei dem verstorbenen Ehemann der Klägerin seit seiner Blasenoperation (angeborene Sphinctersklerose bei Myelodysplasie) im Alter von 10 Jahren als schleichende chronische Nieren- und Nierenbeckenentzündung entwickelt. Erst der anstrengende Wehrdienst mit den damit verbundenen schweren Strapazen habe 15 Jahre später zu einer relativ plötzlichen Verschlimmerung geführt, der wider Erwarten eine Latenzperiode von 12 Jahren gefolgt sei. Mit an Sicherheit grenzender Wahrscheinlichkeit müsse eine richtunggebende Verschlimmerung infolge des Wehrdienstes angenommen werden (vgl. Z. UR. **53**, 42, 1960).

Die vorstehende internistische Auffassung deckt sich auch mit derjenigen des Gutachtenfalles III/5, S. 205 aus einer anderen medizinischen Universitätsklinik. Bei der Zusammenhangsbegutachtung der chronischen Pyelonephritis können oder müssen offenbar nach internistischer Ansicht jahrelange symptomfreie Intervalle akzeptiert werden.

Hier wird eine Grenze der Zusammenhangsbegutachtung deutlich, da der Grundsatz einer überbrückenden Symptomatik nicht mehr anwendbar ist. Der urologische Gutachter tut gut daran, wenn er für sein Fachgebiet auf diesen Sachverhalt hinweist und gleichzeitig erklärt, daß im Bereich der Pyelonephritis infolge von Harnwegsinfektion auf überbrückende Symptome nicht verzichtet werden kann.

IX. Die beobachteten Kausalbeziehungen bei Erkrankungen aus dem urologisch-venerologischen Grenzgebiet

1. Metatraumatische Erkrankungen des Genitalapparates

Die anatomische Nachbarschaft bringt es mit sich, daß der urologische Gutachter gelegentlich Erkankungen oder Schädigungsfolgen am Genitale zu beurteilen hat. Während die Veränderungen des weiblichen Genitale regelmäßig von gynäkologischen Fachgutachtern abgehandelt werden, kommen die entsprechenden Veränderungen des männlichen Genitalapparates im urologisch-venerologischen Grenzgebiet zur Beobachtung. Die Fertilitätsgutachten, die differenzierten spermatologischen Untersuchungen, alle Beurteilungen venerischer Erkrankungen und ihrer Folgezustände sollten in die Hand des fachkundigen Zusatzgutachters abgegeben werden. Es verbleibt jedoch ein Rest von Gutachtenfragen auf vorwiegend urologischem Gebiet, der in den vorstehenden Kapiteln bereits abgehandelt wurde und der hier zu ergänzen ist.

ALBRECHT hat die Literatur über den Zusammenhang zwischen Hodentrauma und Erkrankung im Scrotalbereich kritisch durchgesehen und gewertet.

Er fand:

1. Trotz der theoretischen Möglichkeit eines Zusammenhanges zwischen Trauma und *Hodenneoplasma* ist in der Regel eine solche Beziehung abzulehnen.

2. Eine infektiöse banale *Epididymitis* tritt nach einem stumpfen Scrotaltrauma nur auf, wenn eine Urogenitalinfektion vorbesteht. Eine Verschlimmerung kann diskutiert werden.

Ähnlich ist auch die tuberkulöse Epididymitis zu beurteilen.

3. Die *Hodentorsion* hat ihre Ursache in einer anatomisch bedingten übermäßigen Beweglichkeit des Hodens. Direkte Scrotaltraumen dürften nur ausnahmsweise als Teilursache einer Hodentorsion zu erörtern sein.

4. Wenn eine *Hydrocele* als Unfallfolge anerkannt werden soll, müssen vorbestehende entzündliche Veränderungen ausgeschlossen sein.

5. In der Pathogenese der *Varicocele* spielen konstitutionelle Faktoren eine wesentliche Rolle.

6. Die traumatische Entstehung einer akuten *bakteriellen Orchitis* ist nicht wahrscheinlich. Infektionen eines gequetschten Hodens sind anders zu beurteilen.

2. Gutachten aus dem Grenzgebiet

IX/1. Impotenz im Zusammenhang mit Schußverletzung der Prostata und Harnblase.

Vorgeschichte. Ein 27jähriger Soldat wurde 1943 am Gesäß durch Infanteriegeschoß verwundet. 8 Tage nach der Verwundung wurde ein widernatürlicher After angelegt, der 6 Monate später wieder zurückverlegt wurde. Nach Versuch, das Steckgeschoß operativ zu entfernen, ist in der Operationsnarbe ein kleiner Narbenbruch zurückgeblieben; postoperative Absceßbildung. Seit der Verwundung bestehen eine Harninfektion und Potenzstörungen.

Befund. Bei der Cystoskopie beträgt die Kapazität der Blase 100 ml. Die Blasenschleimhaut ist gelblich und zeigt diffus vermehrte Gefäßzeichnung. Ostien o. B. Schrammsches Zeichen: Negativ. Urin: Keimbesiedlung mit Colibakterien. Rectal: Eine Prostata ist nicht tastbar. An Stelle des linken Prostatalappens tastet man eine harte, glatte, angeblich druckschmerzhafte, kantige Resistenz, die bei Kontrolle im seitlichen Röntgenbild der Hinterkante eines Infanteriesteckgeschoßes entspricht. In der rechten Samenblase tastet man eine gut verschiebliche Narbe. Links unterhalb des oberen Darmbeinstachels, über dem rechten Leistenband und am Damm rechts finden sich Narben.

Beurteilung. Die Impotenz ist im ursächlichen Zusammenhang mit Zerstörungen im muskulären und nervösen Beckenboden zu sehen. Sie kann daher als Schädigungsfolge anerkannt werden. Die Harninfektion ist gleichfalls Schädigungsfolge, da eine Einwanderung von Bakterien in die Harnwege durch den Schußkanal erfolgt ist. Die operative Entfernung des Geschosses wird empfohlen. Durch die Geschoßentfernung wäre ein Abklingen der Harninfektion und Besserung der Harnbeschwerden, weniger der Potenzstörungen zu erwarten.

IX/2. Induratio penis plastica und Impotenz im Zusammenhang mit Prellung des Penis und des Beckens bei Betriebsunfall.

Vorgeschichte. Der 26jährige Mann erlitt eine Prellung der Wurzel und Wunde am Schaft des Penis, des Beckens und der Hoden; ambulante, später stationäre Behandlung; angebliche Impotentia coendi und „Verknorpelung" im Glied.

Befund. Leichte Krümmung des Penis; seitlich im Penisschaft weiche Resistenzen, die den Schwellkörpern angehören und fast ringförmig den Penis umgreifen; Induratio penis plastica; Hoden, Nebenhoden unauffällig. In beiden Hohlhänden beginnende Dupuytrensche Veränderungen.

Beurteilung.

Behauptete Schädigung. Penisprellung mit Wunde durch Betriebsunfall.

Behauptete Schädigungsfolge. Impotencia coeundi; Verhärtungen im Penis.

Zeitlicher Zusammenhang. 6 Wochen nach dem Unfallereignis erste Beschwerden.

Ursächlicher Zusammenhang. Bei der Induratio penis plastica handelt es sich um eine Krankheit, bei der eine bestimmte Bindegewebsplatte auf der Dorsalseite des Penis sich findet, welche die Penisfascie einnimmt. In dem Bindegewebe können weitere Gewebsmetaplasien in Form von Kalkplatten, Knorpel- und bzw. oder Knochenbildung vorkommen.

Die Induratio penis plastica ist ein Befund, den man heute nicht selten antrifft. Ihre Entstehungsursache ist unbekannt. Auf Grund der Tatsache, daß bei dieser umschriebenen Veränderung der dorsalen Penisfascie eine Gewebsverwandtschaft mit der Dupuytrenschen Kontraktur der Hohlhände besteht, ja, daß man bei einem Hundertsatz von 10—20% bei Patienten mit Induratio penis plastica auch eine Dupuytrensche Kontraktur antrifft, ist schon zu ersehen, daß auch die Penis-Induration aus inneren Ursachen entsteht. Dies hindert natürlich nicht daran, daß von den Betroffenen auch ein Trauma als Entstehungsursache angeschuldigt wird, zumal wenn dieses erheblicher Art war.

Eingehende Untersuchungen von SCHEELE (Deutsche Zeitschrift für Chirurgie, Bd. 121, S. 298) und von ZUR VERTH (von SCHEELE zitiert) haben ergeben, daß erhebliche Traumen für die Entstehung der Induratio penis nicht in Betracht kommen, sondern nur wiederholte leichte Traumen in Verbindung mit einer Disposition zu bindegewebiger Umwandlung der in der Fascia penis gelegenen Elastikafasern. Diese Annahme ist von den genannten Autoren auf Grund entsprechender Untersuchungen ausreichend wahrscheinlich bewiesen worden. Auch theoretische Überlegungen sprechen für die Richtigkeit derselben. Wenn man sich vor Augen führt, daß hier etwa durch eine von unten, aus Richtung der Oberschenkel kommende und nach oben gegen das Becken gerichtete Gewalteinwirkung die Unterseite des Penis erfaßt hat, so können je nach Erheblichkeit des dabei sich abspielenden Quetschvorganges Folgen einstellen, die grad- und artmäßig von der Quetschstärke abhängen. Man kann bei leichtesten Fällen Schürfwunden der Haut sehen, bei etwas stärkeren Verletzungen eine Verdickung und Blaufärbung der Haut durch Einriß kleiner Blutgefäße im Unterhautfettgewebe. Ist der Quetschungsgrad noch stärker, so kommt es zu einem Platzen der Schwellkörper (Corpora cavernosa). Hierbei handelt es sich um eine schwere Verletzung, die mit einem großen Bluterguß einhergeht und, falls keine Ernährungsstörung folgt, mit einer großen Narbenbildung im Bereich der Schwellkörper und ihrer Umgebung ausheilt. Beim stärksten Grad einer Quetschung werden die Penis-Gewebe bis zur Streckseite stumpf durchquetscht oder es erfolgt eine traumatische Amputation, wenn der quetschende Gegenstand eine entsprechende scharfe Kante hat. Bei dem Probanden nun finden sich keinerlei Zeichen einer früheren Verletzung der Schwellkörper. Diese enthalten zwar spiegelbildlich gleich je einen bohnengroßen platten Körper, der scharf begrenzt ist und sich gut verschieben läßt. Er befindet sich im rechten und linken Schwellkörper. Ohne Freilegung läßt sich ihre Natur nicht angeben. Man kann aber mit Sicherheit eine traumatische Entstehung ausschließen. Die eigentliche Induratio penis plastica findet sich bei dem Probanden an typischer Stelle, nämlich am Dorsum im Bereich der Mittelfascie. Es ist natürlich klar, daß dieser Teil des Penis bei der Quetschung nicht betroffen gewesen sein kann, wenn die Prellung auf der Unterseite des Penis erfolgt ist, wo auch eine Schwellung und Blutunterlaufung bestanden hat. Das Dorsum penis kann bei einer von unten angreifenden Gewalt nur dann verletzt werden, wenn zuvor die beiden Schwellkörper verletzt waren. Da eine Schwellkörper-Verletzung aber nicht bestanden hat, so entfällt der Unfall als Ursache der Induratio penis plastica. Bei dem Unfall sind nur Haut und Unterhaut an der Unterseite des Penis beteiligt gewesen. Auch auf Grund des Unfallvorganges läßt sich eine tiefergehende Quetschung des Penis beim Probanden gar nicht annehmen. Unterzieht man den Unfallvorgang einer Analyse, so ergibt sich, daß der Penis von unten nach oben zum Bauch hin gedrückt ist. Da die einwirkende Gewalt (Breitseite einer festsitzenden Querstange) breiter ist als das Becken des Probanden, die beiden vorderen Beckenseiten vom Probanden als Hauptquetschungsstelle angegeben sind, so ergibt sich, daß der Penis nur so weit nach oben weggedrückt werden konnte, bis er in den Schutz der beiden vorderen Beckenkämme gelangte. Auf seiner Rückseite war er durch die weiche und nachgebende Bauchdecke abgeschirmt. Wenn die Unterseite des Penis Schürfwunden und einen oberflächlichen Bluterguß mit dadurch bedingter Schwellung aufgewiesen hat, so läßt sich dieser Befund nicht durch eine frontale Quetschung oder Prellung erklären, sondern durch eine Abscherwirkung von unten nach oben. Diese Analyse gründet sich auf *die* Unfalldarstellung, die der Proband heute auf eingehende und gezielte Befragung gegeben hat. Ich möchte an dieser Stelle bemerken, daß der Proband einen klaren, sehr verständigen und in gleicher Weise vertrauensvollen Eindruck macht. Dies schließt nicht ein, daß seine Folgerungen über die Ursache seiner Impotenz sich mit den Auffassungen der Medizin nicht decken.

Wie schon in den Unfallakten hervorgehoben, kann man ohne einen Befund aus der Zeit vor dem Unfall nicht sagen, ob die Induratio penis plastica vorbestanden hat. Dennoch erscheint mir die Differentialdiagnose in den Unfallakten, ob die Induratio penis vorbestehender oder traumatischer Art ist, nicht ganz gerechtfertigt zu sein, da es nach den Erfahrungen der Unfallheilkunde wohl eine traumatische Narbenbildung im Penis gibt, nicht aber eine traumatische Induratio penis plastica. Im Falle des Probanden kommt als erhebliches Unterstützungsmoment noch hinzu, daß er an beiden Hohlhänden eine Dupuytrensche Kontraktur hat, die häufig (10—20%) mit der Induratio penis plastica vergesellschaftet vorkommt. Selbst wenn man also Bedenken hinsichtlich der Unmöglichkeit einer traumatischen Entstehung der Induratio penis hätte, müßte das gleichzeitige Vorkommen eines Dupuytren zumindest beweisen, daß an dem Auftreten der Penis-Induration eine Disposition des Probanden die entscheidende Ursache ist. Ich muß daher den ursächlichen Zusammenhang zwischen Unfall und Induratio penis plastica bei dem Probanden mit großer Wahrscheinlichkeit verneinen und mich dahin aussprechen, daß die Penisverhärtung erstmals einige Wochen nach einer leichten Quetschung der Penis-Unterfläche zur Beobachtung gekommen ist. Dieses Manifestwerden ist nicht durch eine Verletzungsuntersuchung erfolgt, sondern das Ergebnis einer Klärung des Probanden als (vermeintliche) Ursache seiner Impotenz.

Damit komme ich zur Frage des ursächlichen Zusammenhangs von Unfall und Impotenz. Zu dieser Frage habe ich bereits auf Grund der Akten Stellung genommen und mich dahin ausgesprochen, daß die Impotenz auch beim Probanden als psychogen zu betrachten sei. Nach Ergänzung der Akten hatte ich vor der eigenen Untersuchung des Probanden Bedenken, ob diese meine Beurteilung richtig war, da erst nachträglich mir die Verhärtung des Penis (angeblich Schwellkörper) zur Kenntnis kam. Nachdem ich aber heute vom Probanden durch Befragen eine Aufklärung über die Art seiner Impotenz bekommen und den Probanden selbst untersucht habe, muß ich meine aktenmäßige Beurteilung aufrechterhalten. In diesem Zusammenhang weise ich darauf hin, daß auch die behandelnden Chirurgen die Impotenzerscheinungen des Probanden als psychisch bedingt erklärt haben. Ob der Hinweis in den Akten, daß der Proband schon vor dem Unfall einen Verlust der Libido gehabt habe, stichhaltig ist, ist allerdings eine andere Frage. Einmal kann man den Verlust der Libido nicht in jedem Falle gleichsetzen mit Impotenz, sodann kann der Proband auch auf die kurz vor dem Unfall eingetretene 5. Gravidität seiner Ehefrau verweisen.

Es besteht kein Zweifel, daß eine schwere Quetschung des Penis eine Impotentia coeundi verursachen kann, indem durch Deformierung, besonders durch Abknickung des Gliedes die Immissio anatomisch unmöglich gemacht werden kann. Hierbei kann durchaus Libido und auch Erektionsfähigkeit bestehen, wobei der erigierte Penis lediglich eine Form- bzw. Achsenänderung hat. Diese anatomischen Verletzungsfolgen sind bei dem Probanden aber nicht gegeben. Selbst wenn die geringe Knickung infolge der Induratio penis plastica unfallbedingt wäre (was nicht der Fall ist), würde sie kein Hindernis für die Immissio penis sein, wie der Proband zugibt (s. u.). Eine weitere Ursache eines wirklichen Potenzverlustes durch eine schwere Penisquetschung ist in den Fällen möglich, wo die Schwellkörper durch Riß oder Thrombenbildung außer Funktion gesetzt werden. In diesem Falle ist entweder gar keine Erektion vorhanden oder es besteht eine leichte Dauer-Erektion, ähnlich dem Zustand beim Priapismus. Auch diese Verletzungsbedingung ist beim Probanden nicht erfüllt, sie wird zudem durch den weiteren Verlauf auch widerlegt, wenn man tatsächlich eine Beteiligung der Schwellkörper an der leichten Quetschung unterstellen würde. Die kleinen bohnengroßen Knoten von glatter Begrenzung, die wahrscheinlich im rechten und linken Schwellkörper nahe der Peniswurzel liegen, sind zu symmetrisch und klein, um die Funktion der Schwellkörper zu beeinträchtigen. Eine dritte Möglichkeit von Impotenz nach leichten Penis-Verletzungen könnte man sich theoretisch so erklären, daß die nervalvegetativen Zentren an der Vorderwand der Wirbelsäule vor dem 5. Lenden- und den 3 oberen Kreuzbeinwirbeln sowie zu beiden Seiten des Mastdarms durch die Quetschung irritiert wären. Abgesehen davon, daß es hierfür keine Beispiele gibt, kann man auf Grund des Unfallvorganges sich eine Schädigung der nervalen Zentren nicht vorstellen, ohne daß gleichzeitig auch die wesentlich empfindlicheren Gebiete (Blase, Mastdarm) verletzt worden wären. Es bleibt endlich noch eine vierte Form von Impotenz nach leichten Verletzungen des Penis, aber auch anderer Körperstellen, das ist die *psychogene Impotenz.* Sie ist immer anzunehmen, wenn anatomische Ursachen fehlen. Dies gilt auch für die an Häufigkeit immer mehr zunehmende Form der Impotenz bei jüngeren Männern ohne jegliche äußere Ursache, insbesondere ohne jedes vorausgegangene Trauma. In derartigen Fällen sind immer seelische Ursachen anzunehmen, die entweder in dem betreffenden Mann selbst liegen oder von seiten seiner Partnerin in ihm ausgelöst werden. Im Falle des Probanden kann man vielleicht einräumen, daß eine gewisse Erwartungsneurose oder Erwartungspsychose beim ersten Cohabitationsversuch nach der Entlassung aus dem Krankenhaus durch eine glaubhafte Schmerzhaftigkeit genährt wurde, auch wenn der Proband hierüber nichts angegeben hat. Sicher ist aber sein „Versagen“ nach der Krankenhausentlassung durch das ungeschickte Verhalten seiner Ehefrau verschlimmert worden, so daß eine wirkliche Erwartungspsychose an dem Mißerfolg weiterer Cohabitationsversuche in Form einer ausbleibenden Erektion nur zu verständlich ist.

Nun hat die weitere Entwicklung bestätigt, daß nicht nur die Verneinung traumatischer organischer Ursachen für die Impotenz berechtigt war, sondern daß auch die Annahme einer psychogenen Erklärung zutrifft. Wie der Proband nämlich jetzt aussagte (auch an dieser Stelle muß ich seine glaubwürdige und freimütige, sowie vertrauensvolle Darstellungsart hervorheben), ist ihm seit etwa 8 Tagen eine leichte Erektion wieder möglich. Er ist auch wieder zu einem eigenen Orgasmus mit Ejakulation fähig, wenngleich seine Ehefrau infolge einer zu frühzeitigen Ejaculation (Ejaculatio praecox) noch ohne Orgasmus bleibt. Dieser Grad der Wiederherstellung ist mehr, als man bei derartigen psychogenen Formen erwarten kann. Sie bestätigt die Beurteilung des behandelnden Psychologen über Ursache und Beeinflußmöglichkeit durch einen Neurologen bzw. Psychologen. Es ist zu erwarten, daß auch die Ejaculatio praecox in einiger Zeit beseitigt ist. Wenn eine Entschädigungspflicht bzw. Heilfürsorge für derartige psychogene Unfallfolgen auch nicht besteht, so wäre zu überlegen, ob man im Rahmen der Fürsorgemöglichkeiten die weitere Behandlung des Probanden unterstützt.

IX/3. Priapismus im Zusammenhang mit stumpfer Verletzung von Scrotum und Penis.

Vorgeschichte. Der 23jährige Mann fuhr mit seinem Motorroller gegen einen parkenden Kraftwagen. Er wurde dabei über den Lenker seines Fahrzeuges geschleudert und verletzte sich — offenbar an der Lampe seines eigenen Fahrzeuges — die Geschlechtsorgane.

Man stellte eine 1 cm lange, querverlaufende Platzwunde am Scrotum fest. 8 Tage später wurde ein priapismusähnliches Bild diagnostiziert.

Der Verletzte macht dazu folgende weiteren Angaben: In den ersten Tagen nach dem Unfall sei eine starke Schwellung des Hodensackes aufgetreten, die Haut habe sich blau verfärbt; ebenso sei die Basis des Gliedes etwa bis zur Hälfte angeschwollen und blau verfärbt gewesen.

Eine Besserung der krankhaften Gliedsteifung trat nicht ein.

Bei Nachuntersuchung erschien das ganze Glied halb erigiert und druckempfindlich. Hoden, Nebenhoden und Samenstränge waren unauffällig.

Klagen. Von seiten der Wirbelsäule werden auf ausdrückliches Befragen keine Beschwerden mehr vorgebracht. Die Klagen beziehen sich nur noch auf die ununterbrochene Gliedsteifung. Das Glied sei sehr schmerzempfindlich, vor allem bei Berührungen und beim Geschlechtsverkehr. Letzterer sei erschwert, manchmal sogar unmöglich, da sich das Glied auch bei sexueller Erregung nur wenig vergrößere. Eine Ejaculation finde statt; die Empfindung dabei sei allerdings gegenüber früher herabgesetzt. Wegen der Größe des Gliedes fühle er sich z. B. auch beim Sport oder bei sommerlichem Baden behindert, da er sich schäme, sich mit einer knapp sitzenden Badehose sehen zu lassen.

Befund. 23jähriger kräftiger Mann in gutem Allgemein- und Ernährungszustand. An den inneren Organen bei orientierender Untersuchung kein krankhafter Befund; desgleichen auch nicht am zentralen und peripheren Nervensystem.

Rückenkonturen normal; Wirbelsäule nach allen Richtungen frei beweglich.

Lokalbefund. Das Glied ist halberigiert, 12 cm lang von Basis bis Eichelspitze, Umfang ebenfalls 12 cm. Konsistenz durchgehend derb bis hart; deutliche bogenförmige Deviation nach links. Seitengleicher Tastbefund beider Schwellkörper.

Schlaffer Hodensack. Linker Hoden kastaniengroß, von derber Konsistenz; rechter Hoden etwa walnußgroß, deutlich weicher und kleiner als der linke. Rectal normaler Tastbefund.

Miktion (Blasenentleerung) unbehindert in kontinuierlichem, etwas dünnem Strahl. Der frisch gelassene, gelbe klare Harn enthält kein Eiweiß, keinen Zucker; Reaktion alkalisch; im Sediment ganz vereinzelt Leukocyten und Epithelien.

Beurteilung. Bei dem jetzt 23jährigen, früher angeblich immer gesunden Mann besteht eine andauernde Versteifung des Gliedes, ein sogenannter Priapismus. Man versteht unter diesem Begriff eine zumeist schmerzhafte, immer jedoch ohne libidinöse Sensation einhergehende krankhafte Dauererektion. Die Ursache des Priapismus ist eine Thrombosierung der Schwellkörper des Gliedes. Zum Verständnis des krankhaften Mechanismus muß der Vorgang einer normalen Erektion kurz beschrieben werden: Durch zentralnervöse Reize wird der Blutstrom im Glied wesentlich verändert; in den schwammartig angeordneten Maschen der Schwellkörper kommt es zur vermehrten Blutfüllung und zur Druckerhöhung; die abführenden Blutadern werden einerseits durch diesen Druck, andererseits ebenfalls durch zentralnervösen Reiz gedrosselt, so daß mehr Blut einströmt, als abfließen kann. Dadurch kommt es zur Gliedsteifung, die sich bei entsprechender Gegensteuerung der Gefäßregulation und vermehrtem Abfluß des Blutes wieder zurückbildet.

Tritt nun während der Gliedsteifung eine zusätzliche, irreversible Verengerung oder Verlegung der venösen Abflußbahn auf, bleibt die Gliedsteifung als krankhafter Zustand weiter bestehen: Es kommt zum Priapismus.

Der Priapismus kann verschiedener Ätiologie sein, wie schon BLUM (1906) feststellte:

1. Bei allgemeinen Erkrankungen, wie Intoxikationen, Infektionskrankheiten, Konstitutions- und Blutkrankheiten, kommt es gelegentlich zum Priapismus, vor allem bei Canthariden-vergiftungen, bei Tuberkulose und Typhus, häufiger bei Leukämien.

2. Bekannt ist der Priapismus auch als Folge nervöser Ursachen, z. B. bei Erkrankungen des Gehirns und vor allem des Rückenmarkes, besonders solchen, die sie im Bereich des Erektionszentrums lokalisieren, aber auch bei funktionellen Erregungszuständen in Hirn und Rückenmark.

3. Schließlich kann der Priapismus auch lokale Ursachen in den Schwellkörpern selbst haben. Hier sind phlegmonöse Prozesse zu nennen, Cavernitiden, ferner Neoplasien des Penis mit Metastasen im Abflußbereich der Gliedvenen und der intraabdominellen tieferen Venengeflechte. Zu den lokalen Ursachen des Priapismus gehören auch Veränderungen traumatischer Natur durch Gefäßwandschädigungen nach Rupturen im Gefäßnetz der Schwellkörper und der abführenden Venen.

Ob die Verlangsamung des Blutstromes bis zur Stase nun durch nervöse Fernregulation oder durch lokale Gefäßschädigung bewirkt wird, ist hinsichtlich des krankhaften Mechanismus gleichgültig; ausgelöst wird die Dauererektion schließlich immer durch eine Thrombose in Schwellkörpern und abführenden Venen. Dies ist hinsichtlich der Therapie des Leidens von Bedeutung. Der Priapismus ist an und für sich ein seltenes Ereignis. W. STAEHLER zählte etwa 250 Fälle in der Weltliteratur.

Die vorstehenden Erörterungen über die Ursache des Priapismus müssen auf den zu beurteilenden Fall angewandt werden:

Bei dem Probanden besteht weder ein Anhalt für eine Allgemeinerkrankung wie Intoxikation, Stoffwechsel- oder Blutkrankheit, noch ein Hinweis auf eine Erkrankung oder Tumorbildung in Gehirn und Rückenmark; wir finden auch keinen Anhalt für eine funktionelle Störung des Zentralnervensystems.

Dagegen ist ein deutlicher zeitlicher Zusammenhang mit einem Trauma gegeben, das die Genitalregion getroffen hat, und es ist zu untersuchen, ob der Zusammenhang auch kausal sein kann. Nach den vorliegenden ärztlichen Bescheinigungen bestand nach dem Unfall eine Platzwunde am Hodensack, in deren Umgebung sich später nach den Aussagen des Verletzten — die wir als zutreffend unterstellen — ein bis zum proximalen Drittel des Gliedes reichenden Hämatom entwickelte. Dieser Bluterguß ist wahrscheinliche Folge einer direkten traumatischen Schädigung des lockeren Gewebes dieser Region, die der vom Verletzten gegebenen Darstellung des Unfallablaufes durchaus entspricht. Daß die lokale Schädigung durch einen heftigen Stoß auf den Hodensack und Gliedbasis zu Gefäßverletzungen im Schwellkörperbereich führte, ist nach dem weiteren Verlauf anzunehmen. Der Priapismus trat nach Angaben des Verletzten etwa 6 Tage nach dem Unfall auf.

Dieser zeitliche Ablauf entspricht durchaus unseren Vorstellungen über die Entstehung einer Thrombose nach Gefäßwandschädigung, die bis zum völligen Verschluß des betroffenen Gefäßes eine längere Entwicklungszeit benötigt.

Zwischen Trauma und jetzt bestehendem Priapismus besteht nach diesen Überlegungen nicht nur ein zeitlicher, sondern — zumindest mit überwiegender Wahrscheinlichkeit — auch kausaler Zusammenhang, da die örtlichen Folgen des Traumas durchaus geeignet erscheinen, eine Gefäßwandschädigung mit nachfolgender Thrombose im leicht verletzlichen Schwellkörperbereich hervorzurufen und bei dem Verletzten kein Hinweis auf eine andere Ursache des Priapismus besteht.

Ob die Zeugungsfähigkeit des Verletzten durch die Unfallfolgen beeinträchtigt ist, läßt sich nur schwer sagen. Entscheidend ist, ob ein Beischlaf mit Deponierung des Samens im hinteren Scheidengewölbe der Partnerin möglich ist oder nicht, was bei nur teilweise erigiertem Glied sicher erschwert ist, aber bei Berücksichtigung bestimmter anatomischer Gegebenheiten durchaus möglich sein kann. Man ist hier nur auf die Angaben des Kranken über Möglichkeit oder Unmöglichkeit des Beischlafes angewiesen, unter Umständen auch auf die Beobachtung der Fertilität einer späteren Ehe. Daß Samenbildung und -ausstoßung durch den Priapismus beeinträchtigt werden, ist nicht wahrscheinlich. Auskunft darüber könnte nur eine genaue Fertilitätsbeurteilung durch einen erfahrenen Untersucher geben.

Eine kausale Therapie des Priapismus durch Rekanalisierung der thrombosierten Venen erscheint nach so langer Zeit nicht mehr möglich. Es fehlte nicht an Versuchen, durch gerinnungshemmende Medikamente die Thrombose zu beseitigen, evtl. unterstützt durch lokale Maßnahmen wie manuelles Ausdrücken der Schwellkörper oder operative Entfernung der Blutgerinnsel. In Frühfällen kann man damit Erfolg haben; allerdings geht danach meist die Potentia coeundi ganz verloren. Bei längerem Bestehen des Priapismus hat sich gewöhnlich in den Schwellkörpern schon ein so starker bindegewebiger Umbau vollzogen (d. h. die Thrombosen haben sich „organisiert“), daß eine Ausräumung sicher den vollständigen Potenzverlust zur Folge haben würde.

Der bei dem Probanden bestehende Priapismus ist mit überwiegender Wahrscheinlichkeit eine mittelbare Folge des Unfalles, da kein Hinweis auf eine andere Ursache der krankhaften Störung besteht und der Unfallmechanismus geeignet erscheint, die Schädigung bewirkt zu haben. Potenz und Zeugungsfähigkeit sind sicher stark beeinträchtigt; außerdem hat der Priapismus Störungen der Erwerbsfähigkeit und der Gesellschaftsfähigkeit, d. h. solche soziologischer Natur, zur Folge.

X. Urteile der Spruchgerichte zu den Abschnitten I.—IX.

zu I. Prostataabsceß ist nicht Folge einer Quetschung des Dammes. Urteil des Reichsversicherungsamtes vom 11. 4. 1918, Ia 4938/16/8 A, ref. Rostock, P.: Entscheidungen des Reichsversicherungsamtes Unfall und Erkrankungen, S. 156, Stuttgart 1931.

zu IV. Schwere Unterernährung in der Kriegsgefangenschaft kann — jahrelang unbemerkt — eine Nierentuberkulose bedingen oder verschlimmern und diese die Grundlage einer zum Tode führenden Hirnhautentzündung sein. Urteil des Oberversicherungsamtes Osnabrück vom 20. 11. 1952, B 660/51, ref. Breithaupt: Sozialrechtliche Entscheidungssammlung S. 345, 1954. Stuttgart, Kohlhammer 1935ff. IX/3 BVG § 1 (b 2) Nr. 32.

zu V. Ein ursächlicher Zusammenhang zwischen einem Unfall und einem Hypernephrom kann nur angenommen werden, wenn eine direkte erhebliche Gewalteinwirkung den Entstehungsort der Geschwulst betroffen hat. Urteil des Landesversicherungsamtes Württemberg-Baden vom 6. 9. 1950, I U 22/48, ref. Sozialrechtliche Entscheidungssammlung Wende-Peters, Stuttgart, Kohlhammer 1953ff. IV § 542 (b) Nr. 19.

zu VI. Cystenniere wurde nicht durch den Wehrdienst verschlimmert. Urteil des Landesversicherungsamtes Württemberg-Baden vom 21. 2. 1951, Nr. I U Kb 48/1949, ref. Rostock: Die Wehrdienstbeschädigung in der Spruchpraxis der Sozialgerichte. München: Schick o. J. etwa 1952/53, S. 20.

Hufeisenniere und Nierensteine. Die hufeisenförmige Verbindung der beiden Nieren wird als eine angeborene Mißbildung der Nieren angesehen. Als die Folge einer derartigen Niere wird die Bildung von Nierensteinen betrachtet. Im übrigen kann die Nierensteinbildung auch durch entzündliche Erkrankung des Nierenbeckens oder durch eine lange erzwungene Ruhelage bei schweren Infektionskrankheiten begünstigt werden. Urteil des Landessozialgerichtes Baden-Württemberg vom 19. 4. 1955, VII b KB 137/52, ref. Sozialrechtliche Entscheidungssammlung. Stuttgart, Kohlhammer 1953ff. BVG § 1 (b 2) Nr. 90.

Eine Wanderniere steht nicht im Zusammenhang mit einem Unfall. Urteil des Reichsversicherungsamtes vom 21. 5. 1927 ref. Rostock, P.: Entscheidungen des Reichsversicherungsamtes Unfall und Erkrankungen. Stuttgart 1931, S. 189.

zu VIII. Bluthochdruck als Restzustand einer akuten Nierenentzündung ist nicht Folge eines stumpfen Kopftrauma vor 16 Jahren. Urteil des Bayerischen Landesversicherungsamtes vom 10. 1. 1951, Kb. b 1121/50, ref. Rostock: Die Wehrdienstbeschädigung in der Spruchpraxis der Sozialgerichte. München: Schick o. J. etwa 1952/53, S. 14.

Eine chronische parenchymatöse Nephritis ist nicht durch Erkältung verschlimmert worden. Urteil des Reichsversicherungsamtes vom 30. 4. 1930, I a 5261/29/1, ref. Rostock, P.: Entscheidungen des Reichsversicherungsamtes Unfall und Erkrankungen. Stuttgart 1931, S. 131.

zu IX. Die Hydrocele testis ist als Unfallfolge nur anzuerkennen, wenn eine schwere Gewalteinwirkung die Hoden und ihre Häute getroffen hat. Diese Voraussetzung ist nicht erfüllt, wenn nur ein sog. „Verheben" vorgelegen hat. Urteil des Bayerischen Landesversicherungsamtes vom 5. 10. 1951, Ue 650/51, ref. Breithaupt: Sozialrechtliche Entscheidungssammlung 1952, S. 566. Suttgart, Kohlhammer.

Literatur zu Teil I

ABOULKER, P., et M. DEROT: Les anuries après prostatectomie. Gaz. méd. Fr. **64**, **773** (1957).

ABREU e SOUSA, Fredrico de jo.: Blasen- und Urethrarupturen bei Beckentraumen. Brasil-méd. **68**, 52 (1954).

ABS, O.: Kälteschädigungen auf Polarexpeditionen. Polarforsch. **3**, 326 (1953).

ACKERMANN, R.: Potenzverlust nach Hirntrauma. Landarzt **33**, 609 (1957).

ADDIS, Th. Glomerular nephritis diagnosis and treatment. New York: Macmillan & Co. 1950. Ärztliche Sachverständigen-Zeitung (1930—1944).

AHNERT, P., u. V. UNGER: Beitrag zur Frage der Hypertonie bei einseitigen Nierenerkrankungen. Zbl. Chir **77**, 1769 (1952).

ALBERTINI, A. v.: Histologische Geschwulstdiagnostik. Stuttgart: Georg Thieme 1955.

—, u. U. W. SCHNYDER: Schweiz. med. Wschr. **17**, 471 (1954) (Hodengeschwülste).

ALBRECHT, K. F.: Über die präoperative Größenbestimmung des Prostataadenoms. Z. Urol. **49**, 557 (1956).

Alder, S.: Die unfallrechtliche Bedeutung der Nierenexstirpation. Diss. Berlin 1954.
Alfermann, F.: Pathogenität der Erregergruppen. Z. Urol. Sbd. 405 (1949).
Alkalay, I.: Familiar periodoc disease with renal damage. J. Amer. med. Ass. **170**, 653 (1959).
Alken, C. E.: Z. Urol. **32**, 433 (1938) (Papillennekrose).
— Unfallverletzungen am Urogenitalsystem und ihre Beurteilung im Hinblick auf Unfallfolgen. Unfalltagg. Frankfurt 1953, Bd. 85, (1953).
— Klinik d. Gegenwart, Bd. II. München u. Berlin, Urban & Schwarzenberg 1955 (Cystitis, Pyelitis).
— Leitfaden der Urologie für Studium und Praxis. Stuttgart: Georg Thieme 1955.
—, u. R. Hasche-Klünder: Z. Urol. 1952 (Hämaturie durch chron. Coli-Pyelitis).
—, J. C. Roucayrol, E. Oberhausen, A. Taupitz u. H. Ueberberg: Zur Frage der Carcinom-Entstehung nach Pyelographie mit Thorotrast. Urol. int. (Basel) **10**, Nr **3**, 137 (1960).
—, u. F. Sommer: Z. Urol. **43**, 420 (1950); **44**, 564 (1951); **46**, 801 (1953) (Reno-Vasographie).
—, u. E. Zumach: Z. Urol. **33**, 498, (1939) (Harnröhren-Striktur).
Allemann, R.: Helv. med. Acta **10**, 547 (1943) (Kleine schmerzhafte Hydronephrose).
— Schweiz. med. Wschr. **82**, 147 (1952) (Prostatakarzinom).
Allison, A. C., and K. G. McWhister: Nature (Lond.) **178**, 748 (1956). Ref. Med. Perishop Ingelheim **7**, 70 (1957).
Alske, J. A.: Traumatische Ruptur der Nierenvene mit Operation einen Monat nach dem Unfall. J. Int. Coll. Surg. **20**, 208 (1953).
Alwall, N., u. S. Johnson: Nierenschädigung nach einer Angiographie. Acta chir. scand. **109**, 11 (1955).
Amelar, Richard D.: Carcinoma of the penis due to trauma occurring in a male patient circumcised at birth. J. Urol (Baltimore) **75**, 728 (1956).
American Industrial Hygiene Association Quarterly (Am.).
Ammermüller, H., u. H. Wilden: Gesundheitliche Schäden in der Wiedergutmachung, S. 2965, Stuttgart; Kohlhammer 1953.
Androulakis, H.: Z. Urol. **51**, 472 (1958) (Ektope Harnleitermündung).
Annovazzi, G.: Verletzung der Wirbelsäule und nachfolgende Nierensteinbildung. Arch. ital. Chir. **60**, 605 (1941).
Anhaltspunkte für die ärztliche Gutachtertätigkeit im Versorgungswesen. Bundesministerium für Arbeit und Sozialordnung, 1958.
Arbeit und Gesundheit (Sozialmedizinische Schriftenreihe des Bundesministeriums für Arbeit und Sozialordnung):
H. 6, Schulärztliche Fragen, Ob.-Med.-Dir. Doz. Dr. Schmith. Stuttgart: Georg Thieme.
H. 46, Sammlung versorgungs- und gerichtsärztlicher Gutachten aus dem Gebiet der inneren Medizin, Dr. Meyeringh 1952.
H. 50, Entschädigungspflichtige Berufskrankheiten 1953 mit Nachtrag 1955, Prof. Dr. Dr. Bauer.
H. 56, Wiederherstellung der Lebenstüchtigkeit geschädigter Menschen (Rehabilitation in inländischer und ausländischer Sicht), Dr. med. hab. Hoske 1955.
H. 62, Rehabilitation in England 1957.
H. 64, Grundlagen der Rehabilitation in der Bundesrepublik Deutschland, Dr. Jochheim 1958.
H. 65, Die Dystrophie, Spätfolgen und Dauerschäden.
H. 68, Der Gesundheitszustand der Heimkehrer 1959.
„Arbeitsmedizin" Abhandlungen über Berufskrankheiten und deren Verhütung. Leipzig: Johann Ambrosius Barth.
Arbeitsmedizinische Erkenntnisse und Erfahrungen, Bundesministerium für Arbeit und Sozialordnung, 1957. Bonn: Köllen.
Arbeitsschutz (Bundesarbeitsblatt).
Archiv für Gewerbepathologie und Gewerbehygiene.
Archives of Industrial Hygiene and Occupational Medicine (Am.).
Archives des Maladies professionelles de Médecine du travail et de Secureté sociale (Franz.).
Argento, V. D.: Il trattamento delle lesioni traumati dell'uretra esiti immediatica distanza. Clinica (Bologna) **16**, 347 (1956).
Archiv za Higijenu Rada (Jugoslaw.).
Arnholdt, F.: Über Nieren- und Harnleitersteine. Neue med. Welt **1950**, 822.
Funktionsprüfung der Niere durch Clearancemethoden. Z. Urol., Sonderheft, 138 (1951).
— Neurogene Entstehung von Harnsteinen. Münch. med. Wschr. **97**, 3, 85 (1955) Fragekasten.
— Die Beurteilung der Harnsteinkrankheit im Gutachten über Wehrdienstbeschädigung. Med. Klin. **52**, 813 (1957).
Arnold, A.: Ärztliche Grundlagen der Schulturnbefreiung. Leipzig: Johann Ambrosius Barth 1956.
— Geschichte der Sportmedizin. In: Arnold, Lehrbuch der Sportmedizin. Leipzig 1956.
— Körperentwicklung und Leibesübungen. Leipzig: Johann Ambrosius Barth.

ARNOLD, A.: Lehrbuch der Sportmedizin. Leipzig: Johann Ambrosius Barth 1956.
ARNOLD, O. H.: Die sogenannte Feldnephritis. Leipzig: Georg Thieme 1944.
—, u. K. D. BOCK: Zur Frage einer postnephritischen Hypertonie. Dtsch. med. Wschr. **83**, 711 (1958).
—, —, u. E. MESSMER: Untersuchungen zum Problem der Beziehung Hochdruck-Niere. Dtsch. med. Wschr. **77**, 1565 (1952).
ARTNER, J., F. BRANDSTETTER u. H. HASCHEK: Z. Urol. **53**, 295 (1960) (Reizblase der Frau).
ASANGER, R.: Die „Verschlimmerung" in der gesetzlichen Unfallversicherung. Med. Sachverst. **54**, 49 (1958).
ASCHENBRENNER, R., u. H. EYER: Rickettsiosen. In: Handbuch der inneren Medizin, 4. Aufl. Bd. I/1, S. 638. Berlin 1962.
ASCOLI, R.: Die unmittelbare operative Behandlung und der Kampf gegen die Rückfälle bei Harnsteinoperation. Z. urol. Chir. **45**, 410 (1940).
— Chemische Natur und Frequenz der Harnsteine. Rif. med. H. 4 (1947).
ASSHAUER, E.: Beitrag zur Epidemiologie der Urogenitaltuberkulose. Urol. int. (Basel) **4**, 29 (1957).
ASSMANN, H.: Ergebnisse der Inneren Medizin und Kinderheilkunde, Bd. 1, N. F., S. 1. Berlin-Göttingen-Heidelberg: Springer 1949 (Feldnephritis).
ATTLEE, W. H. W.: Hämoglobinurie bedingt durch Anstrengung. Lancet **1937 I**, 1400.
BAADER, E. W.: Arsenbekämpfung bei der Schädlingsbekämpfung mit Flugzeugen. Med. Welt **1929**, H. 36.
— Berylliumfluoriderkrankungen. Prof. Lichtenberger, Ärztever. 1929.
— Entlarvung von Simulanten gewerblicher Krankheiten. Jkurse ärztl. Fortbild. (1934, Sept.).
— Berufliche Arsenwasserstoffvergiftung eines Arztes. Fühner-Wielands Slg Vergift.fälle **6** (1935).
Berufskrebs. Neuere Ergebnisse aus dem Gebiet der Krebskrankheiten. Leipzig 1937.
— Klinik der Vergiftungen durch aromatische Lösungsmittel. Bericht VIII. Internat. Kongr. Unfallmed. u. Berufskrankheiten, Frankfurt, 1939.
— Die Nebelkatastrophe im Monogahelatal. Dtsch. med. Wschr. **1950**, H. 15.
— Die chron. Kadmiumvergiftung. Dtsch. med. Wschr. **1951**, Nr 14.
— Die chron. Kadmiumvergiftung. X. Internat. Kongr. Arbeitsmed., Lissabon 1951.
— Die chron. Kohlenoxydvergiftung. Dtsch. med. Wschr. **1952**, Nr 21.
— Gewerbekrankheiten, 5. Aufl. München: Urban & Schwarzenberg 1960.
—, u. E. HOLSTEIN: Quecksilber und Quecksilbervergiftung. Berlin 1933 (ausführliche Monographie).
— G. LEHMANN, H. SYMANSKI u. H. WITTGENS: Handbuch der gesamten Arbeitsmedizin, Bd. II. Berlin-München-Wien: Urban & Schwarzenberg 1961.
BACHER, R.: Zur peroralen Harnsteinbehandlung und Rezidivprophylaxe. Med. Klin. **51**, 266 (1956).
BACHMANN, W.: Die Dissimulation in der Begutachtungsmedizin. Lebensversicher.-Med. **9**, Nr 4, 73 (1957).
BAETZNER, W.: Sport- und Arbeitsschäden. Leipzig: Georg Thieme 1936.
BÄUMER, A.: Fehldeutungen des Symptoms Hypertonie. Med. Klin. **51**, 1550 (1956).
BAIRD, H. H.: Surgical injuries of the ureter and bladder. J. Amer. med. Ass. **162**, 1357 (1956).
BALL, H., u. H. PELZ: Tödlicher Zwischenfall bei der Urethrographie mit Bariumsulfat. Z. Urol. **46**, 539 (1953).
BANERJI, D.: Tuberculous meningitis. J. Indiana med. Ass. **32**, 281 (1959).
BANSI, H. W.: Das Hungerödem. Stuttgart: Ferdinand Enke 1949.
— Kriegsgefangenenkrankheiten. 1. Ärztekongr. für Pathologie, Therapie und Begutachtung der Kriegsgefangenenkrankheiten, Bonn 1953.
— Nierensteinleiden und Dystrophie in Sammlung Gutachten innerer Medizin, S. 470. Stuttgart: Georg Thieme 1956 (Arbeit und Gesundheit, Nr. 58).
— Nephrolithiasis. Gutachten für Versorgungsamt Dortmund, vor 1957.
— Die Sexualität des Heimkehrers. Stuttgart: Ferdinand Enke 1957.
—, u. H. Peters: Bericht über interne medizinische Untersuchung von Dystrophiefolgen bei Heimkehrern. In: Gesundheitszustand der Heimkehrer, Arbeit und Gesundheit. Stuttgart 1959.
BAROSO, G.: Compressao e necrose parcial do penis por anel metalico. Aeq.brasil.med.nav. **17**, 4423 (1956).
BARSKY, B. J.: Zum Problem der Pathogenese der sog. paroxysmalen Marschhämoglobinurie. Ter. Arkh. **22**, 65 (1950). Ref. Kongr.-Zbl. ges. inn. Med. **137**, 300 (1952).
BARTKOWIAK, Z.: Subkutane Nierenverletzung. Z. Urol. **33**, 298 (1939).
BAUER, K.: Zur Harnsteingenese. Fortschr. Med. **75**, 535 (1957).
—, u. F. HESSE: Hodenatrophie nach Leistenbruchoperation. Ärztl. Wschr. **12**, 921 (1957).

BAUER, K. H.: Das Krebsproblem. Berlin-Göttingen-Heidelberg: Springer 1949.
— Über Chemie und Krebs, dargestellt am „Anilinkrebs". Dtsch. Chir.-Kongr. 1949, Ber. 21.
— Über den Zusammenhang zwischen malignen Tumoren und Unfällen bzw. Berufsschäden. Hefte Unfallheilk. Nr. 43, 81 (1952) — XV. Dtsch. Unfallkongr. 1951, Ber. 76.
—, u. R. Frey: Geschwulst und Trauma. In: Handbuch der Unfallheilkunde. 2. Aufl., Bd. II, S. 60. Stuttgart: Ferdinand Enke 1955.
BAUER, K. M.: Thorotrastschäden. Medizinische H. 31/32, 1051 (1954).
— Harnröhrenkontrastdarstellung. Med. **36**, 1270 (1955).
— Vesikulographie. Z. Urol. **49**, 287 (1956).
— Harnsteingenese und Prophylaxe. Medizinische Nr 52, 1939 (1957).
— Pathogenese, Diagnose und Therapie der Nebenhodenentzündung. Fortschr. Med. **77**, 185 (1959).
—, u. F. HESSE: Hodentumoren. Z. Urol. **51**, 595 (1958).
BAUER, M.: Tropenkrankheiten. Arbeit und Gesundheit, H. 29, Berlin 1937.
— Die entschädigungspflichtigen Berufskrankheiten. Arbeit und Gesundheit, Nr 50. Stuttgart: Georg Thieme 1953.
— Krebs oder andere Neubildungen sowie Schleimhautveränderungen der Harnwege durch aromatische Amine. Arbeit und Gesundheit, Nr. 50, S. 84 (1953).
BAUMBUSCH, F.: Pyelonephritis und Wehrdienstbeschädigung. Z. Urol., Kongreßband 1957.
BAUMECKER, H: Pantocainschädigung durch Harnröhreninstillation. Zbl. Chir. **59**, 1431 (1932).
BEAD, R. E., and W. E. GOODYEAR: Hyperparathyroidism and urolithiasis. J. Urol. (Baltimore) **64**, 638 (1950).
BECHER, E.: Dtsch. Arch. klin. Med. **145**, **148** u. **152**. (Xanthoproteinreaktion).
BECK, H. R.: Die Strahlengefährdung des Menschen im Gesichtskreis der Versicherungsmedizin. Lebensversicher.-Med. **10**, Nr. 2, 3 (1958).
BECK, W.: Totalnekrose einer Niere nach traumatischer Arterienthrombose. Z. Urol. **47**, 783 (1954).
BECKER, Th.: Zur Frage des Schmerzensgeldes in der Unfallbegutachtung. Dtsch. Gesundh.-Wes. **1958**, 310.
BECKER, W.: Pathogenese und Prophylaxe der sogen. Schambeinosteomyelitis nach der retropubischen Prostatektomie. Wschr. 8, 478 (1953).
BECKER, W. H.: Das Nierensteinleiden in der Unfallbegutachtung. Münch. med. Wschr. **1954**, 887; — Mschr. Unfallheilk. **58**, 158 (1955).
BECKER, I., H. HUBER u. O. KÜSTER: Kommentar zum Bundesentschädigungsgesetz 1955.
BEER, J.: Uretersteine, ihre Entstehung, Diagnose und Behandlung. Diss. Leipzig 1950.
BEHRENDT: Poliomyelitis. Med. Klin. **1953**, 1013. Vortrag Symposium 25. und 26. 4. 53. Kopenhagen.
BELL, E.: Marschhämoglobulinurie. Canad. med. J. **57**, 43 (1947).
BENJAMIN, V., and T. THOMAS: Akute tubular-necrosis of the kidney after pneumonectomy. J. Indiana med. Ass. **24**, 285 (1955).
BENZINGER, TH.: Untersuchungen über den Einfluß schwerer Muskelarbeit auf die Nierenleistung. Arbeitsphysiologie 8, 142 (1935).
BERG, H., u. W. Ch. HECKER: Harnsteine im frühesten Kindesalter. Ärztl. Wschr. **10** (31), 715 (1955).
BERGENDAL, S.: Acta chir. scand., Suppl. 45 (1936) (Nierengefäßvarianten u. Hydronephrose).
BERGLIN, T.: Nierenschädigung durch Sulfonamide und die Frage der Röntgendichtheit der Sulfonamidkonkremente. Hygiea (Chic.) Nr **24** (1947).
BERGMANN, G. v.: Lehrbuch der inneren Medizin. Berlin 1934.
BERGMANN, M.: Riesenhydronephrose. Z. Urol. **53**, 315 (1960).
BERLEPSCH, Kl. v.: Oberflächenspannung und Schutzkolloide des Urins und ihr fraglicher Zusammenhang mit der Nierensteinbildung. Urol. int. (Basel) **5**, 149 (1954).
BERMANN, L. B.: The nephrotoxic lesion of ethylene glycol. Ann. intern. Med. **46**, 611 (1957).
BERNARD, R.: A propos d'une image en couch de soleil de l'hémicoupole diaphragmatique droite (ectopie rénale intrathoracique). Pédiatrie **14**, 293 (1959).
BERNING, H.: Die Dystrophie. Stuttgart: Georg Thieme 1949.
BERO, G. L.: Amyloidosis: its clinical and pathologic manifestations, with a report of 12 cases. Ann. intern. Med. **46**, 931 (1957).
BERTHOLD: Renale Rachitis, Z. Orthop. **87**, Beilageheft 1, 126 (1956).
BERTRAND-FONTEINE, TH., R. COUVELAIRE, A. NENNA, CH. OBERLIN et J. SCHNEIDER: Les néphrites ascendantes. Paris: Masson & Cie. 1955.
BESKOW, A.: A survey of tuberculosis of the kidney in relation to tuberculosis in general. Acta tuberc. scand., Beiheft 31 (1952).
— Die Bedeutung der extraurogenitalen Tuberkulose für die Prognose der Nierentuberkulose. Z. Urol. **47**, 300 (1954).

BESKOW, A.: Tuberculosis of the lungs and genito-urinary tract; diagnostic aspects. Acta tuberc. scand. **34**, 173 (1957).
Lungentuberkulos och Urogenitaltuberkulos. Särtik. Nord. Med. **59**, 298 (1958).
BESSON, J. H.: Nephrectomy for hypertension. The second reported ten-year cure. Surgery **30**, 570 (1951).
BETTGE, G.: Ein Beitrag zur Pathogenese und Therapie der renalen Osteopathie (renale Rachitis). Fortschr. Röntgenstr. **78**, 689 (1953).
BETTGE, S., u. C. F. ROTHAUGE: Die Bedeutung der Clearanceuntersuchung getrennter Nierenharne für die Operationsindikation bei chirurgischen Nierenerkrankungen. Z. Urol. **50**, 544 (1957).
BEUCHELT, H.: Zur Wirkung von Periston N. Medizin und Chemie, Bayer, Leverkusen 1956.
BEYER, E.: Ureterabriß bei krimineller Abtreibung. Münch. med. Wschr. **101**, 358 (1959).
BEYER, G.: Beitrag zur Steingenese. Chirurg **25**, 5, 221 (1954).
BEYER, G. F.: Über Beckenfrakturen unter besonderer Berücksichtigung der urologischen Komplikationen. Diss. Erlangen 1947.
BIANCARDI, S.: Sulla calcolosi dell'uretra (über Harnröhrensteine). Arch. ital. Chir. **343**, 47 (1937).
BIASI, W. di: Crush Syndrom nach bergmännischen Verletzungen. Mschr. Unfallheilk. **56**, 332 (1953).
BIBUS, B.: Die beiderseitige Nierensteinkrankheit. Wien: Wilhelm Maudrich 1948 (Wiener Beiträge zur Urologie Nr. 3).
— Harninfektion der Frau. Wien. klin. Med. **103**, 561 (1953).
— Kausalität und Arbeitsfähigkeit bie Nierentuberkulose. Forschung und Praxis, Bd. 8, hrsg. von der Gesellschaft der Gutachterärzte Österreichs, Bd. IV. Wien: Hollinek 1955.
— Nierensteinkrankheit und Kriegsernährung. Z. Urol. **43**, 130 (1950), Sonderheft.
— Zur Frage der Kausalität der Urogenitaltuberkulose im Hinblick auf die Kriegsinvalidität. Z. Urol. **49**, 95 (1956).
— Prostatakarzinom. Z. urol. Chir. **43**, 357 (1957).
—, u. G. R. MÄRZ: Tumorbildende Cystitis. Z. Urol. **48**, 170 (1955).
BIEDERMANN, G., u. F. HOLZKNECHT: Hochdruck und einseitige Nierenschädigung. Z. Urol. **48**, 523 (1955); — Klin. Med. (Wien) **8**, 549 (1953).
BILLIARD-DUCHESNE, J. L.: Les amino-tumeurs de la vessie. Arch. Mal. prof. **9**, H. 2 (1948).
— Cas français de tumeurs professionelles de la vessie; statistiques; remarques. Bull. Ass. franç. Cancer **45**, 376 (1958).
BINGOLD, K.: Typhus usw. In: Handbuch der inneren Medizin, 4. Aufl. Bd. I/1, S. 1399. Berlin 1952.
BIRKNER, R.: Röntgenkontrastmittel. Chirurg **19**, 12 (1948).
BJÖRN-HANSEN, H.: Über die paroxysmale Kältehämoglobinurie mit besonderem Hinblick auf die leucocytären Blutveränderungen, die Hämolyse und den Blutdruck im Anschluß an experimentelle Abkühlungsversuche. Acta med. scand. 88, 129 (1936). Ref. Kongr.-Zbl. ges. inn. Med. 85, 422 (1936).
BLANCARD, A.: Z. Urol. **36**, 340 (1942). (Fettembolie bei Harnröhrendarstellung).
BLITZ, J., u. M. STRAUB: Niereninsuffizienz („lower nephron nephrosis") nach Operationen. Ned. T. Geneesk. **20**, 1600 (1949).
BLOCH, W.: Über traumatische Nierensteinbildung und ihren Zerfall. Z. Urol. **25**, 324 (1931).
BLUMENSAAT, C.: Zur traumatischen Entstehung der Hydronephrose. Mschr. Unfallheilk. **43**, 272 (1936).
— Die Erwerbsminderung beim traumatischen Nierenverlust. Mschr. Unfallheilk. **60**, 33 (1957) (Gesichtspunkte und Folgerungen).
— Die entzündlichen Erkrankungen der Prostata. Stuttgart: Ferdinand Enke 1961.
BLUMGART, H. L., u. D. R. GILLIGAN: Marschhämoglobinurie. Studien der klinischen Merkmale des Blutstoffwechsels und des Mechanismus mit Beobachtung von 3 neuen Fällen und Literaturübersicht. Trans. Ass. Amer. Phycns **56**, 123 (1941).
BOCK, H. E.: Doppelseitige hämatogene Nierenerkrankungen. In: Das ärztliche Gutachten im Versicherungswesen, hrsg. von A. W. Fischer, L. Herget u. G. Molineus, 2. Aufl., Bd. II, S. 697. München: Johann Ambrosius Barth 1955.
— Kritikheischende Situation bei der Diagnostik und Therapie von Niereninsuffizienzen.
— Klinische Studien zur Bennholdschen Kongorotprobe. Med. Klin. **53**, 1600 (1958).
BOCK, K. D.: Die gefäßbedingten Nierenerkrankungen. Med. Klin. **52**, 1025 (1957).
BODEN, O.: Blasendivertikel und Uretersteine. Z. Urol. **89**, H. 2 (1941).
— Zwanzig Jahre Begutachtung Anilintumorkranker. Dtsch. Urologenkongr., Aachen 1953, S. 421
— Schambeinosteomyelitis und andere Komplikationen bei Millinscher Prostatektomie. Zbl. Chir. **79**, 1266 (1954).

Bodewig, H. O.: Maligne Hodengeschwülste, ihre Pathogenese, Diagnostik und Therapie. Z. Haut- u. Geschl.-Kr. **26**, 226 (1959).
Boeminghaus, H.: Ergebn. Chir. Orthop. **17** (1924) (Klappenbildung hint. Harnröhre als Miktionshindernis).
— Ergebn. Chir. Orthop. **17** (1924) (Harnröhrenstriktur).
— Harnstauungsnieren. Langenbecks Arch. klin. Chir. **171** (1932).
— Nierensteine und ihre operative Behandlung. In: Die Urologie in Einzeldarstellungen S. 1445. Leipzig: Georg Thieme 1943.
— Verletzungen der Harnorgane. In: Die Urologie in Einzeldarstellungen. Leipzig: Georg Thieme.
— Harnstauungsnieren. Leipzig: Georg Thieme 1946
— Verletzung der Harnorgane. Leipzig: VEB Thieme 1949.
— Nierensteine. In: Chirurgie der Urogenitalorgane, Bd. 1, S. 123, 1950.
— Partieller Niereninfarkt und Hochdruck als Folge der Unterbindung akzessorischer Gefäße. Langenbecks Arch. klin. Chir. **273** (Kongreßband), 393 (1953); — Z. Urol. **46**, 711 (1953).
— Steingenese-Steinauflösung, konservative Behandlung Steinkranker und Prophylaxe nach operativer Steinentfernung, Konkrementbildung und Nebenschilddrüse. Medizinische **12**, 369 (1953).
— Urologie. München: Werkverlag Dr. Edmund Banaschewsky 1954. 3. Aufl. 1960.
— Urografinzahl. Z. Urol. **47**, 766 (1954).
— Zur Entstehung der Hydronephrose. Langenbecks Arch. klin. Chir. **158**, 445 (1958).
— Hochdruck und Nephrektomie. Z. Urol. **51**, 313 (1958).
— Nierenhypoplasie und Hochdruck. Z. Urol. **51**, 323 (1958)
— Neurochirurgische Eingriffe bei urologischen Erkrankungen. Z. Urol., Sonderheft 9—16 (Hochdruck S. 11).
—, u. F. J. Götzen: Partieller Niereninfarkt und Hochdruck als Folge der Unterbindung akzessorischer Gefäße. Medizinische **20**, 681 (1952); — Z. Urol. **46**, 770 (1953).
—, u. J. A. Hendriock: Langenbecks Arch. klin. Chir. **155**, 435 (1929).
—, u. L. Zeiss: Erkrankungen der Harnwege im Röntgenbild. Leipzig: Johann Ambrosius Barth 1933.
Boemke, F.: Thorotrastschäden bei Nieren. Zbl. allg. Path. path. Anat. **95**, 464 (1956).
Bogdan, E.: Klinik und Therapie der Urethralsteine. Z. Urol. **48**, 778 (1955).
Bogomoletz, A.: Rolle der Nierenfunktionsstörungen bei der Genese der Ermüdung. I. Niereninsuffizienz und Ermüdung. Ref. Ber. ges. Physiol. **101**, 417 (1937).
Bohn, H.: Über die Pyelonephritis. Med. Klin. **50**, 624 (1955).
Bonino, M. (Turin): Die experimentelle Erzeugung von Harnsteinen durch Mikrobeninfektion. Arch. ital. Urol. **18**, H. 4 (1941).
Bonnell, J. A.: Emphysema and proteinuria in men casting coppercadmium alloys. Brit. J. industr. Med. **12**, 3 (1955).
Bonser, G. M.: The genesis of tumors of the bladder and other tissues with special reference to the industrial amines. Proc. roy. Soc. Med. **51**, 965 (1958).
Boone, H. W., E. Haltiwanger, R. L. Chambers and N. C. Durham: Fußballhämaturie. J. Amer. med. Ass. **158**, 1516 (1955).
Bopp, K. Ph., u. E. P. Bleiching: Über einen Fall von traumatischem renalen Hochdruck. Schweiz. med. Wschr. **88**, 978 (1958).
Borbély, F.: Erkennung und Behandlung der organischen Lösungsmittelvergiftungen. Bern: Huber 1947.
Borchardt: Täuschungsversuche, Bluthamen. Ärztl. Sachverst.-Ztg. **1938**, 44 (141).
Borelli, S.: Potenzstörungen als Schädigungsfolge. Münch. med. Wschr. **98**, 734 (1956).
Borgard, W.: Hochdruck bei einseitigen Nierenerkrankungen. Med. Klin. **41**, 257 (1946).
Boshamer, K.: Nierensteinbildung und Unfall. Arch. orthop. Unfallchir. **32**, 84 (1932); — Zbl. Chir. **60**, 644 (1933).
— Blasen- und Harnröhrenverletzungen sowie ihre Begutachtung. Chirurg A, 777 (1935).
— Prostatacysten. Z. Urol. **29** (1935).
— Neuere Anschauungen über die Entstehung der Nierensteine. Med. Welt **15**, 1277 (1941).
— Ulcus vesicae. Z. urol. Chir. **46** (1942).
— Betrachtungen zur Nierensteinbildung (Neurogene Theorie der Nierensteinbildung). Z. Urol., Sonderheft, 184 (1949).
— Die Urogenitaltuberkulose. Med. Klin. **44**, 1301 (1949).
— Chronische Prostatitis. Zbl. Chir. **75**, 404, (1950).
— Nierensteine. Therapiewoche **1951**, **7**; — Z. Urol. 1949, Sonderheft.
— Staphylokokkenstein der Niere. Münch. med. Wschr. 1932 II (1951).
— Uro-Tbc. Langenbecks Arch. klin. Chir. **270**, 317 (1951).
— Uro-Tbc. Augsburg. Fortb.kurse, IX. F. (1952).
— Urologische Tuberkulose. Urol. Kongr. 1953, Ber. 308.

BOSHAMER, K.: Das urologische Gutachten. Verh. Dtsch. Ges. Urol., Aachen 1953, Ber. 308 (Beiheft Z. Urol. S. 296).
— Lehrbuch der Urologie. Stuttgart: Gustav Fischer 1953.
— Klinische Untersuchung zur Harnsteinbildung. Z. Urol. **48**, 198 (1955).
— Zur Harnsteinbildung. Langenbecks Arch. klin. Chir. **282**, 964 (1955).
— Frage: Auflösung von Harnsteinbildung durch Röntgenstrahlen. Antwort: Prof. K. Boshamer. Med. Klin. **51**, 1850 (1956).
— Hydronephrose. Gutachten für Versorgungsamt Köln-Riehl, vor 1957.
— Nephrolithiasis. Gutachten für Landesversorgungsamt Nordrhein, Köln-Merheim, vor 1957.
— Neuere Erkenntnisse zur Harnsteinbildung. Therap. Woche **9**, 325 (1959).
— Die Begutachtung der aseptischen Harnsteinbildung nach Immobilisation und Frakturen. Z. Urol. **54**, 483 (1961).
BOURNE, W. A.: Nephrectomy in hypertension due to renal artery infarction with superinfection of streptococcal endocarditis by fungus. Brit. med. J. **1954**, No 4882, 271.
BOYCE, M. C.: Die Bildung von Nierensteinen bei bettlägerigen Kranken. J. Amer. med. Ass. **116**, Nr. 20 (1941).
BRADLEY, S. E.: Diseases of Kidney. Ann. Rev. Med. **1**, 97 (1950) (Nephritis).
BRACHMANN, W.: Kasuistischer Beitrag zum Ureter duplex mit einem blinden Ende. Z. Urol. **52**, 56 (1959).
BRACK, E.: Über Harnsteine einschl. der Nierenbeckensteine. Chirurg **20**, 42 (1949).
BRACK, K.: Zur Frage der Narbenkarzinome der Harnwege. Z. Urol. **50**, 310 (1957).
BRACKEN, E. C., D. L. BEAVER and C. C. RANDALL: Histochemical studies of viral and leadinduced intranuclear bodies. J. Path. Bact. **75**, 253 (1958) (Intranukleare Einschlußkörperchen im Nierengewebe bei Bleivergiftung und Viruserkrankung).
BRAITENBERG, H. v.: Über die Miterkrankung der abführenden Harnwege und deren Folgen bei der akuten Beckenbindegewebsentzündung. Zbl. Gynäk. **72**, 1489 (1950).
BRANDSTETTER, F.: Entzündliche urologische Komplikationen nach gynäkologischen Operationen. Medizinische **1957**, Nr. 33/34, 1151.
BRANDT: Der Arbeitsschutz bei Verwendung von Röntgenstrahlen. Fortschr. Röntgenstr. **55**, (Kongreßheft), 25 (1937).
BRAT, L., u. H. GOLDHAMMER: Z. Urol. **47**, 193 (1954) (PAH-Clearance).
BRAUNBEHRENS, H. v.: Münch. med. Wschr. **44**, 1203 (1942) (Unverträglichkeit i. v. Pyelographie).
BREITHAUPT: Hydrocele testis. Urteil Bayr. Landesversicherungsamt vom 5. 10. 1951 Ue 650/51; ref. Breithaupt, S. 566 (1952).
BREITHAUPT: Unterernährung — Nierentuberkulose. Urteil Oberversicherungsamt Osnabrück vom 20. 11. 1952 — B 660/51; ref. Breithaupt, S. 345 (1954). Sozialrechtl. Entscheidungslg. Stuttgart, Kohlhammer 1953, IX/3 BVG § 1 (b 2) Nr. 32.
BREITKOPF: Trauma und Hodencarcinom. Zbl. Chir. **1931**, 2903.
BREITNER, B.: Sportschäden und Sportverletzungen. Stuttgart: Ferdinand Enke 1953.
BREKHOFF, K.: Thorotrastschäden. Fortschr. Röntgenstr. **74**, 594 (1951).
BRENKEN, G.: Harnuntersuchungen bei Ostsee- und Warnowschwimmern usw. Pöppinghausen, Bochum-Langendreer.
BRICE, L. M.: Marschhämoglobinurie, Erscheinungen und Ursachen. Med. J. Aust. **2**, 49 (1944).
BRINKER, E.: Urogenitaltuberkulose. Bericht Frühjahrstagg. Rhein. Westf. Tuberkulosevereinigg. Düsseldorf, 29. 3. 1958, S. 13, Schreibmasch.vervielfält.
BRINKMANN: Gutachterliche Überlegung zum Problem der Befreiung vom Schulturnen und Schulsport. Vortr. II, Sportärztetagg Weimar 1955.
British Journal of Industrial Medicine (engl.)
BROD, J.: Chronische Pyelonephritis. Berlin: VEB Verlag Volk und Gesundheit 1957.
BROSCH, W.: Über den Fall einer Harnröhrenstriktur nach stumpfer Dammverletzung bei einer kongenitalen Zweiteilung der Urethra posterior. Z. Urol. **49**, 119 (1956).
— Nierencarcinom mit sekundärer Steinbildung derselben Niere. Z. Urol. **49**, 736 (1956).
BROSIG, W.: Die Behandlung der Urogenitaltuberkulose. Internist **1**, 116 (1960).
BRÜCK, H. v., u. O. DOBRITZ: Über die eigenartige Form der Nierensteinerkrankung im Anschluß an Knochenbrüche. Chirurg **15**, 325 (1943).
BRÜCKE-TELEKY, D.: Sportschäden des weiblichen Harnapparates. Wien. klin. Wschr. **1936**, 1139.
BRUGSCH, Th.: Lehrbuch der inneren Medizin. Berlin-München 1950.
BRUMMEL, L.: Die Harnröhrenverletzung als Komplikation bei Beckenfrakturen, ihre Erkennung, Behandlung und Endergebnisse. Diss. Bonn 1952.
BRUMMER, P.: Proteinurie nach Anstrengungen... Acta med. scand. **12**, 252 (1946).
BRUN, R., BUCHWALD u. K. ROHOLM: Fluorausscheidungen im Harn bei chronischen Fluorvergiftungen von Kryolitharbeitern [Dänisch]. Nord. Med. 1941.

BRUN, C., u. F. RAASCHOU: Nierenbiopsie. Amer. J. Med. **24**, 676 (1958).
BRUNKEN, J.: Harnblasenverletzungen Göttingen. Diss. 1950.
BRUNNER, H. E.: Spätschäden nach diagnostischer Thorotrastanwendung. Schweiz. Z. allg. Path. **18**, 170 (1955).
BRUNNER, W.: Starkstromunfälle mit Schock, ausgedehnten Muskelnekrosen und tubulärer Schädigung der Niere. Helv. chir. Acta **16**, 318 (1949).
BRUST, A. A., and E. B. FERRIS.: The diagnostic approach to hypertension due to unilateral kidney disease. Amer. intern. Med. **47**, 1049 (1957).
BUCKUP, H.: Taschenbuch der Arbeitsmedizin. Stuttgart: Georg Thieme 1957.
BÜRGER, M.: Geschlecht und Krankheit, S. 467. München: Lehmanns 1958.
BÜRKLE DE LA CAMP, H.: Zylinderzellenepitheliom des Hodens als KB-Leiden. Med. Klin. **51**, 83 (1956).
BUES, E., u. D. PETER: Sexualfunktionsstörungen nach lumbaler Grenzstrangresektion. Chirurg **28**, 103 (1957).
BÜTTNER, H. E.: Berufskrebs bei Anilinarbeitern auf Grund der in den Heidelberger Universitätsinstituten beobachteten Fälle. Z. Krebsforsch. **34**, H. 6 (1931).
BULT, A. J., E. A. HAUSER et V. TRAINA: Traitement médical de la lithiase rénale en provoquant l'accroissement des colloides procteurs urinaires pur l'hyaluronidase. Presse méd. **1952**, 106.
BURESCH, E., u. H. LEPTHIN: Feststellungsverfahren. In: REICHARDT, Unfall- und Rentenbegutachtung, 1958.
BURGLAND, C. E., W. E. GOODWIN, and W. F. LOADBRETTER: The cure of hypertension by nephrectomy. Surgery **28**, 67 (1950).
BURKERT, S.: Z. Urol. **46**, 158 (1953) (Allergie der ableitenden Harnwege).
—, u. G. Salem: Spätergebnisse nach Nierenverletzungen. Wien. klin. Wschr. 65, 459 (1953).
BURKHARDT, G.: Zur Frage der Unfallentstehung funktioneller Blasenleiden. Verh. Dtsch. Ges. Urol. Aachen 1953 (Z. Urol. 1954, Beiheft).
— Die Indikation der intravenösen Stauungsurographie. Z. Urol. **47**, 13 (1954).
— Physiologische Betrachtungen zur intravenösen Pyelographie unter besonderer Berücksichtigung ihrer Technik. Z. Urol. **48**, 220 (1955).
BURNETT, C. H., R. R. COMMONS, F. ALBRIGHT, and J. E. HOWARD: Hypercalcemia without hypercalciuria or hypophosphatemia, calcinosis and renal insufficiency. New Engl. J. Med. **240**, 787 (1949).
BURTON, A. CH.: Man in a cold environment. London: Edward Arnold 1955.
BUTENBERG, O.: Über die Zusammenhänge skoliotischer Wirbelsäulenverbiegung mit Erweiterung des Nierenbeckens. Diss. Kiel 1952.
CALLOMON, F. T.: Die venerischen Genitalerkrankungen. Leipzig 1924.
CAROLL, G.: The urea-splitting organisms in the formation of urinary calculi. J. int. Coll. Surg. **17**, 6 (1952).
CARSTENSEN, G.: Ärztl. Wschr. **7** (1955) (Phenolsulphonphthaleintest).
— Extrarenale Faktoren funktioneller Nierenschädigung. Z. Urol., Kongreßbericht, 263 (1955).
—, u. H. P. JENSEN: Nierenfunktionsstörungen infolge cerebraler, vegetativer Dysregulationen. Ärztl. Wschr. **13**, 721 (1958).
CASSI, G. F.: Rupture of the testis: seminoma. Brit. J. Urol. **28**, 283 (1956).
CEICYS, V.: Zur Frage der Nierensteinbildung bei Verletzungen des Nervensystems. Diss. Univ. Heidelberg 1947.
CHAIKEN, B. H., E. J. WHALEN, L. LEARNER u. N. J. SMITH: Varianten der Marschhämoglobinurie. Amer. J. med. Sci. **225**, 514 (1953). Ref. Kongr.-Zbl. ges. inn. Med. **149**, 268 (1954).
CHIARI, H.: Sportverletzungen, Sportschäden und deren Verhütung. Wien: Hölder 1950.
— Ursachen und Folgen gewaltsamer Nierenschädigungen. Wien. med. Wschr. **105**, 139 (1955).
CHOME, J., et A. FORGEOIS: Un nouveau cas de sarcome du rein chez l'adulte. J. Urol. méd. chir. **64**, 813 (1958).
CHOREMIS, K. B.: Zur Pathogenese und Therapie der tuberkulösen Meningitis im Kindesalter. Arch. Kinderheilk. **158**, H. 1, 46 (1958).
CHRISTIANSEN, W. F.: Nefrotisk syndrom efter anvendelsen af kviksplvholdige diuretika. (Nephrotic syndrome after use of mercurial diuretics). Ugeskr. Læg. **121**, 200 (1959).
CHWALLA, R.: Der blutige Urin. Leipzig: Georg Thieme 1939.
— Z. Urol. **33**, 309 (1939) (Hodentumoren).
— Erkältungskrankheiten in der Urologie. Chirurg **17/18**, 513 (1947).
— Untersuchungen zum Problem der Steinbildung. Z. Urol., Sonderheft, 152 (1950).
— Renaler Hochdruck und Nebennieren. Verh.-Ber. der Dtsch. Ges. für Urologie 1951. Z. Urol. Sonderheft, **80** (1951).

CIANCI, V.: Einige Beziehungen zwischen Vitamin-B-Mangel und Pathogenese der Steinbildung. Rif. med. **1938**, 15.
CLAUDE, L. Y.: Studies on the mechanism of formation of renal calculi. J. Urol. (Baltimore) **80**, 10 (1958).
CLAUDE-ADRIEN, GÉRARD et CHEMIER: L'hypertension arterielle d'origine renale at son traitement pour la nephrectomie. Paris Diss. 1952, 645.
CLAUSEN, G.: In: HEILMEYER Lehrbuch der inneren Medizin. Berlin-Göttingen-Heidelberg: Springer 1955.
CLELAND, G.: A case of traumatic perarenal pseudohydronephrosis. Brit. J. Surg. **36** (1948).
COCCHI, U.: Retropneumoperitoneum und Pneumomediastinum. Stuttgart: Georg Thieme 1957.
COGGESHALL, A. B.: Solitary parathyroid adenoma: report of a case. N.C. med. J. **20**, 185 (1959).
COHEN, A. S.: The Association of hepatic and renal disease. Scot. med. J. **2**, 277 (1957).
COMOR, B. Thomas: Hypertension due to unilateral renal disease with a report on a functional test helpful in diagnosis. Bull. Johns Hopk. Hosp. **110**, 241 (1957).
CONSOLI, V.: Eiweiß im Harn infolge sportlicher Tätigkeit während der Menses. Atti Soc. Ostet. Ginec. **32**, 90 u. 115 (1936). Ref. Ber. ges. Gynäk. Geburtsh. **33**, 682 (1937).
CONSTANTIN, H. M., and L. M. FELTON: Separation of the uretera from the bladder due to fracture of the pelvis. J. Urol. (Baltimore) **68**, 823 (1953).
CORDOMIER, J. J., and J. A. MILLER: The relationship between alkaline phosphatase in the kidney and urinary calculi. J. Urol. (Baltimore) **66**, 12 (1951).
CORRY, D. C.: F. R. C. S. Radcliffe Infirmary, Oxford. (Brit. med. J. 1946, 433; — Hypertension in Ruptured Kidney. Méd. Klin. **42**, 568 (1947).
COTTIER, P., A. SCHMID u. H. COTTIER: Blutdruckverlauf und renale Hämodynamik vor und nach Nephrektomie wegen schwerster Hypertonie nach Nierentrauma. Schweiz. med. Wschr. 1958, 302. Ref. Mschr. Unfallheilk. **62**, 280 (1959).
—, E. WILDBOLZ u. H. COTTIER: Hypertonie als Unfallfolge. Z. Urol. 51, 441 (1958).
COUVELAIRE, R., et J. BRIZON: Tuberculose genito-urinaire et lithiase. J. urol. méd. shir. **62**, 429 (1956).
COWIE, T. N.: (Western Infirmary, Glasgow): Nephrocalcinosis and Renal Calculi, Radiological Studies in Calculus Formation. Nephrocalcinose und Nierensteine, radiologische Studien an Steinformationen. Brit. J. Radiol. **27**, 316, 210 (1954).
CREMER, J.: Z. Urol. **34**, 511 (1940) (Papillennekrose).
CROWELL, A. J., R. THOMPSON and C. B. SQUIRES: The prevention, formation and disintegration of Urinary calculi. Urol. cutan. Rev. 774 (1936, Nov.).
CRUZ, M.: Z. urol. Chir. 42 (1936) (pelvirenaler Reflux).
CUMMING, R. E., and G. E. CHITTENDEN: J. Amer. med. Ass. **106**, 602 (1936) (Komplikationen bei Ausscheidungsurographie).
CURRIE, J. A.: Komplikationen seitens der Harnwege bei Rückenmarksverletzungen und ihre Behandlung. S. Afr. med. J. **23**, 43 (1949).
— The emergency treatment of the bladder in traumatic parapleg. S. Afr. med. J. **31**, 349 (1957).
DAMM, E.: Dtsch. Wschr. **73**, 13 (1948) (Enuresis).
DAVIDSON, G. R.: The Treatment of Ureteric Calculi. Med. J. Aust. **1**, 25, 840 (1952).
DEES, S. C., u. E. C. SIMMONS: Allergy of the urinary tract. Ann. Allergy 9, 714 (1951).
DEGE, H. A.: Z. Urol. **33**, 385 (1939) (Nephroptose).
DEIST, H.: Die interne Tuberkulose. In: Die Tuberkulose, hrsg. von H. DEIST u. H. KRAUS. Stuttgart: Ferdinand Enke 1951.
—, u. H. KRAUS: Die Lungentuberkulose. Stuttgart: Ferdinand Enke 1959.
DEJDAR, R., u. Vl. PRAT: Das Röntgen-Bild der Nieren und der Harnwege bei der chron. Pyelonephritis. Z. Urol. **51**, 1 (1958).
DELAUNOY, A.: Quelques observations médico-chirurgicales de l'hôpital Foreami a Popokabaka. Ann. Soc. belge Méd. trop. **36**, 899 (1956).
DELEW, N.: Wiederherstellung der Harnblase. Chirurg **28**, 265 (1957).
DEMEL, R.: Chronische Entzündung der Scheidenhäute. (a) Hydrocele testis, Hydrocele vaginalis testis, Periorchitis chron. serosa. N. Dtsch Chir. **36**, 129 (1936).
DENFFER, H.: Zur Hypothese der gleichbleibenden Übersterblichkeit bei erhöhten Risiken. Lebensversichg.-Med. **3**, 44 (1955).
DENNIG, H.: Lehrbuch der inneren Medizin. Stuttgart: Georg Thieme 1961.
Der Arzt des Öffentlichen Gesundheitsdienstes. Stuttgart: Georg Thieme 1952.
Der medizinische Sachverständige (vormals Ärztl. Sachverst.-Ztg). Medicus (Berlin).
DEROT, M., et A. MOREL-MAROGER: La nephrocalcinose. Concours méd. **77**, 1493 (1955).
DERRA, E.: Operative Behandlung der essentiellen Hypertonie. Dtsch. Z. Chir. **262**, 225 (1949). Z. Urol. **43**, 178 (1950).

DETTMAR, H.: Zur Chirurgie der Nebenniere. (Hypertonie S. 530). Z. Urol. **49**, 513 (1956).
— Gedanken zur Clearance. Z. Urol. **50**, 418 (1957).
—, u. W. BRENNER: Der Adiuretintest als Nierenschnellfunktionsprüfung bei der Prostatahypertrophie. Z. Urol. **46**, 221 (1953).
DEUTICKE, P.: Über Nierenverletzungen und deren Spätfolgen. Wien. klin. Wschr. 1940, 234.
— Wien. klin. Wschr. **101**, 654 (1951) (Prostatacarcinom).
DIETRICH, A.: Krebs in Gefolge des Krieges mit Richtlinien für die ärztliche Begutachtung. Stuttgart: Hirzel 1950.
— Geschwulstbildung durch äußere Einwirkungen. Mschr. Unfallheilk. **57**, 1 (1954).
DIETRICH, H.: Abnorme Reaktionen und ihre sozialversicherungsmedizinische Begutachtung, S. 119. Leipzig: Georg Thieme 1956.
DIETZE, A.: Nierendystrophie und Feldnephritis. In: Sammlung Gutachten innere Medizin. Stuttgart: Georg Thieme 1956 (siehe: Arbeit und Gesundheit, Nr. 58).
— Urogenitaltuberkulose und stumpfes Trauma. In: Sammlung Gutachten inn. Medizin, S. 356. Stuttgart: Georg Thieme 1956.
— Spätfolgen der Dystrophie. In: Die Dystrophie, Arbeit und Gesundheit, H. 65. Stuttgart: Georg Thieme 1958.
DITTRICH, P. v.: Die peritoneale Dialyse als klinische Behandlungsmethode. Med. Klin. **52**, 59 (1957).
DOBRITZ, O., u. H. BRÜCKEN: Über eine eigenartige Form der Nierensteinerkrankung im Anschluß an Knochenbrüche. Chirurg **15**, 352 (1943).
DOEPFNER, R.: Oligospermie durch Granatsplitterverletzungen der Kreuzbeingegend und Oberschenkelamputation? Med. Klin. **52**, 1207 (1957).
— Die männliche Infertilität. Med. Klin. **52**, 2145 (1957).
— Die Störungen der männlichen Fertilität. Praxis **47**, 1146 (1958).
DÖRING, G.: Infektiöse Nervenkrankheiten. Das ärztl. Gutachten im Versicherungswesen, hrsg. von A. W. FISCHER, R. HERGET u. G. MOLINEUS, 2. Aufl., Bd. 2, S. 1180. München: Ambrosius Barth 1955.
DÖRING, H.: Die Todesursachen in der Lebensversicherung. Lebensversich.-Med. **9**, Nr 2, 19 (1957).
— Der Anteil der erhöhten Risiken am Neuzugang in der Großlebensversicherung. Bl. dtsch. Ges. für Vers.-Mathematik, **4**, H. 4 (April 1960).
DOERR, W.: Über einseitige Nierenerkrankung und Hochdruck. Zbl. allg. Path. path. Anat. **83**, 179 (1947).
DOLL, H.: Grundsätzliche Fragen der versicherungsärztlichen Wagnis-Beurteilung. Lebensversich.-Med. **3**, 5, 21, 39 (1951).
— Wandlungen der versicherungsärztlichen Wagnisbeurteilung. Verh. dtsch. Ges. Unfallhk. Hefte Unfallheilk. Nr 47, 74—86, siehe bes. 82 (1954).
— Der 6. Internat. Kongr. für Lebensversicherungsmedizin in Den Haag-Scheveningen vom 10.—14. 6. 1958. Lebensversich.-Med. **10**, Nr **4**,1 (1958).
— Lehrbuch der Lebensversicherungsmedizin. Karlsruhe: Braun 1959.
— Lebensversich.-Med. **13**, 25, 47 (1961). Ref. Long-Term-Observations of chronic Diseases von Linneweh. Berlin-Göttingen-Heidelberg: Springer 1960.
DOLLERY, C. T.: Malignant Hypertension and Hypokalaemia: Cured bei Nephrectomy. Brit. med. J. Nr **1959**, 5163, 1367.
DOMANSKI, J. Th.: Experimental urolithiasis: Calcium oxalate stone. Amer. J. clin. Path. **20**, 707 (1950).
DOMARUS, A. v., u. H. Frhr. v. KRESS: Grundriß der inneren Medizin. Berlin-Göttingen-Heidelberg: Springer 1957.
DOMRICH, H.: Behandlung der Nieren- und Harnleiterverletzungen. Z. Urol. **40**, H. 1/2 (1947).
— Die stumpfen Nierenverletzungen und ihre Folgezustände. Z. Urol. **33**, 337, 435, 521 (1939).
DONALD, K.: Einfluß der Höhenanoxie auf die Nierenfunktion. Amer. J. Physiol. **154**, 193 (1948). Ref. Ber. ges. Physiol. **140**, 373 (1950).
DORNES, W.: Blasendruckmessung in der täglichen Praxis. Z. Urol. **53**, 453 (1960).
DOS SANTOS, R.: Retropneumoperitoneum. Paris: Masson & Cie. 1931.
DOST, F. H., u. T. GOETZE: Mschr. Kinderheilk. **4**, 102, 219 (1954) (Clearance).
DOUILLAT, M., J. BOURRET et A. CONVERT: Les amino-tumeurs professionelles des voies urinaires provoquées par le benzidine. Arch. Mal. prof. **20**, 713 (1959).
DÓZSA, J.: Über Schußverletzungen der Niere und deren Spätfolgen. Urol. Hetil [Ungarisch] **2**, 992 (1930).
— Z. urol. Chir. **42**, 222 (1936) (Harnr.-Tumoren).
— Z. urol. Chir. **43**, 78 (1938) (Harnröhrendivertikel).
DRESCHER, M.: Urolithiasis nach Eleudronstoß. Med. Klin. **1948**, 153.

DREYFUS, G., u. L. J. FRANCK: Die Ernährungsstörungen bei den Deportierten in Michel, Gesundheitsschäden durch Verfolgung und Gefangenschaft. Frankfurt: Röderberg 1955.
DROSCH, H.: Die Bedeutung des Nierentrauma bei der Bildung der Harnsteine. Mschr. Unfallheilk. **50**, 224 (1943).
DRÜKE, O.: Traumatische Niereninfarzierung. Kasuistischer Beitrag zum Problem der Nierenverletzungen. Z. Urol. **48**, 704 (1955).
DRUKHER, W.: Marschhämoglobinurie. Ned. T. Geneesk **1948**, 2556.
DUBAS, J.: Fonction vésikale et traumatisme médulaire. J. urol. méd. chir. **59**, 872 (1953).
DUBITSCHER, F.: Der Suicid, unter besonderer Berücksichtigung versorgungsärztlicher Gesichtspunkte. Stuttgart: Georg Thieme 1957 (Arbeit und Gesundheit, Nr. 61).
DUFF, J., and R. M. HYMAN: Urol. cutan. Rev. **55**, 11 (1951) (Steininkrustationen von Strahlenulcera der Blase).
DUFFY, D. B.: Surgical Trauma of the Ureter. Brit. J. Urol. **29**, 26 (1957).
DUQUE, I.: Renal function in liver disease and malnutrition. Amer. J. med. Sci. **237**, 722 (1959).
DUTZ, H.: Z. ges. inn. Med. H. 9/10, 11 (1953) (Clearance).
ECKERT, H.: Beitrag zur Klinik und Pathologie der Hodengeschwülste. Z. Urol. **53**, 177 (1960).
EDHOLM, O.: Die Wirkung großer Kälte auf den Organismus und deren Behandlung. Practitioner **168**, 583 (1952).
EDLING, N. P. G.: In SCHINZ, BAENSCH, FRIEDL, UEHLINGER, Lehrbuch der Röntgendiagnostik, S. 3596. Stuttgart: Georg Thieme 1952 (i. v. Urographie und Schädigung).
EHRHARDT, W.: Massenvergiftungen von Tiefdruckern durch Benzol und seine Homologen. Zbl. Gewerbehyg. H. 1 (1936).
— Tödliche subakute gewerbliche Bleivergiftung. Arch. Gewerbepath. Gewerbehyg. **9**, H. 4 (1939).
EICHHOLTZ, F.: Lehrbuch der Pharmakologie. Berlin-Göttingen-Heidelberg: Springer 1957.
EICHLER, H.: Röntgenpraxis H. 4, 138 (1932), H. 12 (1935) (Fettembolie bei Harnröhrendarstellung).
EISENSTAEDT, J. S.: Certain tangible factors in the etiology of urinary calculis. Surg. Gynec. Obstet. **53**, 730 (1931).
— J. Urol. **65**, 154 (1951).
ELLIS, P. J.: Gunshot wound of the bladder: an unusual case. J. roy. Army med. Cps **103**, 145 (1957).
EMMINGER, E.: Miliartuberkulose, tuberkulöse Hirnhautentzündung und Wehrdienstbeschädigung. Kriegsopferversorgung **5**, 111 (1956).
ENFEDJIEFF, M., u. St. BOTSCHAROFF: Eine seltene Komplikation bei einem Harnröhrenstein. Z. Urol. **52**, 289 (1959).
ENGEL, G.: Rezidivierender übergroßer Harnleiterstein. Z. Urol. **44**, 704 (1951).
ENGELKAMP, H.: Beobachtung einer Nierenbeckendünndarmfistel. Z. Urol. **51**, 670 (1958).
ENGLERT, R. G.: Über einen Fall von Arteriitis nodosa und intrakapillärer Glomerulonephritis nach langjährigem Phenacetinabusus. Zbl. allg. Path. path. Anat. **99**, 289 (1959).
ENGLUND, S.: Accidental injury to the ureters and the bladder in gynaecological surgery. Acta obstet. gynec. scand. **38**, 68 (1959).
EPPING, H., u. H. J. DULCE: Erkrankungen der Niere und ableitenden Harnwege bei langer Liegezeit im Gipsbett. Z. Orthop. **83**, 307 (1953).
ERB, K. H.: Über den totalen Blasenabriß bei Beckenfraktur. Hefte Unfallheilk. Nr. 43, 221 (1952).
ERDÉLYI, V.: Albuminurie und Sport. Wien. med. Wschr. **1938**, Nr. 27, 766.
ERIKSON, W. J., and J. B. FELDMANN: Augenerscheinungen infolge Vitaminmangel und ihre Beziehung zur Harnsteinbildung. J. Amer. med. Ass. **109**, 21 (1938).
ERNST, W.: Strahlenschutz und sonstiger Arbeitsschutz bei der medizinischen Anwendung von Röntgenstrahlen. In: Die neuen Unfallverhütungsvorschriften mit Erläuterungen. Stuttgart: Georg Thieme 1953.
ESCH, W.: Spätergebnisse nach Ureterolithotomien. Klin. Med. (Wien) **14**, 57 (1959).
—, u. K. HALBEIS: Zur Frage der klinischen Bedeutung von Doppelnieren. Wien. med. Wschr. **109**, 431 (1959.)
— — Kritische Betrachtungen zur Ausscheidungsurographie. Z. Urol. **49**, 207 (1956).
EUFINGER, H.: Z. Urol. **45**, 213 (1952) (Uro-Tbc.).
— Gehäuftes Auftreten eosinophiler Epididymitis nach dem Kriege und seine Ursachen. Bruns' Beitr. klin. Chir. **181**, 603 (1951).
Extreme Lebensverhältnisse und ihre Folgen, Bd. 1—4, 7, 8. Köln u. Bad Godesberg 1958/59.
FANCONI, G.: Poliomyelitis. In: Handbuch der inneren Medizin, 4. Aufl., Bd. I/1, S. 514. Berlin-Göttingen-Heidelberg: Springer 1952.
— Bei welchen Krankheiten kommt es zu einer Hyperkalziurie und damit zu einer Nephrokalzinose? Dtsch. med. Wschr. **79**, 26, 1054 (1954).

FAUVERT, R. u. L. HARTMANN: J. Urol. méd. chir. **59**, 11, 732 (1953) (Eiweißbestimmung im Urin).
FAZEKAS, I. Gy.: Plötzlicher Tod infolge des durch die Harnröhrenperforation in den Blutkreislauf gelangten Röntgenbreies. Z. Urol. **47**, 673 (1954).
FEDERLIN, K.: Über die Ursache der Verfettungen von Herz, Nieren und Leber bei Thyreotoxikosen. Frankfurt. Z. Path. **67**, 265 (1956).
FEILCHENFELD, L.: Ärztliche Gutachtertätigkeit und methodisches Denken. Berlin: Richard Scholtz 1932.
FEO, G. de: Rilievi anatomopatologici su un segetto trattato con Rauwolfia serpentina Benth. Die Autopsie ergab eine nekrotisierende Nephrose, die auf die Reserpinbehandlung zurückgeführt wurde. Policlinico, Sez. prat. **65**, 1599 (1958).
FERNSTRÖM, U.: Rupture of the Penis. Acta chir. scand. **113**, 211 (1957).
FERULANO, O.: Su die un caso die anomalie renale (sene ei "1") svelata da una nefropatica post-traumatica. G. ital. Chir. **13**, 1153 (1958).
FEST, G.: Über die heutige Ansicht von der Entstehung der Nierentuberkulose. Münch. med. Wschr. **94**, 391 (1952).
FICHEZ, L.-F.: Einige Schlußfolgerungen aus den Forschungsergebnissen über Verfolgtenkrankheit. Aus: Michel, Gesundheitsschäden durch Verfolgung und Gefangenschaft. Frankfurt: Röderberg 1955.
FICKEIS, W. G.: Einseitige angeborene polycystische Nierenentartung und Hochdruck. Z. Urol. **48**, 38 (1955).
FIGDOR, P. P.: Akute Nierenschäden nach Pyelographien. Z. Urol. **49**, 133 (1956).
— Rückstauung und Nierenfunktion. Z. Urol. **53**, 543 (1960).
FIRSTATER, M.: Litiasis en diverticulos vesicales; tres observaciones (Lithiasis of bladder diverticuli; 3 case reports). Rev. argent. Urol. **25**, 159 (1956).
FISCHER, A. W.: Wie soll man Richtlinien bei der Begutachtung von Zusammenhangsfragen bewerten? Hefte Unfallheilk. H. 52, 10 (1956).
FISCHER, A. W., R. HERGET, R. u. G. MOLINEUS: Das ärztliche Gutachten im Versicherungswesen, II. Aufl. Bd. I, S. 647. Tafeln von Normal-Rentensätzen im Versorgungswesen. München: Johann Ambrosius Barth 1955. Herget, R.: Tafeln etc.
FISCHER, E. R.: The membranous and proliferative glomerulonephritis of hepatic cirrhosis. Amer. J. clin. Path. **32**, 48 (1959).
FISCHER, G. W., u. K. H. BÜSCHER: Über bakteriologische Voraussetzungen für eine gezielte Chemotherapie von Harnwegsinfekten. Z. Urol. **47**, 161 (1954).
FISCHER, J.: Ars Med. (1949) (Enuresis).
— Cystometrische Erhebungen bei Prostatatikern. Z. Urol. **48**, 743 (1955).
— Diagnostik und Therapie der Harninkontinenz. Z. Urol. **51**, 129 (1958).
FISCHER, O.: Diskussionsbemerkung Tagg. des ärztl. Sachverständigenbeirats, Bonn März 1956.
FISCHERMANN, A. K., u. J. OSTENFELD: Nord. Med. **45**, 240 (1951) (Komplikationen bei Ausscheidungsurographie).
FISHER, A. M., u. A. BERNSTEIN: Ein Fall von Marschhämoglobinurie. Bull. Johns Hosp. Hosp. **67**, 457 (1940).
FLEMING, R. G., u. J. M. KINSMAN: Zwei Fälle von Marschhämoglobinurie. Sth. med. J. (Bgham, Ala.) **38**, 739 (1945).
FLEMMING, F.: Hydronephrotische Riesensackniere; ein kasuistischer Beitrag. Ärztl. Wschr. **14**, 355 (1959).
FLICK, H.: Über doppelseitige Hodentumoren. Z. Urol. **51**, 348 (1958).
FLOCKS, R. H.: Studies on nature of urinary calcium: Its roll in calcium urolithiasis. J. Urol. (Baltimore) **64**, 633 (1950).
FLOTHMANN, K. H.: Typische Gefangenschaftskrankheiten und ihre somatischen und psychischen Entstehungsfaktoren in Extreme Lebensverhältnisse ... Köln 1958/60.
FLURY, F.: Die Todesursache bei der Nebelkatastrophe im Masstal. Arch. Gewerbepath. Gewerbehyg. **7** (1937).
FLURY, F. u. F. ZERNIK: Schädliche Gase, Dämpfe, Nebel, Rauch- und Staubarten. Berlin Springer 1931.
FORSYTHE, W. W.: Comparison of ureteral and renal injuries. Amer. J. Surg. **97**, 558 (1959).
FOSTER, G. S.: Excessive körperliche Anstrengungen und ihre Auswirkung auf die Nieren. J. Amer. med. Ass. **112**, 891 (1939). Ref. Kongr.-Zbl. ges. inn. Med. **100**, 450 (1939).
FREEMANN, N. E.: Thrombo- and arterectomie for hypertension due to renal artery occlusion. J. Amer. Med. Ass. **156**, 1077 (1954).
FRENKEL, M.: Entschädigungsrecht für die Opfer der nationalsozialistischen Verfolgung. Koblenz 1952/55.
FREUDENBERG, K.: Wirkungen der ärztlichen Auslese in der Versicherung. Lebensversich.-Med. **3**, 33 (1952).
— Grundriß der medizinischen Statistik. Stuttgart 1962.

FREY, W., u. FR. SUTER: Nieren und ableitende Harnwege. In: Handbuch der inneren Medizin, Bd. VIII. Berlin-Göttingen-Heidelberg: Springer 1951.
FRIBERG, L.: Proteinuria and Emphysema among workers exposed to Cadmium and Nickel Dust in a Storage Ballery Plant. IX. Internat. Kongr. Arbeitsmed., London 1948.
— Health Hazards in the Manufacture of Alkaline Accumulators with Special Reference to Chronic Cadmium Poisoning. Act. med. scand. **138** (1950).
— Lung Damage and Proteinuria in Chronic Cadmium Poisoning. X. Internat. Kongr. Arbeitsmed., Lissabon 1951.
FRIEDBERGER, V., J. MARYSKA u. V. ZAHOUREK: Zerreißung der Harnblase bei Beckenbrüchen. Čas. Lék. čes. **91**, 1183 (1952).
FRIEDEBOLD, G.: Urologische Probleme in der Orthopädie. Arch. orthop. Unfall-Chir. **48**, H. 1, 604 (1956).
FRIEDHOFF, E.: Chirurg **22**, 297 (1951) (Uro-Tbc.).
FRIEDLÄNDER, E.: Über einen Fall schwerer doppelseitiger Ureterolithiasis. Zbl. Chir. **1932**, 1011.
FRUMKIN, J.: Cystoskopischer Atlas. Staatsverlag f. med. Lit. Moskau 1954.
FUCHS, F.: Z. urol. Chir. **25** (1928); **35**, 169 (1932); **36**, 38 (1933) (Hydronephrose).
— Zur Frequenz der Harnsteine. Tagg. Med.-Wiss. Ges., Leipzig 1952.
FÜHNER, H., W. WIRTH u. G. HECHT: Medizinische Toxikologie, 3. Aufl., S. 251. Stuttgart: Georg Thieme 1951.
FUNFACK, M.: Z. Urol. **41**, 171 (1948) (Prostatasteine).
FUNK, C. F.: Differentialdiagnostische und gutachtliche Betrachtungen über Lues, Tuberkulose und Carcinom. Z. Haut- u. Geschl.-kr. **13**, 101 (1952).
GÄRTNER, F.: Z. Urol. **44**, 132 (1951) (Blasendivertikel).
GALAMBOS, A., u. W. MITTELMANN: Eiweißausscheidung nach Sonnenbestrahlung. J. Lab. clin. Med. **22**, 246 (1936). Ref. Kongr.-Zbl. ges. inn. Med. **90**, 244 (1937).
GAMP, A.: Zur Klinik und Therapie der Amyloidose bei chronischer Polyarthritis. Schweiz. med. Wschr. **87**, 585 (1957).
GANEM, E. J.: Renal cell carcinoma coexisting with fibrin calculus. Amer. J. Surg. **93**, 898 (1957).
GASPARRI, F., e. E. OGIER: La patalogia del sistema urinario nelle operate d'isterectomia radicale vaginale per carcinoma della portio uterina. I. Cenni sull'innervazione e funzionalita vesicali. Riv. Ostet Ginec. **13**, 726 (1958).
GASSER, G.: Das Harnsteinproblem. Z. Urol. **49**, 3, 148 (1956).
—, u. K. BRAUNER: Die Konkrementbildungen der Blase und das Harnsteinproblem. Z. Urol. **50**, 446 (1957).
— — u. A. POLISINGER: Zum Harnsteinproblem. Naturwissenschaften **42**, 19, 541 (1955).
GATTERMANN, E.: Z. Urol. **42**, 198 (1949) (Artefizielle Hämaturie).
GAUDIN, H.: Zentr.-Org. ges. Chir. **116**, 132 (1950).
GAUNT, R.: Comparative studies on the pharmacological effects of new diuretics. In: Diurese und Diuretica. Internat. Symposion in Herrenchiemsee Juni 1959. Berlin-Göttingen-Heidelberg: Springer 1959.
GAYER, E., u. H. SARRE: Medizinische **1958**, 1357 (Klinische Nierenfunktionsprüfungen).
GAYER, J.: Ursachen und Therapie von Xanthin-Nierensteinen. Medizinische Nr 7, 309 (1959).
GEBAUER, A.: Das diagnostische Pneumoperitoneum. Stuttgart: Georg Thieme 1959.
GEHRMANN, G. H., and R. S. FERGUSON: Symposion in aniline tumors on the Bladder. J. Urol. (Baltimore) **31**, 121, 163 (1934).
GEINITZ, W.: Tierversuche zur Verhinderung der Harnsteinbildung. Münch. med. Wschr. **98**, 895 (1956).
GEISSENDÖRFER, R.: Chirurgische Tuberkulose. In: Handbuch der Unfallheilkunde, 2. Aufl., Bd. **3**, S. **444**. Stuttgart: Ferdinand Enke 1955.
GELDEREN, Chr. van: Die Foerster'sche Hochdruckchordotomie. [Chirurg H. 7 358 (1950)] Z. Urol. **43**, **533** (1950).
GENESI, M.: Anatomopathological and pathogenetic data on tuberculous leptomenigitis treated with chemotherapeutic and antibiotic substances. Arch. ital. Sci. med. (Tor) **108**, 424 (1959).
GERMER, W. D.: Zur Abtreibung von Harnleitersteinen. Dtsch. med. Wschr. **79**, 449 (1954).
GERSTEL, G.: Z. Krebsforsch. **54**, 279 (1944) (Hodentumoren).
GHILAIN: Diagnostic et pronostic des albuminuries isolées et applikation dans le cadre de l'admission des agents de l'état à titre définitif. Arch. belges Méd. soc. **16**, 279 (1958).
GIGIJENA TRUDA, jetzt GIGIIENA SANITARIJA. Berufskrankheiten [Russisch].
GILLIGAN, D. R., u. M. D. ALTSCHULE: Marschhämoglobinurie bei einer Frau. N. Engl. J. Med. **243**, 944 (1950).
— — u. E. M. KATERSHY: Physiologie der intravaskulären Hämolyse nach Körperübungen; Hämoglobinämie und -urie nach Großstaffellauf. J. clin. Invest. **22**, 859 (1943).

GILLIGAN, D. R., u. H. L. BLUMGART: Marschhämoglobinurie; klinische Merkmale, Blutstoffwechsel und Mechanismus mit Beobachtung an 3 neuen Fällen und Literaturübersicht. Medicine (Baltimore) **20**, 341 (1941).

GILLMANN, H.: Klin. Wschr. **1955**, 2 (Blasendruckmessung).

GILLON: Die rechtlichen Grundlagen der Vorbeugungsmaßnahmen der Benzolvergiftung in Frankreich. Tagg staatl. Gewerbeärzte, Freiburg 1951).

GIORDANO, P.: Diskussion über das Abhängen einer Urohämatonephrose von einem alten Trauma und über Prozentbestimmung bei Verlust einer Niere infolge Unfall. Gazz. int. med. Chir. **39**, 169 (1931).

GIRSCHEK, K.: Strahlenschäden bei im Uranbergbau eingesetzten Gefangenen (in „Extreme Lebensverhältnisse II"). Köln 1958.

GLATZEL, H.: Gutachtenschlüssel für Richter und Verwaltungsbeamte. Bad Godesberg: Asgard 1955.

— Der Begriff „Minderung der Erwerbsfähigkeit" und die Grenze seiner Anwendbarkeit. Ärztl. Wschr. **1956**, 216.

GLEICHAUF, W.: Der Bluthochdruck im kausalen Zusammenhang mit chirurgischen Nierenerkrankungen und Harnabflußstörungen. Diss. Mainz 1951.

Glomerulonephritiden, Die- und ihre Bedeutung. Monographie de la Société de pathologie rénale. Paris: Masson et Cie. 1957.

GLOOR, F.: Bilaterale Nierenrindennekrosen; Spätstadium bei einer Überlebenszeit von 92 Tagen. Schweiz. Z. allg. Path. **22**, 318 (1959).

GLOOR, H.: Die hypogenetische Niere und ihre Bedeutung im Problem der renalen Blutdrucksteigerung. Z. urol. Chir., **46**, 7 (1942).

GLOOR, H. U.: Wandlungen der Pathogenese der Urogenitaltuberkulose. Schweiz. med. Wschr. **82**, 1177 (1952).

— Die Tuberkulose der Harnorgane. Wien. klin. Wschr. **66**, 150 (1954).

— Erfahrungen mit der Chemotherapie bei der männlichen Genitaltuberkulose. Schweiz. Z. Tuberk. **14**, 129 (1957).

— Nierentuberkulose durch Arbeit mit bakteriologischem Material. Tuberk.-Arzt **11**, 783 (1957) (Frage und Antwort).

— Geheilte Nierentuberkulose. Schweiz. Z. Tuberk. **16**, 165 (1959).

GÖBBELS, H.: Die Duldung ärztlicher Eingriffe als Pflicht. Stuttgart: Georg Thieme 1950.

— Der ärztliche Kunstfehler (in juristischer Schau). Mkurse ärztl. Fortbild. Nr 4 (1956).

GÖRLITZ, Fr.: Nierenfunktionsprüfung mit Clearancemethoden. Z. Urol. **49**, 385 (1956).

GÖTZEN, F. J.: Über eine cystographische Besonderheit bei nerval gestörter Harnblase. Z. Urol. 49, **341** (1956) (Straight line defect).

— Klinische Beiträge zum Hochdruck bei einseitigen Nierenerkrankungen. Z. Urol. **49**, 407 (1956).

GOLDSTEIN, M. B. u. U. BUNESCU: Z. Urol. **52**, 127 (1959) (Peniscarcinom).

GORANOW, I.: Khemoragichen glomerulonefrit sled podkozhno inzhektirane na polivalentna dizenterina vaktsina. (Hemorrhagic glomerulonephritis after subcutaneous injektion of polyvalent antidysentery vaccine.) Suvr. Med. **9**, 94 (1958).

GOTTFRIED, S.: Z. urol. Chir. **9**, 451 (1922) (Harnröhrentumoren).

GOTTRON, H. A.: Hautkrankheiten als Schädigungsfolgen. Berufsdermatosen **5**, bes. 19—22 (1957).

— Fertilität. Berufsdermatosen **5**, 20 (1957).

GOTTRON, H. A., u. G. W. KORTING: Das Verhalten des Hautorgans. In: Extreme Lebensverhältnisse und ihre Folgen, Bd. III. Köln u. Bad Godesberg 1959.

GOTTSCHICK, J.: Ursachenbegriff und WDB. Med. Sachverst. **52**, 49 (1956).

GOUKASSIAN: Hungerdystrophie. In: MICHEL, Gesundheitsschäden durch Verfolgung und Gefangenschaft. Frankfurt: Röderberg 1955.

GOUVERNEUR, R., R. PORCHER et R. HICKEL: Radiologie du rein et de l'uretère. Paris: Masson & Cie. 1953.

GOVAERTS, P., et P. P. LAMBERT: J. Urol. méd. chir. **59**, 11, 693 (1953) (Proteinurie).

GRÄDEL, E.: Über Spätfolgen bei kons. Behandlung von stumpfen Nierenverletzungen. Praxis **1956**, 489.

GRAGUEROV, R.: Rolle der Nierenfunktionsstörungen bei der Genese der Ermüdung. VII. Der Gaswechsel bei nephritischen Hunden. Ref. Ber. ges. Physiol. **101**, 418 (1937).

GRAUHAN, M.: Langenbecks Arch. klin. Chir. **173**, 188 (1930) (Cystennieren).

— Langenbecks Arch. klin. Chir. **180**, 517 (1934) (Verletzungen).

— Zur Anatomie der Harnstauungsnieren. Die allgemeinen und verschiedenen Erweiterungen des Kelchsystems, des Nierenbeckens und Harnleiters. Z. Urol. **32**, 161 (1938).

GRAYSON, C., and R. v. BRENNAN: The Urea-Splitting Organisms in the Formation of Urinary Calculi. J. int. Coll. Surg. **17**, 809 (1952).

GREGG, D.: Renal failure following aortography. Lancet 1957, 191, 273.

GRIESSMANN, H.: Die Pyelo- und Ureteroskopie. Z. Urol. **51**, 510 (1958).
GROH, H.: Klinik der Sportschäden und Sportverletzungen. Vortrag Sportärzte-Lehrgang Saarbrücken 1955.
GROSS, E.: Blasenkrebs. Chemie und Krebs Berlin 1940. Z. Krebsforsch. **59**, 180 (1953).
GROSSDORFER, K.: Die maligne Nephrosesklerose als Endzustand der chronischen gewerblichen Bleiintoxikation. Mitt. öst. Sanit.-Verwalt. **53**, 247 (1952).
GROSSE-BROCKHOFF, F.: Kälteschäden. In: Handbuch innere Medizin, Bd. VI/2, S. 46. Berlin-Göttingen-Heidelberg: Springer 1954.
GROSSMANN, W.: Beiträge zur Pathologie und Klinik der Harnsteinkrankheit. Zur Geographie und Frequenz der Steinkrankheit. Z. urol. Chir. **35**, 78 (1932).
GRUBER, G. B.: Z. Urol. **31**, 9 (1937) (Cystennieren).
GRUHLE, H. W.: Gutachtentechnik. Berlin-Göttingen-Heidelberg: Springer 1955.
GRUND, G., u. H. SIEMS: Die Anamnese, 5. Aufl. Leipzig: Johann Ambrosius Barth 1961.
GRUNERT, H.: Pathophysiologische Beziehungen zwischen Magengeschwulstleiden und Nierensteinerkrankungen. Zbl. Chir. **73**, 1060 (1948).
GÜNTHER, G. W.: Schock durch stumpfe Rumpftraumen mit Verletzung der Niere und ihre Gefäße (arterielle und venöse Infarzierung der Niere, Thrombose der Nierenvene). Dtsch. Z. Chir. **260**, 221 (1947).
— Die Markcysten der Niere. (Ein Beitrag zur Morphogenese der Harnsteine). Z. Urol. **43**, 29 (1950).
GÜNTHER, K.: Ärztliches Gutachten und Kriegsbeschädigtenversorgung.
GÜTGEMANN, A.: Zbl. Chir. **1948**, 327. (Über Nierenbeckentumoren); — Chirurg **20**, 1 (1949).
— Neue Grundlagen und Gesichtspunkte zur Pathogenese und Therapie der Urogenitaltuberkulose. Bruns Beitr. klin. Chir. 182, 83 (1955).
GULEKE, N.: Klippen chirurgischer Begutachtung. Langenbecks Arch. klin. Chir. **279**, 137 (1954).
— Klippen chirurgischer Begutachtung. Stuttgart: Ferdinand Enke 1955.
GUTZELBERGER, M.: Trauma und Urämie. Ref. Z. Urol. **49**, 251 (1956); — Schweiz. med. Wschr. **84**, 77 (1954).
GYÖRY, G.: Akzidentelle Verletzungen von Ureter und Harnblase bei Operationen und ihre Spätfolgen. Zbl. Gynäk. **80**, 1318 (1958).
GYSIN, H.: Über unspezifisch-entzündliche Ureterstrikturen. Z. urol. Chir. **46**, 479 (1941).
HAASE, H.: Z. Urol. **40**, 283 (1947) (Cystographie).
HÄBLER, H.: Leistungsfähigkeit urologisch Kranker. Z. Urol. **2** (1939).
HÄNTZSCHEL, K.: Ein Fall von echter Marschhämoglobinurie. Med. Klin. **1939**, Nr 29, 976.
HAGENBERG, A.: Kommentar zur Durchführungsverordnung zum Bundesentschädigungsgesetz. Frankfurt: Röderberg 1955.
HALLMANN, L.: Klinische Chemie und Mikroskopie. Stuttgart: Georg Thieme 1960. Leipzig: Georg Thieme 1960.
HAMILTON, A., and H. HARDY: Industrial Toxicology, 2. Aufl. New York 1948.
HANLEY, H. G.: Recent advances in urology. J. u. A. Churchill Ltd. 1954.
HANSEN, F.: Münch. med. Wschr. **1951**, 538.
HANSEN, G.: Gerichtliche Medizin, 2. Nachdruck, S. 71. Leipzig: Georg Thieme 1959.
HANSEN, J.: Arch. orthop. Unfall Chir. **29**, 342 (1931) (Klinik der gelähmten Blase).
— Ergebn. Chir. Orthop. **27**, 470 (1934) (Verletzungen der Harnorgane).
HANSEN, K.: Allergie. Stuttgart: Georg Thieme 1957.
—, E. JECKELN, J. JOCHIMS, A. v. LEZIUS, H. MEYER-BURGDORFF, u. F. SCHÜTZ: Darmbrand. Stuttgart: Georg Thieme 1949.
HARMSEN, H.: Gesundheitssicherung und Gesundheitsfürsorge für die weiblichen Krankenpflegekräfte. Arbeitsmed. H. 10 (1939).
HARTMANN, K.: Blasen- und Harnröhrenverletzungen bei Beckenbrüchen. Langenbecks Arch. klin. Chir. **282**, 943 (1955).
HAUMANN, W.: Wirbelbrüche und ihre Ergebnisse. Stuttgart 1930.
HECKENBACH, W.: Z. urol. Chir. **35**, 34 (1932) (Röntgenolog. Harnleiterveränderungen bei chron. Prostatitis).
— Z. Urol. **33**, 204 (1939) (Sphinkterstarre).
HEEPE, F., F. KERKHOFF u. O. AUSTERMANN: Die gegenwärtige pathogenetische und epidemiologische Situation bei der tuberkulösen Meningitis des Erwachsenen. Medizinische Nr 48, 1935 (1958).
HEILMEYER, L.: Lehrbuch der inneren Medizin. Berlin-Göttingen-Heidelberg: Springer 1955.
HEIM, H.: Schußverletzungen der Niere. Dtsch. Milit.-Arzt Nr. 1 (1942).
HEINÄNEN, N., and E. Silvennoinen: Observations on acute nephritis in the Finnish armed forces during the period 1945—1956. Rev. int. Serv. Santé Armées 32 (1959).
HEINKE, D.: Zeugungsunfähigkeit als KB-Leiden. Berufsdermatosen **2**, 32 (1953).
HEINTZ, R.: Zur Ätiologie und Klinik der Nephrocalcinose. Dtsch. med. Wschr. 81, 625 (1956).

HEINZE, G.: Über traumatisch bedingte Hochdruckformen. Med. Klin. **52**, 1331 (1957).
HEIPERTZ, W.: Nierensteinerkrankungen nach Knochenverletzung. Ärztl. Dienst Bundesbahn **15**, 247 (1954).
HEISE, G. W., u. K. HASSELBACHER: Das urologische Gutachten. Leipzig: Georg Thieme VEB 1959.
—, R. KECK u. W. SINNER: Spätschäden bei den harnbereitenden und harnableitenden Organen bei total cystektomierten Patienten. Zbl. Chir. **81**, 1883 (1956).
HEISE, W.: Über Nierenschäden bei Cystektomierten. Langenbecks Arch. klin. Chir. **284**, 579 (1956).
HEISS, F.: Nothilfe und Vorbeugung von Schäden beim Sport. 2., verb. Aufl. Frankfurt: Limpert 1956.
HELLEBRANDT, F. A., C. E. WALTERS u. M. L. MILLER: Die Unterdrückung der Nierenfunktion nach Körperarbeit. Amer. J. Physiol. **116**, 168 (1936). Ref. Ber. ges. Physiol. **96**, 92 (1937).
HELLNER, H.: Erfahrungen an sogenannten Kunstfehler-Gutachten. Verh. Dtsch. Ges. Unfallheilk. Hefte Unfallheilk. Nr **43**, 126 (1952).
HELLSTRÖM, J.: Besteht eine Zunahme von Harnsteinerkrankungen? Hygiea (Stockh.) **94**, 337 (1932).
— Aetiological and therapeutic experiences Concerning kidney and ureteric stones. Brit. J. Urol. **21**, 9 u. Diskussion 39 (1949).
— Calcification and Calculus Formation in a Series of Seventy cases of Primary Hyperparathyroidism. Verkalkung und Steinbildung an einer Serie von 70 Fällen mit primärem Hyperparathyreodismus. Brit. J. Urol. **27**, 4, 387 (1955).
HELWEG-Larsen, P.: Tbc-Spätfolgen. In MICHEL: Ges. Schäden durch Gefangenschaft und Verfolgung. Frankfurt: Röderberg 1955.
— Die Hungerkrankheit in deutschen Konzentrationslagern. In: MICHEL.
— Herz- und Gefäßsymptome der Hungerdystrophie. In: MICHEL.
— Die sozialen Folgeerscheinungen der Deportation. In: MICHEL.
—, H. HOFFMEYER, J. KIELER, E. u. J. HESS-THAYSEN, P. THYGESEN u. M. HERTEL-WULFF: Acta med. scand., Suppl. 274 (1952); — MICHEL, Gesundheitsschäden durch Verfolgung und Gefangenschaft. Frankfurt: Röderberg 1955.
HENI, F., u. U. RIETHMÜLLER: Z. Urol. **41**, 236 (1948) (Hydronephrose).
HENKEL, F.: Zur Steinbildung in den Harnwegen nach vorausgegangener Infektion. Diss. Würzburg 1952.
HENNIG, O.: Die Steinbildung der ableitenden Harnwege. In: Klinik der Gegenwart, Handbuch der praktischen Medizin B. I, S. 515. München u. Berlin: Urban & Schwarzenberg 1955.
— Ureterphimose und Blasen-Nierenentzündung. Gutachtensammlung Versicherungs- und Versorgungsmedizin; hrsg. v. Hirt, O. XIII/2. München: Stütz 1956 ff.
HENNINGER, H.: Einseitig renal bedingter Hochdruck und der Wert der Clearance-Untersuchungen. Z. Urol. **46**, 30 (1953).
— Z. Urol. **29** (1935) (Blasendivertikel).
— Wien klin. Wschr. **1938**, 19 (Cystennieren).
—, u. F. H. WEISS: Z. urol. Chir. **44**, 221, 1938 (Pyelogene Cysten).
HENRY, S. A., N. M. and E. L. K. KENNAWAY: The incidence of cancer of the bladder and prostata in certain occupations. J. Hyg. (Lond.) **31**, 125 (1931).
HENRY: Study of fatal cases of cancer of the scrotum. J. Amer. Med. Ass. **109**, 1667 (1937).
HEPLER, A. D.: Surg. Gynäc. Obstet. **50**, 668 (1930) (Solitärcyste der Nieren).
HERMANN, A.: Über seltene Vergiftungen bei der Anästhesie. Z. Laryng. Rhinol. **34**, 69 (1955).
HERMANN, G.: Die Problematik der Nierensteinbildung. Urol. int. (Basel) **4**, 57 (1957).
HERMANN, K.: Das Syndrom der Konzentrationslager. In: MICHEL.
— Das psychische Symptom des KZ.-Syndroms. In: MICHEL.
HERMANN, J. v.: Über Buschelbildung bei der Pyelographie. Z. urol. Chir. **28**, 506 (1929).
HERMANSDORFER, A.: Nierensteinbildung durch septische Eiterungen, Knochenbrüche und Gelenkverletzungen. Unfallchir. Tagg, Mainz 1955. Münch. med. Wschr. 32 (1954).
— Zur Kritik der Zusammenhangsfrage von Knochenbrüchen, langdauernder Rückenlage und Eiterungen mit der Bildung von Nierensteinen. Dtsch. Ges. Urol., Aachen 21.—25. 9. 53. Beih. Z. Urol. Sbd. 312 (1953).
HERROLD, R. D.: J. Urol. (Baltimore) **75**, 892 (1956) (Bakt. Urinuntersuchungen).
HERSMANN, H.: Spontaneous Rupture of the Normal Urinary Bladder. Surgery **35**, 805 (1954).
HERZOG, W.: Das Problem der Nierentuberkulose. Landarzt **124**, H. 32 (1956).
HERXHEIMER, H.: Grundriß der Sportmedizin. Leipzig: Georg Thieme 1933.
HESSE, F., u. E. GRÜNDLER: Harnsteine im Kindesalter. Z. Urol. **50**, 357 (1957).
HEUBNER, W.: Die gewerbliche Kohlenoxydvergiftung und ihre Verhütung. Leipzig 1926.
HEUCK, F.: Pyelitis und Ureteritis cystica bei Nephrolithiasis. Z. Urol. **48**, 759 (1955).

HEUSCH, K.: Blasenkrebs. Leipzig 1942.
— Klinische Faktoren der Steinbildung. Dtsch. Urol.-Kongr. 1949, S. 144.
HEUSSER, H.: Verhindert die Glukuronsäure die Bildung von Nierensteinen? Dtsch. med. Wschr. **15**, 522 (1957).
—, u. G. RUTISCHAUER: Die postoperative Wasservergiftung; ein Beitrag zum Problem der postoperativen Anurie. Med. Klin. **52**, 629 (1959).
HIGGINS, L. C., and J. G. WARDEN: Modern concepts of ureteral calculi. Amer. Surg. **127**, 257 (1948).
HILLENBRAND, H. J., u. O. MEINERTZ: Steine der Harnorgane und Wehrdienstbeschädigung. Mschr. Unfallheilk. **58**, 129 (1955).
—, u. T. ROESNER: Über die Kolloidkörperchen im Harn. Z. Urol. **48**, 609 (1955).
HILLENBRAND, J. H.: Endangiitis obliterans der Nieren und Hochdruck. Med. Klin. **51**, 1353 (1956).
— Einseitige Nierenerkrankung und Hochdruck. Z. Urol. **49**, 65 (1956).
HINMAN, F., and LEE BROWN: J. Amer. Med. Ass. 82 (1924) (Pelvirenaler Reflux).
HIRSCH, H. H., u. J. VOIT: Experimentelle Untersuchungen über die Verhinderung der Harnsteinbildung durch Schutzkolloidvermehrung im Harn. Klin. Wschr. **32**, 651 (1954); — Z. Urol. **48**, 583 (1955).
HIRSCH, W., u. Kl. RUST: Praktische Diagnostik ohne klinische Hilfsmittel. München: Johann Ambrosius Barth 1958.
HIRT, O.: Gutachten-Sammlung aus dem Gebiet der Versicherungs- und Versorgungsmedizin. München: W. Stütz 1956.
— Zur Beurteilung der WDB-Frage, München: W. Stütz 1958.
HODGES, C. V., D. R. GILBERT and W. W. SCOTT: Renal trauma; a study of 71 cases. J. Urol. **66**, 627 (1951).
HODGKINSON, A., and L. N. SYRAH: The urinary of calcium and sinorganic phosphate in 344 patients with calcium stone of renal origin. Brit. J. Surg. **46**, 10 (1958).
HÖFLE, K. H.: Akutes nephrotisches Syndrom bei Mesantoin-Behandlung. Dtsch. med. Wschr. **84**, 837 (1959).
HÖSLI, P. O.: Über Genese und Aufbau von Harnsteinen. Druck: Zollikofer & Co. AG. St. Gallen 1957.
HOFF, F.: Behandlung innerer Krankheiten. Stuttgart: Georg Thieme 1958.
HOFFMANN, W.: Über einen Fall von paroxysmaler Marschhämoglobinurie und seine Behandlung. Med. Welt (Berlin) **1937**, 1640.
HOFFMANN, N.: Nachgehende Untersuchungen der als Wehrdienstbeschädigung anerkannten unspezifischen Harninfektion mit krankheitsdominanter Prostatitis. Inaug.-Diss. Marburg 1961.
HOFSTÄTTER, R.: Enteroptose und Incontinentia urinae im Hinblick auf die Arbeitsfähigkeit. Wien. med. Wschr. **104**, 118 (1954).
HOHENFELLNER, R., u. W. LORBECK: Vergleichende Behandlungsergebnisse der Nierentuberkulose. Tuberk.-Arzt **10**, 211 (1956).
HOLDER, E.: Langenbecks Arch. klin. Chir. **272**, 224 (1952) (Urethrographie).
— Zur Prognose der mechanischen Hydronephrose. Dtsch. med. Wschr. **81**, 1192 (1956).
HOLDER, J., u. K. KIPFER: Das Krankheitsbild der akuten Magenlähmung bei schwerer Poliomyelitis als Folge einer infizierten Steinniere. Schweiz. med. Wschr. **87**, 663 (1957).
HOLLDACK, Kl.: Das gute Gutachten. Rundgespräch unter Leitung von HOLLDACK (Teilnehmer: BUSCH, DELIUS, REISCHAUER, SCHELLWORTH, STEFFENS). Med. Sachverst. **54**, 92 (1958).
HOLLWEG, H.: Ein neues Kontrastmittel in der Urologie. Ärztl. Prax. **10**, 281 (1958).
HOLSTEIN, E.: Wesen und Wirken von Röntgenstrahlen und radioaktiven Substanzen und die Grundlagen der Schadenverhütung. Zbl. Gewerbehyg. 2/3 (1942).
— Beiträge zur Bleitetraäthylvergiftung. Arbeits- u. Sozialfürsorge 5 (1950).
— Grundriß der Arbeitsmedizin, 3. Aufl. Leipzig: Ambrosius Barth 1958. Ref. Mschr. Unfallheilk. **62**, 114 (1959).
—, R. M. LÖHER u. H. OTTO: Berufskrankheiten durch aromatische Nitro- und Aminoverbindungen. Leipzig: Johann Ambrosius Barth 1958.
HOOBS, R. E.: 2 Fälle von Marschhämoglobinurie. Amer. J. clin. Path. **14**, 485 (1944).
HORVÁTH, Cs., R. DAVIDA u. J. KINCSES: Eine einfache Prüfung der Nierentätigkeit bei Pyelonephritis chronica. Z. Urol. **50**, 120 (1957).
HOSCHEK, R., u. W. MUTSCHLER: Taschenbuch für den medizinischen Arbeitsschutz und die werksärztliche Praxis. Stuttgart: Ferdinand Enke 1953.
HOSKE, H.: Sportschäden und Verletzungen bei Versehrten. In: Leibesübungen, Sportarzt, Erziehung, S. 8. 1952.
HOTTINGER, A.: Angina: In: Handbuch der inneren Medizin, 4. Aufl., Bd. I/2, S. 1202. Berlin 1952.

HOTTINGER, A., O. GSELL, E. UEHLINGER, C. SALZMANN u. A. LABHART: Hungerkrankheiten, Hungerödem, Hungertuberkulose. Benno Schwabe & Co. Basel 1948.
HRYNTSCHAK, Th.: Z. Urol. **25**, 819 (1931) (Rö.-Diagn.-Uro-Tbc.)
— Z. Urol. **29**, 508 (1935) (Ölembolie nach Harnröhreninstillation).
HUBER, P., u. H. FISCHER: Beitrag zur Nierenpathologie des Starkstromunfalles. Arch. Gewerbepath. Gewerbehyg. **16**, 103 (1958).
HUEBER, F.: Über die Nierenerkrankungen im Rahmen der subakuten bakteriellen Endocarditis. Wien. klin. Wschr. **65**, 906 (1953).
HUEBER, W.: Münch. med. Wschr. **37**, 792 (1942) (Unverträglichkeit der intravenösen Pyelographie).
HÜBNER, A.: Nierensteinbildung nach Trauma. Unfall und Recht. Chirurg **11**, 161 (1939).
— Probleme der Begutachtung. Mschr. Unfallheilk. **60**, 1, 97 (1957).
— Urämie, Frage der Verschlimmerung durch Unfall. Mschr. Unfallheilk. **62**, 111 (1959).
HUECK, W., u. F. HARTL: Nierenkrebs und Trauma. Gutachtensammlung Versicherungs- u. Versorgungsmedizin, hrsg. v. Hirt, Bd. VIII/11. München: Stutz 1956 ff.
HÜGIN, F.: Neue Möglichkeiten zur Prophylaxe und Therapie von Harnwegssteinen. Praxis **44**, 808 (1955).
HÜLSMANN, P.: Ermittlung und Feststellung der Fähigkeit zur Verrichtung zumutbarer Arbeit im Rechtssinne. Ärztl. Mitt. (Köln) **11**, 307 (1956).
— Ärztliche Begutachtung der Leistungsfähigkeit von Arbeitsuchenden und Arbeitslosen. Aufgaben, Grundlagen und Methoden. Stuttgart: Georg Thieme 1960.
HUEPER, W. C.: Occupational tumors and allied diseases, Springfield (Hl.): Ch. C. Thomas 1942; auch in J. Urol. **47**, 156 (1942).
— Berufskrebse. In: W. E. Baader, Handbuch der gesamten Arbeitsmedizin, Bd. 2. 1961.
HUESTON, J. T., D. W. HOSSACK and L. J. TAFT: Renal changes in fatal buras. A. clinicopathological Study of four cases. Aust. N. Z. J. Surg. **26**, 289 (1957).
HULL, J. G.: Diseases transmitted from animals to men, 3. Aufl. Springfield (Hl.) 1947.
HUNTER, D.: The diseases of occupations, 2. Aufl. London 1957.
HUSSAIN, K. S.: Tuberculous meningitis. Pak. J. Hlth **7**, 84 (1957).
HUTH, P. E.: An unusual type of traumatic kidney. J. Urol. (Baltimore) **68**, 807 (1952).
HUTTER, K.: Sport und Nierenverletzung. Z. Urol. **34**, 305 (1940). Ref. Med. Klin **1940**, 367.
— Die Erkrankungen des uropoetischen Systems und der Prostata infolge Störung der Blutströmung. Wien: Wilhelm Maudrich 1947 (Wien. Beitr. Urol. Nr 1).
ICHTEIMANN, J.: Rolle der Nierenfunktionsstörungen bei der Genese der Ermüdung. II. Die experimentelle Glomerulonephritis. Ref. Ber. ges. Physiol. **101**, 417 (1937).
ILLYES, G. v.: Z. urol. Chir. **43**, 141 (1937) (Pyelonephritis).
Impairment Study. Society of Actuaries. New York. Mallon I N C 1951.
Industrial Medicine and Surgery (Am.).
IRVINE, A.H.: Upper urinary tract dilatation in paraplegia. Brit. J. Urol. **31**, 47 (1959).
JAGIĆ, N., u. O. ZIMMERMANN: Über Erkältung und Überanstrengung als Krankheitsdisposition mit besonderer Berücksichtigung von Sport und Leibesübungen. Münch. med. Wschr. **1936**, 225.
JAKI, J.: Das Vitamin A und die Harnsteinbildung. Z. Urol. **32**, 11, 750 (1938).
JAKOBOVITS, A.: Hämoglobinurische Nephrose nach septischem Abortus. Zbl. Gynäk. **79**, 1530 (1957).
JANSSEN, G.: Zur Harnsteinbildung der cerebralen Erkrankungen. Mschr. Kinderheilk. **104**, 270 (1956).
JASINSKI, B., u. H. BRÜTSCH: Zur Pathogenese, Prognose und Therapie traumatischer Myoglobinurien. Schweiz. med. Wschr. **82**, 29 (1952).
JAVITT, N. B., u. A. T. MILLER: Der Mechanismus der Arbeitsproteinurie. J. appl. Physiol. **4**, 834 (1952). Ref. Ber. ges. Physiol. **157**, 375 (1953).
JENKINS, G. D.: Regression of pulmonary metastasis following nephrectomy for hypernephroma; eight year followup. J. Urol. (Baltimore) **82**, 37 (1959).
JENNY, F.: Über chirurgische Folgen elektrischer Unfälle. Verh. Dtsch. Ges. Unfallheilk. Hefte Unfallheilk. **44**, 49 (1953). Bespricht u. a. die Anurie bei elektrischem Unfall.
JENSEN, T. A.: Über Konkremente des Harnapparates. Acta chir. scand. **85**, 473 (1941).
JESSERER, H.: Die aetiologische Differenzierung der Hyperkalkurie, Nephrolithiasis und Nephrokalzinose. Wien. klin. Wschr. **66**, 22, 385 (1954).
JEZLER, A.: Albuminurie beim Sport. Helv. med. Acta **4**, 735 (1937).
JOËL, C. A.: Studien am menschl. Sperma. Basel: Benno Schwabe & Co. 1953.
JÖTTEN, J., u. L. RULAND: Traumatische Pseudocyste der Niere. Chirurg **27**, 370 (1956).
JOHNSTONE, B. I.: Occupational Medicine and Industrial Hygiene. St. Louis 1948.
JOLLER, A.: Acta davos. 8. 1. 49 (Männliche Genital-Tuberkulose).
JORNS, G.: Bruns Beitr. klin. Chir. **163**, 354 (1936) (Über die Rolle des Traumas bei der Entstehung hypernephroider Geschwülste).

JOSEF, D., u. P. RADOMIR: Unechte perirenale traumatische Cyste. Z. Urol. **52**, 64 (1959).
JOSEPH, E.: Lehrbuch der diagnost. und operativen Cystoskopie. Springer 1929.
—, u. S. PERLMANN: Die Harnorgane im Rö.-Bild. Stuttgart: Georg Thieme 1931.
JOUCHMANN, H. L.: Malignant hypertension with unilateral renalartery occlusion. New Engl. J. Med. **246**, 8 (1952).
JUNG, E. H.: Überlastungsschäden im vorderen Beckenring. Beitr. Mschr.-Unfallheilk. H. 47, 211 (1954).
— Untersuchungen über mechanische Beanspruchung des vorderen Beckenringes beim Sport. Sportmedizin **7**, 263 (1956).
JUNGMICHEL, G.: Münch. med. Wschr. **1940**, 393 (Kontraindikation zur Ausscheidungsurographie).
JUNKER, H.: Zbl. Chir. **1950**, 1181 u. Urolog. Kongr. 1951 (Blasenkrebs).
KÄHLER, H. J.: Schleichende Spontanfrakturen und renale Osteopathie. Langenbecks Arch. klin. Chir. **281**, 192 (1955).
KÄRBER, G.: Phenacetinmißbrauch. Bundesgesundheitsblatt **2**, 72 (1959). Ref. Dtsch. Z. ges. gericht. Med. **49**, 328 (1959).
KÄRBER: Kadmium-Massenvergiftung. Fühner-Wielands Slg Vergift.fälle A **11**, 843 (1940).
KAHN, J. W.: Urol. cutan. Rev. **31**, 360 (1927) (Strahlenschäden der Blase).
KAHNT, Rolf: Das ärztliche Gutachterwesen in der Krise. 1. Teil. Ärztl. Mitt. (Köln) **43**, 1063 (1958).
— Das ärztliche Gutachterwesen in der Krise. 1. Forts. Ärztl. Mitt. (Köln) **43**, 1092 (1958).
KAISER, K.: Hypertonie im Gefolge renaler Erkrankungen und ihrer Therapie. Dtsch. Therapiewoche in Karlsruhe 30. 8.—5. 9. 1959. Ref. Medizinische Nr 39, 1824 (1959).
KAISER, R.: Chirurg H. 2 (1939) (Thoriumpräparate für Urethrographie).
KANZLER, W.: Grundsätzliche Bemerkungen zur Behandlung der Urogenitaltuberkulose. Wien. med. Wschr. **108**, 233 (1958).
KARCHER, G.: Diagnose und Behandlung der einseitigen ascendierenden anurischen Pyelonephritis nach instrumentellen Harnwegsuntersuchungen. Langenbecks Arch. klin. Chir. **29**, 35 (1959).
KARK, R. M.: Arch. intern. Med. **101**, 439 (1958) (500 Nierenbiopsien).
KARLOG, O., and K. O. MOLLER: The cases of acute lead poisoning. Analyses of organs for lead, and observations on polarographic lead determinations. Acta pharm. int. (Kbh.) **15**, 8 (1958). Ref. Dsch. Z. ges. gerichtl. Med. **48**, 628 (1959).
KASTRUP, H.: Zur Ätiologie, Diagnose und Therapie der Hodentorsion. Medizinische Nr 11, 351 (1952).
KATZ-GALATZI, T.: J. Nr. (Fr.) Okt. 1937. Ref. Z. Urol. **32**, 819 (1938) (Ölembolie nach Harnröhreninstillation).
KAUFHOLD, N.: Z. Urol. **47**, 765 (1953) (Urografinzahl).
KAUFMANN, F.: Periodische Mitteilungen der Schweizerischen Lebensversicherungsgesellschaften an die Schweizer Ärzte, Juli 1957. Zitiert bei DOLL, Lehrbuch der Lebensversicher.-Med. G. Braun, Karlsruhe 1959.
KAVETZKY, R.: Rolle der Nierenfunktionsstörungen bei der Genese der Ermüdung. VI. Änderung der Alkalireserve, des Blutzuckers, des Blutglutathiongehaltes bei nephritischen, ermüdeten Hunden. Ref. Ber. ges. Physiol. **101**, 418 (1937).
KELLER, J.: Schußbrüche und Nierensteinbildung. Med. Welt **18**, 268 (1944).
— Urologie. Dresden: Theodor Steinkopff 1958.
KEMPER, W.: Zur Pathogenese der Enuresis, II. Teil. Ärztl. Wschr. **8**, 598 (1953).
KENDALE, E.: Trauma and renal stone. Lancet **1931** I, 470.
KENZIE, B. W., u. M. J. SENG (Montreal): Urologische Betrachtungen über Hypertension. Surg. Gynec. Obstet. **70**, Nr 2 (1940).
KETTERING-Laboratorium: Bleiaufnahme und Bleiausscheidung, Berlin 1939.
KEUTEL, H. J.: Clearance-Untersuchung getrennter Nierenharne. Z. Urol. **47**, 71 (1954).
KIELLEUTHNER, L.: Durch Kälte ausgelöste Anfälle von Hämoglobinurie. Münch. med. Wschr. **1944**, 264.
KIESSLING, W.: Fertilitätsstörungen bei Sportlern. Sportmedizin **8**, 302 (1957).
KILLIAN, H.: Kälteschäden. Dtsch. Ges. Urol. **1**, 33 (1946).
— Kälteschäden unter besonderer Berücksichtigung der deutschen Erfahrungen im 2. Weltkrieg. Aulendorf (Wttb.): E. Cantor 1952.
KILLMANN, S. A.: Fatal acute renal failure following intravenous pyelography in a patient with multiple myeloma. Acta med. scand. **158**, 43 (1957).
KIMBROUGH, J. C., u. J. C. DENSLOW: Urinary tract calculi in recumbent patients. J. Urol. (Baltimore) **61**, 837 (1949). Steinbildungen in den Harnwegen bei bettlägerigen Patienten. J. Amer. Med. Ass. **1950**, 142.
KINDER, C. G.: Abortion bladder: the late effects of introducing abortifacions into the bladder. Brit. J. Urol. **31**, 89 (1959).

KING, E. S. J.: Urinary Calculus: some Notes on its History and Mode Formation. Med. J. Aust. **1**, 837, Nr 25 (1952).
KIIL, F.: The function of the ureter and renal pelvis. Philadelphia u. London: WB. Saunders company 1957.
KLAUS, E. J.: Konstitution und Sport. Freiburg: Tries 1954.
— Bibliographie der Sportmedizin und ihrer Grenzgebiete. Stuttgart: Georg Thieme 1956.
— Sportmedizin im Taschenbuch der prakt. Medizin von KOTTMAIER. Stuttgart: Georg Thieme 1957.
KLEIBEL, F.: Akute Nierenschädigung bei der peroralen Diabetes-Behandlung. Medizinische **29**, 1147 (1958).
KLEIN, P.: Bakt. Grundlagen der chemotherapeut. Laboratoriumspraxis. Berlin-Göttingen-Heidelberg: Springer 1957.
KLEINSCHMIDT-HONNEF, H.: Tuberkulose im Säuglingsalter. Med. Klin. **55**, 1077 (1960).
KLEMPERER, O.: Nierensteinkrankheit als Neurose. Ther. d. Gegenw. **73**, 14 (1932).
KLENGEL, W.: Zerreißung einer Hufeisenniere durch stumpfe Bauchverletzung. Mschr. Unfallheilk. **62**, 1, 24 (1959).
KLINGENBERG, W.: Über Beckenringverletzungen. Zbl. Chir. **80**, 1465 (1955).
KLOSTERHALFEN, H., u. H. BOEMINGHAUS: Urographische Schätzung des Restharns bei Entleerungsstörungen der Blase. Z. Urol. **53**, 253 (1960).
KNEISE, G., u. K. L. SCHOBER: Die Rö-Untersuchung der Harnorgane. Leipzig: VEB Thieme 1958.
—, u. M. STOLZE: Handatlas der Cystoskopie und Urethrocystoskopie. Leipzig: VEB Thieme 1955.
KNEISE, O.: Z. Urol. **30**, 582 (1936).
— Über eine seltene stumpfe Harnröhrenzerreißung. Z. Urol. **43**, 324 (1950).
— Monströse Ausgußsteine beider Nieren. Z. Urol. **50**, 589 (1957).
KNEUCKER, A. W.: Medizinische **38**, 1356 (1956) (Elektro-Urogramm, graphische Darstellung der Diurese).
KNEYNES, J. L.: Hydronephrose, Hämaturie und Fußball. St. Bart's Hosp. J. War. Bull. (Lond.) **4**, 3 (1942).
KNOLL, H.: Leistung und Beanspruchung. St. Gallen: Zollikofer 1948.
KNY, W.: Z. Urol. **54**, 663 (1961) (Epithel. Nierenbeckengeschwülste).
KOBAYASHI, J.: Der Einfluß niedrigen Luftdruckes auf die Nierenfunktion. Bull. nav. med. Ass. Japan **27**, Nr 2, engl. Zus.-fass. 1 (1938). Ref. Ber. ges. Physiol. **107**, 257 (1939).
KOBAYASKI, O., u. S. SAKAGUCHI: Unilateral renal hypertension in a girl cured by nephrectomy. J. Pediat. **48**, 57 (1956).
KOBERNICK, S. D.: The pathogenesis of lesions produced in rabbits by administration of foreign serum protheins. I. The effect of cold, ACTH, and cortisone on lesions of heart, kidneys, and arteries. Lab. Invest. **8**, 777 (1959).
KOCH, F. E.: Tierexperimentelle Befunde am Gefäßsystem der Nieren während der Harnsteinbildung. Langenbecks Arch. klin. Chir. **282**, 954 (1955).
— Tierexperimentelle Untersuchungen zur Pathogenese der Harnkonkremente. Med. Ges. Basel, Dez. 1954. Ref. Münch. med. Wschr. **97**, 410 (1955).
—, u. H. HAASE: Tierexperimentelle Befunde am Gefäßsystem der Niere im Verlauf von Konkrementbildungskrisen. Wissensch. Praxis, Sonderdruck. 3. Wissenschaftl. Ärztetag. Nürnberg 1952.
— Tierexperimentelle Untersuchungen über die Beeinflussung von Kalkmangelzuständen mit natürlichen Kalksubstanzen. Arzneimittel-Forsch. **4**, 496 (1954).
KOCH, L., u. D. HEUBNER: Z. Urol. **45**, 658 (1952) (Harnleiterkrebs).
KOCHEGAROV, A. A.: Sostoianie funktsii pochek u bolnykh s khronicheskimi nagnoitel' nymi protsessami legkikh do i posle radikal'-nykh operatsii. (Functional state of the kidneys in patients and after radical operations.) Khirurgiya (Mosk.) **35**, 113 (1959).
KÖHLER, G.: Chirurg **17/18**, 213 (1947) (Peniskarzinom).
KÖHLER, R.: Invest. on backflow in RP. Acta radiol. (Stockh.), Suppl. 99 (1953).
KOEHLER u. VOLCKMAR: Fachbibliographien. Medizin 1945—1960.
KÖLE, W.: Über einen Fall von partieller Zwerchfellrelaxation mit thorakaler Dystopie der Niere und isolierter Nebenlunge. Zbl. Chir. **84**, Nr 48, 1986 (1959).
—, u. F. MISCHINGER: Über einen seltenen Fall von operierter Ureterolithiasis bei beidseitiger Doppelniere und beidseitigem Doppelureter. Z. Urol. **48**, 510 (1955).
KOELSCH, F.: Die Giftigkeit der aromatischen Nitroverbindungen. Münch. med. Wschr. **1917**.
— Gewerbliche Schädigungen durch Benzol und seine Nitroabkömmlinge. Jkurse ärztl. Fortbild. (1918).
— Vergiftungen durch organische Quecksilberverbindungen. Arch. Gewerbepath. 8 (1937).
— Die meldepflichtigen Berufskrankheiten, 3. Aufl., München: Urban & Schwarzenberg 1952.

KOELSCH, F.: Lehrbuch der Arbeitshygiene, 2. u. 3. Aufl. Stuttgart: Ferdinand Enke. Bd. I 1954, Bd. II 1953.
— Potenzstörungen nach Benzol? Münch. med. Wschr. **98**, 660 (1956).
— Handbuch der Berufskrankheiten, 2. Aufl. Jena: Gustav Fischer 1959.
KÖNIG, E.: Die sogenannte Buschelbildung im menschlichen Nieren-Röntgenbild. Dtsch. Z. Chir. **218**, 393 (1929).
KOEPPEN, S.: Erkrankungen der inneren Organe nach elektrischen Unfällen, 1. Aufl. Hefte Unfallheilk. Nr **34** (1942).
— Erkrankungen der inneren Organe und des Nervensystems nach elektrischen Unfällen. Hefte Unfallheilk. Nr 34, 116 (1953).
—, u. F. PANSE: Klinische Elektropathologie. Stuttgart: Georg Thieme 1955 (Arbeit und Gesundheit, Nr. 55).
KOLAR, J.: Zur klinischen Manifestierung des Grawitz'schen Tumors. Zbl. Chir. **84**, 495 (1959).
KOLBENHEYER: Z. urol. Chir. **45**, 217 (1940) (Harnröhrendivertikel).
KOLLWITZ, A.-A.: Die perkutane Nierenbiopsie. Z. Urol. **53**, 209 (1960).
KONJETZNY, G. E.: Med. Klin. **1914** (Acanthoma callosum des Penis).
KORTING, G., u. H. A. GOTTRON: Zbl. Haut- u. Geschl.-Kr. **84**, 23.
KOVALER, M. M.: Die qualitative Spektralanalyse des Trinkwassers und der Harnsteine. Klin. Med. (Mosk.) **11**, 54 (1955).
KOWARSKI, A.: Klinische Mikroskopie. München: Urban & Schwarzenberg 1947.
—, u. M. KLOPSTOCK: Praktikum der klin. Untersuchungsmethoden. München: Urban & Schwarzenberg 1948.
KRAATZ, H.: Med. Klin. **46**, 1482 (1939) (Harnröhrentumoren).
KRÁL, J.: Beitrag zur Frage der paroxysmalen Hämoglobinurie. Čas. Lék. čes. **83**, 1465 (1944).
— Über Hämoglobinurie nach Anstrengung. Čas. Lék. čes. **84**, 984 (1945).
— J. HOŘEJŠÍ u. P. LICKE: Paroxysmale Kältehämoglobinurie. Čas. Lék. čes. **80**, 773 (1941).
KREIENBERG, W., L. PROKOP u. T. SCHIFFNER: Die Nierendurchblutung bei Hypoxämie. Pflügers Arch. ges. Physiol. **251**, 675 (1949).
KRESTOWNIKOW, N.: Physiologie der Körperübungen. Berlin: Volk und Gesundheit 1953.
KRÖNKE, E.: Verh. Dtsch. Ges. Urol. **1955**, 494 (1955) (Schädigung durch Privin, Myralon, Imidin).
— Hyperparathyreose (HP) und Nierenstein. Zbl. Chir. 83, 500 (1958).
KRÜCKEMEYER, H.: Entwicklung eines Nierenkarzinoms nach Thorotrast-Pyelographie. Urologe **2**, 73 (1963).
KRÜGER, J.: Nierenstein als Ursache eines Obturationsileus. Z. Urol. **47**, 422 (1954).
KUCERA, J.: Akute Enterokolitis nach Prostatektomie. Z. Urol. **50**, 70 (1957).
KÜCHMEISTER, H.: Klinische Funktionsdiagnostik, 2. Aufl. Stuttgart: Georg Thieme 1958.
KÜHNS, K.: Differentialdiagnose und klinische Prognose der arteriellen Hypertonie. Lebensversich.-Med. **9**, Nr 1, 1 (1957).
KÜNSTE, E.: Unfall und Krankheit in der Begutachtung. Wien. klin. Wschr. **1955**, 27. Ref. Zentr.-Org. Chir. **139**, 151 (1955).
KÜRSCHNER, M.: Zur Praxis der Begutachtung. Berlin: Springer 1931.
KUHNE, E.: Übergroße Blasensteinbildung nach Schnittentbindung. Zbl. Gynäk. **76**, 1771 (1954).
KUHNS, R. R.: Das gesamte Recht der Heilberufe. Berlin: Haasenstein 1958.
KURZ, E. R. H.: Marschhämoglobinurie. Brooklyn Hosp. J. **6**, 91 (1958).
KWIET, B.: Diagnostische Laboratoriumsuntersuchungen. München: Werk-Verlag 1958.
LAMPIRIS, SP.: Echinokokkendiagnostik. Dtsch. Z. Chir. **237**, 383 (1932).
LANDES, E.: Priapismus als Symptom einer chronischen Kohlenoxyd-Vergiftung. Dtsch. med. Wschr. **83**, 764 (1958).
LANDING, B. H., and H. NAKAI: Histochemical properties of renal lead-inclusions and their demonstration in urinary sediment. Amer. J. clin. Path. **31**, 499 (1959).
LANGANKE, E.: Bericht über einen Fall von Chylurie unter Berücksichtigung des Schrifttums. Z. Urol. **50**, 401 (1957).
LANGER, E.: Die Röntgendiagnostik der männl. Harnröhre. Leipzig: Voss 1931.
LANGERON, L.: Reins polykystiques et adénome prostatique; intervention; thrombose ventriculaire droite et arterielle pulmonaire post-opératioire; apropos d'une observation. J. Sci. méd. (Lille) **77**, 128 (1959).
LANGREDER, W.: Gynäkologische Urologie. Stuttgart: Georg Thieme 1961.
LANZ, R., u. St. SEILER: Zur Frage der einseitigen renalen Hypertonie. Helv. chir. Acta **24**, 302 (1957).
LARIN, G.: Blasenrupturen bei Beckenverletzungen. Sovet. Chir. **2**, 239 (1942).

LASCH, F.: Schweiz. med. Wschr. **83**, 153 (1953) (Proteinurie und differentialdiagnostische Bedeutung).
LASIUS: Blutdruckerhöhung ein Charakteristikum von Bleivergiftung? Arch. Gewerbepath Gewerbehyg. **1**, H. 4 (1930).
LATTEN, W.: Nierensteinentstehung durch Kriegsverletzung. Z. Urol. **52**, 17 (1959).
LAWRIE, T. D. V.: Nephrocalcinosis: A Report of a Case Showing an Apparent Response to Citrate Therapy. Nephrocalcinose: Bericht über einen Fall, der offensichtlich auf Citrat-Therapie ansprach. Glasg. med. J. **35**, 6, 128 (1954).
LEATHER, H. M.: Renal amyloidosis in Africans in Uganda. E. Afr. med. J. **36**, 305 (1959).
LEDERGERBER, E.: Ist die Feldnephritis eine Knallquecksilbervergiftung? Schweiz. med. Wschr. **80**, 51 (1950).
LEFEVRE, Paul C.: Active Transport through Animal Cell Membranes. Protoplasmatologia. In: Handbuch der Protoplasmaforschung, Bd. VIII. Wien: Springer 1955.
LEGGE-GOODBY: Bleivergiftung und Bleiaufnahme. Berlin 1921 (mit Angabe der älteren Literatur).
LEHMANN, G.: Praktische Arbeitsphysiologie. Stuttgart: Georg Thieme 1953.
—, u. F. FLURY: Toxikologie und Hygiene der technischen Lösungsmittel. Berlin 1938.
—, u. L. SCHMIDT-KEHL: Mono- und Dinitrophenole als gewerbliche Gifte. Arch. Hyg. (Berl.) **116**, 131 (1936).
LEHMANN, J.: Die Echinokokkenkrankheit in Neue Dtsch. Chirurgie 1928, 40, 115.
— Arch. Klin. Chir. **170**, 331 (1932) (Nierengeschwülste).
LEIBLEIN, H.: Zum Problem der Ganzheitsbetrachtung in der Begutachtung. Med. Klin. **49**, 1216 (1954); **50**, 1028 (1955).
LEIPERT, Th., W. PIRINGER u. W. PILGERSDORFER: Laboratoriumsdiagnostik. Wien: Urban & Schwarzenberg 1953.
LAITRAN, Sakula: Die Marschhämoglobinurie. Car 6550, 439 (1949). Ref. Med. Klin. **1949**, 1231.
LEONARD, B. J.: Chronic lymphatic leukaemia and the nephrotic syndrome. Lancet 1957, 1356.
LEONHARD, H.: Maligne Geschwulstbildung und Trauma. Mschr. Unfallheilk. **38**, 445 (1931).
LEONHARD, P. Th.: Beckenbrüche mit Verletzungen der ableitenden Harnwege. Diss. Mainz 1948.
LERICHE, R., et J. SÉRANE: Lithiase rénale avec calcification ganglionnaire généralisée, hypercaliurie et hypercalciurie. Presse méd. **1952**, 255.
LETTERER, E.: Allgemeine Pathologie der Tuberkulose. In: Die Tuberkulose, hrsg. v. H. DEIST u. H. KRAUS, Bd. 1. Stuttgart: Ferdinand Enke 1951.
LEWIN, L.: Die Kohlenoxydvergiftung. Berlin 1920.
LEWIN, E.: Zur Prognose der Genitaltuberkulose. Dtsch. med. Wschr. **82**, 2161 (1957).
LEWIS, L. G.: Traumatic injuries of the lower urinary tract. Amer. Surg. **23**, 1022 (1957).
LEY, Fr.: Harnsteinleiden nach Frakturen der unteren Extremität (Tabellen). Diss. Bonn 1947.
LICHENHELD, F., u. G. AXLER: Traumatischer Niereninfarkt. Z. Urol. **51**, 655 (1958).
LICHTENBERG, A. v.: Amer. J. Surg. **7**, 749 (1929) (Hydronephrose).
LIDAHL, W. M., u. M. E. FATTER: 2 Fälle von Marschhämoglobinurie. J. Urol. (Baltimore) **53**, 805 (1945).
LIENER, A.: Results of catamnestic studies and actual problems of meningeal tuberculosis. Beitr. Klin. Tuberk. **120**, 315 (1959).
LIESS, G., u. K. BERWING: Z. Urol. **48**, 240 (1953) (Fehlermöglichkeiten bei der röntgenologischen Darstellung der Pr-Hypertr mit Kneise-Schober-Pfütze).
LINDÉN, K.: Acta chir. scand., Suppl. 153 (1950) (Uro-Tbc).
LINDER, F.: Hochdruck bei chirurgischen Nierenerkrankungen. Med. Klin. **43**, 674 (1948).
— Hochdruck bei chirurgischen Nierenerkrankungen. Chirurg **20**, 91 (1949).
— Experimentelle und klinische Untersuchungen zur Frage der Hypertonie bei chirurgischen Nierenerkrankungen. Dtsch. Z. Chir. **262**, 320 (1949); — Z. Urol. **43**, 179 (1950).
LINIGER, H., u. G. MOLINEUS: Der Rentenmann, 14. Aufl., bes. S. 29, 57. München: Johann Ambrosius Barth 1957.
— — Der Unfallmann. Nierensteine, S. 164. München: Johann Ambrosius Barth 1951.
LIPSCHUTZ, H.: Ureteral injuries during abdominal in uretero-neocystostomy. J. Urol. (Baltimore) **81**, 728 (1959).
LISKA, John R.: Recognition and management of trauma to kidney. J. Urol. (Baltimore) **78**, 525 (1957).
LITZNER, St.: Die Bleikrankheit im Lichte neuerer Forschung. Med. Klin. **1929**, 38.
LJUNGGREN, E.: Acta chir. scand., Suppl. 16 (1931) (Nierengeschwülste).
— Z. Urol. **36**, 155 (1942) (Pyelogene Cysten).
— Z. Urol. **54**, 641 (1961) (Ätiologie und Pathogenese Urolithiasis).

LOB, A., R. ASANGER u. J. PROBST: Sozialgerichtliche Entscheidungen, Tuberkulose, S. 270. Stuttgart: Ferdinand Enke 1958. Urteil Landessozialgericht Rheinland-Pfalz vom 5. 4. 1956, SGU 256/54. Ref. LOB-ASANGER-PROBST.
— — — Sozialgerichtliche Entscheidungen über den Zusammenhang zwischen Unfall und Erkrankung, Nephritis S. 172. Stuttgart: Ferdinand Enke 1958.
LOBO ONELL u. DÍAZ MUÑOZ — Santiago: Hypertonie und einseitige Nierenerkrankung. Rev. méd. lat.-amer. (Arg.) H. 310 (1941).
LÖCHNER, H.: Z. Urol. **36**, 161 (1942) (Nierentumoren).
LÖFFLEN, W., u. D. L. MORONI: Brucellosis. In: Handbuch der inneren Medizin, v. BERGMANN, FREY, SCHWIEGK, 4. Aufl. Bd. I/2, S. 100. Berlin-Göttingen-Heidelberg: Springer 1952.
LÖFGREN, S.: Renal complications in sarcoidosis. Acta med. scand. **159**, 295 (1957).
LOHMEYER, K.: Urosepsis bei totaler Querschnittslähmung. Med. Klin. **21**, 508 (1946).
LOOPUYT, L.: Nierensteine und Infektion der Harnwege. Ned. T. Geneesk **1947**, 676.
LORENZ, E., u. R. HINRICHS: Über die Häufigkeit und Bedeutung von Sportschäden nach tuberkulöser Meningitis. Neue öst. Z. Kinderheilk. 119 (1958).
LOSSE, H.: Zwei Fälle von Tetrachlorkohlenstoffvergiftung mit akuter Niereninsuffizienz. Ärztl. Wschr. **5**, 54 (1950).
LOTZ, H. H., u. H. W. RAUTENBURG: Über die Pathogenese der Leptomeningitis tuberculosa. Schweiz. Z. Tuberk. **13**, 263 (1956).
LOWBURY, E. J., u. A. P. BLAKELY: Marschhämoglobinurie. Brit. med. J. **1948**, No 4539, 12. Ref. Ber. allg. spez. Path. **2**, 13 (1949).
LOWSLEY, O. S., and W. H. BOYCE: Surgery of the painful kidney. J. int. Coll. Surg. **14**, 12 (1950). Ref. Chirurg **12**, 580 (1952).
LUBINUS, H. H.: Gutartige Harnleitergeschwülste. Z. Urol. **31**, 483 (1958).
LÜCHTRATH, H.: Die pathologische Anatomie der Urogenitaltuberkulose. Tuberk.-Arzt **12**, 512 (1958).
LÜRMANN, O.: Die traumatisch entstandenen doppelseitigen hämatogenen Nierenerkrankungen und ihre Beurteilung. Wien. med. Wschr. **90**, 895 (1940); **91**, 29, 43 (1941).
LUTZ, G., u. P. SCHUGT: Atlas der Mikroskopie der Harnsedimente. Stuttgart: Wissenschaftliche Verlags-Anstalt 1934.
MAATZ, R.: Hochdruck bei einseitiger Nierenerkrankung. Z. Urol. **47**, 544 (1954).
MÄDER, H.: Kombinierte Milz-Nierenverletzungen. Wien. med. Wschr. **108**, 984 (1958).
MAGNUS, P.: Steinbildung in den ableitenden Harnwegen bei Wirbelbrüchen mit Querschnittlähmungen und bei anderen Knochenbrüchen. Mschr. Unfallheilk. **57**, 47 (1954).
MAFFEIS, V.: La sindrome del moncone ureterale calcoloso; presentazione di tre casi (Syndrome of the calculous ureteral stump; presentation of 3 cases.) Minerva urol. **10**, 95 (1958).
MAINTZ, G.: Behandlungsvorschläge und Ergebnisse bei stumpfen Nierenverletzungen. Langenbecks Arch. klin. Chir. **2**, 82, 948 (1955).
MAITLAND, A. J. L.: Nephrectomy for hypertension. Brit. J. Urol. **29**, 355 (1957).
MAKIN, M.: Marschhämoglobinurie. Brit. med. J. 1944, 844.
MANCINI, Jacapraro: Estudio clinica hormonal de la orquiepididimitis brucelosa humana. Rev. Asoc. méd. argent. 65 (1951).
MANN, D.: Renale Komplikationen bei Enteritis Breslau. Z. ges. inn. Med. Leipzig **14**, 49 (1959).
MANZOCHI, L.: Ipertensione arteriose ed affezioni renali mono lateruli. Arch. ital. Urol. **23**, 410 (1949).
MARCOWICH, H.: Schädigen wiederholte röntgenologische Untersuchungen die Keimdrüsen? Bull. Acad. Méd. (Paris) **139**, 80 (1955).
MARION, G.: De l'hypertrophie congénitale du col vesical. J. d'Urol. **23**, 2 (1927); **36**, 6 (1933); **37**, 1 (1934).
MARSHALL, A. G.: Aberant renal arteries and hypertension. Lancet **1951** II, 701.
MARSHALL, V. F., and M. HORWITH: Oscalosis. J. Urol. **82**, 278 (1959).
MARTCHOUK, P.: Die Rolle der Nierenfunktionsstörungen bei der Genese der Ermüdung. VIII. Wasserversuch bei nephritischen ermüdeten Hunden. Ref. Ber. ges. Physiol. **101**, 418 (1937).
MARTORELL, F.: Atrofia renal unilateral e hypertension distolica. J. int. Chir. **12**, 101 (1953).
MARUNA, R. F.: Beitrag zum Harnsteinproblem in Indonesien. III. Klinisch-chemische Untersuchungen. Virchows Arch. path. Anat. **332**, 137 (1959).
MARX, W.: Entschädigungsanspruch für Nierensteinleiden sowie Unfalltod bei Hüft- und Kniegelenkversteifung. Mschr. Unfallheilk. **54**, 1 (1951).
— Die Nierenentzündung und sekundäre Schrumpfniere als WDB und in der Unfallbegutachtung. Mschr. Unfallheilk. **54**, 51 (1951).
MASANTI, J. G.: Nefropatia amiloidea: Insufficiencia renal e hypertensión asociadas con amiloidosis renal secundaria. Medicina (B. Aires) **18**, 61 (1958).

MASON, L. W.: Urinary bladder herniation; diagnosis and review of the literature. Illinois med. J. **111**, 303 (1957).
MASSHOFF, W.: Plötzlicher natürlicher Tod bei Säuglingen und Kindern. In: Lehrbuch der gerichtlichen Medizin, hrsg. von PONSOLD, 2. Aufl., S. 322. Stuttgart: Georg Thieme 1957.
MATES, J., u. V. KŘIČEK: Die Steinkrankheit im Lichte von 3340 beobachteten Fällen. Z. Urol. **48**, 478 (1955).
MATHE, Ch. P., and L. DE LA PENA SANCHEZ: Orthostatic renal hypertension resulting from torsion and ptosis of the kidney. J. int. Coll. Surg. **27**, 36 (1957).
MATZNER, R.: Mschr. Kinderheilk. **101**, 11, 479 (1953). Verf. rät zur urologischen Untersuchung bei jeder Diagnose „essentielle Hypertonie" zum Ausschluß einer einseitigen Nierenerkrankung.
MAY, F.: Die Urogenitaltuberkulose. In: Die Tuberkulose, hrsg. v. H. DEIST u. K. KRAUS, S. 360, 552, 584. Stuttgart: Ferdinand Enke 1951.
— Dtsch. med. Wschr. **82**, 1217 (1957) (Nieren-Tuberkulose).
—, Dtsch. med. Wschr. **20**, 944 (1959) (Genital-Tuberkulose).
MAYER, A.: Zur Heimkehrerfrage. Beitr. Sexualforsch. Nr 11, 38 (1957).
MAYER, K. L.: Untersuchungen über die durch aromatische Amine bedingten gewerblichen Erkrankungen. Arch. Gewerbepath. H. 4 (1930).
McCAGUE, E. J.: Vorkommen und Verhütung von Nieren- und Blasensteinen bei Knochenbrüchen und Verletzungen. Amer. J. Surg. **38**, 85 (1937).
McGLOWN, M. G., and Gr. M. BULL: The Pathogenesis of Urinary Calculis Formation. Brit. med. Bull. **13**, No 1, 53 (1957).
McKAY, H. W., H. H. BAIRD and K. M. LYNCH: Management of the injured kidney. J. Amer. med. Ass. **141**, 9, 575 (1949); — Med. Klin. **1950** II, 1067.
Medicina del Deporte y del Trabajo (argent.).
Medicina del Lavoro (ital.).
Medicina y Seguridad del Trabajo (span.).
MEESSEN, H.: Plötzlicher natürlicher Tod beim Erwachsenen. In: Lehrbuch der gerichtlichen Medizin, hrsg. von PONSOLD, 2. Aufl., S. 314. Stuttgart: Georg Thieme 1957.
MEHNERT, H., B. MEHNERT u. S. PFEFFER: Dtsch. med. Wschr. **16**, 784 (1959) (Bakteriologische Diagnose der Harnwegsinfektion).
MEHRL, W.: Nierensteine nach Bruch der langen Röhrenknochen. Diss. Tübingen 1948.
MELICK, W. F., H. M. ESCUE, J. J. NARYKA, R. A. MEZERA and E. P. WHEELER: J. Urol. (Baltimore) **74**, 760 (1955) (Anilintumoren der Blase).
MELNITCHENKO, V.: Rolle der Nierenfunktionsstörungen bei der Genese der Ermüdung. III. Histologische Veränderungen der Nieren infolge Einführung von Urannitrat. Ref. Ber. ges. Physiol. **101**, 417 (1937).
MENDE, W.: Zur Frage der Kastrationsfolgen. Psychiat. Neurol. med Psychol. (Lpz.) **4**, 115 (1952).
MENNE, F., M. FRITSCH, H. J. HILLENBRAND u. J. HOELTZENBEIN: Clearance-Untersuchungen bei der Endangitis obliterans. Klin. Wschr. **34**, 126 (1956).
MENSE, C.: Handbuch der Tropenkrankheiten. Leipzig: Johann Ambrosius Barth (1924 bis 1930).
MENZEL, E.: Zur traumatischen Entstehung der Hydronephrose. Mschr. Unfallheilk. **53**, 129 (1950).
MERTENS, E.: Quantitative Porphyrinbestimmung im Harn. Klin. Wschr. 23, **1944**, 26.
MEUSER, H., u. H. KREITNER: Hyperparathyreoidismus und Nierensteine. Z. Urol. **43**, 1 (1950).
MEYER, J. W.: Die sexuellen Störungen der Hirnverletzten. Vortrag Ärztl. Verein e. V. v. 2. 2. 56. Münch. med. Wschr. **98**, 910 (1956).
MEYER, L.: Schädliche Nebenwirkungen von Arzneimitteln, 2. Aufl. Wien: Springer 1956.
MEYER, O.: Beitrag zum myorenalen Syndrom, insbesondere in seiner Beziehung zum Schock. Münch. med. Wschr. **98**, 1688 (1956).
MEYER, R.: Herpes zoster involving the urinary bladder. New Engl. J. Med. **260**, 1062 (1959).
MEYERINGH, H.: Sammlung versorgungs- und gerichtsärztlicher Gutachten aus dem Gebiete der inneren Medizin, S. 128 u. 178. Stuttgart: Georg Thieme 1952 (Arbeit und Gesundheit, Nr 46).
— Sammlung versorgungs- und gerichtsärztliche Gutachten aus dem Gebiete der inneren Medizin. Stuttgart: Georg Thieme 1952.
— Appendizitis, Nierensteinleiden und Trauma. In: Sammlung Gutachten innere Medizin, S. 227. Stuttgart: 1956 (Arbeit und Gesundheit, Nr 58).
— Diabetes und Nierenschädigung. In: Sammlung Gutachten innere Medizin, S. 244. Stuttgart: Georg Thieme 1956. (Arbeit und Gesundheit, Nr 58).
— Hochdruck bei Dystrophikern. Dtsch. med. Wschr. **1957**, 36.
— Diskussionsbemerkung bei der Tagung des Ärztlichen Sachverständigenbeirats für Fragen der Kriegsopferversorgung des B. M. A. November 1958.

MEYERINGH, H., u. A. DIETZE: Sammlung versorgungs- und sozialgerichtsärztlicher Gutachten aus dem Gebiet der Inneren Medizin. Stuttgart 1956.
—, u. H. STEFANI: Besteht nach einer Amputation des Oberschenkels eine Steigerung zur Adipositas und zur Hypertension. Dtsch. med. Wschr. **1956**, S. 10. Schlußwort 1956, S. 1621.
MICHATOWSKI, E.: Traumatische Schäden der Urethra und ihre Folgen. Pam DNI chir. Szczecinie 1953.
MICHEL, H.: Die Nierenpolresektion in der Behandlung von Steinleiden. Z. Urol. **44**, 514 (1951).
MICHEL, M.: Spätschäden und Summationsschäden: In: Gesundheitsschäden durch Verfolgung und Gefangenschaft und ihre Spätfolgen. Frankfurt: Röderberg 1955.
— Einige Probleme der Begutachtung von Verfolgungsschäden deutscher Opfer des Naziregimes. In: Gesundheitsschäden durch Verfolgung und Gefangenschaft. Frankfurt: Röderberg 1955.
— Die Sexualität des Heimkehrers. Stuttgart: Ferdinand Enke 1957.
MIKNER, R.: Kann eine einmalige Verletzung entscheidend sein für Entstehung oder Verschlimmerung eines Carcinoms oder Sarkoms? Med. Welt **1932**, 1051.
MILLER, J. M.: Prawdzive wodonercze urazowe. (True traumatic hydronephrosis.) Pol. Tyg. lek. **12**, 99 (1957) (Behandelt das Thema Hydronephrose und Trauma).
MINDER, J.: Experimentelle und klinische Beiträge zur Frage der pyelovenösen Refluxes und seine klinische Bedeutung. Z. urol. Chir. **30**, 404 (1930).
— Z. Urol. **27**, 376 (1933) (Nephroptose).
— Helv. chir. Acta **21**, 155 (1954) (Nierenfunktionsprüfung).
MINNING, W.: Echinokokken. In: Handbuch der inneren Medizin, 4. Aufl., Bd. I/2, S. 953. Berlin-Göttingen-Heidelberg: Springer 1952.
MOELLER, J.: Humorale Faktoren in der Pathogenese des menschlichen Hochdruckes. Arch. Kreislauf-Forsch. **18**, 249 (1952).
— Medizinische **4**, 14 (1954) (Clearance).
— Nephritis, Nephrose und tubuläre Insuffizienz. Medizinische Nr. 9, 359 (1959).
—, u. BEDÖ: Ärztl. Wschr. **7**, 1125 (1952) (Phenolsulphthaleinausscheidung als Funktionsprüfung der Niere).
—, u. W. REX: Nierenfunktionsstörungen bei tubulärer Insuffizienz. Z. klin. Med. **150**, 103 (1952).
MÖRL, F.: Zur Frage der metatraumatischen Nierensteine. Z. Urol. **27**, 607 (1933).
— Die Verletzungen der Harnröhre und Harnblase unter besonderer Berücksichtigung der in den Jahren 1940—1954 an der Chirurgischen Universitätsklinik Freiburg i. Br. behandelten Fälle. Diss. Freiburg i. Br. 1956.
MOESCHLIN, S.: Schweiz. med. Wschr. **87**, 123 (1957) (Phenacetinschädigung).
— Klinik und Therapie der Vergiftungen, 3. Aufl. Stuttgart: Georg Thieme 1959.
MOGG, R. A.: Injuries to the bladder. Proc. roy. Soc. Med. **40**, 795 (1947).
MOIR, J. C.: Inversion of the bladder as a complication of large vesico-vaginal fistulae. J. Obstet. Gynaec. Brit. Emp. **64**, 342 (1957).
MOLNÁR, L.: Survival of hypothermia by men immensed in the ocean. J. Amer. med. Ass. **131**, 1046 (1956).
MOLNÁR, J., u. E. HAJÓS: Z. Urol. **53**, 441 (1950) (Kavernosogramm).
DU MONT, H. L., u. A. MARGGRAFF: Z. Urol. **53**, 401 (1960((Untersuchung getrennter Nierenharne).
MOREL, Cl. J. L., u. F. PILHEU: Tumor de testiculo y traumatismo. J. med. (Buenos Aires) **5**, 189 (1951).
MORELLE, G.: A Propos de l'hypertension artérielle d'origine urologique. Acta chir. belg. **51**, 317 (1952).
MOUCHE: Nierenzerreißungen mit besonderer Rücksicht auf Sportverletzungen. Ref. Z. Zentr.-Org. ges. Chir. **107**, 665 (1943).
MUCKART, R. D.: Pre-calculus renal lesions in bone and joint tuberculosis. J. roy. Coll. Surg. Edinb. **4**, 63 (1958).
MÜHLENS, P.: Arch. Schiffs- u. Tropenhyg. **41**, 308 (1937).
MÜLLER, A.: Blasenveränderungen durch Amine. Z. urol. Chir. **36**, 202 (1933).
— Rückblick auf die gewerblichen Blasen- und Nierenschädigungen in der Lack- und Farbstoffindustrie. Schweiz. med. Wschr. **79**, 445 (1949).
— Über Blasen- und Nierenschädigungen in der Farbstoffindustrie. Helv. chir. Acta. **18**, 1 (1951).
MÜLLER, A. A.: Kongorotprobe bei Tuberkulose. I. Über die Verwertbarkeit der Bennhold'schen Kongorotprobe zur Diagnose einer sekundären Amyloidose. Tuberk.-Arzt **12**, 482 (1958).
MÜLLER, F., u. O. SEIFERT: Taschenbuch der medizinisch-klinischen Diagnostik. München: J. F. Bergmann 1959.

Müller, R.: Über Blasengeschwülste bei Arbeiters der chemischen Industrien. Schweiz. Z. Unf.-Med. u. Berufskrankheiten, H. 1, 1935.
— Bemerkungen zur Pathogenese der Anilintumoren. Schweiz. med. Wschr. Nr. 11, 1940).
Müller, R. W.: Der Tuberkuloseablauf im Körper. Grundlagen der phthisiogenetischen Analyse. Stuttgart: Thieme, 1952 (S. 63 u. 110).
Müllschitzky: Bronchuscarcinom bei einem Teerarbeiter mit Hautkrebs. Derm. Wschr. 33 (1942).
Münden, H. W.: Über ein neues Kontrastmittel zur intravenösen Pyelographie. Medizinische Nr 51, 1916 (1957).
Mulholland, St. W., and H. M. Madomna: Urethral rupture: early and late posterior complications. J. Urol. **68**, 489 (1956).
Nägele, E.: Der primäre und der sekundäre Hyperparathyreoidismus. (Über Beziehungen zwischen Epithelkörperchen, Nierenerkrankungen und Osteopathien).
Naitana, S.: Steinbildung in der hinteren Harnröhre. Policlinico, Sez. chir. **49**, 31 (1942).
Naldi, F.: Tuberkulöse Meningitis als Komplikation der Lungentuberkulose. G. ital. Tuberc. **4**, 90 (1950).
Narath, J. K.: Z. Urol. **45**, 408 (1952) (Nephroptose).
Nassauer, M.: Über bösartige Blasengeschwülste bei Arbeitern der organisch chemischen Großindustrie. Diss. Univ. Wiesbaden 1919.
Nathusius, W. v.: Zur Therapie der allgemeinen Unterkühlung. Medizinische **1955**, 282.
— Körperschädigung der Menschen durch X-Strahlen. 1956.
— Zur Vorgeschichte bei Heimkehrerkrankheiten. Ärztl. Prax. Nr 44/45 (1956); Nr 18, 633 (1959).
Nauck, E. G.: Tropenmedizin und Parasitologie. Wiesbaden: Dieterich 1949.
— Gelbfieber. In: Handbuch der inneren Medizin, 4. Aufl., Bd. I/1 (S. 593). Berlin 1952.
— Lehrbuch der Tropenkrankheiten. Stuttgart: Georg Thieme 1956.
Navas, J.: Contusion renal y litiasis. Arch. esp. Urol. **12**, 96 (1956).
Necke, A., P. Schmidt u. M. Klostermann: Zur Bestimmung kleinster Bleimengen. Dtsch. med. Wschr. **1926 II**, 1855. Zit. Baader, Gewerbekrankheiten a. a. O.
Neitzel, G.: Berufsschädigungen durch radioaktive Substanzen. Arbeitsmed. **1** (1935).
— Arbeitsschutz und Gewerbehygiene. Berlin: Pädagog. Verlag 1951.
Nencki, M.: Naunyn-Schmiedeberg's Arch. exp. Path. Pharmak. **28**, 206, 189. Ref. Med. Perishop, Ingelheim **7**, 70 (1957).
Neue juristische Wochenschrift, München und Berlin: Beck.
Newland, D. E.: Genitourinary Complications of pelvic fractures. J. Amer. med. Ass. **152**, 1515 (1953).
Ney, C., and J. Duff: Cysto-urethrography; its role in diagnosis of neurogenic bladder. J. Urol. (Baltimore) **63**, 640 (1950).
Niebel, J. D.: Hyperparathyroidism suggested by a primary vesical calculus. Amer. J. Surg. **97**, 117 (1959).
Nikolowski, W.: Derm. Wschr. **120**, H. 3 und 5. — Z. Urol. **42**, 110 (1949) (Fertilitätsstörungen und Spermatocelen).
— Sporttraumen im Bereich des männl. Genitales und Zeugungsfähigkeit. Hippokrates (Stuttg.) 291 (1949).
Nissel, W.: Welche Laboratoriumsmethoden sind für die Nierenbegutachtung unbedingt notwendig? Wien. med. Wschr. **1955**, 604.
Noder, W.: Über bisher weniger bekannte symptomatische Hochdruckformen. Med. Klin. **50**, II 1388 (1950).
Nöcker, J.: Grundriß der Biologie der Körperübungen. Berlin: Sportverlag 1957.
Norris, E. R., u. R. S. Weiser: Der Einfluß von kräftiger Muskelübung auf die Nierenausscheidung. Amer. J. Physiol. **119**, 642 (1937). Ref. Ber. ges. Physiol. **104**, 425 (1938).
Noszkay, A.: Kalyxdivertikel. Z. Urol. **51**, 457 (1958).
Notter, G.: Multiple Prostata- und Urethrasteine als Folge von Urogenitaltuberkulose. Beitrag zur röntgenologischen Differentialdiagnose von Prostatakonkrementen. Acta radiol. (Stockh.) 36, 495 (1951).
Obrant, O.: Z. Urol. **48**, 148 (1955) (Uro-Tbc., röntgenologische Ureterveränderungen).
Oehlecker, F.: Traumatische Entstehung von Nierensteinen. Zbl. Chir. **1932**, 1264.
— Die chirurgischen Tuberkulosen in ihrer Beziehung zum Betriebsunfall und zur Wehrdienstbeschädigung. Teil II: Nieren- und Genitaltuberkulose. Chirurg **15**, 101 (1943).
Oeser, H., u. H. Billion: Fortsch. Röntgenstr. **74**, 197 (1951). (Nierenfunkt.prüfg. mit radioaktiven Isotopen.)
Österleye, K.: Über das Uretersteinleiden und seine Behandlung. Ugeskr. Laeg. **102**, 1189 (1940).

Okulicz, St. J., and V. F. Marshall: Nephrectomy and hypertension. The experience in one urogic clinic. Amer. J. Surg. **86**, 45 (1954).

Oldershausen, H. v.: Beiträge zur Diagnostik und Prognostik der tuberkulösen Meningitis. Dtsch. med. Wschr. **79**, 1590 (1954).

Oliver, R.: J. clin. Invest. **30**, 1307 (1951); — Ciba Found. Symp. on the Kidney. London: J. u. A. Churchill Ltd. 1954 (Kompl. bei Ausscheidungsurographie).

Omansen, R.: Wichtige Fragen der ärztlichen Begutachtung von Verfolgungsschäden. Frankfurt: Röderberg 1957.

Omega, G.: Avitaminosen und Harnsteine. Rif. med. **1937**, **43**.

Oppenheimer, K.: Anilintumoren der Blase. Münch. med. Wschr. **1920**, 1 und Z. urol. Chir. **21**, 336 (1927).

Orkin, L. A.: Traumatic avulsion of the bladder neck and prostate complicating fractures of the pelvis. Amer. J. Surg. **85**, 840 (1955).

Ormond, J. K., and P. W. Fairey: Urethral rupture at apex of the prostate: Complication of fracture of the pelvis. J. Amer. med. Ass. **149**, 15 (1953).

Otto, H. u. E. Horn: Ein klinischer Beitrag zur Frage der interstitiellen Nephritis bei der akuten Virushepatitis. Z. ges. inn. Med. **10**, 783 (1955).

Otto, K.: Operative Behandlung von Nieren- und Hochdruckerkrankungen. Diss. Berlin 1949.

Ottoman, R. E., Wodruff, Wilk and F. Isaac: Radiology **67**, 157 (1956) (Papillennekrose im Rö.-Bild).

Owen, D.: Renal failure due to para-aminosalicylic acid. Brit. med. J. **1958**, No 5094, 483.

Owen, Daniel: Delayed traumatic stricture of the anterior urethra. Brit. J. Urol. **24**, 225 (1952).

Pacavsky, V.: Die Proteinurie bei Kindern in Sommerlagern und ihre praktische Bedeutung. Čas. Lék. čes. **92**, 911 (1953).

Paetzel, W.: Stumpfe Verletzungen der Harnorgane. Dtsch. med. J. 8, 358 (1957).

Pagel: Blasensteinbildung nach Schußverletzung des Beckens. Z. Urol. **46**, 405 (1953). (Schaukasten.)

Paillas: Spirochaetosis ictero-haemorrhagica durch Badinfektion. Bakteriaemie, frühzeitige Anurie usw. Bull. Soc. méd. Hôp. Paris III 52, 1631 (1936). Ref. Kong.-Zbl. ges. inn. Med. **90**, 345 (1937).

Palmer, J. K., and J. H. Clark: Hypertension and unilateral renal disease. Amer. Surg. **20**, 744 (1954).

Palmrich, A. H.: Richtlinien für die Begutachtung von Deszensus, Prolaps und Harninkontinenz. Wien. med. Wschr. **106**, 327 (1956).

Palocs, J., u. J. Sugar: Einige Aufgaben über die Harnsteinbildung. Acta med. Acad. Sci. hung. **3**, 3, 285 (1952).

Palumbo, L. T.: Malignant hypertension secondary to unilateral renal disease. Arch. Surg. **63**, 272 (1951).

Panhurst, R.: Diffuse Glomerulonephritis und Sonnenbrand bei einem Allergiker. Klin. Wschr. **1942**, 909.

Parade, G. W.: Calciumhaushalt und Nieren. Med. Klin. **53**, 997 (1958).

Parkhurst, E., and E. K. Landsteiner: Management of renal trauma. Surg. Gynec. Obstet. **105**, 393 (1957).

Parrish, A. E., and J. S. Howe: Kidney biopsy; a review of 100 successful needle biopsies. Arch. intern. Med. **96**, 712 (1955).

Paschkis, R.: Sand, Grieß und Steine des Harnapparates. Wien u. Berlin: Springer 1932.

Patton, J. F.: Management of ureteral injuries. J. Urol. (Baltimore) **67**, 852 (1952).

Pavlansky, R.: Paraartikularni osifikace a nephrolithiasis komplikujici basilarni meningitidu po specifické. tschech. Paraarticular ossificiation a. nephrolithiasis complicating basilarmeningitis after tuberculous epididymitis. Čas. Lék. čes. **97**, 1299 (1958).

Payet, M., P. Perre, R. Camain, A. Gouaze et F. Calvez: Presse méd **61**, 47, 989 (1953) (Nierenbiopsie mit Nadel).

Pearlman, C. K., and Newland: J. Urol. (Baltimore) **68**, 407 (1952) (Kompl. bei Ausscheidungsurographie).

Pendergrass, E. P.: Amer. J. Roentgenol. 48, 741 (1942) (Tödliche Zwischenfälle bei Ausscheidungsurografien).

—, P. J. Hodes, R. L. Tondreau, C. C. Powell and E. D. Burdick: Amer. J. Roentgenol. **74**, Nr 2, 262 (1955) (Tödliche Zwischenfälle bei Ausscheidungsurografien).

Pepim, G.: L'amylose rénale. Concourse méd. **78**, 3933 (1956).

Perémy, G: Dtsch. Arch. klin. Med. **179**, 617 (1937) (Cystennieren).

Perlmann, S., u. W. Staehler: Exp. Blasentumoren. Z. urol. Chir. **36**, 139 (1932).

— Z. urol. Chir. **36**, 139 (1932) (Beta-Naphthylamin-Schädigung).

PERREAU, P., et M. JOULIN: Die tuberkulöse Meningitis beim Alkoholiker. Presse méd. **67**, 1816 (1959). Ref. Tuberk.-Arzt **14**, 197 (re.) (1960).
PETKOVIČ, S.: La pathologia e la terapia dei traumi aperti dell'uretra. Pathologie u. Therapie der offenen Harnröhrenverletzungen. Arch. ital. Chir. **74**, 213 (1951).
— Beiträge zur Erforschung der Dekubitus-Kalkulose. Z. Urol. **44**, 12, 823 (1951).
— Surgical treatment of bilateral lithiasis. J. int. Coll. Surg. **20**, 709 (1953); — Chirurg **25**, 383 (1954).
— Bruns' Beitr. klin. Chir. **184**, 27 (1952) (Geschwülste der oberen Harnwege).
PETROV, A. L.: Simptom anurie pri mekhanicheskoi travme i ostrom zhivote. (Symptoms of anuria in mechanical trauma and acute abdomen.) Vestn. Khir. **78**, 80 (1957).
PETRY, H.: Die chron. Kohlenoxydvergiftung. Arbeitsmed. **1953**, H. 29 (mit Angabe des skand. u. frz. Schriftt.). Leipzig: Johann Ambrosius Barth 1953.
— Polyneuritis durch E 605. Zbl. Arbeitsmed. **1**, 86 (1951).
PETTE, H., u. H. KALM: Die entzündlichen Erkrankungen des Gehirns und seiner Häute. In: Hbuch der inneren Medizin, 4. Aufl., Bd. V/3 (S. 183). Berlin-Göttingen-Heidelberg: Springer 1953.
PFAU, L.: Z. Urol. **45**, 206 (1952) (Blasendivertikel).
— Z. Urol. **50**, 306 (1957) (Kunststoffprothesen im Harnleiter).
PFEIFER, W.: Grundl. der funktionellen urologischen Röntgendiagnostik. Stuttgart: Georg Thieme 1949.
PFISTERER, H. G.: Nierensteinbildung bei antibiotisch-chemisch behandelter Knochen-Gelenktuberkulose. Zbl. Chir. **78**, 1243 (1953).
PFLAUMER, E.: Der Ureterstein, seine Diagnose und Behandlung. Münch. med. Wschr. **1930** II, 1675, 1717.
PHILIPSBORN, v. H.: Zur mineralogischen Untersuchung der Harnsteine. Fortschr. Mineral. **31**, 62 (1952).
PHILIPSBORN, v. H.: Über Calciumoxalat im Harnsediment und in Harnsteinen. Ärztl. Forsch. **7**, 391 (1953).
PICKERING, G. W. and R. H. HEPTINSTALE: Nephrectomy and other treatment for hypertensions in pyelonephritis. Quart. J. Med., N. S. **22**, 1 (1953).
PIERACH, A.: Behandlung und Beratung Nierensteinkranker. Fortschr. Therap. 17, 6 (1941).
— Wasserhaushalt und Harnsteinbildung. Z. Urol., Sonderheft 135, 140 (1949).
PIERROT, W.: Urologische Komplikationen nach Radikaloperationen während der letzten 10 Jahre in der Universitäts-Frauenklinik Halle. Zbl. Gynäk. **78**, 211 (1956).
PILGERSTORFER, W.: Die Nierenentzündung im Felde. Med. Welt **18**, 537 (1944).
— Die Nephritiden unter besonderer Berücksichtigung der sogenannten Feldnephritis. Wien: Urban & Schwarzenberg 1948.
PLUMB, R. T.: Marschhämoglobinurie. J. Urol. (Baltimore) **65**, 655 (1951). Ref. J. org. ges. Chir. **127**, 17 (1953).
PODZUN, H.: Die Schätzung der Erwerbsunfähigkeit bei Unfallverletzungen. Mschr. Unfallheilk. **61**, 140 (1958).
POIRIER, JACKSON: Amer. J. Med. **23**, 579 (1957) (Charakteristische Sedimentbefunde an Leukocyten bei Pyelonephritis).
POKORNY, J., u. W. HILLER: Wissenschaftliche Bearbeitung der Untersuchungsergebnisse, die bei Begutachtung von Heimkehrern usw. in Gesundheitszustand der Heimkehrer. Arbeit und Gesundheit, 1949, Stuttgart.
PONSOLD, A.: Lehrbuch der gerichtlichen Medizin. Stuttgart: Georg Thieme 1957 (S. 332, stumpfe Gewalt).
POOLE-WILSON, D. S., and R. MOOG: Wartime injuries of the urinary tract. Injuries of the urethra. Brit. J. Urol. **19**, 119 (1947).
— Injuries of the urethra. Proc. roy. Soc. Med. **40**, 798 (1947).
POPPE, L.: Die Niere bei Vergiftungen. Wien. med. Wschr. **105**, 549 (1955).
POPPER, L.: Ärztliche Erfahrungen bei Untersuchungen nach dem österreichischen Opferfürsorgegesetz aus MICHEL: Gesundheitsschäden durch Verfolgung und Gefangenschaft. Frankfurt: Röderberg, 1955 Ffm.
PORTWICH, F.: Über das Milch-Alkali-(Burnett-)Syndrom. Z. Urol. **56**, 61 (1963) (Literatursammlung).
POWES, J. H., and R. G. MATFLERD: Giant vesical calculus and carcinoma of the bladder. J. Urol. (Baltimore) **67**, 184 (1952).
PRATHER, G. C.: Injuries of the bladder. Geburtsh. u. Frauenheilk. **13**, 136 (1954).
PRAČECK, J.: Unfallfolgen von Verletzungen der Urethra und ihre chirurgische Behandlung. Rozhl. chir. **34**, 118 (1955).
PRICE, W.E.: Surgical injuries of the ureter. Minn. Med. **42**, 578 (1959).
PRIEN, E. L.: Studies in urolithiasis. J. Urol. (Baltimore) **74**, 440 (1955).

PROKOP, L.: Sportphysiologie. Bern: Dr. Wander 1957.
— Diskussionsbemerkungen 18. Dtsch. Sportärztekongr. in Hamburg 1957. Frankfurt: Limpert 1959.
PROPPE, A., u. A. GERAUER: Beitrag zur Frage der Nierenschädigung durch Vitamin D und Thiosemicarbazone im Rahmen der Lupusbehandlung. Hautarzt **3**, 393 (1952).
PUCHER, G. W., L. C. CURTIS, H. B. VICERY: J. biol. Chem. **123**, 61 (1938); Ref. Med. Periskop, Ingelheim **7**, 70 (1957).
PUGH, R. C.: Phaeochromocytoma of the bladder. Brit. J. Urol. **30**, 432 (1958).
PULVERTAFT, R. G.: Nephrolithiasis bei langdauernden Krankenlagern. J. Bone Jt Surg. **21**, 559 (1939).
PUPPEL, A. D., and E. P. ALYEA: Hypertension and the surgical kidney. J. Urol. (Baltimore) **67**, 433 (1952),
PUTSCHAR, W.: Handb. der speziellen Path., Bd. VI, 2. 1934 (Instrumentell bedingte Cystitis).
PYRAH, L., and F. P. RAPER: Renal Calcification and Calculis Formation. Nierenverkalkung und Steinbildung. Brit. J. Urol **27** 4, 333 (1955).
QUADE, K.: Zur Versicherung höherer Altersklassen. Lebensversicher.-Med. **3**, 36 (1952).
— Neue Untersuchungen über die Sterblichkeit erhöhter Risiken. Lebensversicher.-Med. **3**, 1 (1954).
RAABE, S.: Z. Urol. **41**, 110 (1948); **44**, 30 (1951) (SUA-Probe v. Rehn-Günzburg).
— Z. Urol. **42**, 357 (1949) (Umkehrung Rehn'sche Probe).
— Dtsch. Z. Chir. **263**, 486 (1950) (SUA; Partialfunktion).
RADIGAN, L. R., and S. ROBINSON: J. appl. Physiol. **2**, 185 (1949). Ref. Kong.-Zbl. ges. inn. Med. **135**, 217 (1952) (Hitze auf Nierenfunktion).
Radioaktive Sickness, Nagasaki: Brit. J. Med. 67 (1947).
RÄNTSCH, F. E.: Über extrapulmonale Heimkehrertuberkulosen. Tuberk.-Arzt **13**, 400 (1959).
— Lungentuberkulose und sekundäre extrapulmonale tuberkulose Schübe als Schädigungsfolge. Slg. Gutachten Geb. inn. Med. (S. 339). Stuttgart: Georg Thieme 1956.
RAJEWSKY, B.: Physikalische Diagnostik der Radiumvergiftungen. Strahlentherapie 69 (1941).
RAMSAY, G. H.: Brit. med. J. **1953**, 439 (Kompl. bei Ausscheidungsurographie).
RANDALL, A.: The etiology of primary renal calculus. VII. Congr. internat. Urol. soc. **1**, 186 (1939).
RANDERATH, E.: Klin. Wschr. **20**, 281 (1941) (Nephritis, Nephrose).
Rassegna die Medicina applicata al lavoro industriale (ital.)
REDDY, D. B., and N. V. RAO: Squamous cell carcinoma of the renal pelvis associated with the calculus of the kidney. J. Indian med. Prof. **2**, 820 (1955).
REHN, J.: Z. Urol. **53**, 1 (1960) (Nephroptose).
REHN, L.: Blasengeschwülste bei Fuchsinarbeitern. Langenbecks Arch. klin. Chir. **50**, 588 (1895). Chir. Kongr. Berlin 1905, S. 220.
— Z. urol. Chir. **4**, 382 (1919); — Langenbecks Arch. klin. Chir. **138**, 502 (1925) (SUA-Probe).
REICHARDT, M.: Einführung in die Unfall- und Rentenbegutachtung. Stuttgart: Gustav Fischer 1958.
REICHEL: Zur Symptomatologie und Pathologie des Nierensteins. Chirurg. **3**, 753 (1931).
REILLY, L. V.: Miliary and meningeal tuberculosis; a review of 354 cases. Ulster med. J. **27**, 146 (1958).
REINHARDT, K.: Dtsch. med. Wschr. **77**, 804 (1952) (Technik Retropneumoperitoneum).
— Arsenschädigungen der deutschen Weinbauern, Küfer und Gastwirte. Arbeitsmed. (Leipzig) H. 20 (1943).
(Renten): Die medizinische Begutachtung in der Rentenversicherung der Arbeiter und in der Rentenversicherung der Angestellten. Verband Deutscher Rentenversicherungsträger. Heidelberg: Brausdruck GmbH 1958.
REUBI, F.: Die Nierendurchblutung (Le flux sanguin rénal). Helv. med. Acta, Suppl. **17**, 26 (1950); — Z. Urol. **44**, 717 (1951).
— Helv. chir. Acta **21**, 128 (1954) (Nierenpunktion zur Biopsie).
— Welche Zusammenhänge bestehen zwischen einem Trauma und einer Glomerulonephritis. Dtsch. med. Wschr. **83**, 1410 (1958).
— Die Anwendung von Diuretica bei Nierenerkrankungen; in Diurese und Diuretica. Internat. Symposion in Herrenchiemsee im Juni 1959. Berlin-Göttingen-Heidelberg: Springer 1959.
REXFORD, Walton K.: Injuries involving the genitourinary tract. Amer. J. Surg. **74**, 350 (1947).
RICHET, CH., et M. MANS: Pathologie de la Déportation. Paris: Plon 1957.
RICHET, G.: La protéolyse précox au cours des anuries hémolytiques du post abortum. Rev. franç. clin. Biol. **2**, 475 (1957).
RICHTER, J.: Die Duldungspflicht gegenüber ärztlichen Eingriffen in der Rentenversicherung. Ärztl. Mitt. (Köln) **43**, 910 (1958).

RICHTER, J. H., u. H. SCHWALB: Experimentelle Untersuchungen über die Änderung der Nierenfunktion bei künstlicher Hypotension durch Ganglienblocker. Langenbecks Arch. klin. Chir. **291**, B, (Schluß-)H. 6, 614 (1959).
RIESER, C.: Chronic pyelonephritis and the urethral catheter. Sth. med. J. (Bgham, Ala.) **52**, 753 (1959).
RIGLER, R.: Niere, Blutdruck und Blutvolumen. Wien. klin. Wschr. **71**, 314 (1959).
RINGLEB, O.: Lehrbuch der Kystoskopie. Springer 1927.
RITTER, A.: Sekundäre traumatische Hydronephrose, die Folge einer Fußballsportverletzung. Schweiz. med. Wschr. **2**, 1930 (1932).
RITTER, W.: Kausalitätsfragen im Bundesversorgungsgesetz. Diss. Marburg 1956.
ROBINSON, R. H. O. B.: Some problems of renal lithiasis. Proc. roy. Soc. Med. **40**, 201 (1947).
ROCHE, L.: Les lésions rénales au cours de l'intoxication par le chlorure de méthyle. Arch. Mal. prof. **17**, 430 (1956).
— Intoxication mortelle par le bromure de méthyle. Manifestations rénales, pulmonaires, neurologiques. Prolongation du coma a la suite thérapeutique. Soc. Méd. lég. 12. S. 1958. Ann. Méd. lég. **38**, 364 (1958). Ref. Dtsch. Z. ges. gerichtl. Med. **49**, H. 2, 325 (1959).
RODECK, G.: Ein Fall von Ureteritis cystica; gleichzeitig ein Beitrag zur Hypertonie bei einseitiger Nierenerkrankung. Z. Urol. **48**, 751 (1955).
RODENACKER, G.: Die chemischen Gewerbekrankheiten und ihre Behandlung, 4. Aufl. Leipzig: Johann Ambroius Barth 1953.
RODENWALDT, E.: Tropenhygiene. Lebenshaltung und Lebensführung in warmen Ländern. Stuttgart: Ferdinand Enke 1957.
RODO KAGAKU (jap.): (Berufskrankheiten.)
ROHOLM, K.: Fluorschädigungen. Arbeitsmedizin, H. 7 (1937).
ROHR, H. v.: Z. Urol. **51**, 697 (1958) (Endoskopische Pyeloskopie).
ROMEL, E. L.: Sborn. Wud. Inst. fiziol. Narkomprose **1**, 252 (1934). Ref. Kongr.-Zbl. ges. inn. Med. **84**, 563 (1936).
ROSENOW, E. C., and J. G. MEISSER: Urinary calculi after production of chronic foci of infection. J. Amer. med. Ass. **78**, 266 (1922).
ROSENSTEIN, P.: Über echten traumatischen Nierenstein. Dtsch. Urol.-Kongr. **1926**, Bd. 7, S. 165.
— Doppelseitige Nierensteinbildung nach Gehirnverletzung. IX. Dtsch. Urol. Kongr. 1929 (S. 157).
ROSS, J. C.: Management of the bladder in spinal injuries. Brit. med. J. 1951/52, No 4707, 616.
ROSTOCK, P.: Die Wehrdienstbeschädigung in der Spruchpraxis der Sozialgerichte. Nierensteine S. 84. München: Stutz 1951.
— Praxis der Begutachtung. In: Handbuch der gesamten Unfallheilkunde, 2. Aufl. Band I, S. 68. Stuttgart: Ferdinand Enke 1955.
— Die wichtigsten Rentensätze. In: Handbuch der gesamten Unfallheilkunde, 2. Aufl., Bd. III, Harnsteine, S. 692. Stuttgart: Ferdinand Enke 1955.
— Unfallbegutachtung, 4. Aufl., Nierenstein u. Ureterstein. Berlin: W. de Gruyter & Co. 1957.
— Prostataabszeß. Urteil vom 11. 4. 1918 Ia 4938/16/8 A; Ref. P. Rostock, Entscheidungen des Reichsversicherungsamtes Unfall und Erkrankungen S. 156. Stuttgart 1931.
— Wanderniere. Urteil vom 21. 5. 1927. Ref. P. Rostock; Entscheidungen des Reichsversicherungsamtes Unfall und Erkrankungen, S. 189. Stuttgart 1931.
— Tuberkulöse Gehirnentzündung. Urteil Reichsversicherungsamt vom 9. 4. 1929 Ia 3387/28/10. Ref. P. Rostock, Entscheidungen Reichsversicherungsamt; Zusammenhang Unfall Erkrankungen, S. 57. Stuttgart: Ferdinand Enke 1931.
— Nierenentzündung. Urteil vom 30. 4. 1930 Ia 5261/29/1. Ref. P. Rostock, Entscheidungen des Reichsversicherungsamtes Unfall und Erkrankungen, S. 131. Stuttgart 1931.
— Prostatahypertrophie. Urteil Bayr. Landesversicherungsamt vom 27. 11. 1950, Nr. KB a 643/50. Ref. Rostock, Die Wehrdienstbeschädigung in der Spruchpraxis der Sozialgerichte, S. 98. München: Schick o. J. etwa 1952/53.()
— Bluthochdruck. Urteil Bayr. Landesversicherungsamt v. 10. 1. 1951. KB b 1121/50. Ref. Rostock, Die Wehrdienstbeschädigung in der Spruchpraxis der Sozialgerichte, S. 14. München: Schick o. J. (etwa 1953/54).
— Cystenniere. Urteil Landesversicherungsamt Württemberg-Baden vom 21. 2. 1951, Nr. I U KB 48/1949. Ref. Rostock, Die Wehrdienstbeschädigung in der Spruchpraxis der Sozialgerichte, S. 20. München: Schick o. J. (etwa 1952/53).
ROTHAUGE, C. F.: Heminephrektomie einer Doppelniere wegen Steinbildung im oberen hydronephrotischen Nierenbecken. Z. Urol. **50**, 35 (1957).
—, u. G. MENSE: Z. Urol. **52**, 89 (1959) (Clearance).
ROTHE, G.: Z. Urol. **41**, 53 (1948) (Embryonale Adenosarkome).
— Zur traumatischen Harnsteinbildung. Z. Urol. **43**, 14 (1950).

ROUBINET: Le benzolisme professionnel. Thèse de Paris 1939.
ROY, A. D.: Acute renal failure after aortography. Lancet 1957 II, 16.
RUBRITIUS, H.: Z. Urol. **18**, 537 (1924) (Steininkrustation des Strahlenulcus der Blase).
— Hypertonie des inneren Blasensphikters. Leipzig: Georg Thieme 1938.
RUDSTRÖM, P.: Ein Fall von Nierencyste mit eigenartiger Konkrementbildung. Acta chir. scand. **85**, 501 (1941).
RÜBE, W., u. H. Mehl: Thorotrastschädigung nach retrograder Pyelographie. Fortschr. Röntgenstr. **84**, 343 (1956).
RÜD, H.: Kriegsgefangenenkrankheiten. 1. Kongr. Verband der Heimkehrer 1953.
—, H. DRIVER, E. G. SCHENCK u. W. v. NATHUSIUS: Chirurgisch-orthopädische Beobachtungen und Erfahrungen. In: Extreme Lebensverhältnisse, IV. Köln 1959.
RÜTT, A.: Harnröhrenfistel mit Steinbildung. Z. Chir. **75**, 853 (1960).
RÜTTE, B. v.: Auftreten von Nierensteinen bei Knochentuberkulose. Helv. chir. Acta **15**, 413 (1948).
— Die traumatische Hydronephrose. Schweiz. Z. Unfallmed. **48**, 14 (1955).
RUGE-MÜHLENS-ZUR VERTH: Hygiene und Krankheiten der warmen Länder, 5. Aufl. Leipzig 1942.
RUKAVINA, J. G.: The Sumiltaneous occurence of urticaria pigmentosa and primary systemic amyloidosis; report of a case with autopsy findings. J. invest. Derm. **28**, 234 (1957).
RUMMELHARDT, S.: Z. Urol. **44**, 628 (1951) (Der pelvirenale Reflux).
— Perforationen bei retrograden Pyelographien. Z. Urol. **49**, 593 (1956).
— Z. Urol. **50**, 214 (1957) (Rö.juxtavesikaler Ureter).
(Rundgespräch): Das gute Gutachten. Med. Sachverst. **54**, 92 (1958).
RUPP, W., u. W. SWOBODA: Wien. klin. Wschr. **1954**, Nr. 6, 102 (Clearance).
RUPPANNER, V. E.: Traumatische Hydronephrose als Folge einer Skistockverletzung. Zbl. Chir. **69**, 1030 (1942).
RYZICH, A.: Harnsteindiathesen und deren Behandlung. Öst. Chir. **58/60**, 367 (1930).
SAAR, G. v.: Die Sportverletzungen. Stuttgart: Ferdinand Enke 1914.
SABADINI, L., u. J. DUCASSOU: Die Verletzungen der Niere. (Les contusions du rein.) Paris: Masson & Cie. Ref. Z. Urol. **47**, 268 (1954).
SACHS, H. W.: Nephrosen bei Transfusionsschäden und exogenen Vergiftungen. Dtsch. Z. ges. gerichtl. Med. **46**, 362 (1957).
SACHSE, H.: Z. Urol. **53**, 383 (1960) (Cystourethrogramm, retrogr. Ductusdarstellung).
Sachverständige, Der medizinische. Berlin, Medicus.
SACK, H. u. J. Fr. KOLL: Die Erkennung, Beurteilung und Behandlung des symptomatischen Hochdrucks. Stuttgart: Ferdinand Enke 1959.
SAITO, H.: Über das gleichzeitige Vorkommen von Tuberkulose und Konkrementen in ein und derselben Niere. Jap. J. med. Sci. Trans. **1**, 131 (1941).
SAKAL, V., u. J. HRNČIAR: Z. Urol. **53**, 377 (1960) (Irrtümer bei Phäochromocytomdiagn.).
„Sammlung von Vergiftungsfällen". Heidelberg: Springer.
SANDKÜHLER, St.: Dtsch. med. Wschr. **76**, 4/62 (1951) (Proteinurie).
SANDSTRÖM, C.: Acta radiol (Stockh.) **39**, 281 (1953) (Komplikat. bei Ausscheidungsurographie).
SARRE, H.: Kreislauf und Nieren bei Überlastung... Regensburg. ärztl. Fortbild. **3**, 87 (1953).
— Wie behandelt man eine Oxalaturie? Dtsch. med. Wschr. **80** (16) 658 (1955) (Praxis).
— Nierenstörungen bei der Verbrennungskrankheit. Langenbecks Arch. klin. Chir. **282**, 102 (1955).
— Defektheilung von diffusen Glomerulonephritiden. Dtsch. med. Wschr. **80** (1955).
— Neuere Anschauungen über die Ätiologie der Nephritiden. Ärztl. Prax. **10**, 953 (1958).
— Zur Frage der toxischen Nierenschädigung bei chronischen Phenacetinabusus in Deutschland. Bull. Schweiz. Akad. med. Wiss. **14**, 131 (1958).
— Niere und Medikamentenabusus. Vorträge des 10. Ärztetreffens in Kärnten. Paracelsus (Wien) Beiheft **10** (etwa 1958/59).
— Sekundäre Nierenfunktionsstörungen; das extrarenale Nierensyndrom. Med. Klin. Berl. **54**, 697 (1959).
— Nierenkrankheiten. Stuttgart: Georg Thieme 1959.
— Die Indikation zur Schwangerschaftsunterbrechung bei Nierenkrankheiten. Münch. med. Wschr. **102**, 136 (1960).
—, A. MOENCH u. R. KLUTHE: Phenacetinabusus und Nierenschädigung. Symposion in Freiburg i. Br., 25. 1. 1958, Stuttgart: Georg Thieme 1958.
SASSEN, G., u. K. SCHENKELBERG: Stammskelettveränderungen nach Dystrophie in „Die Dystrophie" in: Arbeit und Gesundheit, H. 65. Stuttgart: Georg Thieme 1958.
SATO, S.: (Hitze und Kälteschäden) Ref. Ber. Physiol. **115**, 367 (1939) (Abkühlung auf Nierenfunktion).
SCHÄR, W.: Zur Frage der experimentellen Blasencarcinome. Zbl. Chir. **1929**, 1911.
SCHAFFHAUSER, F.: Z. urol. Chir. **36**, 248 (1933) (Ulcus vesicae).

SCHALLMAIER, K.: Steinerkrankungen bei Verletzungen des Harntraktes. Diss. Mainz 1956.
SCHEELE, K.: Anilintumoren der Blase. VII. Urol. Kongr. Wien 1926, S. 343.
— Dtsch. Z. Chir. **195**, 286 (Hydrocele und Unfallverletzung).
— Zbl. Chir. **60**, 42 (1933) (Thorotrastschäden).
— Langenbecks Arch. klin. Chir. **178**, 340 (1933) (Thorotrastschäden).
— Die Genese der aseptischen Harnsteine. Z. Urol. **44**, 269 (1951).
— Metatraumat. Steinbildung. Urol. Kongr. 1953, Ber. 327.
— Gefahren der Urethrographie. Z. Urol. **48**, 141 (1955).
— Niere, Harnblase, Harnröhre und männliche Geschlechtsorgane einschl. innere Sekretion: In: Handbuch der Unfallheilkunde, 2. Aufl., Bd. 2, S. 468, 500. Stuttgart: Ferdinand Enke 1955.
— Schäden der Harnorgane und der männlichen Geschlechtsorgane. In: Das ärztliche Gutachten im Versicherungswesen, 2. Aufl. hersg. von A. W. FISCHER, R. HERGET, u. G. MOLINEUS. Bd. I, S. 200, 211, 228. München: Johann Ambrosius Barth 1955.
—, u. M. STOLZE: Das cystoskopische Bild der Strangurie bei akuter Anilinvergiftung. Z. Urol. **21**, 161.
SCHEGA, H. W.: Beitrag zur Steinbildung in blasiger Erweiterung des vesikalen Ureterendes. Chirurg. **22**, 1, 41 (1951).
SCHEID, G.: Zur Frage der Dauerschäden nach Dystrophie, in: „Die Dystrophie", „Arbeit und Gesundheit", H. 65. Stuttgart: Georg Thieme 1958.
SCHEITLIN, W.: Akutes Nierenversagen nach intravenöser Pyelographie bei multiplem Myelom. Schweiz. med. Wschr. **90**, 84 (1960).
SCHELLWORTH, W.: Neurosefrage, Ursachenbegriff und Rechtsprechung. Stuttgart: Georg Thieme 1953.
— s. REICHARDT, Unfall- und Rentenbegutachtung. Stuttgart 1958.
— Wissen und Gewissen als Determinanten med. Begutachtung. Med. Sachverst. **133**, Nr 6 (1956); s. auch GOTTSCHICK, Med. Sachverst. **55**, 51 (1959).
SCHENCK, E. G.: Stoffwechsel in der Phase der akuten dekompensierten Dystrophie in Extrem. Lebensverhältnisse, IV. Köln 1959.
— Ärztliche Beobachtungen unter extremen Lebensverhältnissen. Polarforschung **4**, 72 (1960).
— Kunstfehler und mangelndes Verständnis bei der Aufnahme der Anamnese. Med. Welt **1960**, Nr 50.
—, G. JARSCH, W. HAUPT u. K. PRAEGLER: Der Gesundheitszustand von Spätheimkehrern (1955) und unmittelbar vor der Entlassung in Extreme Lebensverhältnisse und ihre Folgen. Köln 1958/60.
—, u. W. v. NATHUSIUS: Extreme Lebensverhältnisse und ihre Folgen. Schriftenteihe Bd. 1—4. Köln 1958/60.
— u. H. VALENTIN: Untersuchung über Hunger, langfristige Dystrophie und Bemerkungen zur Systematik dieser Störungen in Extreme Lebensverhältnisse, IV. Köln 1959.
SCHETTLER, G.: Klin. Wschr. **30**, 59 (1952) (Clearance).
SCHILD, K. W.: Über Blasenlähmung bei Spondylolisthesis. Zbl. Chir. **82**, 1543 (1957).
SCHILLER, G., u. H. WEIGEL: Taschenbuch der ärztlichen Begutachtungen, S. 59, 142. Berlin: Volk und Gesundheit 1959.
SCHIMATZEK, A.: Z. Urol. 48, 737 (1955) (Retrogr. Pyelogr. in verschiedenen Körperlagen).
SCHINDLER, E.: Seltene Nierenfehlbildungen. Z. Urol. **45**, 709 (1952).
— Echinokokkus der Prostata. Z. Urol. **46**, 683 (1953).
— Echinokokkus der Prostata. Z. Urol., Sonderheft, Aachener Kongr. 1953 d. Dtsch. Ges. f. Urol. S. 402.
— XXIII. Tagg der Südwestdtsch. Tbc.-Ärzte 1958 (Uro-Tbc.).
— Diagnostik und Therapie der chronischen Prostatitis. Tagg Hess. Versorgungsärzte in Marburg, 5. u. 6. 3. 1959.
— Referat auf der 1. Bundestagg der Querschnittsgelähmten in Bad Homburg am 29. 9. 1949.
— Verhandlungsbericht „Das urologische Schicksal von Querschnittsgelähmten". Dtsch. Urol. Kongr. Berlin 1959, S. 204.
— Arzneimittel-Forschung **10**, 919 (1960). (Kulturelle Differenzierung der Keime der Harnwege.)
— Knochenentkalkung und Nierensteinbildung. Referat auf der Tagg der Hess. Versorgungsärzte in Bensheim-Auerbach vom 22.—24. 11. 1961.
— Diskuss.-Bemerk. Therapiewoche **11**, 15, 873 (1961 (Begutachtung).
SCHINHOLTER: Ermüdung, Erschöpfung, Tod. 18. Dtsch. Sportärztekongr. Hamburg 1957.
SCHINZ, H. R., W. E. BAENSCH, E. FRIEDL u. E. UEHLINGER: Lehrbuch der Röntgendiagnostik. Stuttgart: Georg Thieme 1952.
—, R. GLAUNER u. E. UEHLINGER: Ergebnisse (1952—1957) der Röntgendiagnostik. Stuttgart: Georg Thieme 1957.

Schlayer, C. R., u. St. Litzner: Die Nierenkrankheiten in der Praxis. München u. Berlin 1939.
Schliephake, E.: Schädigung der Zeugungsfähigkeit durch (Ultra-)Kurzwellen. Med. Klin. **48**, 289 (1953).
Schmid: Sportalbuminurie. Prakt. Lék. (Praha) **18**, 90 (1938).
Schmidt, Al.: Gemeinsames Vorkommen von Nierentuberkulose und Nierensteinen. Orvosképdes **21**, Sonderheft 89—93 (1931) (Ungarisch).
Schmidt, E.: Der Arzt im Strafrecht. In: Lehrbuch der gerichtlichen Medizin, hrsg. v. A. Ponsold, 2. Aufl., S. 52. Stuttgart: Georg Thieme 1957.
Schmidt, H. A. E.: Klin. Wschr. **40**, 1245 (1962) (Radio-Salyrgan zur Nierenszintigraphie).
— Nuklearmedizinische Methoden in der Herz-Kreislauf- und Nierendiagnostik. (Neue Lit.) Ärztl. Mitt. (Köln) **7**, 357 (1963).
Schmidt, K. H.: Perforation der Blase nach Schenkelhalsnagelung. Mschr. Unfallheilk. **61**, 239 (1958).
Schmiedt, E., u. K. H. Löw: Z. Urol. **48**, 673 (1955) (Clearance).
Schmölling, H.: Urologische Komplikationen nach gynäkologischen Eingriffen. Zbl. Gynäk. **78**, 229 (1956).
Schmuckler, B.: Zur Aetiologie der Nephrolithiasis. Z. urol. Chir. **33**, 255 (1931).
Schneider, H.: Z. Urol. **32**, 777 (1938) (Papillennekrose u. Tbc.)
— Z. Urol. **28**, 217 (1934) (Hydronephrose u. aberr. Gefäße).
— Z. Urol. **29**, 385 (1935); **31**, 130 (1937) (Nierentumoren).
— Dtsch. Chir. **249**, (1937) (SUA-Probe von Rehn-Günzburg).
Schneider, R. W.: Hyperparathyroidism with renal calculi. Northw. Med. (Seattle) **56**, 596 (1957).
Schobel: Kältehämoglobulinurie. Z. Kinderheilk. **5**, 299 (1950). Ref. Kongr. Zbl. ges. inn. Med. **142**, 81 (1953).
Schober, K. L.: Z. Urol. 34, 139 (1940) (Perabrodil-Pfütze bei Prostata-Hpyertrophie).
Schöneberg, Gg.: Die ärztliche Beurteilung Beschädigter. Darmstadt: Steinkopff 1960.
Scholz, D. A., u. F. R. Keuting: Renale Insuffizienz, Nierensteine und Nephrokalzinose bei Sarcoidosis. Amer. J. Med. **21**, 75 (1956).
Schramm, C.: Die Klinik der Inkontinenz beim Mann. IX. Dtsch. Urol.-Kongr. Ber. 221.
— Theoretische und praktische Erwägungen zur Spiegeluntersuchung der paretischen Blase. Z. Urol. **14**, 329.
Schreiter, G., u. S. Schrödter: Meningitis tuberculosa nach BCG-Schutzimpfung. Dtsch. Gesundh.-Wes. **11**, 329 (1956).
Schriftenreihe „Arbeit und Gesundheit", Bu. Min. f. Arb. (s. unter Arbeit).
— des Bundesversorgungsblattes, Heft 1: Die Neurose. Stuttgart u. Köln: Kohlhammer 1960.
Schubert, R.: Z. Urol. **39/40**, 7, 76 (1945) (Kontraindikationen zur i. v. Pyelographie).
Schuetze, E.: Zur Harnsteinentstehung bei Körperruhe. Z. Urol. **46**, 136 (1936).
Schuler, B.: Der Wert quantitativer Bleibestimmungen bei gewerblichen Bleivergiftungen. Arbeitsmed., Leipzig 13 (1940). Der Wert qualitativer Blutbestimmungen. Leipzig 1940. Zit. Baader, Gewerbekrankheiten, a. a. O.
— Die Klinik der Schädigungen durch Lösungsmittel. Verh. Dtsch. Ges. Unfallheilk. Hefte Unfallheilk. **43**, 97 (1952).
Schulte, E.: Zwischenfälle bei der intravasalen Anwendung jodhaltiger Kontrastmittel. Medizinische **1959**, Nr 17, 839.
Schulte, K.: Ein Fall einer einseitigen Doppelbildung von Niere und Harnleiter mit Steinbildung. Med. Klin. **42**, 194 (1947).
Schulten, H.: Die Hungerkrankheit. Berlin 1946.
Schultheis, Th.: Verh. Dtsch. Ges. Urol. 1951, S. 374 (Reizblase).
— Der unfreiwillige Harnabgang. Berlin: de Gryter & Co. 1951.
— Unfallchirurgie. Wildunger Hefte **1**, 2 (1953).
— Knochenverletzungen und Konkrementbildungen in den Nieren. Unfallchirurgische Tagg Marburg, 21. u. 22. Sept. 1957.
— Zur Begutachtung des urologischen Hochdrucks. Z. Urol. **51**, 317 (1958).
— Aus Gutachten und Gerichtsentscheidungen. Z. Urol. **52**, 11 (1959); — Pyelonephritis. Z. Urol. **53**, 41 (1960); — Verlust der Zeugungsfähigkeit. Z. Urol. **53**, 117 (1960); — Sekundäre Harnsteinbildung. Z. Urol. **53**, 461 (1961); Restniere. Z. Urol. **54**, 425 (1961).
— Der Tod des Einnierigen und seine sozialrechtliche Bewertung. Z. Urol. **55**, 31 (1962).
Schultze-Jena, B. S., u. H. J. Hillenbrand: Einseitige Nierenhyperplasie und Hochdruck im Kindesalter. Kinderärztl. Prax. **24**, 433 (1956).
Schultze-Seemann, F.: Zur Entstehung und Behandlung der männlichen Genitaltuberkulose. Urol. int. (Basel) **4**, 354 (1957).
— Z. Urol. **50**, 689 (1957) (Blasenentleerung).
Schulz, W.: Bleimassenvergiftung in der Textilindustrie. Fühner-Wielands Slg Vergift.fälle **6**.

SCHULZ, W.: Infektionskrankheiten des Pflegepersonals. In: Ärztliche Merkblätter für berufliche Erkrankungen. Berlin 1930.
SCHULZE, W.: Die Bedeutung der Körperruhe als Teilursache der Harnsteinbildung. Z. Urol. **45**, 167 (1952).
— Skelettuberkulose und Harnsteinbildung. Dtsch. med. Wschr. **77**, 1313 (1952).
SCHUTZ, E.: Über ein hepatorenales Syndrom bei Tetrachlorkohlenstoffvergiftung. Arch. Gewerbepath. Gewerbetagg. **8**, H. 4 (1938).
SCHUTZ, R.: Das ärztliche Gutachten im Privat-Versicherungswesen. Wien: Wilhelm Maudrich 1956.
SCHWABE, H.: Zur Auswahl des Zweitgutachters durch die Sozialgerichte bei Rentenstreitsachen. Mschr. Unfallheilk. **62**, 191 (1959).
SCHWAIGER, M.: Langenbecks Arch. klin. Chir. **265**, 356 (1950) mit Literatur (Thorotrastschäden).
SCHWALM, H.: Weibliche Genitalorgane. In: Handbuch der gesamten Unfallheilkunde, II. Aufl., Bd. II, S. 507. Stuttgart: Ferdinand Enke 1955.
SCHWEINGRUBER, R.: Probleme der chronischen Vergiftung mit kombinierten Phenacetinpräparaten. Schweiz. med. Wschr. **85**, 1162 (1955).
SCHWIEBINGER-HODGES: J. Amer. med. Ass. **159**, 1189 (Aspirationsbiopsie der Nieren).
SCOTT, T. S., and H. M. C. WILLIAMS: The control of industrial bladder tumors. Brit. J. industr. Med. **14**, 150 (1957).
SCULTÉTY, A.: Z. Urol. **52**, 292 (1959) (PAH Ausscheidung und Nierenfunktion).
SEDIE, P. F. D.: Su quattro casi di priapismo die origine traumatica osservati in corridori ciclisti. Minerva med. **47**, Nr 35 (1956).
SEELEMANN, K.: Kasuistischer Beitrag zur Frage des Hochdrucks bei Nierentumoren des Kindes. Arch. Kinderheilk. **147**, 57 (1953); — Z. Urol. **49**, 380 (1956).
—, and G. LIMEHOGEL: Über den Hochdruck im Kindesalter bei einseitiger Nierenerkrankung. Z. Kinderheilk. **70**, 568 (1952).
SEIFERT, E.: Morbus Cushing nach Nephrektomie? Münch. med. Wschr. **97**, 1663 (1955).
SEILER, J.: Organtuberkulose — pathogenetische und epidemiologische Betrachtungen. Medizinische **1952**, Nr 12, 389.
— Die Grundlagen zur Entschädigung bei nicht unfallbedingten Krankheiten im sozialen Recht der Bundesrepublik Deutschland. I. Fortschr. Med. **77**, 163 (1959). II. Fortschr. Med. **77**, 197 (1959).
SEISER, A., u. St. LITZNER: Bleivergiftung. Ergebn. ges. Med. **13**, 333 (1929).
SEIWKA, P.: Ergebnisse der konservativen und operativen Harnsteinbehandlung. Diss. Würzburg 1956.
SELYE, H.: Über den Einfluß lokaler Faktoren bei der Entstehung von Nierensteinen und Gewebsverkalkungen. Z. Urol. **50**, 440 (1957).
SENGBUSCH, R. v., u. A. TIMMERMANN: Das kristalline Kalziumoxalat im menschlichen Harn und seine Beziehung zur Oxalatstein-Bildung. Int. Congr. of Gastroenterology, London 1956, p. 77.
SERIGHT, W.: Traumatic closed rupture of the upper ureter. Brit. J. Surg. **46**, 511 (1956).
SERMET: Tuberculose et lithiase rénale associées. J. d'Urol. **30**, 441 (1930).
SHAH, R. S., and C. M. BHAVSAR: Tuberculous Meningitis. J. Indian med. Ass. **33**, 364 (1959).
SHANNON, R.: Traumatic rupture of the kidney in Christmas disease. Aust. N. Z. J. Surg. **28**, 316 (1959).
SHEV, E. E., and A. L. FINKLE: Reversible neurogenic bladder following cerebral and/or spinal cord concussion. J. Urol. (Baltimore) **81**, 663 (1959).
Sichere Arbeit (österr.): (Berufskrankheiten).
SIEGMUND, H.: Chronische Kadmiumvergiftung als Problem der Pathologie. Bundesarbeitsblatt Nr 10 (1951).
SIENKIEWICZ, E. M.: Z. Urol. **31**, 23 (1937) (Enuresis durch Sphinkterinsuffizienz auf dem Boden einer angeborenen segmentalen physiologischen Minderwertigkeit der Prostata).
SIMON, E.: Prognose und Behandlung der Anilintumoren. Langenbecks Arch. klin. Chir. **173**, 708.
— Über Verwundung der Harnorgane und einige Spätfolgen derselben. Z. Urol. **26**, 98 (1932).
SIMON, G.: Kindertuberkulose. In: Die Tuberkulose, hrsg. v. H. DEIST u. H. KRAUS, S. 436. Stuttgart: Ferdinand Enke 1951.
SIMON, K.: Bericht über eine traumatische Ruptur einer pathologisch veränderten Niere. Mschr. Unfallheilk. **55**, 243 (1952).
SIMONS, Irving: The surgical tratment of nephritis. J. Urol. (Baltimore) **27**, 399 (1932).
SINNER, W.: Die Tuberkulose des Penis. Z. Urol. **49**, 672 (1956).
SKOKAN, J.: Sportalbuminurie. Szyk. **2**, H. 11/12, 104.
SMELOVKY, V. P.: Über den Einfluß des Knochentraumas der Kriegszeit auf die Bildung von Harnkonkrementen. Chirurgija **1**, 65 (1949).

SMITH, H. W.: Hypertension an urologic disease. Amer. J. Med. **4**, 724 (1948).
SMITH jr., L. H., R. S. POST, P. E. TESCHAN, R. S. ABERNATHY, J. H. DAVIS, D. M. GREY, J. M. HOWARD, K. E. JOHNSON, E. KLOPP, R. L. MUNDY, M. P. O'MEARA and B. F. RUSH jr.: Post-traumatic renal insufficiency in military casualties. II. Management, use of an artificial kidney, prognosis. Amer. J. Med. **18**, 187 (1955).
SMITSKAMP, H.: Posttraumatische niereninsufficientie zonder oligurie. Ned. T. Geneesk. **102**, 215 (1958).
SNAPPER, Is.: Verhandlung 6. Kongr. Internat. Ges. Urol. Wien 1937 (Nierenfunktionsprüfung).
— Metastatic Calcifikation an Nephrocalcinosis from Medical treatment of peptic Ulcer. Metastatische Calcifikation und Nephrocalcinose, herrührend von medikamentöser Behandlung des Magengeschwürs. Amer. med. Ass. **93**, 807 (1954).
SOERGEL, W.: Über Pathogenese und Therapie der akuten Niereninsuffizienz mit Anurie nach Abort unter Ausschluß der Seifenintoxikation. Zbl. Gynäk. **79**, 107 (1957).
SOMMER, E.: Hyperkalziurie als Ursache von Nierensteinen. Z. Urol. **46**, 6, 345 (1953).
SPANNAGEL, H.: Lungenkrebs und andere Organschäden durch Chromverbindungen. Arbeitsmed. H. 28 (1953).
SPEIL-OSTHEIM, H.: Die Erkennung und Behandlung von Nierenverletzungen. Landarzt **35**, 675 (1959).
SPRING, W. B.: The management of injuries to the lower ureter. Canad. med. Ass. J. **75**, 806 (1956).
SROKA, K.: Zur Frage der Aminokrebse. Krebse der Harnwege. Krebsarzt (Wien) **7**, 25 (1952).
STADLBAUER, F.: Begutachtung von Erkrankungen des männlichen Genitale. Ärztl. Prax. **8**, Nr 10 (1956).
STAEHLER, D.: Azoospermie nach langdauernder schwerer alimentärer Dystrophie. Dtsch. med. Wschr. **77**, 1235 (1952).
STAEHLER, W.: Bruns' Beitr. klin. Chir. **165**, (1937) (Nierentumoren).
— Bruns' Beitr. klin. Chir. **165**, 399 (1937) (Rö.-Diagnost. Uro-Tbc.).
— Bruns' Beitr. klin. Chir. **167**, 189 (1938) (Niereninfarkt).
— Z. Urol. **28**, 93 (1944) (Vesikulographie).
— Operative Maßnahmen zur Erhaltung der Niere bei traumatischer Nierenruptur. Hefte Unfallheilk. Nr 48, 205 (1955).
— Klinik der Praxis der Urologie. Stuttgart: Georg Thieme 1959 (Ausführl. Literaturhinweise).
STAEMMLER, M.: Die Entstehung von Nierensteinen in morphologischer Sicht. Med. Klin. **54**, 343 (1959).
— Beitrag zur Entstehung von Nierensteinen. Z. Urol. **52**, 3 (1959).
STÄUBLE, H.: Beitrag zur Problematik der durch Beckenfrakturen entstandenen Harnröhrenverletzungen. Diss. Bern, 1952 und Praxis **42**, 401 (1953).
„Staub" Hefte, Ingenieur-Verlag, Düsseldorf.
STEFFENS-KREBS, D.: Fremdkörper der Harnblase. Z. Urol. **52**, 259 (1959).
STEINMETZ, I.: Ein Fall von Marschhämoglobinurie. Dtsch. Arch. klin. Med. **196**, 314 (1949).
STENIUS, F.: Pathologie und Klinik der Papillome und Karzinome der Harnblase. Jena 1922.
STEWART, H. H.: Verkalkung und Steinbildung in den oberen Harnwegen. Brit. J. Urol. **27**, 4, 352 (1955).
STOBBAERTS, F.: La lithiase rénale d'origine traumatique. J. belge Urol. **22**, 410 (1954).
STOCK, A.: Die chronische Quecksilber- und Amalgam-Vergiftung. Arch. Gewerbepath. Gewerbehyg. **7**, H. 3, 333 (1936).
— Der Quecksilbergehalt des menschlichen Organismus. Biochem. Z. **304**, 1—2 (1940).
STOCK, A., u. HELLER: Die Bestimmung kleinster Quecksilbermengen. Z. angew. Chem. H. 15 (1926).
STÖCKER, E., u. G. ENGEHAUSEN: Über die Zunahme des primären Ureterkarzinoms. Z. Urol. **50**, 406 (1957).
STOLZE, M.: Becken und Harnwege im Betriebs- und Verkehrsunfall. Hefte Unfallheilk. **66**, 152 (1961).
STORM MATHISEN, H.: Arterial hypertension in unilateral renal disease with inhibitation of growth, treated with nephrectomy. Acta med. scand. (Stockh.) **139**, 421 (1951).
STOY, E.: Über Ursachen der Harnsteinbildung. Diss. Mainz 1953.
STRANSKY, E.: Mehrfachdetermination der Sexualstörungen bei Heimkehrern. Beitr. Sexualforsch. Nr **11**, 19 (1957).
STRAUBEL, G.: Zur Frage der Entstehung maligner Nierentumoren bei gleichzeitigem Steinleiden. Diss. Halle 1955.
STRAUSS, H.: Steinpyonephrose und Trauma. Zbl. Chir. **1931**, 1273.
STRAUSS, W.: Seltene Fremdkörper in Harnröhre bzw. Blase. Z. Urol. **51**, 368 (1958).

STREITZ, J. M.: Nephrotoxicity associated with oxazolamine administratio. New Engl. J. Med. **260**, 1278 (1959).
STRELI, R.: Traumatischer Hautverlust des Penis und des Scrotums (mit Amputation beider Hoden). Chirurg **29**, 467 (1958).
STRUBE, G.: „Primäre Oligurie" nach Unfall. Ein Beitrag zum Fragenkomplex der traumatischen Neurose. Dtsch. med. Wschr. **1**, 46 (1932).
STUCKE, K., u. G. CARSTENSEN: Nierenfunktionsstörungen nach Commotio cerebri. Dtsch. med. Wschr. **82**, 177 (1957).
STURM, A.: Nierensteinbildung und Hirnschädigung. Münch. med. Wschr. **88**, H. 27 (1941).
SUERMONDT, W. F., and I. W. IJDENS: Renal injuries (Nierenverletzungen). Arch. chir. neerl. **5**, 1, 52 (1953).
SUTER, F.: Zwei Fälle von exogener Infektion der Harnröhre mit Tuberkulose. (Harnblase, Harnröhre). Z. Urol. **43**, 329 (1950).
— Die ein- und beidseitig auftretenden Nierenkrankheiten, Erkrankungen der Blase, der Prostata, der Hoden und Nebenhoden, der Samenblasen, funktionelle Sexualstörung. In: Handbuch der inneren Medizin, 4. Aufl., Bd. 8, S. 834, 918, 994, 1075. Berlin-Göttingen-Heidelberg: Springer 1951.
SYLLA, A., W. KORTH u. J. PANKOW: Über die Ursache der Feldnephritis und Bemerkungen zum Erscheinungsbild und zur Behandlung. Dtsch. Milit.-Arzt **8**, 311 (1943).
SYMANSKI, H.-J.: Neuere Erkenntnisse über die akute und chronische Kohlenoxydvergiftung. Arbeitsmed. H. 5 (1936).
— Über die zunehmende Bedeutung von Vergiftungen durch einige aliphatische Halogenkohlenwasserstoffe. Dtsch. med. Wschr. **1949**, Nr 18.
— Über ungewöhnliche und neuere Ursachen von industriellen Arsenwasserstoffvergiftungen. Dtsch. med. Rdsch. **4**, Nr 6 (1950).
— Arbeitsmedizin in Europa. Zbl. Arbeitsmed. Beiheft 3. Darmstadt: Steinkopff 1956.
SZELETZKY, J. v.: Bruns' Beitr. klin. Chir. **172**, 265 (1941) (Hodentumoren).
TAEGER, H. v.: Die Klinik der entschädigungspflichtigen Berufskrankheiten. Berlin 1941.
TAKAHASHI, H.: Z. Urol. **31**, 729 (1937) (Chylurie).
TAKENOUCHI, S.: Albuminurie bei Soldaten nach Wintermanövern. Bull. Nav. Med. Ass. Japan, Abschn. Sect. **27**, 18 (1938).
TALMAGE, R. V., F. W. KRAINTZ and G. D. BUCHANAN: Parathyroid influence on renal thresholds for calcium and phosphorus. (Rice Inst., Houston, Texas). Die Nebenschilddrüse und die Ausscheidung des Kalziums und des Phosphor durch die Niere. Orig.: Fed. Proc. **14**, 151 (1955); — Dtsch. med. Wschr. **80**, 1268, 35 (1955).
TAPLIN, G. V., O. M. MEREDITH, H. KADE and C. C. WINTER: Radioisotope renogram: external test for individual kidney function and upper urinary tract patency. J. Lab. clin. Med. **48**, 886 (1956).
TARGOWLA, R.: Die neuropsychischen Folgen der Deoprtierten in deutschen Konzentrationslagern. In: MICHEL, Gesundheitsschäden durch Verfolgung und Gefangenschaft. Frankfurt: Röderberg 1955.
— Bericht zur Ausarbeitung einer neuen Rententabelle für ehemalige Verfolgte, Internierte und Deportierte. In: MICHEL, Gesundheitsschäden durch Verfolgung und Gefangenschaft. Frankfurt: Röderberg 1955.
TASCHEN, B., u. R. STILLER: Nierenerkrankungen durch quecksilberhaltige Arzneimittel. Med. Klin. **50**, 1018 (1955).
TAUPITZ, A.: Pyelonephritis. Urologe **2**, 8 (1963).
TEISINGER, J., and J. SRBOV: The value of mobilization of lead by calcium ethylene-diamine-tetra-acetate in the diagnosis of lead poisoning. Brit. J. industr. Med. **16**, 148 (1959).
TELEKY, L.: Die gewerbliche Quecksilbervergiftung. Berlin 1912.
— Gewerbliche Vergiftungen. Berlin-Göttingen-Heidelberg: Springer 1955.
TEMELIESCU, I., u. E. ROSALA: Riesiger Ausguß-Stein einer tuberkulösen Schrumpfblase. Z. Urol. **51**, 311 (1958).
TESCHAN, P., and R. POST: Post-traumatic renal insufficiency in military. Amer. J. Med. **18**, 172 (1955).
TESTA, G.: Harnsteine und Vitamin A. Rif. med. **1937**, H. 43.
THANNHEISER, W., G. WENDE u. R. ZECH: Handbuch des Bundesversorgungsrechts. München: Walter Stutz.
THAUER, R.: Der Mensch in extremer Kälte. 18. Dtsch. Sportärztekongr. in Hamburg 1957. Frankfurt: Lampert 1958.
THAYSEN, E., u. J. HESS-THAYSEN: Medizinische Probleme bei früheren in, deutsche Konzentrationslager Deportierten. In: MICHEL, Gesundheitsschäden durch Verfolgung und Gefangenschaft. Frankfurt: Röderberg 1955.
THELEN, A.: Die Pathologie des Harnleiters im Rö.-Bild. Stuttgart: Georg Thieme 1949.
THIERMANN, E.: Z. Urol. **47**, 118 (1954) (Ureterpenis).

THOELEN, H., J. VOEGTLI, H. RENSCHLER u. A. SCHAEFFER: Ein Beitrag zur Genese der interstitiellen Nephritis. Schweiz. med. Wschr. **86**, Nr 34 u. 35 (1956) (Phenacetin-Schäden).

THÖRNER, W.: Biologische Grundlagen der Leibeserziehung. Bonn: Dümmler 1959.

THOMA, JÜNGLING: Nierensteinbildung bei Hufeisenniere und Wehrdienstbeschädigung. Gutachtenslg. Versicherungs- und Versorgungsmedizin, hrsg. v. HIRT, O. XIII/1ff. München: Stutz 1956.

THOMAS, N., COWIE: Nephrocalcinosis and renal calculi. (Radiological Studies in Calculus Formation). Brit. J. Radiol., **27**, 210 (1954).

THOMPSON, J. E., and R. H. SMITHWICH: Human hypertension due to unilateral renal disease, with special reference to renal artery lesions. Angiology **3**, 493 (1953).

THYGESEN, P.: Allgemeines über die Spätfolgen. In: MICHEL, Gesundheitsschäden durch Verfolgung und Gefangenschaft. Frankfurt: Röderberg 1955.

—, L. FICHEZ, M. LAROCHE, R. JALOUSTRE u. G. SORNE: Die psychischen Symptome der Heimkehr. In: MICHEL, Gesundheitsschäden durch Verfolgung und Gefangenschaft. Frankfurt: Röderberg 1955.

TILLE, D.: Z. Urol. **52**, 121 (1959) (Reno-Vasographie, Technik und Indikation).

TOLOT, F.; CZUCHRO: Fréquence comparée des manifestations saturnines chez les sujets exposés au risque; éléments de pronostic. Arch. Mal. profes. **19**, 606 (1958).

TÓTH, J. v.: Nierensteine und Knochenbrüche. Bruns' Beitr. klin. Chir. **172**, 445 (1941).

TRAEGER, J.: Les néphropathies amyloides. Rev. Prat. (Paris) **9**, 1277 (1959).

TRANTOW, W.: Gibt es nierensteinauflösende Mittel? Chirurg **27**, 19 (1956).

TRAUTWEIN, H.: Über Hypercorticoidismus und andere endokrine Störungen bei Meningitis tuberculosa. Ärztl. Wschr. **12**, 321 (1957).

TRENDELENBURG, F., u. H. DÜNGEMANN: Frühformen der Organtuberkulose. Bildtafeln Praxis Fortbild. Nr 11 (1959).

TREVER, ROBERT, W.: Reticulum-cell sarcoma producing retroperitoneal and periureteric fibrosis. Report of a case. J. Med. 258, 268 (1958).

TRUE, E., et MARCHAL: Sur la curabilité chirurgical d'un cas d'hypertension permanente par hydronéphrose unilatérale et de crises hypertens, peroxystiques par hematome de la su renale homolatérale. Mém. Acad. Chir. **78**, 227 (1952).

TRÜB, C. L. P.: Die Mitwirkung des Arztes bei der Durchführung des Bundesentschädigungsgesetzes und in der Praxis des Entschädigungsrechts. Aus: FRENKEL, Entschädigungsrecht. Düsseldorf 1955.

— Versicherungs- und Begutachtungsfragen. In: Klinik der Gegenwart, Bd. V. München-Berlin: Urban & Schwarzenberg 1957.

TRÜBSTEIN, H.: Nierenschädigung nach therapeutischer Bestrahlung? Med. Klin. **54**, 1035 (1959).

TRUHAUT, R.: Les Fluoroses. Paris 1948.

— Les fluoroses, leur importance en hygiene industrielle et en hygiène alimentaire. Bull. Soc. Pharm. Bordeaux **90**, H. 4 (1952).

TRUSS, F.: Alte Nierenbeckensteine. Bruns' Beitr. klin. Chir. **194**, 439 (1957).

TURAI, J., V. VEVERA u. D. FOYLU: Nephrogene arterielle Hypertonie als Folge einseitiger Nierenatrophie. Chir. Bucuresti **6**, 603 (1957).

TZSCHIRNTSCH, K.: Blasensteinbildung durch Granatsplitter. Z. Urol. **45**, 227 (1952).

— Atlas der Abflußhindernisse der hinteren Harnröhre und des Blasenhalses. Leiden: Stafleu 1953.

ÜBELHÖR, R.: Wien. klin. Wschr. **51**, 760 (1938) (Clearance).

— Die Urographie mit trijodierten Kontrastmitteln. Wien. med. Wschr. **107**, 385 (1957).

—, u. P. P. FIGDOR: Das Nierenversagen und seine Bekämpfung. Verh.-Ber. Dtsch. Ges. Urol. 1955, S. 200 (Clearance).

UEBELIN, F., u. A. PLETSCHER: Ätiologie und Prophylaxe gewerblicher Tumoren in der Farbstoffindustrie. Schweiz. med. Wschr. **84**, 917 (1954).

ÜBERALL, R., u. G. GASSER: Riesenhydronephrose, bedingt durch jahrzehntealten Ureterstein. Z. Urol. **50**, 697 (1957).

UEHLINGER, E.: Pathogenese und pathologische Anatomie der Nierensteine. Regensburg. Jb. ärztl. Fortbild. **7**, 259 (1959).

UHLIR, K.: Neuere Erkenntnisse über die Harnsteinkrankheit. Z. Urol. **47**, 10, 633 (1954).

ULDRICH, J.: Z. Urol. **50**, 343 (1957) (chronische männliche Adnexentzündungen).

UNGER, V.: Nephrokalzinose und Steinbildung in ihren Beziehungen zu Störungen des Kalkstoffwechsels. Z. Urol. **51**, 69 (1958).

U-TE-PIN: Diagnostika i lechenie grdronefroza u bol'nykh s tuberkulezym porazheniem drugoi pochki. (Diagnosis and treatment of hydronephrosis in tuberculosis of the other kidney.) Urologiya **21**, 3 (1956).

VACCARI, F.: Zufälle bei der Kontrastdarstellung der Harnröhre und deren Verhütung. Arch. ital. Nr. 1941, 18, H. 3. Ref. Z. Urol. **40**, 204 (1947).

VAHLENSIECK, W.: Seltene „Nierenperforation". Z. Urol. **52**, 78 (1959).
— Osteomyelitis der Wirbelsäule nach Nierenoperationen bzw. bei Harnwegsinfektion. Z. Urol. **52**, 141 (1959).
VASTERLING, H. W.: Zur Erkenntnis und Behandlung der männlichen Fertilitätsstörungen. Dtsch. med. Wschr. **83**, 1648 (1958).
VATERNAHM, Th.: Taschenbuch des Vertrauensarztes, 3. Aufl. Berlin-Göttingen-Heidelberg: Springer 1951.
VEENEMA, R. J., u. J. K. LATTIMER: Genitaltuberkulose des Mannes; klinische Pathologie und Auswirkung auf die Fertilität. J. Urol. (Baltimore) **78**, 65 (1957). Ref. D. Tuberk.-Arzt **13**, 525 (1958).
Verband der Heimkehrer, Kriegsgefangenen u. Vermißtenangehörigen Deutschland e. V.: Statistische Erhebungen 1957.
VERNET, S. G.: Acta urol. belg. **27**, 269 (1959). (Male genital tuberculosis) [Französisch].
VETTERMANN, H., u. L. FISCHER: Bericht über die 58. Tagg der Dtsch. Ges. für Kinderheilkunde. Dtsch. med. Wschr. **85**, 1068 (1960).
VIC-DUPONT, L. F. FICHEZ u. S. WEINSTEIN: Die Tuberkulose bei den Deportierten. In: MICHEL, Gesundheitsschäden durch Verfolgung und Gefangenschaft. Frankfurt: Röderberg 1955.
VIGLIANI, G. A.: Recenti studi sul saturnismo in Italia. Med. d. Lavoro 41 (1950).
VILLINGER, S.: Beiträge zur Kenntnis der primären epithelialen Tumoren des Nierenbeckens. Helv. chir. Acta **23**, 43 (1956).
VOGEL: Marschhämoglobinurie. Ref. Klin. Wschr. **1944**, 255.
VOGEL, H.: Schistosomiasis. In: Handbuch der inneren Medizin, 4. Aufl., Bd. I/2, S. 889 Berlin 1952; — Arch. Schiffs- u. Tropenhyg. **36**, 385 (1932).
VOGLER, E., u. R. HERBST: Angiographie der Nieren. Stuttgart: Georg Thieme 1958.
— — Angiographie der Nieren. Fortschr. Röntgenstr. Erg.-Bd. 81, 1958.
VOGT, H., H. VOGEL u. G. GEISELER: Untersuchungen über die Marschhämoglobinurie, insbesondere über den dabei ausgeschiedenen Farbstoff. Dtsch. Arch. klin. Med. **191**, 488 (1944).
VOIGT, E.: Steinbildung in der weiblichen Harnröhre. Z. Urol. **50**, 105 (1957).
VOIT, E., u. H. H. HIRSCH: Experimentelle Untersuchungen über die Verhinderung der Harnsteinbildung durch Schutzkolloidvermehrung im Harn. Klin. Wschr. **32**, 651 (1954).
— — Versuche zur Stabilisierung des Harnes mit körperfremden harnfähigen Schutzkolloiden. Z. Urol. **47**, 539 (1954).
— — Untersuchungen mit Hyaluronidase, Hyaluronsäure und Dextran zur Stabilisierung des Urins. Klin. Wschr. **33**, 86 (1955).
VOLANTE, F.: Calcoli batterici del bacinetto renale. (Bakteriensteine des Nierenbeckens. G. Accad. Med. Torino **95**, 28 (1932).
VOLHARD, F.: Die doppelseitigen hämatogenen Nierenerkrankungen. In: Handbuch der inneren Medizin von MOHR-STAEHELIN. Berlin: Springer 1931 (Nierenfunktionsprüfung).
— Über den heilbaren blassen Hochdruck bei einseitigen Nierenerkrankungen. Neue med. Welt **1**, 839 (1950).
— Zum Problem des Hochdrucks. Verhandlungsber. der Urologentagg Düsseldorf 1948. Z. Urol. Sonderh. S. 56 (1949).
— Nierenerkrankungen und Hochdruck, 3. Aufl. Leipzig: Johann Ambrosius Barth 1956.
VOLKMANN, J.: Über traumatische Nierensteine. Zbl. Chir. **1930**, 2651.
— Über posttraumatische Nierensteine und ihre Begutachtung. Langenbecks Arch. klin. Chir. **171**, 86/108 (1932).
VOLLMER, K.: Problem der Unfallfolge. Mschr. Unfallheilk. **62**, 230 (1959).
VOSS: Rückenmark und peripheres Nervensystem bei Manganvergiftung. Arch. Gewerbepath. Gewerbehyg. **10**, H. 5 (1941).
WAINWRIGHT, J.: Hypertension following Renal Infarction. Lancet **1949**, No 6541, 62; — Med. Klin. **44**, I, 747 (1949).
WAKERLIN, G. E.: Kidney and hypertension. Amer. J. Urol. **67**, 27 (1952).
WALLACE, D. M.: Ätiologie, Einteilung und Behandlung der Blasentumoren. Dtsch. med. Wschr. **83**, 1153 (1958).
WALLBAUM, H.: Die akute Harnblasenzerreißung. Diss. Hamburg 1952.
WALLENSTEIN, S.: Renal calculi following fracture of the spine. Sth. med. J. (Bgham, Ala.) **24**, 675 (1948).
WALSHE, J. A.: Traumatic rupture of the renal vein with intervention one mont after accident. J. int. Surg. **20**, 208 (1953).
WARD jr., W. W.: Diagnosis of amyloidosis by renal biopsy. J. Ky med. Ass. **56**, 1226 (1958).
WARDLAW, H. S. HALCRO: Observations on the Incidence an Composition of Urinary Calculie. Beobachtungen über die Häufigkeit und die Zusammensetzung von Harnsteinen. Med. J. Aust. Febr. **1952**, 188.

WARREN jr., J. W.: Is the bladder ruptured? Prompt recognition and treatment necessary as a life-saving measure. J. Kans. Med. Soc. **59**, 532 (1958).
WAYMAN, T. B., and E. B. FERRIS: Urologic aspects of arterial hypertension. J. Urol (Baltimore) **67**, 37 (1952).
WEBER, H. F. J.: Die neurovegetativen Funktionsstörungen des Urogenitalsystems. Wien: Springer 1958.
— Juxtavesikale Ureterstenosen nach spezifischen Prozessen der Nieren. Wien. med. Wschr. **110**, Nr 7, 176 (1960).
WECHSELBERG, K.: Chronisch encophalopathische Zustandsbilder und ihre Prognose bei der Meningitis tuberculosa. Mschr. Kinderheilk. **101**, 222 (1953).
WEGGEMANN, W. G.: Hochdruck durch Nierentuberkulose. Bergen op Zoom **56**, 57 (1948).
WEHRLIN, H.: Probleme der Frühdiagnose extrapulmonaler Tuberkulosen. Schweiz. Rdschr. Med. **47**, 509 (1958).
WEICKERT, H.: Über das Vorkommen von Skelett-Tuberkulose und Tuberkulose der Harnorgane. Z. ärztl. Fortbild. **52**, 600 (1958).
WENDE, u. PETERS: Unterernährung — Nieren-Tuberkulose. Schwere Unterernährung in der Kriegsgefangenschaft. Urteil Oberversicherungsamt Osnabrück vom 20.11.1952 — B 660/51 — Ref. Sozialrecht. Entscheidgsl., hrsg. v. WENDE-PETERS, IX/3 § 1 (b 2) Nr 32. München: Kohlhammer 1953 ff.
— — Hypernephrom (Bösartige Geschwulst in den Nieren). Urteil Landesversicherungsamt Württemberg-Baden vom 6. 9. 1950 — I U 22/48 — Ref. Sozialrechtl. Entscheidungslg., WENDE-PETERS. Stuttgart: Kohlhammer 1953 ff. IV § 542 (b) Nr 19.
— — Hypernephrom. Urteil Landesversicherungsamt Württemberg-Baden vom 8. 9. 1950 — I U 22/48 — Ref. Sozialrechtl. Entscheidg. WENDE-PETERS, IV § 542 (b) Nr 19; ferner Sozialgerichtl. Entscheidg. Unfallzusammenhang, LOB-ASANGER-PROBST S. 112. Stuttgart: Ferdinand Enke 1958.
WEPLER, W..: Myocardbefunde bei akuter Feldnephritis. Klin. Wschr. **28**, 598 (1950).
WERNER, W.: Spontanruptur einer gesunden Niere. Zbl. Chir. **77**, 2272 (1952).
WERNLY, M.: Ursachen und ursächliche Behandlung des Nierensteinleidens. Schweiz. med. Wschr. **87**, 1591 (1957).
WERSHUB, P. L.: Evolution of urologic problems from the medicolegal point of view. J. int. Coll. Surg. **22**, 583 (1954).
WESSEL, E.: Z. urol. Chir. **38**, 32 (1933) (Pyelonephritis).
WESTON, B.: Hanging bladder stones. Brit. J. Urol. **29**, 146 (1957).
WETTE, W.: Die gutachtliche Bewertung der Unfallfolgen nach Bauchverletzungen. Chirurg **7**, 18, 625 (1935).
WEYENETH, R.: Spätschäden durch Pyelographie mit Thorotrast. Z. Urol. **51**, 513 (1958).
WHITE, H. L., u. D. ROLF: Der Einfluß von Arbeit und einigen anderen Einwirkungen auf den Nierenkreislauf des Menschen. Amer. J. Physiol. **152**, 505 (1948). Ref. Ber. ges. Physiol. **138**, 208 (1949).
WHYTE, H. M.: Streptomycin poisoning in renal failure. Brit. med. J. No 5142, 752, **1959**.
WICHL, H.: Traumatische Harnröhrenstrikturen. Diss. Tübingen 1950.
WIDMANN, H.: Akutes Nierenversagen und Tetrachlorkohlenstoffvergiftung. Dtsch. med. Wschr. Nr 83, 1611 (1958).
WIGGER, C.: Z. Urol. **50**, 387 (1957) (Hämaturie vorgetäuscht durch Selbstbeschädigung einer Psychopathin).
WILDBOLZ, E.: Zur Chirurgie der Hypertonie. Ref. Schweiz. Vergg Urol. 25/**26**, 10 (1956).
—, u. F. JENNY: Gedanken zur renalen Hypertonie als Verletzungsfolge. Mschr. Unfallheilk. **56**, 3, 86 (1953).
WILDBOLZ, H.: Z. urol. Chir. **31**, 63 (1931) (Hydronephrose).
—, u. E. WILDBOLZ: Lehrbuch der Urologie und der chirurgischen Erkrankungen der männlichen Geschlechtsorgane, 4. Aufl. Berlin-Göttingen-Heidelberg: Springer 1959.
WILKENUNG, H.: Über Erkrankungen insbesondere der Niere durch Alkyl-Quecksilberverbindungen. Dtsch. med. Wschr. **77**, 432 (1952).
WILLE-BAUMKAUFF, H.: Zur Erkennung metatraumatischer Nierenveränderungen. Z. Urol. Sonderheft, 235 (1947).
— Eine eigenartige und seltene Form der Harnsteinbildung. Z. Urol. **42**, 383 (1949).
— Bruns' Beitr. klin. Chir. **179**, 509 (1950) (Peniskarzinom).
— Urol. Fortbild.-Kurs Bad Wildungen v. 25.—30. 9. 1950 (Laugenverätzung der Harnröhre und Blase).
WILLIAMS, M., and H. v. SMITH: Mental disturbance in tuberculous meningitis. J. Neurol. Neurosurg. Psychiat. **17**, 173 (1954).
WINCKELMANN, W., u. H. WINCKELMANN: Taschenbuch zur ärztlichen Begutachtung der Invalidität und Berufsunfähigkeit in der Sozialversicherung, 2. Aufl. München: Johann Ambrosius Barth 1956.

WINSBURY-WHITE, H. P.: The etiology of urinary calculus. Canad. med. Ass. J. **75**, No 7, 569 (1956).
WINTER, C. C.: J. Urol. **76**, 182 (1956) (Radioaktives Diodrast-Renogramm).
WINZ, H.: Kritische Gedanken des urologischen Gutachters zu einigen Bestimmungen des neuen Bundesversorgungsgesetzes. Mschr. Unfallheilk. **56**, 152 (1953).
WITT, A. N.: Tagg des Ärztl. Sachverständigenbeirates März 1956 Bonn.
WITTELS, J.: Der pyelovenöse Reflux an der kompensatorisch-hypotrophischen Niere. Z. urol. Chir. **32**, 80 (1931).
WOLFROMM, G., J. DEBAIN et H. WOLFROMM: J. d'Urol. **48**, 6 (1939) (Unverträglichkeit d. i. v. Pyelographie).
WOLLHEIM, E.: Hypertonie, Symptom oder Krankheit. Med. Klin. **52**, 686 (1957).
WOSSIDLO, D.: Dtsch. Ges. Urol. 1951 Düsseldorf, S. 128 (Radioaktives Uroselectan zur Nierenfunktionsprüfung).
WRIGHT, M. I.: Kala-azar of unusual duration, associated with agammaglobulinaemia. Brit. med. J. **1959** No 5131, 1218.
WUCHERPFENNIG, V.: Über die Biologie des Sonnenerythems sowie die Verhütung und Behandlung des Sonnenbrandes. Ther. d. Gegenw. H. 6 (1936).
WÜLLENWEBER, G.: Prognose der Nierensteinkrankheiten. Dtsch. med. Wschr. **1941** Nr 18.
WÜSEKE, W.: Zur Beurteilung der Sondenverletzungen der Harnleiter. Chirurg **25**, 418 (1954).
WÜST, H.: Bewertung von Samenbefunden bei gutachterlichen Untersuchungen. Z. Haut- u. Geschl.-Kr. **24**, 226 (1958).
WUKETISCH, S., u. T. MARKT: Doppelkarzinom nach Thorotrast-Arteriographie. Z. Krebsforsch. **62**, 95 (1957).
WULF, K.: Welche Ätiologie kann einer unspezifischen Urethritis zugrunde liegen? Dtsch. med. Wschr. **81**, 1938 (1956).
YATES-BELL, J. G.: Nephrectomy in cases of Hypertension. Brit. med. J. **1959**, No 5163, 1371.
ZANGGER, H.: Über die modernen organischen Lösungsmittel. Arch. Gewerbepath. Gewerbehyg. **1**, H. 1 (1930).
— Erfahrungen überQuecksilbervergiftungen. Arch. Gewerbepath. Gewerbehyg. **1**, H. 4 (1930).
ZEISS, L.: Z. Urol. **33**, 121 (1939) (Harnleitersteine und Schlingenextraktion).
— 20 Jahre Zeiß-Schlinge. München: Urban & Schwarzenberg 1959.
ZEITLIN, A. B.: Hair as a lower urinary tract foreign body. J. Urol. (Baltimore) **77**, 840 (1957).
Zeitschrift für Unfallmedizin und Berufskrankheiten (schweizerisch).
ZEYER, H. G.: Chronische tödliche Styrolvergiftung. Tagg der staatl. Gewerbeärzte, Königswinter 1949.
— Benzolschädigung, ihre Vorbeugung und Therapie. Verh. dtsch. Ges. Unfallschutz **2**, (1954). — Benzolvergiftung im Handbuch der gesamten Arbeitsmedizin, Bd. II, S. 422. Berlin-München-Wien: Urban & Schwarzenberg 1950.
ZIMMER, K., u. E. FRANZ: Über Resultate der Harnfistel-Operationen. Geburtsh. u. Frauenheilk. **17**, 327 (1957).
ZIOLKO, H. U.: Wasserbelastung bei Neurotikern. Ärztl. Wschr. **15**, 26 (1960).
ZOEDLER, D.: Blutungen in das Nierenlager nichttraumatischer Genese. Z. Urol. **51**, 110 (1958).
ZÖLLNER, N.: Antwort: Wie entsteht eine Phosphaturie. Dtsch. med. Wschr. **80**, 128 (1955).
ZOLLINGER, H. U.: Ein Spindelzellsarkom der Niere 16 Jahre nach Thorotrastpyelographie. Schweiz. med. Wschr. **79**, 1266 (1949).
— Zur Pathogenese und pathologischen Anatomie der Hypertonie. Schweiz. med. Wschr. **80**, 533 (1950); Med. Klin. **49**, II, 1578 (1950).
— Autoptische und experimentelle Untersuchungen über Lipoidnephrose, hervorgerufen durch chronische Quecksilbervergiftungen. Schweiz. Z. allg. Path. **18**, 155 (1955).
— Thorotrastschädigung der Nieren mit Hypertonie. Schweiz. med. Wschr. **1957**, 1089.
— Dtsch. med. Wschr. **1957**, 201 (Röntgen-Diagnostik).
ZONDECK, M.: Nierensteinkolik und Trauma. Mschr. Unfallheilk. **41**, 39 (1934).
ZSCHAU, H.: Diskussionsbemerkungen anläßlich der Tagung des Ärztlichen Sachverständigenbeirats beim BMA für Fragen der Kriegsopferversorgung am 5., 6. u. 7. 3. 56.
—, u. H. WICHMANN: Hypo- und avitaminotische Erscheinungen bei der alimentären Dystrophie. Med. Klin. **1951**, 911.
ZUKSCHWERDT, L.: Ärztlicher Sachverständigenbeirat BMA. März 1956, Bonn.
ZUM WINKEL, J., u. K. E. SCHEER: Das Isotopen-Nephrogramm bei Abflußstörungen an den oberen Harnwegen. Chirurg **31**, 487 (1960).
— — Grundlagen der Nierenszintigraphie mit Hg^{203}-Salyrgan. Nukl.-Med. (Stuttg.) **2**, 71 (1961).
— — u. J. BECKER: Die Isotopen-Nephrographie als urologische Untersuchungsmethode. Z. Urol. **53**, 535 (1960).
—, G. SCHÜTTERLE u. K. E. SCHEER: Die Isotopen-Nephrographie in der Diagnostik der Nierenkrankheiten. Dtsch. med. Wschr. **86**, 1751 (1961).
ZUR VERTH, M.: Einheitliche wirtschaftliche Beurteilung von Unfallfolgen in Beziehung zum Heilverfahren. Chirurg **3**, 883 (1931).

Teil II

Siebentes Kapitel

Die Begutachtung urologischer Sachverhalte in Arzthaftpflichtverfahren

Von

W. Vahlensieck

A. Allgemeine Grundlagen für eine medizinische Begutachtung in Arzthaftpflichtverfahren

In der Urologie scheinen — wie in jedem anderen medizinischen Fachgebiet — Vorwürfe eines ärztlichen Verschuldens bei der Behandlung und daraus resultierende Haftpflichtansprüche zuzunehmen. Dadurch kann jeder Urologe einmal in die Situation kommen, in einem Haftpflichtverfahren als medizinischer Sachverständiger fungieren zu müssen.

Die Zustands- und Verlaufsbegutachtung erfolgt dabei nach den in den vorausgegangenen Abschnitten von Schultheis und Schindler dargestellten Gesichtspunkten und Verfahren. Eine exakte und sinnvolle Beantwortung gerichtlicher Gutachtenfragen zu den Aspekten eines Kausalzusammenhanges zwischen ärztlicher Handlung und festgestelltem Schaden, eines ärztlichen Verschuldens und eines eventuellen Schadensausgleiches ist aber nur unter gewissen Voraussetzungen möglich. Dazu gehört einmal die Kenntnis der Ordnungen und gesetzlichen Bestimmungen, die die Stellung des Arztes in der Öffentlichkeit, sein Verhältnis zum Patienten und seine Stellung als medizinischer Sachverständiger festlegen. Es wurde versucht diese Gegebenheiten in den Abschnitten A 1—3 soweit darzulegen, als sie für einen medizinischen Sachverständigen im Arzthaftpflichtverfahren von Bedeutung sind. Außerdem ist in einem bestimmten Ausmaß die Information über Rechtsgrundlagen einer Haftpflicht erforderlich. Dazu sollen die Ausführungen der Abschnitte B I—IV dienen.

Es sei betont, daß diese Ausführungen lediglich als ärztliche Interpretation von Gesetzesbestimmungen und Gerichtsentscheidungen anzusehen sind, die dem medizinischen Gutachter im einen oder anderen Haftpflichtfall Anregung und Hilfe bei der Abfassung seines Gutachtens sein sollen. Für die Überprüfung der Richtigkeit der dargestellten juristischen Sachverhalte bin ich Herrn Gerichts-Assessor Dietrich Leschke, Oberhausen-Sterkrade und Herrn Rechtsanwalt Dr. jur. K. G. Pöppinghaus, Kronberg/Taunus zu besonderem Dank verpflichtet.

Schließlich wird eine Begutachtung aber insbesondere durch die Kenntnis gleichgelagerter Fälle erleichtert. An Hand von 62 verschiedenen Schuldvorwürfen bei urologischem Sachverhalt wird daher im 8. Kapitel auf die Begutachtung einer ärztlichen Tätigkeit als angeblichem Schadensereignis und die angeblichen bzw. feststellbaren Schadensereignisfolgen eingegangen. Bei der Kasuistik steht die Wiedergabe der im Einzelfall erstatteten medizinischen Gutachten im Vordergrund, um Beispiele zu zeigen, wie ein Gutachten abgefaßt sein soll bzw. um Gedanken anzuregen, wie man es besser hätte machen können. Den Herren Dr. med. W. Perret und Dr. med. R. Reichenbach, München, danke ich besonders für die gewährte Unterstützung bei der Bearbeitung des Materials.

Wenn also hier die Wiedergabe ärztlicher Gutachten vor der sonst üblichen Darstellung von Gerichtsentscheidungen den Vorrang erhält, so entspricht es der Absicht eine Anleitung und Erleichterung zur Abfassung von Gutachten zu schaffen. Die Erkenntnis wie der Arzt handeln soll, um einen Schadensersatzanspruch zu vermeiden und inwieweit ein Verschuldensvorwurf zurückzuweisen ist, kann aus den gesamten Ausführungen noch darüber hinaus entnommen werden.

1. Die öffentliche Stellung des Arztes

Die Zahl der gegen Ärzte erhobenen Haftpflichtansprüche hat in den letzten Jahren erheblich zugenommen (Guleke, Stich, Hallermann).

Diese — jeden gewissenhaften Arzt bedrückende — Tatsache hängt nicht etwa mit einem Nachlassen der ärztlichen Sorgfalt zusammen (Stich), wenn auch „die zeitbedingte Entstellung ärztlicher Haltung und ärztlichen Verhaltens im Krankenkassen- und Krankenhausbetrieb (Hallermann)" hier und da eine Rolle spielen mag, sondern ist eher auf das im Einzelfalle verminderte Vertrauensverhältnis zwischen Arzt und Patient zurückzuführen. Durch unsachgemäße Publikationen wird Angst und Mißtrauen gesät, was in manchen Fällen zu überspitzten Anforderungen an die ärztliche Leistung führt und mit der Wirklichkeit nicht mehr in Übereinstimmung zu bringen ist. Es darf nicht außer acht gelassen werden, daß das Ziel jeder ärztlichen Tätigkeit — von wenigen bedauerlichen Ausnahmen abgesehen — nach wie vor in der Feststellung, Heilung oder Linderung von Krankheiten zu sehen ist.

Ordnungen und Gesetze vermögen den Geist der Medizin als Ausdruck des entsprechenden Zeitgeistes zu veranschaulichen. Das ärztliche Berufsethos verlangt jedoch eine Sendung im Sinne des hippokratischen Eides (Büchner). Dabei ist die sogenannte „ärztliche Ethik", ganz allgemein gesprochen, nur ein Grundriß, ein Fundament, auf welchem sich die „Arztpersönlichkeiten" aller Zeiten und Länder begegnen, eine Basis, auf welcher der christliche Arzt sein Leitbild zu errichten hat (Schultheis).

Perfektionierung von Wissen und Können ist dabei ein primäres Postulat für jeden gewissenhaften Arzt. Ausbildung und Fortbildung dienen diesem Ziel. Noch bedeutungsvoller ist aber die „Persönlichkeit" des Arztes. Zu ihrer Prägung gehört die Berufung, der Wille und Wunsch, Helfer und Diener zu sein, die Achtung vor der Würde eines jeden Menschen, die Erkenntnis von der Einheit des Leibes und der Seele, die Ergänzung medizinisch-naturwissenschaftlicher Forschung durch ethisches Denken.

Die Fortschritte in der Medizin stellen uns heute vor Situationen, die nur durch eine „sinnvolle ärztliche Ethik bei weitem ärztlichen Sachverständnis" gemeistert werden können (v. Kress, Martini, Schultheis). So könnte z. B. heute bei progredientem chronischen Nierenversagen durch die Anwendung der Hämodialyse das Leben des Patienten verlängert werden. Ob das Leben bei sicherer Unabwendbarkeit des Todes um einige Tage verlängert werden darf, ist auch eine ernste Entscheidung.

Solche Beratungen setzen eine „Freundschaft zwischen Arzt und Patient" (Jaspers) voraus. Der Arzt muß seinem Patienten etwas von seiner Seele und nicht nur „Gehirn und Hand“ (MAYER) geben. Der Arzt soll dabei in sich das Ur-Arzttum mit seinem „richtigen Gespür und der darinliegenden Wünschelrute für das richtige Handeln“ (v. WEIZSÄCKER) verkörpern und bedeutet so die „Droge Arzt“, wie es BALINT formulierte, womit gemeint ist, daß die Persönlichkeit des Arztes bei der Heilung von Krankheiten eine große Rolle spielt (v. UEXKÜLL). Substanz, Tiefe und Weite (HEYER) der Persönlichkeit eines Arztes bedingen die wohltätige Wirkung auf den Kranken, bewirken Vertrauen und Dankbarkeit und verschaffen dem Arzt die Achtung, die Voraussetzung für ein segensreiches „Wirken mit Souveränität“ (KARTH) ist.

Die Bedeutung dieser Maxime ärztlicher Haltung und Handlung haben SCHELSKY und DUTTE im „Leitbild des Arztes“ gezeigt. Bei der Beurteilung des Wertes eines von Ethik getragenen, dem Strom der Zeit standhaltenden Arztideals muß natürlich eingeräumt werden, daß es zu jeder Zeit Auserwählte, Berufene und Ungeeignete gegeben hat (DYES).

Welchen Schwierigkeiten und Anfechtungen im Strom der Zeit auch der Arzt ausgesetzt ist, deuten die Ausführungen von KÖNIG über ein „vom Zeitgeist und seinen soziologischen Belangen bestimmtes Berufsbild“ und die Darlegung von DUTTE über ein „ethosfreies Arztbild“ an. MAYER und ZÖBELEIN sahen eine mögliche Beeinträchtigung des Arzttums in der sozialen Gesetzgebung und dem Versicherungswesen. „Geschäftspartnergebaren“ zwischen Kassenpatient und Arzt, Mißbrauch des Arztes infolge des „Rechtsanspruches“ auf den Arzt, Zurücktreten des „Dienens am Kranken gegenüber dem Verdienen an ihm“ sind Gefahren (v. WEIZSÄCKER), die die Prägung der Ärzte zu der Zeit angepaßten Menschentypen (WEBER) heraufbeschwören können. Es muß jedoch bestritten werden, daß ein solcher „völliger Wandel des Arzttums“ (HOFF) bereits eingetreten ist. Es muß auch bestritten werden, wenn SCHÄFER feststellt, daß der Arzt „wie die erdrückende Mehrzahl aller Menschen Egoist sei und eher an das Honorar denkt, als an seine objektive Leistung“. Solche Ansichten und Äußerungen müssen die Patienten geradezu zu der Erwägung herausfordern, ob der Arzt seine Leistung ordnungsgemäß erfüllt hat. Da das aber bei der Wandelbarkeit eines jeden Krankheitsablaufs nicht immer prima facie zu entscheiden ist, erscheint die Zunahme von Haftpflichtansprüchen gegen Ärzte schon fast aus diesem Grunde erklärlich.

Es muß gerade in diesem Zusammenhang, wo es um die Begutachtung der Frage nach einem ärztlichen Verschulden geht, immer wieder betont und den Richtern vor Augen gehalten werden, daß die Zunahme von Arzthaftpflichtprozessen nicht in einer Umwertung des ärztlichen Berufsethos begründet ist. Es muß auch klar werden, daß nicht die ärztliche Sorgfalt nachgelassen hat, nicht nachlassen kann, da im gleichen Moment eine Verkehrung der Zielrichtung jeder ärztlichen Tätigkeit eintreten würde. Es ist zu erörtern, inwieweit bei der Diskussion der erforderlichen Sorgfalt die immense Ausweitung der Gesichtspunkte auch im engsten Fachgebiet zu physischer und psychischer Überforderung führen kann. Wo fängt die erforderliche Sorgfalt an? Wo beginnt die überspitzte Sorgfalt? Es muß dargelegt werden, wie schwierig hier die Abgrenzung ist. Die absolute Integrität des ärztlichen Wollens sollte ebenso bedeutungsvoll sein, wie die Erkenntnis, daß der Arzt trotz seines Berufsethos keine Maschine, kein Medizinmann oder gar Wundertäter ist! Wenn es auch unter der Ärzteschaft hier und da Exponenten des Ungeistes der Zeit geben wird, so gelten für die Mehrzahl doch die Ausführungen von RHODENS: „Die eigentliche Würde des Arztberufes liegt nach wie vor in den ethischen Werten des Handelns, Pflegens und Helfens; sie sind überzeitlich und auf ewig unveränderlich!“

Die Maxime des ärztlichen Berufsethos, geprägt aus der Tradition der Berufsauffassung sind als generelle Berufspflicht in Berufsordnungen festgelegt. Beispielsweise verpflichtete auch die Berufsordnung für deutsche Ärzte vom 5. 11. 1937 den Arzt zur gewissenhaften Ausübung seines Berufes. Innerhalb und außerhalb des Berufes soll sein Verhalten so sein, daß ihm das im ärztlichen Beruf erforderliche Vertrauen entgegengebracht werden kann.

In einzelnen Bundesländern sind später im wesentlichen übereinstimmende Berufsordnungen für Ärzte in Kraft getreten, die die berufsständigen Pflichten für Ärzte festlegen. So besteht für Bayern eine Berufsordnung für Ärzte vom 26. Januar 1950, die sich zum Teil an die Reichsärzteordnung vom 13. 12. 1935 anlehnt. Die Freie- und Hansestadt Hamburg legte die besonderen Standespflichten des Arztes in der Berufsordnung für die hamburgischen Ärzte vom 3. 2. 1954 und die hamburgischen Zahnärzte vom 2. Juni 1954 (Gesundheitsrecht Grapenger-Burmester, Band I BVG) fest. Burmester zitiert daraus:

„Aufgabe des Arztes ist es, das Leben zu erhalten, die Gesundheit zu schützen und wiederherzustellen, sowie Leiden zu mildern. Der Arzt steht im Dienste der Menschlichkeit. Er darf keine Grundsätze anerkennen und keine Vorschriften und Anweisungen beachten, die mit dieser Auffassung nicht vereinbar sind, oder deren Befolgung er als gewissenhafter Arzt nicht verantworten kann. Der Arzt ist verpflichtet, seinen Beruf gewissenhaft auszuüben und sich bei seinem Verhalten innerhalb und außerhalb seines Berufes der Achtung und des Vertrauens würdig zu zeigen, die der ärztliche Beruf erfordert. Der Arzt ist in der Ausübung seines Berufes grundsätzlich frei. Er kann eine ärztliche Behandlung, soweit er nicht durch Gesetz zur Behandlung verpflichtet ist, ablehnen, insbesondere dann, wenn er der Überzeugung ist, daß das notwendige Vertrauensverhältnis zwischen ihm und dem Kranken nicht besteht. Der Arzt ist verpflichtet, sich beruflich fortzubilden und sich mit wichtigen Heilverfahren vertraut zu machen, sowie über wichtige Befunde und Behandlungsmaßnahmen, insbesondere bei Unfällen, Operationen, Strahlenbehandlungen und Sektionen, Aufzeichnungen zu machen."

Ohne wesentliche Unterschiede ist auch die Berufsordnung für die Ärzte in Nordrhein vom 12. 12. 1956. Einzelheiten zur diesbezüglichen Gesetzgebung der Länder finden sich bei Kant und Redeker.

Gesetzlich festgelegt sind schließlich in allen Kulturstaaten die Vorschriften über die Zulassung zum ärztlichen Heilberuf, Ausübung des ärztlichen Berufes, sowie zivil- und strafrechtliche Bestimmungen, die Rechte und Pflichten der Partner im Arzt-Patient-Verhältnis beinhalten.

So sind im Artikel 74 Nr. 19 des deutschen Grundgesetzes die Vorschriften über die Zulassung zum ärztlichen Heilberuf festgelegt.

Die Bundesärzteordnung vom 2. 10. 1961, die am 1. 1. 1962 in Kraft getreten ist, enthält die gesetzlichen Vorschriften zur Ausübung des ärztlichen Berufes (siehe dazu Weissauer).

In § 1 Absatz 1 heißt es: „Der Arzt dient der Gesundheit des einzelnen Menschen und des gesamten Volkes."

Damit wurde erneut die Bedeutung des ärztlichen Berufsstandes gekennzeichnet.

Absatz 2: „Der ärztliche Beruf ist kein Gewerbe; er ist seiner Natur nach ein freier Beruf."

Dazu hat bereits das Reichsgericht am 11. 6. 1907 ausgeführt:

Die Ausübung der Heilkunde auf Grund staatlicher Approbation ist, wenngleich sie meistens im Wege des privatrechtlichen Vertrages geleistet und honoriert wird, ihrem inneren und eigentlichen Wesen nach (abgesehen von gewerblich betriebenen Privatkrankenanstalten) kein gewerbliches Unternehmen. Nach den Sittenanschauungen nicht nur der Ärzte und Rechtsanwälte selbst und nicht nur der sonst höher gebildeten Volkskreise, sondern des gesamten deutschen Volkes liegen die Berufe des Arztes und des Rechtsanwaltes über dem Niveau einer Gelderwerbstätigkeit und dürfen nicht auf die Stufe eines gewerblichen Unternehmens herabgezogen werden. Dem durchschnittlichen Maßstab, dem Anstandsgefühl aller billig und gerecht Denkenden ist es anstößig, wenn der Beruf des Arztes und Rechtsanwaltes lediglich zum Zwecke des Geldverdienens und nach den Antrieben dieses Zweckes ausgeübt wird. Das eigentliche und entscheidende Gepräge dieser Berufe liegt darin, daß sie fundamentale allgemeine, öffentliche Zwecke, nämlich die der Gesundheitspflege und der Rechtspflege, auf Grund staatsseitig geforderter und gewährleisteter wissenschaftlicher Vorbildung und besonderer Verantwortung zu erfüllen haben. Die Honorierung der Berufstätigkeit des Arztes und des Rechtsanwalts tut diesem innersten Kern derselben keinen Abbruch, auch die höchste geistige Arbeit darf ohne Abbruch ihrer Würde ihren materiellen Lohn finden."

Weitere Ausführungen finden sich in der Entscheidung des RG vom 16. 3. 1917.

Die Pflicht, eine ärztliche Tätigkeit zu übernehmen, erwächst für den Arzt, wenn gesundheitliche Nöte entstehen. Das bedeutet jedoch nicht, daß jeder Arzt die Behandlung eines Kranken übernehmen muß, wenn dieser es verlangt.

Nach § 144 Absatz 2 der Gewerbeordnung besteht keine Sonderpflicht des Arztes zur Übernahme einer Behandlung:

„... werden aufgehoben die für Medizinalpersonen bestehenden besonderen Bestimmungen, welche ihnen unter Androhung von Strafen einen Zwang zu ärztlicher Hilfe auferlegen."

Die Behandlungspflicht des Arztes auf Grund der Berufsordnung und im Hinblick auf die gesetzlichen Bestimmungen trifft in der Regel lediglich den praktischen Arzt in der Allgemeinpraxis, während der Facharzt und der im Krankenhaus angestellte Arzt nur dann verpflichtet ist, Krankenhilfe zu leisten, wenn anderweitige praktische Ärzte nicht erreichbar sind oder Gefahr im Verzuge ist.

„Der Facharzt, der nur eine Konsultativpraxis betreibt und seine Patienten nur in der Sprechstunde oder einer Klinik behandelt, kann verlangte Hausbesuche grundsätzlich ablehnen und auf die Inanspruchnahme eines praktischen Arztes verweisen. Nur unter besonderen Umständen — etwa bei schweren Erkrankungen zur Nachtzeit, wenn ein anderer Arzt nicht sofort erreichbar ist — entsteht auch für ihn eine Pflicht zur Übernahme der Behandlung, wenigstens so lange, bis diese von einem praktischen Arzt oder einem Krankenhausarzt fortgeführt werden kann" (Herold).

Bedeutungsvoll ist in diesem Zusammenhang eine Vorschrift des deutschen Strafgesetzbuches:

§ 330 c StGB: „Wer bei Unglücksfällen oder gemeiner Gefahr oder Not nicht Hilfe leistet, obwohl dies erforderlich und ihm den Umständen nach zuzumuten, insbesondere ohne erhebliche Gefahr und ohne Verletzung anderer wichtiger Pflichten möglich ist, wird mit Gefängnis bis zu einem Jahr oder mit Geldstrafe bestraft."

§ 330 c StGB stellt in der Regel keine besondere Arztpflicht auf. Auch für den Arzt handelt es sich zunächst um eine allgemeine Pflicht zum Helfen, wie sie sich für jeden ergibt, wenn der Zufall ihn mit der Not eines Mitmenschen in Berührung bringt (siehe dazu: RG vom 14. 12. 1940, vom 18. 9. 1941, vom 14. 1. 1944 und BGH vom 22. 4. 1952).

Nach Burmester bietet die eine allgemeine Hilfeleistungspflicht begründende Vorschrift des § 330 c StBG in der Fassung des 3. Strafrechtsänderungsgesetzes vom 4. 8. 1953 keine Rechtsgrundlage für eine Verpflichtung des Arztes, dem Rufe eines Schwerkranken nach ärztlicher Behandlung Folge zu leisten, während E. Schmidt es für die Pflicht des Arztes hält, sich in Gefahrensituationen zur Abwendung drohender Schäden an Leib und Leben des Patienten zur Verfügung zu stellen, andernfalls ein strafbares Handeln des Arztes unter Umständen angenommen werden müsse.

Kommt es aber für die Erste Hilfe auf ärztliche Sachkunde an, so ist jeder Arzt, der in der Nähe des Verunglückten sich befindet, zur Hilfeleistung verpflichtet. Er macht sich strafbar, wenn er die ihm ohne eigene Gefahr und ohne Beeinträchtigung eigener Pflichten mögliche Hilfe verweigert.

So der BGH am 22. 4. 52. Burmester betont dabei (jedoch), daß schwere Erkrankungen, selbst wenn sie innerhalb verhältnismäßig kurzer Zeit den Tod des Erkrankten herbeiführen, für den Arzt kein strafrechtlich geschütztes Gebot zur Hilfeleistung auslösen; denn eine schwere Erkrankung ist nicht ohne weiteres ein „Unglücksfall" im Sinne des § 330 c StGB. Tritt sie jedoch plötzlich auf oder nimmt sie eine plötzliche Wendung mit drohendem erheblichen weiteren Schaden, ist sie ebenfalls als Unglücksfall anzusehen. Darin sieht die Rechtsprechung nämlich ein plötzliches Ereignis, das erheblichen Schaden am Menschen anrichtet und weiteren Schaden zu verursachen droht. (Siehe dazu: Schönke und Schröder, Herold, sowie RG am 19. 12. 1940 und 14. 1. 1944; BGH am 22. 4. 1952 und Bay. ObLG vom 9. 12. 1952).

Nach § 330 c wird eine äußere Einwirkung auf den Menschen nicht vorausgesetzt, vielmehr gibt es Fälle im Rahmen der Krankheit, die gemäß § 330 c StGB als Unglücksfall anzusehen sind. Die gleichen Grundsätze müssen nach der Entscheidung des RG vom 18. 3. 1941 auch gelten, wenn die Fortentwicklung einer Schwangerschaft zu einem plötzlichen Ereignis mit Schadensfolge oder Schadensdrohung führt. Auch in einem solchen Fall ist ein Arzt zur Hilfeleistung verpflichtet. Lehnt er sie trotzdem ab, obwohl ihm die tatsächlichen Umstände, die das sofortige Eingreifen des Arztes erforderlich machen, mitgeteilt werden, so macht er sich nach § 330 c StGB strafbar und könnte unter Umständen sogar wegen nachweisbar fahrlässiger Körperverletzung der Frau oder, wenn nachweisbar das Kind infolge Nichteingreifens des Arztes alsbald nach der Geburt stirbt, wegen fahrlässiger Tötung des Kindes bestraft werden (so die oben genannte Entscheidung des RG vom 18. 3. 1941).

Wird der Arzt wegen einer plötzlichen Wende im Verlauf einer Krankheit gerufen und kann er sich an Hand der Aussagen der Hilfesuchenden kein Bild darüber machen, ob diese Wende eine unmittelbare Gefahr für Leib und Leben des Erkrankten darstellt, muß er sich in der Regel durch eingehende Untersuchung des Patienten von den tatsächlichen Gegebenheiten unterrichten (s. RG vom

19. 12. 40). Das gilt auch bei Angaben über Unglücksfälle, wenn der Arzt daraus nicht entnehmen kann, ob er wirksam helfen kann. Die Unterlassung einer solchen Prüfung läßt den Arzt nach § 330 c StGB schuldig werden (BGH vom 22. 4. 1952). Diese Prüfungspflicht obliegt dem Arzt auf Grund seiner besonderen Sachkunde im erhöhten Umfang.

Die Prüfung, ob eine erbetene Hilfspflicht ohne Verletzung anderer wichtiger Pflichten geleistet werden kann, wird nur in Ausnahmefällen zu Gewissenskonflikten für den Arzt führen. So kann der operierende Arzt ersichtlich nicht anderweitig Hilfe leisten. Schwieriger wird die Entscheidung für ihn, wenn er zum Beispiel bei einer akuten Blutung eines von ihm operierten Patienten gleichzeitig zu einem anderen Unglücksfall gerufen wird, da er hier sofort entscheiden muß, bei welchem Unglücksfall der erheblichere Schaden an Leib oder Leben zu erwarten ist. Grundsätzlich wird man annehmen dürfen, daß die Hilfeleistungspflicht bei einem Unglücksfall vordringlicher ist als die Hilfeleistung gegenüber den in der turnusmäßigen Sprechstunde Hilfesuchenden.

Der Umfang der Hilfspflicht selbst, stellt an den Arzt jedoch nicht höhere Anforderungen, als an jeden anderen Menschen auch.

„Vielmehr ist jeder hilfspflichtig, der nach seinen Fähigkeiten und Hilfsmitteln bei Unglücksfällen oder einer Gemeingefahr ohne erhebliche eigene Gefahr und ohne Verletzung wichtiger Pflichten rascher und wirksamer Hilfe leisten kann als irgend jemand anderes“ (BGH vom 22. 4. 1952).

Einige Spezialgesetze regeln bestimmte Pflichten des Arztes. Hierzu gehört der § 2 des Gesetzes betreffs Bekämpfung gemeingefährlicher Krankheiten vom 30. 6. 1900, der den Arzt zur Anzeige von Verdachts- und Erkrankungsfällen der dort aufgeführten übertragbaren Krankheiten verpflichtet. Dasselbe gilt für die Verordnung vom 1. Dezember 1938 beziehungsweise das neue Bundesseuchengesetz (Schmelcher) vom 18. Juli 1961. Eine besondere öffentliche Aufgabe wird dem Arzt jetzt im Gesetz zur Bekämpfung der Geschlechtskrankheiten vom 23. 7. 1953 mit seinen beiden Durchführungsverordnungen vom 28. 12. 1954 und vom 5. 7. 1955 übertragen (s. dazu auch Erbs, Herold). Es soll hier nicht auf die einzelnen Aufgaben und Pflichten des Arztes in diesem Zusammenhang eingegangen werden. Von Bedeutung erscheint aber, daß das Gesetz auch eine Aufklärungspflicht begründet. Der Arzt muß persönlich, durch Merkblatt und mündlich den Patienten belehren:

1. über die Art und den Namen der Erkrankung,
2. über Möglichkeit und Ausmaß einer bestehenden Übertragungsgefahr,
3. über die Pflichten des Patienten (ärztliche Behandlung etc.),
4. über die Folgen für den Patienten bei Nichterfüllung seiner Pflichten.

Im Folgenden wird die maßgebliche Bedeutung der öffentlichen Stellung des Arztes, im Rahmen von Berufsethos, Berufsordnung und mannigfaltigen öffentlich-rechtlichen Bestimmungen, für die Rechtsbeziehungen zum Patienten — auf deren Boden gegebenenfalls dem Patienten Haftpflichtansprüche erwachsen können — dargelegt.

2. Die Beziehung zwischen Arzt und Patient (Arztvertrag)

Ursache und Zweck der Begegnung zwischen Arzt und Patient ist der Versuch des Arztes, durch Untersuchung, Diagnose und Therapie eine Heilung oder Besserung bei dem erkrankten Menschen zu erreichen. Das entstehende Verhältnis zwischen Arzt und Patient ist im Vertrauen des Patienten darauf gegründet, daß der Arzt gewillt ist, „als verschworener Kämpfer für die Gesundheit alles aufzubieten, was in seiner Macht steht, um die Hoffnung des Patienten nicht zu enttäuschen“ (Hallermann). Vertrauen und Hoffnung des Erkrankten, sowie der Wille des Arztes zu helfen, lassen eine „Ich-Du-Beziehung" entstehen, in die einzugreifen der Gesellschaft nicht zusteht (SCHUMACHER). Die Haltung des Arztes ist dabei primär durch sein Berufsethos, niedergelegt in der Berufsordnung, sowie von verschiedenen, in A 1 angeführten, Vorschriften bestimmt. Zu diesen öffentlichen Gegebenheiten treten jedoch mit Beginn des-Arzt-Patient-Verhältnisses die Normen des Privatrechtes, in Form des bürgerlich-rechtlichen Vertrages. Das ist nach der herrschenden Meinung in Lehre und Rechtsprechung ein Dienstvertrag im Sinne der §§ 611 ff. BGB (Arztvertrag). (Siehe dazu: RG, vom 29. 9. 1936, PALANDT-GRAMM, BURMESTER, FRIEDRICH, HALLERMANN, HENKEL, HEROLD, HÜBNER u. DROST, KOHLHAAS, LIERTZ u. PAFFRATH, SCHACK.)

Der Arzt stellt sein Wissen und seine Sachkunde in den Dienst dessen, dessen Behandlung er übernommen hat. Gegenstand des Vertrages ist also die Heilbehandlung des Patienten, der seinerseits zur vereinbarten oder üblichen Vergütung verpflichtet ist. Nebenverpflichtungen für den Arzt sind dabei die Aufklärung des Patienten, Geheimhaltung, bestimmte Meldungen, sowie die Ausstellung von Bescheinigungen. Nebenverpflichtung für den Patienten ist unter anderem insbesondere die Mitwirkung bei den Heilmaßnahmen und die Einnahme von Heilmitteln (s. dazu auch HEROLD).

Nach KALLFELZ handelt es sich um einen Vertrag besonderer Art, der nach § 627 BGB die Leistung höherer Dienste, die auf Grund besonderen Vertrauens übertragen werden, zum Gegenstand hat.

Der Dienstvertrag verpflichtet den Arzt zur Leistung von Diensten und beinhaltet nicht die Vereinbarung eines bestimmten Erfolges. Eine Garantie für den Behandlungserfolg wird der Arzt im Normalfall angesichts der Unberechenbarkeit eines jeden Krankheitsgeschehens nicht geben können. Mithin müssen auch Vereinbarungen über die Durchführung einer Operation und den von Arzt und Patient erhofften Erfolg als Dienstvertrag angesehen werden (OLG Naumburg vom 18. 2. 1932). Sollte der Arzt ausnahmsweise einmal ausdrücklich zum Beispiel einen kosmetischen Erfolg oder eine Linderung garantieren, so ist eine solche Erklärung eventuell als ein mit dem „ärztlichen Dienstvertrag verbundener Garantievertrag" (LIERTZ und PAFFRATH) anzusehen.

Daß Erklärungen eines Arztes, die den Patienten beruhigen und ihn durch Aussicht auf Heilung zum Mitwirken anregen sollen, nicht als Garantievertrag anzusehen sind, sollte keiner Ausführungen bedürfen.

Das Reichsgericht hat bereits in Entscheidungen am 4. 5. 1920 und 19. 5. 1931 betont, „im allgemeinen könne nicht angenommen werden, daß der Arzt durch eine Äußerung über den voraussichtlichen Erfolg, zum Beispiel einer Operation, auch das rechtsgeschäftliche Einstehen für den Erfolg im Sinne der Übernahme einer Gewähr zusagen will."

Auch in der Zusicherung einer völligen Heilung hat die Rechtsprechung kein die Haftung begründendes Gewährsversprechen gesehen (RG am 19. 5. 1931, OLG Hamburg am 3. 2. 1928 und RG am 24. 11. 1936). Diese Ausführungen mögen die Bedenken gegen die Zugrundelegung der vertraglichen Bestimmungen der §§ 631 ff. BGB (Werkvertrag) für das Arzt—Patient—Verhältnis andeuten, wenngleich von der höchstrichterlichen Rechtsprechung gelegentlich das Vorliegen eines Werkvertrages (ENNECERUS-LEHMANN; NIPPERDEY, STAUDINGER, PALANDT) angenommen wurde. Auch gegen die bisher übliche Annahme, daß zum Beispiel bei der Anfertigung einer Prothese oder eines Gebisses der Arzt den Erfolg garantieren könne, mithin ein Werkvertrag anzunehmen sei, hat sich VENTER gewandt.

Von Bedeutung ist ein solcher Unterschied der vertraglichen Beziehungen zwischen Arzt und Patient einmal, weil der Patient bei Vorliegen eines Dienstvertrages gegenüber dem Arzt keinen Anspruch geltend machen kann, wenn die fachgemäße Behandlung nicht zu dem vom Patienten erhofften und vom Arzt vorgesehenen Erfolg geführt hat. Zum anderen hat der Arzt aus dem Dienstvertrag nach Leistung seiner Dienste Anspruch auf Vergütung, während bei einem

Werkvertrag ein Vergütungsanspruch nur bei feststellbarem Behandlungserfolg bestünde (s. dazu auch HEROLD).

Der Vertrag zwischen Arzt und Patient kommt entweder durch unmittelbare Absprache zwischen beiden zustande, indem der Arzt auf ausdrückliches Ersuchen des Patienten dessen Behandlung übernimmt oder dadurch, daß der Patient sich wenigstens stillschweigend mit der Behandlung durch den von dritter Seite herbeigerufenen Arzt einverstanden erklärt.

Der Behandlungsvertrag besteht schon im Moment der Erteilung ärztlicher Ratschläge. Dies gilt insbesondere auch für telefonisch erteilte Verhaltungsmaßregeln.

Ein vertragsähnliches Rechtsverhältnis zwischen Arzt und Patient entsteht möglicherweise aus der Geschäftsführung ohne Auftrag (§ 677 ff. BGB). Diese Fälle betreffen in erster Linie ärztliche Hilfeleistungen bei bewußtlosen Schwerverletzten oder Schwerkranken, beziehungsweise ärztliche Dienste an Kranken in Abwesenheit des gesetzlichen Vertreters.

Schutz des Arztes ist dabei der § 679 BGB, wonach ein „der ärztlichen Tätigkeit entgegengesetzter Wille des ‚Geschäftsherrn' unerheblich ist, wenn ohne die Hilfeleistungen des Arztes eine Pflicht des Geschäftsherrn, die im öffentlichen Interesse liegt, oder eine Unterhaltspflicht des Geschäftsherrn unerfüllt bleiben würde" (HÜBNER und DROST).

Die Erhaltung des Lebens eines Selbstmordkandidaten liegt ebenfalls im öffentlichen Interesse. Der mißglückte Selbstmordversuch ist stets als Unglücksfall zu werten.

Auch hier greift § 679 BGB zugunsten des Arztes ein. So die jetzt herrschende Meinung (PALANDT, EBERMAYER, SCHWARZ). Anders der BGH vom 12. 2. 1952. Diese Entscheidung ist jedoch durch Beschluß des Großen Senats des BGH vom 10. 3. 1954 gegenstandslos geworden, worin der Große Strafsenat ausgesprochen hat, daß der mißglückte Selbstmord ein Unglücksfall ist. Gegen diesen Beschluß des Großen Strafsenats neuestens SCHWEIGER.

Zur Vertiefung einige Sonderprobleme, die sich daraus ergeben, daß unser bürgerliches Recht auch Dreiecksbeziehungen kennt.

Zieht zum Beispiel ein Ehemann den Arzt zur Behandlung seiner Ehefrau zu, ist er vertraglich zur Honorierung des Arztes ebenso wie die Ehefrau selbst verpflichtet. Von Bedeutung ist, daß in solchen Fällen auch die Frau Vertragspartner des Arztes wird, da nur sie Patientin ist und nur ihr gegenüber der Arzt seine ärztlichen Verpflichtungen hat (s. hierzu auch HEESE und BEITZKE).

„Wird der Arzt zur Behandlung eines minderjährigen Kindes von einem Elternteil zugezogen, so entstehen vertragliche Beziehungen nicht nur zwischen den Eltern und dem Arzt, sondern über § 328 BGB (Vertrag zugunsten Dritter) auch zwischen dem Kind und dem Arzt" (HÜBNER und DROST).

Bei Kassenärzten besteht zunächst ein Dienstvertrag zwischen Arzt und Krankenkasse.

„Gleichzeitig tritt aber auch der Patient in das Vertragsverhältnis zum Arzt auf Grund § 328 BGB ein, das heißt, der Patient erhält in einem solchen Falle nach den Vorschriften über den Vertrag zugunsten Dritter den Anspruch auf Erfüllung des Arztvertrages, also vor allem auf sachgemäße Behandlung. Hier werden die unmittelbaren Vertragsbeziehungen des Kassenpatienten zum Kassenarzt aus dem Zweck des Vertrages zwischen Krankenkasse und Arzt hergeleitet, der in erster Linie den Interessen des Kassenpatienten dienen soll" (BGH vom 11. 4. 1951; HÜBNER und DROST).

Schließlich können auch auf Grund eines öffentlich-rechtlichen Vertrages Beziehungen zwischen Arzt und Patient entstehen. Ein solches öffentlich-rechtliches Hoheitsverhältnis zwischen Arzt und Patient betrifft die Fälle der sogenannten Zwangsbehandlung (HÜBNER und DROST), bei denen ein Patient von „einem Amtsarzt, das heißt einem Arzt in Beamtenstellung" behandelt wird. Das gilt für Militärärzte, Gefängnisärzte, Ärzte am Gesundheitsamt und Vertrauensärzte.

Entgegen früheren Ansichten (KG vom 5.1.1929) ist ein solches Verhältnis jedoch nicht anzunehmen, wenn ein Patient in ein Krankenhaus, beziehungsweise eine Universitätsklinik eingeliefert wird, dessen Ärzte Beamtenstellung haben. Dazu führte der BGH am 26.3.1953 aus:

„In der Universitätsklinik besteht, abgesehen von der allgemeinen Hausordnung, kein hoheitsrechtliches Unterwerfungsverhältnis der Patienten. Der Umstand, daß bei der Pflege und Heilung der Patienten auch für Forschung und Lehre Nutzen gezogen wird, zum Beispiel durch wissenschaftliche Auswertung der Krankengeschichten, ist auf die Rechtsnatur des Verhältnisses der Klinik und Ärzte zu den Patienten ohne Einfluß. Ebensowenig wird der privatrechtliche Charakter dieses Verhältnisses durch eine etwaige hoheitliche Gestaltung der Beziehungen des Staates zu den Beamten der Klinik oder zu den in ihr lernenden und arbeitenden Personen berührt.“ (Vergleiche BGH vom 26.3.1953 und 13.12.1951).

Die aufgezeigte Normierung des Arzt-Patient-Verhältnisses durch Berufsordnung, gesetzliche Vorschriften und rechtliche Beziehungen ist die Grundlage für die Ahndung von Verstößen des Arztes gegen seine Pflichten. Die strafrechtliche Verfolgung steht im Rahmen dieser Ausführungen nicht zur Diskussion. Die zivilrechtliche Verfolgung solcher Verstöße stellt unter den Aspekten einer Vertragsverletzung oder eines Verschuldens auf den Ersatz für eine nicht erfüllte Leistung ab, das heißt der Arzt muß bei Vorliegen von ihm zu vertretender Umstände — auf die in den späteren Kapiteln eingegangen wird — haften.

Der Zusammenhang der Arzthaftpflicht mit Verstößen gegen die normierten Pflichten des Arztes im Arzt-Patient-Verhältnis mag im Folgenden angedeutet sein:

Ein Verstoß gegen die Berufsordnung stellt ein Berufsvergehen dar, das nach Landesgesetzen (Hess) durch berufsgerichtliche Verfahren geahndet wird. Gleichzeitig gibt die Normierung der Arztpflichten durch diese Vorschriften der Berufsordnung einen wichtigen Anhaltspunkt, ob ein Berufsvergehen nicht auch gleichzeitig eine Verletzung der vertraglichen Pflichten im Arzt-Patient-Verhältnis darstellt und damit Haftungsgrundlage werden kann (Burmester).

Ein weiteres Beispiel wäre die schuldhafte Unterlassung der nach dem Gesetz über Geschlechtskrankheiten vorgeschriebenen Infektionsquellenforschung, die im Falle der Beachtung dieser Vorschriften dazu geführt haben würde, daß die Weiterverbreitung der Geschlechtskrankheit verhindert worden wäre. Burmester schreibt dazu:

„Sieht man das Gesetz zur Bekämpfung der Geschlechtskrankheiten als ein auch den Schutz eines anderen bezweckendes Gesetz an, so wäre der Arzt aus dem Gesichtspunkt der unerlaubten Handlung nach § 823 BGB zum Ersatz des aus dem Verhalten entstandenen Schadens verpflichtet. Man käme dann also über die dem Arzt auf Grund öffentlicher Vorschriften auferlegten besonderen Pflichten zu einer zivilrechtlichen Verantwortung, die auf seiner besonderen Stellung im Rechtsleben basiert“ (siehe dazu auch Erbs, Herold).

„Die Strafvorschrift des § 330 c StGB ist als Schutzgesetz im Sinne des § 823 Abs. 2 BGB zu erachten, da sie neben dem Schutz der Gesamtheit, unmittelbar auch den Schutz des einzelnen bezweckt (so RG Kommentar 1939 zu § 823 Ziff. 2 Abs. 1 — Evermann BGB Kommentar zu § 823).

Der Arzt macht sich deshalb unter Umständen wegen Verletzung der erörterten Hilfeleistungspflicht nach dem § 823 Abs. 2 BGB schadensersatzpflichtig, wenn seine Unterlassung kausal für den weiteren Schaden des Verunglückten ist.

Seine Schadensersatzpflicht kann auch die Zahlung von Schmerzensgeld nach § 847 BGB umfassen, wenn durch sein Eingreifen die Schmerzen des Verunglückten früher hätten gemindert werden können (RG vom 18.3.1941).

Liegt nur der äußere Tatbestand des § 330 c StGB vor und hat der Arzt die Erfüllung dieser Hilfeleistungspflicht nur aus Fahrlässigkeit unterlassen, so kann unter Umständen eine Schadensersatzpflicht des Arztes wegen fahrlässiger Körperverletzung auf Grund des § 823 Abs. I BGB in Betracht kommen“. (RG vom 18.3.1941; Burmester, Ponsold, sowie OLG Köln vom 19.7.1957.)

Die überwiegende Anzahl von Haftpflichtansprüchen gegen Ärzte betrifft eine angebliche Vertragsverletzung oder ein Verschulden beziehungsweise das Ineinandergreifen von Vertrags- und Deliktshaftung bei der Aufklärung, Behandlung des Patienten und selten die Geheimhaltungspflicht des Arztes. Auf diese Punkte wird in den einzelnen Abschnitten eingegangen. Bei der Beantwortung der dort gestellten Gutachtenfragen ist es für den medizinischen Sachverständigen jedoch unerläßlich, die verschiedenen Gegebenheiten des Arzt-Patient-Verhältnisses zu subsumieren.

3. Der medizinische Sachverständige

Kommt es bei der Behandlung eines Patienten angeblich zu einer Vertragsverletzung, beziehungsweise zu einem Verschulden des Arztes und wird vom Patienten ein Haftpflichtanspruch mittels eines gerichtlichen Verfahrens erhoben, so wird das Gericht die Sachlage selten ohne einen medizinischen Sachverständigen klären können.

Nach § 144 ZPO kann das Gericht zwar auf die Vernehmung eines Sachverständigen verzichten, wenn einer oder mehrere zum Spruchkörper gehörige Richter die erforderliche Sachkunde besitzen.

Der BGH betonte andererseits in seinem Urteil vom 30. 5. 1958, daß Bedenken bestehen, wenn ein Gericht zu einer fachmedizinischen Angelegenheit von sich aus, wenn auch auf Grund von Literaturnachweisen, Stellung nimmt, ohne daß zu ersehen ist, woher es die notwendigen Kenntnisse besitzt (dazu auch SCHULZ).

Bei begründeten Zweifeln an der Sachkunde des Gerichts stellt die Unterlassung der Einholung des Sachverständigengutachtens sogar einen Verfahrensmangel dar (BGH vom 12.4.1951; BAUMBACH-LAUTERBACH; SCHMIDT).

Um in solchen Fällen einer möglichen Revision über den Nachweis, daß sich ein Tatrichter die erforderliche Sachkunde zu Unrecht zugetraut hat (KOHLHAAS), aus dem Wege zu gehen, werden die Gerichte in der Regel von vornherein einen medizinischen Sachverständigen mit der Begutachtung der Sachlage betrauen.

„Umso wichtiger ist es, daß dem Gericht im Arzthaftpflichtprozeß die richtigen ärztlichen Berater zur Seite stehen, wirklich sachverständige Ärzte. Mitunter werden zu Arzthaftpflichtprozessen in der ersten Instanz Gerichtsärzte und Amtsärzte als einzige Sachverständige herangezogen. Es ist klar, daß der Gerichtsarzt trotz hohen theoretischen Wissens und trotz seiner guten Kenntnis der gesetzlichen Vorschriften doch nicht immer einen richtigen Einblick in die Praxis des Lebens und in die tatsächlichen Verhältnisse, etwa eines Landarztes oder eines Facharztes besitzt und besitzen kann“ (STICH). Solche Probleme werden vermieden, wenn das Gericht als Gutachter einen bekanntermaßen besonders fähigen und gewissenhaften Arzt aus dem Kreis von Kollegen mit gleichen Ausbildungsniveau auswählt. So betonte ECKER, der Richter müsse einen „Spezialisten“ als Gutachter auswählen. Es ist verständlich und auch von HÜBNER einmal besonders hervorgehoben worden, daß ein korrektes Urteil nur von einem Gutachter des gleichen Fachgebietes und nur innerhalb der Grenzen des Fachgebietes gefällt werden kann.

Das Gericht ist sogar verpflichtet einen solchen „Spezialisten“ als Gutachter auszuwählen, denn nach Rechtslehre und Rechtsprechung ist zum Beispiel die Frage eines adäquaten Kausalzusammenhanges von einem „optimalen Beobachter“ zu prüfen und zu beurteilen. Ein „optimaler Beobachter“ kann aber nur ein Fachkollege mit größter Erfahrung sein.

Erhebliche Zweifel an einem medizinischen Sachverständigengutachten oder besonders schwierige medizinische Sachverhalte bedingen unter Umständen die Pflicht zur Einholung eines Obergutachtens (BGH vom 23.2.1955).

Die Ernennung des ärztlichen Sachverständigen erfolgt durch das Gericht. Es kann den Sachverständigenbeweis sowohl durch Einschaltung einer sachverständigen Einzelperson, als auch durch das Gutachten einer Fachbehörde führen lassen.

Fast regelmäßig streben die Gerichte an, ein erforderliches Gutachten von einer Fachbehörde einzuholen, da die Auswahl geeigneter Einzelpersonen schwierig ist. „Mit der Beauftragung von Fachbehörden sollen Einflüsse persönlicher Voreingenommenheit, persönlicher Beziehungen, die Abneigung gegen Mitbewerber, die Hoffnung auf weitere Aufträge, die Angst vor Verstimmungen einflußreicher Persönlichkeiten und ähnliche Momente, die eine sehr bedeutsame Rolle spielen, ausgeschaltet werden. Es muß also auch in den Fällen, in denen in einem Gutachtenersuchen der Name einer Einzelperson in Verbindung mit einer Fachbehörde erscheint, regelmäßig angenommen werden, daß das Gericht das Gutachten der Fachbehörde und nicht das Gutachten einer sachverständigen Einzelperson wünscht. Auch diese Gutachten sind deshalb in den Geschäftsgang der mitaufgeführten Fachbehörde zu geben, um jeweils eine Vorbereitung der Gutachtenerstattung unter der Verantwortung des zuständigen Kliniks- oder Institutsdirektors usw. zu ermöglichen, der ohne weiteres mit der Erstellung des Gutachtenentwurfes die im Beweisersuchen angeführte sachverständige Einzelperson, aber auch jeden anderen qualifizierten Bediensteten seiner Fachbehörde beauftragen kann. Aus diesem Entwurf entsteht, mit ausdrücklicher Billigung durch den verantwortlichen Leiter der Fachbehörde ein fachbehördliches Gutachten“ (TRUBE-BECKER).

§§ 407 ZPO und 75 StPO besagen: „Der zum Sachverständigen Ernannte hat der Ernennung Folge zu leisten, wenn er zur Erstattung von Gutachten der erforderten Art öffentlich bestellt ist oder wenn er die Wissenschaft, die Kunst oder das Gewerbe, deren Kenntnis Voraussetzung der Begutachtung ist, öffentlich zum Erwerbe ausübt oder wenn er zur Ausübung derselben öffentlich bestellt oder ermächtigt ist.

Zur Erstattung des Gutachtens ist auch derjenige verpflichtet, welcher sich dazu vor Gericht bereit erklärt hat“.

Als öffentlich bestellt im Sinne dieser Vorschrift sind die Amtsärzte als Leiter der Gesundheitsämter, in Berlin die Ärzte des Landesinstituts für gerichtliche und soziale Medizin, anzusehen, da durch § 3 Abs. 1, III des Gesetzes über die Vereinheitlichung des Gesundheitswesens vom 3. 7. 1934 den Gesundheitsämtern auch die gerichtsärztliche Tätigkeit übertragen worden ist.

Da, von den öffentlich bestellten Gutachtern abgesehen, auch derjenige begutachtungspflichtig ist, der die zur Gutachtenerstattung erforderliche Wissenschaft öffentlich — das heißt der Allgemeinheit gegenüber (RG vom 25. 1. 1902) — zum Erwerb ausübt, ist auch jeder in seinem Beruf tätige Arzt begutachtungspflichtig (so auch PANICK).

Im Falle des Nichterscheinens oder der Weigerung eines zur Erstattung des Gutachtens verpflichteten Sachverständigen wird dieser gemäß § 409 ZPO und § 77 StPO zum Ersatz der Kosten und zu einer Ordnungsstrafe in Geld verurteilt. Bei wiederholtem Ungehorsam kann die Strafe noch einmal erkannt werden.

Der Arzt kann aber die Erstattung des Gutachtens ablehnen, wenn er ein Zeugnisverweigerungsrecht hat. Das hat er

1. wegen naher verwandtschaftlicher Beziehungen,
2. wenn die Beantwortung der Fragen ihm oder einem Angehörigen vermögensrechtlichen Schaden verursachen, zur Unehre gereichen oder strafgerichtliche Verfolgung nach sich ziehen könnte (§ 384 ZPO, § 52 StPO),
3. wenn keine Entbindung von der Schweigepflicht erfolgt ist (§ 383 ZPO, § 53 StPO).

Wird er als Sachverständiger im Zivilprozeß vernommen, treffen letztere Grundsätze nicht zu. Der Sachverständige hat nämlich sein Gutachten vor den Zivilgerichten in der Regel entweder über allgemein ärztliche Fragen zu erstatten oder er kann, wenn eine Untersuchung einer Prozeßpartei oder eines Zeugen erforderlich ist, diese nur mit deren Einwilligung vornehmen. In dieser Einwilligung liegt aber auch die Entbindung von der Schweigepflicht.

Gemäß § 410 ZPO und § 79 StPO wird der Sachverständige vor oder nach Erstattung des Gutachtens beeidigt. Die Eidesnorm geht dahin, daß der Sachverständige das von ihm geforderte Gutachten unparteiisch (s. dazu BURESCH) und nach bestem Wissen und Gewissen erstatten werde oder erstattet habe. Aus diesem Eid ist zu folgern, daß der Gutachter nicht „Arzt" dessen ist, den er zu begutachten hat, sondern Beauftragter des Richters.

v. KRESS führte dazu aus:

„Als Gutachter ist der Arzt weder Helfer noch Rechtsberater der Kranken, er ist ebensowenig Richter, denn es obliegt ihm lediglich, als unparteiischer medizinischer Sachverständiger zur Wahrheitsfindung und Gerechtigkeit beizutragen".

Als Gehilfe des Richters ist der Gutachter verpflichtet, dem Gericht alle bei der Begutachtung bekannt gewordenen Tatsachen mitzuteilen. Eine Schweigepflicht besteht nicht für Wahrnehmungen und Erkenntnisse aus der Begutachtung, wohl aber, wenn eine Vernehmung über Tatsachen erfolgen soll, die der Arzt bei einer früheren Behandlung des Patienten erfahren hat, da diese Kenntnisse wiederum unter das Berufsgeheimnis fallen (BECKMANN, KIERSKI, SCHMIDT).

Um eine medizinische Begutachtung im Rahmen eines Haftpflichtanspruches gegen einen Arzt auch verfahrensmäßig korrekt durchzuführen, muß der Gutachter einige Vorschriften der Zivilprozeßordnung kennen.

So darf der Sachverständige nicht Äußerungen außerhalb des Verfahrens heranziehen und verwerten. Auch eine Vernehmung von Parteien oder Zeugen, selbst wenn sie zur Klärung des Sachverhaltes beitragen könnten, darf der Gutachter nicht selbst durchführen, sondern kann sie höchstens dem Gericht vorschlagen.

Eine Vernehmung durch den Sachverständigen ist nach § 355 Abs. 1, Satz 1 ZPO mit dem im Zivilprozeß geltenden Verfahren der Unmittelbarkeit der Beweisaufnahme nicht vereinbar. Das Gericht darf das Ergebnis einer solchen Vernehmung auch nicht so würdigen, als sei die Vernehmung durch den Richter vorgenommen worden (BGH vom 29. 1. 1955).

Der vom Gericht ernannte Sachverständige darf auch nicht ohne Rückfrage beim Gericht und ohne Kenntnisnahme der Parteien einen anderen Facharzt mit der Begutachtung einer nicht zu seinem Fachgebiet gehörigen, im Zusammenhang aber eventuell interessierenden Spezialfrage beauftragen.

Dadurch würde unter Umständen der Partei die Möglichkeit genommen, rechtzeitig Bedenken gegen die Person des Sachverständigen vorzubringen oder seine Vernehmung zu beantragen (BGH vom 24. 5. 1957).

Aus dem Grundsatz der Unmittelbarkeit der Beweisaufnahme folgt aber auch das Recht der Parteien, dem Sachverständigen Fragen vorzulegen und dazu sein Erscheinen vor Gericht zu verlangen. Das gilt selbst dann, wenn sich die Parteien mit einer schriftlichen Begutachtung einverstanden erklärt haben (BGH vom 10. 7. 1952 und BURMESTER).

Nach §§ 406 ff. ZPO kann ein Sachverständiger abgelehnt werden.

Entsprechend einer Entscheidung des OLG Hamburg vom 17. 11. 1959 muß die Ablehnung eines Sachverständigen beim Gericht von dem der Sachverständige ernannt wurde, vor seiner Vernehmung, bei schriftlicher Begutachtung vor Einreichung des Gutachtens, angebracht werden. Nach diesem Zeitpunkt ist die Ablehnung nur zulässig, wenn glaubhaft gemacht werden kann, daß der Ablehnungsgrund vorher nicht geltend gemacht werden konnte.

Kein Ablehnungsgrund sind Ressentiments des Untersuchten, die „die ärztliche Untersuchung für eine Begutachtung" häufig insofern belasten, als das Arzt-Patient-Verhältnis, das natürlicherweise auf Behandlungsbedürftigkeit und Heilungswillen basiert, bei angeordneter Untersuchung auf Grund der anderen Aspekte gestört werden kann. So formuliert zum Beispiel v. KRESS: „Der Gutachter und der zu Begutachtende begegnen sich natürlich nicht ohne gegenseitiges Mißtrauen".

SCHELLWORTH führte dazu einmal sehr treffend aus:

„Leider decken sich die vom Gesetz gezogenen abstrakt-definitorischen Grenzen des Rechtsanspruches auf eine Berentung — die damit gewissermaßen einen „ numerus clausus“ schaffen — nicht mit dem Personenkreis, den die öffentliche Meinung berenten möchte. Daher können — nicht nur bei Grenzfällen — Meinungsverschiedenheiten zwischen Gutachter und Begutachtetem, aber auch dem gutachtlichen Auftraggeber entstehen, die leicht zu Unzuträglichkeiten und Spannungen führen“.

Als grundsätzlich nicht befangen hat der Gutachter zu gelten, wenn er den Gutachtenauftrag von dritter Seite bekommen hat (GEIGEL).

Ebenso ist er nicht abzulehnen, wenn ein vor der Begutachtung erstattetes, entgeltliches Privatgutachten seine wesentlichen Grundlagen in der Wiedergabe von Beobachtungen einer der Gutachtenerstattung vorausgegangenen Behandlung hat (OLG Danzig vom 11. 11. 1926 und GEIGEL). Die Besorgnis, daß der Arzt dann befangen ist, liegt jedoch nahe (RG vom 22. 12. 1905 und KG Berlin vom 21. 9. 1911).

Daß der Sachverständige als Zeuge vernommen wurde, ist ebenfalls nach § 406 ZPO kein Ablehnungsgrund, es sei denn, dem Gericht würde das Mißtrauen des Ablehnenden in die Unparteilichkeit des Gutachters gerechtfertigt erscheinen (OLG Rostock vom 18. 3. 1914; GEIGEL). Das gilt gegenüber dem Arzt, der zu dem Verletzten durch Art und Dauer der ärztlichen Behandlung in ein gewisses Vertrauensverhältnis getreten ist (KG vom 26. 2. 1909; OLG Köln vom 12. 1. 1912; OLG Rostock vom 18. 3. 1914), worunter zum Beispiel grundsätzlich der behandelnde Arzt zu verstehen ist.

Hat der benannte Gutachter den Gegner wiederholt durch Rat und Gutachten in der betreffenden Angelegenheit unterstützt, ist seine Ablehnung gerechtfertigt (RG vom 22. 12. 1905). Eine Operation und kurzfristige Behandlung zum Beispiel durch den Chefarzt eines großen Krankenhauses begründet wiederum nicht die Besorgnis der Befangenheit (OLG München vom 17. 4. 1937).

Um die Ablehnung eines Sachverständigen zu vermeiden, benennen ihn die Parteien gelegentlich nach § 414 ZPO als sachverständigen Zeugen, der im Prozeß die Stellung eines Zeugen hat. Seine Aussage darf sich jedoch nur auf die kraft seiner Sachkunde wahrgenommenen und erkannten Tatsachen erstrecken und umfaßt lediglich Beobachtungen der Untersuchung und Behandlung, zum Beispiel ob der Patient Schmerzen gehabt hat und welche Krankheitserscheinungen bei ihm feststellbar sind (BURMESTER). Sobald eine Äußerung über den Charakter der Krankheit zur Zeit der Vernehmung gemacht wird, hört der Arzt auf, Zeuge zu sein.

Beschränkt sich der zugezogene ärztliche Gutachter auf die Wiedergabe eigener Wahrnehmungen, gilt er als Zeuge, steht die sachverständige Beurteilung eines medizinischen Sachverhaltes im Vordergrund der Gutachtertätigkeit, gilt er nicht als Zeuge, sondern als Sachverständiger (OLG Frankfurt vom 12. 3. 1952).

Eine Schadensersatzpflicht des Gutachters gegenüber der Prozeßpartei wegen Erstattung eines unrichtigen Gutachtens besteht nicht, da der gerichtliche Gutachtenauftrag keine Vertragsbeziehungen zwischen Gutachter und Partei begründet.

Auch wenn ein im Prozeß tätig gewordener, gerichtlich bestellter Sachverständiger sein Gutachten angeblich nicht pflichtgemäß erstattet hat, besteht, entgegen der Auffassung des LG Stuttgart (Urteil vom 5. 2. 1954) nach dem Urteil des OLG Hamm vom 3. 1. 1950 kein Haftpflichtanspruch gegen den Arzt.

Das LG Stuttgart hatte § 410 ZPO als Schutzgesetz im Sinne von § 823 Abs. 2 BGB angesehen. Demgegenüber führte das OLG Hamm aus:

„Nicht jede Norm, die gewissen Personen nützt, ist ein Schutzgesetz. Der Schutz, den der Gesetzgeber den Prozeßparteien gegenüber dem Sachverständigen gewähren will, ist in anderen Vorschriften (§ 406 ZPO) und in diesen abschließend geregelt. Eine darüber hinausgehende

Haftung widerspräche der Stellung des Sachverständigen im Prozeß. Der Sachverständige wird von der Prozeßordnung — anders als die Zeugen — eng an die Seite des Richters gestellt, dessen Gehilfe er ist und an dessen Unabhängigkeit und dessen Freistellung von allzu engen Haftungsvorschriften er weitgehend teilhaben muß!“

Ansprüche wegen Amtspflichtverletzung nach § 839 BGB und Art. 34 GG können nicht erhoben werden, da der Gutachter bei der Erstattung des Gutachtens keine ihm gegenüber den Prozeßparteien obliegende Amtspflicht wahrnimmt. Ersatz-Ansprüche wegen eines durch ein falsches Gutachten entstandenen Vermögensschadens sind auch nicht unter Berufung auf § 823 Abs. 1 BGB zu erheben, da diese Bestimmungen nur absolute Rechte, nicht aber das Vermögen der Prozeßpartei im allgemeinen, das hier als verletztes Rechtsgut in Frage käme, schützt. (Siehe auch OLG Frankfurt/M vom 22.11.1956). Ein solcher Schadensersatzanspruch der klagenden Patienten könnte allenfalls bei Vorliegen eines Verstoßes gegen die guten Sitten auf § 826 BGB gestützt werden (BURMESTER).

Eine Verpflichtung des Gutachters, den Begutachteten bei ernsten Erkrankungen auf seinen Gesundheitszustand aufmerksam zu machen, besteht nicht (MOHING). Die eher auf Heilen als nur auf Beurteilen ausgerichtete Einstellung des Arztes und auch des medizinischen Gutachters wird aber in der Regel dazu führen, daß der begutachtende Arzt dem Begutachteten seine Erkenntnisse insoweit mitteilen wird, als er aus dieser Unterrichtung des Begutachteten für diesen eine notwendige ode zweckmäßigere Behandlung herbeiführen zu können glaubt.

Ein gesetzlicher Schutz für das ärztliche Gutachten im Haftpflichtverfahren besteht nicht. Nach HEROLD bringt der Sachverständige, der auf Wunsch des Gerichtes ein Gutachten erstellt, mangels einer ausdrücklichen gegenteiligen Erklärung, damit zum Ausdruck, daß er keine Einwendungen dagegen hat, wenn das Gericht das Gutachten auch anderen Stellen zur Kenntnis bringt. Ist es doch beispielsweise fast die Regel, daß Gutachten in Unfallsachen nicht nur in dem Strafverfahren, für das sie zunächst erstattet werden, sondern auch in einem nachfolgenden Zivilprozeß Verwendung finden, und daß alle möglichen anderen Behörden, Stellen und Privatpersonen, die wegen des Unfalles Maßnahmen zu treffen haben, oder Rechte aus dem Unfall für sich herleiten, Einsicht in die Gerichtsakten erhalten. Mit diesem Lauf der Dinge muß der Sachverständige von vornherein rechnen. Da der medizinische Sachverständige sein Gutachten lediglich dem Gericht aushändigt, hat er seiner Geheimhaltungspflicht Genüge getan. Die weitere Sorge für den Verbleib des Gutachtens obliegt dem Gericht. Eine Geheimhaltung des ärztlichen Gutachtens (KNAPPE), insbesondere vor dem Folgegutachter (HERTEL) ist aus Gründen einer objektiven Urteilsfindung häufig nicht möglich.

Die Gebühren des ärztlichen Sachverständigen werden nach den Bestimmungen des Gesetzes über die Entschädigung von Zeugen und Sachverständigen (G-E-Z-S) vom 26. 7. 1957 erstattet (BÖSCHE, GÖPPINGER, HEROLD, REESE, SCHLEYER, SCHRIMPF); ferner OLG Hamm vom 10. 5 1958, OLG Hamm vom 9. 4. 1959, OLG Köln vom 26. 7. 1957, OLG Stuttgart vom 20. 5. 1958, LSG Stuttgart vom 10. 9. 1958).

An Gebühren kann der medizinische Sachverständige die ihm für seine Leistung zustehenden Sachverständigengebühren nach § 3 GEZS, sowie Erstattung des durch den Aufenthalt außerhalb der Wohnung verursachten Aufwandes beanspruchen. Nach Ausführung des LSG Stuttgart vom 10. 9. 1958 handelt es sich bei der Gutachtenerstattung um keine auf Erwerb gerichtete Berufstätigkeit, sondern um eine staatsbürgerliche Pflicht, die ausschließlich nach dem Gesetz zu entgelten ist. Häufig kommt es vor, daß ein Gutachter während der gesamten Dauer der Beweisaufnahme zur Verfügung stehen muß. Bei mehrstündiger oder gar mehrtägiger Abwesenheit kann er sich gezwungen sehen, einen anderen Arzt mit seiner Vertretung zu betrauen. Nach der Rechtsprechung sind die Kosten eines Vertreters dann neben den Sachverständigengebühren zu beanspruchen (LG Bielefeld, vom 8. 2. 1958; OLG Hamm vom 1. 4. 1960).

Da jedoch nur Verluste ausgeglichen werden sollen, sind die durch die Tätigkeit des Vertreters erzielten Praxiseinnahmen von den durch ihn entstandenen Unkosten abzuziehen. Nur wenn der Sachverständige seine durchschnittlichen Praxiseinnahmen darlegen kann, kann das Gericht die wirklich entstandenen Kosten berechnen und erstatten (HEROLD).

Nach § 7 Ziffer 1 GEZS werden einem Sachverständigen die für eine Untersuchung verbrauchten Stoffe und Werkzeuge ersetzt. Werden bei der Erstellung des Gutachtens Geräte gebraucht, aber nur im üblichen Rahmen abgenutzt, so entsteht kein Anrecht auf eine Entschädigung (LG Köln vom 27. 2. 1961). Ein erheblicher Substanzverlust oder eine beträchtliche Minderung der Brauchbarkeit ist Voraussetzung für eine Erstattung (Bösche).

Das Gericht sendet die unter juristischen Aspekten angelegten Akten an den ausgewählten medizinischen Sachverständigen. Diese Akten stellen den nichtmedizinischen Teil des Sachverhaltes dar und enthalten das Protokoll über das dem Haftpflichtanspruch vom Geschädigten zugrundegelegte Schadensereignis und die Schadensfolgen, sowie Vernehmungs- und Verhandlungsprotokolle. Diese Aspekte finden ihren Niederschlag in den vom Gericht an den Gutachter gerichteten Gutachtenfragen. In der Regel werden folgende Fragen an den Gutachter gestellt:

1. Ob die vom Geschädigten, bzw. Anspruchererhebenden angegebenen Schäden tatsächlich bestehen und welches Ausmaß sie haben. Der Gutachter muß auf Grund seiner medizinischen Kenntnisse und unter Berücksichtigung der Erkenntnisse der medizinischen Wissenschaft einen Befund erheben, eine Diagnose stellen, und gegebenenfalls die Einordnung des Probanden in das Erwerbsleben unter Berücksichtigung der urologischen Erkrankung vornehmen. Diese Gutachtenfragen zur Begutachtung eines Zustandes der Harnorgane, mit eventueller Einordnung des Probanden in das Erwerbsleben, sind nach den im 3. Kapitel von Schultheis gemachten Ausführungen zu bearbeiten und zu beantworten.

Insoweit unterscheidet sich das Gutachten bei Haftpflichtansprüchen nicht von sonstigen medizinischen Gutachten (s. dazu auch Reichenbach).

2. ob das vom Patienten angegebene Schadensereignis — im Arzthaftpflichtprozeß eine ärztliche Handlung oder Unterlassung — ursächlich für den festgestellten Zustand des Patienten ist. Dabei muß auf den „adäquaten Kausalzusammenhang im Rechtssinne" abgestellt werden. Zu den einzelnen Gesichtspunkten einer solchen Gutachtenfrage wird in diesem Kapitel im Abschnitt B II 1 Stellung genommen werden.

3. ob das als Schadensereignis angegebene ärztliche Handeln ein „Verschulden im Rechtssinne" darstellt. Über das Vorliegen eines solchen Tatbestandes urteilt letztlich der Richter. Da dieser jedoch für die Sachverhalte ärztlichen Handelns in der Regel nicht sachkundig ist, muß der ärztliche Gutachter auf die Kriterien der Haftpflichttatbestände eingehen. Das geschieht in der Regel mit der Beantwortung der Gutachtenfrage: „Ob der Arzt fahrlässig gehandelt hat". Eine solche Beurteilung ist die Besonderheit der medizinischen Begutachtung in Arzthaftpflichtprozessen, da bei sonstigen Begutachtungen der Sachverhalt des Schadensereignisses nicht Gegenstand der Untersuchung und Aufklärung durch den medizinischen Gutachter ist. Auf Einzelheiten wird im Abschnitt B II 2 eingegangen.

4. Ob und in welchem Ausmaß ein ärztliches Handeln zu einem materiellen Schaden (Unkosten, MdE usw.) beziehungsweise zu einem immateriellen Schaden geführt hat. Ausführungen dazu finden sich im Abschnitt B IV.

Die bisherigen Ausführungen mögen bereits andeuten, daß die Prüfung und Beurteilung von Gutachtenfragen in Arzthaftpflichtprozessen bei dem medizinischen Sachverständigen die Kenntnis verschiedener Gegebenheiten der öffentlichen Stellung des Arztes, der Rechtsbeziehungen zwischen Arzt und Patient, sowie bestimmter Gedankengänge des Haftpflichtrechtes, beziehungsweise der Zivilprozeßordnung, neben besonderer praktischer und wissenschaftlicher medizinischer Sachkunde, voraussetzt. Nur bei Kenntnis dieser verschiedenen Gegebenheiten wird der Gutachter in der Lage sein, Gutachtenfragen eindeutig zu erfassen, sowie klar und unmißverständlich zu beantworten.

Sind die Gutachtenfragen nicht genügend präzisiert, sollte das Gutachten zunächst mit der Bitte um deutliche Fragestellung an das Gericht zurückgegeben werden. Eine ungenaue Fragestellung muß nämlich zwangsläufig auch zu einem unzulänglichen Gutachten führen (s. dazu auch BOROFFKA).

Eine klare und logische Beantwortung der Gutachtenfragen setzt aber einerseits auch ein gewisses Maß juristischen Denkvermögens voraus und erfordert andererseits eine diesen Gedankengängen und Begriffen koordinierte medizinische Denkweise und Prüfung der Sachverhalte.

BURESCH wies bereits darauf hin, zu welchen Schwierigkeiten und Divergenzen die Anwendung der verschiedenen Denkmethoden — nämlich der juristischen, geisteswissenschaftlich wertenden und der medizinischen, naturwissenschaftlich konstatierenden — nebeneinander führen kann, obwohl jede Denkweise für sich zu richtigen und brauchbaren Ergebnissen kommt. „Der medizinische Gutachter steht vor der Schwierigkeit, beide Denkweisen nebeneinander anwenden zu müssen. Sein Gutachten muß für die Verwendung in der Gerichtsbarkeit nicht nur medizinisch richtig sein, sondern auch mit den in der Gerichtsbarkeit üblichen Denkmethoden nachprüfbar sein."

Diese Schwierigkeit kann der medizinische Gutachter nur durch eine philosophische Betrachtungsweise und Beurteilung meistern, da die Philosophie nicht nur am Anfang und Ende aller Einzelwissenschaften steht, sondern ihr Erkenntnisbestreben den Versuch darstellt, mit abschließender Endgültigkeit hinter der Vielheit der Erscheinungen zu einer letzten Einheit, zu einer Synthese der Einzelwissenschaften zu gelangen.

Möglich ist das hinwiederum nur bei Anwendung der Logik, da die Philosophie die Logik zum Werkzeug aller Wissenschaften zu machen versucht. Die Synthese für verschiedene Wissenschaften liegt dann darin, daß die Logik nicht nur die Theorie der Theorien, die Lehre von der gedanklichen Form, von der Form des Gedachten oder Denkbaren als solchem enthält und damit zur reinsten und abstrakten Erkenntnis führt, sondern gleichzeitig die Lehre vom Organon beinhaltet, vom Werkzeug des Denkens und sich damit an den denkenden als an den handelnden Menschen, an das Denken als praktisch-zielstrebiges Tun wendet.

Erst eine solche Verfahrensweise des medizinischen Gutachters führt zu einer den juristischen Begriffen adäquat koordinierten Beurteilung der medizinischen Sachverhalte und kann zu einer Beantwortung der Gutachtenfragen führen, die der Richter, der in der Würdigung des ärztlichen Gutachtens frei ist, zum Ausgangspunkt seiner Entscheidungen machen kann.

Der Gutachter sollte ferner nicht versäumen, den Richter auf die Schwierigkeit der gerechten Beurteilung des medizinischen Sachverhaltes hinzuweisen, damit auch dieser die Wandelbarkeit und Unberechenbarkeit jeden Krankheitsgeschehens infolge der großen individuellen Verschiedenartigkeit der Patienten und der dauernden Bewegung in der medizinischen Wissenschaft erkennt und berücksichtigen kann. Verständnis für diese Schwierigkeiten wird der Jurist besonders dann haben, wenn er einsieht, daß „was gestern noch als ärztliche Regel galt, morgen schon Gegenstand wissenschaftlicher Auseinandersetzung sein oder gar nicht mehr gelten kann" (BURMESTER).

Verzeichnis der Abkürzungen

A G	Amtsgericht
B A G	Bundesarbeitsgericht
BayObLG	Bayrisches Oberstes Landesgericht
BGB	Bürgerliches Gesetzbuch
BGBl	Bundesgesetzblatt

BGH	Bundesgerichtshof
BGHZ	Entscheidungen des BGH in Zivilsachen
BGHStr	Entscheidungen des BGH in Strafsachen
BSG	Bundessozialgericht
BVG	Bundesversorgungsgesetz.
DJ	Zeitschrift „Deutsche Justiz“
DJZ	Deutsche Juristenzeitung
DR	Zeitschrift „Deutsches Recht“
DRW	Zeitschrift DR vereinigt mit juristischer Wochenschrift
DRZ	Deutsche Rechtszeitschrift (seit 1946)
GEZS	Gesetz über die Entschädigung von Zeugen und Sachverständigen
GG	Grundgesetz für die Bundesrepublik Deutschland
GO	Gewerbeordnung
Haftpfl. G	Haftpflichtgesetz
HRR	Höchstrichterliche Rechtsprechung
HEZ	Höchstrichterliche Entscheidungen in Zivilsachen
JR	Zeitschrift „Juristische Rundschau“
JW	Zeitschrift „Juristische Wochenschrift“
LSG	Landessozialgericht
MDR	Monatsschrift für Deutsches Recht
NJ	Zeitschrift „Neue Justiz“
NJW	Neue juristische Wochenschrift
OGHBrZ	Oberster Gerichtshof der britischen Zone
OLG	Oberlandesgericht
RG	Entscheidungen des Reichsgerichtes in Zivilsachen
RGBl	Reichsgesetzblatt
RGStr	Entscheidungen des Reichsgerichtes in Strafsachen
RGRKomm	Kommentar von Reichsgerichtsräten zum BGB
ROLG	Die Rechtsprechung der Oberlandesgerichte auf dem Gebiete des Zivilrechtes
RVO	Reichsversicherungsordnung
Seuff A	Seufferts Archiv für Entscheidungen der obersten Gerichte
StPO	Strafprozeßordnung
VersR	Zeitschrift „Versicherungsrecht“
Warn	Zeitschrift „Warneyers Rechtsprechung“
ZPO	Zivilprozeßordnung

Literatur zu Kapitel 7, Abschnitt A1—A3[1]

ANDERS, W.: Die Meldepflicht bei übertragbaren Krankheiten in Gegenwart und Zukunft. Bundesgesundheitsblatt **16**, 249 (1961).

BALINT, M.: Der Arzt, sein Patient und die Krankheit. Stuttgart: Klett 1951.

BÜCHNER, F.: Der Eid des Hippokrates, das Grundgesetz der ärztlichen Ethik. Öffentlicher Vortrag 18. 11. 1941. Freiburg/Br.: Herder 1947.

BURMESTER, H.: Die Haftpflicht des Arztes und der Krankenanstalt. Hamburg: Christen & Co. 1957.

DENEKE, J. F. V.: Der Arzt; verantwortlicher Mittler zwischen dem Kranken und der Gesellschaft. Saar. Ärztebl. **9**, 365 (1961).

— Der Arzt; verantwortlicher Mittler zwischen dem Kranken und der Gesellschaft. Öst. Ärzteztg **24**, 1627 (1961).

DUTTE, H.: Der praktische Arzt und sein Leitbild. Dtsch. Ärztebl. 1684 (1960).

DYES, O.: Vom Geist der Medizin, vom Ungeist der Zeit und vom Wanken der Arztthrone. Ärztl. Mitt. (Köln) **46**, 2644 (1961).

EBERMAYER, L.: Der Arzt im Recht. Leipzig: Georg Thieme 1930.

ERBS, G.: Strafrechtliche Nebengesetze. Anm. 4 zu § 11 Geschl.Kr.G.

GULEKE, N.: Über die Grenzen chirurg. Verantwortlichkeit. Langenbecks Arch. klin. Chir. **189**, 359 (1937).

HALLERMANN, W.: Operationsrecht und ärztliche Kunstfehler. Hefte Unfallheilk. **60**, 27 (1959).

HEROLD, G.: Behandlungspflicht des Arztes. Med. Klin. **39**, 1708 (1958).

— Standes- und zivilrechtliche Folgen unterlassener Hilfeleistung. Med. Klin. **44**, 1914 (1958).

— Wann ist der Arzt zur Übernahme einer Behandlung verpflichtet? Med. Klin. **49**, 2117 (1958).

— Die Belehrungs- und Unterrichtspflicht des Arztes bei Geschlechtskrankheiten. Münch. med. Wschr. **24**, 1251 (1961).

— Unterlassene Hilfeleistung. Ärztl. Prax. **12**, 750 (1961).

[1] Literaturergänzung s. S. 544—546.

HESS, A.: Gebote und Verbote der Ärztekammer zur Überwachung der Berufspflichten. Ärztl. Mitt. **13**, 736 (1962).
HEYER, G. R.: Beobachtungen und Überlegungen aus einer intern-psychotherapeutischen Praxis. Therapiewoche **9**, 145 (1958).
HOFF, F.: Wandlung des ärztlichen Denkens. Ärztl. Mitt., 13 (1954).
HÜBNER, A. u. H. DROST: Ärztliches Haftpflichtrecht. Berlin-Göttingen-Heidelberg: Springer 1955.
JASPERS, K.: Die Idee des Arztes. In: Philosophie und Welt. München 1958.
JOSENHANS jr., W.: Vom Geist der Medizin, vom Ungeist der Zeit und vom Wanken der Arztthrone. Ärztl. Mitt. **30**, 1677 (1961).
KANT, B.: Arzt und Apothekenrecht. München: Beck 1954.
KÖNIG, F. F.: Vom Wandel im Berufsbild des Arztes. Ärztebl. Baden-Württemberg **6**, 129 (1959).
KORTH, C. u. J. SCHMIDT: Zum Meinungsstreit um das Leitbild des Arztes in der modernen Gesellschaft. Hippokrates (Stuttg.) **17**, 687 (1961).
KRESS, H. v.: Über ärztliche Haltung und Handlung. Wissen u. Praxis **19**, 5 (1961).
MACHA, F.: Vom Geist der Medizin, vom Ungeist der Zeit und vom Wanken der Arztthrone. Ärztl. Mitt. **30**, 1677 (1961).
MAYER, A.: Vom Geist der Medizin, vom Ungeist der Zeit und vom Wanken der Arztthrone. Ärztl. Mitt. **30**, 1679 (1961).
PONSOLD, A.: Lehrbuch der gerichtlichen Medizin einschließlich der ärztlichen Rechtskunde und der Versicherungsmedizin, 2. Aufl. Stuttgart: Georg Thieme 1957.
REDEKER, K.: Gegenwartsfragen der berufsständischen Selbstverwaltung. DJZ 625 (1954).
ROHDEN v., R.: Die öffentliche Abschlußkundgebung. Ärztl. Mitt. (Köln) **27**, 971 (1959).
SCHÄFER, P.: Der Niedergang der Wertschätzung des Arztes. Ärztebl. Baden-Württemberg **3**, 52 (1957).
SCHELSKY, H.: Soziologie des Krankenhauses im Rahmen einer Soziologie der Medizin. Z. dtsch. Arzt **58**, H. 10.
SCHMELCHER, R.: Das neue Bundesseuchengesetz in seiner Auswirkung. Dtsch. med. Wschr. **40**, 1923 (1961).
SCHÖNKE, A. u. H. SCHRÖDER: Strafgesetzbuch. Anmerk. II 1 a zu § 330 c, 9. Aufl. München: Beck 1959.
SCHULTHEIS, Th.: Umstrittene Heilmethoden in der Chirurgie. Arzt u. Christ **4**, 193 (1959).
SCHULZ, G.: Der Arzt vor dem Richter. Arztrecht für den Praktiker. Hannover: Schlütersche Buchdruckerei und Verlagsanstalt, 1961.
STICH, R.: Rechtsfragen in der Chirurgie. Der ärztliche Sachverständige. Langenbecks Arch. klin. Chir. **273** (Kongreßband) 398 (1953).
UEXKÜLL, Th. v.: Probleme der Medizin-Soziologie. S. 74 Köln u. Opladen 1958.
WEISSAUER, W.: Die Bundesärzteordnung — ihre Zielsetzung, ihr Inhalt, ihre Bedeutung. Bayer. Ärztebl. **9**, 314 (1961).
ZÖBELEIN, H.: Ärztliche Ethik und Pseudo-Sozialismus. Ärztl. Mitt. **35**, 1964 (1961).

Gesetze und Entscheidungen zu A 1

Berufsordnung für deutsche Ärzte vom 5. 11. 1937, Deutsches Ärzteblatt Nr. 46.
Bestallungsordnung für Ärzte vom 15. 9. 1953 BG Bl. I, 1334.
Reichsärzteordnung vom 13. 12. 1935 — RG Bl. I, 1433 (ber. 1936, I Seite 46 und 30. 5. 1940 RG Bl. I S. 827 ber. S. 838).
Bayerische Berufsordnung für Ärzte vom 26. 1. 1950 (Bayer. Ärzteblatt 50, S. 73).
Hamburgische Berufsordnung für Ärzte vom 3. 2. 1954 (Hamburger Ärzteblatt S. 74).
Grundgesetz Art. 74 Nr. 19.
Bundesärzteordnung vom 2. 10. 1961 (Bundesgesetzblatt I, S. 1857, Nr. 82 vom 1. 10. 1961).
Nordrheinische Berufsordnung für Ärzte vom 12. 12. 1956.
Gewerbeordnung § 144 Abs. 2.
Gesetz zur Bekämpfung gemeingefährlicher Krankheiten vom 30. 6. 1900 (RG Bl. S. 306) dazu:
Verordnung vom 1. 12. 1938 (RG Bl. I, S. 1721) zur Bekämpfung übertragbarer Krankheiten.
Gesetz zur Bekämpfung der Geschlechtskrankheiten vom 23. 7. 1953 (BG Bl. I, S. 700)
1. DVO vom 28. 12. 1954 (BG Bl. I, S. 523).
2. DVO vom 5. 7. 1955 (BG Bl. I, S. 402).
RG vom 11. 6. 1907 in RGZ 66, 145
RG vom 16. 3. 1917 in RGZ 90, 35.
RG vom 19. 12. 1940 in RGSt 75, 70
RG vom 18. 3. 1941 in RGSt 75, 162
RG vom 14. 1. 1944 in RGSt 77, 301

BGH vom 22. 4. 1952 in NJW 1952, 713
BGH vom 10. 6. 1952 in BGHSt 3, 66 = NJW 52, 1062.
Bay ObIG. vom 9. 12. 1952 in NJW 53, 556.
RG vom 19. 12. 1940 in RGSt 75, 68 ff.
RG vom 18. 3. 1941 in RGSt 75, 160 ff.

A 2

BEITZKE, G.: Wer schuldet das Arzthonorar für Behandlung einer Ehefrau? Mschr. dtsch. Recht 2, 262 (1951).
BURMESTER, H.: Die Haftpflicht des Arztes und der Krankenanstalt. Hamburg: Christen & Co. 1957.
FRIEDRICH, M.: Die Aufklärungspflicht des Arztes. VersR 329, 380 (1954).
HALLERMANN, W.: Operationsrecht und ärztliche Kunstfehler. Hefte Unfallheilk. **60**, 27 (1959).
HEESE, N.: Die Haftung der Ehefrau für das Arzthonorar. Niedersächs. Ärztebl. **4**, 46 (1947).
HENKEL, W.: Die Haftpflicht des Arztes. VersR 303 (1953).
HEROLD, G.: Der Arztvertrag — kein Werkvertrag. Ärztl. Prax. **21**, 1235 (1960).
HÜBNER, A. u. H. DROST: Ärztliches Haftpflichtrecht. Berlin-Göttingen-Heidelberg: Springer 1955.
KALLFELZ, W.: Anmerkung zum Schweigeverbot. JW 1010 (1938).
KOHLHAAS, M.: Probleme der Arzthaftung. VersR 721 (1955).
LIERTZ, W., u. H. PFAFFRATH: Handbuch des Arztrechtes. Düsseldorf: Schwann 1938.
NIPPERDEY, H. C.: In Staudingers Kommentar zum Bürgerlichen Gesetzbuch. Vorbem. 156 und Anm. 181 vor § 611 ff. BGB. Berlin: Schweitzer Verlag 1958.
PALANDT, O.: Bürgerliches Gesetzbuch. Kurzkommentar Einführung vor § 611 Vr. 2 und 6. Bem. 2 a zu § 679. München: Beck'sche Verlagsbuchhandlung 1962.
SCHACK, F.: Aufopferungsanspruch bei Körper- (insbes. Impf-) schäden. MDR 263, 627 (1951).
SCHUMACHER, J.: Vom Wesen des Arzttums. 2. Aufl. Stuttgart: Ferdinand Enke 1957.
SCHWARZ, O., u. E. DREHER: Kommentar zum StGB, 23. Aufl. Anm. 1. zu § 330 c. München-Berlin: Beck'sche Verlagsbuchhandlung 1961.
SCHWEIGER, K.: Selbstmord und Hilfeleistungspflicht. NJW 816 ff. (1955).
VENTER, R.: Zahnärztliche Rechtskunde, S. 53. Berlin: E. Schmidt 1955.

Gesetze und Entscheidungen zu A 2

BGB § 328, 611, 677, 679, 823, 847.
RG vom 29. 9. 1936 in RGZ 152, 175 ff.
OLG Naumburg vom 18. 2. 1932 in JW 1932 S. 3369.
RG vom 4. 5. 1920 in Warn 1920 Nr. 109.
RG vom 19. 5. 1931 in JW 1932, 3328.
OLG Hamburg vom 3. 2. 1928 oin LZ 1928, 1457.
RG vom 24. 11. 1936 in JW 1937, 928.
BGH vom 12. 2. 1952 in BGHSt 2, 150.
BGH vom 10. 3. 1954 in BGHSt 6, 147.
BGH vom 11. 4. 1951 in BGHZ 1, 383 ff.
KG vom 5. 1. 1929 in JW 1929, 2287.
BGH vom 26. 3. 1953 in BGHZ 9, 145 ff.
BGH vom 13. 12. 1951 in BGHZ Bd. 4, 152.
RG vom 18. 3. 1941 in RGSt 75, 160.
OLG Köln vom 19. 7. 1957 in NJW 1957 S. 1609.

A 3

BAUMBACH, A., u. W. LAUTERBACH: Zivilprozeßordnung, 22. Aufl. Üb. vor § 402 Bem. 2 Bd. München-Berlin: Beck'sche Verlagsbuchhandlung 1961.
BECKMANN, H.: Ärztliche Gutachtertätigkeit. Dtsch. Ärztebl. **67**, 734 (1937).
BOROFFKA, N.: Ungenaue Fragestellung — unzulängliches Gutachten. Med. Sachverst. **56**, 58 (1960).
BÖSCHE, J. W.: Umfang und Angemessenheit der Entschädigung von Sachverständigen nach dem Gesetz über die Entschädigung von Zeugen und Sachverständigen vom 26. 7. 1957. Ärztl. Mitt. **36**, 1842 (1960).
— Zur Entschädigung von Sachverständigen. Ärztl. Mitt. **43**, 2485 (1961).
BURESCH, E.: Aufgaben des Richters und Sachverständigen in Sozialgerichtsverfahren. Med. Sachverst. **54**, 37 (1958).

Buresch, E.: Über biologisches und juristisches Denken in der Beurteilung des medizinischen Ursachenzusammenhanges. Wege zur Sozialversicherung **13**, 129—135 (1959).
Burmester, H.: Die Haftpflicht des Arztes und der Krankenanstalt, 36, S. 234. Hamburg: Christen & Co. 1957.
Ecker, W.: Die besondere Fachbegutachtung als Gegenstand der Aufklärungsrüge. Sozialgerichtsbarkeit **5**, 205 (1958).
Geigel, R., u. R. Geigel: Der Haftpflichtprozeß, 8. Aufl., S. 572—574. München-Berlin: Beck'sche Verlagsbuchhandlung 1956.
Göppinger, H.: Leistung und Honorierung des Sachverständigen. Med. Sachverst. **54**, 81 (1958).
Guleke, N.: Über Grenzen chirurgischer Verantwortlichkeit. Langenbecks Arch. klin. Chir. **189**, 359 (1937).
Hallermann, W.: Operationsrecht und ärztliche Kunstfehler. Hefte Unfallheilk. 60, 27 (1959).
Herold, G.: Gesetzlicher Schutz für ärztliche Gutachter. Med. Klin. **23**, 1035 (1958).
— Gebühren des ärztlichen Sachverständigen. Ärztl. Prax. **6**, 291 (1960).
— Kostenerstattung für Praxisvertreter bei ärztlichen Sachverständigen. Ärztl. Prax. **48**, 2406 (1960).
Hertel, G.: Geheimhaltung ärztlicher Gutachten vor dem Folgegutachter. Sozialgerichtsbarkeit **6**, 41 (1959).
Hübner, A.: Probleme der Begutachtung. Mschr. Unfallheilk. **60**, 1, 97 (1957).
Kahnt, R.: Das ärztliche Gutachterwesen in der Krise. Ärztl. Mitt. **43**, 1063—1092—1124 (1958).
Kierski, W. S.: Zur Frage der Schweigepflicht des Arztes als gerichtlicher Sachverständiger. Med. Sachverst. **54**, 114 (1958).
Kloska, G. G., u. J. Seiler: Die unfreiwillige Untersuchung. — Aufgaben und Grenzen einer medizinisch-psychologischen Begutachtung im Rentenverfahren. Medizinische **17**, 967 (1957).
Knappe, W.: Für Geheimhaltung ärztlicher Gutachten vor dem Folgegutachter. Soziale Sicherheit **8**, 172 (1959).
Kohlhaas, M.: Richter als Sachverständige. Med. Sachverst. **54**, 255 (1958).
— Die Stellung des ärztlichen Sachverständigen in der Rechtsprechung des BGH in Strafsachen. Med. Sachverst. **56**, 97 (1960).
Kress, v. H.: Über ärztliche Haltung und Handlung. Wissen u. Praxis **19**, 5 (1961).
Mohing, W.: Wie weit soll die Schweigepflicht des Gutachters gehen? Münch. med. Wschr. **1956**, 1503
Panick, O.: Der Arzt als Gutachter. Med. Sachverst. **53**, 121 (1957).
Reese, W.: Probleme bei der Sachverständigenentschädigung. Med. Sachverst. **54**, 58 (1958).
Reichenbach, M.: Grundlagen zur Begutachtung bei Haftpflichtansprüchen. Im Handbuch der Unfallbegutachtung von A. Lob. Stuttgart: Ferdinand Enke 1961.
Schellworth, W.: Zur Psychologie der Begutachtung. Med. Sachverst. **54**, 87 (1958).
Schleyer, F.: Die angemessene Entschädigung des ärztlichen Sachverständigen. NJW 2094 (1958).
Schmidt, E.: Der Arzt im Strafrecht. Bleckede: O. Meißner, 1939 u. DMW 1649 (1954).
Schrimpf, K. G.: Zur Sachverständigenentschädigung nach § 3 Abs. 2 des Gesetzes über die Entschädigung von Zeugen und Sachverständigen. Med. Sachverst. **55**, 166 (1959).
Schulz, G.: Der ärztliche Sachverständige und § 136 a StPO. Med. Sachverst. **55**, 148 (1959).
Stich, R.: Rechtsfragen in der Chirurgie — Der ärztliche Sachverständige. Langenbecks Arch. klin. Chir. **273** (Kongreßband) 398—409 (1953).
Trube-Becker, E.: Zur Zuständigkeit für die Erstattung schriftlicher Sachverständigengutachten im Gerichtsverfahren. Med. Klin. **19**, 849 (1960).
Zirpel, R.: Zum Problem des med. Sachverständnisses. Med. Sachverst. **55**, 78 (1959).

Gesetze und Entscheidungen zu A 3

BGB 823, 826, 839.
GG Art. 34.
ZPO § 383, 384, 355, 406, 407, 409, 410, 414.
StPO § 52, 53, 75, 77, 79.
Gesetz über die Vereinheitlichung des Gesundheitswesens vom 3. 7. 1934 (RG Bl. I, S. 531) § 3 Abs. 1, III.
GEZS vom 26. 7. 1957 (BG Bl. I, S. 902).
BGH vom 30. 5. 1958 — VI ZR 139/57 (VersR. Rechtspr. 1958, S. 545).
BGH vom 12. 4. 1951 in NJW 51, 481.
BGH vom 23. 2. 1955 in VersR. 55, 279/280.

RG vom 25. 1. 1902 in RGZ 50, 392.
BGH vom 29. 1. 1955 in NJW 55, 671.
BGH vom 24. 5. 1957 in VersR 57, 522.
BGH vom 10. 7. 1952 in NJW 52, 1214.
OLG Hamburg vom 17. 11. 1959 in NJW 1960, 874.
OLG Danzig vom 11. 11. 1926 in Soergel 1927, 319.
RG vom 22. 12. 1905 in JW 1906, 88.
KG vom 21. 9. 1911 in Soergel 1912, 546.
OLG Rostock vom 18. 3. 1914 in ROLG 31, 71.
KG vom 26. 2. 1909 in ROLG 19, 114.
OLG Köln vom 12. 1. 1912 in OLG 25, 111.
OLG Rostock vom 18. 3. 1914 in ROLG 31, 70.
RG vom 22. 12. 1905 in JW 1906, 88.
OLG München vom 17. 4. 1937 in HRR 1937, 976.
OLG Frankfurt vom 12. 3. 1952 in NJW 52, 717.
LG Stuttgart vom 5. 2. 1954 in VersR 54, 504 = NJW 54, 1411.
OLG Hamm vom 3. 1. 1950 in MDR 1950, 222.
OLG Frankfurt/M vom 22. 11. 1956 in MDR 57, 357.
OLG Hamm vom 3. 1. 1950 in MDR 1950, 222.
OLG Hamm vom 10. 5. 1958 in NJW 1958, 2135.
OLG Hamm vom 9. 4. 1959 in NJW 1959, 36.
OLG Köln vom 26. 7. 1957 in NJW 1958, 2094.
OLG Stuttgart vom 20. 5. 1958 in NJW 1958, 2128.
LSG Stuttgart vom 10. 9. 1958 in NJW 1958, 2135.
LG Bielefeld vom 8. 2. 1958 in Der deutsche Rechtspfleger 1958, 195.
OLG Hamm vom 1. 4. 1960 in NJW 1960, 1406.
LG Köln vom 27. 2. 1961 — 6 T 38/61, zit. nach Bösche.

B. Die medizinische Begutachtung in Arzthaftpflichtverfahren

(Nichtmedizinischer Teil: Gutachter und Rechtsgrundlagen)

I. Grundlagen des Haftpflichtrechtes

Bei der medizinischen Begutachtung in Arzthaftpflichtverfahren muß der Gutachter über die Grundlagen des Haftpflichtrechtes informiert sein, damit er auf entsprechende Gutachtenfragen in der sachlichen Gliederung und terminologisch dem Rechtsgedankengut koordinierbar antworten kann.

1. Haftung aus Vertragsverletzung (Vertragshaftung)

Eine *Haftung aus Vertragsverletzung* (Vertragshaftung) kommt in Frage:
a) für eigenes Verschulden (Vorsatz- u. Fahrlässigkeit § 276 BGB)
b) für Verschulden von Hilfspersonen (§ 278 BGB)

a) Das Verhältnis zwischen Arzt und Patient ist juristisch grundsätzlich als Dienstvertrag anzusehen. Rechte und Pflichten von Arzt und Patient werden damit festgelegt.

§ 611 BGB lautet: „Durch den Dienstvertrag wird derjenige, welcher Dienste zusagt, zur Leistung der versprochenen Dienste, der andere zur Gewährung der vereinbarten Vergütung, verpflichtet."

Der Arzt sagt zu, den Patienten sachgemäß zu behandeln, die Persönlichkeitsrechte des Patienten im Rahmen der Einwilligung zur Behandlung und Aufklärung des Patienten zu achten und über die mit der Behandlung in Zusammenhang stehenden Wahrnehmungen Stillschweigen zu bewahren. § 242 BGB sagt: „Der Schuldner ist verpflichtet, die Leistung so zu bewirken, wie Treu und Glauben mit Rücksicht auf die Verkehrssitte es erfordern."

Der Schuldner (Arzt) haftet für die Leistung, d. h., er muß grundsätzlich dafür einstehen, daß sie ordnungsgemäß am rechten Ort und rechtzeitig an den Gläubiger (Patienten) bewirkt wird. Geschieht das nicht, kann der Patient den Arzt wegen der Verletzung seines Forderungsrechtes „in Anspruch" nehmen.

Eine Verletzung des Forderungsrechtes des Patienten ergibt sich:

α) Aus dem Unmöglichwerden der Leistung.

Dabei kann eine Leistung von vornherein unmöglich sein oder nachträglich unmöglich werden, objektiv, d. h. für jedermann oder subjektiv, d. h. auf Grund persönlichen Unvermögens des Schuldners.

Etwas Unmögliches kann aber nicht geleistet werden. Schadensersatz für eine im Arztrecht meist nachträglich festgestellte Unmöglichkeit der Leistung kommt nur dann in Frage, wenn die Unmöglichkeit der Erfüllung der Leistungsforderung auf einem Verschulden (Vorsatz oder Fahrlässigkeit) des Arztes beruht.

β) aus der Verzögerung der Leistung.

Auch hier ist ein Schadensersatz nur dann zu fordern, wenn die Verzögerung der Leistung des Arztes auf Vorsatz oder Fahrlässigkeit beruht.

γ) aus sonstigen Eingriffen in das Schuldverhältnis, d. h., wenn das Schuldverhältnis durch eine positive Handlung des Arztes verletzt wird, eine *positive Vertragsverletzung* vorliegt und ein Verschulden des Arztes nachweisbar ist.

b) Nach § 278 BGB hat der Schuldner ein Verschulden seines gesetzlichen Vertreters und der Personen, deren er sich zur Erfüllung seiner Verbindlichkeit bedient, in gleichem Umfang zu vertreten, wie eigenes Verschulden.

§ 278 BGB gilt nur innerhalb bestehender Schuldverhältnisse (BGH vom 9. 2. 1955), z. B. bei Bestehen eines Arztvertrages, d. h. wenn der Vertragsschuldner sich der Hilfspersonen zur Erfüllung vertraglicher Verbindlichkeiten bedient hat, selbst wenn der Erfüllungsgehilfe sich nicht vertraglich zur Hilfeleistung verpflichtet hat oder nicht Angestellter des Schuldners ist (RG vom 3. 7. 1936).

Der Arzt haftet aus § 278 aber nur dann, wenn die Hilfsperson bei Erfüllung einer dem Vertragsschuldner obliegenden Verbindlichkeit schuldhaft den Vertragsgegner verletzt hat (RG vom 15. 3. 1932).

Abzugrenzen ist ein Verschulden „in Erfüllung einer Vertragsverbindlichkeit" von einem Verschulden „bei Gelegenheit der Erfüllung einer Vertragsverbindlichkeit", da für letzteres der Vertragsschuldner nicht haftet (Geigel).

2. Haftung aus unerlaubter Handlung (Deliktshaftung)

Besteht kein Schuldverhältnis (Arztvertrag), kann für den Arzt eine Haftung nach den Vorschriften über *unerlaubte Handlungen* (Deliktshaftung) bestehen.

a) Eine Haftung für eigenen Vorsatz und eigene Fahrlässigkeit bei eigenem Handeln:

a_1) bei Verletzung von Leben, Körper, Gesundheit, Freiheit, Eigentum oder eines sonstigen ausschließlichen (absoluten) Rechtes (§ 823 BGB Abs. I);

a_2) bei Verstoß gegen ein Schutzgesetz (§ 823 BGB Abs. II). Hier sind insbesondere §§ 223 ff. StGB von Bedeutung.

b) Eine Haftung für Vorsatz bei Verstoß gegen die guten Sitten (§ 826 BGB).

c) Eine Haftung für die schädlichen Handlungen des Verrichtungsgehilfen bei eigenem Verschulden in Bezug auf dessen Auswahl, Leitung und Beaufsichtigung (§ 831 BGB).

a) Die unerlaubte Handlung ist ein von der Rechtsordnung mißbilligter Vorgang, der kraft Gesetz eine selbständige Schadensersatzpflicht begründet.

Das BGB kennt keinen allg. Begriff der unerlaubten Handlung. Es zählt vielmehr eine Reihe von Tatbeständen auf, bei deren Verwirklichung eine unerlaubte Handlung vorliegt.

Eine positive Handlung, die in einen fremden Rechtskreis eingreift und tatbestandsmäßig ist, ist immer rechtswidrig, wenn die Handlung nicht durch eine besondere Befugnis gerechtfertigt wird.

Eine Unterlassung ist nur dann tatbestandsmäßig, wenn eine Pflicht zum Handeln bestanden hat und Rechtfertigungsgründe nicht eingreifen (RG vom 24. 10. 1919). Eine solche Pflicht kann sich aus Gesetz, Vertrag oder aus vorherigem Tun ergeben.

a_1) Nach § 823 Abs. 1 ist schadensersatzpflichtig, wer *vorsätzlich oder fahrlässig* das Leben, den Körper, die Gesundheit eines anderen verletzt.

Gegenstand der Ersatzpflicht ist der Schaden, der infolge der Verletzung geschützter Rechtsgüter und Rechte entsteht. Die Ersatzpflicht tritt jedoch nur bei Vorsatz und Fahrlässigkeit ein (Verschuldensprinzip), wobei sich diese Schuldformen allerdings nur auf die sog. haftungsbegründende Kausalität zu beziehen brauchen. Der weitere Schaden muß nur noch adäquat kausal sein.

Der Artikel 2 des Grundgesetzes garantiert jedem Staatsbürger das Recht auf die körperliche Unversehrtheit. Zu einem Eingriff in die körperliche Unversehrtheit des Patienten ist der Arzt grundsätzlich nur befugt, wenn seine Handlung der Verwirklichung des geltenden Rechtes dient, wenn seine Handlung bei objektiver Betrachtungsweise nicht als Schädigung eines fremden Rechtsgutes anzusehen ist oder wenn der durch die Handlung Betroffene *einwilligt* und dem Arzt entsprechend den sittlichen Anschauungen das Verfügungsrecht zusteht. Letzteres geschieht in der Regel durch den zwischen Arzt und Patient geschlossenen Vertrag.

a_2) Nach § 823 BGB Abs. 2 ist auch derjenige zum Schadensersatz verpflichtet, der gegen ein den Schutz eines anderen bezweckendes Gesetz verstößt. Ersatzpflicht tritt nur im Falle eines Verschuldens ein.

Dazu gehören insbesondere die §§ 223 ff. des StGB, in denen der Schutz der körperlichen Unversehrtheit festgelegt ist. Eine Haftung entsteht, wenn das Rechtsgut verletzt wird, zu dessen Schutz das Schutzgesetz dient (RG vom 5. 12. 1913; vom 19. 6. 1940 und OLG Karlsruhe vom 5. 11. 1913).

b) Sittenwidrige Schädigungen, die nach § 826 BGB eine Schadensersatzpflicht nach sich ziehen, enthalten meist eine Rechts- oder Personenverletzung oder einen Verstoß gegen ein Schutzgesetz und begründen damit bereits eine Schadensersatzpflicht nach § 823 Abs. 1 oder Abs. 2. § 826 ist aber deshalb von Bedeutung, weil nach ihm auch Handlungen, die an sich nicht rechtswidrig sind, eine Schadensersatzpflicht zur Folge haben können.

„Durch § 826 macht sich das Gesetz gewisse Vorschriften der Moral mittelbar zu eigen, indem es Rechtshandlungen auch dann mißbilligt, wenn sie zwar vor dem Forum der positiven Rechtsverbote bestehen können, aber einen Verstoß gegen das Rechts- und Sittlichkeitsbewußtsein des ganzen Volkes, das Anstandsgefühl aller billig und gerecht Denkenden enthalten“ (ENNECCERUS-LEHMANN).

c) Wird durch eine unerlaubte Handlung zwischen Arzt und Patient erst eine Schuldverbindlichkeit begründet, ist bei Anrichtung des Schadens durch den Verrichtungsgehilfen nach *§ 831 BGB (Haftung für den Verrichtungsgehilfen)* zum Ersatz des Schadens verpflichtet, den der andere in Ausführung der Verrichtung einem Dritten widerrechtlich zufügt, wer einen anderen zu einer Verrichtung bestellt. Die Ersatzpflicht tritt nicht ein, wenn der Geschäftsherr bei der Auswahl der bestellten Person und, sofern er Vorrichtungen oder Gerätschaften zu beschaffen oder die Ausführung der Verrichtung zu leiten hat, bei der Beschaffung oder

der Leitung die im Verkehr erforderliche Sorgfalt beobachtet oder wenn der Schaden auch bei Anwendung dieser Sorgfalt entstanden sein würde.

Die Haftung ist hier keine Haftung für fremdes Verschulden, sondern es wird — bis zum Nachweis des Gegenteils — ein Verschulden des Geschäftsherrn (Arztes) vermutet und darin erblickt, daß er bei der Auswahl des Verrichtungsgehilfen die im Verkehr erforderliche Sorgfalt außer Acht gelassen hat. Außerdem wird vermutet, daß der Mangel dieser Sorgfalt für den festgestellten Schaden ursächlich gewesen ist. Beide Vermutungen muß der Geschäftsherr widerlegen.

Zu einer Verrichtung ist dabei jeder bestellt, dem von einem anderen, von dessen Weisung er abhängig ist, eine Tätigkeit übertragen worden ist (Burmester, Geigel u. Geigel, Hübner und Drost). Die Verrichtung „kann tatsächlichen oder rechtlichen Charakters, entgeltlich oder unentgeltlich, dauernd oder vorübergehend, niederer oder höherer Art sein, die Bestellung kann sich auf einen ganzen Geschäftskreis oder eine einzelne Tätigkeit beziehen. Sie kann bei Geschäften rechtlicher Art mit einer Vertretungsmacht verbunden sein, oder sich ohne solche ergeben" (Geigel und Geigel). Dabei genügt die Betrauung mit einer Verrichtung und ist unwesentlich, welches Rechtsverhältnis zwischen Geschäftsherrn und Verrichtungsgehilfen besteht.

Selbst wenn nach § 613 BGB der Arzt im Zweifel die Dienste selbst zu leisten hat, kann er unmöglich alle Einzelheiten einer Behandlung selbst durchführen, überwachen usw.

„Auch eine kleine Operation erfordert die Zusammenarbeit einer Organisationsgruppe, in der jeder seine Aufgabe zu erfüllen hat. Es ist für den verantwortlichen Arzt ganz unmöglich, sich über jede Einzelheit vor der Operation zu orientieren" (Henkel).

Das RG (RG vom 7.2.1930) führte dazu aus:

„Der Leiter einer Klinik haftet dann für die Fehler von Hilfspersonen, wenn er keine sorgfältige und umfassende Organisation im Betrieb getroffen hat, die nach menschlichem Ermessen und ohne Hinzutreten besonderer, außerhalb des Bereiches der allgemeinen Lebenserfahrungen liegender Umstände den Tod oder die körperliche Schädigung von Patienten in der Klinik ausschließt."

Gutachtenfrage kann demnach sein, ob der Arzt die Auswahl, Unterweisung und Beaufsichtigung des Pflegepersonals sorgfältig durchgeführt hat.

Für ein Verschulden einer Hilfsperson haftet der Arzt nur dann, wenn er die Hilfskraft nicht sorgfältig ausgesucht hat, d. h., wenn er Hilfskräfte zu Verrichtungen heranzieht, für die diese nicht die notwendige Ausbildung und Qualifikation haben und er sich nicht danach erkundigt hat, oder sie trotz des Wissens um die ungenügende Ausbildung zu der Verrichtung heranzieht (Schmidt).

Dazu gehört auch die Überprüfung, ob vom Arzt gegebene Anweisungen vom Pflegepersonal befolgt und durchgeführt werden.

Das OLG Nürnberg führte dazu am 1.7.1960 aus: Um den Erfolg der Behandlung, soweit er von Unterbringung, Verpflegung und Pflege des Patienten abhängig ist, zu gewährleisten, „ist es notwendig, dieses Pflegepersonal nicht nur richtig auszusuchen, sondern ihm auch im einzelnen genaue Anweisungen über die Betreuung und Pflege zu erteilen, und jedem einzelnen Mitglied des Pflegepersonals einen bestimmten Aufgabenkreis zuzuteilen".

So bestehen keine Bedenken gegen die Beauftragung einer Krankenschwester mit der Vornahme intramuskulärer und intravenöser Injektionen, wenn der Arzt sich davon überzeugt hat, daß die Schwester zur Vornahme derartiger Injektionen qualifiziert ist (Burmester, Jungmichel).

Ein solcher Nachweis gilt als erbracht, wenn eine Hilfskraft viele Jahre hindurch die ihr obliegenden Tätigkeiten zuverlässig und sorgfältig ausgeführt hat (RG vom 14.7.1927; BGH vom 11.4.1951).

Wird z. B. ein neues Gerät angeschafft, muß der Arzt seine Hilfskräfte über die Bedienung unterrichten, darüber hinaus aber auch kontrollieren, ob sie die nötige Übung in der Handhabung des Gerätes besitzen (RG vom 3. 4. 1935). Siehe dazu auch BGH vom 7. 2. 1956).

3. Ineinandergreifen von Vertrags- und Deliktshaftung

Gelegentlich bestehen Vertragshaftung und Deliktshaftung nebeneinander. Verletzungen von Vertragspflichten (BGH vom 27. 11. 1952; OLG Hamm vom 6. 11. 1953) können, wenn sie zugleich den Tatbestand der §§ 823 ff. erfüllen, auch eine unerlaubte Handlung darstellen und gleichzeitig eine Haftung nach diesen Bestimmungen begründen.

Beispiel: Wenn der mit einer Cystoskopie beauftragte Arzt durch fahrlässige Behandlung des Patienten dessen Gesundheit beschädigt (s. dazu auch RG vom 19. 6. 1914), enthält die Vertragsverletzung zugleich eine unerlaubte Handlung. Beide Ansprüche konkurrieren (vergl. RG vom 13. 10. 1916 und 18. 9. 1917).

Diese Gesichtspunkte sind von Bedeutung,

1. wegen des Umfanges der Haftung, da Schmerzensgeld nur bei einer Haftung aus unerlaubter Handlung verlangt werden kann,
2. wegen Verjährung. Der Anspruch aus Vertragshaftung verjährt nach 30 Jahren, der aus Deliktshaftung nach 3 Jahren.
3. wegen des Gerichtsstandes. Für den Deliktsanspruch besonderer Gerichtsstand (§ 32 ZPO), nämlich das sog. forum delicti.

In gewissen Einzelfällen kann eine unerlaubte Handlung zugleich eine strafbare Handlung sein, wenngleich Deliktshaftung und Strafrecht ihrem Wesen und Zweck nach auch grundverschieden sind (Welzel). Die Deliktshaftung wendet sich gegen das einem anderen zugefügte Unrecht, sie verpflichtet zum Ersatz des durch die Tat entstandenen Schadens. Das Strafrecht wendet sich gegen die der Volksgemeinschaft feindliche Gesinnung des Täters und führt ihn der gerechten Strafe zu. In zivilrechtlicher und strafrechtlicher Beurteilung unterliegen Verschulden und Kausalität verschiedenen Grundsätzen.

Im Zivilrecht beurteilt sich ein Verschulden lediglich nach einem objektiven Maßstab, nämlich nach den vom Verkehr gestellten Anforderungen. Im Strafrecht beurteilt sich ein Verschulden dagegen auch nach einem subjektiven Maßstab, nämlich nach den persönlichen Verhältnissen des Täters.

Die Kausalität beurteilt sich im Zivilrecht nach der Theorie des adäquaten Kausalzusammenhanges, im Strafrecht dagegen nach der Bedingungstheorie.

Das erklärt sich daraus, daß das deutsche Zivilrecht keine besonderen Tatbestände wie das Strafrecht kennt und ferner hier im Bereich der Fahrlässigkeit objektive Maßstäbe gelten.

Die strenge (strafrechtliche) Bedingungstheorie würde somit im Zivilrecht zu einer uferlosen Ausweitung der Haftung des Täters führen. Daß diese Folge nicht eintritt, verhindert die Theorie der adäquaten Verursachung. Im Strafrecht ist dagegen die strenge Bedingungstheorie unschädlich. Dort wird eine unstatthafte Ausdehnung der Haftung durch die festumrissenen Tatbestände und den subjektiven Einschlag bei der Fahrlässigkeit verhindert.

II. Haftungsvoraussetzungen

1. Adäquater Kausalzusammenhang

a) Haftungsbegründende—haftungsausfüllende Kausalität

Zu einem Haftpflichtanspruch gegen Urologen führt — wie in jedem anderen ärztlichen Tätigkeitsbereich — der Vorwurf des Patienten, daß der Arzt seine Leistung nicht ordnungsgemäß erfüllt habe. Die angebliche Verletzung des Forderungsrechtes des Patienten kann sich erstrecken:

auf die Aufklärungspflicht
auf die Schweigepflicht
auf den Gesamtkomplex der eigentlichen Behandlung.

Die Ausdrucksweise des Gesetzes, dem Verletzten sei der daraus oder dadurch entstehende Schaden zu ersetzen (§ 1 Haftpflichtgesetz; § 823 Abs. 1 BGB; §§ 833, 836, 839 BGB; § 7 Abs. 1 StVG.) beweist, daß zwischen dem schädigenden Ereignis und der Schadensereignisfolge ein *ursächlicher Zusammenhang* bestehen muß und zwar gilt das sowohl bei Vertragsverletzungen, wie im Rahmen der unerlaubten Handlung.

Die Zusammenhangsbegutachtung im Arzthaftpflichtverfahren setzt für den medizinischen Sachverständigen die Kenntnis und Abgrenzung der verschiedenen Auslegungen des Begriffes Ursache in den einzelnen Rechtsgebieten voraus:

Im Strafrecht gilt als Ursache jede „conditio sine qua non" (Äquivalenztheorie).

Im Zivil- und Wiedergutmachungsrecht gilt, einschränkend, nur die Bedingung als Urache, die nach der Lebenserfahrung generell geeignet ist, den Tatbestand herbeizuführen (Adäquanztheorie).

Im Unfall- und Kriegsopferrecht gilt, weiter einschränkend, als Ursache nur die wesentliche Bedingung, die alle anderen Teilursachen überwiegt.

Eine naturwissenschaftlich konstatierende Ursachenforschung behandelt alle Umstände, die zu einem Erfolg führen, in ihrer Gesamtheit gleichwertig, Kausalität bedeutet dabei die Feststellung aller tatsächlichen Ursachen, ohne jeden Nebenzweck. Die Prüfung erfolgt rückblickend „ex nunc" zur Feststellung jeder Bedingung, die „conditio sine qua non" für den Eintritt eines Schadensereignisses ist. So löst im Strafrecht jede Bedingung, ohne die der Erfolg entfiele, einen Strafanspruch des Staates aus. Es gilt eine strenge Bedingungstheorie, die sogenannte „Äquivalenztheorie".

Im Zivilrecht und Wiedergutmachungsrecht (Versicherungsrecht! Reichenbach) würde ein solch weitgespannter Kausalbegriff zu weit führen. Es widerspricht dem Rechtsempfinden, den Täter schlechthin für alle Ursachen verantwortlich zu machen. Im Sinne einer geisteswissenschaftlich-philosophisch wertenden Ursachenforschung wird im Haftpflichtrecht die Ursächlichkeit zu dem Zweck geprüft, festzustellen, ob jemand, der eine Ursache für ein Schadensereignis gesetzt hat, für diese oder auch für weitere, nicht von ihm gesetzten Ursachen verantwortlich sein soll, wenn diese weiteren Ursachen den schädlichen Erfolg erst im Zusammenhang mit der vom Täter gesetzten Ursache ermöglicht oder wenigstens vergrößert haben.

Welche Ursachen und welche weiteren, nicht vom Schädiger gesetzten Ursachen, ohne welche seine Handlung oder Unterlassung das Schadensereignis beziehungsweise die Schadensereignisfolge nicht oder wenigstens nicht in dem Umfang verursacht haben würde, dem Täter zuzurechnen sind, legten Rechtslehre und Rechtsprechung in der „*adäquaten Kausaltheorie*" fest.

Nach dieser Theorie liegt ein ursächlicher Zusammenhang im Rechtssinn vor, beziehungsweise ist diejenige Bedingung für eine Haftung bedeutsam, die nach der Lebenserfahrung generell geeignet ist, das konkret eingetretene Schadensereignis und die Schadensereignisfolge herbeizuführen. (Palandt; RG vom 23. 11. 1936 und 22. 10. 1907; BGH vom 23. 10. 1951 und 24. 4. 1952; ferner Kirchberger, Kühlewein, Larenz, Schultze und Traeger).

Der BGH führte in seiner Entscheidung vom 24. 4. 1952 dazu aus:

„Ein ursächlicher Zusammenhang im Rechtssinne ist nur gegeben, wenn die vom Schädiger gesetzte Bedingung generell geeignet ist, den in Frage stehenden Schaden herbeizuführen, wobei besonders eigenartige, ganz unwahrscheinliche und nach dem rechtmäßigen Verlauf der Dinge nicht in Betracht zu ziehende Umstände ausscheiden. Ein solcher, außerhalb der erfahrungsmäßigen Wahrscheinlichkeit liegender Erfolg, muß als zufällige, nicht mehr zurechenbare Folge gelten".

Entfernt liegende Ursachen werden demnach im Haftpflichtrecht ausgeschaltet. Daß Schadensereignis und Schadensereignisfolge durch eine Handlung oder Unterlassung nur möglicherweise oder vielleicht verursacht wurden, reicht zur Feststellung eines adäquaten Kausalzusammenhanges nicht aus (BGH vom 11. 5. 1951).

Die Bejahung des Kausalzusammenhanges im Rechtssinn ist immer nur dann gerechtfertigt, wenn es sich um typische Geschehensabläufe handelt, bei denen die eingetretene Wirkung nach allgemeiner Erfahrung ohne weiteres auf eine bestimmte Ursache hinweist (BGH vom 16. 12. 1955).

Typische Geschehensabläufe sind oft vorhersehbar, so daß aus einer Nichtvorhersehbarkeit unter Umständen geschlossen werden kann, daß der Schadenseintritt außerhalb der Wahrscheinlichkeit lag (BGH vom 23. 10. 1957). Im Gegensatz zu GEIGEL, der die Vorhersehbarkeit praktisch grundsätzlich mit der Adäquanz gleichsetzt (s. auch BGH vom 5. 7. 1954, LARENZ), muß jedoch betont werden, daß die Vorhersehbarkeit ein reiner Schuldbegriff ist. Durch ein Herüberziehen dieses Begriffes zur Kausalität können die notwendigen klaren Grenzen zwischen objektivem Rahmen der Verursachung und subjektivem Rahmen des Verschuldens unheilbar verwirrt und verwischt werden. Wenn der BGH (BGH vom 23.10.1951 und 17.10.1955) die Auffassung vertritt, daß über die reine Adäquanz zwischen Bedingung und Erfolg hinaus geprüft werden müsse, ob dem Urheber einer Bedingung eine Haftung für ihre Folgen auch nach § 242 BGB billigerweise zugemutet werden könne, so bedeutet das keineswegs, daß er die Voraussehbarkeit zum Bestandteil der Kausalität macht. Das heißt vielmehr nur, es müsse jeweils festgestellt werden, ob dem Handelnden die Ereignisfolgen unter Abwägung aller Umstände objektiv nach Treu und Glauben zurechenbar sind.

Die grundsätzliche Gutachtenfrage in Bezug auf einen adäquaten Zusammenhang zwischen Handlung oder Unterlassung eines Arztes und Eintritt des Schadensereignisses, beziehungsweise den Schadensereignisfolgen, wird demnach in der Regel lauten:

„War die Handlung oder Unterlassung des Arztes nach der Lebenserfahrung generell geeignet, den konkret festgestellten Schaden herbeizuführen?"

Auf Grund der Rechtsgedanken zur „Haftungsbegründenden Kausalität" und der „Haftungsausfüllenden Kausalität" muß der Gutachter dabei folgende Aspekte gesondert beachten und beantworten:

a_1) war die Handlung oder Unterlassung des Arztes für den Eintritt des angeblichen Schadensereignisses ursächlich im Rechtssinn *(„Haftungsbegründende Kausalität")?*

a_2) ist das angebliche Schadensereignis ursächlich im Rechtssinn für den konkret festgestellten Schaden *(„Haftungsausfüllende Kausalität")?*

Einer Unterscheidung zwischen unmittelbarer Verursachung, das heißt, wenn ein Schädiger durch unmittelbare Einwirkung den Körper eines anderen verletzt oder eine Sache beschädigt, und mittelbarer Verursachung das heißt, wenn der Schädiger nur eine gefährliche Lage geschaffen hat, infolge derer ein anderer einen Schaden erleidet, kommt im Haftpflichtrecht keine Bedeutung zu (GEIGEL).

Die Frage nach dem Bestehen eines adäquaten Kausalzusammenhanges soll nach den Erkenntnismöglichkeiten eines optimalen Beobachters, das heißt eines Mannes von größerer Erfahrung geprüft werden. Der Gutachter hat im wesentlichen seine Aussage darauf abzustellen, ob bei Fortfall des ärztlichen Handelns oder Unterlassens Schadensereignis und Schadensereignisfolge theoretisch aufhören müßten zu existieren. Dabei kann man als Gutachter häufig genug konstatieren, daß zwischen der Handlung des Arztes und angeblichem Schadensereignis beziehungsweise Schadensereignisfolge kein adäquater Kausalzusammenhang besteht. Als Beispiel dazu aus unserer Kasuistik Fall XLVII:

Eine traumatische Harnröhrenverletzung wurde mittels Dauerkatheter behandelt. Im Verlauf Auftreten einer Harnphlegmone, Abscedierung, Harnröhrenstriktur und eines chronischen Harninfektes. Haftpflichtanspruch, da Dauerkatheterbehandlung unsachgemäß gewesen und ursächlich für festgestellten Schaden sei. Verkennung, daß Trauma die adäquate Verursachung für festgestellten Schaden. Bei Fortfall des angeblichen Schadensereignisses „Dauerkatheterbehandlung" würde die angebliche Schadensereignisfolge nicht aufhören zu existieren.

b) Weitere Ursachen (mitwirkendes Verschulden—Neurose)

Für die Rechtsprechung von Bedeutung sind dann verschiedene Möglichkeiten eines ursächlichen Zusammenhanges, die dem Gutachter ebenfalls bekannt sein und in seiner Beurteilung Berücksichtigung finden sollten.

b_1) Der Schadenserfolg ist ausschließlich durch eine oder mehrere, vom schädigenden Arzt gesetzte, Ursachen herbeigeführt worden. Die Gutachtenfrage wird sich auf den adäquaten Kausalzusammenhang beziehen.

Wäre ein Erfolg auch ohne das Handeln des Schädigers in etwa gleicher Art und Weise und ohne beachtenswerte zeitliche Differenz eingetreten, so fehlt es am haftungsbegründenden Kausalzusammenhang (BGH vom 18. 10. 1951). Führt jedoch das Handeln des Beklagten zu einem beachtlich früheren Eintritt des schädlichen Erfolges, so besteht adäquate Kausalität (BGH vom 18. 10. 1951).

Die Ursächlichkeit einer schuldhaften Unterlassung für einen Schadenserfolg kann nicht schon deswegen verneint werden, weil andere, nicht fernliegende Umstände den Erfolg ebenfalls hätten herbeiführen können. Die Verneinung ist nur dann möglich, wenn der schädigende Erfolg bei einem normalen Erfolg nicht hätte eintreten können (BGH vom 25. 9. 1952).

b_2) Zum Schadenserfolg haben Ursachen mitgewirkt, die vom Täter nicht gesetzt worden sind. Der Schadenserfolg wäre jedoch im gleichen Umfang auch ohne das Hinzutreten der weiteren Ursachen schon auf Grund der vom Schädiger gesetzten Ursachen eingetreten. Gutachtenfrage wird hier sein, ob der Schadenserfolg auch ohne das Hinzutreten weiterer Ursachen in gleichem Umfang eingetreten wäre.

b_3) Der Schadenserfolg ist durch eine weitere, vom Schädiger nicht gesetzte Ursache herbeigeführt worden. Die vom Schädiger gesetzte Ursache hätte für sich allein keinen Schadenserfolg gehabt. Dabei ist zu unterscheiden:

$b_3\alpha$) Die weitere Ursache ist vom Verletzten gesetzt worden. (Mitverschulden des Patienten im Sinne des § 254 BGB.) Lag die weitere Ursache außerhalb aller Erfahrungen, ist der Schädiger mangels adäquaten Zusammenhanges nicht haftbar. Durch das außerhalb aller Erfahrung liegende Verhalten des Verletzten ist der ursächliche Zusammenhang unterbrochen worden. Der Gutachter hat zu beurteilen, ob das Verhalten des Verletzten außergewöhnlich war oder nicht.

Mitwirkendes Verschulden des Verletzten unterbricht den Kausalzusammenhang nur dann, wenn der vom Verletzten begangene Fehler so außergewöhnlich ist, daß man vernünftigerweise nicht damit rechnen konnte (RG vom 25. 11. 1941).

Ein Handeln, das nicht notwendig zu einem Schadenserfolg führen muß, kann für diesen Erfolg eine adäquate Ursache bilden, wenn es eine gefährliche Lage geschaffen hat, bei der ein objektiv fehlerhaftes Handeln der Gegenseite erfahrungsgemäß in Rechnung zu stellen ist (BGH vom 13. 1. 1953).

Wenn eine Handlung, die zwar nicht notwendig zu einem Schadenserfolg führen muß, eine gefährliche Lage geschaffen hat, in welcher ein fehlerhaftes Verhalten eines anderen, das nicht außerhalb aller Erfahrung lag, einen schädlichen Erfolg herbeigeführt hat, dann besteht adäquater Zusammenhang zwischen der Handlung des ersten und dem schädlichen Erfolg (BGH vom 10. 12. 1952).

Am 6. 2. 1959 hat der BGH ein Urteil gefällt, das für die gutachterliche Beurteilung eines Mitverschuldens des Patienten beispielhaft ist:

Ein Arzt hatte bei einer Patientin, die wegen eines gynäkologischen Leidens bei ihm in Behandlung stand, eine „Bronchitis“ festgestellt. Der vorgesehenen weiteren Untersuchung entzog sich die Patientin trotz Aufforderung des Arztes, indem sie nicht mehr erschien. Die Patientin klagte wegen nicht „rechtzeitiger Erkennung einer anderweitig später festgestellten „Lungentuberkulose“.

Der BGH wies die Klage mit dem Hinweis ab, daß nicht nur ein Mitverschulden nach § 254 BGB, sondern ein alleiniges Verschulden im Verhalten der Patientin zu erblicken sei, da sie trotz ausdrücklicher Aufforderung nicht wieder erschienen sei. Da die Patientin aus den Erklärungen des Arztes entnehmen konnte, daß die Behandlung noch nicht abgeschlossen sei, konnte der Arzt damit rechnen, daß die Patientin in nächster Zeit ihn oder einen anderen Arzt aufsuchen würde. Insofern treffe den Arzt auch kein Verschulden, als er nicht noch ausdrücklich auf weitere Untersuchungs- und Überwachungsnotwendigkeit wegen der „Bronchitis“ hingewiesen habe. Ob der Arzt schließlich eine bestehende Erkrankung bei einer ersten Untersuchung feststellen müsse, hänge vom Einzelfall ab, sei im vorliegenden Fall eben von weiterer Untersuchung abhängig gewesen, der sich die Patientin entzogen habe.

SCHULZ führte dazu aus:

„Das Urteil weist auf die Verpflichtung des Arztes hin, den Patienten, für den eine sichere Diagnose noch nicht gestellt ist, noch nicht aus der Behandlung zu entlassen. Wenn sich der Patient trotz der Aufforderung, sich wieder vorzustellen der weiteren Behandlung entzieht, kann er für eingetretene gesundheitliche Schäden den Arzt nicht verantwortlich machen.“

Bei der Prüfung und Beurteilung des Verhaltens des Patienten in diesem Zusammenhang muß der Gutachter auch über die Schadensabwendungs- und Minderungspflicht des Patienten informiert sein. Nach § 254 BGB kann sich der beklagte Arzt, wenn der Geschädigte es unterlassen hat, den Schaden abzuwenden oder zu mindern, auf das „Mitverschulden“ des Patienten berufen. Der Umfang einer eventuellen Schadensersatzpflicht hängt dann vor allem davon ab, inwieweit der Schaden vorwiegend von dem Arzt oder Patienten verursacht worden ist.

Der medizinische Sachverständige muß gegebenenfalls ausdrücklich betonen, daß es außergewöhnlich erscheint, wenn ein Patient die Anweisungen des behandelnden Arztes nicht befolgt und es dadurch zum Beispiel infolge Nichterscheinens zu Kontrolluntersuchungen, Nichteinnahme von verordneten Medikamenten, Nichteinhalten von Bettruhe usw. zu einem Schaden kommt. In einem solchen Fall besteht kein adäquater Kausalzusammenhang zwischen der Handlung des Arztes und aufgetretenem Schaden, sondern lediglich zwischen dem Verhalten des Patienten und Auftreten des Schadens.

Ist jedoch eine Handlung des Arztes als Schadensereignis festgestellt worden, muß vom Gutachter geprüft werden, inwieweit ein adäquater Kausalzusammenhang mit dem feststellbaren Schaden besteht, beziehungsweise in welchem Ausmaß die ursprünglich zu erwartende Schadensereignisfolge infolge der Außerachtlassung der Möglichkeiten einer Schadensminderung durch den Patienten erweitert wurde. Diese Möglichkeiten sind je nach den Umständen des Einzelfalles verschieden. Der Gutachter muß dazu insbesondere wissen, welche Möglichkeiten einer Schadensminderumg dem Patienten zumutbar sind.

Bei reparablem körperlichen Schaden ist eine ärztliche Behandlung in jedem Fall zumutbar. Unter objektiven Gesichtspunkten ist ein operativer Eingriff zumutbar („Operationsduldungspflicht"), wenn:

a) die Operation gefahrlos erscheint, soweit nach dem Stand der medizinischen Wissenschaft überhaupt von Gefahrlosigkeit gesprochen werden kann.

b) von der Operation mit hoher Wahrscheinlichkeit eine Heilung oder zumindest eine wesentliche Besserung erwartet werden kann.

c) mit der Operation nicht übermäßige Schmerzen verbunden sind.

d) der Ersatzpflichtige für die Kosten aufkommt.

Darüberhinaus muß jedoch auch der subjektiven Einstellung des Patienten Rechnung getragen werden, wenngleich lediglich in der Einbildung des Patienten existierende Gefahren, übergroße Ängstlichkeit und Empfindlichkeit die Verweigerung des Eingriffes nicht rechtfertigen. (Siehe dazu im Einzelnen: Ermann, Göbbels, Herold, Grömig, Palandt, Paech-Tremburg, J. Richter, Soergel).

$b_3\beta$) Die weitere Ursache ist von einem Dritten gesetzt worden. Der Gutachter hat festzustellen, ob die vom Arzt gesetzte Ursache für sich allein den Schadenserfolg nicht herbeigeführt hätte.

$b_3\gamma$) Die weitere Ursache ist ohne menschliche Einwirkung hinzugekommen. Auch hier ist vom Gutachter zu prüfen, ob die vom Arzt gesetzte Ursache für sich allein den Schadenserfolg nicht herbeigeführt hätte.

b_4) Der Schaden ist durch die weitere Ursache vergrößert worden. Der Gutachter hat zu prüfen, ob die weitere Ursache adäquat war. Von Bedeutung im medizinischen Bereich ist dabei, daß eine weitere Schädigung, zum Beispiel durch einen anderen Arzt, nicht als völlig außerhalb der gewöhnlichen Entwicklung der Dinge gelegen anzusehen ist. Diese Auffassung wird in Anlehnung an die Rechtsprechung der obersten Gerichte (s. dazu Geigel) vertreten. In ähnlicher Weise wird auch eine Vergrößerung des Schadenserfolges infolge einer ungünstigen Veranlagung beziehungsweise Konstitution des Verletzten zu betrachten sein, da hier die Schädigung zu schwereren Folgen führen kann, als bei einer gesunden Person (RG vom 26. 4. 1937), außerdem die Rechtsprechung eine schlechte gesundheitliche Veranlagung eines Verletzten als nicht außerhalb jeder Erfahrung liegend ansieht (BGH vom 6. 2. 1959).

Löst eine Schädigung bei einem in seiner Gesundheit geschwächten Menschen gewisse, durch die Schwäche der Gesundheit hervorgerufene Folgen aus, so ist der ursächliche Zusammenhang gegeben (RG vom 29. 4. 1935 und 12. 12. 1935 / BGH vom 8. 3. 1953). Dagegen besteht kein adäquater Zusammenhang zwischen Unfall und *Neurose*, wenn diese sich im Anschluß an den Unfall auf Grund einer von dem Unfall völlig unabhängigen Veranlagung des Verletzten entwickelt (BGH vom 26. 5. 1952) anders, wenn sie durch den Unfall ausgelöst ist (BGH vom 8. 7. 1953).

Ist ein Urologe mit der Hauptbegutachtung eines geschädigten Patienten beauftragt und kommt er im Verlauf der Begutachtung zu der Annahme, daß die Schadensereignisfolge infolge einer ungünstigen Veranlagung des Patienten vergrößert wird, das heißt, daß eine sogenannte „Neurose" vorliegen könne, so muß er eine psychiatrische Zusatzbegutachtung durch das Gericht veranlassen.

Sowohl im Hinblick auf die Formulierung der Veranlassung eines psychiatrischen Zusatzgutachtens, wie auch die Abfassung der abschließenden Gesamtbeurteilung, sollte der urologische Gutachter das ausführliche Gutachten von Bodechtel, Dubitscher, Hirt, Panse und Störring über die Begutachtung von Neurosen kennen (dort auch ausführliche Literaturangaben, ferner: Schultz und NATHO). Demnach sollte der Begriff „Neurose“ tunlichst vermieden werden, da „er den Gedanken an eine fest umrissene, nosologisch einheitliche Krankheit nahelegt“. In Ableitung von klinischen Unterscheidungstendenzen sollten vielmehr folgende Begriffsunterscheidungen gemacht werden:

„Neurotische Fehlentwicklungen im tiefenpsychologischen Sinne, die als psychotherapeutisch anzugehende Erscheinungsbilder von sozialmedizinischem Interesse sind, wenn auch außerhalb versicherungs- oder versorgungspflichtiger Ereignisse.“

„Die subjektive Symptomatik (das Krankheitserlebnis) organischer Schäden kann auf dem Boden einer bestehenden neurotischen Fehlentwicklung verstärkt werden und dann in keinem angemessenem Verhältnis zum organischen Schaden mehr stehen. Man sollte von „neurotischer Symptomverstärkung sprechen.“

„Streng abzutrennen ist das, was man früher ‚traumatische Neurose‘ und ‚Unfallneurose‘ oder ‚Kriegsneurose‘ nannte und was man heute besser als ‚psychogene Wunsch- und Zweckreaktionen‘ bezeichnet.“

„Überlagern diese ein organisches Kernsyndrom, spricht man von ‚psychogenen Symptomverstärkungen‘.“

„Abzutrennen hiervon sind die seltenen adäquaten erlebnisreaktiven Entwicklungen nach extremer Erlebniskonstellation.“

Aus dieser Terminologie ist zu ersehen, daß der urologische Gutachter einige für die Beurteilung durch den Psychiater wesentliche Gesichtspunkte vorweg prüfen und beurteilen sollte:

1. Durch eine genaue Zustandsbegutachtung wird das Vorhandensein und das Ausmaß einer organischen Schadensereignisfolge festgestellt. Der urologische Gutachter kann danach in der Regel andeuten, ob die subjektive Symptomatik verstärkt erscheint und offensichtlich in keinem angemessenem Verhältnis zum organischen Schaden mehr steht. Erhebung einer eingehenden Anamnese, Zustandsbegutachtung und Aussage des urologischen Gutachters über adäquaten Kausalzusammenhang zwischen Schadensereignis und objektiv festgestellter Schadensereignisfolge sind wesentliche Voraussetzungen für die Beurteilung durch den psychiatrischen Gutachter, ob eine „neurotische Symptomverstärkung“ vorliegt und ob diese in adäquatem Kausalzusammenhang mit dem Schadensereignis steht.

2. Falls die Handlung des Arztes zu keiner feststellbaren organischen Schadensereignisfolge geführt hat, müssen vom urologischen Gutachter insbesondere Wahrnehmungen, die auf eine Wunsch- und Zweckreaktion hindeuten besonders betont werden.

3. Auch bei Feststellung einer organischen Schadensereignisfolge muß der Gutachter Wahrnehmungen, die für das Bestehen einer Wunsch- und Zweckreaktion sprechen, dem psychiatrischen Gutachter mitteilen, damit er prüfen kann, ob eventuell „psychogene Symptomverstärkungen“ nachweisbar sind.

4. Bei Bestehen eines adäquaten Kausalzusammenhanges zwischen Schadensereignis und festgestellter organischer Schadensereignisfolge sollte der urologische Gutachter stets ausführen, ob eine extreme Erlebniskonstellation anzunehmen ist, damit der Psychiater zu der Frage Stellung nehmen kann, ob eine „adäquate erlebnisreaktive Entwicklung“ vorliegt.

In der Rechtsprechung wird die Frage, ob die Unfallneurose zum Ersatz des durch sie entstandenen Schadens verpflichtet, einzig und allein danach beurteilt, ob zwischen dem Unfall und der Unfallneurose ein adäquater ursächlicher Zusammenhang besteht. „Ohne Bedeutung ist es, ob der Unfall eine äußerliche oder innerliche Verletzung des Verunglückten hervorgerufen hat, oder ob sich wenigstens eine organische Veränderung als Unfallfolge nachweisen läßt. Vielmehr ist der adäquate ursächliche Zusammenhang schon gegeben, wenn die festgestellten nervösen Erscheinungen als eine Folge des psychischen Schocks anzusprechen sind, den der Verunglückte bei dem Unfall erlitten hat" (RG vom 19.3.1939 und OLG Dresden vom 14.6.1941). Eine bereits vor dem Unfall bestehende hysterische Veranlagung unterbricht den ursächlichen Zusammenhang nicht (GEIGEL).

Der BGH (vom 8.7.1953) nahm einen ursächlichen Zusammenhang an, wenn der Verletzte auf Grund psychopathischer Persönlichkeitsveranlagung zu neurotischer Entwicklung neigt und diese Entwicklung (Neuroseerscheinungen) durch den Unfall ausgelöst wird, nicht aber, wenn die neurotischen Erscheinungen sich nur im Anschluß an den Unfall bei der vom Unfall völlig unabhängigen Veranlagung des Verletzten entwickelt haben.

In dem Sinne entschied auch bereits das Reichsgericht:

„Ein Ursachenzusammenhang wird nicht etwa schon dadurch ausgeschlossen, daß bei dem Verletzten bereits vor dem Unfall eine krankhafte Veranlagung vorhanden war, selbst wenn ohne diese eine Neurose nicht entstanden wäre" (LIEBERWIRTH; RG vom 22. 5. 1936 und 26. 4. 1937).

Der BGH führt dazu ferner aus (BGH vom 29. 2. 1956):

„Der Schädiger hat grundsätzlich auch Beeinträchtigungen zu ersetzen, die auf einer durch die Körperverletzung ausgelösten seelischen Störung des Betroffenen beruhen. Die Haftung findet jedoch ihre Grenze, wenn die seelische Störung erst durch die — wenn auch unbewußte — Begehrungsvorstellung nach einer Lebenssicherung oder die Ausnutzung einer vermeintlichen Rechtsposition ihr Gepräge erhält und der Unfall zum Anlaß genommen wird, den Schwierigkeiten des Arbeitslebens auszuweichen."

Ein Fall nur äußeren, nicht ursächlichen Zusammenhanges liegt vor, wenn der Verletzte auf Grund seiner Veranlagung in der irrigen Vorstellung lebt, er sei krank und arbeitsunfähig (RG vom 13. 1. 1949).

Der Verletzte muß Begehrungsvorstellungen oder Einbildungen über Erwerbsbeschränktheit selbst bekämpfen. Unterläßt er dies, obwohl er in der Lage wäre, solche Vorstellungen zu unterdrücken, dann liegt adäquater ursächlicher Zusammenhang nicht mehr vor; gleichgültig, ob der Verletzte aus reiner Bequemlichkeit oder aus selbstsüchtigen Absichten es unterläßt, gegen diese Begehrungsvorstellungen anzukämpfen, oder auch, ob er es unterläßt, aus psychopathischer Veranlagung (RG vom 5. 3. 1931 und 4. 11. 1937). Nach Ansicht des BGH vom 29. 2. 1956 ist „der Rentenanspruch dann unbegründet, wenn gerade die Schadensersatzleistung die Wiedereingliederung in den sozialen Lebens- und Pflichtenkreis unmöglich macht" (s. auch SCHULTZ).

b_5) Durch die zweite vom Schädiger nicht gesetzte Ursache werden die schädlichen Folgen der ersten Ursache vermindert. Die zweite Ursache wäre aber durch die erste Ursache nicht eingetreten. Das trifft für Fälle zu, in denen die durch den Arzt gesetzte Schädigung Kosten oder eine lebenslängliche Arbeitsbeschränkung hervorgerufen hätte, für die er hätte haften müssen, die aber durch Todesfolge der zweiten Ursache nicht voll in Erscheinung tritt, sondern lediglich für den für die Hinterbliebenen aus der ersten Ursache erwachsenen Schaden (§ 844 BGB) kommt Haftung ggf. mit Schätzung nach § 287 ZPO in Betracht.

b_6) Wäre der durch den Schädiger herbeigeführte Schadenserfolg auch infolge einer vom Schädiger nicht zu vertretenden anderen Ursache eingetreten („überholende Kausalität"), muß die zweite, „hypothetische Ursache" zu Gunsten des Schädigers beachtet werden (s. dazu OGH Br. Z. vom 20. 1. 1949 / BGH vom 21. 6. 1951 und 13. 5. 1953 / BGH vom 14. 1. 1953 und 21. 6. 1951, ferner NEUMANN-DUESBERG, HUECK).

Der Gutachter hat zu prüfen, ob eine weitere Ursache den unmittelbar vor dem schädigenden Ereignis bestehenden Zustand bis zum Zeitpunkt der Begutachtung („gegenwärtiger Zustand", s. dazu RG vom 30. 10. 1935) überhaupt und in welchem Ausmaß geändert haben würde.

2. Verschulden

Eine positive und schädigende Handlung eines Arztes begründet nicht in jedem Fall, selbst wenn sie zu einem definitiven Schaden geführt hat, eine Haftpflicht. Die Rechtsprechung sagt: Der Schuldner haftet nicht in allen Fällen der Nichterfüllung oder nicht gehörigen Erfüllung, vielmehr nur dann, wenn dieses Ergebnis die Folge eines vom Schuldner zu vertretenden Umstandes ist.

Als zu vertretende Umstände kommen in Betracht:

a) Vorsatz oder
b) Fahrlässigkeit.

a) Vorsatz

Vorsatz (dolus) ist bewußt rechtswidriges Handeln, nämlich Handeln in der Erkenntnis der Rechtswidrigkeit der Handlung bzw. des Erfolges der Handlung. Dabei ist die Voraussicht, daß ein bestimmter Erfolg eintreten muß (dolus directus) nicht notwendig, sondern es genügt bereits ein Handeln in der Voraussicht, daß ein gewisser Erfolg als Folge des Handelns eintreten kann und vom Handelnden gebilligt wird (dolus eventualis). Die extremste Art des Vorsatzes ist die Absicht, der auf den Erfolg gerichtete Wille.

Eine vorsätzliche Schädigung, d. h. eine Schädigung eines Patienten durch die Handlung eines Arztes, die dieser ausführte, obwohl er den verletzenden Erfolg seiner Handlung erkannte und der über das vertraglich vereinbarte und bei sachgemäßer Durchführung der Behandlung notwendige Maß eines Eingriffes in die körperliche Unversehrtheit hinausging, dürfte eine Ausnahme im Arzthaftpflichtprozeß sein. Häufiger ist die Notwendigkeit einer Klärung, ob der Arzt fahrlässig gehandelt hat.

b) Fahrlässigkeit

Fahrlässigkeit ist unbewußt rechtswidriges Handeln. Die Schuld liegt hier in der Vernachlässigung einer Sorgfaltspflicht. Im Gegensatz zum Strafrecht ist im Zivilprozeß der Begriff „Fahrlässigkeit“ im Gesetz selbst definiert, denn § 276 BGB besagt: „Fahrlässig handelt, wer die im Verkehr erforderliche Sorgfalt außer Acht läßt“.

„Erforderlich“ kann bedeuten, daß eine Handlung vorzunehmen oder zu unterlassen war, um einen Schaden zu verhüten. Fahrlässig kann also sowohl positives Tun, wie auch eine Unterlassung sein (Geigel und Herold).

Nicht notwendig ist, daß der Schaden zeitlich sofort auf die fahrlässige Handlung oder Unterlassung folgt. Es genügt, wenn durch eine Handlung oder Unterlassung ein gefährlicher Zustand geschaffen wird, der die Ursache eines erst später einsetzenden Schadens ist.

Voraussetzung für den Tatbestand „Fahrlässigkeit“ ist:

α) eine Verletzung der erforderlichen Sorgfalt,
β) eine Vorhersehbarkeit von Schadensereignis und Schadensereignisfolge.

α) Im Verkehr erforderliche Sorgfalt

Maßgebend für die Entscheidung, ob eine fahrlässige ärztliche Handlung vorliegt, ist die Beurteilung, ob vom Arzt mit der im Verkehr „erforderlichen Sorgfalt“ gehandelt wurde.

Das Maß der vom Arzt zu begutachtenden Sorgfalt ist nach dem Durchschnittsmaßstab des gewissenhaften Berufskollegen zu bestimmen. Die Rechtsprechung sagt dazu: Erforderliche Sorgfalt ist die nach Anschauung der Allgemeinheit erforderliche, die danach bestimmt wird, was eine vernünftige Verkehrsanschauung unter Berücksichtigung der jeweiligen Verhältnisse erfordert (RG vom

14. 1. 1928). Vom Schädiger wird nicht verlangt, daß er einsichtiger und gewissenhafter handelt als ein besonnener Durchschnittsmensch aus seinem Verkehrsbereich. Zur Vermeidung von Härten müssen, trotz Objektivität als Maßstab, die subjektiven Verhältnisse des Schädigers wenigstens insofern berücksichtigt werden, als man von ihm nicht den Durchschnitt an Einsicht, Erfahrung und Gewissenhaftigkeit eines Menschen überhaupt, sondern nur eines Menschen von seinem Bildungsgrad oder seinen Erfahrungen verlangen kann (RG vom 15. 2. 1919 und 2. 4. 1941). So wird vom Fachmann ein höherer Grad von Vorsicht verlangt als vom Nichtfachmann (GEIGEL, PALANDT, § 276 BGB Anm. 1; ferner BRAUNECK, HAFFERBURG, MAIHÖFER, MUELLER, PERRET, H. RICHTER).

Das RG und der BGH haben bei der verkehrserforderlichen Sorgfalt auf das Ausmaß abgestellt, was „billigerweise und vernünftigerweise von einem guten pflichtgetreuen Durchschnittstyp des betroffenen Lebenskreises zu verlangen ist und auch angewendet wird“ (s. auch BURMESTER, ENGISCH, JUNGMICHEL, KÖNIG, KÖSTLIN, KOHLHAAS, MEZGER).

Nach KÖNIG: „Maßgebend ist also das Verhalten eines hypothetischen, gewissenhaften Durchschnittsarztes“ (der gleichen Berufsgruppe).

Der Gutachter muß somit darlegen, was ein ordentlicher Arzt von gleicher Qualifikation in diesem Fall getan hätte, hätte tun müssen oder dürfen (HÜBNER und DROST), d. h., welches Maß von Wissen, Können und Sorgfalt von einem gewissenhaften Durchschnittsarzt zu verlangen war (EBERMAYER).

Dabei soll vom Gutachter nicht nur auf eine allgemeine Übung (übliche Sorgfalt) verwiesen werden, sondern es muß dargelegt werden, ob diese Übung auch dem unter den obwaltenden Umständen Erforderlichen entspricht. Wenn z. B. ein Urologe eine Röntgenuntersuchung unterläßt, muß einerseits dargelegt werden, ob eine solche Methode allgemein üblich ist, oder nur in einem speziellen Fall nicht erforderlich war, wie in einer Begründung des Reichsgerichts ausgeführt (RG vom 16. 10. 1934).

Es genügt nicht, daß die übliche Sorgfalt gewahrt wird, sondern der Arzt muß vielmehr die Sorgfalt pflegen, die die gesunde Verkehrsauffassung erfordert (HENKEL). Dabei müssen die Erfahrungen von Wissenschaft und Praxis berücksichtigt werden (RG vom 14. 1. 1928 und 15. 10. 1934). Auf eingerissene Nachlässigkeiten und Unsitten ist keine Rücksicht zu nehmen (BGH vom 27. 11. 1952).

Die Beurteilung einer ärztlichen Fahrlässigkeit setzt für das Gericht eine besondere Berücksichtigung der Besonderheiten jeder Heilbehandlung voraus, die vom Gutachter in seiner Begutachtung des medizinischen Sachverhaltes eingehend und klar dargelegt werden müssen.

Auch das Reichsgericht hat „Zufälle“ bei der Heilbehandlung, d. h. ohne unterlaufenes Verschulden des Handelnden eintretende Ereignisse, stets von fahrlässig herbeigeführten Ereignissen getrennt und angeführt, daß es sich häufig um unglückliche, mit der ärztlichen Behandlung oft notwendig verknüpfte Zufälle handelt.

„Auch der geschickteste Arzt arbeitet nicht mit der Präzision einer Maschine. Trotz aller Fähigkeit und Sorgfältigkeit des Operateurs kann ein Griff, ein Schnitt oder ein Stich mißlingen, der regelmäßig auch dem betreffenden Operateur gelingt (RG vom 1. 3. 1912).“

Ferner „Es kommen in der sorgfältigsten ärztlichen Praxis Fehler und Unrichtigkeiten vor“ (RG vom 22. 6. 1909).

PERRET formulierte zur Begutachtung der erforderlichen Sorgfalt folgenden Leitsatz:

„Unglücklich ist, wenn der Gutachter sich nicht mit der Hauptfrage befaßt, welches Sorgfaltsausmaß im Einzelfall vom Durchschnittsarzt verlangt werden muß, was erforderlich ist, sondern sich in theoretischen, hypothetischen Betrachtungen verliert, wie man eine Panne vermeidet, was man alles tun könnte, um dies oder jenes auszuschalten — aber nicht bekennt, daß man selbst diese „errechneten“ Vorsichtsmaßnahmen nicht beachtet, weil sie nicht erforderlich sind, nirgends in Anwendung kommen. Der Richter wird in solchen Fällen leicht dazu verführt, das als erforderlich zu betrachten, was sich in theoretischer Betrachtung zur Vermeidung einer Komplikation, vom grünen Tisch aus betrachtet, ergeben hat.“

β) Vorhersehbarkeit — Irrtum

Da eine Verschuldenshaftung für Fahrlässigkeit nur in Betracht kommt, wenn der Schadenserfolg vorhersehbar war, hat der Gutachter auch zu beurteilen, ob der Arzt zum Zeitpunkt seiner Tätigkeit den eingetretenen Erfolg hätte voraussehen können.

Vorhersehbarkeit bedeutet dabei die Fähigkeit, sich eine künftige Entwicklungsreihe vorzustellen.

Im Gegensatz zum adäquaten Kausalzusammenhang, der nach den Erkenntnismöglichkeiten eines „optimalen Beobachters“ zu prüfen ist, muß die Vorhersehbarkeit nach den Erkenntnismöglichkeiten eines Durchschnittskollegen von normaler Erfahrung geprüft werden.

Es kommt also darauf an, ob der schädliche Erfolg nach allgemeinen Kenntnissen und Erfahrungen und nach den etwa noch hinzukommenden besonderen Kenntnissen des Täters vorhersehbar war (RG vom 25. 11. 1941).

Das Ausmaß der Schadensfolge braucht dabei nicht vorhersehbar gewesen zu sein (RG vom 10. 3. 1932).

Die Schwierigkeit liegt dabei für den Gutachter in der Abstraktion von den vorliegenden Akten, deren lückenlose Verlaufsbeschreibung oftmals a posteriori die Vermeidbarkeit des Schadens zeigt.

Der Gutachter sollte nicht versäumen, den Richter auf die Schwierigkeit aufmerksam zu machen, die eine „ex tunc“ Beurteilung bedeuten kann. Es muß unter Umständen klar zum Ausdruck gebracht werden, wenn eine ex tunc Beurteilung nicht möglich ist. Sie darf keinesfalls durch eine stillschweigende „ex nunc“ d. h. eine retrospektive und damit oft einfachere Beurteilung ersetzt werden. Damit mag angedeutet sein, daß der Gutachter — wie Perret es formulierte — „bisweilen etwas gefragt wird, was er überhaupt nicht beantworten kann“.

Dazu bemerkte Hellner: „Das Wichtigste für den Sachverständigen scheint mir zu sein, daß er ex ante und nicht ex post urteilt, mit anderen Worten, sich aus der bestehenden Anfangssituation ein Bild macht, und daß er sich dabei eingehend die Frage vorlegt: hätte dir das nicht passieren, hätte das in deiner Klinik nicht vorkommen können?“

Stich sagte dazu: „Kläger und Richter haben oft die Neigung, vom ungünstigen Endausgang nachträglich auf Fehler zurückzuschließen. Der Gutachter muß umgekehrt die vorherige Lage rekonstruieren. Es zeigt sich dann oft, daß das betreffende angeschuldigte Ereignis für den behandelnden Arzt zur Zeit der fehlerhaften Handlung gar nicht oder nur unvollkommen vorauszusehen war. Ist dieser doch vielfach gezwungen, mehr oder weniger intuitiv zu handeln und er befindet sich oft genug geradezu in einer offensichtlichen Notlage bei diesem Handeln. Nicht alles, was der Richter und der Kläger und der ärztliche Gutachter später klar überblicken, war für den Arzt zur Zeit der fehlerhaften Handlung vorauszusehen.“

Das Auftreten besonderer Schwierigkeiten, die sogenannte „Notfallssituation“, z. B. bei Unfällen, Operationen usw., bei denen unter Umständen ein blitzschnelles Handeln des Arztes notwendig wird, kann für den Arzt ein Entschuldigungsgrund werden, wenn diese Komplikationen nicht vorherzusehen waren oder trotz der

Vorhersehbarkeit keine ausreichende Vorsorge getroffen werden konnte (RG vom 17. 10. 1919).

Der BGH führte dazu aus: „Fahrlässigkeit ist auch ausgeschlossen, wenn in einer ohne Verschulden des Arztes eingetretenen, für ihn nicht voraussehbaren besonderen Gefahrenlage, der Arzt keine Zeit zu ruhiger Überlegung hat und deshalb nicht die zur Verhütung des Unfalles richtigen und sachgemäßen Maßnahmen trifft" (BGH vom 25. 10. 1951).

Dieses Ungewisse jeder Heilbehandlung muß vom Gutachter besonders betont werden, und er kann das mit dem Wort von Bürger: daß „jeder Erkrankung der Stempel des ‚Niedagewesenen und Niewiederkehrenden' aufgedrückt ist".

Guleke sagt dazu: „Die nachträgliche, rückblickende Beurteilung solcher Zweifelsfälle ist natürlich leichter und sicherer, und in dieser Lage befindet sich der Richter. Welche Zweifel und Sorgen aber der Arzt durchmachte, der die Lage meistern sollte, ohne den weiteren Verlauf voraussehen zu können und wie schwierig es ist, das Richtige zu finden, das weiß nur der, der solche Lagen aus eigener Erfahrung kennt. Natürlich trägt der Ausgang der Dinge zur Erkenntnis dessen, was richtig und falsch war, bei, aber mehr als eine indizierende Bedeutung darf man ihm nicht zumessen."

Zu verneinen ist Fahrlässigkeit dann, wenn die Wahrscheinlichkeit des Eintritts eines rechtswidrigen Erfolges so gering war, daß sie auch einen pflichtgemäß Handelnden nicht von der Handlung abgehalten hätte (BGH vom 23. 10. 1952).

Handelt es sich also um ganz ungewöhnliche Ereignisse, wird sich der Arzt in der Regel auf die fehlende Vorhersehbarkeit berufen können. Inwieweit Schadensereignis und Schadensfolge nicht vorhersehbar waren, wird vom Wahrscheinlichkeitsgrad des zu erwartenden Schadens abhängen. Die Statistik der Komplikationsdichte, d. h. die Dichte der unvermeidbaren Komplikationen und der Schadensdichte, d. h. der Häufigkeit einzelner konkreter Schäden, auf die im Abschnitt über die Aufklärungspflicht (B II 2 c α) näher eingegangen wird, ist auch für die sachverständigen Äußerungen über die Vorhersehbarkeit von maßgeblicher Bedeutung.

Fehlende Vorhersehbarkeit trifft auch dann zu, wenn der Schädiger trotz Anwendung der im Verkehr erforderlichen Sorgfalt zu einer irrigen Auffassung gelangte (RG vom 20. 12. 1924; 15. 12. 1927; 18. 2. 1931 und OLG Stuttgart vom 20. 4. 1949). Ein *Irrtum* ist also entschuldbar, wenn er nicht auf Fahrlässigkeit beruht (Geigel).

Engisch bemerkt in diesem Rahmen:

„Der Jurist spricht von Irrtum nicht nur beim Fehlgreifen einer wirklich vorhandenen Vorstellung, sondern auch beim völligen Fehlen einer der Wirklichkeit angemessenen Vorstellung. So ist ein Irrtum nicht nur das Stellen einer falschen Diagnose, wo sich der Arzt bestimmte Gedanken macht, die nur nicht stimmen, sondern ein Irrtum ist auch die völlige Ahnungslosigkeit von einem bestimmten Umstand bei der körperlichen Verfassung des Patienten, desgleichen auch die absolute Unkenntnis gewisser rechtlicher Anforderungen. Der Täter merkt nicht, erkennt nicht, daß er falsch handelt. Er ist der ehrlichen Überzeugung, das Richtige zu tun. Dabei erhebt sich dann die Frage, wieso der Irrtum überhaupt noch vorwerfbar sein kann, in welchem Sinn hier noch von einem Verschulden gesprochen werden darf, denn oft genug hat man das Bedenken geltend gemacht, daß im Grunde jeder Irrtum auf einem Versagen der geistigen Kräfte beruhe, ein bloßer Verstandesfehler, kein Willensfehler sei, daher weder Strafe noch Haftung nach sich ziehen dürfe."

Da die Vorhersehbarkeit die Fähigkeit, sich eine künftige Entwicklungsreihe vorzustellen, beinhaltet, wird ein Arzt auch dann schuldunfähig sein, wenn durch eine unvorhersehbare eigene Bewußtlosigkeit die Vorhersehbarkeit fehlt (s. auch Geigel).

Perret formulierte für die Begutachtung der Vorhersehbarkeit folgenden Leitsatz:

„Der Gutachter muß sich in die Lage des in Anspruch genommenen Arztes versetzen, dessen spezielle Umwelt (die Praxis des praktischen Arztes in der Großstadt, jene fern auf dem Lande, die Facharztpraxis ohne und mit dem großen Rücken der Klinik!) berücksichtigen, vor allem den Zeitpunkt, als der behauptete „Fehler" begangen wurde. Es ist oft sehr schwer, die spätere Entwicklung mit den dabei gewonnenen Erkenntnissen und Erleuchtungen wegzudenken. Bedeutungsvoll ist, daß sehr oft die ursprüngliche Situation Anlaß zu einer ganzen Reihe von Überlegungen und Möglichkeiten gab, von denen der Behandler nach seinem persönlichen Erfahrungswissen und seiner Auffassung nur eine einzige erwählen konnte."

γ) Grad der Fahrlässigkeit

Der Grad der Fahrlässigkeit hat keinen Einfluß auf den Umfang der Haftung. Ist der Schädiger überhaupt haftbar (und kommt mitwirkendes Verschulden des Verletzten nicht in Betracht), dann hat der Beklagte den Schaden in seinem ganzen Umfang zu ersetzen, gleichgültig, ob seine Haftung nur auf der geringfügigsten Fahrlässigkeit, auf grober Fahrlässigkeit oder gar auf Vorsatz beruht (Geigel). Der Gutachter braucht also auf diesen Komplex im allgemeinen nicht einzugehen, es sei denn, daß er die Handlung oder Unterlassung des Schädigers für so unbedeutend hält, daß der Schadenserfolg seiner Ansicht nach nicht im adäquaten Zusammenhang mit dem Schadensereignis steht.

Weiterhin ist im Gutachten zu prüfen, ob der Schadenserfolg ausschließlich auf der Fahrlässigkeit des Arztes beruhte oder ob etwa andere, vom Schädiger nicht zu vertretende Umstände den Eintritt des den Patienten schädigenden Erfolges herbeigeführt haben.

§ 254 BGB bestimmt nämlich, daß dann, wenn der Geschädigte es unterlassen hatte, den Schaden abzuwenden oder zu mindern, der Schädiger sich auf das „Mitverschulden" des Geschädigten berufen kann. Der Umfang der Schadensersatzpflicht des Schädigers hängt dann von den Umständen, insbesondere aber davon ab, inwieweit der Schaden vorwiegend von dem einen oder anderen Teil verursacht worden ist (Herold). In diesem Zusammenhang kann also der Grad der Fahrlässigkeit von Bedeutung werden und muß dann vom Gutachter auch herausgestellt werden.

c) Verschulden in Arzthaftpflichtprozessen

α) Körperverletzung — Einwilligung — Verletzung der Aufklärungspflicht

Die Pflicht des Arztes, seinen Patienten über Art, Umfang und mögliche Folgen einer Heilbehandlung aufzuklären, basiert auf dem Recht des Kranken, frei und nach eigenem Ermessen darüber zu entscheiden, ob er sich Eingriffen in die Integrität seines Körpers unterwerfen will oder nicht. Dieses Recht ist im Art. 2 Abs. 2 des Grundgesetzes festgelegt, wenn es dort heißt: „Jeder hat das Recht auf Leben und körperliche Unversehrtheit".

Jeder Eingriff in die körperliche Unversehrtheit aber wird als Körperverletzung angesehen (Reichsgerichts-Kommentar; Palandt-Gramm), die nach den §§ 223 und 223 a StGB bestraft wird.

In der grundlegenden Entscheidung des Reichsgerichts heißt es dazu:

„Die allgemeine Rechtspflicht, niemanden körperlich zu verletzen, besteht immer und gegenüber jeder Person, gleichviel ob diese mittels Vertrages oder ohne Vertrag in den Handlungsbereich des Verkehrs gekommen ist. Diese allgemeine Rechtspflicht kann dadurch nicht beseitigt werden, daß es ein Vertrag war, durch den die Möglichkeit der Einwirkung auf den Körper des anderen gegeben wurde. Auch der Vertragsgegner bleibt immer der durch

§§ 823 ff. BGB Geschützte, er wird es in noch stärkerem Grade, wenn der Vertrag den Verletzer sogar noch besonders, nämlich eben auch noch vertragsmäßig zur Fürsorge verpflichtet."

Da nur der Patient bestimmen kann, ob und welche Maßnahmen mit seinem Körper vorgenommen werden sollen, darf sich auch der Arzt nicht über dieses Recht der Selbstbestimmung hinwegsetzen. Es bedarf vielmehr eines rechtfertigenden Grundes (KLEINEWEFERS), um Heilmaßnahmen am Patienten vorzunehmen. Ein solcher rechtfertigender Grund ist die *Einwilligung* des Patienten.

Bei einem Heileingriff ohne Einwilligung sehen bisher Rechtslehre und Rechtsprechung den äußeren Tatbestand einer Körperverletzung als erfüllt an.

Ein Eingriff darf grundsätzlich nur gemacht werden, wenn der Patient oder ein gesetzlicher Vertreter ausdrücklich oder stillschweigend durch schlüssige Handlungen oder schlüssiges Verhalten die Zustimmung erteilt, sonst ist der Eingriff widerrechtlich (Bay OLG vom 25. 11. 1930; RG vom 19. 6. 1936, 3. 2. 1939 und 3. 12. 1941 sowie der BGH vom 10. 7. 1954 und 28. 11. 1957).

Der entscheidende Grund für die tatbestandsmäßige Gleichstellung des ärztlichen Heileingriffes ohne Einwilligung mit dem Messerstich des Raufboldes ist darin zu sehen, daß die Gerichte das Selbstbestimmungsrecht des Patienten unter allen Umständen gegen ärztliche „Eigenmächtigkeiten" schützen wollen. Ferner wäre das Selbstbestimmungsrecht des Patienten nach dem bisherigen Zustand des StGB schutzlos gewesen, wenn die ärztlichen Eingriffe jeder Subsumierbarkeit unter die Körperverletzung und Tötungsbestimmungen entrückt worden wären (SCHMIDT).

Unter dem Eindruck der Mahnungen von Juristen und Medizinern den mit der erforderlichen Sorgfalt durchgeführten Heileingriff des Arztes aber nicht mit dem Messerstich des Raufboldes auf eine Stufe zu stellen, hat die große Strafrechtskommission in ihrem Entwurf zum neuen Strafgesetzbuch eine Neuregelung mit folgenden Bestimmungen vorgeschlagen:

§ 161 Heilbehandlung

Eingriffe und andere *Behandlungen*, die nach den Erkenntnissen und Erfahrungen der Heilkunde und den Grundsätzen eines gewissenhaften Arztes zu dem Zwecke erforderlich sind und vorgenommen werden, Krankheiten oder Leiden zu verhüten, zu erkennen, zu heilen oder zu lindern, sind nicht als Körperverletzung strafbar.

§ 162 Eigenmächtige Heilbehandlung

1. Wer an einem anderen ohne dessen Einwilligung einen Eingriff oder eine andere Behandlung zu dem Zwecke vornimmt, Krankheiten oder Leiden zu verhüten, zu erkennen, zu heilen oder zu lindern, wird mit Gefängnis bis zu 3 Jahren oder mit Strafhaft bestraft.

2. Die Tat ist nicht nach Absatz 1 strafbar, wenn damit zu rechnen ist, daß der andere die Einwilligung erteilen würde, diese aber nur bei einem Aufschub der Behandlung eingeholt werden könnte, der ihn in die Gefahr des Todes oder einer schweren Schädigung an Körper oder Gesundheit (§ 147 Abs. 2) bringen würde.

3. Nimmt der Täter die Voraussetzungen des Absatzes 2 irrig an und ist ihm der Irrtum vorzuwerfen, so wird er mit Gefängnis bis zu 2 Jahren oder mit Strafhaft bestraft.

4. Die Tat wird nur auf Antrag verfolgt (siehe dazu auch RAHN, STAMMBERGER)

Ein solcher, rechtswidriger Eingriff kann neben den strafrechtlichen aber auch zivilrechtliche Folgen auslösen, da eine Behandlung ohne Einwilligung als unerlaubte Handlung im Sinne des § 823 BGB angesehen wird, die zu einer Schadensersatzpflicht führt. Aus diesem Grund wird im folgenden näher auf die Fragen der Einwilligung und Aufklärung eingegangen, insbesondere unter Berücksichtigung derjenigen Aspekte, die für einen medizinischen Sachverständigen in einem diesbezüglichen Arzthaftpflichtverfahren von Bedeutung sein können.

Es wird natürlich jeder Arzt, dessen vornehmstes Recht und wesentlichste Pflicht es nach den Ausführungen des BGH ist, den kranken Menschen nach Möglichkeit von seinem Leiden zu heilen, in der Regel, das grundsätzliche freie Selbstbestimmungsrecht des Patienten über seinen Körper achten.

Es kann jedoch zwischen Arzt und Patient ungeklärte Situationen geben, die schließlich zu einem Haftpflichtverfahren führen. So können Meinungsverschiedenheiten darauf zurückzuführen sein, daß der Patient trotz Einsicht der Notwendigkeit z. B. einer Operation, diese gerade nicht von dem die Operation anratenden Arzt vornehmen lassen möchte. Es wird auch Fälle geben, wo der Patient z. B. eine Operation überhaupt nicht durchführen lassen möchte, da sein Interesse an einer Heilung unter Umständen geringfügiger ist im Vergleich mit anderen Interessen, die sich z. B. aus der Fürsorge für seine Familie ergeben können. Für uns Ärzte mag eine solche Haltung unverständlich erscheinen, da wir Maßnahmen zwecks Heilung eines Patienten für das Notwendigste halten, doch ist immer zu befürchten, daß es für den Patienten zwingende Situationen geben kann, die er dem Arzt gar nicht oder nur teilweise offenbaren kann bzw. will. Schließlich kann der Arzt sich über die Grenzen seiner Aufklärungspflicht irren. Führt der Arzt Heilmaßnahmen durch, kann es dann später auf Grund solcher ungeklärter Situation so scheinen, als ob eine Einwilligung des Patienten nicht vorgelegen habe.

Da der Arzt zu einem Eingriff grundsätzlich nur befugt ist,

a) wenn seine Handlung der Verwirklichung des geltenden Rechtes dient,
b) wenn der durch die Handlung Betroffene ausdrücklich oder stillschweigend einwilligt,
c) wenn der Arzt die Einwilligung vermuten kann, z. B. bei Bewußtlosigkeit oder übergesetzlichen Notstand, d. h. wenn „Gefahr im Verzuge" ist,

wird der Richter in der Regel selbst entscheiden können, ob einer dieser Aspekte den Arzt zum Eingriff befugte. Gutachtenfragen werden aber zu erwarten sein über die Frage, ob im Einzelfall eine rechtswirksame Einwilligung für den ärztlichen Eingriff vorlag. Es wird sich für den Gutachter dabei um die Frage drehen, ob der Patient im medizinischen Sinn trotz seiner Krankheit geistig soweit intakt war, daß er Art und Ausmaß des vorgeschlagenen Eingriffes überhaupt insoweit erfassen konnte, als es unter normalen Verhältnissen seiner geistigen Kapazität entsprechen würde.

Schmidt führt dazu aus:

> „Juristisch erfordert die Einwilligung nicht bürgerlich-rechtliche Geschäftsfähigkeit. Es geht hier nicht um die Frage ob zwischen Arzt und Patient ein gültiger Vertrag zustande kommt, sondern um die ganz andere Frage, ob der Patient aus seinem Selbstbestimmungsrecht heraus dem Arzt eine Verfügung über seinen Körper dergestalt einräumt, daß dem Arzt ein Rechtfertigungsgrund für seinen Eingriff zur Seite steht. Dieses Selbstbestimmungsrecht eignet jedem Menschen, der geistig und sittlich in der Lage ist, Sinn und Bedeutung des Eingriffes und seine Tragweite für seine Persönlichkeit zu erfassen."

Das RG (vom 13. 10. 1916) hat betont, daß ein ärztlicher Eingriff in die körperliche Unversehrtheit des Patienten nur insoweit nicht rechtswidrig sei, als die Einwilligung des Kranken reicht, d. h. daß der Arzt sich vor jedem Eingriff der klaren, auf zutreffenden Vorstellungen über Art und Folgen des Eingriffes beruhenden, wenn auch naturgemäß nicht Einzelheiten umfassenden Einwilligung des Patienten versichern muß (s. dazu auch RG vom 8. 3. 1940; 3. 12. 1941 und BGH vom 25. 9. 1952).

Die Einwilligung muß entweder vom Kranken selbst oder von einem gesetzlichen Vertreter erteilt werden, und zwar gleichgültig, ob der Eingriff schwer oder leicht ist (RG vom 19. 6. 1936). Wie vom RG am 28. 2. 1934 und vom BGH am 17. 5. 1951 und bei Lindenmeier-Möhring hervorgehoben wird, ist nicht der innere Wille, sondern der erklärte Wille des Klägers maßgebend.

Eine Einwilligung sonstiger Personen, z. B. des Ehegatten, Verlobten oder von Verwandten ist unerheblich (Henkel).

Gegebensein oder Fehlen des Urteilsvermögens beim Patienten kann also bei der ärztlichen Begutachtung ärztlicher Eingriffe ohne Einwilligung zu einem wesentlichen Kriterium werden.

Besonders bedeutsam ist in diesem Zusammenhang die Beurteilung der Einwilligungsfrage bei ärztlichen Eingriffen an Minderjährigen und Geisteskranken. Grundsätzlich bejaht die Rechtsprechung die Möglichkeit einer rechtswirksamen Einwilligung, insbesondere bei Operationen Minderjähriger (s. dazu OLG München vom 7. 12. 1956, BGH vom 5. 12. 1958 und LG Tübingen vom 13. 4. 1960; s. dazu auch SCHNITZERLING). Bereits in seiner Entscheidung vom 3. 7. 1908, verlangte aber das RG eine Prüfung von Fall zu Fall, ob das Urteilsvermögen vorhanden ist oder fehlt.

Stellt der Arzt fest, daß das Urteilsvermögen fehlt, d. h. juristisch der Minderjährige oder Geisteskranke willensunfähig ist, so muß er die Einwilligung desjenigen einholen, dem das Sorgerecht für die Person des willensunfähigen Patienten zusteht (SCHMIDT).

Die Einwilligung muß im allgemeinen ausdrücklich erteilt werden, wenn sie auch unter Umständen aus einem schlüssigen Verhalten des Patienten gefolgert werden kann. Jedoch kann grundsätzlich aus dem Schweigen des gesetzlichen Vertreters auf seine Zustimmung nicht geschlossen werden (RG vom 27. 5. 1908). Man hat sich deshalb im allgemeinen zur Regel gemacht, den gesetzlichen Vertreter vorsorglich eine Einwilligungserklärung unterschreiben zu lassen.

Von einer Einwilligung darf der Arzt nur dann absehen, wenn „*Gefahr im Verzuge*“ ist (RG vom 27. 5. 1908). ERDSIECK betonte dazu, daß bei einem Patienten, dessen Leben nach ärztlicher Ansicht bedroht ist, der Arzt mit der Einwilligung nicht viel Umstände zu machen braucht (s. dazu auch KOHLHAAS). Dabei ist aber der Begriff „Gefahr im Verzuge“ von der Rechtsprechung sehr eng gehalten worden. Es ist an solche Fälle gedacht, in denen aus besonderen Gründen die Einwilligung des Kranken nicht möglich ist, z. B. weil der Patient bewußtlos ist (RG vom 19. 6. 1936). Hier arbeitet und hilft die Rechtsprechung mit dem Begriff der „mutmaßlichen Einwilligung“. Bei urologischen Patienten ist z. B. auch an eine Beeinträchtigung des Urteilsvermögens bei einer Urämie oder einer Harnverhaltung bzw. Blasentamponade, ja schließlich auch bei einer Nierenkolik zu denken. Zustände, die ein rasches Eingreifen des Arztes erfordern, ohne daß der Patient rein physisch im Moment des Behandlungsbeginnes überhaupt in der Lage wäre, seinen ausdrücklichen Willen zu erklären.

SCHMIDT führt dazu aus:

„Schließlich ist die Gruppe derjenigen Fälle zu berücksichtigen, bei denen der operative Eingriff trotz Fehlens der Einwilligung gerechtfertigt ist. Was den Arzt hier bei seinem ohne Einwilligung durchgeführten Eingriff rechtfertigt, ist keineswegs etwa allein schon die medizinische Zweckmäßigkeit. Es geht um die ganz andere Frage, ob es als richtig angesprochen werden darf, daß der Arzt unter Beiseitesetzung des Selbstbestimmungsrechtes des Patienten die Verantwortung für diesen Eingriff diesem abnehmen und auf seine eigenen Schultern nehmen darf; bei einem schwer Verunglückten, der bewußtlos in eine Klinik eingeliefert wird oder wenn eine aussichtsreiche Krebsoperation dadurch gefährdet würde, wenn dem psychisch ohnehin labilen Patienten die Diagnose in ihrer vollen Bedeutung mitgeteilt würde. Die Bejahung dieser Frage setzt natürlich zunächst die unbedingte Notwendigkeit und Richtigkeit des Eingriffes voraus, aber es muß hinzukommen, daß sich das Handeln des Arztes in der konkreten Lage auch ohne Einwilligung des Patienten als ein sozial einwandfreies und sittlich zu billigendes darstellt. Weil das Selbstbestimmungsrecht des Patienten sehr weit greift und grundsätzlich Respekt erfordert, müssen die Grenzen für ein eigenmächtiges Vorgehen des Arztes eng gezogen werden.“

Eine Einwilligung des Patienten ist unter Umständen auch dann nicht erforderlich, wenn sich im Verlaufe eines mit Einwilligung des Patienten vorgenommenen Heileingriffes die ursprüngliche Diagnose als irrig erweist und ein viel *weitgehenderer Eingriff* sich als notwendig erweist, für den die Einwilligung nicht vorliegt und es inopportun erscheint, den Patienten aufwachen zu lassen, die Einwilligung einzuholen und dann erneut zu operieren.

Soweit in einem solchen Fall der Arzt nach der gegebenen Sachlage, besonders nach dem bisherigen Verhalten des Patienten annehmen kann, daß dieser, wenn er gefragt werden könnte, seine Einwilligung nicht versagen würde, darf er die erweiterte Operation vornehmen, da er dann nach dem mutmaßlichen Willen des Kranken handelt. Wenn nicht bestimmte Erklärungen des Patienten die Handlung des Arztes von vornherein einschränken, ist aber eigentlich immer anzunehmen, daß der mutmaßliche Wille des Kranken auf die Zurückgewinnung seiner Gesundheit gerichtet ist. Voraussetzung ist jedoch, daß der von der Einwilligung nicht gedeckte erweiterte Eingriff unbedingt notwendig ist. Der Patient muß zwar nicht in unmittelbarer Lebensgefahr schweben, doch muß die Erweiterung nötig sein, um eine in absehbarer Zeit notwendige, nur mit Lebensgefahr durchführbare zweite Operation abzuwenden (LG Düsseldorf vom 25. 6. 1961; RG vom 19. 6. 1936 und 22. 12. 1939).

Für den Gutachter wird dabei stets die schwierige Frage auftauchen, ob die Untersuchung sorgfältig genug war, und er muß im einzelnen klar darlegen, daß und inwieweit ein solcher medizinischer Irrtum möglich sein kann. Eine solche Situation ist auch vom Gutachter streng abzugrenzen von den Fällen, in denen der Arzt zwar eine Einwilligung vom Patienten zum Eingriff erhielt, diese Einwilligung vom Patienten für einen weitergehenden Eingriff aber deswegen nicht rechtswirksam sein kann, weil der Arzt trotz eigenen Wissens von der Möglichkeit der Notwendigkeit eines weitergehenden Eingriffes sich eine so weitgehende Einwilligung nicht geben ließ. Aus welchen Gründen sich der Arzt hier und da von der Forderung einer solchen erweiterten Einwilligungserklärung abhalten läßt, wird im einzelnen unter den Aspekten der Aufklärung diskutiert werden, die ja Voraussetzung für eine solche Einwilligung ist.

Ein Handeln gegen den ausdrücklichen Willen des Patienten ist dem Arzt auch bei „Gefahr im Verzuge" nicht gestattet. Der Arzt muß vielmehr auf den Kranken einwirken und ihn auf die Folgen seiner Weigerung aufmerksam machen. Bleibt der Patient bei seiner Weigerung, dann haftet der Arzt für die dann entstehenden Folgen nicht (HENKEL).

Es wird im Einzelfall schwierig sein, ein nicht ernstlich gemeintes Sträuben (RG vom 19. 6. 1936) von einer Weigerung zu trennen. E. SCHMIDT führt dazu aus:

„Wird nun die Einwilligung in einen ärztlichen Eingriff versagt, sei es vom willensfähigen Patienten selbst, sei es für den willensunfähigen Patienten vom Sorgeberechtigten, d. h. daß dem Ratschlag des Arztes die radikale Weigerung entgegengesetzt wird, so ist die einzig mögliche Konsequenz das Arzt-Patientenverhältnis mit voller Verantwortungsentlastung für beendet zu erklären. Diese Verantwortungsentlastung muß aber bedeuten, daß keine Haftung des Arztes, weder eine zivil- noch eine strafrechtliche, für diejenigen Schädigungen in Betracht kommen darf, die der Kranke infolge des Unterbleibens eines Eingriffes an Gesundheit und Leben erleidet.

Es könnte sich allenfalls noch fragen, ob für den Arzt, wenn er sieht, daß die Ablehnung der von ihm angeratenen Maßnahmen den Patienten in Lebensgefahr bringt, aus der jedermann obliegenden, ganz allgemeinen Nothilfepflicht des § 330 c StGB noch irgendeine Verpflichtung in Frage kommen könnte, eine Hilfe für den Kranken zu organisieren. Ich habe aber schon wiederholt dargelegt, daß dieser § 330 c StBG, der an nachbarliche Jedermann-Hilfe bei Unglücksfällen und gemeiner Not denkt, ganz untauglich ist, uns etwas über spezifisch ärztliche Berufspflichten auszusagen. Das ist immer wieder verkannt worden, auch vom Reichsgericht". (RG vom 19. 12. 1940; 18. 3. 1941; 24. 6. 1941 und OLG Koblenz vom 12. 2. 1948.)

Gelegentliche Gutachtenfrage zu diesem Problem kann auch die Frage werden, ob eine Einwilligung des Patienten insofern widerrechtlich war, als sie auf ein

Verhalten des Arztes zurückzuführen ist, in welchem der Kranke — auch ohne Absicht des Arztes — eine Bedrohung gesehen hat, da in solchen Fällen den Arzt ebenfalls eine Ersatzpflicht treffen kann (RG vom 3. 12. 1941 und 19. 5. 1942).

Ein solches Problem kann in der Urologie z. B. leicht bei Operationsvorschlägen vom Patienten angenommen werden, wenn dieser Patient z. B. wegen eines operativ zu beseitigenden Steinleidens oder einer Prostatahypertrophie mit all ihren Folgeerscheinungen offensichtlich ungebührlich Kassenleistungen in Anspruch nimmt oder gar eine Rente bezieht. Es wird Aufgabe des Gutachters sein, in solchen Fällen immer wieder darauf hinzuweisen, daß die vom Arzt vorgeschlagene Maßnahme, auch wenn sie zu einer Entlastung des Versicherungsträgers führen wird, nicht aus diesen Gründen vorgeschlagen wird, sondern in der Regel doch um einen Krankheitszustand zu beseitigen, insbesondere aber um weitere Schädigungen oder das Manifestwerden von Schädigungen vom Patienten abzuwenden. Es wird also in jedem Fall um eine Einwilligung unter dem Aspekt der Hilfe für einen — leider oft uneinsichtigen — kranken Menschen gebeten.

Eine Einwilligung ist schließlich auch dann unbeachtlich, der Arzt also haftbar, wenn der ärztliche Eingriff gegen die guten Sitten verstößt (RG vom 19. 5. 1942 und BGH vom 25. 9. 1952).

Grundsätzlich sollte der medizinische Sachverständige betonen, daß auch der hier und da ohne Einwilligung vorgenommene Eingriff gerade deswegen ausgeführt wird, weil der Arzt an den „anderen Menschen denkt" (HEROLD) sich geradezu in ihn hineinversetzt und für den anderen die Notwendigkeit des Eingriffes erkennt, wenn dieser aus Furcht vor dem Eingriff oder gar aus der Beeinträchtigung seiner Erkenntnis durch die Krankheit nicht wirksam eingewilligt hat. Es ist für den Arzt einfach unbegreiflich, daß ein Patient es ablehnt, seine körperliche Unversehrtheit selbst dann preiszugeben, wenn er dadurch von einem lebensgefährlichen Leiden befreit würde. Man ist als Arzt auch versucht zu fragen, wieso man nach dem Gesetz bei einem Selbstmörder als Arzt einen Eingriff in die körperliche Unversehrtheit nicht nur ohne Einwilligung des Patienten, der ja den Tod erstrebte, vornehmen muß, weil der Wille des Selbstmörders unsittlich und darum rechtlich unerheblich sei (ENGISCH), während man sich sonst nach den Ausführungen des BGH nicht zum Richter in der Frage aufwerfen darf, unter welchen Umständen ein anderer vernünftigerweise bereit sein sollte, seine körperliche Unversehrtheit zu opfern, um dadurch wieder gesund zu werden. Sinn und Zweck der ärztlichen Eingriffe ist in beiden Fällen der Versuch, einen Menschen wieder gesund zu machen. Daß dies in einem Fall eine Pflicht ist, im anderen den Strafbestand einer Körperverletzung erfüllen kann, hat nicht nur BAUER am juristischen Denken verzweifeln lassen.

SCHMIDT, ENGISCH, GÖPPINGER, HALLERMANN u. a. haben immer wieder betont, daß der ärztliche Eingriff keine Körperverletzung sein könne, weil keine Körperinteressenverletzung vorläge. MEZGER hebt hervor, daß das Gesetz stillschweigend im echten Heilbegriff eine gewollte, sozial notwendige, wie es heißt sozial adäquate, Handlung sehen müsse und daß daher sinngemäß anzunehmen sei, daß solche gesellschaftsmäßig vernünftigen Handlungen schon nicht vom Tatbestand des Gesetzes betroffen sein dürften. Leider ist auch im Entwurf des neuen Strafrechts nur bestimmt worden, daß der mit der erforderlichen Sorgfalt durchgeführte ärztliche Eingriff nicht als Körperverletzung strafbar sei, nicht aber, daß er nicht als Körperverletzung anzusehen ist.

Mit Ausnahme der Fälle eines „Aufklärungsverzichtes" (SCHWALM) ist, um eine rechtswirksame Einwilligung des Patienten zu einer vorgesehenen Heilbehandlung zu erlangen, eine „*Aufklärung*" erforderlich. Der Patient muß vom Arzt über Art, Ausmaß und Tragweite der vorgesehenen Behandlung informiert werden, da seine Einwilligungserklärung nur die ärztlichen Maßnahmen betrifft, die von seinem erklärten Willen umfaßt wurden (s. dazu: RG vom 19. 5. 1931 und 11. 12. 1934; BGH vom 10. 7. 1954 und 5. 12. 1958; ferner BURMESTER, GUNKEL, HEROLD, HÜBNER und DROST, KLEINEWEFERS, PERRET, SCHMIDT). Dabei bezieht sich die Aufklärungspflicht nur auf die für die Einwilligung wesentlichen Umstände, nicht auf alle Einzelheiten (BGH vom 16. 1. 1959; SCHWALM, STAMMBERGER).

Unter dem Begriff Heilbehandlung muß dabei der Gesamtkomplex ärztlicher Tätigkeit im Rahmen der vertraglichen Pflichten gegenüber dem Patienten verstanden werden. Das bedeutet, daß sich eine Aufklärung auf Art und Umfang der vorgesehenen *Untersuchung*, auf die auf Grund des Untersuchungsbefundes erhobene *Diagnose* und auf die aus der Diagnose resultierenden vorgesehenen *therapeutischen Maßnahmen* erstrecken muß.

Die Beschränkung der Aufklärungspflicht auf die Aufklärung über den Befund und über die Chancen und Gefahren der Heileingriffe (ENGISCH, MORGENTHUM, WAIDL) ist nicht ganz ausreichend, da die *diagnostischen Eingriffe* nicht berücksichtigt sind, die im Sinne von NEIDHARDT ebenfalls zu den Behandlungsmethoden zu rechnen sind, deren Durchführung eine Gefahr in sich bergen kann. Die Untersuchung des Patienten ist darüber hinaus in der Regel bereits mit Eingriffen in seine körperliche Unversehrtheit verbunden (Blutentnahme, Röntgenkontrastmittelinjektionen usw.), die nur dann gerechtfertigt sind, wenn der Patient nach entsprechender Aufklärung seine Einwilligung gegeben hat. Das gilt ganz besonders für eingreifende diagnostische Maßnahmen wie z. B. die Angiographie, ein Retropneumoperitoneum usw., insbesondere aber für diagnostische Maßnahmen mit bekannten, häufigeren Komplikationen, wie z. B. Hämaturien, Miktionsbeschwerden usw. nach Cystoskopien. Selbst wenn geltend gemacht werden kann, daß bei den verschiedenen Untersuchungsmethoden in der Regel keine Folgen eintreten, die ein verständiger Patient als bedeutsam ansehen könnte oder bedeutsame Zufälle so selten sind, daß der Patient über sie ebenfalls nicht aufgeklärt zu werden braucht, ist eine Aufklärung über die vorgesehene Untersuchung doch angeraten, damit der Patient in einem Haftpflichtverfahren nicht geltend machen kann, er habe sich über wesentliche Punkte der vorgesehenen Untersuchung im Irrtum befunden und seine Einwilligung wäre daher nicht rechtswirksam gewesen. Der Arzt muß also auch bei diagnostischen Eingriffen den Patienten über den Sinn und Zweck der Untersuchung aufklären, auf sichere Folgen wie z. B. den Einstichschmerz hinweisen, wenn sie nicht ohnehin zum Allgemeinwissen jedes Einsichtigen gehören und der Patient bereits mit seiner erklärten oder stillschweigenden Tolerierung der Untersuchung seine Einwilligung dartut.

Ferner muß der Arzt zwar unerwünschte, aber mögliche Komplikationen erwähnen, wenn die Komplikationsdichte nicht unerheblich ist. Für letzteren Gesichtspunkt gelten die Ausführungen, die später über den rechtlich notwendigen Umfang der Aufklärung bei therapeutischen Eingriffen gemacht werden. Wesentliche Gutachtenfragen werden in diesem Zusammenhang sein, ob der Arzt den Patienten über die vorgesehenen diagnostischen Maßnahmen unterrichtete und ob bei Anwendung einer Untersuchungsmethode unglückliche Zufälle auftreten können, über die der Patient hätte aufgeklärt werden müssen.

Die Aufklärung des Patienten über die erhobenen Befunde und die *Diagnose* wird meist im Zusammenhang mit dem Therapievorschlag erfolgen.

Es muß betont werden, daß der Patient durchaus ein Recht darauf hat zu erfahren, was ihm fehlt. Dementsprechend wurde von der Rechtsprechung eine Verpflichtung zur Aufklärung über den Befund grundsätzlich stets bejaht (SCHWALM). Kein verständiger Mensch erwartet dabei vom Arzt einen allesumfassenden wissenschaftlichen Vortrag. Der Patient muß aber erkennen können, um was es geht, da er nur bei Kenntnis seines Leidens, bzw. der Prognose bei Nichtbehandlung, das Für und Wider vorgeschlagener Heilmaßnahmen abwägen und dann seine Einwilligung geben kann. Wie bereits MORGENTHUM ausführte, hieße es das Vertrauen des Patienten überfordern, sollte er ohne Angabe der Diagnose irgendeiner Behandlung zustimmen. Es wird von den Ärzten auch kein „Persönlichkeitsverzicht" (WAIDL) des Patienten verlangt, der damit verbunden sei, daß sich ein Patient als ganzer Mensch dem Arzt anvertraut. Wenn der Arzt auch das ganze Vertrauen seines Patienten als Voraussetzung für eine erfolgreiche Behandlung erwünscht, so wird damit in keiner Weise die Aufgabe des Selbstbestimmungsrechtes erwartet.

Wenn MILLER ausführt, der Patient habe das Recht, auf seine Krankheit hin behandelt zu werden und deshalb auch das Recht, über die Art seines Leidens so weit unterrichtet zu werden, als es für die Behandlung notwendig und für die weitere Sorge um seine Gesundheit dienlich sei, so bedeutet das wohl nicht mehr, als daß eine Aufklärung des Patienten der weiteren Sorge um seine Gesundheit nicht abträglich sein soll.

Dabei ist doch wohl darauf abgestellt, daß man den Patienten durch die Mitteilung einer schwerwiegenden Diagnose für die weitere Heilbehandlung nicht hoffnungslos machen bzw. ihn durch die Aufklärung über alle erdenklichen Komplikationen der vorgesehenen Heilbehandlung so ängstigen soll, daß er den Heileingriff eventuell sogar ablehnt. So sind wohl auch die Ausführungen von FRIERICH bzw. MORGENTHUM zu verstehen, wenn sie ausführen, daß der Behandlungspflicht gegenüber der Aufklärungspflicht stets der Vorrang gebühre und letztere in vernünftigen Grenzen bleiben müsse.

Es ist unverständlich, wenn die Juristen in den Ausführungen von FRIEDRICH, MILLER und MORGENTHUM den Versuch einer Einschränkung des Selbstbestimmungsrechtes des Patienten erblicken, wie es WAIDL angedeutet hat. Die „Freiheit des Patienten zum Gesundwerdenwollen bzw. Nichtgesundwerdenwollen" (BOCKELMANN) wird aber nicht schon dadurch beeinträchtigt, daß der gewissenhafte und nur auf Heilung bedachte Arzt Erwägungen darüber anstellt, auf welche Art und in welchem Ausmaß er den Patienten aufklären muß, ohne ihm durch seine Ausführungen, zu seiner Krankheit, einen weiteren Schaden hinzuzufügen.

Über die Art der Aufklärung, die dem Bildungsniveau des Patienten entsprechen muß, gibt es wohl keine Diskussion.

PAYER führte zu diesem Komplex aus:

„Ein guter Arzt und Mensch zugleich wird seinem Kranken und dessen Angehörigen gegenüber die Wahrheit in die richtige Form zu kleiden wissen. Wir hören in unserem Berufsleben eher einen Vorwurf, wenn wir einmal die Vorhersage zu schwarz gefärbt haben, als wenn wir selbst bei hoffnungsloser Lage immer noch einem, wenn auch noch so schwachen Hoffnungsstrahl den Eintritt ins Krankenzimmer gewährt haben. Der körperlich Kranke, auch wenn er nicht fiebert und nicht deliriert, sondern anscheinemd im Vollbesitz seiner geistigen Kräfte und bei klarem Verständnis ist, ist auch ein psychisch Kranker, der eigener Art und Behandlung bedarf. Körperliches Kranksein und Gehirntätigkeit stehen in viel intimeren Beziehungen, als es sich der Laie denken kann; auch wir Ärzte wissen noch viel zu wenig darüber. Man sorgt schon dafür, daß ein Schwerkranker nicht blindlings Entscheidungen trifft, die angesichts eines zu erwartenden Endes zum Unglück der Familie führen müssen. Man läßt die notwendige Dosis Wahrheit mit dem Tropfglas bald da, bald dort einfließen und auch der Kranke bekommt, soviel er nötig hat, davon. Der Kranke kommt zu seinem Recht, aber es ist Vorrecht seines Arztes, darüber von Fall zu Fall, von Mensch zu Mensch zu entscheiden. Die Vertreter der praktischen Medizin sehen es geradezu als ihre Berufspflicht an, dort, wo die Kunst — wie leider oft — versagt, zu trösten und zu erleichtern, soweit es in ihrer Macht steht."

STICH sagte: „...ein taktvoller Arzt mit warmem Herzen wird stets die rechten Worte finden.“

MÜLLER: „... in welcher Form wir dem Kranken nicht alles sagen, was wir wissen oder zu glauben wissen, das wird uns jeweils die Liebe eingeben.“

MARTINI: „Das Recht, den eigenen Tod zu erleben, über ihn nicht betrogen zu werden, ist leicht zu statuieren, aber schwer durchzuhalten und es darf nicht verkannt werden, daß wir nicht nur die Würde des Kranken, sondern auch unsere eigene im Auge halten, wenn wir lügen... Das Gebot der Wahrhaftigkeit bleibt, aber offenbar tritt es in Konkurrenz mit jenem anderen Gebot — dem der Liebe, das auch gegenüber der Wahrhaftigkeit das erste und größte bleibt. Das setzt allerdings voraus, daß die Liebe selbst die richtigen Größenordnungen ihr eigen nennt.“

BAUER: „Das Risiko ist oft klein, bewegt sich nur in der Größenordnung 1:100. Es irrt aber ebenso derjenige, der nur die 99 komplikationsfreien Fälle sieht, wie derjenige, dem immer nur der eine unglückliche vor der Seele steht. ...Denn bei allem Wissen und Können bleibt immer noch ein Rest des Unberechenbaren und des Unerforschlichen, aber doch nicht minder Wirklichen.“

HALLERMANN: „...ich bin jedoch der Ansicht, daß es keine positive Pflicht für den Arzt geben kann, in jedem Fall nun ausnahmslos dem Patienten die Wahrheit zu sagen. Gewiß werden Situationen möglich sein, in denen der Kranke die Wahrheit verträgt. Ebenso sicher ist, daß in vielen Fällen die „Gewalt der Notwendigkeiten“ (SCHWEITZER) und das mitleidende Verständnis die Unterdrückung der Wahrheit gebieterisch fordert.“

MIKOREY: „Der Wahrheitsbegriff verliert an der Grenze des Lebens gegen den Tod seinen Sinn, weil seine Kriterien hier nicht mehr genau definiert werden können. Jedenfalls verändert die Voraussage des Todes den Tod als Erlebnis und Ablauf so entscheidend, daß die Grenze von Wahrheit und Lüge hier vollkommen verschwimmt. Das ist der tiefere philosophische Hintergrund der moralischen Schweigepflicht des Arztes, welche durchaus der Natur der Sache entspricht und nicht so leicht durch Forderung nach Wahrheit erschüttert werden kann, welche in der Region des Todes eben einfach undefinierbar wird.“

JORES: „Ich werde also meine Antwort so wählen, daß ich dem Patienten die Hoffnung auf Erhaltung seines Lebens nicht nehme — es sind ja auch immer wieder Irrtümer möglich — aber doch gleichzeitig auf den Ernst der Situation hinweisen. Der weitere Verlauf der Erkrankung tut dann das Seine.“

HEROLD führt dazu aus:

„Daß sich der Arzt in solchen und ähnlichen Fällen in seinem Innersten gegen eine Aufklärung des schwer oder gar lebensgefährlich erkrankten Patienten sträubt, ist durchaus verständlich. Muß er sich doch sagen, daß der noch vorhandene Heilungsglaube des Patienten, sobald dieser die Wahrheit erfährt, vielleicht restlos zusammenbricht, was sich auf den Krankheitsverlauf und die Heilungsaussichten äußerst nachteilig auswirken kann. Der Arzt, der dem Kranken die Wahrheit sagt, läuft also Gefahr, ihm damit einen Teil der Chance wieder gesund zu werden zu nehmen, denn die Hoffnungslosigkeit, ja schon der Zweifel an der Kunst des Arztes, kann mächtiger sein als alle Medikamente und sonstigen therapeutischen Methoden.“

Die Gefahr ist auch dann nicht zu vermeiden, wenn der Arzt den Patienten „taktvoll“ aufklärt. Selbst die taktvollste Erklärung eines Arztes — übrigens wohl in der Regel eine Selbstverständlichkeit — wird den Patienten nicht über sein Schicksal im Unklaren lassen, wenn sie eben wahrheitsgemäß sein soll. Der Gutachter muß eindeutig klarstellen, daß die Formulierung des RG (RG vom 29.2.1932) „die Art, wie der Heilbehandler den Kranken wahrheitsgemäß aufklärt, ist in der Regel eine Frage des ärztlichen Taktes“ die verkehrsübliche Art der Aufklärung umreißt, zur Frage der Vermeidung von psychischen Läsionen durch exakt wahrheitsgemäße Aufklärung aber keine Hilfe für den Arzt bedeutet.

Über den Umfang der Aufklärung gibt es in der Diskussion zwischen Juristen und Medizinern noch keine definitive Lösung. Größte Schwierigkeit ist hier, daß eine Schematisierung völlig unzulässig und unzureichend ist und eine Entscheidung wirklich nur von Fall zu Fall zu treffen ist.

Ein wichtiges Gebot einer erfolgreichen ärztlichen Behandlung ist die richtige psychische Leitung des Patienten durch den Arzt. Der Arzt hat einen Führungsanspruch (MARTINI), und er faßt diesen Anspruch zu Recht als Führungsverantwortung auf, die ihm niemand, auch nicht der Kranke selbst, abnehmen kann. Das erwartet auch der kranke Mensch vom Arzt (v. UEXKÜLL). Dazu gehört im wesentlichen die seelische Beeinflussung und Beruhigung des Patienten, die, wie LIERTZ und PAFFRATH ausführten, auch als eine der Vertragspflichten des Arztes überhaupt anzusehen ist.

WALDMANN meint dazu:

„Krankheit ist beim lebendigen Menschen nicht ein rein physischer Vorgang. Sie kann insbesondere durch den Lebenswillen maßgeblich beeinflußt werden. Dessen Beeinträchtigung ist nicht erlaubt. Auch er fällt in die Sphäre des im Grundgesetz geschützten Persönlichkeitsrechtes. Hier tritt also eine Konkurrenz zu den Gesichtspunkten auf, die der BGH als schützenswert dargelegt hat."

Eine wahrheitsgemäße Aufklärung des Patienten kann nämlich Persönlichkeitsrecht und Vertragspflicht geradezu zuwiderlaufen, indem der Patient durch die Ausführungen des Arztes eher unruhig und ängstlich wird. Es geht einfach nicht an, kategorisch eine wahrheitsgemäße Aufklärung des Patienten zu verlangen, die insbesondere bei schweren, prognostisch sehr ungünstigen Erkrankungen oder weittragenden Eingriffen durch eine mögliche psychische Alteration des Patienten zu einer schweren Belastung für den Patienten und zu einer schweren Gefahr für den Erfolg der Behandlung werden kann. Erschwerend kommt hinzu, daß man keinem Patienten von der Stirn ablesen kann, wie er auf die Eröffnung der Diagnose und auf die Darstellung der Risiken und Chancen reagieren wird (WAIDL).

HEROLD führt in diesem Zusammenhang aus:

„Keineswegs zeigt ein Arzt, der aus reiflicher Erwägung einem Patienten die Wahrheit vorenthält, einen Mangel an Verantwortungsgefühl, der dem Patienten Anlaß böte, in seinem Vertrauen zu diesem Arzt schwankend zu werden. Vollends unrichtig ist es anzunehmen, der Arzt würde nur aus Bequemlichkeit „lügen"; es ist für den Arzt — wenn er nicht das Wohl des Patienten im Auge hat — viel leichter, die nüchterne Wahrheit preiszugeben, als sie hinter Verklausulierungen oder Ausflüchten zu verbergen."

Dabei ist weiter zu berücksichtigen, daß „Krankheit die Glaubensbereitschaft des Menschen bis zum Aberglauben erhöht. Dieser Glaube ist in normalen Rahmen durch das Wort ‚Vertrauen' begrifflich zwischen Arzt und Patienten klar umrissen. Aus ihm einen Kraftstrom zur Mithilfe abzuleiten, ist sittlich gerechtfertigt. Dieses Moment muß vom Juristen voll gewertet werden, der ja auch sonst die besonderen Ausprägungen von Sitte und Sittlichkeit zu werten hat und lauteres und unlauteres Verhalten, Schutzgesetze, Ehrenrecht, Güterabwägungen aller Art sozusagen täglich berücksichtigt. Es ist keine Profanierung der Wunderheilungen, wenn darauf verwiesen wird, daß geheimnisvolle Kraftentfaltungen eines Patienten entfacht werden können, die Krankheiten zu überwinden vermögen. Diese Kraftenfaltungen werden durch unrichtige, unzeitgemäße oder zu weit getriebene Darstellung von negativen Erscheinungen der Erkrankungen oder deren Folgen beseitigt oder mindestens in der Wirkung fast beseitigt. Solche Kräfte entwickeln sich gar häufig erst, ‚wenn die Not am größten'. Sie nicht in die Berechnung ärztlicher Behandlungen einzubeziehen, geht nicht an" (WALDMANN).

Diese Kraftentfaltung hinwiederum ist aber weitgehend vom Vertrauen des Patienten zum Arzt abhängig, das auch heute noch weitgehend erhalten ist. Dieses Vertrauen wird in der Regel auch dazu führen, daß ein schwerkranker Patient geneigt ist, die Entscheidung über Art und Umfang der Behandlung, dem Arzt zu überlassen, zumal er erwarten darf, daß der Arzt das Beste für ihn zu tun bereit ist. „Nur bei verhältnismäßig wenigen Patienten besteht ein echter Wunsch nach weitgehender Aufklärung über Art und Schwere ihres Leidens und über die möglichen Komplikationen bei einem operativen Eingriff" (HEROLD), da in der

Regel der Patient selber fühlt, daß das Vertrautsein mit der ganzen Problematik seines Leidens ihn eher belastet, als erleichtert.

„Wie im Einzelfall „aufklärend" gesprochen werden kann und muß, welche Betonung welchem Wort, ob auf einmal oder mehrmals, gegeben werden muß, damit diese oder jene Resonanz erklingt — das ist die große Kunst des Arztes.

Jede auch scheinbar mit voller Überzeugung ausgesprochene Prognose und Diagnose kann daher stets nur relative Wahrheit sein. Je nach der Persönlichkeit des kranken Menschen kann und muß diesem über die dubiöse Prognose einer Erkrankung volle Aufklärung gegeben werden, wie auch im Einzelfall einmal alles verschwiegen werden muß. Das Schweigen besteht aber nicht nur darin, daß der Arzt aufhört zu reden. Feinste Nuancen der Wortbetonung, geschickte Umschreibung von Begriffen wie Krebs, Schwindsucht u. a. m. pflegt der Arzt anzuwenden — um die relative Wahrheit einer jeden Prognose und Diagnose verständlich zu machen. Das ist die Kunst des Arztes, die nicht übertragbar ist und stets individuell neu erworben und auf die Persönlichkeit des kranken Menschen in immer wechselnden Varianten neu abgestellt werden muß. Aber auch das, was der Arzt im Einzelfall einmal bewußt oder unbewußt verheimlicht — und was ihm dann nach abstrakt-theoretischen Vorstellungen zum Vorwurf gemacht wird — kann für den Arzt nie sicher Gewißheit sein. Der Arzt wird stets bemüht sein, eine richtige Prognose zu geben, er will und kann auch nicht Prophet sein, wohl aber ein Diplomat im guten Sinn, der seine Worte genau abwägt, Zuspruch und Zweifel, Erforschung und diagnostische Erklärung gibt oder auch zeitweise oder für immer zurückhält und in alledem wahrzusprechen sich redlich bemüht, wahrer als der apodiktisch Urteilende. Die Grenze zwischen Lüge und Wahrheit scheint aber, wenn man die Dinge so betrachtet und von ihnen sprechen will und muß, fast unsichtbar. Aber diese Grenze ist stets vorhanden und durch keinen Überbau aus der Welt zu schaffen" (PERRET).

Im Hinblick auf die Reaktionen der meisten Patienten bei der Eröffnung der Krebsdiagnose gilt im Gegensatz zu MALTEN mit Recht die Regel, daß die Diagnose Krebs dem Kranken nicht eröffnet wird (LÜDECKE, KRECKE, MIKOREY, MORGENTHUM). So schrieb auch ENGISCH, daß insbesondere bei Krebs, um der Gemütsverfassung der Kranken willen, meist die Aufklärungspflicht in Frage gestellt sei und so — was theoretisch-juristisch als Ausnahme erschien — praktisch-medizinisch die Regel sei: die Aufhebung oder wenigstens weitgehende Auflockerung der Aufklärungspflicht. Das muß zur anerkannten Regel bei „lebensgefährdeten Patienten ohne Heilungsaussicht" (entsprechend dem Schema von SCHWALM) werden, da in diesen Fällen eine weitgehende Aufklärung keine Bedeutung für den Zweck der Aufklärung haben würde, da vom Patienten, der nicht mehr zu heilen ist, keine Einwilligung zu Heileingriffen gefordert wird. Aber auch bei lebensgefährdeten Patienten mit überwiegender, bedeutender oder geringer Heilungsaussicht, bei denen aber ein Heileingriff noch indiziert ist, darf nicht soweit aufgeklärt werden, daß die Aufklärung dem Patienten schadet, seinen Genesungswillen herabsetzt und damit zu einer „heilzweckwidrigen Aufklärung" (SCHWALM) wird.

Es muß von den Gutachtern immer wieder betont werden, daß bei Krebspatienten die Unterrichtung über die Diagnose, selbst wenn es in vorsichtiger Weise geschieht, nach allen Erfahrungen der ärztlichen Praxis nur in Ausnahmefällen den Heilungswillen wachrufen kann, und weit eher zu Todesangst und Resignation führt. „Schon die Diagnose Krebs gilt beim Laien als Todesurteil" (SCHWALM). Dies umsomehr, als heute fast jeder Laie über die äußerst ungünstige Prognose dieses Leidens weitgehend informiert ist und die geringe Heilungsquote nur wenig Hoffnung geben kann. Es gibt aber einen Tod aus Hoffnungslosigkeit selbst da, wo die körperliche Krankheit eine günstige Prognose erwarten läßt (ROEMER). Diese Kenntnis und die aufgezeigte Reaktion des Patienten wird keine auch noch so schonende oder vorsichtige Aufklärung vermindern können, es sei denn, die Rechtsprechung würde unter schonend und vorsichtig eine sehr weite Auslegung des Begriffes „wahrheitsgemäße Aufklärung" verstehen.

Einer solchen Begriffsbestimmung könnte auch vom medizinischen Standpunkt aus zugestimmt werden, wenn die Rechtsprechung damit die weitgehend praktizierten Usancen der Ärzte sanktionieren würde. In der Praxis würde das so aussehen, daß z. B. einem Krebskranken vom Arzt die Diagnose als Erkrankung entzündlichen Charakters umschrieben wird (s. dazu auch BOCKELMANN). Da das Krebswachstum eine Reaktion des Körpers auszulösen scheint, die pathophysiologisch den bekannten Vorgängen einer Entzündung entspricht, wäre eine solche Formulierung nicht unrichtig und würde die Anwendung schreckenerregender Begriffe wie Krebs oder Geschwulst dem Patienten gegenüber erübrigen. Es ist heute auch jedem Laien bekannt, ein welch ernstes Krankheitsbild eine Entzündung sein kann. Es wird in der Regel dem Arzt nicht schwerfallen, den Patienten psychisch so zu leiten, daß er die Notwendigkeit eines vorgeschlagenen Eingriffes erkennt und rechtswirksam einwilligt, zumal die Hoffnung auf einen Behandlungserfolg dann sicher seinen Heilungswillen wachruft. Sollte es nicht gelingen, dem Patienten auf diese Weise einen Eindruck vom Ernst der Lage zu vermitteln, bliebe dazu schließlich die Andeutung, daß die Entwicklung eines Krebses nicht ausgeschlossen sei und man immer versuchen müsse, einer solchen Entwicklung vorzubeugen. Erst wenn auch diese Vorstellungen nicht das vom Patienten bei der Behandlung unbedingt erforderliche Mitwirken auslösen können, erscheint unter Umständen eine restlose Aufklärung des Patienten angezeigt.

Für diese Fälle, aber auch nur für jene, bei denen man durch eine eingehende Aufklärung, unter Umständen auch über die Diagnose Krebs, die Zustimmung zu einem Eingriff zu erlangen hofft, der eine Heilung für den Patienten mit an Sicherheit grenzender Wahrscheinlichkeit mit sich bringt, wird man evtl. das Risiko eines psychischen Schocks in Kauf nehmen dürfen. Die Konfliktsituation für den Arzt besteht jedoch darin, daß er selten mit einem solch hohen Wahrscheinlichkeitsgrad sagen kann, daß der vorgesehene Eingriff dem Krebspatienten wirkliche und endgültige Heilung bringt. Wird mit dem Eingriff eine Heilung erreicht, wird der Schock über die Eröffnung der Krebsdiagnose abklingen und die erweiterte Aufklärung hat im Schlußeffekt dem Wohle des Patienten gedient. Waren aber bereits nicht erkennbare Metastasen vorhanden und nimmt das Krebsleiden trotz des Eingriffes seinen schicksalsmäßigen Verlauf, dann wird das Wissen des Patienten um sein Leiden, insbesondere im Zusammenhang mit dem Allgemeinwissen um die Unheilbarkeit solcher Umstände, eine erhebliche psychische Belastung sein, die den weiteren Krankheitsverlauf nicht nur erschweren, sondern auch beschleunigen kann.

Die oberste Rechtsprechung hat nun zu diesen Gesichtspunkten verschiedene vieldiskutierte und mißverstandene Entscheidungen gefällt:

So das RG (am 29. 2. 1932) und der BGH vom 10. 7. 1954:

„Der Pflicht zur Aufklärung kann nicht mit dem Hinweis darauf begegnet werden, daß es in einzelnen Fällen vielleicht zweckmäßig sei, den Patienten nicht aufzuklären. . . . Selbstverständlich werde der Arzt versuchen, den Kranken vor schädlicher Ängstlichkeit zu bewahren und ihn auch nicht unnötigerweise auf die schlimmen Folgen hinweisen, die seine Erkrankung möglicherweise hervorbringen könne. Aber das müsse gegenüber der Notwendigkeit zurücktreten, daß der Arzt sich vor jedem Eingriff der klaren, auf zutreffende Vorstellungen über Art und Folgen des Eingriffes beruhende Einwilligung des Kranken versichern müsse. Soweit die mit der Einholung verbundene Aufklärung die Herabdrückung seiner Stimmung oder sogar seines Allgemeinbefindens zur Folge habe, handle es sich um unvermeidbare Nachteile, die in Kauf genommen werden müssen."

Ferner der BGH am 16. 1. 1959:

„Der Hinweis der Revision, man eröffne einem Krebskranken nicht die richtige Diagnose, wurde für unzutreffend erklärt. Den Kranken in vorsichtiger Weise über die Diagnose zu unterrichten und ihn auch, schon um seinen Heilungswillen wachzurufen, den Ernst seiner schweren Erkrankung nicht vorzuenthalten und dabei das richtige Wort zu finden, ist Aufgabe des Arztes."

Diese Entscheidungen beinhalten nach KLEINEWEFERS aber keine restlose Aufklärungspflicht. Besonderer Anlaß dazu kann nur entstehen, wenn ein Patient nur durch die Mitteilung der Diagnose und einen Hinweis auf die schweren Gefahren der Erkrankung, wenn diese nicht behandelt wird, zu bewegen ist, den erforderlichen Heilmaßnahmen zuzustimmen. Das ist auch aus der Feststellung des BGH zu entnehmen, daß es nicht nötig sei, die Diagnose Krebs zu erwähnen, daß das nur nötig sei, wenn ohne entsprechenden Hinweis die Einwilligung nicht zu erreichen sei (BGH vom 28.11.1957 und 16.1.1959; s. dazu auch SCHWALM).

Da von den Ärzten in der Regel eine Aufklärung des Patienten über die Diagnose und Prognose bei Krebsleiden nicht durchgeführt wird, ist auch von verschiedenen Juristen für den Sonderfall Krebs eine großzügige Einschränkung der Aufklärungspflicht postuliert worden (SCHMIDT, KLEINEWEFERS, SCHWALM u. a.). Das ist im Grunde auch für die Fälle erforderlich, in denen bei lebensgefährdeten Patienten mit überwiegender oder bedeutender Heilungsaussicht die Einwilligung zu einem Heileingriff nur durch eine weitgehende Aufklärung erreichbar erscheint. Zu recht kann natürlich gesagt werden, daß die Entscheidung, ob sie die Chance auf Heilung wahrnehmen wollen, die Patienten erst nach entsprechender Aufklärung fällen könnten, während Unkenntnis der Situation ihnen einen Heileingriff nicht erforderlich scheinen lassen könne. Hinzukommt, daß heute auch jeder Laie weiß, daß z. B. bei frühzeitiger Operation, das Krebsleiden nicht in jedem Fall ohne Heilungsaussicht ist. Bedenklich erscheint jedoch die „Erzwingung einer solchen Einwilligung" durch die ausdrückliche oder die durch die erweiterte Aufklärung sinngemäße Eröffnung der Alternative: Heileingriff oder Tod. Bedenklich einmal, weil kein Arzt eine absolut sichere Prognose — insbesondere bei der Krebserkrankung — stellen kann und somit auch in keinem Fall mit Sicherheit sagen kann, ob der Heileingriff definitive Heilung bedeutet. Es muß sogar daran gedacht werden, daß der Patient in einem solchen Verhalten des Arztes eine Bedrohung sehen könnte, die seine Einwilligung dann sogar rechtsunwirksam machen würde. Bedeutsamer erscheint aber noch, daß durch ein solches Aufklären der Patient, da seine Reaktion niemals sicher vorhergesehen werden kann, trotz der Heilungsaussicht evtl. in Todesangst gerät und in einem solchen „affektiven Zustand" (ROEMER) eine freie Willensentscheidung des Patienten nicht möglich ist, also festgestellt werden muß, ob eine unter solchen Umständen gegebene Einwilligung überhaupt rechtswirksam ist.

Die Ausführungen zur Aufklärungspflicht über die Diagnose gelten im wesentlichen auch für die Aufklärung über das vorgesehene *therapeutische Handeln*.

Eine nachteilige Beeinflussung des therapeutischen Erfolges durch eine zu weitgehende Aufklärung hat bereits das Reichsgericht in seinem Urteil vom 3. 12. 1941 anerkannt:

„Ob und inwieweit im Einzelfall eine solche Belehrung erforderlich ist, ist Taktfrage. Es ist dabei zu berücksichtigen, daß eine eingehende Belehrung u. U. den beabsichtigten ungestörten Heilungsverlauf beeinträchtigen kann."
(Siehe auch KG vom 24. 11. 1932.)

Das RG (vom 1. 3. 1912) beschränkte daher die Aufklärung:

„Eine umfassende Belehrung könnte sogar falsch sein. Sie könnte den Kranken von der, trotz damit verbundener Gefahren, gebotenen oder zweckmäßigen Operation abschrecken und den Kranken in Angst und Schrecken versetzen und so den günstigen Verlauf der Operation und der Heilung (Behandlung) gefährden."

SCHMIDT bemerkt dazu:

„Ein Verschweigen des wahren Befundes bei ernsthaften und gefährlichen Erkrankungen wird nur dann unbedenklich sein, wenn seine Offenbarung eine erhebliche nachteilige Wirkung gerade auch auf den Operationsablauf besorgen läßt, wenn überdies die Notwendigkeit der Operation über jeden Zweifel erhaben ist und der operierende Arzt, der sich die Einwilligung ohne volle Aufklärung über den Befund hat erteilen lassen, keinen zwingenden Grund zu der Annahme hat, daß der Patient sich ihm bei voller Kenntnis der Erkrankung für diese Operation nicht anvertraut haben würde.“

Wenn die Rücksicht auf das Selbstbestimmungsrecht des Patienten die Rechtsprechung dazu bewogen hat, die Pflicht zur vollen, wahrheitsgemäßen Aufklärung als Grundsatz aufrecht zu erhalten, so ist das aus Gründen des Persönlichkeitsrechtes zu verstehen. Andererseits ist die Argumentation, daß der Kranke bei genauer Kenntnis seines Leidens andere Dispositionen im Rahmen seines sozialen Lebensraumes treffen könne und u. U. müsse, sicher nicht richtig, denn nach aller Erfahrung wird ein Patient bei jeder Krankheit, von der er selbst merkt, daß sie für ihn einen ungewissen Verlauf hat, insbesondere aber wenn der Arzt ihm den Ernst der Lage angedeutet hat, bei entsprechendem sozialen Empfinden, wie Sorge um seine Familie usw., seine Dispositionen so treffen, als ob er bereits wüßte, daß sein Leiden schwer zu heilen oder unheilbar sei. Bereits GOLDHAHN und HARTMANN wiesen schließlich auf die Gefahr übereilter Maßnahmen von seiten des Patienten hin, wenn ihm durch die Aufklärung unbegründete Angst induziert bzw. der letzte Hoffnungsschimmer genommen sei. Auch der Rechtfertigung dieses Grundsatzes insofern, als seitens des Arztes unter Umständen damit zu rechnen ist, daß der Patient in Kenntnis einer hochgefährlichen Erkrankung, deren operative Behandlung mit erheblicher Lebensgefahr verbunden ist, sich nicht ihm, sondern lieber einem anderen Arzt anvertrauen würde, dessen Erfolge auf dem betreffenden Gebiete bekannt sind und solchen Entscheidungen durch Verschweigung des Befundes nicht vorgegriffen werden darf (SCHMIDT), ist entgegenzuhalten, daß es genügen dürfte, dem Patienten in solchen schweren Fällen das Hinzuziehen eines Consiliarius vorzuschlagen. Außerdem ist dazu zu bemerken, daß es in der Regel ärztliche Gewohnheit ist, bei besonders schwierigen Fällen, insbesondere auch bei außergewöhnlichen Operationen, den Patienten darüber aufzuklären, inwieweit er von der Behandlung bei einem anderen Arzt, insbesondere einem Spezialisten, Vorteile der Behandlung zu erwarten hat, und es ihm freizustellen, sich mit einem anderen Arzt zu beraten oder sogar sich von einem anderen Arzt behandeln zu lassen.

Schließlich betont WALDMANN:

„Wenn ein Patient mit einem Leiden zum Chirurgen kommt, das tödlich ist, so ist bei der ‚Güterabwägung‘ grundsätzlich klar, daß das kleinere Übel in Kauf genommen werden darf. Die Befreiung von Leiden ist der Idealfall, den der Patient vom Arzt erwartet. Ist dieses Ziel nicht erreichbar, so will er Linderung seines Leidens und vor allem Lebensverlängerung. Insoweit besteht eine konkludente Übereinstimmung zwischen Patienten und Arzt und sogar ein immanenter Auftrag, mindestens aber eine immanente Zustimmung, die der Jurist, unterstellen kann. Dieser Gedankengang ist bei den jetzigen oberstrichterlichen Entscheidungen vernachlässigt.“

Der medizinische Sachverständige hat bei Gutachtenfragen zur erforderlichen Aufklärung über die vorgesehenen therapeutischen Maßnahmen drei Gesichtspunkte zu unterscheiden:

a) Die Aufklärung über sichere Folgen (Verlust eines Organes usw.)
b) Die Aufklärung über unerwünschte, aber mögliche Folgen
 b_1) allgemein bekannte Folgen (Infektion, Embolie, Pneumonie usw.)
 b_2) außergewöhnliche Folgen (Komplikations- und Schadensdichte).
c) Verhältnis von Behandlungsnotwendigkeit und Gefahren der Behandlung.

a) Sichere Folgen eines ärztlichen diagnostischen oder therapeutischen Eingriffes wie z. B. Miktionsbeschwerden nach der Cystoskopie, der Verlust der Niere bei Pyonephrose usw., müssen soweit mitgeteilt werden, daß der Patient die allgemeine Bedeutung des Eingriffes erkennen kann und das Für und Wider bei der für die Einwilligung erforderlichen Willensbildung abwägen kann. Es

„genügt aber eine Erklärung in großen Zügen, die dem Bildungsniveau des Patienten angepaßt ist" (KLEINEWEFERS).

Besonderer Aufmerksamkeit bedürfen in diesem Zusammenhang jedoch „Patienten mit Sonderinteressen" (SCHWALM), da für sie typische Folgen wesentlich sein können, die für den Durchschnittspatienten u. U. unwesentlich sind. So sollte z. B. ein Heizungsmonteur bei sicherem Nierenverlust darüber aufgeklärt werden, daß er in Zukunft nicht mehr Feuchtigkeit und Nässe ausgesetzt sein darf und dadurch evtl. eine Umschulung erforderlich wird.

Dabei darf die Aufklärung vom Arzt auch nicht mit Erklärungen erfolgen, die bei dem Patienten einen wesentlichen Irrtum hervorrufen können (RG vom 19. 5. 1931). Sind die Folgen eines ärztlichen Eingriffes nicht völlig zu überblicken und äußert sich der Arzt trotzdem darüber in bestimmter Weise, so handelt er unter Umständen fahrlässig, „wenn er erkennen kann, daß der Patient auf mögliche Folgen Wert legt (z. B. Erhaltung der Zeugungsfähigkeit usw.) und im Vertrauen auf die Erklärung des Arztes seine Entscheidung trifft, ob er überhaupt den Eingriff vornehmen lassen will" (HENKEL). Das gilt z. B. auch für das Anraten der operativen Entfernung eines Nierensteines, ohne den Patienten auf die Möglichkeit aufmerksam zu machen, daß sich erneut Steine bilden können, d. h. wenn der Patient seine Einwilligung zur Operation in der irrigen Annahme gibt, daß der einmalige operative Eingriff ihn für immer von dem Nierensteinleiden befreie.

„Besondere Vorsicht ist für den Arzt geboten, wo es, wie aus den Äußerungen des Patienten zu entnehmen ist, um die Berufsfähigkeit des Patienten geht. Der Kranke kann triftige Gründe zu dem Wunsche haben, lieber mit Sicherheit noch eine begrenzte Zeit zu leben, als die Chance, einer erheblichen Lebensverlängerung mit der Gefahr eines Operationstodes zu erkaufen; es kann ihm aber auch erwünschter sein, sein Leben durch Unterlassung der Operation aufs Spiel zu setzen, als es durch eine, seine Berufsausübung unmöglich machende Amputation zu verlängern. Bei einem im Berufsleben stehenden Patienten wird der Arzt mit solchen Möglichkeiten immer rechnen müssen. Das nötigt dann aber gegebenenfalls zu rückhaltloser Aufklärungspflicht über die mit gewisser Wahrscheinlichkeit oder mit Möglichkeit oder gar mit Sicherheit zu erwartenden Operationsfolgen. Erklärt gar der Patient mit Bestimmtheit, er könne die Operation nur vornehmen lassen, wenn Berufsunfähigkeit unter keinen Umständen das Ergebnis der Operation sein könne, so wäre es äußerst gewagt, wenn der Arzt die Operation ohne Rücksicht auf bekannte, wenn auch vielleicht nur seltene, also atypische Schädigungsmöglichkeiten als so gut wie sicher hinstellen würde. Freilich wird dem Patienten auch darüber das Nötige zu sagen sein, was im Hinblick auf den konkreten Befund das Unterbleiben des Eingriffes für die Berufsfähigkeit mit Sicherheit oder Wahrscheinlichkeit zu bedeuten haben würde" (SCHMIDT).

Über sichere Folgen, die allgemein bekannt und für einen verständigen Patienten unwesentlich sind (z. B. Einstich bei der Periduralanästhesie usw.) entfällt eine Aufklärungspflicht.

b_1) Folgen eines Heileingriffes wie Infektion, Thrombose, Embolie, Pneumonie sind Gefahren auch des kleinsten Eingriffes. Diese Möglichkeiten gehören heute zum Allgemeinwissen, so daß der Arzt — auch ohne vom Patienten befragt zu sein — nicht besonders darauf hinweisen muß (s. dazu FRIEDRICH, KLEINEWEFERS, ERDSIEK). In diesem Sinne entschied das OLG Celle am 14. 1. 1960. Der Kläger hatte hier einen traumatischen Oberschenkelbruch erlitten. Der beklagte Arzt versprach ihm Nagelung, die er auch durchführte. Später trat eine Wundeiterung auf, die eine langwierige Behandlung erforderlich machte. Der Patient machte mit einer Schadensersatzklage geltend, der Arzt habe ihn nicht genügend über die Gefahren der Operation aufgeklärt. Die klageabweisende Entscheidung enthielt folgende Begründung:

„Wenn der Kläger gewußt habe, daß die Operation mit irgendeiner Verletzung der Weichteile des gebrochenen Oberschenkels verbunden war, sei ihm auch klar gewesen, daß die Gefahr einer Infektion der Operationswunde bestand, denn dies gehöre zum Allgemeinwissen jedes Einsichtigen, und der Beklagte habe deshalb den Kläger hierauf nicht noch besonders hinweisen müssen."

Der BGH führte am 10. 2. 1959 dazu aus:

„Auch wisse jeder Patient, und es bedürfe insoweit keines Hinweises, daß auch die geringsten operativen Eingriffe zu irgendwelchen Komplikationen führen könnten" (s. dazu auch CHANTRAINE).

Die Gerichte haben den Arzt auch weitgehend von der Pflicht entbunden, den Patienten auf alle *erdenklichen Gefahren* einer Behandlung, insbesondere einer Operation, aufmerksam zu machen.

So entschied der BGH am 10. 7. 1954:

„Atypische Gefahren und Folgen einer Behandlung erübrigen eine Darlegung. Insbesondere ist der Arzt nicht verpflichtet, bei geringfügigen Eingriffen auf die Möglichkeit schädlicher Folgen unter nicht voraussehbaren, ungünstigen Umständen hinzuweisen."

Daß der Patient auf jede nur erdenkliche Nebenwirkung hinzuweisen ist, sei nie verlangt worden! (BGH vom 16. 1. 1959, KLEINEWEFERS; ferner RG vom 14. 11. 1936 und vom 3. 12. 1941; BGH vom 11. 4. 1956; LG Düsseldorf vom 11. 7. 1956 und OLG Stuttgart vom 29. 4. 1957).

Es hieße auch die ärztliche Sorgfaltspflicht weit zu überfordern, sollte der Arzt eine bis ins Detail gehende Aufklärung über alle nur möglichen Folgen der Behandlung geben (FRIEDRICH, HEROLD). Viele Patienten würden dadurch nur ängstlich und kopfscheu werden, zumal sie oft genug falsche Vorstellungen von der Art ihres Leidens haben (KRECKE, MILLER) und eine zu weitgehende Aufklärung eher weitere Verwirrung stiften kann, als beruhigende Klarheit. Es wäre geradezu unärztlich, die Aufklärungspflicht auf atypische Komplikationsmöglichkeiten auszudehnen, die auf einer unvorhersehbaren Verkettung unglücklicher Umstände beruhen (ENGISCH, SCHMIDT, THIRSCH).

b_2) Abgesehen davon, daß durch eine umfassende Aufklärung u. U. sehr viel Zeit auf Kosten anderer Patienten verloren ginge (GÖPPINGER), wäre im Schlußeffekt noch nicht sicher, ob sich der Patient nach solch detaillierter Aufklärung nicht mit so viel „seelischem Zwiepalt" (MORGENTHUM) der Behandlung unterziehen würde, daß die Komplikationsquote dadurch sogar noch erhöht würde.

Die Aufklärungspflicht bei diagnostischen und therapeutischen Maßnahmen hält sich also in relativ engen Grenzen (FRIEDRICH). Aufzuklären ist über sogen. typische Gefahren (LANGELÜDDEKE, SCHMIDT, SCHWALM), wobei darunter Gefahren verstanden werden, „mit denen man in etwa rechnen muß" (HALLERMANN), insbesondere dann, wenn zwar Bekämpfungsmittel bekannt sind, dadurch die Gefahren aber nicht immer mit Sicherheit zu meistern sind (ERDSIEK, SCHMIDT).

Bei der Begutachtung wird der Gutachter also darauf abzustellen haben, was typische und was atypische Gefahren sind. Um sich dabei von subjektiven Eindrücken und vieldeutigen, verschwommenen Begriffen frei zu machen, sind Juristen und Mediziner in zunehmendem Umfang von statistischen Unterlagen als objektivem Maßstab ausgegangen. Schon FRIEDRICH hatte postuliert:

„Deshalb wird man wohl das Problem (Ausmaß der Aufklärung) einigermaßen befriedigend nur kasuistisch behandeln können und versuchen müssen, aus einer Vielzahl von Fällen, einige Grundsätze abzuleiten."

PERRET hat dann — wohl erstmals (REICHENBACH) — auf die Bedeutung und Notwendigkeit einer statistischen Erfassung von Früh- und Spätkomplikationen als Grundlage für die Beurteilung des Ausmaßes der erforderlichen Aufklärung hingewiesen. Abgestellt wird dabei auf die Schadens- und Komplikationsdichte.

Schadensdichte bedeutet die Häufigkeit eines konkret bezeichneten Schadens im Verhältnis zu einer bestimmten Anzahl von bestimmten Eingriffen.

Komplikationsdichte ist der Begriff, der sämtliche Schädigungsmöglichkeiten bei bestimmten Eingriffen umfaßt. Dabei macht die Summe der nach Art und Beeinträchtigungsintensität typischen und belangvollen Schäden, die eine Behandlung mit sich bringen kann, die Gefährlichkeit dieser Behandlung aus, nicht jedoch die einzelne Schädigungsmöglichkeit für sich allein.

Der Gutachter muß darauf achten, daß er seiner Beurteilung eine „gereinigte Statistik" (PERRET) zugrunde legt (s. dazu auch VENZLAFF). Dazu muß er die einschlägige — insbesondere den Zeitpunkt der Schädigung charakterisierende — Literatur kennen. Ferner muß er streng auf die Vergleichbarkeit der Kollektive aus dem eigenen Krankengut bzw. der Literatur achten, d. h. seine Statistik darf nur Fälle gleicher Altersgruppen, gleicher Erkrankung und Behandlungsart usw. umfassen.

Bei allen Vorbehalten gegen die Statistik (MARTINI, NEIDHART, WENDTE) ist aber GÖPPINGER absolut zuzustimmen, wenn er ausführt, daß eine erhebliche Relativität der Statistik eher in Kauf zu nehmen ist, als die Anwendung unbegrenzt dehnbarer Begriffe, von deren Auslegung im Einzelfall die Rechtmäßigkeit einer Handlung abhängig gemacht werden kann. „Ein guter medizinischer Sachverständiger ist, wer seine Sache versteht, sein Wissen übersieht" (NACKE), (s. dazu auch LÜDERS, WAGNER). Unter diesen Gesichtspunkten werden auch in Gerichtsentscheidungen in zunehmendem Maße konkrete gutachterliche Angaben über Schadens- und Komplikationsdichten als Maßstab für das erforderliche Ausmaß der Aufklärung genommen (OLG Frankfurt vom 7. 3. 1951, BGH vom 10. 7. 1954, OLG Köln vom 5. 4. 1955, OLG Celle vom 23. 9. 1955, LG Frankfurt vom 2. 2. 1956, OLG Neustadt vom 1. 10. 1957, OLG Hamm vom 28. 10. 1957). Bei einer Komplikationsdichte unter 4% wurde in der Regel eine Aufklärungspflicht nicht für erforderlich gehalten (s. dazu auch HENKEL, PERRET). Darüberhinaus sind Schadens- und Komplikationsdichte auch ein wertvoller Maßstab für die Frage der Vorhersehbarkeit, wie im Abschnitt B II 2 b β bereits angedeutet wurde.

Eine solche Abstellung auf konkrete Zahlenangaben erleichtert die gutachterliche Tätigkeit und macht es dem Gericht einfacher, ein gerechtes Urteil zu sprechen (REICHENBACH).

c) Von besonderer Bedeutung — und vom medizinischen Sachverständigen besonders zu beachten — ist das Verhältnis zwischen Notwendigkeit der Behandlung und ihren Gefahren.

Eine lebensnotwendige Heilbehandlung erfordert weniger Aufklärung als eine rein zweckmäßige z.B. kosmetische Operation (KLEINEWEFERS, KUHNS, FRIEDRICH, SCHMIDT). GÖPPINGER setzt das Maß der Aufklärung in ein reziprokes Verhältnis zur Schwere der Erkrankung und dem durch die Behandlung erwarteten Heilerfolg. Gefahren, die bei einem lebensrettenden Eingriff im Hinblick auf den Gesamterfolg als unwesentlich anzusehen sind, können bei einer zweckmäßigen Behandlung, die nicht unbedingt erforderlich ist, dazu führen, daß der Patient nach entsprechender Aufklärung von dem vorgesehenen Eingriff absehen möchte. „Das folgt aus dem Charakter einer solchen Behandlung, die oft nicht von dem Willen zu einer Gesundung, sondern von modischen, sportlichen oder sonstigen Motiven getragen wird, also von Erwägungen, die im Grunde genommen außerhalb des Bereiches der klassischen ärztlichen Berufstätigkeit liegen" (FRIEDRICH).

Daß die Dringlichkeit eines erforderlichen ärztlichen Eingriffes neben der Gefährlichkeit von ausschlaggebender Bedeutung ist, hat der BGH im Urteil vom 10. 2. 1954 betont:

„Hat der Arzt einen Patienten vor sich, dessen Leben nach seiner ärztlichen Ansicht bedroht ist, so braucht er mit der Einwilligung nicht viel Umstände zu machen. Er wird unter solchen Verhältnissen die Einwilligung einfach darin erblicken dürfen, daß der Kranke bei ihm zur Behandlung erscheint oder doch darin, daß er der ihm mitgeteilten Operationsabsicht nicht widerspricht." (Siehe dazu auch OLG Stuttgart vom 16. 9. 1955.)

Die Aufklärungspflicht geht umso weiter, je weniger dringlich der ärztliche Eingriff ist (Gunkel, Schmidt, Liertz u. Pfaffrath, Burmester, dazu auch OLG Naumburg vom 18. 2. 1932).

„Bei kosmetischen Operationen, die ja gar keinen Heilzweck verfolgen, müßte sie sich sogar auf atypische Gefahren erstrecken, soweit sie von ärztlicher-wissenschaftlicher Erfahrung aus erkennbar sind" (Schmidt).

Bei urologischen Behandlungen, insbesondere Steinkranken, bei denen oft über längere Zeiträume u. U. relativ häufig Alkaloide verabreicht werden müssen, ist an die Gefahr zu denken, die eine längere Anwendung eines Betäubungsmittels mit sich bringt. Wie das OLG München in seinem Urteil vom 23. 11. 1956 darlegte, ist der Arzt (wie schon vom RG am 3. 12. 1941 ausgeführt) grundsätzlich verpflichtet, bevor er einen Kranken um die Einwilligung zu einer Behandlungsart ersucht, die mit besonderen Gefahren für die Gesundheit verbunden ist, wie sie die längere Anwendung eines Betäubungsmittels stets mit sich bringt, den Kranken darüber zu belehren, auch wenn es im Einzelfall Tatfrage bleiben mag, ob und inwieweit eine solche Belehrung erforderlich ist. Eine Warnung vor kritikloser Verabreichung von Alkaloiden! Der Gutachter wird sich ggfls. zur Notwendigkeit der Verabreichung, Dauer der Anwendung und Häufigkeit von Suchten bei speziellen Medikamenten äußern müssen.

Eine Sonderstellung nimmt in diesem Zusammenhang die Frage der sogenannten erweiterten Operation ein.

Schmidt führt dazu aus:

„Es muß aber auch an die Fälle gedacht werden, in denen die Diagnose mit Sicherheit ohne operativen Eingriff gar nicht gestellt werden kann, so daß eine Aufklärung über den Befund vorher gar nicht wirklich möglich ist. Soll in solchen Fällen die Operation nicht überhaupt ausschließlich diagnostischen Zwecken dienen, so wird mit verschiedenartigen therapeutischen Möglichkeiten zu rechnen sein, und erst die Operation selbst wird dem Arzt zeigen, welche Maßnahmen zu ergreifen sind, wieweit die Operation zu erstrecken ist, ob Organe zu entfernen, Verwachsungen zu beseitigen sind usw. Hier muß der Patient über die Unsicherheit der Diagnose, tunlichst auch über die erkennbaren Möglichkeiten, sowie darüber aufgeklärt werden, daß der Arzt, wenn die Operation Erfolg haben soll, seine endgültige Entscheidung erst während der Operation treffen kann. Die Einwilligung in eine Operation unter diesen Umständen bedeutet, daß der Patient mit allen Maßnahmen einverstanden ist, die sich als notwendig und unaufschiebbar herausstellen oder deren Aufschiebung doch sehr unzweckmäßig wäre." (König, Kohlhaas, ferner KG vom 24. 11. 1932 und BGH vom 28. 11. 1957.)

Das alles soll nicht bedeuten, daß der Arzt grundsätzlich bei dem Ausmaß der Aufklärungspflicht nicht schuldhaft handeln kann. Vermeidbare Verfehlungen sind häufiger als allgemein angenommen wird, vor allem, wenn es sich um moderne diagnostische, therapeutische Verfahren handelt. „Man ist oft erschüttert, wie wenig der Aufklärungspflicht durch die Ärzte nachgekommen ist und wie wenig die Kranken auf die Schwere und das Risiko eines Eingriffes hingewiesen werden" (v. Redwitz).

Der Richter und der Laie befinden sich in nachträglicher und rückblickender Beurteilung in einer „glücklichen Lage". Nach allen Richtungen ist der Fall dann geklärt, der Endausgang bekannt. „Bei der Urteilsbildung ist der Richter nur formalen Bindungen unterworfen, für die der Arzt in seiner Berufstätigkeit keine Verwendung hat und dadurch das gegenseitige Sichverstehen so oft erschwert, ja unmöglich gemacht wird" (Guleke). Der Arzt befindet sich grundsätzlich dagegen in einer schlechten Position. Was „damals" zwischen dem Arzt und dem Kranken „besprochen und aufgeklärt" wurde, welcher Tenor welchem Wort gegeben wurde, welche Resonanz dies bei dem Bildungsgrad des Kranken usw. haben mußte u. a. m., das ist Monate und Jahre danach, wenn dies am grünen Tisch beurteilt und „abgewogen" wird, im einzelnen nicht mehr reproduzierbar. Deshalb ist der beklagte Arzt so oft den Beschuldigungen mehr oder weniger schutzlos preisgegeben.

β) Sorgfaltswidrige Behandlung — Überspannung der Sorgfalt

In der Praxis bereitet die Feststellung, ob vom behandelnden Arzt die erforderliche Sorgfalt angewandt wurde, den Richtern oft erhebliche Schwierigkeiten, so daß die Aussage des medizinischen Sachverständigen über die im Einzelfall erforderliche Sorgfalt besondere Bedeutung für den richterlichen Entscheid haben wird.

Der Gutachter hat dabei zu folgenden Sachverhalten Stellung zu nehmen:

a) sorgfaltswidrige Behandlung („allgemein anerkannte Regeln")

b) sorgfaltswidriger Mangel eigener Kenntnisse

c) sorgfaltswidrige Verkennung sachlicher Umstände

d) erforderliche Sorgfalt.

a) Die Darstellung der üblichen Sorgfalt und der unter den obwaltenden Umständen erforderlichen Sorgfalt führt direkt zur Problematik der „allgemein anerkannten Regeln ärztlichen Handelns" für Art und Umfang von Diagnostik und Therapie.

Da in der Theorie und in retrospektiver Betrachtung manche Behandlungskomplikation vermeidbar erscheint, während dem in der Praxis aus vielerlei Gründen nicht so ist, haben medizinische Wissenschaft und Praxis immer wieder versucht darzulegen, ob und inwieweit das ärztliche Handeln bestimmten Regeln zu unterwerfen ist, deren Nichtbeachtung vom medizinischen Gesichtspunkt als Verstoß gegen allgemein anerkannte medizinische Regeln und für den juristischen Sprachgebrauch als Verletzung der erforderlichen Sorgfalt zu einem Haftungsanspruch unter dem Aspekt einer fahrlässigen Handlung werden kann.

Dazu führte das RG am 8. 2. 1934 aus:

„Es kann keinem Bedenken unterliegen, daß ein Verstoß gegen die anerkannten Regeln der ärztlichen Kunst regelmäßig ein Verschulden des Handelnden darstellt und es jedenfalls Sache der Letzteren sein würde darzutun, warum in dem Verstoß kein Verschulden liegen soll."

Am 12.10.1934 führte das Reichsgericht aus:

„Ein Verstoß gegen die allgemein anerkannten Regeln der ärztlichen Wissenschaft sei ein ‚Kunstfehler'."

Um den allgemeinen Sprachgebrauch dieses Begriffes, dessen Entstehung nach König ins 17.—18. Jahrhundert zurückreicht, ist in der Rechtsprechung und in der medizinischen Wissenschaft viel Unklarheit entstanden.

König zeigte, daß unter Beobachtung der Anwendung dieses Wortes in der täglichen Praxis, darunter alle Fehler und Versehen von Ärzten bei der Ausübung ihrer Kunst verstanden werden.

Virchow deutete den Begriff als fahrlässige Verletzung allgemein anerkannter Regeln der ärztlichen Wissenschaft.

Ebermayer und Hallermann verstanden darunter „ein Handeln gegen die Regeln der ärztlichen Wissenschaft und Kunst, Schmidt die tatsächliche Feststellung, „daß im bestimmten Einzelfall etwas geschehen ist, was vom medizinischen Standpunkt aus unrichtig ist."

Mezger sah als Kunstfehler nur einen Eingriff am Patienten an, der nicht lege artis erfolgt ist.

Liertz und Paffrath bestimmten den Kunstfehler als Nichtbeachtung von hinreichend gefestigten Ergebnissen der ärztlichen Wissenschaft und Erfahrungen der ärztlichen Praxis. Sie führten weiter dazu aus:

„Streitig ist die Frage, ob man von einem „objektiven Kunstfehlerbegriff", d. h. einer Trennung des Begriffes des Kunstfehlers von dem der Fahrlässigkeit (so Ebermayer) ausgehen soll oder in dem Kunstfehler ohne weiteres eine Fahrlässigkeit erblicken soll. Tatsächlich werden Kunstfehler und Fahrlässigkeit meist Hand in Hand gehen, auch ein objektiver Kunstfehlerbegriff wäre in erster Linie lediglich Maßstab für das Vorliegen einer Fahrlässigkeit.

Geht man von einem objektiven Kunstfehlerbegriff aus, wo wird man hierdurch in der Praxis bei Anwendung des Kunstfehlerbegriffs häufig auftretende Schwierigkeiten noch erheblich vergrößern; denn liegt ein nicht fahrlässiger Kunstfehler vor, hat also der Arzt die Sorgfalt eines gewissenhaften Arztes beobachtet, so fällt es regelmäßig schwer, überhaupt von einem Kunstfehler zu sprechen, da dann, wenn der Arzt die genannte Sorgfalt beobachtet, er sich jedenfalls auch nach den Regeln gerichtet hat. Da aber ein Verstoß gegen die anerkannten Regeln der ärztlichen Kunst regelmäßig ein Verschulden des Handelnden (bzw. des Arztes) darstellt, würde es jedenfalls Sache des letzteren sein, darzutun, warum in dem Verstoß kein Verschulden liegen soll."

Das Schweizer Bundesgericht versteht — nach Meyer — unter einem Kunstfehler „die Mißachtung der allgemein anerkannten und zum Gemeingut gewordenen Grundsätze der medizinischen Wissenschaft".

Schütz definierte — in Anlehnung an Fischer-Molineus:

„Ein ärztlicher Kunstfehler liegt bei fahrlässiger Außerachtlassung allgemein anerkannter, durch Erfahrung erprobter und von maßgebenden Autoritäten empfohlener oder durch mathematische Statistik erwiesener Regeln der ärztlichen Wissenschaft vor, sofern nicht besondere Umstände vorgelegen haben, die ein zunächst falsch erscheinendes Vorgehen rechtfertigen oder entschuldigen."

Wie die Übersicht der Ansichten zum Begriff des „ärztlichen Kunstfehlers" zeigt, sprach Engisch nicht zu Unrecht von einem „vieldeutigen Begriff".

Bereits König und Köstlin, auch Goldhahn, Guleke, Jungmichel, Perret u. a. haben sich gegen die Verwendung des Begriffes „Kunstfehler" gewandt, indem sie darlegten, daß die einzig feststehende Regel in der Medizin ist, „daß es so gut wie keine Regeln gibt". Perret: „Absolut zwingende Indikationen für eine einzelne, fest umrissene diagnostische oder therapeutische Maßnahme sind Raritäten".

Auch Hellner betont, daß es keine allgemein anerkannten Regeln der ärztlichen Kunst gibt, „selbst der Begriff ‚schulmäßig' schwankt".

„Einen für alle Heilverfahren und für alle Ärzte gültigen Begriff des Kunstfehlers für den Richter — der ja ein Laie in allen ärztlichen Dingen ist — zu prägen, ist also nicht möglich. Würde man für die Gerichte einen allgemein gültigen Rechtsbegriff des ärztlichen Kunstfehlers aufstellen, so würde eine solche gerichtlich festgelegte Kritik ärztlicher Methoden in der Therapie und Diagnostik den großen Nachteil haben, daß sie sich zu einem schweren Hemmnis für die Weiterentwicklung der medizinischen Wissenschaft auswachsen würde" (Guleke).

Der Vorschlag von König ging deshalb dahin, den Begriff des ärztlichen Kunstfehlers, dessen Gebrauch in der Rechtspraxis immer wieder zu Mißverständnissen und Fehldeutungen geführt hat, aus der Aussprache über Fragen der ärztlichen Haftpflicht bei Gericht und im ärztlichen Schrifttum ganz zu streichen. In steigendem Maße ist dieser Vorschlag auch in Anwendung gekommen. „Die entscheidende Voraussetzung, daß ein Arzt haftpflichtig gemacht werden kann, ist ja nicht die objektive Tatsache eines Kunstfehlers, sondern einzig und allein die Frage, ob dieser Fehler auf einer Fahrlässigkeit des Arztes beruht oder nicht" (Perret).

Auch Hellner forderte die Verwendung des strafrechtlich und zivilrechtlich gut definierten Begriffes „Fahrlässigkeit" statt der Vokabel „Kunstfehler" zumal diese im deutschen (BURMESTER, SCHULTHEIS) — wie auch im österreichischen (SCHÜTZ) — Rechtsgedankengut nicht einzuordnen ist.

Neben der Gefahr einer Dogmatisierung der Medizin unter dem Aspekt der Möglichkeit eines Kunstfehlers, ist die Gefahr einer primären Assoziation eines Verschuldens mit dem Gebrauch des Ausdruckes Kunstfehler zu beachten.

So hat bereits HELLNER hervorgehoben, daß, zum mindesten für den Laien, „ein Kunstfehler immer und eo ipso etwas Strafbares ist". Der Begriff „schuldhafter Kunstfehler" (KOCH) ist im allgemeinen Sprachgebrauch eben nicht gebräuchlich, selbst wenn die Rechtsprechung (s. auch BGH vom 27. 11. 1952) immer wieder betont hat, daß die Begriffe Kunstfehler und Verschulden sich nicht decken. Auch GOLDBACH betonte, daß sich die Vorstellung ausgebildet hat, ein Kunstfehler wäre gleichbedeutend mit Nachlässigkeit im ärztlichen Handeln.

Um nicht gelegentlich, unvermeidbare, unglückliche Komplikationen einer Heilbehandlung durch Ausdrücke wie „Fehler", „schlechte Behandlung" oder sonst irgendeinen Ausdruck negativer Wertschätzung einer Behandlung von vornherein der Gefahr einer Assoziation mit dem „Kunstfehlerbegriff des Laien" und dem „Tatbestand der Fahrlässigkeit" auszusetzen, sollte primär von „*Zufällen* bei der Heilbehandlung" gesprochen werden. Mit diesem Begriff — auch MEYER spricht von „unglücklichen Zufällen" — hat bereits das Reichsgericht ohne unterlaufenes Verschulden eintretende Ereignisse sehr eindeutig von fahrlässig verursachten Ereignissen getrennt. Ob ein solcher Zufall dann auf ein fahrlässiges Handeln zurückzuführen ist, d. h. ob die durchgeführte Behandlung sorgfaltswidrig und das Schadensereignis vorhersehbar war, kann der Gutachter dann nur von Fall zu Fall entscheiden. Entscheidendes Kriterium dafür ist, ob der schädigende Arzt den z. Zt. der Handlung bekannten Erkenntnissen von Wissenschaft und Praxis und den daraus für die günstigste und sicherste Behandlung resultierenden Forderungen gefolgt ist.

Um sich die Erkenntnisse von Wissenschaft und Praxis zu eigen zu machen und weil es in der Medizin keine starren Regeln, sondern eine dauernde Fortentwicklung auf allen Fachgebieten gibt, hat der Arzt die Pflicht, sich beruflich fortzubilden (s. dazu RG vom 3. 9. 1935; GOLDHAHN und HARTMANN, sowie KOHLHAAS). Fachliteratur und Vorträge auf den Kongressen geben ihm die Möglichkeit, sich sowohl die Ergebnisse der Wissenschaft, wie die Erfahrungen seiner Berufskollegen zur Kenntnis zu bringen und mit seinen eigenen Erfahrungen zu vergleichen. Eine völlige Nichtbeachtung oder mangelhafte Beachtung der Ergebnisse der ärztlichen Wissenschaft und der Erfahrungen der ärztlichen Praxis ist ein Verstoß gegen die erforderliche Sorgfalt. Neuen Lehren und Erfahrungen darf sich der Arzt nicht aus Bequemlichkeit, Eigensinn oder Hochmut verschließen (RG vom 1. 12. 1931).

Die Rechtsprechung verlangt: Der Arzt muß sich über die Fortschritte der Heilkunde unterrichten und mit den neuesten Heilmitteln vertraut machen (RG vom 8. 7. 1930). Das gilt sowohl für die Kenntnis der Literatur über die angewandte Heilmethode, wie auch für die Anwendungsvorschriften von Medikamenten und evtl. benutzten Apparaturen (s. BGH vom 20. 12. 1952 und 22. 6. 1955).

PERRET gab dazu jedoch zu bedenken:

„Der ärztlichen Fortbildung sind absolute und enge Grenzen gesetzt. Der Gutachter, der oft auf Grund seines überdurchschnittlichen Könnens und Wissens befragt wird, darf nicht voraussetzen, daß der Durchschnittsarzt in Allem auf dem letzten Stand ist, alle Raritäten kennt, diese oder jene Stimme kennt, die vielleicht einmal warnend auf eine Gefahr schon hinwies. Die Zeitspanne, die zwischen maßgeblichen Offenbarungen über gesicherte neue Erkenntnisse, neue Forderungen, neue Vorsichtsmaßnahmen u. a. m. auf Kongressen, Tagungen, in neuen Lehr- und Handbüchern und der Verbreitung dieser Neuigkeiten in der Peripherie der medizinischen Fachpresse und von dort in den Zeitschriften, die nur der Praktiker lesen kann, gewöhnlich verstreicht, ist lang, sogar sehr lang."

Außerdem gehen in der ärztlichen Wissenschaft die Meinungen über die Wirksamkeit von Heilmitteln und die Richtigkeit ärztlicher Behandlungsmethoden vielfach auseinander. Deshalb betonte SCHELLWORTH: „Es gibt kein ‚einzig richtiges' therapeutisches Handeln."

STICH führte dazu aus:

„Solange noch berechtigte Meinungsverschiedenheiten über eine Behandlungsart bestehen oder wenn Zweifel an der Richtigkeit eines bisher allgemein geübten Vorgehens auftauchen, wird man auch als ärztlicher Sachverständiger dem Arzt, der diese Behandlungsform noch nicht oder nicht mehr anwendet, nicht unbedingt einen Vorwurf machen können.

PERRET postulierte:

„Weil es keine starren Regeln gibt und geben kann, werden auch oft Experten nicht nur über Einzelfragen, sondern auch über Grundsatzfragen geteilter Meinung sein. Der Gutachter muß gegensätzliche, gültige, verschiedenartige Meinungen berücksichtigen, darf nicht ohne besonderen Grund einer den Vorzug geben."

Der für den Juristen geltende Grundsatz, daß er sich im allgemeinen der herrschenden Lehre anschließen muß, hat für den Arzt nicht diese allgemeine Geltung. Zuvor muß auch der Arzt die ihm als die wirksamsten bekannten Heilmittel und Heilverfahren anwenden, denn wer die Heilbehandlung eines Kranken übernimmt hat die Pflicht, diese in einer Weise durchzuführen, die die günstigsten Aussichten für einen Heilerfolg bietet. Ist dem Arzt ein Heilmittel oder Heilverfahren bekannt, das im Verhältnis zu anderen Mitteln oder Verfahren am besten zur Beseitigung der in Frage stehenden Krankheit geeignet ist und schädliche Wirkungen nach einer anderen Richtung nicht befürchten läßt, und wendet er diese Mittel oder dieses Verfahren aus Unachtsamkeit oder aus anderen unsachlichen Gründen nicht an, so handelt er fahrlässig.

Andererseits ist es häufig sehr schwierig zu entscheiden, wann eine Heilmethode neu und wann sie nicht mehr neu ist. Der Gutachter muß hier eindeutig festlegen, daß erstmals erprobte Methoden und solche, die erst seit kurzer Zeit angewendet werden, und über deren Erfolge noch keine übersehbaren und wissenschaftlich gefestigten Ergebnisse in genügender Zahl vorliegen, bei Nichtanwendung kein Verschulden des Arztes darstellen.

In diesem Zusammenhang von Bedeutung sind folgende Ausführungen von LIERTZ und PAFFRATH:

„Der Arzt darf hinreichend gefestigte Ergebnisse auch dann zur Heilung benutzen, wenn andere Heilmittel oder andere Heilverfahren gegenüber einer bestimmten Krankheit nach dem augenblicklichen Stand der ärztlichen Wissenschaft weitaus überwiegend als die wirksamsten gelten, er darf also in gewissen Grenzen einer Mindermeinung oder seiner eigenen Meinung folgen, wenn er seine persönliche Überzeugung auf sachliche Gründe stützen kann. Das gilt, wenn der Arzt von einem Heilmittel oder Heilverfahren zwar weiß, daß es in bezug auf die von ihm zu behandelnden Kranken besonders wirksam ist, wenn er aber gleichwohl von seiner Anwendung Abstand nimmt, weil er hiervon erhebliche anderweitige Gefahren für den Kranken befürchtet. Ferner, wenn ihm zwar bekannt ist, daß ein Heilmittel oder Heilverfahren von der ärztlichen Wissenschaft weitaus überwiegend als das wirksamste erachtet wird, wenn er aber aus wohlerwogenen Gründen an diese Wirksamkeit nicht glaubt, vielmehr diese vermeintliche Wirksamkeit auf Umstände, die außerhalb des Heilmittels oder Heilverfahrens liegen, zurückführt.

Dies setzt aber regelmäßig voraus, daß er sich mit den vorhandenen, überwiegend anerkannten Ergebnissen auseinandergesetzt hat."

Stehen mehrere Behandlungsmethoden zur Diskussion, so muß der Arzt diejenige anwenden, die die geringsten Gefahren für den Patienten mit sich bringt. Das Fortsetzen einer aussichtslosen Behandlung wird auf jeden Fall als Verschulden angesehen (OLG Neustadt vom 24. 7. 1953).

In diesem Zusammenhang spielt auch der Zeitpunkt des schädigenden Eingriffes eine Rolle insofern, als eine Maßnahme zur Zeit der Begutachtung im Hinblick auf die Erfahrungen der Wissenschaft und den Stand der Praxis eine Fahrlässigkeit darstellen kann, im Zeitpunkt des Schadensereignisses aber durchaus noch der erforderlichen Sorgfalt entsprach (s. dazu KG vom 2. 3. 1935).

Möglich ist nämlich nach den Erfahrungen in der Medizin, daß eine Handlung im Zeitpunkt des Schadensereignisses als Verstoß gegen die ärztlichen Kenntnisse und Erfahrungen angesehen wurde, später jedoch von der Wissenschaft anerkannt worden ist. Eine Haftung kommt dann in Frage, wenn im Zeitpunkt des Schadensereignisses eine andere, von der Wissenschaft und Praxis erprobte Methode keinen oder einen geringeren Schaden herbeigeführt hätte, da die Situation im Zeitpunkt der schädigenden Handlung ausschlaggebend ist.

ENGISCH sagt dazu:

„Für dieselbe konkrete Situation halten verschiedene Chirurgen leicht Verschiedenes für richtig und für falsch. Natürlich muß auch in dieser Beziehung ex ante geurteilt werden. Daß eine bestimmte Behandlungsmethode sich in concreto nicht bewährt hat, spricht noch nicht unbedingt gegen sie. Daß nach der Behandlung Entdeckungen und Fortschritte gemacht wurden, die zur Zeit der Behandlung noch nicht oder nicht allgemein bekannt oder anerkannt waren, darf nicht gegen den Arzt geltend gemacht werden, wohl aber darf der Arzt, der das Neue schon gekannt und angewandt hat, sich auf den Fortschritt berufen, selbst wenn er persönlich kein Glück mit der neuen Methode hatte. Aber überhaupt und allgemein, d. h. ganz abgesehen von dem immer nur allmählich und unter Rückschlägen und Zweifeln sich vollziehenden Verwandlungen sollte man so etwas wie ein Toleranzprinzip anerkennen. Ich glaube sogar, daß hier manchmal die Juristen großzügiger sind als die medizinischen Sachverständigen, die allzu leicht geneigt sind, eine fremde Behandlungsmethode, von deren Gefährlichkeit und Schädlichkeit sie überzeugt sind, gleich als einen Kunstfehler anzusprechen. Am allerwenigsten kann der Richter dazu berufen sein, bei der im ganzen doch fruchtbaren Auseinandersetzung zwischen verschiedenen medizinischen Auffassungen einer von ihnen das Übergewicht zu verschaffen. Hat sich der Patient kraft seines Selbstbestimmungsrechts für einen Arzt bestimmter Richtung und Heilmethode entschieden, so muß er dies bis zu einem gewissen Grade auch gegen sich gelten lassen, zum mindesten, wenn er darüber aufgeklärt ist, daß dieser Arzt gewisse Behandlungsmethoden bevorzugt. Das besagt natürlich in keinster Weise, daß die Zustimmung des Patienten zu einer fehlerhaften Behandlung den Kunstfehler beseitigt."

PERRET:

„Bei der ständigen Fortentwicklung ist eine gegensätzliche gutachterliche Beurteilung oft nicht verwunderlich. Auch bei scheinbar längst gelösten Fragen gehen die Meinungen der am besten erfahrenen und auf gleichem wissenschaftlichen Boden stehenden Experten auseinander, wie auch die zunächst von einzelnen Außenseitern vertretenen Behandlungsmaßnahmen in Kürze einmal sich zur Standardmethode entwickeln können."

In diese Problematik greifen dann insbesondere die sogenannten Außenseitermethoden. Grundsätzlich ist vorauszuschicken, daß Methoden, die den bisherigen Methoden entgegengesetzt sind, im allgemeinen nur mit Einwilligung der Patienten angewandt werden dürfen.

Außenseitermethode wird eine neue Heilmethode stets erst in dem Moment, in dem Nachprüfungen zu der Erfahrung geführt haben, daß die Methode ungeeignet oder gar für den Patienten schädlich ist. Ist diese Nachprüfungserkenntnis hinreichend gefestigt, stellt die weitere Anwendung häufig einen Verstoß gegen die erforderliche Sorgfalt dar (s. dazu auch SCHULTEN, ELBEL).

Ist schließlich ein Schadensereignis möglich, d. h. zu erwarten, vorhersehbar, muß der Arzt *Vorsichtsmaßregeln* zur Abwendung anwenden.

Sind zur Schadensabwendung häufig erprobte Möglichkeiten gewissermaßen zu allgemein anerkannten Regeln geworden, so muß der Arzt sie auch bei seinem Eingriff berücksichtigen. Das gilt z. B. für die Sicherungsmaßnahmen gegen das Zurücklassen von Mulltüchern usw. in der Operationswunde, die darin bestehen, daß die „Fremdkörper" mit Bändchen, Metallmarken oder Klemmen gesichert und nach der Operation gezählt werden (BGH vom 13. 12. 1951; 19. 6. 1953; 16. 10. 1965 und 4. 10. 1957). Außerdem auch für die Nachbeobachtung nach Operationen (LG Berlin vom 4. 6. 1953). Herrscht in Wissenschaft und Praxis Streit darüber, welches Maß an Vorsicht zu fordern ist, so wird in der Regel vom gewissenhaften Arzt die größere Vorsicht erwartet (Liertz und Paffrath).

Bestehen keine anerkannten Vorsichtsmaßregeln, so muß der Arzt bei seinem Tun und Lassen auf jeden Fall irgendwelche, für ihn sinnvolle und zu begründende Vorsichtsmaßregeln treffen, die nach seiner Erfahrung Aussicht auf Erfolg zur Abwendung voraussehbarer Gefahren haben (vergl. RG vom 22. 3. 1932).

Einer der Gründe ob eine Fahrlässigkeit vorliegt, ist ein sorgfaltswidriger Mangel eigener Kenntnisse. Daraus kann die Gutachtenfrage resultieren, ob der Arzt für seinen Eingriff ausreichende Kenntnisse und Erfahrungen hatte. Der Arzt hat die Pflicht zur Prüfung, „ob seine Fähigkeiten und Kenntnisse gerade im gegebenen Fall zur Feststellung der Krankheit und zu ihrer erfolgreichen Behandlung genügen" (RG vom 1. 12. 1931).

Wenn auch an einen Universitätsprofessor, Facharzt oder praktischen Arzt jeweils andere Anforderungen zu stellen sind, so gilt für sie alle, daß sie dann fahrlässig handeln, wenn sie eine Behandlung übernehmen, obwohl sie selbst erkennen mußten, daß ihnen zu der erforderlichen Behandlung Spezialkenntnisse und Erfahrungen fehlten. Die „erforderliche Sorgfalt" bedeutet in diesen Fällen eine Überweisung an einen Arzt eben mit diesen Spezialkenntnissen und Erfahrungen (s. dazu RG vom 7. 1. 1948).

Den gültigen Maßstab, ob der Arzt die erforderliche Sorgfalt angewandt hat, wird der Gutachter mit der Feststellung und Ausführung darüber erbringen müssen, „wie sich z. B. in den in Frage stehenden Krankheitsfällen das Kollektiv der Berufsgruppe verhalten hätte. Wenn die Übernahme der Behandlung nicht den Fähigkeiten und Kenntnissen entspricht, muß ein Verschulden angenommen werden" (RG vom 7. 1. 1938).

Diese Frage kann für den Gutachter äußerst schwierig zu beantworten sein, weil in diesen Problemkreis die individuelle Verschiedenartigkeit der Ärzte — auch des gleichen Berufskreises — hineinspielt. Es wird manchmal sehr schwer sein, die Komponenten der menschlichen Unausgeglichenheit, oft infolge von Überanstrengung oder von klimatischen Störungen oder Varianten gegenüber der normalen Intelligenz, mangelnde Routine und schlechte Vorbilder genügend zu berücksichtigen (s. dazu auch Perret) und für die richterliche Entscheidung maßgeblich darzustellen. Diese subjektiven Momente, wie auch mangelnde Erfahrung infolge von Jugend oder schlechter Ausbildung, werden im Zivilrecht jedoch regelmäßig nicht in dem Umfang berücksichtigt, wie im Strafrecht (Henkel), da im Zivilrecht nur ein objektiver Maßstab gilt. Bei in der Ausbildung befindlichen Ärzten wird man jedoch nicht den gleichen Maßstab anlegen, wie bei älteren, erfahrenen Fachkollegen (RGR Komm. 10. Aufl. § 276 Anm. 4 c).

c) Von Bedeutung für die Entscheidung, ob ein Arzt fahrlässig gehandelt hat, können auch besondere sachliche Gegebenheiten sein. In Betracht kommt insbesondere die Feststellung, in welchen *örtlichen Verhältnissen* das Schadensereignis zustande kam. Der Gutachter sollte immer eingehend darlegen, ob die Behandlung in einer modernen Klinik, einem kleinen Landkrankenhaus, einer Praxis oder wie z. B. bei Unglücksfällen, auf der Straße vorgenommen wurde. Die Feststellung der örtlichen Verhältnisse kann den Arzt immer dann entlasten, wenn er gezwungen war, einen Eingriff in ungünstiger Umgebung und bei unzureichender Ausrüstung vorzunehmen. Andererseits sind örtliche Gegebenheiten kein Entschuldigungsgrund, sich unzureichend auszurüsten. Ein diesbezügliches sorgfaltswidriges Verhalten mit der Selbstberuhigung z. B., daß man ja auf dem

Lande sei, kann dem Arzt gegebenenfalls durchaus den Vorwurf der Fahrlässigkeit einbringen. Das gilt insbesondere auch dann, wenn der Arzt die Möglichkeit hatte, den Patienten dorthin zu überweisen, wo die Behandlung oder der Eingriff unter günstigeren Voraussetzungen hätte durchgeführt werden können. Gestatten örtliche Verhältnisse und Einrichtungen dem Arzt die üblichen Sorgfaltsmaßnahmen bei der Behandlung, wird ihre Außerachtlassung in der Regel zum Vorwurf der Fahrlässigkeit führen (RG vom 22. 12. 1922 und RG vom 12. 10. 1934).

d) Weiterhin muß der Gutachter daran denken, daß es im Sinne des Gesetzes auch eine nicht *erforderliche* Sorgfalt gibt, deren Nichtbeachtung keine Ersatzpflicht zur Folge hat, selbst wenn ein Schaden eingetreten ist. Die Rechtsprechung denkt hier an die übertriebene Sorgfaltspflicht (RG vom 7. 1. 1938, ferner LOSSEN). Im Gutachten ist also besonders zu betonen, was erforderlich und was übertriebene Sorgfalt für den speziellen Fall wäre. Dabei wird hier und da offenbar werden, daß über das Maß der zu beobachtenden Sorgfalt auch in der medizinischen Wissenschaft Uneinigkeit bestehen kann. Der Gutachter muß demzufolge seine Entscheidung eingehend darlegen und erläutern. Wenngleich auch der BGH (am 16. 4. 1955) sagt: „Die Rechtsprechung im Haftpflichtrecht krankt daran, daß häufig an die im Verkehr erforderliche Sorgfalt übertriebene Anforderungen gestellt werden", muß doch davon ausgegangen werden, daß die Rechtsprechung dazu neigt zu sagen: „... so hat der Arzt im allgemeinen die größere Vorsicht zu beobachten, wenn er nicht fahrlässig handeln will". Der Kranke kann verlangen, daß der Arzt alle, auch entfernte Verletzungsmöglichkeiten in den Kreis seiner Erwägungen zieht und sein Verhalten bei der Behandlung des Patienten hiernach einrichtet (RG vom 22. 12. 1922; ferner ADAM, sowie HÜBNER und DROST).

Allerdings dürfen in Fällen, in denen die Ansichten der Ärzte darüber, welche von zwei Behandlungsarten die zweckmäßigere ist, auseinandergehen, die Anforderungen an die Sorgfaltspflicht des Arztes nicht überspannt werden. Das gilt umsomehr, wenn es eine Frage der Überzeugung ist, ob der Arzt dieser oder jener Methode zuneigt.

Die Sorgfaltspflicht ist aber nicht überspannt, wenn gefordert wird, daß auch ein Arzt, der grundsätzlich Anhänger einer bestimmten Methode ist, prüfen muß, ob nicht im Einzelfall eine andere Art der Behandlung den Vorzug verdient, weil sie bei Berücksichtigung aller Umstände eher Erfolg verspricht und geringere Gefahren mit sich bringt.

Auch für Anhänger des operativen Vorgehens wird es immer wieder Fälle geben, bei denen auch der beste Operateur zur konservativen Methode greifen wird (BGH vom 17. 2. 1956).

PERRET führt dazu aus:

„In Gerichtsentscheidungen, aber auch in ärztlichen Gutachten, wird zuweilen darauf abgestellt, was in nachträglicher Begutachtung noch für erforderlich gehalten wird und nicht auf das, was sonst vom ordentlichen Arzt verlangt werden kann.

Je mehr man gewissermaßen retrospektiv aus dem Schadensereignis auf das Maß der Sorgfalt schließt, desto größer ist die Gefahr einer Übersteigerung der Sorgfaltsforderungen. Tausende Male geht es mit der für erforderlich gehaltenen Sorgfalt gut; dann kommt es im Einzelfall zu einer Komplikation, zu einem unerwünschten Heilungsergebnis. Richter wie Sachverständige sehen nunmehr in dem bisherigen Tun und Handeln des Arztes keine „erforderliche" Sorgfalt mehr, sondern nur noch die „übliche".

Sie postulieren eine „darüber hinausgehende erforderliche ‚Sorgfaltspflicht', die man als ‚die nur erdenkliche' bezeichnen kann und unterstellen ein Verschulden. Die kritische Betrachtung solcher Unterstellungen zwingt zu der Annahme, daß es eine doppelte Sorgfaltsanforderung gibt, eine theoretische und eine praktische. Auf die Zwiespältigkeit solcher Betrachtungen ist immer wieder hingewiesen worden, zuletzt von ESSER. Dieser wirft der Rechtsprechung als Jurist vor, daß man sich vom echten Culpaprinzip entfernt hätte, indem man die Anforderungen an die Sorgfaltspflicht nicht mehr vom normalen Standort aus betrachte, sondern vom Schadensfall ausgehe und die Haftung von der Notwendigkeit des Erkannten aus beurteile."

ENGISCH führte dazu weiterhin aus:

„Im Begriff der erforderlichen Sorgfaltspflicht und ihrer Außerachtlassung liegt aber noch etwas Weiteres, nicht bloß Medizinisch-Technisches, sondern Juristisch-Normatives, obwohl auch hier der medizinische Sachverständige mitzureden hat. Es ist nämlich so, daß gewisse Behandlungsweisen, obwohl medizinisch vielleicht durchaus richtig, nicht angewandt werden können, weil andere als rein medizinische Gesichtspunkte dagegensprechen. Wir denken also jetzt nicht so sehr an Fälle, wo sich schon rein medizinisch Gegenindikationen gegen eine bestimmte Behandlung ergeben, z. B. medizinische Bedenken gegen allzu häufiges Röntgen; vielmehr handelt es sich jetzt um folgendes: Immer wieder wird einmütig von Juristen und, Medizinern betont, daß die Ansprüche an die Sorgfaltspflicht nicht überspannt werden dürften d. h. aber doch nichts anderes, als daß selbst das medizinisch Richtige nicht immer und nicht unbedingt geschehen kann. Zwei Gründe sind es vor allem, die dazu nötigen, die Anforderungen an die Sorgfalt einzuschränken: die Notwendigkeit, mit vorhandenen Kräften hauszuhalten, und der Kostenpunkt. Je bedeutender ein Chirurg ist, umsomehr muß er seine Kräfte teilen, für viele Hilfsbedürftige bereithalten. Er muß sich auch auf Hilfskräfte und sogar auf den Patienten selbst verlassen dürfen. Auf der anderen Seite sind viele Behandlungsarten kostspielig. Man kann bald dem Patienten selbst, bald der Krankenkasse, dem Staat nicht zumuten, daß Äußerste zu tun, wenn die Gefahr nicht besonders groß ist. Aus diesen und ähnlichen Gesichtspunkten ergibt sich das, was man vielleicht die soziale Norm des ärztlichen Handelns nennen kann. Diese soziale Norm tritt neben die medizinische lex artis. Beide zusammen ergeben erst die objektiv erforderliche Sorgfalt. Nur wenn beide zusammen verletzt sind, liegt nicht bloß ein Kunstfehler, sondern auch Außerachtlassung der erforderlichen Sorgfalt vor."

Diese Ausführungen mögen dem medizinischen Sachverständigen im Arzthaftpflichtverfahren einen Rahmen für die von ihm gewünschte Beurteilung der im Einzelfall erforderlichen Sorgfalt bei der Behandlung eines Patienten geben. Eine Darstellung aller möglichen Komplikationen bei urologischer Heilbehandlung unter dem Aspekt, ob sie „unglückliche Zufälle" sind oder auf eine Fahrlässigkeit des behandelnden Fachkollegen zurückzuführen sind, ist aus zwei Gründen nicht möglich:

Einmal dürfte es kaum gelingen, alle möglichen Komplikationen in allen Varianten zu erfassen, so daß eine Beschränkung auf die Zufälle erfolgen soll, die in der *Kasuistik* erfaßt sind.

Zum anderen wird jeder Zufall bei der Heilbehandlung aus den verschiedenen Umständen ein völlig eigenes Gepräge haben, so daß eine allgemeine Äußerung darüber, was bei diesem oder jenem Vorgehen als fahrlässig anzusehen ist, die Gefahr einer Dogmatisierung in sich birgt, die um jeden Preis vermieden werden muß. Sehr zu Recht betonte KUENCKER: „Nichts ist bedenklicher, als in der Medizin Axiome aufzustellen". Es soll also auch auf die Fragen, was im Einzelfall der erforderlichen Sorgfalt entspricht und ob ein Schadensereignis vorhersehbar ist, nur das Beispiel in der Kasuistik Antwort geben.

γ) Verletzung der Geheimhaltungspflicht

Bereits im Eid des Hippocrates hieß es vor mehr als 2000 Jahren:

„Ich werde all das, was ich bei der Behandlung oder auch außerhalb meines Wirkens im gewöhnlichen Leben sehe und höre und was man nicht aussagen darf, verschweigen und solches als Geheimnis betrachten."

Die ärztliche Schweigepflicht ist, wie HÜBNER und DROST ausführen, auch heute noch „eine der vornehmsten Pflichten des Arztes" und sollte außer in den gesetzlich fest umrissenen Sonderfällen niemals ausgeschaltet werden (WEILER).

„Das Vertrauen des Kranken zum Arzt beruht in erster Linie darauf, daß er sich fest darauf verlassen kann, der Arzt werde alles, was der Kranke ihm über seinen Gesundheitszustand mitteilt oder was der Arzt selbst bei der Behandlung wahrnimmt, streng geheimhalten, er werde ohne oder gegen den Willen des Kranken darüber keinerlei Mitteilung an dritte Personen gelangen lassen. Nur wenn der Kranke sicher sein kann, daß der Arzt unbedingt schweigt, wird er sich ihm rücksichtslos anvertrauen, und nur dann wird der Arzt eine sachgemäße ärztliche Tätigkeit entfalten können. So wird das Schweigen des Arztes zur Grundlage und Voraussetzung jeder ersprießlichen Behandlung" (EBERMAYER).

Rechtlichen Schutz und Sicherheit des ärztlichen Berufsgeheimnisses garantiert der § 300 StGB in seiner Fassung im 3. Strafrechtsänderungsgesetz vom 4. 8. 1953: „Wer unbefugt ein fremdes Geheimnis offenbart, das ihm in seiner Eigenschaft als Arzt...anvertraut oder bekannt geworden ist, wird...bestraft."

Der Entwurf eines neuen Strafgesetzbuches der Großen Strafrechtskommission bringt mit dem Entwurf des § 185 EStGB (Verletzung von Privatgeheimnissen) hinsichtlich der Konsequenzen für den Arzt keine wesentlichen Änderungen (HEROLD, SCHULZ). Es wird allerdings danach keine Unterscheidung zwischen befugter und unbefugter mehr vorgenommen, sondern es soll jede ohne Einwilligung des Betroffenen erfolgte Geheimnispreisgabe bestraft werden, wenn kein rechtfertigender Notstand i. S. des § 39 vorliegt.

Verletzt ein Arzt das Berufsgeheimnis, so

1. macht er sich nach § 300 StGB strafbar
2. haftet der Arzt für Schäden, die durch die Verletzung der Geheimhaltungspflicht entstanden sind auf Schadensersatz aus
   a) Vertragsverletzung,
   b) unerlaubter Handlung.

Die Verletzung eines Berufsgeheimnisses kann demnach durchaus Tatbestand eines Arzthaftpflichtprozesses werden. Die an den medizinischen Sachverständigen gerichtete Gutachtenfrage wird dann immer lauten: Hat der Arzt die Schweigepflicht fahrlässig mißachtet? Um diese Frage exakt beantworten zu können, muß der Gutachter

a) über das Wesen des Berufsgeheimnisses an sich,
b) über die Fragen der Aufhebung der Geheimhaltungspflicht

orientiert sein.

Im Rechtssinne ist ein Geheimnis eine Tatsache, die nur einer oder einzelnen Personen bekannt ist, und diese, von der Tatsache Berührten, den Willen zur Geheimhaltung der Tatsache haben (EBERMAYER, FRANK), d. h. wenn eine Privatperson an der Geheimhaltung einer Tatsache ein Interesse hat (SCHMIDT, SCHÖNKE-SCHRÖDER).

Zur Geheimhaltung verpflichtet ist der Arzt, wenn ihm ein solches Geheimnis bei der Ausübung seines Berufes anvertraut oder zugänglich gemacht worden ist. „Ein Geheimnis ist dem Arzt anvertraut, wenn ihm bei der Ausübung seines Berufes Tatsachen bekannt werden, deren Geheimhaltung — wie er sich sagen muß — im Interesse der ihn konsultierenden Person liegt" (RG vom 26. 6. 1894).

Zwischen Kenntnisnahme der Tatsache und ärztlicher Tätigkeit muß ein Zusammenhang bestehen (LIERTZ und PAFFRATH, SCHWARZ). Es genügt dabei ein lockerer Zusammenhang. Die Tatsache selbst braucht nicht unbedingt in Kausalzusammenhang mit der Krankheit zu stehen, sondern kann sich auch auf andere Dinge, z.B. finanzieller Natur (KALLFELZ) beziehen. Tatsachen, die mit der ärztlichen Behandlung überhaupt nichts zu tun haben, fallen nicht unter das Berufsgeheimnis. Das gilt für Dinge, die der Arzt gänzlich außerhalb seines Berufes als Privatmann erfährt oder wenn der Patient häusliche oder geschäftliche Ereignisse erzählt, ohne daß irgendwelche sachlichen Beziehungen zur Krankheit, Diagnose oder Therapie bestehen (KALLFELZ, KOENIGSFELD).

EBERMAYER führte dazu aus:

„Persönlicher Takt können es dem Arzt geboten erscheinen lassen, auch über solche Mitteilungen zu schweigen; er verletzt aber keine Berufspflicht, wenn er nicht schweigt.“ Anvertraut im Rechtssinn bedeutet im Arzt-Patient-Verhältnis: Der Patient macht dem Wissenskreis des Arztes unter der audrücklichen oder aus den Umständen zu entnehmenden Auflage der Verschwiegenheit eine Tatsache zugänglich. Das geschieht in der Regel im Rahmen von Untersuchung, Diagnostik und Behandlung (s. dazu auch FRANK).

Voraussetzung für die Feststellung einer Verletzung des Berufsgeheimnisses ist der festzustellende Umstand, ob ein Geheimnis vom Arzt

a) offenbart wurde,

b) unbefugt offenbart wurde.

Juristisch heißt offenbaren: eine Tatsache dem Wissenskreis einer anderen Person zugänglich machen.

Das kann schriftlich, mündlich und durch Zeichen, d. h. in jeder Form einer Kundgabe erfolgen. Dabei ist es gleichgültig, ob die Kundgabe öffentlich oder im vertrauten Kreise, z. B. der Familie vorgenommen wurde (SCHNITZERLING). Eine Offenbarung wird auch nicht davon berührt, ob der Offenbarende mit der Verschwiegenheit des Unterrichteten rechnete oder sich die Verschwiegenheit besonders versichern ließ. „Auch die Bestätigung eines Gerüchtes ist Offenbarung“, ferner die Demonstration von Kranken u. a. (LIERTZ und PAFFRATH).

Unbefugt ist die Offenbarung eines dem Arzt anvertrauten Geheimnisses immer dann, wenn der Arzt vom Patienten nicht von der Schweigepflicht entbunden wurde und keine rechtliche oder sittliche Pflicht zur Offenbarung besteht oder die Offenbarung nicht zum Schutz eines bedrohten, höher als die Schweigepflicht zu veranschlagenden Rechtsgutes erforderlich ist (SCHÖNKE-SCHRÖDER).

Die Entbindung kann nur der Patient selbst vornehmen (OLG Karlsruhe vom 23. 5. 1960). Eine Erklärung, die als Entbindung von der Schweigepflicht aufzufassen ist, hat nicht den Charakter einer rechtsgeschäftlichen Willenserklärung (LIERTZ und PAFFRATH). „Es muß genügen, wenn der Betroffene erkennen kann, daß der Arzt auf Grund der Erklärungen oder eines Verhaltens, das klar auf eine Entbindung von der Schweigepflicht hinweist, nicht mehr anzunehmen braucht, daß der Betroffene noch den Willen zur Geheimhaltung allgemein oder bezüglich bestimmter Personen hat.“ Die Frage nach der Entbindung des Arztes von der Schweigepflicht ist somit eindeutig eine Rechts- und keine Gewissensfrage (BGH vom 25. 9. 1958). Eine Entbindung von der Schweigepflicht kann auch nur auf bestimmte Kreise (Angehörige, Versicherungsträger) abgestimmt sein.

Bei Minderjährigen ist eine stillschweigende Entbindung von der Schweigepflicht immer dann anzunehmen, wenn sie von Eltern oder gesetzlichen Vertretern zum Arzt geschickt werden und mit der Untersuchung und Behandlung einverstanden sind. Ausnahme ist lediglich die Bitte eines Minderjährigen, keine Mitteilung zu machen, wenn der Arzt mit der Geheimhaltung dann nicht gegen eine Rechtspflicht verstößt (HEROLD), d. h. z. B. wenn bei Unterlassung der Mitteilung die Behandlung nicht richtig durchgeführt werden könnte.

Auskünfte an den Arbeitgeber dürfen ebenfalls nur dann gegeben werden, wenn eine Entbindung von der Schweigepflicht vorliegt, selbst dann, wenn der Arbeitgeber den Patienten zum Arzt geschickt hat. Das gilt auch für den Werksarzt (SCHULZ). Andererseits ist eine Entbindung von der Schweigepflicht für den Arzt aus der Bereitschaft des Kranken, sich auf Veranlassung des Arbeitgebers untersuchen zu lassen, anzunehmen. Das gilt sicher, wenn ein Angestellter sich der Firma gegenüber vertraglich verpflichtet hat, sich untersuchen zu lassen.

Das OLG Hamburg führte dazu aus:

„Niemand sei verpflichtet, sich für einen Dritten untersuchen zu lassen. Tut er es doch, so geschieht es zu dem Zwecke und mit dem Bewußtsein, daß der Arzt die bei der Untersuchung kundgewordenen Tatsachen dem Dritten mitteilen werde. In einem solchen Fall könne der Untersuchte dem Arzt auch nicht nachträglich die Mitteilung verbieten."

Wenn also grundsätzlich gegenüber dem Arbeitgeber auch die Schweigepflicht gilt, so deuten die Ausführungen von SONDERMANN an, wie u.U. ein rein menschliches Interesse des Arbeitgebers den Arzt in Gewissenskonflikte bringen kann:

„Wie man die Schweigepflicht auch zu Tode reiten kann, zeigte uns vor kurzem ein junger Kollege, Assistenzarzt an einer chirurgischen Klinik, bei dem sich der Arbeitgeber eines Patienten nach dessen Befinden erkundigt hatte. Der junge Kollege erklärte dazu, daß er wegen der ärztlichen Schweigepflicht niemandem, am wenigsten aber dem Arbeitgeber eine Auskunft geben könne. Auch der Hinweis des Fragenden, daß er ja über die Art der Erkrankung keine Auskunft wünsche, sondern nur nach dessen Befinden und etwaiger Dauer der Erkrankung frage, konnte den Kollegen nicht aus der Reserve herauslocken. Hier lag doch, neben der löblichen Tatsache, daß der Kollege überhaupt an die Schweigepflicht gedacht hat, und sich von vornherein zu einer gewissen Reserve verpflichtet fühlte, ein Mangel an Lebensgeschicklichkeit vor, die es verstanden hätte, die menschliche Anteilnahme des Fragenden mit einigen Worten zu befriedigen. In diesem Zusammenhang richten wir an die Krankenhauschefs die Bitte, die jüngeren Kollegen bei Dienstbesprechungen gerade in der Frage der Schweigepflicht zur Hand zu gehen."

Bedeutsam ist auch die Notwendigkeit der Wahrung der Schweigepflicht bei wissenschaftlichen Veröffentlichungen, sei es in mündlicher, schriftlicher oder bildlicher Form.

Diese Publikationen sind aber Grundlagen für jeden erfolgversprechenden und den Fortschritt fördernden Erfahrungsaustausch. Daß das Interesse der Allgemeinheit an solchen Diskussionserkenntnissen und den daraus resultierenden medizinischen Fortschritten ein höherwertiges Rechtsgut darstellt, als die Geheimhaltungspflicht des Arztes, ist verneint worden (EBERMAYER, HEROLD, KUHNS, WOLFF).

Daraus resultieren einige Verpflichtungen bei jeglicher Publikation, bei deren Nichtbeachtung der § 300 StGB eingreift. HEROLD postulierte:

„Jede Publikation muß so geschehen, daß es dritten Personen unmöglich gemacht wird, aus den bekanntgegebenen Tatsachen Schlüsse auf die Person eines bestimmten Patienten zu ziehen. Diesem Zweck dient in erster Linie die Verschweigung des Namens des Patienten. In kleineren Bezirken oder bei sehr bekannten Persönlichkeiten dürfen auch nicht die Anfangsbuchstaben des Namens wiedergegeben werden. Zweckmäßig ist es, darüber hinaus, jeden Fall durch Entstellung von Tatsachen, die für die mitzuteilenden Behandlungserfahrungen und -ergebnisse ohne Bedeutung sind, unkenntlich zu machen, z. B. durch Angabe eines unrichtigen Berufes, eines unrichtigen Wohnsitzes und durch Veränderung des Geburtsdatums des Kranken. Bei Abbildungen ist mindestens die Augenpartie zu überkleben oder in sonstiger Weise dem Blick des Betrachters zu entziehen.

Im Rahmen von ärztlichen Fortbildungskursen und Lehrgängen werden mitunter — gleichermaßen wie an den Universitäten — einzelne Kranke zu Demonstrationszwecken vorgeführt. Hierbei wird sich eine strikte Wahrung des Berufsgeheimnisses nicht immer durchführen lassen. Es wird oft nicht zu vermeiden sein, daß die Anwesenden aus den Antworten, die der Patient auf die an ihn gerichteten Fragen des Demonstrators gibt, Hinweise auf seine Person gewinnen, auch wird das Gesicht des Patienten meist nicht verdeckt. Solche Demonstrationen führen deshalb, unbeschadet ihres rein wissenschaftlichen Zwecks, zu einer Verletzung des ärztlichen Berufsgeheimnisses und es ist deshalb streng darauf zu achten, daß hierzu die Einwilligung des Patienten vorliegt. Sie wird allerdings vielfach schon darin zu erblicken sein, daß sich der Patient zur Behandlung in ein bestimmtes Institut begibt, von dem ihm bekannt ist oder in dem er darauf hingewiesen wird, daß dessen Patienten zu Demonstrationen vor Ärzten oder Medizinstudenten herangezogen werden."

Die Schweigepflicht gilt auch nach dem Tode weiter, denn wenn der Patient verstorben ist, kann eine Entbindung von der Schweigepflicht nicht mehr erfolgen, „denn dieses Recht ist höchstpersönlich und nicht vererblich" (RG vom 17. 11. 1926; EBERMAYER, HEROLD, SCHMIDT, WOESNER).

Die Ausstellung einer Todesbescheinigung mit ihren verschiedenen Auskünften über den verstorbenen Patienten ist aber auf Grund einer Polizeiverordnung „als Gesetz" anzusehen, die Erfüllung dieser „Gesetzespflicht" entbindet von der

Geheimhaltungspflicht (SCHÖNKE-SCHRÖDER; siehe auch MIKAT und WANDT). Sonst darf eine Offenbarung durch den Arzt nur dann vorgenommen werden, wenn ein schutzwürdiges Interesse des Verstorbenen nicht in Frage steht (EBERMAYER) und die Offenbarung einem berechtigten Zweck dient, der das bedrohte Rechtsgut überwiegt, d. h. der Arzt darf reden, wenn durch sein Schweigen den Hinterbliebenen schweres Unrecht geschähe, z. B. der Verstorbene in geisteskrankem Zustand Frau und Kinder enterbt hätte.

Die Entscheidungen der Gerichte dazu sind ebenso verschieden wie die Rechtsmeinung. Für den Arzt können verschiedene Deutungen oft eine rechte Gewissensnot mit sich bringen. SONDERMANN führte dazu aus: „Wir erleben es immer wieder, daß dort, wo für den Juristen das Problem klar und zu Ende ist, es für den Arzt erst beginnt.“ Weiter: „Mit welchen Fehlurteilen wir in all diesen Fragen rechnen müssen, zeigen die Entscheidungen zweier Oberlandesgerichte über die Schweigepflicht des Arztes nach dem Tode des Patienten. Wir glaubten, es sei eine einhellige Auffassung, daß diese Schweigepflicht auch nach dem Tode weiter gelte, und zwar unbestritten, denn es ist ja niemand da, der nach dem Tode befugt wäre, den Arzt von seiner Schweigepflicht zu entbinden. Also kann nur der Arzt allein abwägen und gewissenhaft prüfen, ob er sich zum Schutz eines höheren Rechtsgutes für verpflichtet hält, seine Geheimhaltungspflicht befugt „zu verletzen“ und durch Aussage oder Gutachtenerstattung das ihm anvertraute Geheimnis zu offenbaren. Niemand weiß ja, was der Arzt weiß, und niemand — auch das Gericht nicht — kann abwägen, in welchem Konflikt sich der Arzt befinden kann. Den Gewissenskonflikt kann niemand dem Arzt abnehmen.“

In beiden Fällen kam es nach dem Tode des Patienten zu Streitigkeiten über das Erbrecht. Die Gültigkeit der Testamente hing davon ab, ob die Patienten bei Errichtung ihrer Testamente geisteskrank gewesen waren oder nicht. Darüber sollten die behandelnden Ärzte vor Gericht aussagen. Beide Ärzte verweigerten die Aussage unter Berufung auf ihre Schweigepflicht, jedoch beide Gerichte erklärten, daß die Ärzte zur Verweigerung ihrer Aussage nicht berechtigt seien. Wenn eines der Gerichte dabei argumentiert, daß eine Erkenntnisquelle dem Gericht verschlossen würde, wenn der Arzt nicht aussage, so kann man nur feststellen, daß dieses Urteil den Sinn des Gesetzes ins Gegenteil verkehrt. Wir führen dazu SCHMIDT an:

„Das Prozeßrecht trägt der Schweigepflicht des Arztes Rechnung, indem es dem Arzt das Recht gibt, Zeugnis oder Gutachten zu verweigern. ... Der das Prozeßrecht ordnende Gesetzgeber sieht in dem auf der Verschwiegenheit des Arztes ruhenden Vertrauensverhältnis etwas so sozial Wertvolles, daß er um gerichtlicher Erkenntnismöglichkeit willen nicht einfach die Schweigepflicht aufhebt. Es ist Sache des Arztes, gewissenhaft zu prüfen, ob er schweigen oder sich aus den oben erörterten Gesichtspunkten entschließen will, durch Aussagen oder Gutachtenerstattung das Geheimnis des Patienten zu offenbaren, also dessen Geheimhaltungsinteresse zu verletzen.“

Es gibt jedoch auch Fälle, in denen die Durchbrechung der Schweigepflicht auch dann nicht rechtswidrig ist, wenn der Patient den Arzt nicht von der Schweigepflicht entbunden hat. Da gerade diese Probleme schwierig sein können, werden hier am ersten Gutachtenfragen zu erwarten sein, so daß der medizinische Sachverständige genau informiert sein muß, wann die Offenbarung eines vom Patienten anvertrauten Geheimnisses, bei fehlender Entbindung von der Schweigepflicht, befugt, d. h. nicht rechtswidrig ist.

In Frage kommt dafür

a) die gesetzliche Anzeigepflicht von kundgewordenen Geheimnissen,
b) die gesetzliche Mitteilungspflicht an Versicherungsträger,
c) die Offenbarungspflicht im gerichtlichen Verfahren.

a) Die gesetzlich gebotene Offenbarung umfaßt diejenigen Fälle, in denen die Pflicht zum Offenbaren die Pflicht zum Schweigen überwiegt. Die Pflicht zum Offenbaren ist dann die höhere, geht dem § 300 StGB vor (SCHWARZ). Das gilt in erster Linie für die Meldung von Geschlechtskrankheiten auf Grund der §§ 12 und 13 des Gesetzes zur Bekämpfung der Gechlechtskrankheiten vom 23. 7. 1953. Darüberhinaus für alle Fälle die Meldepflichten des Arztes zur Bekämpfung ansteckender Krankheiten bzw. zum Schutze der Bevölkerung vor möglicher Ansteckung betreffen, die von WOLLENWEBER und HÜNERBEIN umfassend zusammengestellt wurden.

Das Gesetz gebietet aber auch eine Anzeige an die Behörde, wenn der Arzt von dem Vorhaben eines Hochverrates, Verfassungsverrates oder Landesverrates Kenntnis erhält (§ 138 StGB), aber auch wenn er Kenntnis von einem anderen schweren Verbrechen wie z. B. Mord erhält (§ 139 StGB). Der Arzt muß dann nach den Grundsätzen der Pflichtenkollision entscheiden, „ob die Pflicht zum Schweigen oder zum Offenbaren die höhere ist" (HÜBNER und DROST).

Eine Pflicht zur Meldung von Personen, die mit Schuß-, Stich- oder Hiebverletzungen eingeliefert werden, besteht nicht (GÖNNEWEIN, HÜBNER u. DROST).

Nicht geboten, aber erlaubt ist die Offenbarung zur Erfüllung einer rechtlichen oder sittlichen Pflicht oder sonst zu einem nach allgemeinem Sittlichkeitsempfinden berechtigten Zweck, wenn sonst ein vorrangiges Rechtsgut geschädigt würde (SCHMIDT, LIERTZ und PAFFRATH).

Das gilt bezüglich der Mitteilung einer Diagnose an Ehegatten und Kinder, wenn der Patient über das Ausmaß seiner Krankheit nicht voll unterrichtet werden kann (s. dazu auch Abschn. B II 2 c α über Aufklärung).

Das gilt auch, wenn der Arzt bei Beobachtung der Schweigepflicht durch den Kranken oder Dritte in eigenen, vorgehenden Interessen geschädigt würde, z. B. bei zivilrechtlicher oder strafrechtlicher Inanspruchnahme, soweit es zu seiner Verteidigung notwendig ist (BGH vom 9. 10. 1951). Ferner bei Einklagung des ärztlichen Honorars (HÜBNER und DROST).

b) Gesetzlich geregelt ist auch die sogen. „Auskunftspflicht" des Arztes gegenüber den Sozialversicherungsträgern und den Steuerbehörden (§§ 1502 und 1543d der RVO und § 118 der Reichsabgabenordnung).

Obwohl im § 1543 der RVO ausdrücklich nur von der Verpflichtung des Arztes gesprochen ist dem Träger der Unfallversicherung Auskunft über Zustand, Behandlung und Prognose beim Verletzten zu erteilen, wird diese Auskunftspflicht auch gegenüber sonstigen Versicherungsträgern (Orts-, Land-, Betriebs-, Innungskrankenkassen) von diesen als selbstverständlich hingestellt, da die Auskunft des Arztes erst die Leistung dieser Versicherungsträger ermöglicht (SCHMIDT). Da das Einsetzen der Leistung dieser Versicherungsträger verständlicherweise nur dann ermöglicht werden kann, wenn vom Arzt ein Schaden festgestellt worden ist, ist die Auskunft darüber eine Handlung des Arztes, die der Sicherung eines Rechtsgutes des Verletzten dient. Der Patient ist sich in der Regel über die Voraussetzung des Leistungseinsatzes des Versicherungsträgers, nämlich einer Auskunft des Arztes, im klaren, so daß anzunehmen ist, daß er in solchen Fällen den Arzt stillschweigend von der Schweigepflicht entbindet, wenn er nicht ausdrücklich eine gegenteilige Willensäußerung tut. Das gilt aber nur soweit, als die Auskunft des Arztes erforderlich ist, um dem Versicherungsträger die Feststellung seiner Leistung nach Grund und Höhe zu ermöglichen (ULLMANN). Insofern ist der im Prinzip schwere Einbruch in die Pflicht und das Recht des Arztes zur Wahrung des Berufsgeheimnisses (HÜBNER und DROST) unter dem Gesichtspunkt des Schutzes eines höheren Rechtsgutes zu vertreten. Die zur Erlangung einer Leistung des Versicherungsträgers erforderliche Auskunft ist darüber hinaus gegen eine weitere Offenbarung durch die Geheimhaltungspflicht des Versicherungsträgers (§ 141 RVO) geschützt (KOENIGSFELD, SCHULZ).

Das gilt auch, wenn der Arzt in Anlehnung an die Ausführungen des Reichsfinanzhofes zur Klarlegung seiner steuerlichen Verhältnisse gezwungen ist, Bücher und Aufzeichnungen vorzulegen, wobei den Beamten des Finanzamtes Namen und Krankheiten von Patienten bekannt werden können (s. dazu auch EBERMAYER, PROBST).

Nicht vertretbar sind jedoch die §§ 21, 22 der auf § 368 RVO beruhenden Vertragsordnung in der Fassung der Bekanntmachung vom 5. 4. 1933, nach denen der Arzt auch über den Verdacht oder die Möglichkeit eines Betriebs- oder sonstigen Unfalles, einer Dienstbeschädigung, eines Täuschungsversuches oder der Applikation der Verletzung bei einer Schlägerei Auskunft geben soll. So insbesondere SCHMIDT, wenn er ausführt, daß der Arzt über alles, was über die zur Einsetzung der Leistungspflicht notwendige Auskunft hinausgeht, d. h. was der Patient ihm darüberhinaus anvertraut hat oder was er selbst beobachtet hat, weiter von seiner Schweigepflicht, auch gegenüber dem Versicherungsträger, erfaßt bleiben muß.

Aus diesem Grunde kann vom Arzt auch nicht die Vorlage der Krankengeschichte verlangt werden, da sie ja alte d.h. auch Aufzeichnungen über die keine Auskunft erteilt werden darf, enthält. Die Verweigerung der Aushändigung von Krankengeschichten an die Versicherungsträger und Gerichte ist aus den Bestimmungen der o. g. Vertragsordnung und § 300 StGB herzuleiten (HÜBNER u. DROST, KLASEN, KOHLHAAS).

Andererseits kann z. B. die Feststellung eines Täuschungsversuches oder gelungenen Täuschungsmanövers mit der Konsequenz eines unberechtigten Leistungsempfanges vom Versicherungsträger den Arzt insofern in die Enge einer Pflichtenkollision bringen, als sein Schweigen dazu führen kann, daß anderen Versicherungsnehmern u. U. eine Leistung des Versicherungsträgers dadurch geschmälert wird. Es wird also für ihn das Problem auftauchen, ob er im Sinne eines Schutzes der übrigen Versicherungsnehmer in diesem ein überwiegendes bedrohtes Rechtsgut erkennt und seine Auskunft auf einen nach allgemeinem Sittlichkeitsempfinden berechtigten Zweck abstellt. Grundsätzlich ist in diesen Fällen die Offenbarung aber nur gegenüber bestimmten Personen (Versicherungsträger) gestattet. Der Arzt muß dafür sorgen, daß andere Personen das Geheimnis nicht erfahren können (EBERMAYER).

Daß der Arzt nicht in jedem Fall einem Versicherungsträger Auskunft erteilen kann und darf, zeigt das Urteil des OLG Köln vom 19. 10. 1961.

Die Patientin war nach einer Schußverletzung behandelt worden. Die Haftpflichtversicherung des Jägers bat den behandelnden Arzt nach Abschluß der Behandlung um ein Formulargutachten über die Verletzung und deren mögliche Folgen. Der Gutachtenvordruck enthielt auch den Vermerk, „die Verletzte sei mit der Erstattung des Gutachtens einverstanden.“ Da dem Arzt auch nach telefonischer Rückfrage bei der Haftpflichtversicherung das Vorliegen einer Einverständniserklärung bestätigt wurde, erstattete er sein Gutachten. In Wirklichkeit war die Patientin aber niemals um ihr Einverständnis gefragt worden und beschuldigte den Arzt einer Verletzung der ärztlichen Schweigepflicht.

Das befaßte OLG kam zwar zu dem Ergebnis, daß der Arzt nicht wegen Bruchs des Berufsgeheimnisses (§ 300 StGB) bestraft werden könne, da er sich über das Tatbestandsmerkmal „unbefugt“ (= ohne Einwilligung des Betroffenen) geirrt habe, daher sein Vorsatz entfiele und eine fahrlässige Begehungsart im § 300 StGB nicht vorgesehen sei. Es bezeichnete aber das Verhalten des Arztes als tadelnswert leichtfertig und sah darin einen groben Verstoß gegen seine ärztliche Schweigepflicht. „Die schriftliche Zusicherung der Versicherungsgesellschaft durfte ihm ebensowenig genügen wie die fernmündliche Bestätigung des Versicherungsangestellten. Er als Arzt mußte wissen, daß er sich an seine Patientin selbst zu wenden hatte und nur sie ihn von seiner Schweigepflicht entbinden konnte. Sollte es, wie der

Beschuldigte zu seiner Entlastung vorbringt ... wirklich bei anderen Kliniken oder bei Privatärzten „üblich" geworden sein, ärztliche Gutachten schon auf Grund von formularmäßigen Erklärungen der Haftpflichtversicherer zu erstatten, so wäre das kein den Arzt rechtfertigender oder auch nur entschuldigender Brauch, sondern Mißbrauch, der um so mehr zu bekämpfen wäre, als die Gefahr bestünde, daß die Betroffenen von dem mit ihrem Vertrauen getriebenen Mißbrauch nicht einmal etwas erführen."

Von Bedeutung ist hier neben den strafrechtlichen Gesichtspunkten die Möglichkeit einer evtl. Schadensersatzpflicht des Arztes aus einem Verstoß gegen seine Vertragspflichten, zu denen es gehört hätte, sich bei der Patientin selbst zu vergewissern!

c) Von besonderer Bedeutung ist die Frage der Befugnis der Offenbarung eines anvertrauten Geheimnisses in einem gerichtlichen Verfahren. Ausschlaggebend ist dabei die Stellung des Arztes im Verfahren, indem er entweder als Zeuge oder als Sachverständiger auftritt (s. dazu Absch. A III).

Als Zeuge hat der Arzt sowohl im Zivilprozeß (§ 383 Ziff. 5 ZPO) wie im Strafprozeß (§ 53 Ziff. 2 StPO) das Recht, die Aussage zu verweigern, soweit es sich um ein ihm anvertrautes oder zugänglich gemachtes Geheimnis handelt. Das Zeugnisverweigerungsrecht entfällt jedoch, wenn der Arzt von der Schweigepflicht entbunden wurde (§ 385 Abs. 3 ZPO — § 53 Abs. 3 StPO).

Ist der Arzt als Sachverständiger mit der Erstattung eines Gutachtens in einem gerichtlichen Verfahren oder von der Untersuchungsbehörde beauftragt, entfällt die Geheimhaltungspflicht, da zwischen dem Arzt und dem Untersuchten kein Vertragsverhältnis und kein Vertrauensverhältnis im Sinne des § 300 StGB entstanden ist. Auch in anderen Fällen, in denen der Arzt als Sachverständiger tätig wird, hat er eine Verletzung der Schweigepflicht nicht zu befürchten, wenn der Patient im Auftrage eines Dritten (z.B. einer Versicherungsgesellschaft, einer gesetzlichen Versicherung, eines Arbeitgebers) sich beim Arzt zur Begutachtung einfindet, denn mit Recht hebt BECKMANN hervor: „Die Tatsache allein, daß sich ein Kranker (oder eine sonstige Person) zum Zwecke einer Begutachtung, über die er ja durch die Ladung zur Untersuchung (oder durch eine dahingehende Aufforderung des Dritten) unterrichtet wird, untersuchen läßt, birgt schon die Entbindung vom ärztlichen Berufsgeheimnis derjenigen Stelle gegenüber in sich, die vom Arzt die Begutachtung verlangt. Es können, müssen m.E. sogar, in dem Gutachten sämtliche Beobachtungen des Arztes über Täuschungsversuche, frühere objektiv falsche Angaben usw. verwertet werden."

Somit besteht für den Arzt auch kein Zeugnis- oder Gutachtenverweigerungsrecht nach o. g. Gesetzen. Wahrnehmungen, die mit dem Gutachten in keinem Zusammenhang stehen, unterliegen jedoch dem § 300 StGB, wenn der Arzt erkennen konnte, daß der Untersuchte solche vertrauliche Mitteilungen unter der Voraussetzung der Geheimhaltung gemacht hat (RG vom 17. 10. 1927).

Literatur zu Kapitel 7, Abschnitte B I 1—3 und B II 1—2[1]

BURMESTER, H.: Die Haftpflicht des Arztes und der Krankenanstalt. Hamburg: Christen & Co. 1957.

ENNECCERUS, L., u. H. LEHMANN: Schuldrecht, Bd. II. Tübingen: Mohr 1950.

GEIGEL, R., u. R. GEIGEL: Der Haftpflichtprozeß. München-Berlin: Beck'sche Verlagsbuchhandlung 1956.

HENKEL, W.: Die Haftpflicht des Arztes. Vers. R 303 (1953).

HÜBNER, A., u. H. DROST: Ärztliches Haftpflichtrecht. Berlin-Göttingen-Heidelberg: Springer 1955.

JUNGMICHEL, G.: Haftpflicht und Arzt. Hefte Unfallheilk. **42**, 143 (1951).

SCHMIDT, E.: In: A. PONSOLD, Lehrbuch der gerichtlichen Medizin, 2. Aufl. Stuttgart: Georg Thieme 1957.

SCHULZ, G.: Die Haftung des Arztes für Hilfspersonal. Krankenhausarzt **10**, 242 (1960).

[1] Literaturergänzung s. S. 546—548.

Gesetze und Entscheidungen zu B I 1—3

Bürgerliches Gesetzbuch §§ 276, 278, 611, 242, 823, Abs. I u. II, 826, 831, 613.
Zivilprozeßordnung § 32.
BGH vom 9. 2. 1955 in NJW 1955, 866 u. 1275 (Anmerkungen zum Urteil).
RG vom 3. 7. 1936 in JW 1936, 3111.
RG vom 15. 3. 1932 in RGZ 135, 171.
RG vom 6. 10. 1910 in Warn 1910, Nr. 434.
OLG Karlsruhe vom 7. 1. 1909 in DJZ 1909, 1503.
RG vom 9. 7. 1926 in BayZ 1926, 390.
RG vom 24. 10. 1919 in RG 97/12.
RG vom 5. 12. 1913 in JW 1914, 244.
OLG Karlsruhe vom 5. 11. 1913 in Soergel 1916, 269.
RG vom 19. 6. 1940 in DR 1940, 1779.
RG vom 7. 2. 1930 in JW 1930, 1597.
OLG Nürnberg vom 1. 7. 1960 Bay IM Bl. 1960, 122.
RG vom 14. 7. 1927 in JW 1927, 2699.
BGH vom 11. 4. 1951 in BGHZ 1, 383.
RG vom 3. 9. 1935 in JW 35, 3460.
BGH vom 7. 2. 1956 in VersR 56, 221.
BGH vom 27. 11. 1952 in BGHZ 8, 140.
OLG Hamm vom 6. 11. 1953 in MDR 1954, 166 (= VersR 1954, 194).
RG vom 19. 6. 1914 in RGZ 85/183.
RG vom 13. 10. 1916 in RGZ 88/433.
RG vom 18. 9. 1917 in RGZ 90/408.

B II 1

ASANGER, R.: Der ursächliche Zusammenhang. In: A. LOB, Handbuch der Unfallbegutachtung, S. 10—16. Stuttgart: Ferdinand Enke 1961.
BODECHTEL, G., F. DUBITSCHER, N. HIRT, F. PANSE u. G. E. STÖRRING: Die Neurose. Schriftenreihe des Bundesversorgungsblattes H. 1, 3 (1960).
BURESCH, E.: Über biologisches und juristisches Denken in der Beurteilung des medizinischen Zusammenhanges. Wege zur Sozialversicherung **13**, 129 (1959).
ERMANN, W.: Handkommentar zum Bürgerlichen Gesetzbuch. § 254 Anm. 4 b, 3. Aufl. München: Aschendorfsche Verlagsbuchhandlung 1961.
GEIGEL, R., u. R. GEIGEL: Der Haftpflichtprozeß, 8. Aufl. München-Berlin: Beck'sche Verlagsbuchhandlung 1956.
GÖBBELS, H.: Die Duldung ärztlicher Eingriffe als Pflicht. Stuttgart: Georg Thieme 1950.
GOTTSCHICK, J.: Medizinisches und juristisches Kausaldenken. Med. Sachverst. **55**, 137 (1959).
GRÖMIG, U.: Die Operationsduldungspflicht im Zivilrecht und im öffentlichen Recht. Ärztl. Mitt. **15**, 820 (1962).
HEROLD, G.: Schadensabwendungs- und Minderungspflicht des Patienten. Ärztl. Mitt. **7**, 408 (1961).
HEYDE, E. J.: Entwertung der Kausalität? Für und wider den Positivismus. Stuttgart: Georg Thieme 1957.
HUECK, G.: Zum Problem der überholenden Kausalität. JR 404 (1953).
KIRCHBERGER, H.: Die adaequate Ursache als Haftungsvoraussetzung. NJW 1000 (1952).
KÜHLEWEIN, R.: Zur Lehre von der adaequaten Verursachung. NJW 1581 (1955).
LANGE, O.: Zur Frage der überholenden Kausalität. JR 73 (1951).
LARENZ, K.: Ursächlichkeit der Unterlassung. NJW 686 (1953).
— Tatsachenzurechnung und Unterbrechung des Kausalzusammenhanges. NJW 1009 (1955).
NEUMANN-DUESBERG, H.: Beweis des hypothetischen Schadenseintrittes bei überholender Kausalität. NJW 131 (1952).
— Verneinung der überholenden Kausalität trotz hypothetischer Schadensursachen. JR 225 (1952).
— Einzelprobleme der überholenden Kausalität. JZ 263 (1955).
PAECH, H., u. L. TREMBURG: Über ärztliche Anzeigepflichten und Pflichten zur Duldung ärztlicher Untersuchungen und Operationen, S. 54. Leipzig: Georg Thieme 1937.
PALANDT, O.: Bürgerliches Gesetzbuch. Vorbem. zu § 249 Anm. 5. München-Berlin: Beck'sche Verlagsbuchhandlung 1962.
— Bürgerliches Gesetzbuch § 254 Anm. 2 b. München-Berlin: Beck'sche Verlagsbuchhandlung 1962.
PESCH, O.: Ursache im bürgerlichen Recht und in der gesetzlichen Unfallversicherung. NJW **11**, 1074 (1958).

PROBST, J.: Kausalitätsproblem in seinen Beziehungen zum ärztlichen Gutachten. In: A. LOB, Handbuch der Unfallbegutachtung, S. 358—368. Stuttgart: Ferdinand Enke 1961.

REICHENBACH, M.: Grundlagen zur Begutachtung bei Haftpflichtansprüchen. In A. LOB Handbuch der Unfallbegutachtung, S. 267. Stuttgart: Ferdinand Enke 1961.

RICHTER, J.: Die Duldungspflicht gegenüber ärztlichen Eingriffen in der Rentenversicherung. Ärztl. Mitt. **43**, 500 (1958).

SCHULTZ, J., u. H. NATHO: Zum Problem der Begutachtung von Neurosen. Ärztl. Mitt. **46**, 2637 (1961).

SCHULTZE, R.: Das Kausalitätsproblem in der Seeversicherung. VersR **9**, 273 (1958).

SCHULZ, G.: Unterbrochene Behandlung. Münch. med. Wschr. **45**, 2055 (1959).

SOERGEL, H. Th., u. W. SIEBERT: Bürgerliches Gesetzbuch. Anm. IV 3 zu § 254. Stuttgart: Kohlhammer Y960.

TRAEGER, M.: Zit. nach M. REICHENBACH.

WATERMANN, N.: Kann der Kausalitätsbegriff aufgegeben werden? Sozialgerichtsbarkeit **3**, 230 (1957).

WEISHÄUPL, K.: Die Kausalität in der Kriegsopferversorgung. München-Berlin: Beck'sche Verlagsbuchhandlung 1958.

WILKE, G.: Die Rechtsprechung des Bundessozialgerichtes zum Bundesversorgungsgesetz. Bundesversorgungsblatt **1**, 69 (1959).

Gesetze und Entscheidungen zu B II 1

Haftpflichtgesetz § 1.
BGB §§ 242, 254, 823, 833, 844, 936, 939.
ZPO § 287.
St. V. G. § 7 Abs. 1.
RG vom 23. 12. 1936 in RGZ 152, 401.
RG vom 22. 10. 1907 in Seuff. Arch. 63, 263.
BGH vom 23. 10. 1951 — (I ZR 31/51) in VersR 1952, 128.
BGH vom 24. 4. 1952 — (III ZR 100/51) in NJW 1952, 1010.
BGH vom 11. 5. 1951 in BGHZ 2, 139.
BGH vom 16. 12. 1955 in NJW 56, 709.
BGH vom 23. 10. 1957 in Lindenmaier-Möhring zu § 828 BGB Nr. 1.
BGH vom 5. 7. 1954 in BGHZ 14, 123.
BGH vom 23. 10. 1951 in BGHZ 3, 267.
BGH vom 17. 10. 1955 in BGHZ 18, 288.
BGH vom 18. 10. 1951 in Lindenmaier-Möhring zu § 823 (C) BGB Nr. 3.
BGH vom 18. 10. 1951 in VersR 1952, 96.
BGH vom 25. 9. 1952 in NJW 1953, 700.
RG vom 25. 11. 1941 in DR 1942, 574.
BGH vom 13. 1. 1953 in Lindenmaier-Möhring zu § 735 HGB Nr. 5.
BGH vom 10. 12. 1952 in VersR 1953, Nr. 112, S. 83.
BGH vom 6. 2. 1959 (VI ZR 50/58) in VersR 1959, 448.
RG vom 26. 4. 1937 in RGZ 155, 37.
RG vom 29. 4. 1935 in DAR 1935, 181.
RG vom 12. 12. 1935 in JW 1936, 1356.
BGH vom 8. 7. 1953 in VersR 1953, 401.
BGH vom 26. 5. 1952 in VRS 1952, Nr. 203.
RG vom 19. 3. 1939 in JRPV 1939, 134.
OLG Dresden vom 14. 6. 1941 in VAE 1941, 281.
BGH vom 8. 7. 1953 in VRS 5, 484.
RG vom 22. 5. 1936 in RGZ Bd. 151 S. 283.
RG vom 26. 4. 1937 in RGZ Bd. 155 S. 41.
BHG vom 29. 2. 1956 in BGHZ 20, 137 (= NJW 1956, 1108 ff. und VersR 1956, 305).
RG vom 13. 1. 1942 in DR 1942, 799.
RG vom 5. 3. 1931 in JW 1931, 3333.
RG vom 4. 11. 1937 in JW 1938, 105.
BGH vom 26. 5. 1952 in VRS 1952 Nr. 203.
OGH Br. Z. vom 20. 1. 1949 in NJW 1949, 303.
BGH vom 21. 6. 1951 in JR 1952, 70 und 225 (Neumann-Duesberg Abhandlung betr. überholende Kausalität).
BGH vom 13. 5. 1953 in VersR 1953, 244.
BGH vom 14. 1. 1953 in NJW 1953, 499.
BGH vom 21. 6. 1951 in JR 1952, 70.
RG vom 30. 10. 1935 in RGZ 149, 237.

B II 2a) und b)

Brauneck, A.: Der strafrechtliche Schuldbegriff. Goldt. Arch. 261 (1959).
Bürger, M.: Klinische Fehldiagnosen. Stuttgart: Georg Thieme 1953.
Burmester, H.: Die Haftpflicht des Arztes und der Krankenanstalt, S. 140—141. Hamburg: Christen & Co. 1957.
Ebermayer, L.: Der Arzt im Recht. Leipzig: Georg Thieme 1930.
— Ärztliche Kunstfehler. JW 3305 (1932).
Engisch, K.: Irrtümer und Fehler der Chirurgen. Langenbecks Arch. klin. Chir. Bd. 273 (Kongreßbericht) 428 (1953).
Geigel, G., u. R. Geigel: Der Haftpflichtprozeß, 10. Aufl. München-Berlin: Beck'sche Verlagsbuchhandlung 1960.
Guleke, N.: Allgemeines über den ärztlichen Kunstfehler. In: Das ärztliche Gutachten im Versicherungswesen, von Fischer-Molineus, Bd. I. S. 461. Leipzig: Johann Ambrosius Barth 1939.
— Allgemeines über den ärztlichen Kunstfehler und die Verletzung der ärztlichen Sorgfaltspflicht. In: Das ärztliche Gutachten im Versicherungswesen, von Fischer-Molineus, 2. Aufl., Bd. I, S. 582. München: Johann Ambrosius Barth 1955.
Hafferburg, A.: Der Begriff der Fahrlässigkeit im Zivilrecht. NJW 1398 (1959).
Hellner, H.: Kunstfehler, Gutachten und kein Ende. Hefte Unfallheilk. **60**, 32 (1959).
Henkel, W.: Die Haftpflicht des Arztes. VersR 303 (1953).
Herold, G.: Unterlassung als ärztlicher Kunstfehler. Ärztl. Prax. **38**, 1298 (1959).
— Schadensabwendungs- und Minderungspflicht der Patienten. Ärztl. Mitt. **7**, 408 (1961).
Hübner, A., u. H. Drost: Ärztliches Haftpflichtrecht, S. 39. Berlin-Göttingen-Heidelberg: Springer 1955.
Jungmichel, G.: Haftpflicht und Arzt. Hefte Unfallheilk. **42**, 138 (1951).
— Haftpflichtversicherung. In: Einführung in die Unfall- und Rentenbegutachtung von Störring-Schellworth, 4. Aufl., S. 68. Stuttgart: Gustav Fischer 1958.
König, F. F.: Haftpflichtrechtliche Fragen im ärztlichen Gutachten. In: Das ärztliche Gutachten im Versicherungswesen, von Fischer-Molineus, Bd. II, S. 1165. Leipzig: Johann Ambrosius Barth 1939.
— u. H. Köstlin: Haftpflicht des Arztes. Leipzig: Johann Ambrosius Barth 1937.
Köstlin, H.: Arzthaftpflicht in Praxis und Krankenhaus. Krankenhausarzt, Wiss., Recht, Wirtsch. **24**, 62 (1951).
— Arzthaftpflicht. Hefte Unfallheilk. **45**, 89 (1953).
Kohlhaas, M.: Probleme der Arzthaftung. VersR 721 (1955).
Maihöfer, A.: Systematik der Fahrlässigkeit. ZStrW 70, 159.
Mueller, B.: Beurteilung der Fahrlässigkeit vom ärztlichen Standpunkt aus. In: Gerichtliche Medizin, S. 169. Berlin-Göttingen-Heidelberg: Springer 1953.
— Unterschiedliche Gesichtspunkte bei der Begutachtung ärztlicher Kunstfehler im Straf- und Zivilrecht. Hefte Unfallheilk. **45**, 81 (1953).
— Zum Stande der Rechtsprechung bei fraglicher Fahrlässigkeit im ärztlichen Beruf. Münch. med. Wschr. **99**, 804 (1957).
Palandt, O.: Bürgerliches Gesetzbuch Anmerkung 1 zu § 276. München-Berlin: Beck'sche Verlagsbuchhandlung 1962.
Richter, H.: Schuld im Zivilrecht. NJW 1171 (1958).
Perret, W.: Die ärztliche Begutachtung von Arzthaftpflichtschäden. In: Lob, Handbuch der Unfallbegutachtung, S. 462—471 u. Med. Klin. **42**, 790 (1947).

Gesetze und Entscheidungen zu B II 2a) und b)

BGB § 276.
RG vom 14. 1. 1928 in RGZ 119, 400.
RG vom 15. 2. 1919 in RGZ 95, 17.
RG vom 2. 4. 1941 in RGZ 102, 49.
RG vom 16. 10. 1934 in JW 1935, 273.
BGH vom 27. 11. 1952 in NJW 1953, 257 (= VersR 53, 67).
RG vom 1. 3. 1912 in RGZ 78, S. 435.
RG vom 22. 6. 1909 in Seuff. Arch. 67 Nr. 57.
RG vom 25. 11. 1941 in DR 1942, 574.
RG vom 10. 3. 1932 in RGZ 136, 10.
RG vom 17. 11. 1931 in JW 32, 934.
RG vom 17. 10. 1919 in RGZ 97, 4.
BGH vom 25. 10. 1951 in NJW 1952, 217.
BGH vom 23. 10. 1952 in VersR 1953, 28.

RG vom 20. 12. 1924 in RGZ 110, 17.
RG vom 15. 12. 1927 in RGZ 119, 268.
RG vom 18. 2. 1931 in JW 1931, 1689.
OLG Stuttgart vom 20. 4. 1949 in NJW 1949, 585.

B II 2 c) α)

BAUER, K. H.: Über Fortschritte der modernen Chirurgie, S. 46. Berlin-Göttingen-Heidelberg: Springer 1954.
— Eröffnungsansprache zur 75. Tagung der Dtsch. Ges. Chir. Langenbecks Arch. klin. Chir. **289**, 3 (1958).
BAUMANN, J.: Operation: Körperverletzung oder Freiheitsdelikt. NJW 2092 (1958).
BECKER, W.: Umfang der Aufklärungspflicht vor ärztlichen Eingriffen. Med. Welt 319 (1942).
BOCKELMANN, P.: Die strafrechtliche Bedeutung des ärztlichen Heileingriffes. Vortrag vor der Niederrh.-Westf.-Ges. f. Gynäk. u. Geburtshilfe, Düsseldorf 19. 3. 1960.
— Rechtliche Grundlagen und rechtliche Grenzen der Aufklärungspflicht. Vortrag 78. Tgg. der Dtsch. Ges. für Chirurgie, München 7. 4. 1961.
BÖTTGER, H.: Die Wahrheitsfrage in der Medizin. Med. Klin. **48**, 1789 (1953).
BÜRGER, M.: Klinische Fehldiagnose, S. 1—56. Stuttgart: Georg Thieme 1953.
BURMESTER, H.: Die Haftpflicht des Arztes in der Krankenanstalt. Hamburg: Christen & Co. 1957.
CHANTRAINE, H.: Ubi aliquid nocere licet? Münch. med. Wschr. 319 (1954).
CYRAN, W.: Zur Frage der ärztlichen Aufklärungspflicht über die Möglichkeit schädlicher Novocaininjektionen im Jahr 1948. Krankenhaus **9**, 404 (1961).
DEGLMANN, Th.: Probleme der Prognostik. Medizinische 277 (1954).
EBERMAYER, L.: Der Arzt im Recht. Rechtl. Handbuch für Ärzte, S. 97 ff. u. 156. Leipzig 1930.
EHRHARDT, H.: Die ärztliche Aufklärungspflicht bei Schockbehandlung. Z. Arztrecht 142 (1952).
ENGISCH, K.: Ärztliche Eingriffe zu Heilzwecken und Einwilligung. ZStW **58**, 1 (1939).
— Rechtsfragen, Irrtümer und Fehler des Chirurgen. Langenbecks Arch. klin. Chir. **273**, 428 (1953).
— Die rechtliche Bedeutung der ärztlichen Operation. In: Fehler und Gefahren bei chirurgischen Operationen, Bd. II, S. 1324—1353. Jena 1954.
ERDSIEK, L.: Umwelt und Recht. NJW **18**, 807 (1959).
FRIEDRICH, M.: Die Aufklärungspflicht des Arztes. VersR **7**, 229; 8, 380 (1954).
— Der Jurist und die Aufklärungspflicht vor der Schockbehandlung. Med. Klin. **50**, 774 (1955).
GÖBBELS, H.: Die Duldung ärztlicher Eingriffe als Pflicht. Stuttgart: Georg Thieme 1950.
GÖPPINGER, H.: Die Aufklärung und Einwilligung bei der ärztlichen, besonders der psychiatrischen Behandlung. Fortschr. Neurol. Psychiat. **24**, 54 (1956).
GOLDBACH, H. J.: Die ärztliche Haftung bei falscher Diagnose und mangelnder Aufklärung. Dtsch. Z. ges. gerichtl. Med. **42**, 377 (1953).
GOLDHAHN, R., u. W. HARTMANN: Chirurgie und Recht, S. 3 ff. Stuttgart: Ferdinand Enke 1937.
GRÖMIG, U., u. H. GRÖMIG: Die Aufklärungspflicht des Arztes. Schleswig-Holstein. Ärztebl. 1400 (1952).
GROTE, L. R.: Problematik der Prognosestellung. Dtsch. med. Wschr. **72**, 221 (1947).
GULECKE, N.: Über die Grenzen chirurgischer Verantwortlichkeit. Langenbecks Arch. klin. Chir. **189**, 359 (1937).
— Allgemeines über den ärztlichen Kunstfehler. In: Das ärztliche Gutachten im Versicherungswesen v. A. W. FISCHER u. O. MOLINEUS, S. 515. Leipzig 1939.
GUMPERT, M.: Patient und Arzt. Stuttgart: Georg Thieme 1954.
HALLERMANN, W.: Über ärztliche Ethik. Dtsch. Z. ges. gerichtl. Med. **44**, 1 (1955).
— Operationsrecht und ärztliche Kunstfehler. Hefte Unfallheilk. **60**, 27 (1959).
HEGGLIN, R.: Differentialdiagnose innerer Krankheiten. Stuttgart: Georg Thieme 1952.
HENKEL, W.: Die Haftpflicht des Arztes im Spiegel der Rechtsprechung. Ärztl. Mitt. **38**, 600 ff., 653 ff., 657 ff., 714 ff. (1953).
— Die Haftpflicht des Arztes. VersR 303 (1953).
HEROLD, G.: Die Einwilligung zu ärztlichen Eingriffen an Minderjährigen. Med. Klin. **43**, 1873 (1958).
— Das allgemeine Persönlichkeitsrecht des Patienten und seine Beachtung durch den Arzt. Med. Klin. **52**, 2240 (1958).
— Strafrechtliche Bewertung des ärztl. Heileingriffes. Med. Klin. **42**, 1936 (1959).
— Zur Frage der Aufklärungspflicht des Arztes. Ärztl. Prax. **35**, 1148 (1959).
— Neue Gerichtsentscheidungen zur Arzthaftpflicht. Ärztl. Prax. **36**, 1768 (1960).

HEROLD, G.: Der ärztliche Heileingriff nach dem Entwurf eines neuen Strafgesetzbuches. Med. Klin. 3, 110 (1961).
HEUSER, J.: Körperverletzung durch Operation ohne Einwilligung. Hess. Ärztebl. 12, 698 (1961).
HOCHRADEL, N.: Arzt und Patient in der Rechtsprechung. Berl. Ärztebl. 171 C 1960).
HOFFMANN, H. F.: Über Ärzte und Patienten. Stuttgart 1935.
HÜBNER, A., u. H. DROST: Ärztliches Haftpflichtrecht, S. 33—37. Berlin-Göttingen-Heidelberg: Springer 1955.
JORES, A.: Arzt und Lüge. Universitas 4, 1201 (1949).
KALLFELZ, W.: Anmerkung zu einer Entscheidung betr. homöopathische Behandlung. JW 3090 (1937).
KIHN, B.: Der Tod als psychotherapeutisches Problem. Vorträge der 2. Lindauer Psychotherapiewoche. Stuttgart: Georg Thieme 1952.
KLEINEWEFERS, H.: Ärztliche Aufklärungspflicht und Rechtsprechung des Bundesgerichtshofes. Ärztl. Mitt. 18, 987 (1962) und Fortschr. Med. 80, 235 (1962).
KLINK, K.: Operationsduldungspflicht fraglich? Ärztl. Mitt. 5, 292 (1961).
KOCH, R.: Irrtümer der allgemeinen Diagnostik. Leipzig 1923.
KÖNIG, F. F.: Die Aufklärungs- oder Beratungspflicht des Arztes. Münch. med. Wschr. 82, 20 (1935).
— u. H. KÖSTLIN: Arzthaftpflicht, S. 40 ff. Leipzig: Johann Ambrosius Barth 1937.
KOHLHAAS, M.: Operation gegen den ausdrücklichen Willen des Patienten bei akuter, lebensbedrohlicher Erkrankung? Dtsch. med. Wschr. 10, 446 (1961).
KRECKE, A.: Vom Arzt und seinem Kranken. München: Urban & Schwarzenberg 1947.
KUHNS, R. R.: Das gesamte Recht der Heilberufe. Berlin: Haasenstein'sche Verlagsbuchhandlung.
LANGELÜDDEKE, A.: Gerichtliche Psychiatrie. Berlin: Walter de Gruyter & Co. 1959.
LIERTZ, W., u. H. PAFFRATH: Handbuch des Arztrechtes, S. 191—203. Düsseldorf: Schwann 1938.
LOSSEN, H.: Überspitzte ärztliche Sorgfaltspflicht. Hippokrates (Stuttg.) 8, 224 (1952).
LÜDECKE, H.: Unheilbare Krankheiten in der Sicht des Chirurgen. Med. Klin. 50, 926 (1955).
LÜDERS, C. J.: Der Kausalitätsbegriff in der Pathologie und in der Begutachtung. Med. Sachverst. 54, 181 (1958).
MALTEN, H.: Über das Ausmaß der Aufklärungspflicht bei Krebserkrankungen. Med. Klin. 787 (1959).
MANKE, R.: Diagnose und Prognose der akuten und chronischen Leberparenchymschäden. Lebensversicherungsmedizin 7, 1 (1955).
MARTINI, P.: Arzt und Kranker. Studium Generale 6, 450 (1953).
— Über Kasuistik und Statistik in der Medizin. Klin. Wschr. 1, 1 (1961).
MIKOREY, M.: Der Arzt und die letzten Dinge. Med. Klin. 50, 954 (1955).
MILLER, J.: Der Arzt vor Kranken mit infauster Prognose. Med. Klin. 50, 961 (1955).
MORGENTHUM, H.: Die Aufklärungspflicht des Arztes. Ärztl. Mitt. 13, 723 (1961).
MÜLLER, P.: Vom Berufsethos des Arztes. Münch. med. Wschr. 96, 753 (1954).
NACKE, O.: Die Dokumentation für den medizinischen Sachverständigen. Med. Sachverst. 51, 130 (1955).
NEIDHARDT, K.: Behandlungsrecht des Arztes und ärztliche Aufklärungspflicht in der Sicht des Arztes und des Juristen. NJW 1097 (1956).
PERRET, W.: Die Grenzen der Aufklärungspflicht des Arztes vor operativen Eingriffen. Zbl. Chir. 68, 50 (1941).
— Die Grenzen der Aufklärungspflicht der Ärzte vor operativen Eingriffen. Mschr. Unfallheilk. 51, 130 (1942).
— Über die Rechtsprechung zur Aufklärungspflicht vor Suboccipitalpunktionen. Med. Klin. 42, 119, 692 (1947).
— Das Problem der ärztlichen Aufklärungspflicht. Med. Klin. 50, 773 (1955).
— Arzthaftpflicht. München-Berlin: Urban & Schwarzenberg 1956.
— Besteht eine Aufklärungspflicht des Arztes gegenüber einem Kranken über mögliche Infiltrate oder Abszesse nach Einspritzungen von Irgapyrin? Med Klin. 1794 (1958).
— Aufklärungspflicht und Rekurrensschädigung. Vortrag 36. Tagg. der Bayer. Chirurgenvereinigg. am 24. u. 25. Juli 1959 in München.
— Aufklärungspflicht des Arztes bei Krebs. Med. Klin. 27, 1205 (1960).
RAHN, D.: Die Heilbehandlung ohne Einwilligung im kommenden Strafrecht. Hess. Ärztebl. 3, 166 (1961).
REDWITZ v., E.: Erfahrungen an sogen. Kunstfehlergutachten. Hefte Unfallheilk. Berlin 43, 150 (1951).
REICHENBACH, M.: Praktisch verwertbare Maßstäbe für das Ausmaß der ärztlichen Aufklärungspflicht. Lebensversicherungsmedizin 1, 1 (1959).

Risak, E.: Der klinische Blick. Wien 1940.
Roemer, H.: Zur Aufklärungspflicht des Arztes gegenüber Krebskranken. Tübinger Juristen-Z. (1960).
— Die ärztliche Aufklärungspflicht vom Standpunkt und aus der Erfahrung des Arztes. Juristische Studienges. Karlsruhe C. F. Müller H. 50/51 (1961).
Ruffin, O.: Wieweit muß der Kranke über das Risiko ärztlicher Eingriffe (Elektroschockbehandlung) unterrichtet werden? Med. Klin. **50**, 204 (1955).
Schleyer, F.: Operationsrecht und Aufklärungspflicht. Ärztl. Wschr. **15**, 12 (1960).
Schmidt, E.: Der Arzt im Strafrecht. Bleckede, O. Meißner, 1939.
— Arzt und Recht. Z. ges. Arztrecht 142 (1952).
— Rechtsfragen zur chirurgischen Operation. Arch. klin. Chir. **273**, 410 (1952/53).
— Ärztliche Schweigepflicht und keine Ende. Dtsch. med. Wschr. **79**, 1649 (1954).
— Aufklärungspflicht des Arztes. In: Lehrbuch der gerichtlichen Medizin von O. Ponsold, 2. Aufl.: Stuttgart: Georg Thieme 1957.
— Anmerkung zu einem BGH.-Urteil betr. Operation ohne Einverständnis. Jur. Rundschau 227 (1958).
— Arztrechtliche Probleme in der deutschen Strafrechtsreform. Ärztl. Mitt. **16**, 514 (1959).
Schnitzerling, M.: Wann kann ein Minderjähriger selbst sein Einverständnis zu einer ärztlichen Behandlung geben? Ärztl. Mitt. **12**, 704 (1961).
Schwalm, G.: 16 Thesen zur Einwilligung in Heilbehandlungen und zur ärztlichen Aufklärungspflicht. Bayer. Ärztebl. 150 (1960).
— Grenzen der ärztlichen Aufklärungspflicht aus der Sicht der Juristen. Juristische Studienges. Karlsruhe C. F. Müller H. 50/51 (1961).
Stammberger, W.: Die ärztliche Tätigkeit im Blickfeld der deutschen Strafrechtsreform. Ärztl. Mitt. **13**,700 (1962).
Stauder, K. H., R. Seibeck, K. Kolle, E. K. Frey u. H. Martius: Soll der Arzt dem Kranken die Wahrheit sagen? Med. Klin. **48**, 403 (1953).
Stauder, K. H., W. v. Baeyer u. V. Ziehen: Wieweit muß der Kranke über das Risiko ärztlicher Eingriffe (Elektroschockbehandlung) unterrichtet werden? Med. Klin. **50**, 168 (1955).
Steindorff, E.: Aufklärungs- und Fürsorgepflicht des Arztes. Hamburger Ärztebl. **10**, 394 (1961).
Stich, R., u. K. H. Bauer: Die rechtliche Bedeutung der ärztlichen Operation. In: Fehler und Gefahren bei chirurgischen Operationen. Jena: Gustav Fischer 1954.
Strassmann, F., u. C. Neukirch: Aufklärung, Einwilligung. JW 3329 (1932).
Suchenwirth, R.: Das Krankheitserlebnis als ärztliches Anliegen. Münch. med. Wschr. **97**, 265 (1955).
Thiersch, F.: Beiträge zur ärztlichen Rechtskunde, S. 62. Ärzte Verlag: Gießen 1950.
Uexküll v., Th.: Über das Menschenbild der heutigen Medizin. Studium Generale **6**,471 (1953).
Venzlaff, U.: Schadensdichte und Aufklärungspflicht bei der mitigierten Elektroschockbehandlung. Med. Klin. **5**, 176 (1962).
Vogeler, K.: Juristische Fallstricke für den operativ tätigen Arzt. Schleswig-Holstein. Ärztebl. **10**, 335 (1961).
Wagner, G.: Bedeutung, Gefahren und Grenzen der Statistik in der Medizin. Dtsch. med. Wschr. **82**, 1427 (1957).
Waldmann, N.: Die Aufklärung des Chirurgen gegenüber dem Patienten. Der angestellte Arzt **13**, 325 (1960).
Warneyer, O. u. A. Hübner: Haftpflichtfälle aus der ärztlichen Praxis in juristischer Beleuchtung. S. 5—10. Berlin-Göttingen-Heidelberg: Springer 1939.
Weizsäcker v., V.: Arzt und Kranker, Leipzig 1941.
Wendte, H. H.: Die Aufklärungspflicht des Arztes. Landarzt **32**, 754 (1956).
Witter, H.: Die Willensfähigkeit als Problem der forensischen Psychiatrie.
Gespräch am runden Tisch: Die Aufklärungspflicht des Arztes in strafrechtlicher Bedeutung. Krankenhausarzt 139 ff. (1960).

Gesetze und Entscheidungen zu B II 2 c) α)

Grundgesetz Art. 2.
Reichsgerichts-Kommentar 10. Aufl., § 823 BGB, Anm. 5.
Palandt-Gramm, 18. Aufl. § 823 BGB, Anm. 46.
Strafgesetzbuch, § 223, 223 a, § 239, § 330 c.
Bürgerliches Gesetzbuch § 823.
Entwurf eines neuen Strafgesetzbuches. Ärztl. Mitt. Nr. 5—7 (1961) § 161, 162.
BayOLG vom 25. 11. 1930 in JW 1932, 2296.
RG vom 19. 6. 1936 in JW 1936, 3112.

RG vom 3. 2. 1939 in DR 1939, 1159.
RG vom 3. 12. 1941 in DR 1942, 579.
BGH vom 10. 7. 1954 in NJW 1956, 1106.
BGH vom 28. 11. 1957 in NJW 1958. 267.
RG vom 13. 10. 1916 in RGZ 88, 433 (436).
RG vom 8. 3. 1940 in RGZ 163, 129 (131).
RG vom 3. 12. 1941 in RGZ 168, 206 (210 und 213).
BGH vom 25. 9. 1952 in BGHZ 7, 198 (206 und 207).
RG vom 19. 6. 1936 in RGZ 151, 349 ff.
RG vom 28. 2. 1934 in JW 1934, 2033.
BGH vom 17. 5. 1951 in BGHZ 2, 159 (160 ff.).
BGH vom 9. 10. 1952 in Lindenmaier-Möhring, § 823 (Ha) BGB Nr. 3.
OLG München vom 7. 12. 1956 in NJW 1958, 633.
BGH vom 5. 12. 1958 in NJW 1959, 811.
LG Tübingen 13. 4. 1960 in NJW 1960, 1389.
RG vom 3. 7. 1908 in RGSt 41, 392.
RG vom 27. 5. 1908 in RGZ 68, 433.
RG vom 19. 6. 1936 in RGZ 151, 349.
LG Düsseldorf vom 25. 6. 1961 (8—0—12/60).
RG vom 22. 12. 1939 in DR 40, 684.
RG vom 19. 12. 1940 in RGSt Band 75, 68 ff.
RG vom 18. 3. 1941 in RGSt 75, 160 ff.
RG vom 24. 6. 1941 in Höchstrichterliche Rechtsprechung 1941 Nr. 915.
OLG Koblenz vom 12. 2. 1948 in NJW 1947/48 S. 489.
RG vom 3. 12. 1941 in RGZ 168, 210.
RG vom 3. 12. 1941 in DR 1942, 579.
RG vom 19. 5. 1942 in DR 1943, 579.
BGH vom 25. 9. 1952 in VersR 1952, 430 = BGH vom 25. 9. 1952 in BGHZ 7, 207.
RG vom 19. 5. 1931; zit. bei PERRET „Arzthaftpflicht" S. 19.
RG vom 11. 12. 1934; zit. von GUNKEL. DÄBl. 1935, 738.
BGH vom 16. 1. 1959 in BGHZ 29, 184.
RG vom 29. 2. 1932 in RGSt Band 66, 181.
RG vom 29. 2. 1932 in Recht 1932 Nr. 443 u. in Chirurg 1932 S. 550.
BGH vom 28. 11. 1957 in NJW 1958, 267.
BGH vom 16. 1. 1959 in NJW 1959, 814 (VI ZR 179/57).
RG vom 3. 12. 1941 in RGZ 168, 213.
KG vom 24. 11. 1932, mitget. v. KÖNIG in Chirurg 1933, 605.
RG vom 1. 3. 1912 in RGZ 78, 432.
RG vom 19. 5. 1931 in JW 1932, 3328.
OLG Celle vom 14. 1. 1960 in DMR 1960, 400.
BGH vom 10. 2. 1959 (V StR 533/58) in NJW 1959, 825—826.
RG vom 3. 12. 1941 in RGZ 168, 213.
RG vom 24. 11. 1936 in JW 1937, 927.
BGH vom 11. 4. 1956 in VersR 1956, 479.
LG Düsseldorf vom 11. 7. 1956 in VersR 1956, 735.
OLG Stuttgart vom 29. 4. 1957 in NJW 1958, 262.
OLG Frankfurt vom 7. 3. 1951 in VersR 1954 S. 180.
OLG Köln vom 5. 4. 1955 in VersR 55, 349.
OLG Celle vom 23. 9. 1955, zit. nach REICHENBACH.
LG Frankfurt vom 2. 2. 1956 bei M. REICHENBACH, Lebensversicherungsmedizin, 1, 1—4 (1959).
OLG Neustadt vom 1. 10. 1957 (2 U 19/57) in VersR 1957, 824.
OLG Hamm vom 28. 10. 1957 (17 U 155/57) in MDR 1958, 161.
OLG Stuttgart vom 16. 9. 1955 in VersR 55, 653.
OLG München vom 23. 11. 1956 in VersR 1957, 117.
KG vom 24. 11. 1932, mitget. v. KÖNIG in Chirurg 1933, 605.
BGH vom 28. 11. 1957 — NJW 1958 S. 267.

B II 2 c) β)

ADAM, W.: Penicillinallergie und die Überspannung der ärztlichen Sorgfaltspflicht. Med. Welt 31, 1547 (1961).
BRAUNECK, A.: Der strafrechtliche Schuldbegriff. Goldt. Arch. 261 (1959).
BURMESTER, H.: Die Haftpflicht des Arztes und der Krankenanstalt S. 140—141. Hamburg: Christen & Co. (1957).
EBERMAYER, L.: Der Arzt im Recht. Leipzig: Georg Thieme 1930.

EBERMAYER, L.: Ärztliche Kunstfehler. JW 3305 (1932).
ELBEL, H.: Kritische Stellungnahme zu Außenseitermethoden. Dtsch. med. J. **17**, 532 (1960).
ENGISCH, K.: Irrtümer und Fehler der Chirurgen. Langenbecks Arch. klin. Chir. **273**, 428 (1953).
ESSER, K.: Zweispurigkeit des Haftpflichtrechtes. Jur. Z. 129 (1953).
FISCHER, A. W. v., u. O. MOLINEUS: Das ärztliche Gutachten im Versicherungswesen, Bd. I. Leipzig: Johann Ambrosius Barth (1939); 2. Aufl. München: Johann Ambrosius Barth (1955).
GEIGEL, R., u. R. GEIGEL: Der Haftpflichtprozeß, 10. Aufl. München: Beck'sche Verlagsbuchhandlung 1960.
GOLDBACH, H. F.: Operation und Recht. In: M. KIRCHNER, Allgemeine und spezielle Operationslehre, 2. Aufl., Bd. I. Berlin-Göttingen-Heidelberg: Springer (1958).
GOLDHAHN, R., u. W. Hartmann: Chirurgie und Recht. Stuttgart: Ferdinand Enke 1937.
GULEKE, N.: Allgemeines über den ärztlichen Kunstfehler. In: Das ärztliche Gutachten im Versicherungswesen, von FISCHER-MOLINEUS, Bd. I, S. 461. Leipzig: Johann Ambrosius Barth 1939.
— Allgemeines über den ärztlichen Kunstfehler und die Verletzung der ärztlichen Sorgfaltspflicht. In: Das ärztliche Gutachten im Versicherungswesen, von FISCHER-MOLINEUS, 2. Aufl., Bd. I. S. 582. München: Johann Ambrosius Barth 1955.
HALLERMANN, W.: Operationsrecht und ärztliche Kunstfehler. Hefte Unfallheilk. **60**, 27 (1959).
HELLNER, H.: Das Kunstfehlerproblem aus chirurgischer Sicht. Dtsch. med. Wschr. **83**, 2113—2117 (1958).
— Kunstfehler, Gutachten und kein Ende. Hefte Unfallheilk. **60**, 32 (1959).
HENKEL, W.: Die Haftpflicht des Arztes. VersR 303—306 (1953).
HÜBNER, A., u. H. DROST: Ärztliches Haftpflichtrecht, S. 39. Berlin-Göttingen-Heidelberg: Springer 1955.
JUNGMICHEL, G.: Haftpflicht und Arzt. Hefte Unfallheilk. 42, 138 (1951).
— Haftpflichtversicherung. In: Einführung in die Unfall- und Rentenbegutachtung von STÖRRING-SCHELLWORTH, 4. Aufl., S. 68. Stuttgart: Gustav Fischer 1958.
Koch, R.: Fahrlässigkeit und der sogen. Kunstfehler. Dtsch. Gesundh.-Wes. **11**, 1454 (1956).
KÖNIG, F. F.: Haftpflichtrechtliche Fragen im ärztlichen Gutachten. In: Das ärztliche Gutachten im Versicherungswesen, von FISCHER-MOLINEUS, Bd. II, S. 1165. Leipzig: Johann Ambrosius Barth 1939.
— u. H. KÖSTLIN: Haftpflicht des Arztes. Leipzig: Johann Ambrosius Barth 1937.
KÖSTLIN, H.: Arzthaftpflicht in Praxis und Krankenhaus. Krankenhausarzt, Wiss., Recht, Wirtsch. **24**, 62 (1951).
— Arzt-Haftpflicht. Hefte Unfallheilk. **45**, 89 (1953).
KOHLHAAS, M.: Probleme der Arzthaftung. VersR 721 (1955).
— Die Pflicht des Arztes, sich beruflich weiterzubilden. Z. ärztl. Fortbild. **3**, 164 (1961).
LIERTZ, W., u. H. PAFFRATH: Handbuch des Arztrechtes, S. 256—277. Düsseldorf: Schwann 1938.
LOSSEN, H.: Überspitzte ärztliche Sorgfaltspflicht. Hippokrates (Stuttg.) 8, 197, (1952).
MAIHÖFER, A.: Systematik der Fahrlässigkeit. Z. StrW **70**, 159 (1958).
MEYER, P.: Medizinischer Leitfaden zur privaten Unfall- und Haftpflichtversicherung für Ärzte und Versicherungsfachleute. Bern u. Stuttgart: Huber 1958.
MEZGER, F.: Über strafrechtliche Verantwortlichkeit für ärztliche Kunstfehler. Dtsch. Z. ges. gerichtl. Med. **42**, 365 (1953).
MUELLER, B.: Beurteilung der Fahrlässigkeit vom ärztlichen Standpunkt aus. In: Gerichtliche Medizin, S. 169. Berlin-Göttingen-Heidelberg: Springer 1953.
— Unterschiedliche Gesichtspunkte bei der Begutachtung ärztlicher Kunstfehler im Straf- und Zivilrecht. Hefte Unfallheilk. **45**, 81 (1953).
— Zum Stande der Rechtsprechung bei fraglicher Fahrlässigkeit im ärztlichen Beruf. Münch. med. Wschr. **99**, 804 (1957).
PERRET, W.: Die ärztliche Begutachtung von Arzthaftpflichtschäden. In: LOB, Handbuch der Unfallbegutachtung, S. 462—471 u. Med. Klin. **42**, 790 (1947).
RICHTER, H.: Schuld im Zivilrecht. NJW **11**, 1171 (1958).
SCHELLWORTH, W.: Ermessen und Irrtum bei der Begutachtung. Med. Sachverst. **54**, 192 (1958).
— Fehler bei der Begutachtung. Hefte Unfallheilk. **60**, 22 (1959).
SCHMIDT, E.: Der Arzt im Strafrecht. Bleckede: O. Meißner 1939.
— Arztrechtliche Probleme in der deutschen Strafrechtsreform. Ärztl. Mitt. **16**, 514 (1959).
SCHÜTZ, R.: Das ärztliche Gutachten im Privat-Versicherungswesen, S. 54 ff. Wien-Bonn: Mauderich 1956.
SCHULTEN, H.: Außenseitermethoden. Dtsch. med. J. **15**, 473 (1960).
SCHULTHEIS, Th.: Diskussionsbemerkung 6. Tagg. der Nordrh.-Westf. Ges. für Urologie am 22. 4. 1961 in Bad Oeynhausen. Z. Urol. **1**, 41 (1962).

Stich, R.: Rechtsfragen in der Chirurgie. Der ärztliche Sachverständige. Langenbecks Arch. klin. Chir. **273**, 398 (1953).
Virchow, R.: Gesammelte Abhandlungen aus dem Gebiet der öffentlichen Medizin, II, S. 514 f. Berlin 1879 (zit. bei König), zit. bei Perret, Med. Klin. **42**, 790 (1947).

Gesetze und Entscheidungen zu B II 2c) β)

RG vom 8. 2. 1934 (in Chirurg. 1935 S. 701).
RG vom 12. 10. 1934 (in Chirurg 1935 S. 701).
BGH vom 27. 11. 1952 in Vers. R. 1953, S. 67 ff.
RG vom 3. 9. 1935 (zit. bei Goldhahn).
RG vom 1, 12. 1931 in RGSt 67, S. 23.
RG vom 8. 7. 1930 in JW 1931, 1485.
BGH vom 20. 12. 1952 in VersR 53, 86 (= NJW 1953, 417).
BGH vom 22. 6. 1955 in VersR 55, 573.
OLG Neustadt vom 24. 7. 1953 in VersR 1953/485.
KG vom 2. 3. 1935 in Jur. Rundschau für die Priv.-Vers. 35. S. 186.
BGH vom 13. 12. 1951 (III ZR 144/50).
BGH vom 29. 6. 1953 (VI ZR 88/52).
BGH vom 16. 10. 1956 (VI ZR 308/55).
BGH vom 4. 10. 1957 (VI ZR 235/56) in VersR 57, 786.
LG Berlin vom 4. 6. 1953 in VersR 53, 373.
RG vom 22. 3. 1932 in Recht 32, S. 451.
RG vom 7. 1. 1938 in NJW 1938, 2203.
BGR Komm. 10. Aufl. § 276 Anm. 4 c.
RG vom 22. 12. 1922 in Ztschr. f. gerichtl. Med. 26, S. 68, 1922.
RG vom 12. 10. 1934, veröffentl. von Warneyer im Chirurg. 1935 S. 701.
RG vom 7. 1. 1938 in JW 38, 2203 Nr. 19.
BGH vom 16. 4. 1955 in VersR 1955, 310.
RG vom 22. 12. 1922 in JW 23, 603.

B II 2 c) γ)

Beckmann, R.: Ärztliche Gutachtertätigkeit. DÄBl **32**, 733 (1937).
Ebermayer, L.: Der Arzt im Recht. Rechtliches Handbuch für Ärzte, S. 44 u. 271. Leipzig, 1930.
Fink, J.: Die Schweigepflicht des Arztes und das Beamtenrecht. Ärztl. Mitt. **42**, 826 (1957).
Flor, M.: Ein Beitrag zur Frage: Amtsarzt und ärztliche Schweigepflicht. Z. ges. Arztrecht 213 (1952).
Frank, R.: Das Strafgesetzbuch für das deutsche Reich, 18. Aufl. Anm. zu § 300. Tübingen: Mohr 1931.
Gönnewein, O.: Ärztliche Schweigepflicht und Meldeordnung. DRZ 464 (1950).
Hartwich, A.: Der hippokratische Eid und die ärztliche Schweigepflicht. Wien. med. Wschr. **23**, 491 (1960).
Herold, G.: Wenn ärztliche Auskünfte weitergegeben werden. Med. Klin. **35**, 1517 (1958).
— Todesbescheinigung und ärztliche Schweigepflicht. Med. Klin. **50**, 2158 (1958).
— Hat auch ein Minderjähriger Anspruch auf Wahrung der ärztlichen Schweigepflicht? Med. Klin. **41**, 1833 (1959).
— Arzthaftung wegen Verletzung der Geheimsphäre des Patienten. Med. Mschr. **12**, 822 (1960).
— Neuordnung des Strafrechtes. Ärztl. Prax. **3**, 178 (1961).
— Die ärztliche Schweigepflicht bei wissenschaftlichen Veröffentlichungen. Ärztl. Mitt. **45**, 2596 (1961).
Hübner, A., u. H. Drost: Ärztliches Haftpflichtrecht. Berlin-Göttingen-Heidelberg: Springer 1955.
Kallfelz, W.: Das ärztliche Berufsgeheimnis nach der Reichsärzteordnung JW 1343 ff. (1936).
— Anmerkung zur Schweigepflicht. JW 1010 (1938).
Klasen, H. H.: Das Recht zu schweigen. Ärztl. Mitt. **16**, 885 (1962).
Koenigsfeld, H.: Ärztliches Rechtsbrevier. München: J. F. Lehmann 1958.
Kohlhaas, M.: Zur Herausgabe oder Beschlagnahme von Krankenkarteien. Z. ärztl. Fortbild. **10**, 706 (1961).
Kuhns, R. R.: Das gesamte Recht der Heilberufe, Teil I, S. 782. Berlin: Hasensteinsche Verlagsbuchhandlung 1958.
Liertz, W., u. H. Paffrath: Handbuch des Arztrechtes. Düsseldorf: L. Schwann (1938).
Mikat, B., u. H. Wandt: Ärztl. Schweigepflicht und Leichenschauschein. Ärztl. Mitt. **1**, 16 (1962).

PETERS, H.: Vertrauensarzt und Schweigepflicht. Med. Sachverst. **56**, 89 (1960).
PROST, G.: Das ärztliche Schweigegebot und die Verpflichtung zur Leistung des Offenbarungseides. Ärztl. Mitt. Nr. **17**, 384 (1933).
SCHÄFER, K.: Die Bedeutung der Reichsärzteordnung für die Rechtspflege. Dtsch. Justiz **10**, 375 (1936).
SCHMIDT, E.: Der Arzt im Strafrecht. Bleckede, O. Meißner, 1939.
— Brennende Fragen des ärztlichen Berufsgeheimnisses. S. 10 f. München: Isar-Verlag 1951.
SCHÖNKE, A., u. H. SCHRÖDER: Strafgesetzbuch, Anm. II, 1 zu § 300 StGB u. Anm. VII zu § 300 StGB. 9. Aufl. München: Beck'sche Verlagsbuchhandlung 1959.
SCHULZ, G.: Zur Schweigepflicht des Werksarztes. Med. Klin. **41**, 1885 (1959).
— Die ärztliche Schweigepflicht nach dem Entwurf der Strafrechtskommission. Ärztl. Prax. **20**, 1177 (1960).
— Schweigepflicht nach dem Atomgesetz. Med. Klin. **28**, 1249 (1960).
— Die Motive der ärztlichen Schweigepflicht. Med. Klin. **4**, 151 (1962).
SCHWARZ, O., u. H. DREHER: Strafgesetzbuch, 23. Aufl. Anm. 2 Ba zu § 300. München: Beck'sche Verlagsbuchhandlung 1961.
— Strafgesetzbuch, 23. Aufl. Anm. 4 zu § 300. München: Beck'sche Verlagsbuchhandlung 1961.
SONDERMANN, G.: Rund um die Schweigepflicht. Ärztl. Mitt. **40**, 2032 (1960).
— Rund um die Schweigepflicht. Bayer. Ärztebl. **10**, 336 (1960).
SPILLNER, H.: Über den Anspruch auf Herausgabe ärztlicher Untersuchungsgrundlagen. Rhein. Ärztebl. **10**, 572 (1960).
TRUBE-BECKER, E.: Ärztl. Schweigepflicht im Hinblick auf die Verkehrssicherheit. Med. Klin. **1**, 28 (1961).
ULLMANN, G.: Keine Schweigepflicht des Arztes gegenüber Versicherungs- sowie anderen staatlichen Organen. Dtsch. Gesundh.-Wes. **13**, 1374 (1957).
WEILER, K.: Zur Frage der ärztlichen Schweigepflicht. Med. Klin. **3**, 123 (1956).
WOESNER, H.: Fragen ärztlicher Geheimhaltungspflicht. NJW Nr. 19, 692 (1957).

Gesetze und Entscheidungen zu B II 2c) γ)

Strafgesetzbuch § 300, §§ 138 und 139 BG Bl. I S. 735 (3. Str. R.Ä.G. v. 4. 8. 1953).
Gesetz zur Bekämpfung der Geschlechtskrankheiten v. 23. 7. 1953 (BG Bl. 53, 700).
Reichsversicherungsordnung §§ 141; 1502 und 1543 d.
Reichsabgabenordnung § 118.
Vertragsordnung §§ 21 und 22 nach § 368 RVO vom 5. 4. 1933 in Amtl. Nachr. des RVA 1933, 169.
Zivilprozeßordnung § 383 Ziff. 5 und § 385 Abs. 3.
Strafprozeßordnung § 53 Ziff. 2 und § 53 Abs. 3.
Entwurf zum neuen Strafgesetzbuch § 185 und § 39.
RG vom 26. 6. 1894 in RGSt 26, 58 (8).
OLG Karlsruhe vom 23. 5. 1960 in NJW 1960, 1392.
BGH vom 25. 9. 1958 in NJW 1960, 530.
OLG Hamburg zit. bei Ebermayer „Der Arzt im Recht" S. 54.
RG vom 17. 11. 1926 in RGSt 71, 22.
BGH vom 9. 10. 1951 in BGHSt 1, 367.
OLG Köln vom 19. 10. 1961 (Z S 589/60).
RG vom 17. 10. 1927 in RGSt 61, 384.

III. Beweislast

„Das Problem der *Beweislast* ist ein Problem der Rechtsanwendung. Weil eine Norm nur dann angewendet werden kann, wenn der vom Gesetz zu ihrer Voraussetzung gemachte abstrakt formulierte, hypothetische Tatbestand konkrete Wirklichkeit geworden ist, unterbleibt ihre Anwendung, wenn im Streitfall der Richter hiervon die volle Überzeugung nicht hat erlangen können. Den Nachteil dieser Ungewißheit trägt diejenige Partei, deren Prozeßsieg die Anwendung dieses Rechtssatzes erfordert hätte. So ergibt sich zwanglos das Prinzip der Beweislast: jede Partei trägt die Beweislast für das Vorhandensein aller (auch der negativen) Voraussetzungen derjenigen Normen, ohne deren Anwendung ihr Prozeßbegehren keinen Erfolg haben kann, kurz: für die Voraussetzungen der ihr günstigen Normen" (ROSENBERG).

So trägt im Arzthaftpflichtprozeß der Patient als Kläger die Beweislast. Er muß alle Tatsachen der Begründung seines Klageanspruches beweisen, d. h. den Richter von der Wahrheit seiner Behauptungen überzeugen (BÖSCHE, BURMESTER, ENNECCERUS-LEHMANN, GEIGEL u. GEIGEL, HÜBNER u. DROST, PALANDT).

Beweisen muß der Kläger:

a) das tatsächliche Vorhandensein eines Schadens

b) den adäquaten Kausalzusammenhang zwischen Handlung des Arztes, Schadensereignis und Schadensereignisfolgen

c) ein Verschulden des Arztes, soweit für eine Haftung ein Verschulden Voraussetzung ist.

Der Nachweis eines Schadens wird vom Kläger in der Regel durch ein ärztliches Zeugnis geführt. Im Interesse des beklagten Arztes ist eine genaue Prüfung der Befunde solcher Zeugnisse in jedem Fall angeraten und geschieht normalerweise mittels Zustandsbegutachtung durch den medizinischen Sachverständigen.

Der Nachweis eines ursächlichen Zusammenhanges im Rechtssinn zwischen Handlung des Arztes, Schadensereignis und festgestelltem Schaden obliegt dem Kläger (RG vom 26. 8. 1931; BGH vom 13. 12. 1951). Es genügt der Nachweis eines an Gewißheit grenzenden Grades von Wahrscheinlichkeit (RG vom 17. 8. 1937).

Entsprechend § 287 ZPO kann das Gericht über den ursächlichen Zusammenhang unter Würdigung aller Umstände nach freier Überzeugung entscheiden (RG vom 26. 4. 1937; BGH vom 11. 5. 1951; BGH vom 13. 12. 1951 und 25. 9. 1952). Sind z. B. für einen Unfall zwei Ursachen nach der Lebenserfahrung generell als auslösend geeignet, haftet der Arzt aber nur für eine Ursache, so muß der Kläger nachweisen, daß gerade die Handlung des Arztes auslösende Ursache war. Es genügt dann auch nicht eine Abwägung der größeren Wahrscheinlichkeit, noch kann ein Beweis des ersten Anscheins, sogen. prima facie-Beweis, angewandt werden (BGH vom 10. 3. 1954; 21. 9. 1956; 14. 12. 1953 und 9. 10. 1952).

Die Regeln des Anscheinsbeweises sind dann anzuwenden, wenn eine eingetretene Schädigung gemäß der medizinischen Erfahrung typisch ist für einen Behandlungsfehler (BGH vom 21. 12. 1955 und 28. 4. 1959) und ein solcher also als Ursache für den festgestellten Schaden primär angenommen werden kann.

Dem grundsätzlich beweisbelasteten Kläger helfen hier u. U. Vermutungen zur Erfüllung seiner Beweislast. Wenn die vom Beweispflichtigen zu beweisenden Tatsachen, nämlich „nach allg. Lebenserfahrung" erwiesen zu sein scheinen, braucht der Beweispflichtige den Beweis nicht anzutreten, da ein „typischer Geschehensablauf" angenommen wird (BGH vom 10. 1. 1951; 17. 4. 1951 und 24. 1. 1956).

Ist jedoch eine andere Ursache bzw. ein anderer Tatsachenablauf möglich als der nach dem ersten Anschein, so entfällt der prima facie-Beweis, wenn der beschuldigte Arzt bzw. der medizinische Sachverständige diese „ernsthaften Möglichkeiten" vorbringt (RG vom 23. 9. 1938; BGH vom 7. 4. 1954 und vom 12. 3. 1957). Das gilt auch dann, wenn die Möglichkeit eines Verschuldens des Arztes nicht mit Sicherheit auszuschließen ist (RG vom 13. 12. 1940; BGH vom 10. 1. 1951 und vom 14. 12. 1953).

„Ist auf Grund des ersten Anscheins davon auszugehen, daß der Schaden des Klägers auf einem fehlerhaften Vorgehen des Beklagten beruht, so war es dessen Aufgabe, den gegen ihn sprechenden Anscheinsbeweis zu entkräften. Das hätte durch den Nachweis von Umständen geschehen können, aus denen sich die ernstliche Möglichkeit eines anderen als des geschilderten Geschehensablaufes ergäbe, von dem nach den Erfahrungen der medizinischen Wissenschaft in der Regel auszugehen ist (BGH vom 17. 10. 1961)."

Die Unmöglichkeit der völligen Aufklärung eines Ursachenverlaufes darf aber nicht zu Lasten des Arztes gehen (RG vom 6. 4. 1933 und vom 13. 12. 1940).

Hierher gehört auch die Frage der Beweislast beim Mitverschulden eines Patienten. So ist z. B. mangelnder Wille zur Bekämpfung einer durch den Unfall ausgelösten nervösen Schwäche mitwirkendes Verschulden (RG vom 2. 4. 1938). Der Einwand eines mitwirkenden Verschuldens muß aber vom beklagten Arzt bewiesen werden (GEIGEL u. GEIGEL).

Soweit der Kläger Schadensersatzansprüche aus einer schuldhaften Verletzung des Dienstvertrages geltend macht, kann es fraglich erscheinen, ob nicht der Arzt seinerseits die sorgfältige Erfüllung seiner ärztlichen Vertragspflichten gemäß § 282 BGB nachweisen muß (OLG Schleswig vom 8. 7. 1954).

Nach § 282 BGB trifft nämlich die Beweiskraft den Schuldner, wenn streitig ist, ob die Unmöglichkeit der Leistung die Folge eines vom Schuldner zu vertretenden Umstandes ist.

Die Ausführungen zur Beweislast bei einer angeblichen Vertragsverletzung gelten in gleicher Weise, wenn ein Schuldner für das Verschulden einer Hilfsperson (Erfüllungsgehilfe) nach § 278 einzustehen hat.

Soweit der Patient Schadensersatzansprüche aus einer unerlaubten Handlung des Arztes über §§ 823 ff. BGB ableitet, muß er selbst das Verschulden des Arztes beweisen (PALANDT, BGB Vorbem. 8 vor § 249 BGB; RG vom 28. 3. 1930; 4. 4. 1939 und 30. 3. 1942).

Die Beweislast kehrt sich jedoch um, wenn nach dem Sachverhalt der Schaden nur durch den bewußten Verstoß gegen ein Schutzgesetz entstanden sein kann. Es ist dann Sache des beschuldigten Arztes, seine Schuldlosigkeit nachzuweisen (RG vom 23. 10. 1915 und vom 18. 10. 1917).

Bei der Haftung für Verrichtungsgehilfen nach § 831 BGB, die keine Haftung für fremdes Verschulden ist, sondern bei der ein eigenes Verschulden des Arztes bis zum Nachweis des Gegenteils vermutet wird, muß der Arzt von vornherein den Beweis führen, daß er die Auswahl seines Verrichtungsgehilfen mit der im Verkehr erforderlichen Sorgfalt vorgenommen hat und daß nicht ein solcher Sorgfaltsmangel für den Schaden ursächlich gewesen ist (RG vom 18. 10. 1917; 12. 1. 1933; 16. 3. 1933; 1. 6. 1933; 2. 8. 1935 und 28. 5. 1936).

IV. Ausgleich der Schadensersatzansprüche

1. Vermögensschaden

Nach § 249 BGB hat derjenige, der zum *Schadensersatz* verpflichtet ist, den Zustand wiederherzustellen, der bestehen würde, wenn der zum Ersatz verpflichtende Umstand nicht eingetreten wäre. Der Gläubiger kann jedoch, statt der Herstellung, den dazu erforderlichen Geldbetrag verlangen, insbesondere wenn die Herstellung nicht, nicht genügend, oder nur mit unverhältnismäßigen Aufwendungen möglich ist (§ 251 BGB).

Ziel des Schadensersatzes ist dabei nicht die Wiederherstellung eines gewesenen, sondern die Herstellung des Zustandes, wie er ohne das schädigende Ereignis gegenwärtig bestehen würde (OGH Br. Z. vom 20. 1. 1949).

In den Rahmen des Vermögensschadens gehört entsprechend § 252 BGB die Erstattung des Geldaufwandes zum Zwecke der Wiederherstellung der Gesundheit, d. h. der Kosten für Krankenhausaufenthalt, Medikamente usw. Diese werden in der Regel durch entsprechende Unterlagen, Quittungen usw. nachgewiesen. Gelegentlich kann aber Gutachtenfrage für den medizinischen Sachverständigen werden, ob diese Aufwendungen im adäquaten Kausalzusammenhang mit der schädigenden Handlung des Arztes stehen oder etwa inwieweit und in welchem

Umfang, z. B. bei Mitverschulden des Patienten, dem Arzt der Aufwand ganz oder etwa nur zum Teil zurechenbar ist (BGH vom 26. 5. 1952).

Zur Festlegung, inwieweit den schädigenden Arzt die Pflicht zum Ersatz eines entgangenen Gewinnes betrifft, wird der Richter weitere Gutachtenfragen an den Gutachter richten:

a) Inwieweit ist durch Schadensereignis und Schadensereignisfolgen infolge der Handlung des Arztes eine Verlängerung des Krankenhausaufenthaltes, der Rekonvaleszenz bzw. Arbeitsunfähigkeit eingetreten, die eventuell zu entgangenem Gewinn in Form von fehlender Lohnfortzahlung, verzögerter Beförderung und Lohnaufbesserung usw. geführt hat?

b) Inwieweit besteht durch die schädigende Handlung des Arztes zur Zeit der Begutachtung eine Minderung der Erwerbsfähigkeit, und inwieweit wäre eine solche MdE ohne die schädigende Handlung des Arztes nicht zu erwarten gewesen?

c) Inwieweit ist die Einschränkung der Erwerbsfähigkeit infolge der Handlung des Arztes zeitlich begrenzt, d. h. wie ist die Prognose?

d) Ist eine dauernde Minderung der Erwerbsfähigkeit anzunehmen und in welchem Umfang oder ist durch Berufswechsel, Umschulung usw. eine Wiederherstellung oder gar Besserstellung zu erreichen?

Die Begutachtung dieser verschiedenen Gesichtspunkte erfolgt entsprechend den Ausführungen von SCHULTHEIS bzw. SCHINDLER in den entsprechenden Abschnitten.

2. Nichtvermögensschaden (Schmerzensgeld)

Nach § 253 BGB kann nur der Ersatz des Vermögensschadens gefordert werden. Ersatz eines ideellen Schadens jedoch nur dann, wenn das Gesetz es ausdrücklich bestimmt.

§ 847 BGB Abs. 1 Satz 1 stellt eine solche Bestimmung dar: „Im Falle der Verletzung des Körpers oder der Gesundheit, sowie im Falle der Freiheitsentziehung kann der Verletzte auch wegen des Schadens, der *nicht Vermögensschaden* ist, eine billige Entschädigung in Geld, sogenanntes Schmerzensgeld verlangen. Die Rechtsnatur dieses Paragraphen wurde im Beschluß des BGH vom 6. 7. 1955 genau umrissen.:

„Der Anspruch auf Schmerzensgeld nach § 847 BGB ist kein gewöhnlicher Schadensersatzanspruch, sondern ein Anspruch eigener Art mit einer doppelten Funktion: Er soll dem Geschädigten einen angemessenen Ausgleich für diejenigen Schäden bieten, die nicht vermögensrechtlicher Art sind, sogenannter immaterieller oder ideeller Schaden, und zugleich dem Gedanken Rechnung tragen, daß der Schädiger dem Geschädigten Genugtuung schuldet für das, was er ihm angetan hat (CURTIUS, HEROLD). Bei der Feststellung dieser billigen Entschädigung dürfen grundsätzlich alle in Betracht kommenden Umstände des Falles berücksichtigt werden, darunter auch der Grad des Verschuldens des Verpflichteten und die wirtschaftlichen Verhältnisse beider Teile. Dabei hat die Rücksicht auf Höhe und Maß der Lebensbeeinträchtigung (Größe, Heftigkeit und Dauer der Schmerzen, Leiden und Entstellungen) durchaus im Vordergrund zu stehen, während das Rangverhältnis der übrigen Umstände den Besonderheiten des Einzelfalles zu entnehmen ist. Findet der Verpflichtete Ersatz seiner Leistung durch einen Ausgleichsanspruch oder durch eine Haftpflichtversicherung, so ist dies bei der Beurteilung seiner wirtschaftlichen Lage zu berücksichtigen.“

Daraus resultiert als begriffliche Charakterisierung des Schmerzensgeldes: Eine in Geld zu entrichtende, billige, das heißt alle Umstände des Einzelfalles berücksichtigende Entschädigung, die der Verletzte vom Schädiger über den materiellen Schaden hinaus, und unabhängig von diesem, wegen des immateriellen Schadens aus einer Verletzung von Körper, Gesundheit oder Freiheit fordern kann und die in erster Linie dem Ausgleich, in zweiter Linie der Genugtuung dienen soll (LIEBERWIRTH, MÜNICH, REUSS).

Voraussetzung eines Schmerzensgeldanspruches ist eine unerlaubte Handlung, ein Haftungstatbestand der §§ 823 ff. BGB, wie etwa die schuldhafte Verletzung von Körper, Gesundheit oder Freiheit (§ 823), die Haftung aus Billigkeitsgründen für nicht schuldhaft verursachte Schäden (§ 829) oder die Haftung für Verrichtungsgehilfen (§ 831). Dabei ist es für den Grund des Anspruches ohne Belang, ob es sich um ein nachzuweisendes (§ 823, oder um vermutetes § 831), um eigenes oder um fremdes Verschulden handelt. Für die Höhe des Schmerzensgeldes kommt es jedoch auf diese Einzelheiten an.

Bei der Haftung aus Vertrag ist ein Schmerzensgeldanspruch nicht gegeben (Lieberwirth). Beim Zusammentreffen einer Haftung aus unerlaubter Handlung mit einer Haftung aus Vertrag kann die Vertragshaftung den aus der unerlaubten Handlung abzuleitenden Schmerzensgeldanspruch nicht beseitigen. Das gilt insbesondere für die Haftung eines Arztes, wenn der Patient unter Verstoß gegen ärztliche Kunstregeln behandelt und gesundheitlich geschädigt wird (BGH vom 27. 2. 1952).

Eine Verletzung des Körpers oder der Gesundheit ist Grundlage und Voraussetzung der Schmerzen und damit auch in den meisten Fällen der seelischen Schmerzen, sowie der consecutiven Beeinträchtigung der Lebensfreude.

Das Schweizer Obligationsrecht gesteht eine Genugtuung für ausgestandene körperliche und seelische Schmerzen, die den Lebensgenuß beeinträchtigen, zu, wobei der „moralische Schmerz", d. h. die drückende Sorge um die eigene Zukunft und die der Familie, einbegriffen wird.

Ein angemessenes Schmerzensgeld, entsprechend den erhobenen Umständen, spricht das österreichische BGB dem Geschädigten zu.

Der Begriff des „Nichtvermögensschadens" ist dabei nicht nur gleichzusetzen mit dem Begriff „Schmerz" im Sinne der medizinischen Begriffsbildung und Terminologie, sondern umfaßt auch alle seelischen Folgen der Tat.

Schon vor 50 Jahren (RG vom 15. 2. 1913) hat das RG entschieden, daß der Schmerzensgeldanspruch nicht voraussetze, daß der Verletzte körperliche Schmerzen empfunden habe. Es genügt vielmehr jede Beeinträchtigung des seelischen oder körperlichen Wohlbefindens durch den erlittenen Schaden. Hierzu gehören vor allem auch Kummer und Sorgen, Unbehagen, Bedrückung infolge Entstellung, Unbequemlichkeiten, sowie Beraubung oder Beeinträchtigung der Lebensfreude (Förster und Goldbach, Ebermaier).

Der BGH sagte dazu (Urteil vom 29. 9. 1952), daß die Schmerzensgeldfestsetzung nicht nur mit dem Leiden des Verletzten zu begründen ist. Diese Gegebenheit zeigt auch den Unterschied zur Reichsversicherungsordnung, die niemals den eigentlichen Schmerz entschädigt, sondern nur dessen potentielle Auswirkung auf die Erwerbsfähigkeit des vom Schmerz Betroffenen (Ebermaier).

Neben dem Leiden ist zu erwägen, welcher Geldbetrag erforderlich ist, um dem Verletzten einen inneren Ausgleich zu ermöglichen. Gelhaar unterscheidet dabei einen unmittelbaren Ausgleich (Freude über das Geld, Möglichkeit sich erwünschte Artikel anzuschaffen oder ein Sparkonto anzulegen usw.) und einen mittelbaren Ausgleich (Annehmlichkeiten zu verschaffen, Liebhabereien zu ermöglichen).

„Zu diesem Zweck bedarf es der genauen Aufklärung aller wesentlichen Umstände. Es ist festzustellen, wie die Persönlichkeit beschaffen war, auf die das Unfallereignis eingewirkt hat, wie der Verletzte sich vor dem Unfall sein Leben gestaltet hat, welche Neigungen und Liebhabereien er gehabt hat und welche Möglichkeiten ihm nach dem Unfall verblieben sind, um das Leben wieder lebenswert zu empfinden (Förster und Goldbach)."

Auch Schmid betont die Notwendigkeit der Feststellung der „Persönlichkeit" vor Erleiden des Unfalles, die Berücksichtigung seiner ganzen Lebensgestaltung, seiner beruflichen und privaten Möglichkeiten der Lebensfreude und des Lebensgenusses, seiner Liebhabereien vor und nach dem Unfall.

Der Gutachter „muß Alter und subjektive Einstellung zur Körperschädigung mit in Rechnung stellen und vor allem zu klären versuchen, welche Möglichkeiten dem Geschädigten noch verblieben sind und welche psychologischen Auswirkungen, z. B. entgangene Lebensfreude, Senkung des Lebensgefühls, erzwungene Veränderungen der Umweltbeziehungen, wie Arbeitslosigkeit, Berufswechsel, Einschränkung der Berufswahl bei Jugendlichen, auf ihn eingewirkt haben. Der Arzt hat sich weiter dazu zu äußern, ob diese Rückwirkungen vorübergehend oder lebenslänglicher Art sind".

Ebermaier schreibt dazu:

„Es ist also Sache des ärztlichen Sachverständigen, hier die wesentlichen Umstände des Unfalles oder Schadens und seiner Folgen, sowie insbesondere deren Wirkung auf die Persönlichkeit des Verletzten aufzuklären. Er muß versuchen festzustellen, wie der Verletzte vor dem Unfall sein Leben gestaltet hat, welche Möglichkeiten der Lebensfreude und des Lebensgenusses er vorher in seinem Beruf und in seinem Privatleben hatte, beispielsweise welchen Liebhabereien er nachging, die ihm z. B. nach dem Eintritt des Schadens unmöglich geworden sind (Sport, Basteln, Gartenarbeit, Musizieren usw.). Er wird klären müssen, welche Möglichkeiten noch verbleiben und welche besonderen psychologischen Momente dadurch gegeben sind. Er muß die Veränderungen der Beziehung des Betroffenen zu seiner Umwelt, etwa der völligen Umstellung seines Lebens infolge Arbeitslosigkeit, Berufswechsel oder auch Einschränkung der Möglichkeit der Berufswahl bei Jugendlichen berechnen."

„Der Arzt als Gutachter soll dem Gericht unter Berücksichtigung aller Umstände durch Schilderung der Art und der Stärke der körperlichen Schmerzen, sowie der psychischen Alteration ein objektives Bild geben. Je nach Temperament und Lebensanschauung wird der Arzt naturgemäß verschieden über das Ausmaß der Schäden urteilen. Es muß aber unter allen Umständen versucht werden, objektiv zu bleiben. Geistesarbeiter empfinden den Schmerz ebenso wie Handarbeiter. Wehleidige Psychopathen haben kein Recht, höhere Entschädigungen zu verlangen als willensstarke Naturen, die viel „verbeißen" und deshalb nicht geringer entschädigt werden sollen. Es ist zu versuchen, ein Mittelmaß zu legen, was dem Arzt auf Grund seiner täglichen Erfahrung leichter möglich sein wird als dem Richter. Es ist dabei zu unterscheiden, ob es sich bei der Verletzung nur um vorübergehende Schmerzen gehandelt hat oder ob der Geschädigte dauernd Schmerzen haben wird, eventuell sogar zeitlebens an Analgetica oder Alkaloide gefesselt sein wird.

Es ist auch zu berücksichtigen, inwieweit eine Verunstaltung oder körperliche Behinderung sich nur vorübergehend schmerzhaft bemerkbar macht oder gar für dauernd.

Darzulegen ist des weiteren vom Arzt, ob und in welchem Ausmaß für Vergangenheit, Gegenwart und Zukunft eine tatsächliche Beeinträchtigung des Gesundheitsgefühls in Frage kommt" (Perret).

Münich unterscheidet bei den Umständen, die auf seiten des Verletzten die Höhe des Schmerzensgeldes beeinflussen und die vom Gutachter dementsprechend dargestellt werden müssen, solche objektiver und subjektiver Art.

Bei den objektiven Umständen ist die Art und Schwere der Verletzung darzustellen. Im Zusammenhang damit die Frage nach der Dauer der Schädigung anzugeben. Bei Dauerschäden das Alter des Verletzten in Erwägung zu ziehen.

Unter den subjektiven Umständen ist zu prüfen und darzustellen, wie der Verletzte seine Verletzung selbst empfindet, ob er sie leicht oder schwer hinnimmt und welche psychischen Schäden er davonträgt. Außerdem ist die Auswirkung auf seine Neigungen und Interessen von Bedeutung in dem Rahmen und Ausmaß, wie es vorn bereits dargestellt wurde. Münich zitiert als einleitendes Beispiel, daß einen sportlich interessierten oder naturbegeisterten Menschen eine schwere Beinverletzung in der Regel viel schwerer treffen wird als einen Menschen, dessen

Freizeitbeschäftigung sich im Kartenspiel erschöpft. Bei Arm- oder Handverletzungen wiederum kann das Gegenteil gelten.

Ausnahmefrage wird gelegentlich sein, ob einem nur seelisch, nicht körperlich Betroffenen ein Schmerzensgeld zusteht. Dabei wird für das seelische Leid ein Schmerzensgeld beansprucht. Zu fordern ist jedoch nur dann ein Schmerzensgeld, wenn der seelisch Betroffene eine Gesundheitsschädigung durch das seelische Leid erlitten hat oder erleidet (OLG Schleswig vom 4. 10. 1951 — OLG Köln vom 11. 1. 1951 — LG Ellwangen vom 3. 3. 1955 — LG Mannheim vom 6. 6. 1955 — OLG Celle vom 27. 1. 1953).

Haben die zunächst nur seelischen Schmerzen zu einem krankhaften Zustand, also zu einer „Verletzung der Gesundheit" geführt, so wird von der Rechtsprechung ein Schmerzensgeldanspruch anerkannt (OLG Freiburg i. Br. vom 30. 6. 1953).

Damit wird jedoch unter Umständen der Schadensersatzanspruch eines mittelbar Geschädigten befriedigt. Wenngleich grundsätzlich nur dem unmittelbar Geschädigten ein Ersatzanspruch zusteht, kann nach § 844 und § 845 BGB ausnahmsweise der mittelbar Geschädigte auch einen Ersatz für mittelbaren Schaden erhalten. Der mittelbare Schaden muß jedoch als adäquat nachzuweisen sein, d. h. daß er im Bereich eines normalen Geschehensablaufes, wenigstens nicht außerhalb aller Wahrscheinlichkeit liegen und voraussehbar sein muß (LIEBERWIRTH).

Nach diesen Ausführungen sind als *Gutachtenfragen* zu erwarten:

1. Lag oder liegt eine Verletzung des Körpers oder der Gesundheit vor?
2. War oder ist die Verletzung des Körpers Ursache für eine körperliche Beeinträchtigung, Schmerzen, Unbequemlichkeit oder körperlich bedingte Beeinträchtigung der Lebensfreude?
3. Führte die Verletzung zu einer seelischen Beeinträchtigung im Sinne von Kummer, Sorge, Unbehagen, Bedrückung über Entstellung und Beeinträchtigung der Lebensfreude?
4. War das Schadensereignis adäquate Verursachung eines seelischen Schadens bei einem mittelbar Geschädigten?
5. Hat der seelische Schaden eines mittelbar Geschädigten zu einer Verletzung der Gesundheit geführt?

Die Aspekte dieser Gutachtenfragen werden „regelmäßig eine Ganzheitsbetrachtung der Persönlichkeit des Verletzten, seiner Lebenslage und seiner Beziehungen zur Umwelt" erfordern. Eine strenge Scheidung in medizinische Faktoren, zu denen der Arzt sich äußert, und in nichtmedizinische Faktoren, die allein der richterlichen Beurteilung vorbehalten sind, wie dies WUSSOW von juristischer Seite verlangt hat, ist in der Praxis kaum durchführbar, müssen doch die sogenannten nichtmedizinischen Faktoren fast immer auch unter einem medizinischen Aspekt betrachtet werden. So kann z. B. der an sich ausschließlich juristische Faktor, daß eine Verletzung in besonders leichtfertiger und grobfahrlässiger Weise zugefügt worden ist, auf seiten des Verletzten einen größeren seelischen Schmerz auslösen, als wenn den Schadensstifter nur leichte Fahrlässigkeit trifft. Und in ähnlicher Weise wirken sich die Lebensgewohnheiten, Alter, Familienstand und Beruf des Verletzten auf Intensität und Dauer des subjektiven Schmerzes und der Beeinträchtigung des Wohlbefindens aus (FÖRSTER und GOLDBACH).

Richterliche Bemessungsfaktoren zur Festsetzung der Höhe des Schmerzensgeldes, aus denen sich die o. a. Gutachtenfragen ableiten, sind:

a) Art, Heftigkeit und Dauer der körperlichen oder seelischen Beeinträchtigung und der Beeinträchtigung der Lebensfreude,

b) Geschlecht, Alter und Lebenserwartung im Verhältnis zur Beeinträchtigung,

c) Konstitution und Vorverletzung,
d) Anlaß der Verletzung,
e) Grad des Verschuldens,
f) Beruf und soziale Stellung von Schädiger und Geschädigtem,
g) die Vermögensverhältnisse der Beteiligten.

Gutachtenfragen und gutachterliche Probleme werden sich insbesondere zu den Bemessungsfaktoren a—e ergeben.

a) Feststellungen über *Art, Heftigkeit und Dauer* der körperlichen und seelischen Schmerzen sind wichtigste Bemessungsgrundlage der Höhe des Schmerzensgeldes, da sie im wesentlichen die Beeinträchtigung der Lebens- und Daseinsfreude bewirken können.

Über die Angemessenheit des Schmerzensgeldes entscheidet das Gericht im Rahmen freien Ermessens (§ 287 ZPO). Dem Gutachter ist also nicht auferlegt anzugeben, welchen Betrag er als Schmerzensgeld für angemessen hält. Diese Entscheidung ist richterliche, nicht Sachverständigen-Aufgabe (LIEBERWIRTH — FÖRSTER und GOLDBACH, WUSSOW).

PERRET führt dazu aus:

„Zuweilen verlangt das Gericht, wie auch ein Versicherungsträger vom ärztlichen Gutachter Zahlen für die Höhe des Schmerzensgeldes oder daß zu schon genannten Zahlen ärztlicherseits Stellung genommen wird. Dabei wird die Grenze, die dem Arzt als Sachverständigem wie als Behandler gezogen ist, überschritten. Jedoch wird der Arzt, soweit dies ihm möglich, trotzdem auf Grund von publizierten Schadensfällen, sowie vielleicht aus eigener Erfahrung, stets dem Gericht beratend zur Seite stehen können, damit schon von Anfang an die Höhe des Schmerzensgeldes in die Bahnen geleitet werden kann, die aus der Praxis heraus gesehen, am Ende auch substantiiert werden kann."

Auch SCHMID betont, daß es ausschließlich Angelegenheit des Juristen ist, die Höhe des Schmerzensgeldes vorzuschlagen oder gar festzulegen, „vor allem deshalb, weil nach einer Entscheidung des BGH dabei auch das Ausmaß des Verschuldens des Schädigers, sowie dessen und des Geschädigten wirtschaftliche Verhältnisse mit zu berücksichtigen sind".

Das ist aus der Tatsache zu verstehen, daß die Feststellung über Art, Heftigkeit und Dauer der Schmerzen nur eine der Grundlagen der richterlichen Bemessung der Höhe des Schmerzensgeldes darstellt, während der Gutachter die zahlreichen weiter zu beobachtenden rechtlichen Gesichtspunkte in der Regel nicht kennen und übersehen wird.

Bedenklich erscheint jedoch die Ansicht, daß „Heftigkeit und Dauer der körperlichen Schmerzen zumeist vom Gericht nach allgemeiner Lebenserfahrung aus der Art der Verletzung und der Heilungsmaßnahmen hergeleitet und beurteilt werden" könnten und der Arzt nur dann zu hören sei, „wenn er besondere Wahrnehmungen über Umfang und Art der Schmerzen gerade auf Grund seiner medizinischen Fachkenntnisse machen kann oder wenn er aus einem festgestellten Sachverhalt nach den Erkenntnissen der medizinischen Wissenschaft Schlüsse auf Umfang und Art der Schmerzen ziehen soll; im ersten Fall als sachverständiger Zeuge, im zweiten als Sachverständiger" (LIEBERWIRTH).

Bei der Bedeutung von Art und Umfang der körperlichen Schmerzen als Bemessungsfaktor erscheint es unbillig, diesen Faktor nach allgemeiner Lebenserfahrung durch das Gericht beurteilen zu lassen. Ebensowenig wie ein medizinischer Gutachter alle Bemessungsfaktoren beurteilen kann, kann ein Gericht alle Faktoren, die zu einer Aussage über Art und Umfang der Schmerzen gehören, so beurteilen, wie ein Fachmann für körperliche Schmerzen, eben ein Arzt. Sicherlich wird auch nur in seltensten Fällen das Gericht in der Lage sein, aus einem festgestellten Sachverhalt nach den Erkenntnissen der medizinischen Wissenschaft Schlüsse auf Umfang und Art der Schmerzen zu ziehen. Eine solche Praxis könnte dazu führen, daß Art und Umfang der körperlichen Schmerzen in einem Fall nach allgemeiner Lebenserfahrung des Gerichtes, in einem anderen Fall von einem medizinischen Gutachter nach den Erkenntnissen der medizinischen Wissenschaft beurteilt würden. Es bestünde damit durchaus die Möglichkeit, daß wesentlich unterschiedliche Beurteilungen dem wichtigsten Bemessungsfaktor zugrunde gelegt würden und der Eindruck entstände, es würde mit zweierlei Maß gemessen, es gäbe zweierlei Recht. Es ist jedoch anzunehmen, daß die Gerichte unter Berücksichtigung dieser Gesichtspunkte und im Hinblick auf die eigene Unerfahrenheit in Feststehendem und Fortschritt der medizinischen Wissenschaft sich eher eines Gutachtens über Art, Umfang und Dauer der körperlichen Schmerzen von einem medizinischen Gutachter bedienen und auf diese sachverständige Grundlagendarstellung verlassen (s. dazu auch: FÖRSTER und GOLDBACH, GRUHLE, PERRET, HELLNER, SCHMID), wobei der Gutachter sich „eingehend zur Frage des Schmerzes selber, nicht nur im engeren medizinischen Sinne, sondern auch der sonstigen psychologischen Faktoren, wie etwa entgangener Lebensfreude, äußern muß".

Die Ausführungen des Gutachters zu den Schmerzen werden sich im Hinblick auf Art, Intensität und Dauer neben den Erkenntnissen der Schmerzpathophysiologie im wesentlichen auf praktische Erfahrungen stützen. Dabei soll der Gutachter im wesentlichen über die Glaubwürdigkeit der ausgestandenen Schmerzen des Klägers urteilen. Ein objektives Maß zur Prüfung der Schmerzen gibt es aber nicht. „Vergleiche der Pulsfrequenz, des Blutdruckes und der Adrenalinausschüttung führten zu bisher nicht brauchbaren Ergebnissen" (MAURER und SCHMIDT).

Der Schmerz als psychosomatischer Aspekt, im Sinne von SAUERBRUCH und WENKE, ist eine komplexe Antwort des Körpers auf einen sensiblen oder sensorischen Reiz, der in der Peripherie des Organismus zustandegekommen ist. Die Aufnahme des Reizes und seine Weiterleitung fällt neben den Nervenbahnen des animalischen Teiles des peripheren Nervensystems ganz wesentlich auch dem vegetativen Nervensystem zu.

Dabei existiert der Schmerz in verschiedenen Ebenen des Zentral-Nervensystems von der medullären Ebene an. Jede Ebene der nervösen Integration vermittelt einen gewissen Bewußtseinsaspekt jedes peripheren Reizes. Die nächste Integrationsstufe nimmt nicht mehr nur den Reiz als solchen wahr, sondern den Komplex aus Reiz und die dadurch ausgelösten Reaktionen. Wenn man die Cortex in das Integrationssystem mit einbezieht, so stellt der Schmerz die Gesamtheit des Bewußtseins dar, das man von dem Komplex der durch traumatische oder noxische Reize in den verschiedenen Ebenen des ZNS ausgelösten Tätigkeiten erhält. Es lassen sich darin zwei Elemente unterscheiden: ein vorwiegend perzeptives, das Ort, Art und Ursache der Agression erkennen läßt und eine entsprechende Abwehr auslöst, und ein vorwiegend thymisches Element, das die Orientierung des Verhaltens bestimmt, insofern als sich das unter einem heftigen Schmerz leidende Individuum für nichts anderes mehr interessiert (GASSERT).

Die corticale Schmerzrepräsentation des Schmerzes bedingt zwei Geschehnisse, nämlich die Erkenntnis des Schmerzes und die affektive Auswirkung. Der erste Faktor ist autonom und exakt bei physiologischer Erkenntniskapazität, während die affektive Auswirkung je nach Art des Schmerzes und der Persönlichkeit des Betroffenen sehr unterschiedlich ist. Die Erkenntnis registriert verschiedene Schmerztypen (nach GASSERT):

a) den spinal-sensiblen Schmerz: Umschriebener Schmerz ohne Neigung zur Ausbreitung, unwesentliche Begleiterscheinungen in anderen Gebieten, keine Beeinträchtigung der Gesamtpersönlichkeit. Wunden, Brüche usw.

b) der vegetative Schmerz: Nicht scharf begrenzter Schmerz mit Neigung zur Ausbreitung, vegetative Störungen (vasomotorisch). Beeinträchtigung der Gesamtpersönlichkeit: 1. als kurzdauernde Begleiterscheinung spinal-sensibler Schmerzen (Schock mit Präkordialschmerz, Fraktur mit Kollaps usw.) 2. bei spastischen, neuritisch-neuralgischen Schmerzen (Rhythmuswechsel im ZNS, bedingt tageszeitliche und klimatische Schwankungen).

c) der Hirnstamm-Schmerz (Thalamus-Schmerz): bei dem jeder physiologische Reiz einen Schmerz auslösen kann. Die Patienten können jahrelang hyperpathisch sein. In diese Gruppe gehört der Phantomschmerz.

d) die Psychopathie: als hypertrophe Form der thymischen Komponente aufzufassen und meist konstitutionell bedingt. Zu dem gegenwärtigen Schmerz und der Erinnerung an den vergangenen tritt hier noch die Angst vor zukünftigen Schmerzen hinzu. Abgesehen von Fällen mit verständlicher und berechtigter Sorge um die Zukunft ist in solchen Fällen bereits die Problematik einer Neurose zu diskutieren.

Die Registrierung eines Schadensereignisses unter obigen Schmerzaspekten dürfte i. a. für den Gutachter nicht schwierig sein, wobei die Frage nach der Beeinträchtigung der Gesamtpersönlichkeit von ausschlaggebender Bedeutung ist, insofern, als die Ausdrucksform der Schmerzen individuell verschieden ist. Das hängt nicht nur vom Schmerzreiz ab, sondern vom augenblicklichen Bewußtseinszustand, vom Charakter, von der Rasse, der Konstitution, der Denkungsart, der Erziehung und der Umgebung. Es ist zwischen stumpfen und erregbaren Menschen zu unterscheiden und darauf zu achten, daß Erschöpfung oder Alkoholismus die Empfindlichkeit herabsetzen können. Bekanntlich machen Tabes und Syringomyelie bestimmte Körperregionen unempfindlich, während einige Körperstellen empfindlicher sind als andere. „Patienten, die tagelang oder wochenlang bewußtlos waren, gaben nach ihrem Erwachen auf Befragen an, während dieser Zeit keine Schmerzen gehabt zu haben" (Maurer und Schmidt).

Schließlich muß daran gedacht werden, daß gelegentlich Schmerzen auf eine Verletzung bezogen werden, während sie einem latenten organischen Leiden (Rheuma, M. S. usw.) Ausdruck geben; andererseits eine Verletzung eine Steigerung der Schmerzen eines vorbestehenden organischen Leidens mit sich bringen kann.

Perret führt dazu aus:

„Der Schmerz ist keine konstante Größe und nicht allein von Art und Umfang der Verletzung abhängig. Das Schmerzempfinden ist bei den einzelnen Menschen sehr verschieden stark entwickelt. Der eine ist hart im Nehmen, der andere grundsätzlich wehleidig. Derselbe Mensch kann aber je nach seiner augenblicklichen Disposition das eine Mal mehr, das andere Mal weniger Schmerz nicht nur empfinden, sondern auch ertragen. Ein leichter Schmerz kann einmal tagsüber — durch Ablenkung bei der Arbeit — kurz bemerkt werden, sich nachts aber ins Unerträgliche steigern. Letzten Endes kommt es also auf die Persönlichkeit des Gutachters an, auf den Umfang seines Einfühlungsvermögens, eventuell seiner am eigenen Leibe gemachten Erfahrungen, vielleicht sogar auf seine Einstellung zu religiösen und philosophischen Fragen überhaupt und nicht so sehr auf den ‚objektiven' Tatbestand.

Der Fachchirurg wird auch den Schmerzkomplex eines komplizierten Unterschenkelbruches (der bei vielen eigenen Patienten beobachtet wurde, wobei eine gewisse Abstumpfung, Gewöhnung usw. erfolgt), etwas anders beurteilen, als es durch einen Fachinternisten geschieht, dem eine solche Verletzung mit all ihren Weiterungen nicht so geläufig ist.

Arzt und Sachverständiger, wie auch der Richter stehen also denselben Unwägbarkeiten gegenüber. Beide können leicht einmal den immateriellen Schaden einer zur Diskussion stehenden Verletzung unter- oder überschätzen.

Man kann für die Bemessung der Dauer und Intensität eines unfallbedingten Schmerzes auch nicht zugrunde legen, was etwa an schmerzlindernden Spritzen oder Pillen notwendig war, oder auf die Zeitspanne einer notwendigen Krankenhausdauer, Anzahl von Operationen, Gipsverbänden u. a. mehr abstellen. Das würde zu uferlosen und im Hinblick auf subjektive Empfindungen absolut ungenauen Berechnungen führen.

Dagegen scheint es mir möglich, dem Richter etwa zu sagen, daß eine zur Diskussion stehende Verletzung in den ersten vier Wochen recht schmerzhaft war, dann die Mißempfindungen deutlich nachgelassen haben und im Verlauf weiterer 3—4 Monate der Verletzungsschmerz allmählich und vollständig abgeklungen sein muß.

In gewissen Fällen, z. B. bei Knochenbrüchen, wird auch darauf hinzuweisen sein, daß nur in den ersten 2—3 Tagen im Gips Schmerzen vorhanden waren, daß der Gehgips selbst keine besonderen Beschwerden verursacht haben kann, oder daß z. B. bei einem mit Fehlstellung verheilten Knochenbruch für sehr lange Zeit, eventuell sogar lebenslänglich, vorzeitige Ermüdungserscheinungen eintreten und bei Witterungswechsel stark wechselnde Mißempfindungen auftreten können.“

Bei der Beurteilung körperlicher Schmerzen kann für den Gutachter gelegentlich die Frage auftauchen, ob Differenzierungen zwischen der Schmerzempfindlichkeit von Kindern und Erwachsenen zu machen sind. Dies umso eher, als die Instanzenrechtsprechung zu diesem Problem widersprechend ist. Einerseits wird die Ansicht vertreten, daß Kinder die Schmerzen im allgemeinen schwerer ertrügen als Erwachsene (LG Mannheim vom 4. 2. 1953; LG Siegen vom 27. 5. 1955). Demgegenüber vertraten das OLG Nürnberg und das LG Tübingen die Ansicht, daß ältere Menschen die Schmerzen schwerer ertrügen als junge. Es sollte vom Gutachter klargelegt werden, daß die Schmerzempfindlichkeit lediglich bei Säuglingen insofern als geringer anzusehen ist, als die verstandesmäßige Wahrnehmung eines Reizes und die Registrierung seiner Stärke überhaupt erst die Schmerzempfindlichkeit eines Individuums ausmacht. Da eine solche geistige Verarbeitung eines Reizes bei Säuglingen noch nicht gegeben ist, ist die Körperverletzung eines Säuglings keine größere Beeinträchtigung als etwa eine unbequeme Lage oder Hunger. Ansonsten dürften Reaktionen auf einen Reiz und die Registrierung seiner Stärke für Kinder und Erwachsene gleich sein. Individuell verschieden ist jedoch die Empfindung bei der Registrierung eines Schmerzes (Schmerzgefühl). Das hängt nicht vom Lebensalter ab, sondern von der Konstitution, insbesondere von der individuellen Empfindsamkeit und Schmerztoleranz. Diese Ausführungen zeigen an, daß das Alter grundsätzlich keine Differenzierung in der Schmerzempfindlichkeit angebracht erscheinen läßt.

Ein anderer Gesichtspunkt ist die Annahme, daß Erwachsene körperliche Schmerzen auf Grund ihrer Beherrschung äußerlich toleranter ertragen. Darin ist jedoch keine geringere Schmerzempfindlichkeit zu erblicken. Schließlich ist der Gesichtspunkt der größeren Unerfahrenheit von Kindern zu beachten insofern, als für sie eine körperliche Verletzung eine bisher unbekannte Beeinträchtigung darstellen kann, die sie insofern besonders treffen kann, als ihnen die Erfahrung eines Erwachsenen bei solchen Möglichkeiten fehlt. Dafür vergessen aber Kinder relativ rascher solch unangenehme Erfahrungen.

Schließlich müssen auch die Folgen einer eventuellen Dauerwirkung des Schmerzes auf den Verletzten und die dadurch bedingte Senkung des Lebensgefühles, des entzogenen Lebensinhaltes in Beruf oder Ehe (z. B. bei Verunstaltungen oder Verlust der Potenz) festgestellt werden (Ebermaier).

Daß bei diesen Beurteilungen die medizinischen Gedankenkreise eine klare Scheidung in medizinische und nichtmedizinische Faktoren wegen der teilweisen Überschneidung der Probleme nicht möglich ist, betont auch Ebermaier, wenn er sagt, daß „es sich ja meist um komplexe Fragen handelt, in denen beide Probleme eng miteinander verknüpft sind“.

Die Ausführungen über die Pathophysiologie des Schmerzes zeigen immer die Notwendigkeit eines peripheren Reizes. Während bei Unfällen die momentane Erkenntnis und affektive Auswirkung des Reizes den Geschädigten gleichzeitig beeinträchtigen, ist bei Schädigungen durch die Handlung oder Unterlassung eines Arztes nur in Ausnahmefällen ein solcher Modus infolge des z. Zt. der Behandlung meist beeinträchtigten Bewußtseinszustandes anzunehmen, während in der Regel der *seelische Schmerz* über das Schadensereignis bzw. die Folgen des Schadensereignisses erst später in den Vordergrund tritt. Ausnahme ist dabei die Verletzung durch einen Arzt mit nachfolgenden Dauerschmerzen, die bei einwandfreier Behandlung nicht zu erwarten gewesen wären, da hier eine Assoziation von körperlichem Schmerz und seelischer Beeinträchtigung zustandekommt, aber, wie auch gelegentlich beim Unfall, zeitlich verschieden.

Bei der Beurteilung einer Beeinträchtigung durch ein *seelisches Leid* spielt die allgemeine Lebenserfahrung eine wesentliche Rolle. Das Gericht ist also in der Lage, diesen Faktor weitgehend selbst zu beurteilen. Das gilt von der Sorge um die Zukunft, wenn die Verletzung die Ausübung des bisherigen Berufes unmöglich macht oder erheblich erschwert, Kummer über eine bleibende Entstellung usw. Problematisch wird jedoch die Beurteilung durch das Gericht, z. B. wenn die Sorge um Potentia coeundi und generandi zu beurteilen ist, die nach urologischen Eingriffen temporär gestört sein kann, da nur ein Sachverständiger eine Aussage über Sachverhalt und Prognose machen kann. Da bei der Bewertung des seelischen Leides auch eine erwiesene besondere Empfindsamkeit und Verwundbarkeit Berücksichtigung finden kann (OLG Nürnberg vom 30. 10. 1958) ist die Beurteilung durch einen Psychiater fast unerläßlich, da sonst kaum jemand für sich in Anspruch nehmen kann, eine besondere Empfindsamkeit und Verwundbarkeit bei einem anderen Menschen objektiv nachweisen und beurteilen zu können.

Ebbecke führt dazu aus:

„Körperliches und Seelisches ist für den Menschen schwer zu trennen. Die Hirnchirurgen haben in letzter Zeit den kühnen Eingriff der präfrontalen Lobotomie oder Leukotomie gewagt, der die thalamocorticalen und corticothalamischen Verbindungen des Stirnhirns unterbricht, ohne die postzentrale Körperfühlspäre selbst zu berühren. Die Operation, die wesentlich tiefer in die ganze Persönlichkeit eingreift als die sonst einigermaßen vergleichbare Chordotomie, nimmt, wie es bildlich prägnant heißt, dem Affekt ‚den Wind aus den Segeln', auch dem Schmerzaffekt, und bewirkt, daß der Kranke seinen Schmerz zwar noch fühlt, aber nicht mehr von ihm belästigt, ihm gegenüber gleichgültig ist, sich nicht mehr um ihn kümmert. Es zeigt sich darin, welch großer Anteil für die subjektive Beurteilung und Bewertung des Schmerzereignisses der assoziativen psychischen Komponente zukommt, den Gedanken, die sich mit Entstehung und Anlaß und mit den Folgen des schmerzhaften Ereignisses beschäftigen, unablässig kreisend immer wieder zu dem Schmerz zurückkehren und Vergangenes und Künftiges zum Augenblick hinzufügen. Sie schaffen dadurch das, was für corticale Erregungen charakteristisch ist und wofür Lorente de No histologisch die in sich zurücklaufenden geschlossenen Erregungskreise demonstriert, die corticale Dauererregung. Und diese Komponente ist, so wie sie psychisch assoziativ entstanden ist, auch psychisch assoziativ in positivem oder negativem Sinne, durch Autosuggestion oder Fremdsuggestion beeinflußbar. Sie macht die individuell so verschiedenen und wechselnden Grade der Abhärtung, Gewöhnung, Abstumpfung oder Wehleidigkeit im Schmerzertragen aus. Die corticale Dauererregung reicht gewöhnlich mit Ausnahme der Hysterie und tiefen Hypnose für sich allein nicht aus, um einen echten Schmerz zu erzeugen, so wie eine gedankliche Vorstellung nicht zur sinnfälligen Halluzination zu werden pflegt.

Es bleibt bei dem schmerzlichen Gefühl oder Affekt, der zwar die gleichen subcorticalen motorischen Erscheinungen in Gang setzt, dem aber die periphere sensorische Komponente fehlt, so wie ein bitteres, bitterliches Leid mit der körperlichen Bitterkeit zwar die Ausdrucksbewegung der bitteren Miene, nicht aber den bitteren Geschmack gemeinsam hat. Die Ausdrucksbewegung des Schmerzlichen ist zum übertragenen, vergeistigten Symbol einer nur mittelbar, auf assoziativen Umwegen zustandegekommenen Stimmung geworden und zeigt immer noch den Schaden, die Beeinträchtigung, den Verlust an, den das Subjekt, die Person erlitten hat. Nur ist es, um mit Meynert und Wernicke zu sprechen, nicht mehr das primäre Ich, die Somatopsyche, die es nur mit dem eigenen körperlichen Befinden zu tun hat, sondern das sekundäre Ich, die Allopsyche, die sich über den Bereich der Leiblichkeit erweitert und einen Teil der Außenwelt in den Bestand der Persönlichkeit aufgenommen und eingeschlossen hat. All das gehört nun zum sekundären Ich, was dem Menschen so lieb geworden ist wie seine Gliedmaßen und unzertrennlich mitgetragenen Bestandteile, was er, wie die Sprache sagt, ins Herz geschlossen hat, was ihm in Fleisch und Blut ans Herz gewachsen ist, die liebsten Angehörigen und Genossen, Hab und Gut, Beruf, Ehre, Freiheit, Heimat, was den Wert der individuellen Persönlichkeit ausmacht und ihm unter Umständen wichtiger werden kann als sein eigenes leibliches Dasein. Diesen Bestand des sekundären Ich zu wahren, ruft ihn der seelische Schmerz mit derselben Gewalt, mit der ihn die Beeinträchtigung des primären Ich zur Verteidigung aufruft."

Der überaus verschiedene individuelle seelische Schmerz ist durch die Verschiedenartigkeit der einzelnen Persönlichkeiten bedingt und verlangt vom Gutachter eine wesentliche Beschäftigung mit der Gesamtpersönlichkeit. GRUHLE führt dazu aus:

„Wie wenig gleichmäßig das Verhältnis der objektiven Schwere eines Leidens zu der subjektiven Stimmung und der Körpergemeinempfindung ist, wird einem klar, wenn man an die Verschiedenheit der Todesstunde denkt: der eine geht selig hinüber, der andere schläft friedlich ein, der dritte hat einen entsetzlich quälenden Todeskampf. Aber auch bei harmlosen Leiden benehmen sich die Menschen sehr verschieden: bei einem einfachen Fingerpanaritium schreit und jammert der eine, während der andere ruhig stillhält. Mag auch ein solcher peripherer Schmerz eines harmlosen Leidens zuweilen wirklich verschieden sein, so ist es in der Hauptsache doch die Persönlichkeit, die aus dem Schmerz viel oder wenig macht. Ob Mißempfindungen oder Schmerzen wirklich sehr schlimm sind oder von jemand nur so schlimm dargestellt werden, kann man nur ermessen, wenn man die ganze Persönlichkeit des Betroffenen kennt. Die Wehleidigkeit der Menschen ist eben außerordentlich verschieden. Es gibt auch Menschen, die ernste Leiden und Schmerzen standhaft ertragen, die aber bei kleinen Unannehmlichkeiten sich höchst exaltiert aufführen.

Solche Verschiedenheiten der subjektiven Haltung zu Schmerz und Krankheit können sogar diagnostisch wichtig sein. Das Beispiel sei hier vorweggenommen, daß der Epileptiker auf die besorgten Fragen nach seinen Anfällen beruhigend und beschwichtigend antwortet, während der Hysteriker seine Anfallssymptome wichtigtuerisch ausmalt. Andererseits kann der Hysteriker objektive Schmerzen zu Zeiten völlig ausschalten, d. h. subjektiv geradezu annullieren. Es scheint ein Widerspruch in sich selbst zu sein, einen Körperschmerz überhaupt „objektiv" zu nennen. Dennoch muß man sich dieses oder eines ähnlichen Ausdruckes bedienen, wenn man die außerordentlich verschiedene Bewußtwerdung oder Verarbeitung des Schmerzes kennzeichnen will. Auch die übrigen Sinnesqualitäten außer dem Körperschmerz sind nicht nur schlechtweg da oder sie sind nicht da, sondern sie nehmen bei gleichem äußeren Reiz die verschiedensten Qualitäten und Quantitäten an, je nachdem die Konstitution des Reizempfangenden beschaffen ist, und je nachdem er frisch oder ermüdet, aufmerksam oder abgelenkt, traurig oder lustig ist. Vor 30 Jahren wurde der junge Mediziner noch in der Meinung erzogen, daß ein bestimmter Reiz eine bestimmte Empfindung setze, ebenso wie der Ausschlag des Unterschenkels immer gleich groß sei, wenn der Schlag des Hammers das Kniephänomen dem wirklich entspannten Oberschenkel auslöse. Heute hat man sich vielmehr daran gewöhnt, die Zusammenhänge und das gegenseitige Sichbedingen zu beachten. Erst wenn man einen Menschen aus vielen Lebenslagen sehr gut kennt, kann man bei einer Schmerzäußerung ermessen, ob der Schmerz schlimm sei oder nicht. Bei einem bisher fremden Menschen ist dies immer sehr schwer."

Wesentlichste Gesichtspunkte bei Schmerzensgeldansprüchen sind auch beim seelischen Schmerz Art, Intensität und Dauer dieser Psychose mit exogener Entstehung. Im Hinblick darauf, daß eine ärztliche Handlung Ursache der hier diskutierten Schmerzensgeldansprüche ist, scheidet die rein traumatische Psychose, unter der man die durch organische Unfallfolgen bedingte psychische Alteration versteht, sowie die nach dem oft schweren Unfallschock erscheinenden Schreckerscheinungen (Schlaflosigkeit, Appetitlosigkeit, Zittern der Glieder, Reizbarkeit) und eine rezidivierende Erlebnisreaktion aus.

In Betracht kommt vielmehr primär ein Erschrecken bei Erkenntnis einer unsachgemäßen oder unterlassenen ärztlichen Handlung. Nachfolgend wird die Sorge zu beachten sein, ob das Schadensereignis Folgen haben wird, insbesondere wie lange durch die Folge eine Beeinträchtigung zu erwarten ist und schließlich, welches Ausmaß diese Beeinträchtigung haben wird. Das Ausmaß des primären Erschreckens wird nicht nur von der Verschiedenartigkeit der Persönlichkeit abhängen, sondern im wesentlichen von der Erkenntnismöglichkeit des Ausmaßes des erlittenen Schadens. Über das nichterwartete Anlegen einer Nierenfistel wird der Patient unter Umständen primär mehr erschrecken, als über eine erst später zu seiner Kenntnis gelangende Katheterperforation.

Andererseits wird eine Sorge um die Zukunft beim Entdecken einer Nierenfistel erheblich größer sein, als bei Erkenntnis einer durchgemachten Katheterperforation, die sofort versorgt wurde, und von der gesagt werden kann, daß sie ohne Folgen für die Zukunft abheilen wird.

Schließlich vermag z. B. eine Nierenfistel als Dauerschaden eine erhebliche Beeinträchtigung der Psyche mit spezieller Ausübung auf Stimmung und Affekt auszulösen. So können traurige Stimmung, Schwermut und Trübsinn (nach GRUHLE „tiefste Traurigkeit") bei einem sonst normal reagierenden Menschen in Erscheinung treten. „Aus der stillen Schwermut kann ein Selbstmordentschluß (das Leben hat keinen Wert mehr) hervorgehen, wie auch aus der Verzweiflung (es ist nicht mehr auszuhalten). Seltener sind plötzliche Verzweiflungsausbrüche mit Gewalttätigkeit" (GRUHLE).

Häufiger ist auch eine erhöhte Reizbarkeit. Abzugrenzen von diesen durch das Schadensereignis bedingten Psychosen sind angeborene Psychopathien (Nervosität usw.) und anderweitig erworbene z. T. endogen erworbene Psychosen (durch Arteriosklerose, Senium usw.). Insbesondere ist bei Überschneidungen dieser Aspekte eine möglichst klare gegenseitige Abgrenzung durch den Gutachter vorzunehmen. Für das Gutachten selbst scheint eine Einteilung der seelischen Beeinträchtigung unter folgenden Gesichtspunkten empfehlenswert, die auf eine normale psychische Reaktionslage abgestellt sind:

a) Leichter Schreck über das Schadensereignis, keine Sorge um die Zukunft, keine wesentliche seelische Beeinträchtigung.

b) Mäßiger Schreck über das Unfallereignis, zeitweilige Sorge um die Zukunft. Kurzdauernde, mäßige, seelische Beeinträchtigung.

c) Starker Schreck, längere Sorge und längere Beeinträchtigung, bei Organverlust lebenslange Sorge um die Zukunft und Gesundheit ohne Krankheitsempfindung, längere starke seelische Beeinträchtigung.

d) Sehr starker Schreck, sehr lange Sorge um die Gesundheit und Zukunft mit periodischer Krankheitsempfindung und sehr langer, sehr starker seelischer Beeinträchtigung.

e) Stärkster Schreck, überaus lange Sorge um die Gesundheit und Zukunft, u. U. lebenslange Krankheitsempfindung und lebenslange stärkste seelische Beeinträchtigung.

f) Ungewöhnlich starker Schreck, lebenslange Sorge, lebenslange schwerste seelische Beeinträchtigung mit Möglichkeit von Depressionen bis zu Suicidgedanken.

Die Schwierigkeit eines solchen Schemas ist offensichtlich im Hinblick auf die Verschiedenartigkeit der Persönlichkeiten. Andererseits muß der Gutachter eine Gruppierung dieses Bemessungsfaktors irgendwie vornehmen, um dem Gericht eine Handhabe zur Staffelung der Höhe des Schmerzensgeldes darzulegen.

Die größte Schwierigkeit liegt jedoch in der Beurteilung von Gewöhnungen. Wenn GRUHLE sagt, daß eindringliche Erlebnisse, Schicksalsschläge usw. niemals Dauerschädigungen ergeben, so trifft das für unseren Bereich auf solche Schadensereignisse zu, die ohne Folgen abheilen oder beseitigt werden können, während bei Dauerfolgen nicht nur die dauernde körperliche, sondern auch eine seelische Beeinträchtigung trotz aller Gewöhnung verbleiben wird, die insgesamt eine dem Schaden adäquate Beeinträchtigung der Lebensfreude darstellen kann.

b) Dabei ist das *Alter* von Bedeutung bei Verletzungsfolgen, die einen Dauerschaden darstellen. „... bei allen Amputationen von Gliedmaßen... muß das Lebensalter als Ausgangspunkt für die Lebenserwartung und damit für eine unter Umständen mehrere Jahrzehnte dauernde körperliche und seelische Beeinträchtigung einer der wichtigsten Bemessungsfaktoren, ja wohl sogar der wichtigste Faktor überhaupt sein" (LIEBERWIRTH).

Es ist ein grundlegender Unterschied, ob jemand eine ernste Beeinträchtigung von früher Jugend an durch das ganze Leben tragen muß, oder ob jemand bis ins Alter hinein im Genuß seiner körperlichen Unversehrtheit bleibt und diese erst im hohen Alter verliert, wenn vielleicht ohnehin altersbedingte Störungen eingetreten wären (s. dazu auch OLG Oldenburg vom 29. 6. 1955).

Der BGH führt dazu aus, daß das Schmerzensgeld so bemessen sein muß, daß es dem Verletzten für die weitere Lebensdauer einen angemessenen Ausgleich, etwa durch alljährliche Reisen usw. ermögliche (BGH vom 8. 7. 1953).

Die Ausführungen zeigen die Notwendigkeit an, daß der Gutachter bei zu erwartenden Dauerschäden darlegt, ob die Beeinträchtigung im gleichen Umfang bis zum Lebensende bestehen bleibt. Das betrifft insbesondere Schäden, bei denen im Laufe der Jahre noch eine Besserung des Krankheitsgeschehens zu erwarten ist. Des weiteren ist der Gesichtspunkt der Gewöhnung an die Folgen zeitlich zu umreißen. Außerdem auf Möglichkeiten und Arten der Umgewöhnung einzugehen, wobei eine Rolle spielt, daß sich Kinder leichter umgewöhnen als alte Menschen (OLG Stuttgart vom 27. 3. 1956).

Der Gutachter sollte jedoch in jedem Fall, in dem eine Umgewöhnung von Bedeutung sein könnte auf diese Möglichkeit eingehen und darstellen, in welchem Maße eine solche Umgewöhnung eine Minderung der körperlichen Beeinträchtigung darstellen kann. Im Gegensatz zur Schmerzempfindlichkeit ist bei *seelischen Beeinträchtigungen* eine *Altersdifferenzierung* möglich. Wegen der bereits oben zitierten eindrucksvolleren Schockwirkung bei Kindern, ist bei Kindern eine größere seelische Empfindsamkeit anzunehmen als bei lebenserfahrenen, toleranteren, d. h. sonst psychisch gesunden Erwachsenen. Andererseits ist bei Kindern nach Abheilung der Verletzung ohne Dauerschaden das physiologische, raschere Vergessen zu beachten. Bei Kindern wird infolge der täglich zu verarbeitenden neuen Eindrücke der Eindruck einer seelischen Beeinträchtigung nach Abheilung und Verschwinden der körperlichen Beeinträchtigung rasch zur Seite gedrängt, d. h. vergessen. Grundsätzlich ist zu sagen, daß der bei dem bzw. durch den Unfall erlittene psychische Schock sich sowohl bei Kindern wie bei Erwachsenen kaum länger als ein Vierteljahr nach dem Unfall bzw. der Abheilung der körperlichen Beeinträchtigung ernsthaft auswirkt „und dann mit Sicherheit allmählich ganz verschwindet“ (SCHELLWORTH).

Völlig anders ist natürlich die Situation bei lebensgefährlichen Verletzungen oder solchen mit erheblich beeinträchtigendem Dauerschaden. So hält das OLG Düsseldorf vom 20. 7. 1950 ein hohes Schmerzensgeld für angemessen, „weil es bei lebensgefährlicher Verletzung für einen jungen Menschen besonders bitter ist, sich mit dem Gedanken an den Tod vertraut machen zu müssen“. Dasselbe gilt für die seelische Beeinträchtigung durch ernstere Beeinträchtigung wie Amputation usw., da ein junger Mensch sicher mehr unter der Vorstellung zu leiden hat, daß nun sein ganzes weiteres Leben u. U. durch diese körperliche Beeinträchtigung nicht in den von ihm erhofften Bahnen verlaufen kann, während dieser Gesichtspunkt für einen älteren Menschen, der die wesentlichsten Ziele seines Lebens bereits erreicht hat, nicht von gleicher Bedeutung sein kann.

Die *Zeitdauer*, innerhalb welcher der Verletzte körperliche Schmerzen und seelische Beeinträchtigungen zu ertragen hatte, ist ebenfalls ein Bemessungsfaktor, über den der medizinische Gutachter u. U. befragt werden wird. Es erscheint bei Erstellung des Gutachtens angebracht, grundsätzlich auf diesen Aspekt einzugehen und nach eigenen fachlichen und den Erfahrungen der medizinischen Wissenschaft den Zeitraum körperlichen Schmerzes und seelischer Beeinträchtigung mit Angabe des Zeitmaßes festzulegen.

Eine möglichst exakte Zeitangabe ist auch deswegen von größter Bedeutung, als sie bei Berücksichtigung eines Vorschlages von HERRMANN unerläßlich ist. Danach wird zur Berechnung der Entschädigung für die erlittenen Schmerzen als solche festgestellt, wieviel Nächte der Verletzte infolge seiner Schmerzen nicht durchschlafen konnte und Sedativa benötigte. Für jede Nacht wird dann eine Summe in Anrechnung gebracht, die den Gebühren der Tage bzw. Reisegelder bei Behörden entspricht, d. h. zu der Zeit für 24 Stunden 25,— DM bis 30,— DM. „Die Juristen sollen diesen Gedanken gern aufgenommen und sich danach gerichtet haben“ (SCHMID).

Auch EBERMEIER betont die Notwendigkeit der Beurteilung, „wie lange die Einwirkung all dieser Faktoren auf den Betroffenen anhält. Gegebenenfalls, ob es sich tatsächlich um temporäre oder um lebenslängliche Wirkungen handelt“.

c) Die Frage der *besonderen Konstitution* ist unter dem Aspekt der individuell verschiedenen physiologischen Schmerzempfindlichkeit bereits berührt worden. Während dort für den Gutachter die recht unterschiedliche Empfindlichkeit der verschiedenen Patienten zu beurteilen war, ist bei der Begutachtung eines Verletzten „mit besonderer Konstitution“ ein gesundheitlich bereits Geschwächter, ein Versehrter oder ein krankhaft veranlagter Mensch zu begutachten. Die klare Abgrenzung solcher Aspekte ist für den Gutachter insofern von besonderer Bedeutung, als ein Schädiger auch für die durch eine verletzungsbegünstigende Konstitution des Verletzten vermehrten Folgen einzustehen hat (LIEBERWIRTH). Dabei ist es aber stets Voraussetzung, daß infolge einer Vorverletzung oder der Konstitution die Folgen der vom Schädiger zu vertretenden Verletzungen größer sind. Ist das nicht der Fall, treten zu den bereits bestehenden Beeinträchtigungen weitere hinzu, so kann der Schädiger nur für das Mehr verantwortlich sein. Deshalb hat das OLG Nürnberg am 27. 3. 1956 einem bereits vor dem Unfall schwachsinnigen Kind für schwere Unfallfolgen nur einen geringeren Betrag zugebilligt, als für ein gesundes Kind angemessen wäre.

Insbesondere spielt dabei die Frage der sogenannten Neurose eine bedeutende Rolle. Es wird dazu auf die Ausführungen in Abschnitt B II_1 verwiesen.

d) Da der *Anlaß der Verletzung* in besonderen Fällen zumindest mittelbar von erheblicher Bedeutung sein kann (LIEBERWIRTH), sollte der Gutachter auch zu diesem Thema im Gutachten Stellung nehmen. Der BGH sagt dazu am 6. 7. 1955:

„Auch bei gleichem Grad des Verschuldens können mehrere Handlungen ein erheblich unterschiedliches Gepräge haben (Verletzung aus Anlaß der Befriedigung eines Vergnügens, einerseits oder im Zusammenhang mit der Berufsausübung, Nothilfeleistung oder sonstiger notwendiger Betätigung andererseits). In ganz besonderem Maße gilt das in Fällen, in denen es zu einer unerlaubten Handlung anläßlich einer Tätigkeit gekommen ist, die der Schädiger aus Entgegenkommen gegenüber dem Verletzten ausgeübt und die der Verletzte — vielleicht sogar dankbar — angenommen hat.“

Der Gutachter sollte im Hinblick auf diese Ausführungen des BGH stets darauf hinweisen, daß in der Regel die Handlung oder Unterlassung des Arztes als solche Tätigkeit anzusehen ist, die der Schädiger aus Entgegenkommen gegenüber dem Verletzten ausgeübt hat, insofern, als er seinem Patienten zur Wiederherstellung seines körperlichen und seelischen Wohlbefindens verhelfen wollte. Ein Arzt, der aus Nichterkennung der Grenzen seiner medizinischen Fähigkeiten, Unwissenheit über die Unzulänglichkeit seiner Kenntnisse oder der heute fast alltäglichen besonderen geistigen und körperlichen Überbeanspruchung und Hetze einmal gering fahrlässig handelt, obwohl er vom Willen, seinem Patienten zu helfen beseelt war, sollte rechtlich nicht unbilliger behandelt werden als ein Kraftfahrer, der aus Gefälligkeit einen anderen mitnimmt und diesen dabei fahrlässig verletzt.

e) Während im Haftpflichtprozeß der *Grad des Verschuldens* keine Rolle spielt, ist er beim Schmerzensgeld Bemessungsfaktor (BURMESTER, GEIGEL). Der BGH führte dazu am 6. 7. 1955 aus:

„Der Umstand, daß der Schaden durch ein grob fahrlässiges oder sogar vorsätzliches Verhalten des Schädigers hervorgerufen ist, kann sich gewiß auf den Verletzten verbitternd auswirken, während er einen durch geringere Fahrlässigkeit verursachten Schaden viel eher geneigt sein wird als sein Schicksal hinzunehmen. Aber ganz abgesehen von der Reaktion des Verletzten kann es der Billigkeit und dem Genugtuungsgedanken entsprechen, wenn im Einzelfall Vorsatz und grobe Fahrlässigkeit bei der Festsetzung der Entschädigung aus § 847 BGB zu Ungunsten des Schädigers, besonders leichte Fahrlässigkeit dagegen zu seinen Gunsten berücksichtigt wird.“

Der Gutachter hat also darzulegen, ob es sich bei der Schädigung um eine vorsätzliche, grob oder gering fahrlässige Handlung oder Unterlassung des Arztes handelt. Die Beurteilung dieser Frage ist nach den vorn zum Begriff der Fahrlässigkeit gemachten Ausführungen (Abschn. B II_2) vorzunehmen. Darüber hinaus sollte er in seiner Beurteilung klar darlegen, inwieweit ein durch geringere Fahrlässigkeit eines Arztes entstandener Schaden vom Geschädigten als sein Schicksal normalerweise hingenommen werden müßte. Die psychischen Reaktionen beim Verletzten werden umso heftiger sein, wenn z. B. ein grobfahrlässiges oder gar vorsätzliches Verhalten des Schädigers zur Verletzung führte, während ein Schaden, der durch geringe Fahrlässigkeit verursacht wurde, normalerweise (Maurer und Schmidt) leichter ertragen wird.

Daß die Bereitschaft eines Geschädigten dazu heute nicht nur sehr gering, sondern es gang und gäbe ist, auch für geringfügigste Verletzungen, die nur einige Tage Erwerbsminderung zur Folge haben, eine Entschädigung in Form eines Schmerzensgeldes zu fordern — und auch bewilligt zu erhalten, betonte bereits Hafferburg.

Die Darstellung der Verletzung in ihrer vollen Tragweite durch den sachverständigen Arzt ist dem Richter eine wichtige Hilfe zur Objektivierung der Tatsachen, denn eine Beweisaufnahme durch Zeugen oder durch verantwortliche Einvernahme der Partei hat in dieser Frage selten ein brauchbares Ergebnis, denn „wenn die Frage des Schmerzensgeldes auf dem Spiele steht, wird im Prozeß alles vorgetragen, ohne Rücksicht darauf, ob es mit der bisherigen Wirklichkeit in Einklang zu bringen ist (Münich).“

Wenn Hafferburg hofft, daß die o. a. Ausführungen des BGH dazu beitragen, daß die Zahlung eines Schmerzensgeldes nur für nennenswerte Verletzungen vorbehalten bleibt, so sollte der Gutachter solche Bemühungen insofern unterstützen, als er für das Gericht eindeutig und verständlich darlegt, ob es sich um eine geringe oder grobe Fahrlässigkeit und um eine nennenswerte Verletzung handelt oder nicht.

Nach § 287 ZPO ist es Aufgabe des Richters, die Höhe des Schadens zu schätzen. Mit Recht betonen Förster und Goldbach, daß die billige Entschädigung in Geld, die dem Verletzten nach § 847 BGB gewährt werden soll, schon deshalb eine besonders schwierige Aufgabe für die Gerichte bedeutet, weil Geld und immaterieller Schaden zwei völlig unvergleichbare Größen sind, und daß sich deshalb die Geldentschädigung niemals wird exakt bestimmen lassen, sondern daß man immer nur auf Schätzen angewiesen sein wird.

„Das Gericht sollte hierbei nicht auf die Mitwirkung des ärztlichen Sachverständigen verzichten, da dieser allein sich über das Krankheitsgeschehen, das durch die Handlung oder Unterlassung des Arztes ausgelöst ist, sowie über Art, Intensität und Dauer der erlittenen körperlichen und seelischen Schmerzen wird äußern können“ (Burmester).

Vom medizinischen Gutachter (Förster und Goldbach, Ebermaier) und von der Rechtsprechung wird eine Schematisierung im Sinne einer Schmerzensgeldtabelle, d. h. Tabellen, in denen bestimmten Schäden bestimmte Entschädigungssummen zugeordnet sind, heute abgelehnt (Beier, Lindemann, Wussow; BGH vom 6. 7. 1955 und OLG Oldenburg vom 1. 3. 1955).

Das ist umso verständlicher, da nur die Art und Dauer der körperlichen Verletzung berücksichtigt wurde, während z. B. über Art, Schwere und Dauer der seelischen Beeinträchtigung keine Aussage gemacht wurde. Ferner ist eine solche Tabelle insofern völlig unzureichend, als sie zwar die wesentlichsten Bemessungsfaktoren zugrunde legt, alle übrigen Bemessungsfaktoren aber völlig außer acht läßt. Da gerade letztere (Grad des Verschuldens, Vermögensverhältnisse usw.) die Höhe der Schmerzensgeldzumessung auf Grund ihrer von Fall zu Fall sehr verschiedenen Konstellation erheblich verändern können, ist einzusehen, daß eine solche Schmerzensgeldtabelle die Schwankungen in der Bemessung — auch bei gleichen oder sehr ähnlichen Verletzungen — keineswegs nivellieren kann.

Von Bedeutung für den Gutachter wie für den Richter ist jedoch eine Einteilung in Verletzungsgruppen. Der Gutachter soll sich über Art, Heftigkeit und Dauer der körperlichen und seelischen Beeinträchtigung äußern, „und zwar nicht nur über Schmerzen im Sinne der medizinischen Terminologie, sondern auch über den seelischen Schmerz, über das dem Verletzten zugefügte Unbehagen, über die Beeinträchtigung seines Wohlbefindens und der Lebensfreude" (Hübner und Drost, Perret).

Eine solche Beurteilung ist für jeden Richter verständlich und gibt ihm eine Grundlage für den wesentlichsten Bemessungsfaktor. Das ist umso wichtiger, als sich diese Bemessungsgrundlage oft sehr ähnlich ist (Geigel). Dabei kann eine Einteilung in Verletzungsgruppen von Nutzen im Hinblick auf Übersichtlichkeit und Gleichheit der Bemessung sein. Gerade weil jeder Fall seine individuelle Problematik hat und die Reaktionen auf Schmerz und sonstige Belastung bei jedem Menschen verschieden sind und von Temperament, Lebensalter, Selbstbeherrschung, Anpassungsfähigkeit abhängen, kann sowohl für den ärztlichen Gutachter wie für den Richter ein Schema mit Angaben über eine „gesunde Reaktion" ein willkommener Ausgangspunkt sein, um den man individuelle (Temperament usw.) und objektive (Alter usw.) Eigentümlichkeiten oder gar Abwegigkeiten des Falles in positiver oder negativer Beurteilung gruppieren und darlegen kann.

In diesem Sinne sind die Schemen der Verletzungsgruppen von Förster und Goldbach, Becker, Fischer und dem Bundesminister der Finanzen für den Bereich der Besatzungsschäden (Ministerialblatt des Bundesministers der Finanzen 1954 S. 78) zu verwerten, wenn keine Rahmenrichtsätze der Schmerzensgeldhöhe damit verbunden sind.

Reuss schreibt dazu vom Standpunkt des juristischen Praktikers: „Es sollten des weiteren" — über das Fischersche Schema und die Förster-Goldbachsche Tabelle hinausgehende — „Hilfsmittel in Gestalt von Formeln geschaffen werden, welche durch entsprechende Zusammenstellung und Anordnung von meßbaren Werten den Beteiligten wenigstens einen groben Anhalt über die, für das Schmerzensgeld in Frage kommenden Größenordnungen, vermitteln würden. Schließlich aber sollte — mit dem Ziel, dem gegebenen Einzelfall möglichst gerecht zu werden — dem Gericht noch mehr und noch anderes Material an die Hand gegeben werden als bisher. Gerade die Beurteilung der Persönlichkeit des Verletzten in Bezug auf seine Schädigung im wirtschaftlichen und beruflichen Sektor wäre zweckmäßigerweise Psychologen anzuvertrauen, die — vom Gericht bestellt — eine Brücke über das manchmal recht unübersichtliche Niemandsland zwischen dem Objekt der Rechtsfindung und den Subjekten derselben wieder schlagen helfen können".

Nicht berücksichtigt sind in den obigen Schemata Aussagen über Art und Dauer der seelischen Beeinträchtigungen, da der erfahrene Arzt eine Körperverletzung diesen Faktoren ohne weiteres zuordnen kann. Da dem Richter jedoch diese Erfahrung fehlt, erschien es uns angebracht, in dem unten angegebenen Schema diese für die Bemessung des Schmerzensgeldes neben der körperlichen

Beeinträchtigung und der damit verbundenen Schmerzen wichtigeren Abgrenzung des immateriellen Schadens eine der körperlichen Beeinträchtigung adäquate Gruppierung von seelischen Beeinträchtigungen vorzunehmen. Es soll mit dieser Gruppierung keine wissenschaftlich erschöpfende Kategorisierung aller seelischen Schäden vorgenommen werden, sondern eine praktische Einteilung für Bemessungsgrundlagen schaffende Gutachter und Bemessungsanhalte erwartende Richter geschaffen werden, die ferner den Vorrang einer vergleichbaren Terminologie hat. Schließlich wurde im Schema der juristischen Formulierung von der Beeinträchtigung der Lebensfreude Rechnung getragen und, aus dem Nebeneinander von Ausweitungen auf den Geschädigten, jeweils eine Aussage über Art und Dauer der Beeinträchtigung der Lebensfreude den einzelnen Gruppen koordiniert.

Unter diesen Gesichtspunkten sollte der Gutachter die Gruppierung eines Schadensereignisses in *folgendem Schema* vornehmen, wobei unter a) objektive Umstände wie Art und Schwere der Verletzung und Dauer des körperlichen Verletzungsschadens, unter b) und c) die „subjektiven Umstände" zu erfassen sind.

Dieses Schema dürfte auch den Anregungen von PERRET gerecht werden, wenn er schreibt:

„Ich persönlich glaube, daß der ärztliche Sachverständige allein mit dem Versuch einer Beschreibung des Umfanges und der Dauer eines Schmerzes unter Würdigung der besonderen Konstitution des Verletzten nicht immer wirklich das auszudrücken vermag, was als Grundlage für die billige Entschädigung notwendig ist. Es wird sich deswegen empfehlen, in gutachterlichen Äußerungen grundsätzlich einen in Frage stehenden „Schmerzkomplex" stets in Relation zu setzen zu bekannten Standardverletzungen mit einem auch dem Laien bekannten Ausmaß des immateriellen Schadens.

Wenn z. B. ein Verletzter sein Bein im Oberschenkel verliert, lebenslänglich auf eine Prothese angewiesen ist, und die vielen Unannehmlichkeiten auf sich nehmen muß, die hiermit zusammenhängen, so wird dieser gesamte immaterielle Schaden für ihn wesentlich größer sein als etwa der, welcher aus einem Speichenbruch entsteht, der ohne Folgen in wenigen Monaten auszuheilen pflegt.

Man kann dann als ärztlicher Sachverständiger unter Würdigung aller Einzelumstände des Falles „abschätzen", daß der immaterielle Schaden bei diesem Speichenbruch etwa nur $^1/_{10}$ oder $^1/_{20}$ oder noch weniger von dem ausmacht, was für einen Beinverlust anzunehmen ist."

Die von ihm erwünschte Beurteilung des Schmerzkomplexes muß sich aus der Relation der Untergruppen a—c der einzelnen „Verletzungsgruppen" I—VI ergeben. Dabei sind Art, Dauer und Intensität der Verletzung und körperliche Schmerzen wägbare und im allgemeinen zu fixierende objektive Umstände, die ohne weiteres eine Zuteilung zu einer bestimmten Gruppe ermöglichen. Die subjektiven Umstände der Untergruppen b und c sind die individuell am meisten verschiedenen Faktoren.

Ihre Graduierung ist im Schema auf eine „gesunde und durchschnittliche Verletzungsreaktion" festgelegt. In davon abweichenden Fällen der Verletzungsreaktion ist aber ohne weiteres eine Koordinierung z. B. der nächsthöheren b—c Gruppe zu einer tieferen a-Gruppe möglich usw., wobei der Richter aus den Ausführungen des Gutachters die Notwendigkeit einer solchen Gruppenformierung erkennen können müßte und entscheiden kann, ob bei der Bemessung mehr zur niederen oder höheren Verletzungsgruppe tendiert werden muß.

Schema zur Eingruppierung einer körperlichen bzw. seelischen Beeinträchtigung (VAHLENSIECK):

I. Ganz leichte Fälle

a) körperliche Verletzung: Hautabschürfungen, Prellungen, kleine Schnitt- und Rißwunden, leichte Verbrennungen bei der Elektrocoagulation u. ä., kurzdauernder, mäßiger körperlicher Schmerz, *kein Krankenhausaufenthalt*

b) seelisches Leid: leichter Schreck über das Schadensereignis, keine wesentliche seelische Beeinträchtigung

c) keine wesentliche Beeinträchtigung der Lebensfreude

II. Leichte Fälle

a) körperliche Verletzungen: Quetschungen, einfache Biß, Schnitt- und Rißwunden mit operativer Versorgung ohne Entstellung, Verlust einzelner Fingerglieder, einfache Knochenbrüche ohne Verschiebung mit glattem Heilverlauf, Gehirnerschütterung ohne Folgen, Katheterperforation ohne Folgen u. ä., einige Tage andauernder, mäßiger körperlicher Schmerz, höchstens 4 Wochen Krankenhausaufenthalt

b) seelisches Leid: mäßiger Schreck über das Schadensereignis, kurzdauernde, mäßige seelische Beeinträchtigung bis zur Abheilung

c) kurzdauernde mäßige Beeinträchtigung der Lebensfreude

III. Mittelschwere Fälle

a) körperliche Verletzung: Bruch des langen Röhrenknochens außer Oberschenkel, Sudeksche Dystrophie, Verlust eines einzelnen Fingers, Verlust einer Niere ohne Dauerfolgen u. ä., Tage bis Wochen andauernder, starker körperlicher Schmerz, Krankenhausaufenthalt über 8 Wochen

b) seelisches Leid: starker Schreck über das Schadensereignis, längere Sorge um die Zukunft, bei Organverlusten lebenslange Sorge um Gesundheit ohne Krankheitsempfindung, längere seelische Beeinträchtigung

c) Längere mäßige Beeinträchtigung der Lebensfreude

IV. Schwere Fälle

a) körperliche Verletzungen: Oberschenkelbrüche, Frakturosteomyelitis, Gelenksteifen, komplizierte Laparotomien, recidivierender Ileus, Harnröhrenstrikturen, die laufender Behandlung bedürfen u. ä., Wochen andauernder, evtl. rezidivierender starker körperlicher Schmerz, Krankenhausaufenthalt über 16 Wochen

b) seelisches Leid: sehr starker Schreck über das Schadensereignis, sehr lange Sorge um die Gesundheit und Zukunft mit periodischer Krankheitsempfindung, sehr lange seelische Beeinträchtigung

c) längere, stärkere Beeinträchtigung der Lebensfreude

V. Sehr schwere Fälle

a) körperliche Verletzung: Amputationen, Verletzungen mit schmerzhafter Nachbehandlung und mehrfacher Operation, Armfraktur, Penisamputation, Verlust der Potentia coeundi et generandi, Verunstaltungen, Röntgen- und andere Verbrennungen schweren Grades, einseitige Nierenfistel u. ä., Monate oder lebenslang andauernder ev. rezidivierender, sehr starker körperlicher Schmerz, Krankenhausaufenthalt über 26 Wochen

b) seelisches Leid: stärkster Schreck über Unfallereignis, überaus lange Sorge um die Gesundheit und Zukunft, evtl. lebenslang, überaus lange seelische Beeinträchtigung, bei Dauerschaden, insbesondere Verunstaltungen, lebenslange schwere seelische Beeinträchtigung, u. U. Depressionen

c) sehr lange, starke Beeinträchtigung der Lebensfreude

VI. Ungewöhnlich schwere Fälle

a) körperliche Verletzung: Doppelamputationen, Verletzungen mit starken Schmerzen als Dauerzustand, Schrumpfblase, Cystektomie mit Coffey usw., sehr lange, evtl. lebenslange stärkste körperliche Schmerzen, Krankenhausaufenthalt ungewöhnlich lange

b) seelisches Leid: ungewöhnlich starker Schreck über das Schadensereignis, lebenslange Sorge um Gesundheit und Zukunft, lebenslange schwerste seelische Beeinträchtigung mit Möglichkeit von Depressionen bis zu Suicidgedanken

c) ungewöhnlich lange oder lebenslange, stärkste Beeinträchtigung der Lebensfreude.

Auf diese Weise kann ein ärztlicher Sachverständiger im Einzelfall einen zur Diskussion stehenden Schmerz in groben Zügen umreißen. Er kann dabei die erwähnten Wirkungsfaktoren eines größeren oder geringeren Schmerzempfindens des Einzelfalles nur andeuten, nicht „objektivieren“ oder „beziffern“, zumal ein jeder Anspruch eines Verletzten eine Versuchung ist, dieser Versuchung kaum ein Verletzter sich entzieht und bewußt oder unbewußt dem Schmerzgefühl freien Lauf läßt. Trotzdem wird sich der Richter, auch wenn der Sachverständige nur in groben Zügen den Schmerzkomplex beschreiben kann, oft ein wirkliches Bild vom Umfang des immateriellen Schadens machen können.

Es empfiehlt sich schließlich, soweit das bei immateriellem Schaden überhaupt möglich ist, typische Spätfolgen bei der Begutachtung klar abzugrenzen. Falls solche zu erwartenden Spätfolgen bei der Bemessung der Entschädigung nämlich keine Berücksichtigung gefunden haben, ist eine nachträgliche Zubilligung von Schmerzensgeld auch dann nicht ausgeschlossen, wenn über den Schmerzensgeldanspruch bereits rechtskräftig entschieden wurde (LG Berlin vom 27. 5. 1955 / OLG Stuttgart vom 10. 11. 1953 / OLG Hamm vom 30. 1. 1953).

Literatur zu Kapitel 7, Abschnitte B III und B IV[1]

Bösche, W.: Anscheinsbeweis für ärztliche Kunstfehler. Ärztl. Mitt. **16**, 898 (1962).
Burmester, H.: Die Haftpflicht des Arztes und der Krankenanstalt. Hamburg: Christen & Co. 1957.
Enneccerus, L., u. H. Lehmann: Schuldrecht. Tübingen: Mohr 1950.
Geigel, R., u. R. Geigel: Der Haftpflichtprozeß. München-Berlin: Beck'sche Verlagsbuchhandlung 1956.
Hübner, A., u. H. Drost: Ärztliches Haftpflichtrecht. Berlin-Göttingen-Heidelberg: Springer 1955.
Lindenmaier, F., u. Ph. Möhring: Nachschlagewerk zum BGB, § 823 Bem. Nr. 3. München-Berlin: Beck'sche Verlagsbuchhandlung 1961.
Palandt, O.: Bürgerliches Gesetzbuch, Vorbem. 8 vor § 249, Kurzkommentar, 20. Aufl. München: Beck'sche Verlagsbuchhandlung 1962.
Rosenberg, L.: Lehrbuch des deutschen Zivilprozeßrechtes. München-Berlin: Beck'sche Verlagsbuchhandlung 1954.

Gesetze und Entscheidungen zu B III

Zivilrecht §§ 278, 282, 823, 831 BGB; 287 ZPO.
RG vom 26. 8. 1931 in JW 1931, 3310.
BGH vom 13. 12. 1951 in NJW 1952, 301.
RG vom 17. 8. 1937 in VAE 1937, 472.
RG vom 26. 4. 1937 in RGZ 155, 39.
BGH vom 11. 5. 1951 in BGHZ 2, 140.
BGH vom 13. 12. 1951 in NJW 1952, 301.
BGH vom 25. 9. 1952 in NJW 1953, 700.
BGH vom 10. 3. 1954 in VersR 1954, 224.
BGH vom 12. 9. 1952 in VersR 1956, 710.
BGH vom 14. 12. 1953 in BGHZ 11, 227.
BGH vom 9. 10. 1952 in Lindenmaier-Möhring, Nr. 3 zu § 823 (Ha).
BGH vom 12. 12. 1955 (VI ZR 127/55) in NJW 56, 1835.
BGH vom 28. 4. 1959 (VI ZR 51/58) in NJW 59, 1583.
BGH vom 17. 4. 1951 in BGHZ 2, 5.
BGH vom 10. 1. 1951 in NJW 1951, 360.
BGH vom 24. 1. 1956 in NJW 1956, 709.
RG vom 23. 9. 1938 in RGZ 159, 235 (239).
BGH vom 7. 4. 1954 in VersR 54, 288.
BGH vom 12. 3. 1957 (VI ZR 62, 56) in VersR 57, 336.
RG vom 13. 12. 1940 in RGZ 165, 336.
BGH vom 10. 1. 1951 in NJW 51, 360.
BGH vom 14. 12. 1953 in NJW 1954, 718.
BGH vom 17. 10. 1961 (VI ZR 253/60).
RG vom 6. 4. 1933 in JW 1933, 1389.
RG vom 13. 12. 1940 in DR 1941, 931.
RG vom 2. 4. 1938 in JRPV 1938, 148.
OLG Schleswig vom 8. 7. 1954 in VersR 1955, 64.
RG vom 28. 3. 1930 in RGZ 128, 121.
RG vom 4. 4. 1939 in RGZ 160, 159 (1956).
RG vom 30. 3. 1942 in RGZ 169, 84 (97).
RG vom 23. 10. 1915 in JW 1916, 38.
RG vom 18. 10. 1917 in RGZ 91, 72 (76).
RG vom 12. 1. 1933 in JW 1933, 1405.
RG vom 2. 8. 1935 in JW 1935, 3540.

[1] Literaturergänzung s. S. 548.

RG vom 1. 6. 1933 in RGZ 140, 386 (392).
RG vom 16. 3. 1933 in RGZ 140, 415 (419).
RG vom 28. 5. 1936 in RGZ 151, 297.

B IV

BECKER, H.: Kraftverkehrs-Haftpflichtschäden, 5. Aufl. Karlsruhe: C. F. Müller 1956. (Neurose: S. 10 ff.; Schmerzensgeld: S. 103 ff.).
BEIER, H.: Die neuen Rechtsgrundsätze der Schmerzensgeldbemessung. MDR 591—593 (1954).
BOETTINGER, K.: Keine Berücksichtigung der Haftpflichtversicherung bei der Bemessung des Schmerzensgeldes. VersR 105 (1950).
BÖHMER, N.: Schmerzensgeld nach Vermögenslage des Schädigers. RdK 146 (1953).
BURMESTER, H.: Die Haftpflicht des Arztes und der Krankenanstalt im Spiegel der Rechtsprechung, S. 221—224. Hamburg: Christen & Co. 1957.
CURTINS, K., u. H.: Rechtslexikon. Heidelberg: Keyser 1951.
DICKERTMANN, W.: Preisverzeichnis für Schmerzensgeld. NJW 1757 (1954).
EBERMAIER, C.: Schmerzensgeld und ärztliche Gutachter. Mschr. Unfallheilk. **60**, 55 (1957).
FISCHER, N.: Das Schmerzensgeld. — Gutachten. Saarl. Ärztebl. 161 (1951).
FÖRSTER, A., u. H.-J. GOLDBACH: Über die Mitwirkung des Arztes bei der Festsetzung des Schmerzensgeldes. Ärztl. Mitt. **20**, 690 (1954).
FRIEDRICH, M.: Zur Frage des Schmerzensgeldes. Schl. H. Anz. 237 (1955).
GEIGEL, R., u. R. GEIGEL: Der Haftpflichtprozeß, 8 Aufl., S. 94. München-Berlin: Beck'sche Verlagsbuchhandlung 1956.
GELHAAR, W.: Zur Bemessung des Schmerzensgeldes. NJW 1281 (1953).
— Der Anspruch der Unfallverletzten auf Schmerzensgeld. DAR 1 (1954).
— Der Beschluß des Großen Senats für Zivilsachen über die Bemessung des Schmerzensgeldes. DAR 261 (1955).
GRUHLE, H. W.: Gutachtertechnik. Berlin-Göttingen-Heidelberg: Springer 1955.
HAFFERBURG, A.: Die neue Plenarentscheidung des BGH zur Frage des Schmerzensgeldes. Z. Versicherungswesen 22, (1955).
HELLNER, H.: Schmerz aus der Sicht des Chirurgen. Med. Klin. **21**: 889 (1956).
HEROLD, G.: Der Schmerzensgeldanspruch des Patienten gegen den Arzt. Med. Klin. **14**, 557 (1960).
— Erfassung von Schmerzensgeldern nach Unfällen. Ärztl. Prax. **11**, 638 (1961).
HÜBNER, A., u. H. DROST: Ärztliches Haftpflichtrecht, S. 20 ff. Berlin-Göttingen-Heidelberg: Springer 1956.
KRAUSE, W.: Die Höhe des Schmerzensgeldes. DR 1 1057—1060 (1943).
LEY, H.: Das Schmerzproblem in der Inneren Medizin. Med. Klin. **21**, 884 (1956).
LIEBERWIRTH, R.: Das Schmerzensgeld. Heidelberg: Verlagsgesellschaft „Recht und Wirtschaft" M.B.H. 1960.
LINDEMANN, O.: Schmerzensgeld. Z. Versicherungswesen 293 ff. (1955).
MAUER, G., u. U. SCHMIDT: Umfrage: Probleme des Schmerzensgeldes. Med. Klin. **21**, 922 (1956).
MÜNICH, H.: Umfrage: Probleme des Schmerzensgeldes. Med. Klin. **21**, 925 (1956).
OBERBACH, H.: Ist eine Haftpfichtversicherung bei der Bemessung des Schmerzensgeldes zu berücksichtigen? VersR 57 (1950).
OSWALD, M.: Das Schmerzensgeld. Dtsch. Vers. Z. 200 (1955).
PERRET, W.: Schmerzensgeld. Med. Klin. **42**, 736 (1947).
— Probleme des Schmerzensgeldes. Umfrage in Med. Klin. **21**, 924 (1956).
REUSS, K. F.: Umfrage: Probleme des Schmerzensgeldes. Med. Klin. **21**, 926 (1956).
SAUERBRUCH, F., u. H. WENKE: Wesen und Bedeutung des Schmerzes, 2. Aufl. Frankfurt-Bonn: Athenäumverlag 1961.
SCHMID, M. A.: Welche Maßstäbe gibt es für die Bemessung des Schmerzensgeldes nach Verletzungen. Münch. med. Wschr. **29**, 1407 (1960).
SCHROOT, A.: Schmerzensgeld. BB **1**, 144 (1955).
SCHUNACK, J.: Schmerzensgeld, Entscheidungen und Veröffentlichungen 1952—1957. Beilage zu „Versicherungsrecht" 1958, H. 27 (zit. SCHUNACK 1958) mit Nachtrag 1958, Beilage zu „Versicherungsrecht" 1959, H. 19 (zit. SCHUNACK Nachtrag 1958).
SEYDEL, H.: Zwischenbilanz der Schmerzensgelddebatte. NJW 1017 (1954).
WUSSOW, W.: Die Höhe des Schmerzensgeldes. DR 831 ff. (1943).
— Die Bemessung des Schmerzensgeldanspruches aus § 847 BGB. DRZ 272 (1950).
— Mitwirkung des Arztes bei der Festsetzung des Schmerzensgeldes. VersR 305 (1952).
— Das Unfallhaftpflichtrecht, 7. Aufl. Randz. 1292—95. Köln: Heymann Verlag 1957.

Gesetze und Entscheidungen zu B IV

§§ 249 — 251 — 252 — 253 — 823 — 829 — 831 — 844 — 845 — 847 BGB
§ 287 ZPO.
OGH BrZ vom 20. 1. 1949 in NJW 1949, 302 (303).
BGH vom 26. 5. 1952 in VersR 1952, 288.
BGH vom 6. 7. 1955 (BGHZ 18, 149) in NJW 1955, 1675.
BGH vom 27. 2. 1952 in MDR 1952, 479.
RG vom 15. 2. 1913 in JW 1913, 543.
BGH vom 29. 9. 1952 in NJW 1953, 99.
OLG Schleswig vom 4. 10. 1951 in MDR 1952, 747.
OLG Köln vom 11. 1. 1951 in VersR 1951, 85.
LG Ellwangen vom 3. 3. 1955 in VersR 1955, 239.
LG Mannheim vom 6. 6. 1955 in VersR 1955, 576.
OLG Celle vom 27. 1. 1953 in VersR 1953, 210.
OLG Freiburg vom 30. 6. 1953 in VersR 1953, 322.
LG Mannheim vom 4. 2. 1953 in VersR 1953, 216.
LG Siegen vom 27. 5. 1955 in VersR 1955, 558.
OLG Nürnberg vom 30. 10. 1958 (zit. nach LIEBERWIRTH S. 192).
OLG Tübingen vom 18. 6. 1953 in VersR 1953, 520.
OLG Oldenburg vom 29. 6. 1955 in VersR 1955, 528.
BGH vom 8. 7. 1953 in NJW 1953, 1626.
OLG Stuttgart vom 27. 3. 1956 (zit. von GACKS im ADAC-Blatt Nr. 263).
OLG Düsseldorf vom 20. 7. 1950 in VersR 2, 365.
OLG Nürnberg vom 27. 3. 1956 in VersR 56, 583.
BGH vom 6. 7. 1955 in BJW 55, 1675.
OLG Oldenburg vom 1. 3. 1955 in VersR 1955, 286.
Ministerialblatt des Bundesministers der Finanzen S. 78 (1954) (BB 1954, 146).
LG Berlin vom 27. 5. 1955 in MDR 1955, 739.
OLG Stuttgart vom 10. 11. 1953 in VersR 1953, 500.
OLG Hamm vom 30. 1. 1953 in VersR 1954, 13.

Achtes Kapitel

Das urologische Haftpflichtgutachten

Von

W. VAHLENSIECK

I. Systematische Ordnung der beobachteten Fälle

In folgendem soll unter Berücksichtigung von 62 Schuldvorwürfen bei urologischen Sachverhalten auf einschlägige Gesichtspunkte zur medizinischen Begutachtung eingegangen werden. Dabei wurden sowohl Fälle mit Haftpflichtansprüchen gegen Urologen, wie auch gegen praktische Ärzte, Internisten, Chirurgen und Röntgenologen angeführt, um Beispiele zu zeigen, bei denen eine urologische Haupt- bzw. Zusatzbegutachtung erfolgte. So mag am besten ein Einblick gewonnen werden, was möglicherweise alles zu beurteilen ist, denn nicht zu Unrecht hat HELLNER einmal gesagt: „Man hält ja gar nicht für möglich, was alles passieren kann. Man ist aber noch erstaunter darüber, was alles vorgeworfen wird, wie vieles manchmal an den Haaren herbeigezogen und wie übertrieben wird."

Den einzelnen Gruppen der Kasuistik ist jeweils ein Abschnitt mit allgemeinen gutachterlichen Gesichtspunkten vorangestellt. Ohne auf sämtliche Gefahren und Komplikationen einer urologischen Behandlung eingehen zu können und zu wollen, wurde in Korrelation zu den Schuldvorwürfen bei den einzelnen Fällen versucht, auch durch Zitierung diesbezüglicher Publikationen, Grundlagen und Anhaltspunkte für die Beantwortung einschlägiger Gutachtenfragen zu schaffen.

Die Schuldvorwürfe bei unseren 62 Fällen gruppieren sich folgendermaßen:

Die Darstellung der einzelnen Fälle erfolgt im Prinzip nach folgendem Schema:

I. Schuldvorwurf
II. Sachverhalt
III. Beurteilung (Diskussion) des Kausalzusammenhanges
IV. Beurteilung (Diskussion) des Verschuldens
V. Erledigung des Verfahrens

Dabei ist von Bedeutung, daß einmal für einen Fall verschiedene Schuldvorwürfe erhoben sein können. Der Fall ist dann jeweils in den entsprechenden Abschnitten nochmals dargestellt.

Bei den Punkten III. und IV. der einzelnen Gutachten erfolgte jeweils eine Darstellung der eigenen aktenkundigen Entlastung, der Gutachten und der Entscheidungen. Soweit eine solche Darstellung fehlt, waren diesbezügliche Ausführungen nicht aktenkundig.

Hauptsache der Kasuistik ist die Darstellung der gutachterlichen Stellungnahme zu den Abschnitten III und IV. Der Leser soll selbst bei der Lektüre zu einer kritischen Auseinandersetzung mit den Ausführungen des anonymen Gutachters angeregt werden. Daher wurde auch auf eine besondere Diskussion der einzelnen Gutachten verzichtet.

Der Vollständigkeit halber sei erwähnt, daß auf die Verletzung des Berufsgeheimnisses (s. 7. Kap., Abschn. B II 2 c γ) in diesem Abschnitt nicht eingegangen wird, da uns kein entsprechender Fall bekannt wurde.

II. Die beobachteten Schuldvorwürfe

1. „Verletzung" der Aufklärungspflicht

a) Problematik der Aufklärung

Problematik und medizinisch gutachterliche Gesichtspunkte zu Art und Umfang der im Recht festgelegten Notwendigkeit einer *Aufklärung* des Patienten über die vorgesehene Untersuchung, die gestellte Diagnose, die erforderlichen therapeutischen Maßnahmen und ihre Folgen sind im 7. Kap., Abschnitt B II 2 c α ausführlich dargelegt worden.

Bei unserem Material wurde in drei Fällen (I—III) der Vorwurf einer unrichtigen, ungenügenden, bzw. unterlassenen Aufklärung erhoben.

In einem Fall (I) war der Patient angeblich nicht über die Möglichkeit eines Samenabflusses in die Blase nach Prostatektomie und damit verbundener Sterilität aufgeklärt worden.

Bei dem anderen Fall (II) war es im Verlauf einer Blasenlähmung infolge Fraktur des 3. LWK zu einem Harninfekt und einer Steinbildung in der rechten Niere gekommen. Angeblich sei eine Aufklärung über die Steinbildung unterlassen worden. Das habe eine verzögerte Behandlung und einen ungünstigen Verlauf des Leidens bedingt.

Der 3. Fall (III) betrifft den Vorwurf einer unterlassenen Aufklärung über die Möglichkeit der Ausbildung einer Mastopathie im Verlauf einer Cyren-A Behandlung.

b) Begutachtete Schuldvorwürfe

I. Mangelhafte Aufklärung (Prostatektomiefolge) und unsachgemäße Operation (Prostatektomie)

Ein 62jähriger Mann wirft seinem behandelnden Urologen vor,

a) er habe angeblich die Aufklärung über mögliche Sterilität nach Prostatektomie unterlassen.

b) Eine rechtsseitige postoperative Hodenatrophie und fehlender Samenerguß sei auf unsachgemäße Prostatektomie zurückzuführen.

Sachverhalt. Nach Harnverhaltung Ektomie eines großen Prostataadenoms mit komplikationslosem Wundverlauf. Keine Angaben über evtl. vorgenommene Vasoresektion und über Operationsmethode.

Beurteilung:

Kausalzusammenhang. Ursächlicher Zusammenhang zwischen Prostatektomie und Hodenatrophie ist nicht anzuerkennen, da Verkleinerung des rechten Hodens nicht feststellbar, sondern infolge linksseitiger Hydrocele testis nur scheinbare Verkleinerung des rechten Hodens.

Verschulden. Kein Verschulden, da Sterilität bei erhaltener Potentia coeundi nach Prostatektomie durch anatomisch bedingten Samenabfluß in die Blase nicht vermeidbar ist.

Keine Aufklärung unter der Annahme, daß Patient keinen Wert mehr auf Zeugungsfähigkeit lege.

Erledigung des Verfahrens. Ohne Anerkenntnis eines Rechtsanspruches; außergerichtlicher Vergleich durch Zahlung einer Geldsumme.

II. Mangelhafte Aufklärung (Nachbehandlung)

Ein 52 Jahre alter Patient wirft seinem behandelnden Chirurgen vor, daß durch eine unterlassene Unterrichtung über notwendige Behandlung einer Blasenlähmung mit chronischem Harninfekt und Nierensteinbildung nach traumatischer Fraktur des 3. LWK eine Nephrektomie wegen Steinpyonephrose vorzeitig notwendig geworden sei.

Sachverhalt. 20 Jahre vor Erhebung des Haftpflichtanspruches Fraktur des 3. LWK mit Teillähmung der Beine, Blasen- und Mastdarmlähmung, chronischem Harninfekt und Steinbildung in der rechten Niere, trotz Blasen- und Nierenbeckenspülungen. 2 Jahre nach stationärer Behandlung Nephrektomie rechts wegen schwerster Steinpyonephrose. Linksseitig chronische Pyelonephritis. 18 Jahre beschwerdefrei. Jetzt Behandlung der Restniere erforderlich. Aufgabe des Geschäftes wurde angeraten.

Der Verlauf des Leidens hätte nach Ansicht des Patienten günstiger sein können, wenn über das Vorhandensein von Steinen in der rechten Niere und die Notwendigkeit der Überwachung und Behandlung aufgeklärt worden wäre. Aus Unkenntnis dieser Situation sei der Patient 2 Jahre nicht zu einer Kontrolluntersuchung gekommen.

Beurteilung.

Kausalzusammenhang. Keine gutachterliche Stellungnahme.

Verschulden. Bei der seinerzeit bestehenden beidseitigen, hochgradigen Pyelonephritis war eine operative Steinentfernung rechts ausgeschlossen, da mit einer Insuffizienz der Restniere zu rechnen war. Die operative Entfernung der rechten Niere war erst indiziert, nachdem sich eine Steinpyonephrose ausgebildet hatte, die Niere funktionslos war und nur noch einen Focus darstellte.

Erledigung des Verfahrens. Keine weitere Rechtsverfolgung nach Unterrichtung und Aufklärung des Patienten von dritter Seite.

III. Mangelhafte Aufklärung (Hormontherapiefolgen)

Ein 67jähriger Patient wirft seinem behandelnden Urologen vor, daß die Möglichkeit des Auftretens einer Mastopathie und erheblichen psychischen Belastung nach Cyren-A Medikation wegen Prostatahypertrophie nicht im Rahmen der Aufklärung dargelegt worden sei.

Sachverhalt. Wegen einer Prostatahypertrophie ohne Anhalt für ein Prostata-Carcinom wurde eine Behandlung mit Cyren-A durchgeführt. Im Behandlungsverlauf Ausbildung weiblicher Brustformen mit erheblicher psychischer Belastung des homöopathisch versierten Patienten. Günstige Beeinflussung mit Testoviron. Patient sei nicht über die Möglichkeit einer Brustschwellung aufgeklärt worden. Außerdem sei nicht darüber aufgeklärt worden, daß die Behandlung mit weiblichem Hormon „die männlichen Hormone ertötet und besonders die sie bildenden Drüsen arbeitsunfähig gemacht werden". Bei erfolgter Aufklärung wäre die Behandlung abgelehnt worden, da „die Tätigkeit der Keimdrüsen im vorgerückten Alter so sehr wichtig sei, insofern als das Wohlbefinden und die Vitalität davon abhängen".

Beurteilung.

Kausalzusammenhang. Die beklagten Komplikationen sind relativ häufig zu beobachten, stellen jedoch keinen wesentlichen Schaden dar.

Die Anwendung von weiblichen Keimdrüsenpräparaten bei altersbedingter Prostatahypertrophie mit erschwertem Wasserlassen und Blasenentzündung usw. ist seit ca. 10 Jahren üblich. Die männliche Brustdrüse kann auf diese Behandlung mit einer Anschwellung reagieren. Ein Kausalzusammenhang besteht sicher.

Verschulden. Die Behandlung ist üblich. Diese Komplikation ist nicht sehr bedeutungsvoll, weil nach Absetzen der weiblichen Hormonpräparate die Anschwellung der Brust meist schnell und folgenlos zurückgeht. Ist das im Einzelfall nicht der Fall, dann kann — wie im vorliegenden Fall — mit Verabreichung von männlichem Keimdrüsenhormon die Abschwellung beschleunigt werden. Kontraindiziert ist die Anwendung des männlichen Keimdrüsenhormons beim Prostata-Carcinom, das im vorliegenden Fall aber nicht festgestellt wurde. Ein Verschulden ist also nicht nachweisbar, da keine falsche Behandlung festzustellen war und der behandelnde Arzt den Patienten über evtl. Folgen aufgeklärt hatte.

Erledigung des Verfahrens. Keine weitere Verfolgung der Vorwürfe nach Aufklärung und Unterrichtung des Patienten über den Sachverhalt von dritter Seite.

2. „Fahrlässigkeit" bei Erhebung der Anamnese, körperlicher und Laboruntersuchung

a) Erhebung der Vorgeschichte

Schuldvorwürfe bezüglich der Untersuchung durch den behandelnden Arzt können auf eine unrichtige, ungenügende oder unterlassene Erhebung der Anamnese, klinische Untersuchung, Laboruntersuchung, Röntgenuntersuchung oder instrumentelle Untersuchung abgestellt sein, ferner auf widerrechtliche Vornahme und Verletzungen bei der Untersuchung.

„Die *Anamnese* gehört zu den wichtigsten Untersuchungsmethoden, die der Diagnose dienen" (Reuter). „Eine lückenlose Anamnese ist die halbe Diagnose" (Boshamer). Eine gute medizinische Diagnostik „ruht auf der zentralen Säule einer guten Anamnese" (Bock). Grund und Siems haben die grundsätzliche Bedeutung der guten Anamnese ausführlich dargelegt. Nichts kann den persönlichen Kontakt zwischen Arzt und Patient besser fördern als die ausführliche Erhebung der Anamnese. „Die verständnisvolle Erhebung der Vorgeschichte ist die Brücke zum Vertrauen des Kranken" (F. Hoff). Gerade die Entwicklung von Erkrankungen bis zu dem Zustand, in dem der Patient dem Arzt entgegentritt, kann durch die Anamnese aufgeklärt werden (H. Hoff).

Von Bedeutung sind die verschiedenen Formen der Anamnese, wobei man klinische, vegetative, psychologische und biographische Anamnese (Grund u. Siems, Reuter, Secmann, Hollmann u. Mitarb., v. Weizäcker u. a.) unterscheidet, die jedoch jeweils für die einzelnen Fachgebiete besondere Eigentümlichkeiten hat (Behre, Kepp, Boshamer). Voraussetzung für die Erhebung einer Anamnese, die für die Erforschung der Krankheit, bzw. der verschiedenen Noxen, die zusammen erst eine Krankheit auslösen und im ungünstigen Sinn beeinflussen können, ist die subtile Kenntnis der Symptomatologie und Nosologie der einzelnen medizinischen Disziplinen. „Eine sorgfältige Erhebung der Vorgeschichte unter besonderer Berücksichtigung der typisch urologischen Fragestellungen wird oft schon zu einer so großen Annäherung an die Krankheitserkennung führen, daß die allgemeine und örtliche Untersuchung nur noch die Sicherung einer eigentlich schon gestellten Diagnose ergibt" (Wille-Baumkauff). Je komplexer diese Kenntnisse, umso mehr wird eine Anamnese gezielt erhoben werden können, umso bedeutsamer werden die Ergebnisse der Anamnese Art und Umfang der nachfolgenden diagnostischen Maßnahmen ausrichten und verhüten, daß der ganze diagnostische Apparat in falsche Bahnen geleitet wird und der Patient dadurch Schaden erleidet. Daraus wird auch ersichtlich, daß dem behandelnden Arzt diese Arbeit und Aufgabe kein Apparat und kein Hilfspersonal abnehmen kann (Bennhold).

Es muß jedoch unter haftpflichtrechtlichen Gesichtspunkten betont werden, daß es nicht der erforderlichen Sorgfalt widerspricht, wenn der behandelnde Arzt neben der eigenen Kontaktaufnahme und anamnestischen Befragung die Anamnese nochmals vom Hilfspersonal erheben und schriftlich fixieren läßt, wie es wohl die Regel ist. Das bedeutet auch eine gewisse Sicherung dagegen, daß bedeutsame anamnestische Gesichtspunkte vom Patienten oder Arzt „vergessen" werden oder durch Überbetonung des einen oder anderen Gesichtspunktes, insbesondere durch bewußte oder unbewußte Fehlhaltung des Patienten, die Diagnostik in falsche Bahnen gelenkt wird. Andererseits existiert ein Beweisstück, wenn vom Patienten offensichtlich irreführende Ausführungen gemacht wurden. Solche gelegentlichen Schwierigkeiten bei der Erhebung der Anamnese, die in der Person des Patienten wie der des Arztes, in Zeitmangel und Mangel an Räumlichkeiten usw. begründet sein können, sind allgemein hinreichend bekannt. Es dürfte allerdings eine Ausnahme sein, daß gegen einen Arzt der Vorwurf einer unrichtigen, ungenügenden oder unterlassenen Erhebung der Anamnese erhoben wird, da auf der einen Seite der Patient ja mit dem Wunsch auf Heilbehandlung zum Arzt kommt und diesem in aller Regel die Anamnese eher zu ausführlich als zu kurz angibt und auf der anderen Seite wohl kaum ein Arzt ohne Erhebung der Anamnese Untersuchungen oder eine Behandlung durchführen wird. So haben wir auch bei unseren Fällen keinen derartigen Schuldvorwurf.

b) Körperliche Untersuchung

Zu möglichen Schuldvorwürfen bezüglich der eigentlichen klinischen, labormäßigen, röntgenologischen oder instrumentellen *Untersuchung* führten Hübner und Drost aus:

„Mangelhafte Untersuchung" ist fast ein Begriff geworden, der besonders bei der gutachtlichen Tätigkeit hervortritt. Es ist der Pfeil, der bei Mangel an objektivem Tatbestand dem Gutachter nachgesandt wird, wenn er zu einem für den Untersuchten unbefriedigendem Ergebnis kommt. Es soll an dieser Stelle besonders hervorgehoben werden, wie wichtig es ist, sich stets einer gründlichen Untersuchung zu befleißigen zur Vermeidung diagnostischer Irrtümer und zum Schutz gegen spätere Vorwürfe."

Bei zwei unserer Fälle (IV und V) wurde der Haftpflichtanspruch auf ein angeblich sorgfaltswidriges Verhalten des Arztes in Bezug auf die *körperliche Untersuchung* begründet:

In einem Fall (IV) war ein praktischer Arzt zur Behandlung einer rechtsseitigen Nierenkolik gerufen worden. Vom Patienten wurde der Arzt darauf aufmerksam gemacht, daß er infolge der Koliken gestürzt sei und Schmerzen in der rechten Hüfte habe. Später trat auch ein Hämatom auf. Bewegungsübungen waren schmerzhaft. Inwieweit eine körperliche Untersuchung erfolgte und eine Schenkelhalsfraktur aus irgendwelchen Gründen nicht erkennbar war, ist aus den Unterlagen nicht ersichtlich.

Im anderen Fall (V) kam der Patient nach anderweitiger stationärer Behandlung wegen Chlorose, rheumatischer Polyarthritis und abgelaufener Endocarditis in Nachbehandlung eines praktischen Arztes. Im Arztbrief wurde der Urinbefund als normal angegeben. Während sporadischer Vorstellungen des Patienten innerhalb von 4 Jahren, insbesondere zur Erlangung von Rezepten für die Behandlung der bekannten Leiden, keine urologischen Klagen. Jegliche Untersuchung wurde vom Patienten jeweils „aus Zeitmangel" abgelehnt. 3 Wochen nach stationärer Einweisung in eine Medizinische Universitätsklinik Exitus infolge Urämie bei chronischer Nephritis. Trotz der Weigerung des Patienten sich untersuchen zu lassen, wurde der Schuldvorwurf erhoben, der Arzt habe den Patienten weder klinisch noch labormäßig untersucht, daher sei das Nierenleiden nicht erkannt und behandelt worden.

Über einen weiteren, auch für Urologen interessanten Fall berichteten HÜBNER und DROST:

„Es wurde gegen den behandelnden Arzt eines an Diabetes leidenden Patienten Klage erhoben, durch Unterlassung einer Untersuchung den Schlaganfall verschuldet zu haben; dabei handelte es sich um die Feststellung des Blutdrucks. Eine weitere Verfolgung dieser unsinnigen Behauptung trat aber nicht ein.“

Ebenso wie die Anamnese vermittelt die klinische Untersuchung dem behandelnden Arzt wesentliche Eindrücke, die ausschlaggebend für die Erkennung der Krankheit, insbesondere aber auch für das weitere diagnostische Vorgehen sein können. Wenn etwa bei einer Kachexie in Verbindung mit geklagten Miktionsbeschwerden der Verdacht auf ein metastasierendes Prostata-Carcinom sich bereits aspektmäßig aufdrängt, so muß vom Gutachter betont werden, daß auch eine Prostatahypertrophie mit chronischer Harnretention, chronischem Harninfekt und zunehmender Niereninsuffizienz dieses klinische Bild ebenso wie jede andere exogene oder endogene Nierenläsion bewirken kann. Zu einer solchen „Aspekt-Diagnose“ gehört jedoch ein sogenannter „klinischer Blick“, der aus einer gewissen „medizinischen Intuition“ und fundiertem theoretischen Wissen, sowie großer praktischer Erfahrung resultiert. In jedem Fall kann aber nicht auf relativ einfache klinische Untersuchungsmethoden, wie Messung des Blutdruckes, Augenhintergrunduntersuchungen, Prüfung auf Klopfempfindlichkeit der Nierenlager, Abtasten und Perkussion der Blase, Inspektion des Genitale (Harnröhrenausfluß, Harnstrahl) und rectale oder vaginale Untersuchung, verzichtet werden, die in der urologischen Diagnostik über jede Intuition hinaus wertvollste objektive Kenntnisse über Art, Sitz und Umfang der Erkrankung vermitteln können (BOEMINGHAUS, BOSHAMMER, STAEHLER, WILDBOLZ, KELLER, HEISE und HASSELBACHER, CASPER und PICARD, VOLHARD und SUTER, NOEGGERATH und NITSCHKE, LICHTENBERG und VOELKER, WILDBOLZ, JANSSEN, STOECKEL). Eine Nichtdurchführung kann zu erheblichen diagnostischen Irrtümern mit den entsprechenden Konsequenzen für das weitere diagnostische Vorgehen oder gar für das therapeutische Handeln führen.

c) Laboruntersuchungen

Der Vorwurf, daß mangelhafte *Laboruntersuchungen* zu einer Schädigung des Patienten geführt hätten, wurde in 3 Fällen (VI—VIII) erhoben.

Einmal (VI) wurde dem Arzt der Vorwurf gemacht, daß er zu spät den Urin untersucht habe und daß dadurch verspätet ein Nierenleiden festgestellt und behandelt worden sei.

Ein praktischer Arzt behandelte in einem anderen Fall (VII) eine Angina mit Ausbildung eines peritonsillären Abscesses. Nach 12 Tagen Völlegefühl, Druckschmerz im Oberbauch, RR 145/90. Behandlung als Gastritis. 3 Tage später Bradycardie. Stationäre Einweisung. Während der Suche nach einem Bett exitus letalis. Die Sektion ergab eine schwere doppelseitige frische Nierenentzündung. Es wurde der Vorwurf erhoben, daß keine Urinuntersuchung durchgeführt worden sei.

Ein weiterer Fall (VIII) betraf die Unterlassung einer Wassermannschen Reaktion. Da die Lues dadurch nicht erkannt und behandelt worden sei, habe der Patient vorzeitig sterben müssen.

Die makroskopische und mikroskopische, physikalische (Spezifisches Gewicht), chemische (Reaktion, Eiweiß, Zucker, Blutfarbstoff, Salze) und gegebenenfalls auch bakteriologische Untersuchung des Urins, dürfte heute zu den Routinemethoden einer urologischen Untersuchung zählen. Dazu gehört bei Frauen die Untersuchung des Katheterurins zur Vermeidung einer irrtümlichen Beurteilung.

Fall VI und VII zeigen, daß die Urinuntersuchung nicht auf Patienten beschränkt werden sollte, bei denen eine urologische Symptomatik die Anamnese beherrscht, sondern daß die Urinuntersuchung auch bei den Erkrankungen der erforderlichen Sorgfalt entspricht, bei denen mit einer krankhaften Mitbeteiligung des Harnsystems zu rechnen ist, wie z. B. bei den Infektionskrankheiten, insbesondere aber, wenn klinische Symptome, wie eine Blutdruckerhöhung, ein Nierenklopfschmerz u. ä., eine solche Beteiligung über die spekulative Möglichkeit hinaus bereits andeuten.

Die 2- oder 3-Gläserprobe, die Nierenfunktionsprobe nach VOLHARD, Reststickstoff- und Xanthoproteinbestimmung, Blutbild, Differentialblutbild und Blutsenkung sind ebenfalls allgemein bekannt und labormäßig einfach durchzuführende klinische Untersuchungsmethoden von erheblicher Bedeutung. Demgegenüber sind Clearance-, Mineral- und Hormonbestimmungen sowie Spermauntersuchungen an bestimmte labortechnische Voraussetzungen geknüpft, so daß die Unterlassung solcher Untersuchungen in Fällen, in denen eine Überweisung des Patienten oder Einsendung des Untersuchungsmaterials nicht möglich ist, nicht der erforderlichen Sorgfalt widerspricht.

Nicht zu den ambulanten Routineuntersuchungsverfahren zählt auch die Wassermannsche Reaktion, wie das von den Angehörigen eines Patienten (VIII) unterstellt wurde. Einerseits kann nicht bei jeder Erkrankung jede nur denkbare Laboruntersuchung durchgeführt werden. Zum anderen dürfte hier das Verschulden beim Patienten liegen, da er offensichtlich eine Infectio veneris verschwiegen hat bzw. wenn sie ihm wirklich nicht bekannt war, die nicht zu übersehenden Symptome der einzelnen Stadien verschwiegen hat.

d) Begutachtete Schuldvorwürfe

IV. Ungenügende klinische Untersuchung

Von einem 57jährigen Patienten wurde seinem behandelnden praktischen Arzt vorgeworfen, daß eine Pseudarthrosenbildung am rechten Schenkelhals auf das Übersehen einer Fraktur anläßlich einer Behandlung wegen Nierenkoliken zurückzuführen sei.

Sachverhalt. Bei einer äußerst schmerzhaften Nierenkolik aus dem Sessel gefallen. Äußerlich keine sichtbaren Verletzungen, doch Klagen über das rechte Bein. Stationäre Einweisung abgelehnt. Behandlung der Beschwerden mit Injektionen. Nach einigen Tagen Bluterguß am rechten Oberschenkel. Beschwerden hielt behandelnder Arzt auch im Verlauf durch eingeklemmten Harnleiterstein und Prellungen bedingt und versuchte mit dem Patienten Gehübungen. Anderweitige Röntgenkontrolle nach 4 Wochen ergab einen Oberschenkelhalsbruch rechts. Keine stationäre Aufnahme. Nach einigen Wochen Feststellung einer Pseudarthrose.

Durch das Übersehen des Oberschenkelhalsbruches habe der behandelnde Arzt die ihm nach § 611 BGB obliegende Sorgfaltspflicht verletzt.

Beurteilung.

Befund. Zustands- und Verlaufsbegutachtung 6 Monate nach dem Unfall: Schongang. Fast keine Schmerzen beim Gehen ohne Krücken. Straffe Schenkelhals-Pseudarthrose rechts mit Fehlstellung in Außenrotation und Beinverkürzung von ca. 1 cm. Völlige Wiederherstellung nicht zu erwarten. Mit der Zeit abnormer Verschleiß des Hüftgelenkes und damit zunehmende Behinderung der Gehfähigkeit zu erwarten. MdE vom weiteren fallspezifischen Verlauf, bzw. dem Ergebnis einer eventuellen operativen Korrektur abhängig.

Kausalzusammenhang. Auch bei Unterstellung der Zuziehung der Fraktur bei dem Sturz aus dem Sessel, ist das Nichterkennen nicht adäquate Ursache für das Auftreten des festgestellten Schadens. Auch bei sofortiger Erkennung und Behandlung einer inneren medialen Schenkelhalsfraktur (hier noch mit ungünstigem Neigungswinkel) ist die Prognose ungünstig. Nach MITTAG (Chirurg, 1956) beträgt trotz Operation die ausbleibende Knochenheilung (Pseudarthrose) noch 25% der Fälle. Nach WEISS und MÜLLER (Monatsschr. f. Unfallheilk. 1955) hat die Pseudarthrosehäufigkeit zwar abgenommen, aber in demselben Maße sind die Kopfnekrosen angestiegen. LEMPERTZ und MAATZ (Monatsschr. f. Unfallheilk. 1952) teilten mit, daß von 346 Patienten mit und ohne Operation, von denen nur 213 keine gröberen Heilungsstörungen aufwiesen, nach 5 Jahren nur 26 keine meßbare Erwerbsminderung hatten. Das zeigt, daß auch unter ärztlicher Versorgung nur in einem verhältnismäßig geringen Prozentsatz eine völlige Wiederherstellung zu erwarten ist. Schließlich führte STRATER (Bruns Beitr. 194, 35) aus, daß, während man früher die Nagelung eines medialen Schenkelhalsbruches als die Methode der Wahl ansah, sich in der letzten Zeit Stimmen mehren, die vor einer grundsätzlichen Nagelung warnen. Es kann jedenfalls nicht gesagt werden, daß der Bruch bei sofortiger ordnungsgemäßer Behandlung folgenlos ausgeheilt wäre.

Verschulden. Der behandelnde praktische Arzt habe die weiteren Beschwerden für Koliken infolge einer Harnleitersteineinklemmung gehalten, zumal er klinisch keinen Anhalt für eine Fraktur gehabt habe. Schließlich habe er den Patienten zur Vorsicht stationär einweisen wollen, was der Patient aber abgelehnt habe.

Wenn der Arzt aber von dem Sturz wußte, hätte ihn der gesamte Verlauf eher zu einer weiteren Untersuchung veranlassen müssen. Insbesondere der Bluterguß hätte ihm ein Hinweis sein müssen. Ein Mitverschulden des Patienten liegt einerseits in der Tatsache, daß er sich nach dem Unfall nicht stationär einweisen lassen wollte, zum anderen, daß er sich nach Feststellung der Fraktur auch nicht operieren lassen wollte.

Erledigung des Verfahrens. Außergerichtlicher Vergleich durch Zahlung einer Geldsumme von dritter Seite, ohne Anerkenntnis einer Rechtspflicht.

V. Unterlassene klinische und labormäßige Untersuchung

Von den Angehörigen einer 39jährigen Patientin wird dem behandelnden praktischen Arzt die Nichtfeststellung und Nichtbehandlung einer chronischen Nephritis mit tödlichem Ausgang infolge unterlassener klinischer und Laboruntersuchung vorgeworfen.

Sachverhalt. Ein Jahr vor Eintritt des Schadensfalles kam die Patientin in ambulante Behandlung, nachdem anderweitig anläßlich einer stationären Beobachtung eine Chlorose, Rheuma-Polyarthritis, abgelaufene Endocarditis festgestellt worden war. Der Urin war während dieser Untersuchung unauffällig. Bei der Erstkonsultation hatte die Patientin keine Zeit zur Untersuchung, sondern wollte nur Medikamente für die Blutarmut. 2 Monate später erscheint die Patientin mit der Bitte um Überweisung zu einem Facharzt für Hals-, Nasen- und Ohrenerkrankungen, zwecks Tonsillektomie. 14 Monate später Rezeptur. 3 Wochen und 4 Monate später Rezepturen. 5 Monate später Rezeptur für Kopfschmerzen. 5 Tage danach ziehende Schmerzen in der rechten Gesichtshälfte, Überweisung an Facharzt für Hals-Nasen-Ohren. In den folgenden zwei Monaten Solluxbestrahlungen der rechten Kieferhöhle. 4 Monate später erneute Konsultation in der Sprechstunde wegen Gelenkschmerzen, Kopfschmerz, allgemeine Müdigkeit, Arbeitsunlust und Appetitlosigkeit. Eine Untersuchung wurde abgelehnt. Am 4. und 8. Tag danach Inhalationen in der Praxis des Arztes. Zwei Tage später wird ein Hausbesuch wegen Fieber, Reduzierung des Allgemeinzustandes gewünscht. Unter der Diagnose grippaler Infekt, Bronchitis und Rhinitis, Behandlung mit Novalgin-Chinin, bzw. Fortecillin. Dabei in den nächsten 8 Tagen weitere Verschlechterung. Daraufhin Einweisung in medizinische Universitätsklinik wegen Verdacht auf Endocarditis. 3 Wochen nach der stationären Einweisung Exitus, infolge Urämie bei schwerer chronischer Nephritis.

Infolge Unterlassung jeglicher klinischen bzw. labormäßigen Untersuchung sei das Vorliegen eines Nierenleidens nicht erkannt worden und dementsprechend 4 Jahre eine falsche Behandlung durchgeführt worden, die zum vorzeitigen Tod geführt habe.

Beurteilung.

Befund. Sektionsprotokoll: Urämie infolge schwerer chronischer Nephritis.

Kausalzusammenhang. Es besteht kein adäquater Kausalzusammenhang, da die Patientin die vom Arzt bei jeder Konsultation vorgeschlagene Untersuchung ablehnte und in den 4 Jahren nur sporadisch in Behandlung kam, insbesondere aber keine Klagen vorbrachte, die auf ein Nierenleiden hindeuteten. Der Arzt war also nicht in der Lage, auf Grund einer Untersuchung eine eigene Diagnose zu stellen, sondern konnte sich lediglich an vorgestellte Diagnosen halten, für die die Patientin auch typische Symptome klagte. Der Arzt hat selbst keine Diagnose gestellt, die falsch und ursächlich für den Ausgang war.

Der schicksalsmäßige Verlauf einer chronischen Nephritis ist nicht exakt festzulegen, so daß nicht gesagt werden kann, ob bei früherer Erkennung und Behandlung ein anderer Verlauf zu erwarten gewesen wäre.

Es kann nicht hinreichend festgestellt werden, daß des Arztes — einmal unterstellte — fahrlässige Nichterkenntnis der Krankheit für den Tod der Patientin ursächlich war.

Verschulden. Da die Patientin nicht über Symptome des später festgestellten Schadens klagte und sich gar nicht untersuchen ließ, war der Schaden nicht vorhersehbar. Die Frage allerdings, ob eine Rezeptierung ohne Untersuchung ein Verstoß gegen die ärztlichen Regeln darstellt, muß im Grunde bejaht werden. Im vorliegenden Fall konnte der Arzt sich jedoch zunächst auf das Ergebnis und die Diagnose nach der stationären Beobachtung verlassen, insbesondere auf den negativen Urinbefund. Spätestens 1 bis 2 Jahre nach Behandlungsbeginn hätte der Arzt aber vor der Rezeptur von Rheumamittel und Kopfschmerzmittel auf eine Untersuchung drängen müssen, denn eine Blutdruckmessung braucht nicht viel Zeit und eine Urinuntersuchung insbesondere keine Zeit der Patientin. Diese Untersuchungen dürften auch in der allgemeinen Praxis üblich sein. Bei der Schwere der vorausgestellten Diagnose: Rheumatische Polyarthritis, abgeklungene Endocarditis, Chlorose, Notwendigkeit der Tonsillektomie hätte der Arzt an eine evtl. Nierenmitbeteiligung denken können und auf eine Blutdruck- und Urinuntersuchung drängen müssen. Andererseits hätte ein negativer Urinbefund im Hinblick auf den schubweisen Verlauf der chronischen Nephritis ebenso täuschen können, wie es wahrscheinlich bereits bei der stationären Beobachtung war. Wahrscheinlich wäre aber doch ein erhöhter Blutdruck aufgefallen.

Ein weiterer Gutachter führte zur Frage eines ärztlichen Verschuldens aus: Es ist bis zu einem gewissen Grad auffällig und berechtigt auch den Verdacht, daß eine ungenügende ärztliche Versorgung bzw. Behandlung stattgefunden hat, insofern als das Nierenleiden tatsächlich erst in seinem Endstadium festgestellt worden ist. Eine fahrlässige Schuld liegt aber nur vor, wenn der Arzt das Nierenleiden zu einem wesentlich früheren Zeitpunkt hätte feststellen können und wenn danach durch lege artis Behandlung der tödliche Ausgang hätte abgewandelt werden können. Da der Arzt aber nicht untersuchen konnte und die Patientin selten sah, ferner keine Symptome Anlaß boten, massiver als getan auf eine Untersuchung zu drängen, bestand für ihn keine Möglichkeit, das Leiden zu erkennen. Selbst wenn er jedoch das Leiden früher erkannt hätte, ist bei dem typischen Verlauf dieser Erkrankung keine eigentliche und erfolgreiche Behandlung möglich.

Erledigung des Verfahrens. Nach Einstellung des Strafverfahrens keine Weiterungen.

VI. Verspätete Laboruntersuchung

Von den Eltern eines 2jährigen Jungen wird dem behandelnden praktischen Arzt vorgeworfen, daß eine verzögerte Urinuntersuchung zur verspäteten Feststellung und Behandlung eines Nierenleidens geführt habe.

Sachverhalt. 4 Wochen lang Temperaturen zwischen 39—40°, die von Hausärztin auf Zahndurchbruch zurückgeführt und mit Beinwickeln, Treupel-Suppositorien usw. coupiert wurden. Braunfärbung des Urins und Schmerzen beim Urinieren wurden nicht beachtet. Nach 3 Wochen Überweisung zum Facharzt für Kinderkrankheiten. Unter Diagnose Pyurie, Verdacht auf Anomalie der ableitenden Harnwege, 3 Wochen lang Behandlung mit Supracillin und Streptomycin. Da keine wesentliche Besserung nach 3 Wochen Einweisung zur stationären Beobachtung in Innere Abteilung. Im i. v. Pyelogramm links keine Kontrastmittelausscheidung, rechts vergrößerte, plumpe Kelche und ein erweiterter Ureter. 36 Tage lang konservative Behandlung. Danach Entlassung in gutem Allgemeinzustand. Baldige retrograde Pyelographie angeraten. Neu hinzugezogener Hausarzt überwies das Kind sofort in eine urologische Klinik. Dort wurde eine erhebliche, angeborene Minderwertigkeit des ganzen Harnsystems, eine Harnröhrenstenose, eine große Hydronephrose links mit Hydroureter und kleine Hydronephrose rechts mit Pyelonephritis festgestellt. Nephrektomie links. Das Kind kam schließlich ad exitum.

Es wäre versäumt worden, während der Erstbehandlung eine Urinuntersuchung durchzuführen. Auf Grund einer solchen Untersuchung wäre schon zu dieser Zeit eine Nierenerkrankung feststellbar und eine Heilung des Leidens eher möglich gewesen.

Beurteilung.

Kausalzusammenhang. Es handelt sich im wesentlichen um einen schicksalsmäßigen Verlauf angesichts dieser Mißbildung. Es ist wohl wahrscheinlich, daß bei rechtzeitiger urologischer Behandlung die Infektion nicht dieses Ausmaß angenommen hätte, andererseits hätte der schicksalsmäßige Verlauf aber nicht aufgehalten werden können. Es ist natürlich heute nicht möglich, genaue Angaben über die Zeit zu machen, um die das Leben des Kindes allenfalls hätte verlängert werden können. Aber es steht außer Zweifel, daß die Lebenserwartung des Kindes infolge der Mißbildung auf jeden Fall geringer war. Entscheidend für den ungünstigen Ausgang überhaupt können die fraglichen 3 Wochen nicht gewesen sein. Man kann höchstens sagen, daß der schicksalsmäßige Verlauf eine unbestimmte, aber sicher nicht lange Zeit früher aufgetreten ist, als es wahrscheinlich bei frühzeitigerer Behandlung der Fall gewesen wäre.

Verschulden. Ein ärztliches Verschulden kann im Hinblick auf den schicksalsmäßigen Verlauf des Leidens nicht angenommen werden.

Erledigung des Verfahrens. Keine weitere Rechtsverfolgung nach Aufklärung der Eltern über den Sachverhalt von dritter Seite.

VII. Unterlassene Laboruntersuchung

Von den Angehörigen eines 49jährigen Patienten wird dem behandelnden praktischen Arzt die Nichtfestsetzung und Nichtbehandlung einer akuten Niereninsuffizienz mit letalem Ausgang bei peritonsillärem Absceß infolge unterlassener Laboruntersuchung vorgeworfen.

Sachverhalt. Bei der ersten ambulanten Untersuchung bestanden sprachliche Verständigungsschwierigkeiten, da der Patient Ausländer war. Patient klagte über Kopfweh, Husten und Halsschmerzen. Die Untersuchung ergab eine Angina tonsillaris, Pharyngitis und Bronchitis. Entsprechende medikamentöse Behandlung. 9 Tage später Feststellung eines beginnenden peritonsillären Abscesses. Bettruhe. 12 Tage danach erneute Konsultation in der Praxis mit Klagen über Völlegefühl des Magens. Die Untersuchung ergab einen Druckschmerz im Oberbauch, Blutdruck 145/90. Unter der Annahme des Vorliegens einer akuten Gastritis Verordnung von Antacida und Diät. Bei einem Hausbesuch am nächsten Tag wurde Besserung der Beschwerden angegeben. Beim weiteren Hausbesuch zwei Tage später Feststellung einer Bradycardie. Keine Ödeme. Stationäre Einweisung. Während der stationären Aufnahme und der Suche nach einem freien Bett verstarb der Patient.

Die Untersuchung sei oberflächlich durchgeführt worden, insbesondere sei eine Urinuntersuchung unterlassen worden. Dadurch sei eine Nierenbeteiligung übersehen und nicht behandelt worden, wodurch es schließlich zum Exitus gekommen sei.

Beurteilung.

Befund. Sektionsprotokoll: Todesursache ist eine schwere doppelseitige frische Nierenentzündung, die sich im Anschluß an die Halsentzündung entwickelt hat.

Kausalzusammenhang. Die Unterlassung einer Urinuntersuchung und Einleitung entsprechender therapeutischer Maßnahmen ist generell geeignet, den Schadenserfolg herbeizuführen. Es kann jedoch nicht mit Sicherheit gesagt werden, ob bei frühzeitiger Feststellung der Nephritis und entsprechender Behandlung ein anderer Verlauf zu erwarten gewesen wäre.

Verschulden. Bei einer Angina, insbesondere bei Auftreten eines peritonsillären Abscesses und Feststellung einer Erhöhung des Blutdruckes muß an eine Nierenbeteiligung gedacht werden. Ein solcher Schaden ist vorhersehbar. Die Unterlassung einer Urinuntersuchung widerspricht den anerkannten Regeln der Medizin.

Erledigung des Verfahrens. Keine weitere Rechtsverfolgung.

VIII. Unterlassene Laboruntersuchung

Von den Angehörigen eines 45jährigen Patienten wird dem behandelnden Internisten der Vorwurf gemacht, daß der vorzeitige Tod des Patienten auf Nichtfeststellung und Behandlung einer Lues infolge unterlassener Wassermannscher Reaktion zurückzuführen sei.

Sachverhalt. 1951 und 1952 Behandlung wegen Herzleiden und Nierenschrumpfung. Infectio venerera negatur. Wa.R. — auch anderweitig — nicht durchgeführt. Reflexe und Pupillenreaktionen normal. Röntgenologisch kein Anhalt für Aortenlues. Neurologisch kein Anhalt für Paralyse. Nach fortschreitender Blutdruckerhöhung, Abscencen und Verwirrtheitszuständen 1953 exitus. Bei der Sektion unter anderem Feststellung eines Lues cerebrospinalis.

Der Arzt habe auf Grund der unterlassenen Wassermannschen Reaktion eine Lues nicht erkannt. Da die Lues deswegen nicht behandelt worden sei, habe der Patient mindestens $1^1/_2$ Jahre früher durch die Auswirkungen der Lues an Gehirn, Herz und Nieren sterben müssen.

Beurteilung.

Befund. Sektionsprotokoll: Herzinsuffizienz mit Rechts- und Linksdilatation. Chronische Nephritis. Hypertonie, Lues cerebrospinalis. Kein Anhalt für luische Herz- und Gefäßerkrankung. Todesursache Herz- und Kreislaufversagen.

Kausalzusammenhang. Das Sektionsprotokoll ergibt keinen Anhalt dafür, daß die Lues Todesursache geworden ist. Auch daß die Lues einen frühzeitigen Tod bewirkte, ist nicht festzustellen.

Verschulden. Da keinerlei Symptome auf eine luische Erkrankung hinwiesen, sei die Durchführung einer Wassermannschen Reaktion nicht ohne weiteres indiziert gewesen. Es könnten nicht generell alle Laboruntersuchungen durchgeführt werden. Wegen des bedrohlichen Herzschadens und der chronischen Nephritis wäre eine typische Behandlung der Lues mit Fieberkur usw. ohnehin nicht möglich gewesen. Die vom behandelnden Arzt angewandte Sorgfalt war ausreichend. Ohne jeden anamnestischen Anhalt brauchen nicht alle erdenklichen Untersuchungsteste durchgeführt zu werden. Keine Fahrlässigkeit.

Erledigung des Verfahrens. Keine Weiterungen.

3. „Fahrlässigkeit“ bei der urologischen Röntgendiagnostik

a) Unterlassene Röntgenuntersuchung

Ein auf die *urologische Röntgenuntersuchung* bezogener Schuldvorwurf wurde bei unseren Fällen IX—XVI erhoben.

Bei einem Fall (IX) wurde der Vorwurf erhoben, daß trotz wiederholter Klagen über Nierenkoliken, Druckschmerz in der Niere, sowie Feststellung eines pathologischen Urinbefundes während stationärer Behandlung wegen einer Gastro-Duodenitis, keine Röntgenuntersuchung der Harnorgane durchgeführt worden sei, wodurch ein Nierenstein übersehen und verzögert behandelt worden sei.

In einem anderen Fall (X) wurden ein bohnengroßer Stein im Nierenbecken links und mehrere kleine Steine im Nierenbecken und oberen Kelchbereich links präoperativ festgestellt. Bei der Operation war kein Stein zu finden, da er in den Kelch „zurückgekullert“ war. Es wurde der Vorwurf erhoben, daß eine Röntgenkontrolle unmittelbar vor der Operation unterlassen worden sei und dadurch der Lokalisationswechsel des Steines nicht bemerkt wurde, daher vergeblich operiert worden sei, während man sonst sicher anders vorgegangen wäre.

a) Nach König sind 10% aller Arzthaftpflichtfälle auf eine *unterlassene Röntgenuntersuchung* zurückzuführen. „Die häufigsten Fehlbeurteilungen und nicht selten auch unnötige oder am falschen Ort durchgeführte Operationen kommen dadurch zustande, daß vor Pyelographien oder Urographien die Übersichtsaufnahmen unterlassen werden“ (Wille-Baumkauff). Hübner und Drost führen dazu aus:

Es ist bekannt, daß die Rechtsprechung im allgemeinen einen strengen Standpunkt gegen die Versäumung dieser Untersuchungsmethode einnimmt, besonders wenn diese eine unsachgemäße Behandlung zur Folge hat. Auch nach den medizinischen Forschungsergebnissen ist grundsätzlich zu verlangen, die Röntgenkontrolle weitgehend auszunutzen. Für die Begutachtung wird in jedem Falle die Frage zu beantworten sein, ob dem Verletzten durch die Unterlassung der Röntgenkontrolle ein Schaden entstanden ist; diese schließt die Entscheidung darüber ein, ob die durchgeführte Behandlung unsachgemäß war und ob das erzielte Heilungsergebnis ein besseres geworden wäre.“

Wenngleich das Gesagte im wesentlichen auf die Röntgendiagnostik bei Verletzungen bezogen ist, gilt auch in der Urologie, daß sich ein Arzt haftbar machen kann, wenn er eine nach Lage der Sache gebotene Röntgenuntersuchung unterläßt. In Analogie zu den Urteilen des Reichsgerichtes vom 22. 12. 1922 und vom 20. 6. 1930 ist auch in der Urologie ein Arzt, der eine Röntgenaufnahme ermöglichen kann, zur Sicherung der Diagnose auch verpflichtet, eine solche anzufertigen bzw. den Patienten auf die Notwendigkeit eingehend aufmerksam zu machen, wenn dieser sich, z. B. aus Furcht vor einer Strahlenbelastung u. ä., weigert, die Untersuchung durchführen zu lassen. Es gelingt jedoch in der Regel fast immer, den Patienten zu überzeugen, daß die Röntgenuntersuchung keine „Verlegenheitsmaßnahme“ (Weingärtner) ist; ferner unter dem Hinweis, daß bei Geringhaltung der Häufigkeit von Röntgenuntersuchungen genetische Schädigungen nicht beobachtet wurden und die Gefahr einer Leukämie oder eines Carcinoms im Vergleich zum Wert der Röntgendiagnostik als verschwindend klein bezeichnet werden kann (Zdansky). „Die Ablehnung der Röntgenuntersuchung durch den Patienten und seine Angehörigen stellt keinen hinreichenden Entschuldigungsgrund dar. Die Aufklärungspflicht des Arztes muß unbedingt die Durchführung der notwendig erscheinenden Maßnahmen zu erreichen suchen“ (Hübner und Drost).

Ist eine Röntgenuntersuchung unterlassen worden, so ist es Aufgabe des ärztlichen Sachverständigen zu prüfen und darzulegen, ob etwa besondere Umstände die Unterlassung dieser Untersuchungsmethode gerechtfertigt haben.

Das gilt ebenso für die Verzögerung einer Röntgenuntersuchung, denn auch in den Fällen, in denen durch die Hinausschiebung der Röntgenuntersuchung die Heilungsmöglichkeit verzögert, erschwert oder vereitelt wird, nehmen die Gerichte ein Verschulden des Arztes an (HÜBNER und DROST).

„Daß übrigens auch Röntgenbilder keineswegs so „unfehlbar" sind, wie manche Außenstehende annehmen, wird dabei vom Sachverständigen besonders ausdrücklich auszuführen sein" (s. dazu: BLATT, BOEMINGHAUS, v. BORZA, FRAENKEL, GULEKE, HAASE, KNEISE, MARION, PASCHKIS und FLEISCHNER, PFLAUMER, PRAETORIUS, SALLERAS, SCHINZ, SGALITZER, TZSCHIRNTSCH). „Nichts ist für den Kranken verhängnisvoller als der Glaube vieler Nichturologen, aus dem Röntgenfilm allein richtige Diagnosen und Prognosen stellen und einen Heilplan ableiten zu können" (KNEISE u. SCHOBER). Der Gutachter muß auf die Schwierigkeiten der urologischen Röntgendiagnostik besonders hinweisen, die im Prinzip sowohl eine umfassende röntgenologische, wie auch urologische Ausbildung voraussetzen. „Diese Situation ist dadurch gegeben, daß die Technik nicht einfach, oft sogar recht schwierig ist. Schwieriger noch als die Technik ist aber die einwandfreie Deutung der durch die Untersuchung gewonnenen Resultate. Sie erfordert eine lange Erfahrung und eine verantwortungsbewußte Kritik, besonders auch an den eigenen Ergebnissen. Der gewaltige Fortschritt der Röntgentechnik in den letzten 20 Jahren hat, wie alle Zweige der Medizin, natürlich auch der urologischen Diagnostik einen großen Nutzen gebracht. Man kann wohl ohne Übertreibung sagen, daß kaum ein Spezialgebiet der Medizin heute eine so sichere Diagnose ermöglicht, wie die Urologie und das zu einem wesentlichen Teil dank dem Ausbau der urologischen Röntgendiagnostik.

Allerdings darf darunter nicht verstanden werden, daß man durch die Fortschritte der Röntgendiagnostik des Harnsystems allein urologische Diagnosen stellen könnte und daß dadurch die übrigen Untersuchungen, wie Harnanalyse, Cystoskopie, funktionelle Nierendiagnostik usw., überflüssig geworden wären. Das könnte zu Fehldiagnosen und damit Fehlbehandlungen führen und müßte sich für die Kranken verhängnisvoll auswirken" (KNEISE und SCHOBER).

BOSHAMER führt zur Frage der urologischen Röntgendiagnostik grundsätzlich aus:

„Sie sollte dem urologisch geschulten Arzt überlassen bleiben. Ihre richtige Deutung und Auswertung, weniger ihre technische Beherrschung verlangt große Erfahrung."

b) Reihenfolge der Röntgenuntersuchung

Zum Gang der Röntgenuntersuchung schreiben KNEISE und SCHOBER:

„Nur eines steht ein für allemal fest: Wir müssen in jedem Fall — ohne Ausnahme — mit einer *Übersichtsaufnahme* beginnen und nicht etwa mit einer Kontrastaufnahme. Es können sich nachgewiesenermaßen bei dieser letzten Art des Vorgehens sehr unliebsame Irrtümer ergeben, die vermieden werden, wenn wir mit der Leeraufnahme beginnen."

„Es soll nie, weder eine i.v. Urographie noch eine instrumentelle Pyelographie ohne vorherige Leeraufnahme durchgeführt werden" (PASCHKIS). Immer wieder werden dadurch im Urogramm von Kontrastmittel überdeckte Steine übersehen (WILLE-BAUMKAUFF, FRÄNKEL).

Die Übersichtsaufnahme gibt im allgemeinen einen Hinweis auf die Lage, Größe und Form beider Nieren, ihr Verhältnis zueinander, sowie auf eventuelle Konkrementschatten im Bereich der Harnwege. Finden sich kalkdichte Verschattungen im Bezirk der Harnwege, sind weitere Untersuchungen (Urographie, Ureterenkatheterismus, eventuell mit Pyelographie und Retropneumoperitoneum) unerläßlich. Verschattungen, die zu diagnostischen Irrtümern führen können, insbesondere atypische, sind Gallensteine (BOEMINGHAUS), Pankreassteine, verkalkte Lymphknoten, tuberkulöse Verkalkungen (KNEISE), verkalkte retroperitoneale Tumoren (VAHLENSIECK und van de WEYER), Indurationen und Narbenbildungen in der Niere und ihrer Umgebung (KNEISE, SCHOBER) und die sogenannten Beckenflecken (ALBERS-SCHÖNBERG, GOLDAMMER) wie Phlebolithen, verkalkte Gefäße, Verkalkungen in Myomen und Ovarien, Samenblasen und Prostata. Schließlich sei noch an die Möglichkeit der Fehldeutung von Darmschatten, Kotsteinen, Kontrastbreiresten oder anderen Fremdkörpern im Darm erinnert, die leicht zur „positiven Steintäuschung" (WILLE-BAUMKAUFF) führen können. Bei der operativen Steinbehandlung ist eine Übersichtsaufnahme unmittelbar vor der Operation zum Ausschluß eines Lokalisationswechsels des Steines im Sinne eines „Kullersteines" (VAHLENSIECK) unerläßlich (s. Fall X). Komplikationen bei Nierensteinoperationen entstehen sehr häufig durch das Nichtauffinden aller Steine, wodurch die Schein- oder Frührecidive entstehen. Das ist in der Regel durch eine intraoperative Röntgenaufnahme der vorluxierten Niere zu vermeiden (PASCHKIS, ALKEN und SOMMER, BÜSCHER). Auch vor der Urethrographie und Cystographie darf eine Übersichtsaufnahme nicht versäumt werden, da sonst Steine und Fremdkörper durch das Kontrastmittel verdeckt werden können (WILLE-BAUMKAUFF).

Die Beurteilung von Organschatten auf der Übersichtsaufnahme ist mit Vorsicht vorzunehmen, da nicht vorhandene oder aplastische Nieren infolge eines scharf begrenzten Weichteilschattens für noch vorhandene, gut geformte Nieren gehalten werden können (WILLE-BAUMKAUFF, FRIEDRICH, JOSEPH und PERLMANN).

c) Ausscheidungsurographie

Gefahren bei der *Ausscheidungsurographie* (Binz 1922-1929, HRYNTSCHAK; ROSENO, ROWNTREE, OSBORNE, SUTHERLAND und SCHOLL; VOELKER und v. LICHTENBERG; VOLKMANN) liegen sowohl in der Technik dieser diagnostischen Methode, als auch in der Anwendung konzentrierter Jod-Kontrastmittel, wenngleich die Zwischenfälle bei den neueren Kontrastmitteln deutlich weniger geworden sind (KNEISE-SCHOBER). Trotz fortlaufender Verbesserung der Kontrastmittel gibt es auch heute noch gelegentlich Störungen bei der Ausscheidungsurographie (WILLE-BAUMKAUFF, HUEBER, v. BRAUNBEHRENS, PENDERGRASS, CHAMBERLAIN, GODFREY und BURDICK; SCHUBERT).

Gefahren der Technik des Urogramms liegen besonders in der i. v. Injektion. Die richtige Lage der Kanüle wird durch Abtropfen oder Aspiration von Venenblut kontrolliert. Insbesondere bei adipösen Patienten und besonders feinkalibrigen Gefäßen kann die richtige Einbringung der Kanüle Schwierigkeiten machen, so daß gelegentlich auch mehrfach eingestochen werden muß. „Aus solchen Versuchen ist auf jeden Fall kein Fehler abzuleiten" (PERRET). Möglich ist auch, insbesondere bei oberflächlicher Lage, das versehentliche Anstechen einer Arterie, das in der Regel durch peripherwärts ausstrahlende Schmerzen gekennzeichnet ist. „Es ist wesentlich, dieses zwar sehr selten auftretende Gefahrenmoment im Auge zu behalten, ohne daß naturgemäß eine Verletzung der Sorgfaltspflicht oder eine Fahrlässigkeit abgeleitet werden kann" (HÜBNER und DROST).

War die Aspiration auch einwandfrei, kann es doch infolge der vorausgegangenen Einstichversuche mit seitlicher Läsion oder Durchstechung des Gefäßes während der Injektion zu einem Austritt des Injektionsmittels mit Beschwerden kommen. Das gilt auch für die Möglichkeit von Lageverschiebungen während der i. v. Injektion und für den Austritt des Mittels aus der Einstichstelle nach der Injektion. Insgesamt handelt es sich hierbei um gelegentlich unvermeidbare Komplikationen, die auch bei größter Vorsicht und technischer Geschicklichkeit bisweilen nicht zu vermeiden sind (HÜBNER und DROST). Bemerkt man während der Injektion einen „vermehrten Stempeldruck“, kommt es zu einer Anschwellung im Bereich der immer zu beobachtenden Einstichstelle, die bei reichlichem Unterhautgewebe allerdings häufig nur fühlbar und nicht sichtbar ist, und tritt außerdem ein Schmerz im Bereich der Einstichstelle auf, so muß die Injektion abgebrochen, eventuell an einer anderen Vene fortgeführt werden. Diese Vorsicht erscheint angebracht, selbst wenn es hier und da zu Schmerzempfindungen bei der i. v. Injektion kommt, die durch Venolenkrämpfe (JAHN, SCHNEIDER) ohne jeglichen Austritt des Injektionsmittels bedingt sind. Meist wird letztere Störung durch zentralwärts ausstrahlende Schmerzen, ohne die oben angeführten Symptome an der Einstichstelle, charakterisiert. Diese Symptomatik kann, insbesondere bei Schwierigkeiten zur Auffindung eines neuen Injektionsortes, zur Fortführung der Injektion berechtigen.

Selbst wenn aber die Injektion bei irgendwelchen Komplikationen sofort abgebrochen wird, kann es bei den oben geschilderten Austrittsmöglichkeiten des Injektionsmittels zum Austritt von Blut und Injektionsmittel kommen, der je nach Art des Mittels und der lokalen Verhältnisse (Unterhautfettgewebe usw.) zu lokalen Entzündungen führen kann. Diese, auch bei entsprechender Sorgfalt unvermeidbare Komplikation, führt gelegentlich zu Nekrosen im Bereich der Einstichstelle, kann aber auch auf die Vene übergreifen und eine Thrombophlebitis verursachen. „Schon minimale Blut- und Arzneimittelaustritte können Komplikationen verursachen, während umgekehrt größere einmal ohne bedeutsame Erscheinungen schnell in Abheilung übergehen“ (PERRET). Allein das Vorliegen einer solchen Komplikation rechtfertigt nicht bereits die Annahme eines ärztlichen Verschuldens (s. dazu auch: GOLDHAHN und SCHLÄGER; KÖSTLIN; PERRET; STÖHR).

In einem *Fall (XI)* unserer Kasuistik kam es nach der Anfertigung eines i. v. Urogramms zu einer vom Injektionsort ausgehenden Thrombose, und es wurde der Vorwurf einer unsachgemäßen i. v. Applikation eines jodhaltigen Röntgenkontrastmittels erhoben.

Die gleiche Komplikation nach der i. v. Einspritzung eines jodhaltigen Röntgenkontrastmittels zur Anfertigung eines Urogramms war bei den von PERRET mitgeteilten Fällen 8 und 10 (Kap. XVI) Anlaß eines Arzthaftpflichtverfahrens.

Nervenschädigungen durch die Injektion, entweder durch direkte Verletzung oder Einwirkung des Mittels, entzündliche Vorgänge in der Nachbarschaft mit schließlicher Läsion durch das entstehende Narbengewebe oder toxische Fernwirkung, nach HÜBNER und DROST die „weitaus häufigste“ Injektionskomplikation, haben wir nicht in unserem Material.

Besonders unangenehm ist das gelegentliche Auftreten von Überempfindlichkeitsreaktionen während der oder nach Injektion von jodhaltigen Röntgenkontrastmitteln zur Anfertigung eines Urogrammes.

Ein *Fall (XII)* behandelt einen Todesfall kurz nach der Injektion eines Röntgenkontrastmittels zur Darstellung der Harnwege, wobei der Vorwurf eines sorgfaltswidrigen Vorgehens damit begründet wurde, daß eine Voruntersuchung auf das Bestehen einer Jodempfindlichkeit unterblieben sei.

Eine Sensibilisierung läßt sich in solchen Fällen fast nie wahrscheinlich machen. Dagegen ist bekannt, daß die Häufigkeit an Überempfindlichkeitsreaktionen allgemein bei Patienten mit sogenannter allergischer Vorgeschichte wesentlich größer ist, als bei normalen Patienten, was auf das Vorhandensein einer „allgemeinen Allergiebereitschaft“ bei manchen Individuen schließen läßt, ohne daß eine spezifische Sensibilisierung im Einzelfall vorausgegangen sein muß. Im übrigen kennt man auch in der Allergielehre den Begriff der „angeborenen Anaphylaxie".

Kreislaufkollaps (HOFF), Dyspnoe und Atemstillstand sind typische Leitsymptome des Schocksyndroms (HANSEN, DENNIG). Eine arterielle Embolie am Unterschenkel, die in einem *Fall (XIII)* auf eine Kontrastmittelinjektion zurückgeführt wurde, ist in der Literatur nicht beschrieben und dürfte nicht in adäquatem Kausalzusammenhang mit der Injektion stehen. Allergische Reaktionen verschiedenen Ausmaßes (Übelkeit, Kopfschmerz, Urticaria, Kollaps) traten trotz vorheriger Jodverträglichkeitsteste auf, so daß angenommen wird, daß nicht etwa freigesetztes Jod, sondern das gesamte Kontrastmittel die Allergie auslöst (KNEISE-SCHOBER).

Todesfälle ereignen sich nach PENDERGRASS in 1:25000 nach v. BRAUNBEHRENS in etwa 1:50000 Fällen.

Sicherungsmaßnahmen gegen diese Komplikationen sind:

1. Besonders sorgfältige Erhebung der Anamnese bezüglich einer allergischen Diathese (Asthma, Heuschnupfen) (HUEBER, JUNGMICHEL, SCHUBERT).

2. Testung (Intracutan-Test oder Conjunctival-Test), insbesondere bei Allergikern und bei Verdacht auf schweren Nieren- und Leberparenchymschaden.

KNEISE-SCHOBER schreiben allerdings dazu:

„Der Wert der Testung auf Überempfindlichkeit ist offenbar fragwürdig und die Prüfung ist weitgehend wieder verlassen worden."

3. Langsame i. v. Injektion des angewärmten Kontrastmittels unter sorgfältiger Beobachtung des Patienten auch nach Beendigung der Injektion.

Bei der guten Verträglichkeit der neuen Kontrastmittel wurde von verschiedenen Autoren die Schnellinjektion empfohlen (SCHNEIDRZIK; BOHNE und CHRISTESON; EVANS, DUBILIER und MONTEITH; DOTTER und STEINBERG; LEIGH und ROGERS; FRIEDMANN, FRIEDENBERG und LOWE; EBBINGHAUS). Durch die bisherigen Mitteilungen ist — nach KNEISE-SCHOBER — jedoch nicht die Ungefährlichkeit eines solchen Vorgehens bewiesen.

Bei der subcutanen oder intramuskulären Applikation des Kontrastmittels, für die sich MÜLLER-MERNACH und BUDNIOK; WINZ; RAGAGLINI; SCHEGA und HEINEMANN; sowie FIEBELKORN und MÖKESCH einsetzen, soll zur schnelleren Ausscheidung Hyaluronidase (RAGAGLINI), Luronase (WINZ) oder Novocain (FIEBELKORN und MÖKESCH) zugesetzt werden.

4. Griffbereiter Vorrat von stark wirksamen Antiallergica und Analeptica. Im anaphylaktischen Schock haben sich Nebennierenrindensteroide besser bewährt als Antihistaminica, einschließlich Calcium (HOIGNE und SCHOCK). An Kreislaufmitteln bewährten sich Adrenalin- und Noradrenalinpräparate.

Täuschungsmöglichkeiten bieten Urogramme besonders dann, wenn sie ohne Erhebung einer genauen Anamnese und ohne Berücksichtigung der klinischen und labormäßigen Untersuchungsbefunde beurteilt werden. Gleichzeitige vollständige Füllung des gesamten Nierenbecken-Kelchsystems ist kein normaler Befund, sondern deutet auf fehlende Motilität hin (WILLE-BAUMKAUFF). Bei allen Kontrastmittelaussparungen muß zunächst an die physiologischen Kontraktionen von Nierenbeckenkelchsystem und Harnleiter gedacht werden. Aussparungen sind nur dann zu bewerten, wenn sie auf allen Aufnahmen in gleicher Form und Lage zur Darstellung kommen. In diesen Fällen ist bei klinischem Anhalt für ein Steinleiden die Fahndung nach Hämaturie, Kristallurie und Erhöhung des Harnsäurespiegels zum Ausschluß eines Uratsteinleidens unerläßlich. Es muß auch daran gedacht werden, daß nicht nur Uratsteine im Röntgenbild keinen Schatten geben, sondern u. U. auch andere Steine, nach WILLE-BAUMKAUFF 10—20% aller Harnsteine. Fehldeutungen orthotop getroffener Kelche oder Aussparungen im Nierenbecken durch Kelchüberschneidungen sind gegebenenfalls durch Schrägaufnahmen, retrograde Pyelographie oder Pyeloskopie auszuschalten. Das gilt auch für Harnstauungsnieren mit fehlender oder in Folge des Verdünnungseffektes schwacher Darstellung, wobei weitere Aufnahmen bis zu 24 Std nicht selten noch das Nierenbecken-Kelchsystem, gelegentlich auch das Abflußhindernis, zur Darstellung bringen. Auf die Verbesserung der urographischen Diagnostik durch Spätaufnahmen hat SIGL kürzlich ausführlich hingewiesen.

„In der Schwangerschaft ist die Ausscheidungsurographie nicht absolut kontraindiziert, sollte aber wegen der Vielzahl der abdominalen Aufnahmen möglichst vermieden werden. Bei der Deutung der Bilder muß man mit den ständigen Schwangerschaftsveränderungen vertraut sein" (HOFMANN; KNEISE-SCHOBER).

Schließlich sei daran erinnert, daß das Unterlassen der Urographie bei Blasentumoren (SCHULTHEIS, MÜLLER, PETKOVIC), sowie bei Harnblasen- und Harnröhrenverletzungen (TRUC und GUILLAUME) „wohl schon als Fehler gelten muß" (KNEISE-SCHOBER).

d) Instrumentelle Pyelographie

BLATT und SCHWARZ schrieben bereits 1929 in einer kritischen Arbeit über die *retrograde Pyelographie* (VOELCKER und v. LICHTENBERG 1906): „—. — gehört zu den geistreichsten und elegantesten Methoden der medizinischen Diagnostik." Andererseits birgt diese Untersuchungsmethode aber auch eine Reihe von Gefahren (BOEMINGHAUS, BOSHAMER, BLANCHOT, BRUETT, DAVIDSON und SMITH, HEPBURN, KNEISE, LAMBER, LEHMANN, MOORE, SCHNEIDER, STAEHLER, TSCHIRNTSCH, WAHLE, WILDBOLZ), die gelegentlich zu einem Arzthaftpflichtverfahren führen können.

Die häufigsten Verschuldensvorwürfe werden sich auf die nicht immer vermeidbaren Komplikationen jeglicher urologischer Instrumentation (Schmerzen, Hämaturie, Harninfekt), auf die im folgenden Abschnitt näher eingegangen wird, beziehen.

So wurde in einem *Fall (XXVI)* der Vorwurf einer unsachgemäß durchgeführten retrograden Pyelographie erhoben, da es nach dieser Untersuchung zu einer Nebenhoden- und Hodenentzündung gekommen sei.

Auch im nächsten *Fall (XXVII)* wurde ein unsachgemäßes Vorgehen bei der retrograden Pyelographie als Ursache einer Hämaturie mit nachfolgender Anämie und einer Harninfektion angenommen.

Neben diesen postinstrumentellen Komplikationen ist der sogenannte „pyelorenale Reflux" wegen der dabei möglichen Schmerzen, Hämaturien und ascendierenden Infektionen (HERMANN, HORSCH) besonders gefürchtet. Das gilt insbesondere für die doppelseitige retrograde Pyelographie, wenn Anhalte für eine Tuberkulose vorhanden sind, wenn auch die Meinungen darüber auseinandergehen (BOEMINGHAUS; DETTMAR; GÜTGEMANN; KNEISE; MAY, MÖLLER; PFLAUMER; PENZOLD; RICHTER; WESTERBORN; WILDBOLZ; WILLE-BAUMKAUFF; ZEISS). Wenngleich über die Entstehung dieses tubulären, pyelovenösen oder pyelolymphatischen Refluxes die Ansichten noch auseinandergehen (BARETZ, BOEMINGHAUS und HENDRIOK, CRUZ, EICHLER, FRANKE, FUCHS, GOUVERNEUR und PORCHER, GÜNTHER, v. HERMANN, HINMANN und LEE BROWN, KINDALL, KÖNIG, LAUBER, LOHMUELLER, MINDER, RUMMELHARDT, TÖPPNER, WITTELS, ZEISS, ZIELKE), muß doch angenommen werden, daß es sich dabei immer um ein Kunstprodukt handelt, das auf eine zu pralle Füllung zurückzuführen ist. Ausgenommen ist dabei der Übertritt von Kontrastmittel in Spalten und Buchten von weichen Tumoren, die im Nierenbecken sitzen oder von der Peripherie her in dasselbe durchgebrochen sind, eventuell mit perirenalem Kontrastmittelübertritt ohne Katheterperforation (VAHLENSIECK). Es kann aber auch einmal „bei lege artis, nur mit 3—4 ml Kontrastmittel durchgeführter Injektion zum Übertritt des Kontrastmittels in die Tubuli, in die Lymphbahnen oder in die im Kelchwinkel eröffneten Venen kommen, wenn plötzlich durch Spasmen eine Druckerhöhung im Nierenbecken erfolgt" POSTA, WILLE-BAUMKAUFF). Beste Vorsichtsmaßnahme gegen den pyelorenalen Reflux ist aber in jedem Fall eine geringe Anfangsfüllung und bei successivem Herausziehen des Ureterenkatheters eine eventuell notwendige fraktionierte Weiterfüllung des Nierenbeckenkelchsystems und des Harnleiters unter Beachtung der Schmerzangabe des Patienten.

Ein *Fall (XXVIII)* demonstriert das Zurückgleiten eines Ureterenkatheters in die Blase bei der Anfertigung eines retrograden Pyelogrammes, der operativ entfernt werden mußte. Es wurde der Vorwurf erhoben, daß durch sorgfaltswidrige Handhabung der Katheter in die Blase gelangte, operativ entfernt werden mußte und Ursache für einen chronischen Harninfekt wurde.

Auf die diagnostische Bedeutung der retrograden Pyelographie bei paranephritischen Eiterungen, zur frühzeitigen Erfassung und Aufklärung des mitunter außerordentlich chronisch und vieldeutig verlaufenden Krankheitsbildes hat GÜTGEMANN besonders hingewiesen. Der Gutachter muß bei Vorwürfen bezüglich der Diagnostik para- und perinephritischer Abscesse darauf hinweisen, daß diese Untersuchungsmethode aber nicht nur für sich allein, sondern nur in der Gesamtwertung von Anamnese, klinischen und weiteren Untersuchungsbefunden (z. B. „Veratmungspyelogramm" HILGENFELDT) von Bedeutung ist, die Unterlassung auch nur dann ein sorgfaltswidriges Verhalten darstellt, wenn sonst die Diagnose nicht zu klären ist.

Trotz aller Vorsichtsmaßnahmen können sich ferner bei der retrograden Pyelographie, durch die Füllung entgegen dem physiologischen Ablauf des Harntransportes, ohne Kenntnis, wieweit Nierenbecken und Kelche normalerweise gefüllt sein würden, anatomische und physiologische Fehldeutungen ergeben, indem pathologische Prozesse oder Füllungsdefekte nur vorgetäuscht werden. Dazu gehören auch Fehldeutungen von Kontrastmittelaussparungen durch Luftblasen, Koagula und Eiter.

„Insgesamt erkennen doch fast alle die möglichen Gefahren an und das muß für einen verantwortungsbewußten Arzt genügen, sie nicht anzuwenden, wenn es nicht unbedingt notwendig ist, d. h. wenn der Heilplan es nicht unumgänglich fordert" (KNEISE-SCHOBER).

In diesem Zusammenhang sei erwähnt, daß sich nach KNEISE-SCHOBER die Auffüllung des Nierenbeckens mit Luft oder Sauerstoff (PFLAUMER) zur topischen Steindiagnose bei schattengebenden, zur absoluten bei strahlendurchlässigen bewährt hat, während die gleichzeitige Luft- und Kontrastmittelfüllung eher Anlaß zu Fehldeutungen gibt. „Schmerzen werden hierbei nie angegeben, Schädigungen (Luftembolie) haben wir nicht beobachtet". Gewarnt wird jedoch vor der Gefahr einer Luftembolie bei Durchführung eines Pneumopyelogrammes in einer Anästhesie, die eine Gefäßweitstellung bedingt (BUDNIOK).

„Bei Hämaturie und Verdacht auf einen Nierentumor nehme man von vornherein von einem Pneumopyelogramm Abstand, da der Gefäßreichtum des Tumors mit dem Einbruch in das Venensystem das Auftreten einer Luftembolie fördern könnte" (WILLE-BAUMKAUFF).

e) Andere strahlendiagnostische Verfahren

An seltener angewandten Röntgenuntersuchungsmethoden in der Urologie ist die *Tomographie* und *Urokymographie* zu nennen. Während ihre Technik

— außer den notwendigen Erwägungen zur Strahlenbelastung — keine besonderen Gefahren in sich birgt, kann ihre Anwendung gelegentlich erforderlich sein. Ausgenommen werden muß dabei die Kinematographie, über die genügende Erfahrungen fehlen, „um ein Urteil darüber abgeben zu können, was wir aus der röntgenographischen Darstellung der Bewegungsvorgänge im Harnsystem für diagnostische und therapeutische Schlüsse zu ziehen berechtigt sind“ (KNEISE-SCHOBER). Da diese Untersuchungsmethode bei zunehmend sicherer Deutung der Befunde (DÜX, THURN und KISSELER, JANKER) von ausschlaggebender Bedeutung für eine überaus subtile und sehr frühzeitige Erfassung pathologischer Veränderungen im Bereich der Harnwege werden kann, kommt sie in zunehmendem Maß zur Anwendung. Der Gutachter wird aber gegebenenfalls betonen müssen, daß sie einigen Kliniken zur Erprobung vorbehalten und noch keine Routineuntersuchung ist.

Die Tomographie — mit oder ohne Kontrastmittelfüllung — sollte gelegentlich bei unbeeinflußbaren Überlagerungen der Nieren (Organe, fester oder gasiger Organinhalt, abnorme Korpulenz) zur Sicherung der Diagnose angewandt werden (ANDERSEN und HILLEROD; BOURNE und HEFKE; JOCHIMS; RINTELEN; SCHINZ, BAENSCH und FRIEDL; VALLEBONA; WEINBREN; KNEISE-SCHOBER). Das gilt insbesondere wenn Form, Lage und Größe der Nieren zur Erkennung von Doppelnieren, Lappungen, Tumorverwölbungen (WEINBREN) oder polycystische Formen erkannt werden müssen oder Lagebeziehungen zu den Nachbarorganen festgestellt werden sollen.

Eine weitere röntgenologische Untersuchungsmethode ist die Gasfüllung des Nierenlagers *(„Pneumoretroperitoneum“)* (CAVELLI, GÖTZE, LOVEY, RAUTENBERG, ROSENSTEIN, 1919—1922), die zur Erkennung von Nebennierengeschwulsten (VOTI), peri- und pararenalen Geschwülsten (UHLIČ, VESPIGNIANI), Nierentumoren, Aplasien und Hypoplasien der Nieren, bedingt auch zur Diagnostik von Cystennieren oder Hydronephrosen (KNEISE-SCHOBER) angewendet wird. Bei Unterlassung dieser Untersuchung muß jedoch vom Gutachter stets betont werden, daß es sich dabei nicht um eine Routineuntersuchung der urologischen Praxis handelt (COCCHI), sondern die Anwendung röntgenologischen Abteilungen mit entsprechend erfahrenen Ärzten vorbehalten ist. Das gilt sowohl für die einseitige dorsale Methode nach ROSENSTEIN, als auch für die Füllung des gesamten Retroperitonealraumes von einem präsacralen (FEINDT; HAUBRICH; REINHARDT; SELLI und LUCHERONIE; STEINBACH u. Mitarb.) oder parakokzygalen (VOGLER) Einstich aus. Luftembolien sollen durch die Benutzung von Sauerstoff vermieden werden.

GOLDOWSKI und SINNER, HENFTLING-JOELSON, PERSKY und ROSE-KOKAS und ZSEBÖK sehen bei der einseitigen Methode Vorteile in der Sicherheit der Applikation, geringeren Ausdehnung der Insufflation und des dadurch bedingten selteneren Auftretens eines Mediastinalemphysems. Wegen der mit dieser Methode verbundenen Gefahr einer Gefäßverletzung und der geringeren Gefahr einer Darmverletzung (DUFF, KENGAN und HYMANN: 2 Rectumverletzungen ohne ernste Folgen bei 150 präsacralen Füllungen) bevorzugen AURIG; DUFF; JOELSON; PERSKY und ROSE; KENGAN und HYMAN; RENFER; ROUSSELLE sowie VOTI, die präsacrale bzw. parakokzygale Füllung. Der erforderlichen Sorgfalt zur Vermeidung von Mastdarmverletzungen entspricht dabei die Kontrolle und Führung der Nadel vom Rectum aus.

Besondere Bedeutung zur gleichzeitigen genauen Darstellung des Nierenbeckenkelchsystems hat die Verbindung von Pneumoretroperitoneum mit einem Urogramm, Schichtaufnahmen bzw. einem Aortogramm gewonnen (BONANOME; DELL' ADAMI und MENEGHINI; FAGERBERG; KOKAS und ZSEBÖK; MAY und

Roberts; Reinhardt; Reinhardt, Walter und Goodwin; Renfer; Rossi; Rousselle; Vespigniani und Zenaro; Vogler; Voti).

Zunehmende Bedeutung bei der Diagnostik von Anomalien, Tumoren, Cysten und pathologischen Veränderungen der Gefäßstruktur (Nierenarterienstenose, aberrierende Gefäße) der Nieren gewinnt die *Angiographie* der Nieren (Haftmann; Schimatzek; Vogler und Herbst).

Die dorsale Aortographie nach Dos Santos bzw. von der Art. femoralis (Abeshouse; Ichikawa; Peirce und Ramey) aus, ermöglicht diagnostische Erkenntnisse, die mit der klassischen urologischen Diagnostik in den oben zitierten Fällen oft genug nicht zu gewinnen sind (Edsmann und Ljunggren; Hamm und Harlin; Havard; Pässler; Schulze; Bergmann; Vogler; Kahr und Holzer; Walter und Goodwin; Weyde; Wille-Baumkauff).

Auch hier muß betont werden, daß die Anwendung dieser Untersuchungsmethode dem Erfahrenen überlassen bleiben muß (Ungeheuer), keine Routineuntersuchung der urologischen Praxis ist und „in jedem Fall stationär durchgeführt werden sollte" (Kneise-Schober). Zur erforderlichen Sorgfalt gehört auch hier die Prüfung auf eine Kontrastmittelempfindlichkeit. Ferner eine gute Anästhesie, lokal (Schulze-Bergmann), peridural (Pässler) oder Vollnarkose (Gadermann und Schrader; Vogler; Kahr und Holzer), mit entsprechender Prämedikation (Lindgren; Lodin und Thorne).

Kontraindikationen sind Jodempfindlichkeit, Leber- und Milzparenchymschäden, Aortenverkalkung mit Rupturgefahr (Weyde), renale Angiopathien (Schneider), Herzinsuffizienz, Urämie und allgemein desolater Zustand (Hamm und Harlin).

Während Larsson und Palmlöv das Verfahren für gefahrlos halten, berichten Revel u. Mitarb. über eine erhebliche Anzahl von Komplikationen. Die wesentliche Gefahr bei der lumbalen Punktion liegt in Punktionsfehlern mit Injektion in die Art. mesenterica cranialis oder die Art. renalis, da das zu Organnekrosen, eventuell mit tödlichem Ausgang führt (Dotter und Steinberg; Kneise-Schober). Demgegenüber sahen Gadermann und Schrader bei Injektionen in die obere Mesenterialarterie keine ernsten Folgen. Bei dem Katheterverfahren von der Arteria femoralis aus sind trotz aller Sorgfalt Katheterbrüche, Hämatome, Thrombosen und Perforationen von Iliaca und Aorta nicht immer zu vermeiden (Abeshouse). Die paravasale Injektion von Kontrastmittel ist wohl schmerzhaft, hat jedoch keine ernstlichen Folgen. Die Gefahr der Blutung und der extravasalen Hämatombildung nach Entfernung der Kanülen wird allgemein gering veranschlagt und soll bei Kalkeinlagerung sogar noch geringer sein als am jugendlichen Gefäß (Gadermann und Schrader; Wille-Baumkauff).

Diese Ausführungen gelten im gleichen Umfang für die *Renovasographie*, bei der zur Vermeidung eines Kontrastmittelverlustes, wie bei der Aortographie, von peripheren Arterien her Gefäßkatheter in die Nierenarterie eingeführt werden (Edholm und Seldinger — Glanzmann und Etter — Oedman; Tille).

Bedeutsamer für den operativ tätigen Urologen ist jedoch bei intraoperativ auftretenden diagnostischen Schwierigkeiten und schwierigen Entscheidungen über die günstigste Art und das Ausmaß eines Eingriffes die Renovasographie an der vorluxierten Niere nach Alken und Sommer. Organschäden wurden dabei nicht beobachtet (Alken und Sommer; Büscher).

Erwähnt sei schließlich der Vollständigkeit halber die von Winter 1956 — nach vorbereitenden experimentellen Untersuchungen von Taplin — in die Klinik eingeführte *Isotopennephrographie und Nierenscintigraphie*. Dabei werden radioaktiv markierte nephrotrope Substanzen i.v. injiziert. Infrage kommen mit J^{31} markiertes Hippuran, Neohydrin oder Urografin (Meredith und Kade;

Winter und Meyers; Denneberg und Hendeskog; Fröhlich u. Mitarb.; Haukeness u. Mitarb.; Haynie u. Mitarb.; Milliez u. Mitarb.; Montandon u. Mitarb.; Serrato u. Mitarb.; Taplin, Winter u. Mitarb.) mit Hg^{203} markiertes Neohydrin (Borghgraef u. Mitarb.; Degrez u. Mitarb.; McAfee und Wagner) oder mit Hg^{203} markiertes Salyrgan (zum Winkel und Scheer; Winkler und Kloss).

Es erfolgt je nach Art der Substanz lediglich eine rasche glomeruläre Filtration oder eine Anreicherung im Parenchym bzw. Tubulusbereich. Die ausgesandten Impulse werden dabei mit Scintillationszählern über beiden Nieren gemessen. Bei der Isotopennephrographie wird die Impulsrate in einer Zeit-Konzentrationskurve fixiert und gibt einen Anhalt über die Nierendurchblutung, Leistung des Tubulusapparates und der Dynamik des Harnabflusses. Entsprechend den physiologischen Konzentrationsabläufen in den Nieren ist ein dreiphasiger Kurvenablauf zu verzeichnen:

1. Wenige Sekunden nach der Injektion erfolgt, in Korrelation zur Anreicherung im Blutgefäßsystem und zum beginnenden Übertritt der Testsubstanz ins Nierenparenchym, ein steiler Kurvenanstieg.

2. Je nach Beschaffenheit der nierenpflichtigen Substanz steigt die Kurve, jetzt jedoch langsamer, innerhalb von 3 min bis zu 2 Std weiter an und vermittelt einen Eindruck von der glomerulären Filtration, der tubulären Anreicherung und Sekretion.

3. Überwiegen der fallenden Kurventendenz infolge des jetzt vorherrschenden Harnabflusses.

Ein Abweichen vom typischen Kurvenverlauf beim Vergleich mit der contralateralen Niere und — bei beidseitigen Nierenerkrankungen — in gedanklicher Assoziation mit der Verlaufskurve eines Nierengesunden, berechtigt zu Rückschlüssen auf pathologische Nierenveränderungen, die weitere Untersuchungen zu gezielten Maßnahmen machen und schließlich ausschlaggebend für die Therapie sein können (Bauer und Feine, Hauge-Oeff und Göpel, Staehler, zum Winkel, Scheer und Becker, Winkler, Schepers und Kloss).

Ein zu geringer Kurvenanstieg in der Phase I deutet eine Minderdurchblutung der Nieren an, wie Klapproth experimentell nachweisen konnte. Dadurch wird diese Untersuchung von erheblicher Bedeutung als „Suchtest“ bei ätiologisch bisher ungeklärten Hypertonien, da eine Seitenlokalisation der Niere die zum Drosselungshochdruck im Sinne von Goldblatt führt möglich ist und anschließend im Hinblick auf die heute erweiterten Behandlungsmöglichkeiten eine gezielte weitere Diagnostik und Erörterung der therapeutischen Möglichkeiten erfolgen kann.

Ein zeitlich verzögerter und insgesamt erniedrigter Kurvenanstieg in Phase II vermittelt einen Einblick in glomerulotubuläre Funktionen.

Bei eingeklemmten Harnleitersteinen mit Harnrückstauung, die spontan abgangsfähig erscheinen, kann unter Kontrolle der Tubulusläsion durch die Harnrückstauung entschieden werden, wie lange mit einem operativen Eingriff gezögert werden kann und wann der Stein mit der Schlinge oder operativ entfernt werden muß (Serrato), um eine stärkere Schädigung mit unzureichender Regenerationschance zu vermeiden.

Auch zur Indikationsstellung einer Nierenbeckenplastik ist diese Untersuchung bedeutsam, da je nach dem Grad der Anreicherung ein Rückschluß auf das noch vorhandene funktionstüchtige Gewebe gezogen werden kann. Eine erhebliche Einschränkung der glomerulo-tubulären Funktion — meist in Verbindung mit einer chronischen Pyelonephritis — wird die Prognose eines solchen plastischen Eingriffes von vornherein dubiös erscheinen lassen.

Außer der Untersuchung der glomerulo-tubulären Funktion vor medikamentösen, chirurgischen oder radiologischen Maßnahmen ist die Möglichkeit der steten Verlaufskontrolle zu jedem Zeitpunkt und ohne Belastung des Patienten besonders hervorzuheben.

Phase III schließlich vermittelt einen Eindruck von den Abflußverhältnissen.

Bei den sog. „röntgenologisch stummen Nieren" ohne erkennbaren Weichteilschatten im Urogramm kann diese Untersuchung — bei Unmöglichkeit anderer Untersuchungen wie retrograde Pyelographie, Angiographie — zum Nachweis des Vorhandenseins einer Niere dienen. Zum Winkel fand bei 50% solcher Fälle — meist Harnleiterverschlüssen infolge abdomineller Tumoren — eine gegenüber der anderen Seite kaum verminderte Durchblutung und eine fast vollständig erhaltenene glomerulo-tubuläre Funktion, was Földi auf eine lymphogene Stauungsentlastung zurückführt. Solche Ergebnisse zeigen den Wert dieser Untersuchungsmethode, da bei solchen Verhältnissen ein organerhaltender operativer Eingriff noch durchaus sinnvoll sein kann.

Schließlich beobachteten wir bei einigen in unserer nuclear-medizinischen Abteilung (Doz. Dr. C. Winkler) angefertigten Isotopennephrogrammen von Patienten mit Hydronephrosen in der Phase III rhythmische Kontraktionsschwankungen, die möglicherweise einen Anhalt für die Ausscheidungsdynamik geben, die für die Prognose plastischer Eingriffe von wesentlicher Bedeutung ist und sonst, wie vorn bereits angeführt, nur durch die Kinematographie zu gewinnen ist.

Bei dem Scintigramm der Nieren — im anglo-amerikanischen Sprachgebrauch „Scan" — wird die Impulsdichteverteilung in den Nieren flächenhaft erfaßt und aufgezeichnet. Damit wird ein bildlicher Eindruck über das vorhandene und funktionstüchtige Nierenparenchym gewonnen. Atypien, wie Hufeisennieren, Doppelnieren, Schrumpfnieren usw. kommen im Scintigramm zur Darstellung, während das Röntgenbild eine Darstellung des Parenchymschattens oft vermissen läßt. Röntgenologisch häufig gar nicht faßbare partielle Gewebs- und Funktionsausfälle, z.B. bei Infarkten, Tuberkulose und Tumoren, sind infolge der Speicherungsdefekte als „stumme Bereiche" zu erkennen.

Diese bereits jetzt wertvolle Ergänzung der Möglichkeiten urologischer Strahlendiagnostik ist in einer raschen Fortentwicklung begriffen. Bei der Isotopennephrographie wird eine Vervollständigung der bisher mehr qualitativ-descriptiven Methode zu einer auch quantitativen Nierenfunktionsprobe angestrebt (Horst). Zur Verhinderung einer subjektiven Täuschung über die Impulsdichteverteilung im Scintigramm haben Winkler, Schepers und Kloss ein Verfahren zur objektiven quantitativ-statistischen Analyse des Scintigrammes entwickelt.

Von besonderer Bedeutung ist aber, daß der Patient bis auf die i.v. Injektion keiner belastenden oder risikoreichen Instrumentation ausgesetzt ist und die Untersuchung jederzeit und ohne jede Vorbereitung auch bei schwerkranken Patienten sowohl im Sitzen, wie im Liegen durchgeführt werden kann.

Ein weiterer Vorteil dieser Untersuchungsmethode, der auch eine häufigere Wiederholung rechtfertigt, liegt in der geringen Strahlenbelastung, die 1—5% des Urogrammes beträgt (Kloss, zum Winkel).

Ein Schuldvorwurf aus der Unterlassung dieser neuen Untersuchungsmethode kann selbstverständlich nicht begründet werden, da die Untersuchung bisher nur in wenigen Zentren möglich ist und die Deutung der Ergebnisse noch viele Schwierigkeiten macht.

f) Begutachtete Schuldvorwürfe

IX. Unterlassene Röntgenuntersuchung

Eine 40jährige Patientin wirft ihrem behandelnden Internisten vor, daß die verspätete Feststellung und Behandlung eines Nierensteines auf Unterlassung einer Röntgenuntersuchung der Harnwege zurückzuführen sei.

Sachverhalt. Stationäre Aufnahme wegen rechtsseitiger Koliken, therapieresistenter Miktionsbeschwerden, sowie rechtsseitiger Oberbauchbeschwerden nach der Nahrungsaufnahme. Röntgenuntersuchung von Magen und Galle ergab Gastritis, Duodenitis, Cholecystopathie. Fraktionierte Magensaftausheberung: Subacidität. K-Urin: Eiweiß +, Leuko: massenhaft; Ery vereinzelt. Keine Röntgenuntersuchung der Harnwege, trotz Druckschmerz der rechten Niere. Typische Behandlung der Gastritis. Duodenitis und Cholecystopathie. Unter Wärmeapplikation, Amindan und Wildunger Wasser „Besserung" der subjektiven urologischen Beschwerden und des Harnbefundes. Im Urin jedoch weiterhin vermehrt Ery und Leuko. Entlassung auf eigenen Wunsch. Aufsuchen eines Urologen. Feststellung eines rechtsseitigen Nierensteines. Operative Entfernung mit glattem Verlauf.

Trotz Therapieresistenz des Harninfektes und Beschwerden sei eine Röntgenuntersuchung der Harnwege unterblieben. Dadurch verspätete Feststellung eines Nierensteines, verzögerte Operation und entspr. Verdienstausfall.

Beurteilung.

Kausalzusammenhang. Adäquater Kausalzusammenhang zwischen unterlassener Röntgenuntersuchung und Nichtfeststellung des Steines und dadurch verzögerter Operation wird mit dem Hinweis bestritten, daß insbesondere z. Zt. des stationären Aufenthaltes, die Entzündungserscheinungen von Seiten der Harnwege eine Kontraindikation zur Steinoperation dargestellt haben würden.

Verschulden. Eine Erkrankung des ableitenden Harnsystems sei durch mehrfache und eingehende Untersuchung festgestellt und dementsprechend behandelt worden. Für ein Steinleiden habe keine typische Anamnese vorgelegen. Der Urinbefund habe sich gebessert, woraus auf eine ausreichende Behandlung zu schließen sei. Die Entlassung sei gegen ärztlichen Rat, auf eigenen Wunsch, vorzeitig erfolgt. Dem nachbehandelnden Arzt sei der noch bestehende krankhafte Harnbefund und die Notwendigkeit weiterer Kontrollen mitgeteilt worden.

Es hätte aber eine Röntgenuntersuchung erfolgen müssen, insbesondere da die Therapie nicht endgültig anschlug.

Erledigung des Verfahrens. Keine weitere Rechtsverfolgung.

X. Unterlassene Röntgenuntersuchung

Eine 67jährige Patientin wirft dem behandelnden Urologen vor, daß das Nichtauffinden eines Nierenbeckensteines bei der Operation auf die Unterlassung einer Röntgenkontrolle zurückzuführen sei.

Sachverhalt. Röntgenologische Feststellung eines bohnengroßen und mehrerer kleiner Steine im linken Nierenbecken und oberen Kelchbereich mit Harnrückstauung im oberen Kelchbereich. Bei der Operation wurde weder im Nierenbecken, noch im Harnleiter ein Stein festgestellt. Festgestellt wurde eine abnorme Konfiguration des Querfortsatzes des 3. Lendenwirbels, was zu der Annahme führte, daß diese Exostose die im Röntgenbild dargestellte Verschattung sein müsse.

Ein Verschulden sei darin zu erblicken, daß die Operation durchgeführt wurde, ohne daß kurz vor der Operation nochmals eine Röntgenkontrolle durchgeführt worden sei. Es wird Anspruch auf die bisher entstandenen Mehrkosten und ein Schmerzensgeld erhoben.

Beurteilung.

Kausalzusammenhang. Keine Ausführungen zum adäquaten Kausalzusammenhang.

Verschulden. Klinik und vorher durchgeführte Röntgenaufnahmen ließen eindeutig erkennen, daß es sich um einen Nierenbeckenstein handelte. Das Nichtfinden des Steines war durch ein Zurückrutschen in einen der Kelche bedingt. Es ist hinlänglich bekannt, daß ein Stein sich so in feinste Ecken eines Nierenkelches zurückziehen kann, daß er weder zu fühlen noch zu tasten ist und er sich damit der Erkennung entzieht. Man kann in gleichen Situationen einen Stein nur hundertprozentig sicher ausschließen, wenn man die ganze Niere eröffnen und zerlegen würde; was aber, zumal bei dem Alter der Patientin, einen größeren Eingriff bedeutet hätte, für den im Augenblick der Operation keine Indikation bestand. Außerdem sei er (der Operateur) durch den Befund am Querfortsatz irregeführt worden.

Es ist allgemein üblich, daß kurz vor der Operation eine Röntgenkontrolle gemacht wird. Außerdem ist heute bei Nichtauffinden des Steines eine intraoperative Röntgenkontrolle üblich. Eine Irreführung durch eine Veränderung am Lendenwirbelfortsatz ist nicht wahrscheinlich, da sie nicht die vorherbeschriebenen Symptome macht.

Es muß zugegeben werden, daß das Nichtauffinden eines Steines von der Größe, wie er später bei der Patientin gefunden wurde, für ungewöhnlich angesehen werden muß. Ein Verschulden ist jedoch im Hinblick auf die Schwierigkeit des Auffindens eines Steines — insbesondere bei hydronephrotischen Nieren — abgelehnt.

Erledigung des Verfahrens. Außergerichtlicher Vergleich ohne Anerkenntnis einer Haftpflicht.

XI. Sorgfaltswidrige Kontrastmittelinjektion

Eine 22jährige Patientin warf einem Röntgenologen vor, daß die Thrombophlebitis am Arm auf unsachgemäße Injektion eines Kontrastmittels zur Anfertigung eines Urogrammes zurückzuführen sei.

Sachverhalt. Bei der i. v. Injektion eines jodhaltigen Kontrastmittels zur Anfertigung eines Urogrammes traten Übelkeit und Brechreiz auf. Dabei glitt die Kanüle aus der Vene und es gelangte etwas Kontrastmittel in das umgebende Gewebe. Zunächst heftige Schmerzen, die langsam nachließen. Untersuchung normal zu Ende geführt. Weiterhin Hirudoidsalbenverbände. Keine Unterbrechung der Arbeit als Näherin. 7 Wochen später Auftreten einer Thrombophlebitis, die von der Einstichstelle ausging.

Erhebliche Schmerzen und die Thrombophlebitis seien durch eine unsachgemäße Durchführung der Injektion für ein Urogramm bedingt.

Beurteilung.

Befund. Noch Schwellung in der Ellenbeuge von etwa Fingerdicke. Druckschmerz und Bewegungsschmerz bei extremer Beugung und Streckung. Es handelt sich um passagere Veränderungen, die, auch ohne Behandlung, im Laufe vieler Wochen wieder vergehen. Ein Dauerschaden ist nicht zu erwarten.

Kausalzusammenhang. Bei der plötzlichen Bewegung der Patientin infolge des Brechreizes ist die Kanüle aus der Vene geglitten. Dabei ist etwas Kontrastmittel in die Umgebung des Gefäßes gelangt. Gleichzeitig trat Blut aus dem Gefäß aus.

Die paravenöse Injektion ist zweifelsohne die adäquate Verursachung für die Schwellung und die Schmerzen.

Verschulden. Die Injektion wurde im Liegen in die rechte Cubitalvene vorgenommen. Der rechte Arm lag ohne zusätzliche Fixierung auf einem Schaumgummipolster. Die Desinfektion des Einstichgebietes wurde mit einem Alkoholtupfer vorgenommen. Die Injektionsspritze und die Kanüle wurden unmittelbar vor Gebrauch in einem Naß-Sterilisator ausgekocht. Die ordnungsgemäße Lage der Kanüle in der Vene nach dem Einstich wurde durch Aspiration von Venenblut festgestellt. Nach der Würgebewegung war zunächst keine Aspiration von Venenblut mehr möglich. Nach erneutem Vordringen mit der Nadel konnte wieder Blut aspiriert werden. Beim Versuch langsamer weiterer Injektion zeigte es sich aber, daß das Kontrastmittel zum Teil paravenös lief. Da die injizierte Menge bereits ausreichend war, wurde sofort von einer weiteren Injektion abgesehen. Die Patientin gab einen Druck an der Einstichstelle an und ziehende Schmerzen im Oberarm. Es wurde sofort ein Verband mit einer Alkoholkompresse angelegt. Danach Abklingen der Beschwerden.

Es ist bekannt, daß bei der Injektion von Jod-Kontrastmitteln häufig Brechreiz usw. auftritt und unwillkürlich Bewegungen ausgeführt werden. Die Möglichkeit einer Armbewegung und eines Verrutschens der Kanüle ist also vorhersehbar. Es ist aber nicht üblich, den Arm bei solchen Injektionen besonders zu fixieren, da das der Arzt mit einer Hand während der Untersuchung ausreichend kann. Bei Feststellung, daß die Kanüle verrutscht ist und keine Aspiration von Venenblut mehr möglich ist, muß an eine Durchstechung der Vene gedacht werden und neu eingestochen werden. Das gilt auch dann, wenn nach einem Verschieben der Kanüle, und dann möglicher Aspiration, mit einem Austritt von Kontrastmittel aus einer eventuellen Läsion zu rechnen ist. Nach meiner Ansicht wäre die paravenöse Injektion vermeidbar gewesen. Vor allem hätte die sofortige Schmerzäußerung der Patientin zum Erkennen der falschen Lage der Kanüle veranlassen müssen.

Erledigung des Verfahrens. Keine weitere Rechtsverfolgung.

XII. Sorgfaltswidrige Kontrastmittelinjektion

Von den Angehörigen eines 44jährigen Patienten wird dem behandelnden Urologen vorgeworfen, daß der Exitus nach Injektion eines jodhaltigen Röntgenkontrastmittels auf ein sorgfaltswidriges Vorgehen zurückzuführen sei.

Sachverhalt. Zur Darstellung des Nierenhohlsystems wurde ein i. v. Urogramm angefertigt. 3 min nach der Injektion bzw. $7^1/_2$ min nach Einspritzungsbeginn trat Übelkeit,

Erbrechen und kalter Schweiß auf. Es wurde eine Überempfindlichkeitsreaktion vermutet und sofort Calcistin und Coramin verabreicht, eine subkutane Infusion angelegt und eine Sauerstoffbeatmung durchgeführt. Kurz darauf Exitus.

Es wird der Vorwurf einer fahrlässigen Tötung erhoben, da der Patient nicht auf eine vorbestehende Jodempfindlichkeit untersucht worden und infolge eines Schocks zu Tode gekommen sei.

Beurteilung.

Kausalzusammenhang. Vom Erstgutachten wird adäquater Kausalzusammenhang angenommen.

Im Zweitgutachten wird zur Frage des adäquaten Kausalzusammenhanges nicht expressis verbis Stellung genommen.

Gerichtsentscheid zur Frage des Kausalzusammenhanges: Nach dem Gutachten ist sicher, daß der Patient am anaphylaktischen Schock gestorben ist und daß dieser auf die Injektion des jodhaltigen Kontrastmittels zurückzuführen ist, daß also die Injektion die Ursache des Todes des Patienten ist. Der eine Beklagte hat diese Behandlung angeordnet, der andere ausgeführt. Beide haben also den Tod des Patienten verursacht.

Verschulden. Bei der Erhebung der Anamnese wurden wie üblich exakte Fragen im Hinblick auf Allergie, allergische Reaktion, Heuschnupfen usw. und speziell Jodüberempfindlichkeit gestellt. Der Patient wurde untersucht, und es wurde kein krankhafter Befund erhoben. Bei der Abendvisite wurden Vorbereitungsmaßnahmen, wie Abführen, Einlauf, Urinuntersuchung aufgetragen. Am nächsten Morgen wurden 20 ml eines jodhaltigen Kontrastmittels angewärmt und zunächst 1 ml langsam i. v. injiziert. Da die Frage, ob irgendwelche unangenehmen Erscheinungen verspürt würden, verneint wurden, ist langsam weitergespritzt worden. Die Injektion von 20 ml des Kontrastmittels war nach $4^1/_2$ min beendet. Während der ganzen Zeit war der Patient unauffällig und klar.

Die getroffenen Vorbereitungen mit Bettruhe, leichter Kost und Laxantien dienen lediglich der Möglichkeit, eine gute, d. h. scharfe Aufnahme zu bekommen, und waren somit technischer Art. Aus diesen Vorbereitungen kann nicht geschlossen werden, daß daraus für den Patienten eine besondere Sicherheit abgeleitet werden kann. Die Herstellerfirma des jodhaltigen Kontrastmittels hat sich im Hinblick auf Zwischenfälle bei der Applikation entschlossen, für Vorproben Ampullen mitzuliefern. Nach Kenntnis der Todesfälle nach der Anwendung von Röntgenkontrastmitteln ist dem Patienten die höchst mögliche Sicherung angedeihen zu lassen, d. h. die Vorprobe mit einer Stunde Wartezeit, unter Kontrolle des klinischen Bildes und der Befragung des Patienten durchzuführen. Wir möchten diese Unterlassung als Kunstfehler ansehen. Wie die Herstellerfirma selbst berichtet, bietet diese Vorprobe keinen 100%igen Schutz, aber immerhin einen weitgehenden. Bei der Behandlung des anaphylaktischen Schocks ist vieles durchgeführt worden, aber doch nicht alles getan worden. So vermissen wir die Freilegung einer Vene zur i. v. Behandlung, nachdem sich die subcutane als unwirksam erwiesen hat. Weiterhin vermissen wir als letztes Mittel die intracardiale Injektion von Adrenalin. Andererseits hätte auch bei sofortiger, sachgemäßer Behandlung der Patient nicht mehr mit Sicherheit gerettet werden können, da die injizierte Dosis von 20 ml des jodhaltigen Kontrastmittels bei dem stark kontrastmittel-empfindlichen Mann bereits zu starken Schockerscheinungen geführt hatte.

Der Zweitgutachter führte zur Frage des Verschuldens aus: Die im vorliegenden Fall erfolgte Vorbereitung des Patienten auf die Pyelographie ist als ausreichend zu bezeichnen. Die Vorprobe ist nach dem derzeitigen Stand der medizinischen Wissenschaft nicht in jedem Fall geboten, und die Unterlassung kann nicht als Kunstfehler betrachtet werden. Trotz der Vorprobe und aller sonstigen Vorsichtsmaßnahmen kann die Möglichkeit eines anaphylaktischen Schocks oder sonstiger Kollapserscheinungen nicht ausgeschlossen werden. Bei der Behandlung des Schocks sind keine Fehler gemacht worden. Auch durch eine andere Behandlung des Schocks hätte der Patient nicht mit Sicherheit vor dem Tode bewahrt werden können. Im modernen Schrifttum wird allgemein die Ansicht vertreten, daß gehfähige Patienten keiner besonderen Vorbereitung bedürfen (Oberdahlhoff 1953, Ewald 1952, Schubart 1950, Schneidrzik 1949). Wenn man bettlägerigen Kranken am Vortage eine schlackenarme Kost gibt, am Vorabend einen Reinigungseinlauf durchführen läßt und am Tage der Röntgenuntersuchung die Flüssigkeitsmenge einschränkt oder die Patienten dursten läßt, so reicht das meistens aus (Pflaumer, Oberdahlhoff, Ewald, Ettlingen im Lehrbuch der „Röntgendiagnostik" von Schinz und Baenisch von 1952, Schneidrzik, v. Redwitz, Rob und Steinberg).

Man ist sich einig, daß das Kontrastmittel vor der Injektion in einem Wasserbad erwärmt werden muß. Allgemein wird eine Injektionsdauer von 3 min empfohlen (Burghard, Pflaumer, Ettlingen, Schinz, Baenisch, Keller, v. Braunbehrens). Bader hat bei einer Injektionsdauer von weniger als 2 min, Schneidrzik bei schneller Injektion in 10 sec keine Komplikationen beobachtet. Bei über 3000 i. v. Pyelographien in den letzten $3^1/_2$ Jahren an der chirurgischen Universitätsklinik wurde nicht ein einziger ernsterer Zwischenfall beobachtet. Es kommt bei der schnellen Injektion zu einer vorübergehenden Senkung des Blutdrucks, die Nebenerscheinungen sind aber so gering, daß die Schnellinjektion als Methode der Wahl bedenkenlos empfohlen werden kann. Einige Kliniken machen Vorproben mit 1 bis 2 ml des jodhaltigen Kontrastmittels i. v., warten einige Minuten und sahen keine Nebenerscheinungen, wenn dann die Gesamtmenge injiziert wurde (JUNGMICHEL). Die beschriebenen Todesfälle sind aber nicht durch eine Überempfindlichkeit gegen freies Jod bedingt. RADELETT berichtet von einem allergischen Zwischenfall bei der Verwendung von jodhaltigem Kontrastmittel, bei dem die spätere Testung mit Jod und Jodkali allein keine Reaktionen ergab. Andererseits erwähnt SCHAFFHAUSER einen Patienten, der zwar auf einen Jodanstrich reagierte, die Kontrastmittelgabe dagegen gut vertrug. Es handelt sich also um eine Überempfindlichkeit gegen das organisch komplexe Kontrastmittel. Umgekehrt hat ein gegen Jod überempfindlicher Patient von SANDSTRÖM auf Injektion von 8 bis 10 Jahre altem jodhaltigen Kontrastmittel, das etwas freies Jod enthielt, mit Urticaria und Schock reagiert. NATAMAN und ROB BIEN fanden bei der Intracutanvorprobe keinerlei Reaktion, dagegen löste die spätere i. v. Injektion allergische Erscheinungen aus. SCHUBART sah bei der oralen Gabe nichts, die i. v. verlief tödlich. Zwei Allergiker (Asthmatiker) vertrugen die i. v. Kontrastmittelgabe gut. Es kann sich aber nicht um eine Jodwirkung handeln, da das Präparat unverändert nahezu quantitativ wieder im Harn nachgewiesen werden kann. WILDBOLZ schreibt hierzu 1951: „Jodhaltige Kontrastmittel wirken trotz des hohen Jodgehaltes auch in sehr großen Dosen nur in sehr geringem Maße toxisch.“ Auch HABERSTRUMPF vertritt die Ansicht, daß häufig geringe Nebenwirkungen auftreten, die im Einzelfall nicht vorauszusehen sind. Nur selten läßt sich nach Überstehen der Zwischenfälle eine allgemeine Anlage aus der Vorgeschichte nachweisen. Auch dieser Autor betont, daß bei allen Kontrastmitteln Jod nicht frei — nur freies Jod wäre ein Allergen — sondern fest gebunden ist und nicht abgespalten wird. Nach HABERSTRUMPF kann es sich nicht um eine Jodüberempfindlichkeit, sondern nur um eine Empfindlichkeit der ganzen komplexen Verbindung gegenüber handeln. HABERSTRUMPF weist ausdrücklich daraufhin, daß schon die Testdosis bei Disponierten an der tödlichen Grenze liegen kann oder die Testdosis ist zu gering, um überhaupt eine Reaktion auszulösen. Die Erfahrung hat gezeigt, daß man derartige Überempfindlichkeitsreaktionen nicht zuverlässig austesten kann. PENDERGRASS, HONDRESS und TONDREN berichten über einen Todesfall auf 100000 Anwendungen. PENDERGRASS, CHAIMBERLAIN und GOTTFREE berichten über 26 Todesfälle bei 661800 Urografien, wovon 10 den Kontrastmitteln zur Last fallen. v. BRAUNBEHRENS schätzt bei der i. v. Pyelographie auf 50000 Anwendungen einen Todesfall. Abschließend schreibt v. BRAUNBEHRENS in seiner Arbeit: „Trotz aller Vorsichtsmaßnahmen wird das Auftreten von anaphylaktischen Reaktionen nicht vollständig und sicher zu vermeiden sein.“ Bei dem Auftreten eines anaphylaktischen Schocks wird von allen Autoren die Anwendung von Analepticis, Kreislaufmitteln, künstliche Beatmung, Calciuminjektion und Sauerstoffzufuhr empfohlen. Einige weisen besonders auf die Adrenalininjektion hin. SIMON beobachtete aber einen Kontrastmittelschock, der sich trotz Einspritzung von Adrenalin verstärkte und 20 min nach der Injektion tödlich endete. Bei schweren Allgemeinerkrankungen mit Leber- und Nierenschaden, insbesondere bei einer schwersten Ausscheidungsinsuffizienz, soll man die i. v. Pyelographie nicht durchführen.

3. Gutachten zur Entscheidung des Landgerichtes.

Bei dieser Beurteilung ist nicht berücksichtigt, daß im Zweitgutachten die neue Lehrmeinung vertreten ist. Diese wurde von Dr. EBBINGHAUS aus der Würzburger Chirurgischen Universitätsklinik veröffentlicht. In den Fachzeitschriften wurde keine gegensätzliche Meinung veröffentlicht, das kann eigentlich nur bedeuten, daß die anderen Fachleute die neue Meinung akzeptiert haben. Das Gericht ließ sich wohl hier von dem Motto der Sorgfaltspflicht leiten, daß der Arzt alle nur denkbaren Möglichkeiten berücksichtigen müsse, wenn verschiedene Meinungen der Experten vorhanden sind und verpflichtet sei, die größtmögliche Sorgfalt anzuwenden. Dem wären andere Entscheidungen zu Grunde zu legen, daß der Arzt aber auch das Recht habe, neue Erkenntnisse seinem Handeln zu Grunde zu legen und das abzulehnen, was alle Welt ab einem bestimmten Zeitpunkt an als falsch betrachtet. Die Bereitschaft für das Zustandekommen einer anaphylaktischen Reaktion nach Einspritzung jodhaltiger Kontrastmittel ist durch keine Vorprobe festzustellen (EBBINGHAUS 1955). Wenn hier und da noch eine Vorprobe gemacht wird, dann ist dies mehr oder minder eine symbolische Handlung. Die Vertreter dieser Richtung haben wahrscheinlich die grundlegenden Arbeiten von HÜBER, v. BRAUNBEHRENS, EBBINGHAUS usw. nicht gekannt. Oft schleppt sich ja eine falsche Vorstellung jahrelang durch die Literatur, ehe sie endlich wieder in der Versenkung verschwindet. Die Komplikationsdichte tödlicher Komplikationen bei Injektionen von jodhaltigen Kontrastmitteln beträgt nur 1:140000. Eine so geringe Komplikationsdichte gibt es wohl bei keiner anderen Behandlung oder Diagnostik in der ganzen Medizin.

Die Vorprobe ist eine irreführende diagnostische Maßnahme. Bedacht werden muß vor allem, daß zur Auslösung eines allergischen Schocks schon Spuren des Kontrastmittels, also

z. B. der tausendste Teil, der bei der Vorprobe benutzten Menge genügen könnte. So wurden nach Beispielen der Weltliteratur 50 letale Ausgänge der Intracutanteste festgestellt. Wichtiger erscheint im Hinblick auf eine eventuell vorhandene Allergie eine sorgfältig erhobene Anamnese. ALYEA und HAYNES untersuchten 1947 mittels Intracutanprobe 1675 Patienten und fanden 14% positive Reaktionen. Unter den verbliebenen 86% Hautnegativen ereigneten sich bei der i. v. Injektion des Kontrastmittels jedoch in mehr als 4% Nebenwirkungen. Auch der Ophthalmotest führte nicht zu besseren Ergebnissen. SANGER und EHRLICH (New York 1946) schrieben, daß diese Bemühungen, die gefährlichen Reaktionen durch Verwendung von Hauttests, Augentests und Vorgabe von oralen Kontrastmitteln sowie injizierbaren Antihistaminkörpern auszuschalten, ergebnislos waren. Die Frage, warum die Vorprobe so irreführend ausfällt, ist noch nicht geklärt. Nach HANSEN ist gerade bei Jod die Entscheidung, ob eine pharmakologisch toxische oder allergische Wirkung vorliegt, oft außerordentlich schwierig. Auch der Ausfall des Epicutantestes ist nach den Untersuchungen von SPIER und SCHIER nicht spezifisch, denn es konnte erwiesen werden, daß der Jodidtest als ein mehr oder weniger obligates epidermisch toxisches Anionphänomen im Rahmen der Hoffmeisterschen Reihe zu werten ist. NICOLAI wies erst jüngst wieder darauf hin, daß auch die Pathogenese der schweren Reaktionen auf die i. v. verabfolgten Kontrastmittel noch unbekannt ist. Es steht durchaus nicht einwandfrei fest, daß der Tod nur auf eine allergische, anaphylaktische Reaktion zurückzuführen ist. Manche Autoren sind der Ansicht, daß eine direkte Wirkung des Kontrastmittels auch auf das Herz vorliegt. So konnte EPPSTEIN über einen Fall berichten, der nach der Einspritzung des Kontrastmittels Schmerzen in der Brust bekam und im EKG eine Coronarinsuffizienz aufwies. Das Auftreten des schaumigen Sputums wird als Zeichen einer akuten linksseitigen Herzinsuffizienz gewertet. Auch NICOLAI erklärt manche seiner Zwischenfälle in dieser Weise. NICOLAI weist noch darauf hin, daß auch psychogene Faktoren bei den Reaktionen von großer Bedeutung sind. So bekam eine Patientin auf die Injektion von 30 ml physiologischer Kochsalzlösung die gleichen Reaktionen, wie nach der Injektion von 30 ml Kontrastmittel.

Gerichtsentscheidungen. Landgericht: Das Handeln der beiden Beklagten ist nicht gerechtfertigt. Zwar ist der zu Heilzwecken erfolgende Eingriff des Arztes in die körperliche Integrität des Patienten dann nicht rechtswidrig, wenn er mit Einwilligung der Patienten erfolgt und nach den Regeln der ärztlichen Kunst ausgeführt wird. Dabei gehört zur kunstgerechten Durchführung des Eingriffes auch, daß allenfalls den Gefahren des Eingriffes vorgebeugt wird. Hier sind aber nicht alle gebotenen Vorsichtsmaßregeln getroffen worden. Die Gutachten stimmen darin überein, daß das i. v. Pyelogramm in seltenen Fällen zu einem anaphylaktischen Schock führt und damit zum Tode des Patienten, weil die hierbei verwendeten Kontrastmittel komplexes Jod enthalten, das von manchen Menschen nicht vertragen wird. Es ist daher geboten, daß der Arzt vor der Untersuchung sich so gut als möglich darüber unterrichtet, ob der Patient das Kontrastmittel verträgt. Das folgt aus der Pflicht des Arztes, eine Schädigung des Patienten durch seine Behandlung zu vermeiden. Es ist aber Sache der ärztlichen Wissenschaft festzustellen, welche Möglichkeiten hierfür bestehen. Wenn aber solche Möglichkeiten bestehen, dann ist es Rechtspflicht des Arztes, sie zu nutzen. Der Arzt darf nicht deshalb, weil ein Eingriff nur selten zu vermeidbaren Schädigungen führt, es unterlassen, die möglichen Vorsichtsmaßnahmen zur Vermeidung des unerwünschten Erfolges zu treffen. Nach den vorliegenden Gutachten bot aber die Vornahme einer Vorprobe mit jodhaltigem Kontrastmittel wenn auch eine nicht absolut sichere Möglichkeit, die Intoleranz des Patienten gegenüber diesen Mitteln festzustellen. Im Zweitgutachten ist ausgeführt, daß eine Vorprobe mit jodhaltigem Kontrastmittel nur in ganz wenigen Kliniken üblich sei. Sie schützt auf keinen Fall 100%ig vor Nebenreaktionen. Die Testdosis könne in einem Fall schon tödlich wirken, im anderen Fall sei sie zu gering, um eine Überempfindlichkeit des Patienten anzuzeigen. Das bedeutet, daß durch die Vorprobe zwar nicht in allen Fällen aber doch in einigen Fällen eine Überempfindlichkeit des Patienten erkannt werden kann. Die Gutachter glauben, daß mit Rücksicht auf die geringe Zahl der Sterbefälle bei der i.v. Pyelographie und darauf, daß die Vorprobe nicht 100%ig vor unerwünschten Nebenreaktionen schützt, die Vorprobe nicht notwendig sei. Die Gutachter urteilen hier also nicht über eine Frage der ärztlichen Kunst, sondern über eine Rechtsfrage, darüber nämlich, ob der Arzt auf eine mögliche Vorsichtsmaßnahme bei einem mit Gefahren verbundenen Eingriff verzichten darf und beurteilen die Rechtsfrage, wie oben ausgeführt, falsch. Die Unterlassung der Vorprobe ist ein Verstoß gegen die Pflicht des Arztes zur Vermeidung von Schädigungen des Patienten durch die Heilbehandlung, wenn nicht im Einzelfalle der Durchführung der Vorprobe besondere Gründe entgegenstehen. Dafür fehlt es im vorliegenden Falle an jedem Anhalt. Die Kammer hält deswegen dafür, daß die bei dem Patienten durchgeführte i. v. Pyelographie nicht sachgemäß durchgeführt wurde. Die Beklagten haben mithin für ihr Handeln keine Rechtfertigung. Das Verschulden der Beklagten folgt daraus, daß sie, wie dargestellt, nicht alles taten, um eine Schädigung des Patienten zu vermeiden. Sie können sich nicht darauf berufen, daß anerkannte Gelehrte ebenfalls die Vorprobe unterlassen, denn die Gefahren einer i.v.

Pyelographie sind seit Jahren bekannt und die Vornahme einer Vorprobe wird von der Herstellerfirma des Kontrastmittels selbst empfohlen. Der beklagte Assistenzarzt hat mithin fahrlässig den Tod des Patienten herbeigeführt. Er haftet der Klägerin nach §§ 823 und 844 BGB. Der beklagte Chefarzt hat den Assistenzarzt mit der Durchführung der Pyelographie beauftragt und in Kenntnis dessen, daß der Assistenzarzt bisher die Pyelographie stets ohne Vorprobe durchgeführt hat, diesen nicht angewiesen, die Vorprobe zu machen. Er haftet der Klägerin ebenfalls nach §§ 823 und 844 BGB.

Erledigung des Verfahrens. Landgericht: Die Klage ist dem Grunde nach gerechtfertigt, denn die Beklagten haben als Mittäter schuldhaft und rechtswidrig den Tod des Patienten herbeigeführt und sind deshalb gesamtschuldnerisch verpflichtet, der Klägerin die Beerdigungskosten und entgehenden Unterhalt zu ersetzen entsprechend §§ 823 und 844 BGB.

Oberlandesgericht: Die Beklagten zahlen ausschließlich aus Billigkeitserwägungen unter ausdrücklicher Verwahrung gegen eine Schadensersatzpflicht, zur Abfindung aller Ansprüche der Klägerin und ihrer Kinder aus Anlaß des Todes ihres Ehemannes für Vergangenheit, Gegenwart und Zukunft einen einmaligen Abfindungsbetrag von 1000 DM an die Kläger.

XIII. Sorgfaltswidrige Kontrastmittelinjektion

Ein 47jähriger Patient wirft seinem behandelnden Internisten vor, daß eine arterielle Embolie am linken Unterschenkel mit notwendiger nachfolgender Amputation auf eine unterlassene Vorprobe bei Verabreichung eines jodhaltigen Kontrastmittels zurückzuführen sei.

Sachverhalt. Durchführung eines Urogramms mit jodhaltigen Kontrastmitteln wegen starker Hämaturie. Während Injektion keine Komplikation. Nach 5 Tagen arterielle Embolie im linken Unterschenkel, die Amputation erforderlich machte. Als Ursache der Hämaturie wurde Prostata-Carcinom mit Übergreifen auf Blasenboden festgestellt.

Die Embolie sei auf die Injektion des jodhaltigen Kontrastmittels zurückzuführen, da keine Vorprobe auf eine etwaige Unverträglichkeit gemacht worden sei.

Beurteilung.

Kausalzusammenhang. Ein ursächlicher Zusammenhang zwischen der Kontrastmittelinjektion und der Embolie wird einmal wegen des zeitlichen Abstandes von 5 Tagen für ausgeschlossen gehalten. Zum anderen ist nach Auskunft der Herstellerfirma in der Literatur kein Fall bekannt, nach dem es nach i. v. Urographie zu einer arteriellen Embolie gekommen ist.

Dem Gutachter ist ebenfalls kein Fall bekannt, in welchem eine Jodüberempfindlichkeit zu einer arteriellen Embolie geführt hat. Der zeitliche Zusammenhang von Kontrastmittel-Einspritzung und Auftreten des Gefäßverschlusses macht den ursächlichen Zusammenhang zunächst naheliegend, aber der zeitliche Zusammenhang kann auch den ursächlichen vortäuschen. Die verschiedenen Komplikationen bei der Injektion jodhaltiger Kontrastmittel sind bestens erfaßt, niemals fand sich aber ein Schlagaderverschluß.

Verschulden. Zur Vorprobe wurde 1 ml Kontrastmittel gespritzt. Da keine Komplikationen, war weitere Injektion gerechtfertigt.

Jod wird bekanntlich von einigen Menschen nicht vertragen, die darauf mit Überempfindlichkeitsreaktionen wie Brechreiz, Schüttelfrost, Schock und Kreislaufschwäche reagieren. Die Komplikationsdichte liegt hier unter 1%, so daß sich eine Aufklärung erübrigt. Andererseits hat es sich eingebürgert, eine Vorprobe vorzunehmen. Eine Testampulle von 1 ml wird vorgespritzt. Besteht eine Überempfindlichkeitsreaktion oder Bereitschaft dazu, wird sich das in wenigen Sekunden, längstens nach 1—2 min zeigen. Im vorliegenden Fall wurde die Vorprobe durchgeführt. Es haben sich keine Überempfindlichkeitserscheinungen gezeigt, so daß die Untersuchung wohl durchgeführt werden konnte.

Erledigung des Verfahrens. Keine weitere Verfolgung.

4. „Fahrlässigkeit" bei der instrumentellen urologischen Untersuchung

a) Postinstrumentelle Beschwerden

Jede Instrumentation im Bereich der Harnwege kann trotz sachgemäßen und sorgfältigsten Vorgehens Miktionsbeschwerden, Fieber, Hämaturien und Infektionen nach sich ziehen. Haftpflichtansprüche denen diese oft unvermeidbaren Folgen einer Instrumentation zur Bestätigung des Vorwurfes eines unsachgemäßen Vorgehens zu Grunde gelegt sind, kann man in vielen Fällen dadurch vermeiden, daß man den Patienten über die Möglichkeit solcher Komplikationen aufklärt, soweit möglich eine Prophylaxe betreibt oder die Notwendigkeit einer sofortigen Nachbehandlung bei Auftreten solcher Komplikationen ausdrücklich darlegt bzw. dem Patienten entsprechende Anweisungen gibt.

Miktionsbeschwerden nach der Katheterisierung, Cystoskopie bzw. retrograden Pyelographie wurden in unserem Material 7mal (XVII—XX und XXVII) in der Begründung des Schuldvorwurfes mitgenannt. Trotz Lokalanästhesie der Harnröhre, Auswahl des geeigneten Katheters bzw. Cystoskopes und sorgfältiger Einführung der Instrumente unter Verwendung von Gleitmitteln sind solche postinstrumentellen Beschwerden nicht zu vermeiden, werden jedoch individuell sehr verschieden toleriert. Es sollte vom Gutachter in entsprechenden Fällen immer darauf hingewiesen werden, daß die Harnröhrenschleimhaut ausgesprochen empfindlich ist und dadurch sehr leicht „gereizt" werden kann, dieser Zustand aber in der Regel nach 1—2 Tagen wieder abgeklungen ist.

Hämaturien nach einer Instrumentation, bei unseren Fällen 5mal (XIV und XIX—XXI und XXVII) erwähnt, lassen ebenfalls nicht ohne weiteres den Schluß zu, daß eine außergewöhnliche Verletzung erfolgt ist. Das gilt insbesondere bei der brüchigen und leicht blutenden Schleimhaut älterer Menschen. Blutungen aus stark gestauten Venen im Bereich der Prostata, nach der Berührung von Papillomen oder Carcinomen sind jedem Urologen geläufig und keineswegs ein Hinweis für ein sorgfaltswidriges Vorgehen. So berichten HÜBNER und DROST über einen unglücklichen Ausgang infolge starker Blutung, die aber bei der Erkrankungsart (Prostata-Ca) durch besondere Umstände und nicht durch ärztliches Verschulden bedingt war.

Auch die *Harninfektion* wird in urologischen Haftpflichtverfahren als Schadensereignisfolge einer unsachgemäßen Instrumentation genannt.

Diesen Vorwurf fanden wir 5mal (XIV und XXI—XXIV). FREY und SUTER unterscheiden einen endogenen descendierenden und einen exogenen ascendierenden Infektionsmodus, um zunächst die primäre Lokalisation der Keime in den Harnorganen zu kennzeichnen, da die Frage nach der hämatogenen, lymphogenen oder urogenen Keiminvasion in vielen Fällen nicht mit Sicherheit zu beantworten ist (FREY und SUTER; GIERTZ; SARRE). In der Urologie spielt neben der hämatogenen Entstehung bei kleinen, unvermeidbaren Schleimhautläsionen (OTTOW), die primär intracanaliculäre Ausbreitung als sogenannte „ascendierende Harninfektion" in Folge einer Instrumentation eine wesentliche Rolle bei der Entstehung einer Epididymitis, sowie einer Pyelonephritis, insbesondere bei Harnrückstauungen (ALKEN; BOEMINGHAUS). Trotz aseptischer Cautelen können nämlich aus der normal besiedelten vorderen Harnröhre mit dem Instrument Keime weiter in die Harnwege transportiert werden. Diese nicht vermeidbare Infektion eines vorher sterilen, normalen insbesondere aber eines gesunden Harnsystems führt zu dem Krankheitsbild der akuten Harninfektion, die bei fehlender Harnrückstauung nach einer kurzdauernden febrilen Reaktion (Katheterfieber) abortiv verläuft, seltener, außer bei Harnrückstauungen, manifest wird. Bei chronischem Harninfekt, selbst wenn eine erhebliche Urethritis vorliegt, wird bei erneutem Keimtransport lediglich bei gröberen Läsionen ein akuter Schub heraufbeschworen. Aus diesen Gründen ist in letzter Zeit die Forderung erhoben worden, Katheterismus und Cystoskopie nur bei geprüfter Indikation auszuführen (KIRCHHOFF, ZOLLINGER).

Aseptik des Arztes und Überwachung der Einhaltung der Asepsis durch das Pflegepersonal ist zur Instrumentation erforderlich. „Die Maßnahmen der Asepsis dürfen nicht nur gerade ausreichen, sondern müssen übertriebene Sicherungen bieten" (HÜBNER und DROST). Ferner muß vom Gutachter bei der Untersuchung und Beurteilung besonders darauf geachtet werden, ob nicht bereits ein latenter Harninfekt vorlag. Die Beurteilung, ob bei Auftreten eines akuten Schubes die Instrumentation oder vielleicht andere exogene oder endogene Faktoren ursächlich waren, dürfte häufig nicht mit Sicherheit möglich sein. In unseren Fällen XXII und XXIII trat nach einer Cystoskopie bei vorbestehendem Harninfekt ein akuter Schub auf. Die Untersuchung war also nicht ursächlich für das Auftreten des Harninfektes, wohl für die Auslösung des akuten Schubes. Das ist aber — bei Beachtung der Asepsis und sorgfältig durchgeführter Cystoskopie — nicht als Verschulden des Arztes anzusehen. Erforderlich ist immer eine Nachbeobachtung, um bei solchen Komplikationen rechtzeitig therapeutische Maßnahmen ergreifen zu können. Ist bei oder nach einer Instrumentation eine Blutung, wenn auch nur kleineren Ausmaßes aufgetreten, sollte, besonders bei ambulanten Untersuchungen und Behandlungen, ein Harndesinfizienz verabreicht werden, wobei sich die harnaffinen Sulfonamide (Hohendorf) als Sulfonamidstoß bewährt haben.

Bei der häufigen Anwendung der Blasenentleerung mit Hilfe eines Katheters und bei den bekannten Schwierigkeiten, die nicht selten bei der Ausführung des Katheterismus in Erscheinung treten, ist zu erwarten, daß auch hierbei Haftpflichtansprüche geltend gemacht werden. Dabei stehen im Vordergrund nachfolgende Blutungen, Fieber oder Harnwegsinfektionen.

So wurden in unserem Fall XIV Miktionsbeschwerden, Hämaturien und Harninfekt nach Katheterisierung mit einem Tiemann-Katheter Charr. 15 zum Anlaß eines Haftpflichtverfahrens. Hübner und Drost berichten ebenfalls über einen Haftpflichtfall, in dem ein außerordentlich schmerzhafter und mit Blutabgang verbundener Katheterismus als Ursache für eine aufsteigende Coli-Infektion angesehen wurde.

Von Bedeutung ist in diesem Zusammenhang noch die Frage der Entleerung der Blase bei länger bestehender Harnverhaltung. Schwere Harninfektionen und Blutungen nach der Katheterisierung verleiten den Patienten, der in scheinbar gutem Zustand zur Aufnahme kam, oft zu der Annahme, daß etwas falsch gemacht worden sei. Ob Komplikationen im Sinne einer akuten Harninfektion bei sofortiger vollständiger Entleerung der Blase auftreten, hängt davon ab, ob bereits vorher eine Harninfektion vorlag oder nach dem Eingriff erstmals das vorher sterile Harnsystem sich infiziert. Weil nur im letzteren Fall schwere Schübe der Harninfektion mit entsprechender Niereninsuffizienz auftreten, erklärt sich vielleicht, daß Creevy, Seifert, sowie Staehler keine Komplikationen bei sofortiger vollständiger Blasenentleerung sahen. Eine langsame Entlastung der Blase wird jedoch die evtl. Harninfektion in keiner Weise beeinflussen, wohl jedoch die sogenannte Haemorrhagia ex vacuo, die wir — obgleich Voigt deren Vorkommen überhaupt ablehnt — verschiedentlich sahen, wenngleich nicht gesagt werden kann, ob es sich hierbei nicht grundsätzlich immer um eine Blutung aus gestauten Venen der Prostata oder des Trigonum handelt.

Für jede Katheterung beim Manne soll eher ein dickerer (Charr. 16—18) steriler Katheter verwendet werden, dessen Zerreißfestigkeit vor der Untersuchung überprüft ist. Der Nelaton-Katheter führt weniger leicht zu einer Via falsa, als der Tiemann-Katheter mit der aufgebogenen Spitze. Dazu ist jedoch zu sagen, daß bei richtiger Technik das Einführen des Katheters, außer bei Harnröhrenstrikturen und sehr großen Prostataadenomen, kaum Schwierigkeiten macht. Verletzungen treten erst bei gewaltsamen Einführungsversuchen ein, insbesondere wenn die Streckung der Harnröhre unterlassen wurde, der Tonus des Sphincter externus zu forsch zu überwinden versucht oder der Katheter nicht physiologisch geführt wurde. Bei gewaltsamer Einführung des Katheters ohne Kenntnis eines herabgesetzten Fassungsvermögens der Blase, entzündlich oder tumorös bedingter Wandbrüchigkeit, ist auch die Gefahr einer Blasenwandperforation gegeben. Letzteres gilt besonders für das Einführen von Metallkathetern. Wille-Baumkauff berichtete über 10 Katheterperforationen unter 10 artefiziellen Blasenverletzungen. Auch in Fall XV wurde der Vorwurf einer Verletzung bei der Katheterisierung mit nachfolgender Harnröhrenscheidenfistel erhoben. Daß Katheterverletzungen auch unberechtigt dem Arzt vorgeworfen werden, erweist ein von Dittrich mitgeteilter Fall, in dem erst nach dem Tode des Patienten von anderer Seite mitgeteilt wurde, daß er mit Holzstäbchen sich selbst die Schädigung beigebracht hatte.

b) Postinstrumentelle entzündliche Reaktion

Haftpflichtansprüche nach einer *Cystoskopie* wurden bei unseren Fällen 9mal (XVII—XXV) erhoben. Miktionsbeschwerden, Hämaturien und Harninfektionen — 3mal mit Nebenhodenentzündungen (Fälle XIX; XXI; XXIV) — wurden, mit Ausnahme von Fall XXV, Anlaß zum Vorwurf eines Verschuldens. Bezüglich dieser Komplikationen gelten die einleitenden und zum Katheterismus gemachten Ausführungen in gleichem Umfang. Da es sich hier um starre Instrumente handelt, ist die Gefahr einer Läsion der Harnröhre und Blase bei einem gewaltsamen Einführungsversuch gegeben. Neben der Blutung sind dabei periurethrale Abscesse, fortschreitende Phlegmonen, lokale oder diffuse Cavernitiden, Strikturen und Harnfisteln der Urethra zu befürchten. Die Verletzungen finden sich vorwiegend an der Knickung der Harnröhre, am Übergang von der mittleren zur hinteren Harnröhre. Strikturen im vorderen und mittleren Bereich der Harnröhre, die im Fall XVII ursächlich auf eine unsachgemäße Cystoskopie zurückgeführt werden sollten, sind in der Regel nicht mit einer Cystoskopie in Zusammenhang zu bringen. Der Gutachter muß in diesen Fällen besondere Sorgfalt auf eine Abgrenzung von eventuell vorbestehenden postinstrumentellen, posttraumatischen oder infektbedingten Strikturen legen. Besonderer Aufmerksamkeit bedarf z. B. die Manifestation einer Induratio penis plastica oder einer venerischen Erkrankung, weil sie in zeitlichem, weniger ursächlichem Zusammenhang mit einer Instrumentation stehen können.

Die Frage inwieweit bei vorbestehender Läsion eine weitere Läsion ein Verschulden darstellt, muß vom Gutachter immer sehr genau beantwortet werden. Das demonstriert Fall XXV. Dem Arzt wurde die Eröffnung einer Harnröhren-Rectumfistel durch die Cystoskopie vorgeworfen.

Die Perforation von vorher nicht bekannten Schrumpfblasen beschrieben Martin und Wille-Baumkauff. Neben der Vorsicht bei Einführung des Cystoskopes, erscheint — außer bei Überlaufblase und rectal tastbarer Prostatahypertrophie — die Durchführung eines Urogrammes vor irgendwelchen instrumentellen Maßnahmen durchaus angezeigt. Da aber die Röntgenuntersuchung — wie vorn bereits ausgeführt — nicht in jedem Fall eine sichere Auskunft zu geben vermag, werden solche Komplikationen nicht immer vermeidbar sein. „Die Forderung absoluter Ungefährlichkeit bei einer endoskopischen Untersuchungsmethode ist niemals zu erfüllen“ (Hübner und Drost).

Erwähnt seien außerdem die „Kontrollcystoskopien“, die häufig vom Patienten für überflüssig erachtet werden oder bei denen der Gedanke auftaucht, daß bei der ersten Untersuchung vergessen worden sei, nach diesem oder jenem zu sehen. Der Gutachter muß ausdrücklich betonen, daß Kontrolluntersuchungen gemacht werden müssen, bevor ein cystoskopischer Befund Grundlage einer entscheidenden therapeutischen Maßnahme werden kann.

c) Chromocystoskopie

Auch bei der Chromocystoskopie liegt die Gefahr des Auftretens von Komplikationen in der Hauptsache bei der Instrumentation. So wurde in Fall XXI eine Blutung aus der Harnröhre, sowie ein Harninfekt mit nachfolgender beidseitiger Epididymitis als Zeichen dafür angesehen, daß der Arzt die Chromocystoskopie unsachgemäß durchgeführt habe. Betont wurde im Schuldvorwurf auch besonders, daß die Untersuchung $2^1/_2$ Std gedauert habe. Das mag dazu anregen, bei verzögerter Blauausscheidung usw. den Patienten aufzuklären, warum die Untersuchung so lange dauert.

Bei der i.v. Applikation von 5 ml des in Ampullen spritzfertigen Indigocarmins haben wir — selbst bei Austritt aus dem Gefäß infolge einer Läsion oder teilweiser paravenöser Applikation — wie PFLAUMER und WILLE-BAUMKAUFF keine Komplikationen gesehen.

GOTTLIEB sah jedoch bei 1000 Indigocarminproben in 6 Fällen leichte vasomotorische Störungen, die jedoch rasch abklangen. In einem Fall kam es allerdings zu Übelkeit, Erbrechen, oberflächlicher Atmung, frequentem Puls, Rötung des Gesichts, Verlust des Sehvermögens, Zuckungen im rechten Bein, schließlich zu Bewußtlosigkeit und minutenlangem Aussetzen der Atmung. Diese Komplikationen dürften aber in der Herstellung und Anwendung einer selbst zubereiteten Lösung begründet gewesen sein (CASPER und RICHTER). Schließlich ist an eine anaphylaktische Reaktion zu denken (SOCHA).

Bei fehlender oder verzögerter Blauausscheidung beiderseits ist die Möglichkeit einer paravenösen Applikation und eine ungenügende Flüssigkeitszufuhr vor der Untersuchung bzw. eine Hemmung der Harnsekretion durch vor der Untersuchung verabreichte Morphiumpräparate auszuschließen. Ein Schluck kalten Wassers bewirkt oft rasch eine vegetativ-reflektorische (Gefäßkontraktion) vermehrte Harnsekretion (s. auch PABST und THORN). Scheidet nur eine Seite verlangsamt aus, ist neben einer sekretionshemmenden Erkrankung der Niere auch an eine Transportbehinderung (Stenose, Stein) zu denken. Fehlende Farbstoffausscheidung, bei oft zu beobachtenden frustranen Ostiumkontraktionen, erfordert weitere Diagnostik der Abflußbehinderung. Normale oder beschleunigte Ausscheidung ist nicht immer eine Garantie für Erkrankungsfreiheit der Niere. So kann bei Tbc der Abfluß gelegentlich beschleunigt werden. Bei hämatogenen, nichteitrigen Nierenentzündungen und auch bei Tumoren kann die Blauausscheidung völlig normal sein. Weniger gut gefärbte Harnstöße zwischen gut gefärbten auf der gleichen Seite können Hinweis auf einen Ureter fissus mit verschieden gut arbeitenden Nierenteilen sein (WILLE-BAUMKAUFF).

Gefahren bei der Chromocystoskopie liegen also weniger in der Anwendung als in verfehlten diagnostischen Schlüssen. Der Gutachter wird zu dieser Untersuchungsmethode zu bemerken haben, daß die vielen Möglichkeiten zur Deutung des Ausfalles dieser Probe auch mannigfaltigen Täuschungen Vorschub leisten und daß im Fall einer solchen Täuschung ein Verschulden des Arztes nur diskutabel ist, wenn er sich, trotz eventueller Zweifel, auf diese Untersuchung beschränkt hat.

d) Harnleiterkatheterismus

Häufigste Komplikationen bei einer diagnostischen *Harnleiterkatheterung* sind wiederum Miktionsbeschwerden, Hämaturien und Harninfektionen als Folge der Einführung des Cystoskopes.

Dementsprechend wurden in unserem Fall XXVI nach einer retrograden Pyelographie auftretende Miktionsbeschwerden, sowie ein Harninfekt mit linksseitiger

Epididymitis und Orchitis auf eine unsachgemäße Instrumentation zurückgeführt und die Annahme eines Verschuldens dadurch unterstrichen, daß schon bei der Untersuchung Schmerzen aufgetreten seien.

Diese unvermeidbaren Komplikationen muß der Gutachter abgrenzen von Schmerzen und Hämaturien, die durch Verletzung der Urethralschleimhaut infolge unterlassenen Zurücklegens des Albaranschen Hebels in die Ausgangsstellung verursacht worden sind und eventuell zu einer Harnröhrenstriktur führen können.

Im Fall XX war infolge eines Versehens bei der Entfernung des Cystoskopes der Albaransche Hebel nicht vorschriftsmäßig horizontal gelagert worden, wodurch es zu einer länger dauernden Hämaturie mit Miktionsbeschwerden gekommen war.

Bei der Einführung des Ureterenkatheters kommen neben den unvermeidbaren kleinen Schleimhautläsionen (HOWARD, OTTOW) gelegentlich Einbrüche in das Nierenparenchym und Perforationen von Harnleiter und Niere vor (JANKER, WILLE-BAUMKAUFF). Eine Blutung in den oberen Harnwegen kann dabei durch Koagulabildung zu erheblichen Koliken evtl. später zu einer Anurie führen.

So hatte sich in Fall XXVII bei einem retrograden Pyelogramm der Ureterenkatheter im Nierenbecken verfangen, wodurch eine 3 Wochen andauernde Hämaturie mit Koliken und Temperaturerhöhungen ausgelöst wurde.

Der Gutachter muß feststellen, inwieweit bei der Einführung des Ureterenkatheters Gewalt angewandt, ob die Einführung ohne oder mit Mandrin vorgenommen und die Markierung in Relation zur Körpergröße beachtet wurde. Es bedarf im Einzelfall besonderer Betonung, daß solche Einbrüche und Perforationen bei länger an derselben Stelle eingeklemmten Harnleitersteinen infolge lokaler Entzündung und Nekrosenbildung, ferner auch bei tumorösen Harnwegsveränderungen durchaus nicht ein Verschulden des Arztes darzustellen brauchen, sondern auch bei Anwendung größter Vorsicht und Sorgfalt nicht immer zu vermeiden sind.

Außer der Gefahr von Beschwerden, Hämaturien, Harninfektionen, Absceß- und Fistelbildung bei der Tangierung oder Perforation von Tumoren in der Blase, Harnleiter oder Nierenbeckenkelchsystem durch die Ureterenkatheterung ist als Gefahr eine Implantations-Metastasierung bekannt. Bei papillomatösen Tumoren werden bei der Instrumentation Geschwulstelemente verschleppt und wird die Implantation und Inoculation instrumentell gefördert (GÜTGEMANN). Bei damit begründeten Haftpflichtansprüchen muß der Gutachter darauf hinweisen, daß sich eine solche Komplikation auch bei einer mit größter Sorgfalt durchgeführten Untersuchung nicht vermeiden läßt, andererseits aber gerade die Harnleitersondierung, verbunden mit einer Röntgenkontrastdarstellung, die einzige Untersuchungsmethode ist, die Aufschluß über die evtl. Notwendigkeit therapeutischer Maßnahmen geben kann.

Bezüglich der Harninfektion bzw. Einhaltung der Asepsis bei der Harnleiterkatheterung gilt das vorn zur Blasenkatheterung gesagte. Keiminokulationen durch den Transport infizierten Blaseninhalts in einen sterilen Ureter sind möglich. Sichere und rasche Instrumentation, sowie eine Verringerung der Keimzahl des Blaseninhalts durch vorherige Spülung und der physiologische Spülvorgang in den Harnwegen schützen wohl vor häufigeren infektiösen Komplikationen bei der Harnleitersondierung.

Der Gutachter aber muß darlegen, daß der Rücklauf von Blaseninhalt in den Harnleiter und die damit verbundene Gefahr einer Keimverschleppung trotz sonst schlußfähigen Ostiums (HELLSTRÖM $^1/_3$ der Fälle) bei aller Sorgfalt nicht zu vermeiden ist.

Das gilt auch für den doppelseitigen Harnleiterkatheterismus. Insbesondere bei einer Tuberkulose sollte ein solcher Eingriff doppelseitig nur in Ausnahmefällen und nur dann, wenn andere Untersuchungen (Urogramm usw.) nicht zum Ziele führen, vorgenommen werden (KNEISE, MAY, MÖLLER, PENZOLD, PFLAUMER, RICHTER, WESTERBORN, WILDBOLZ, WILLE-BAUMKAUFF). Im Hinblick auf die Erkenntnisse der gleichzeitigen bilateralen tuberkulösen Herdsetzung in den Nieren (MEDLAV und COULOND) ist die Sorge vor einer instrumentellen Infektion der nicht manifest erkrankten Niere nicht mehr so groß und wird der Vorteil einer seitengetrennten Urinuntersuchung, sowie des Seitenvergleiches im retrograden Pyelogramm zunehmend betont (BOEMINGHAUS, GÜTGEMANN, ZEISS). Jedoch bedeutet die mögliche instrumentelle Mischinfektion eine akute Komplikation.

Besonders häufig wird die Harnleiterkatheterung zur Lokalisation von Steinen angewandt, wenn die Anamnese ein Steinleiden vermuten läßt, das Urogramm aber keinen Aufschluß über die Verhältnisse im Harnleiter und zugehöriger, evtl. gestauter Niere zuläßt. Im Röntgenbild verdeckte oder nicht schattengebende Steine können dann häufig diagnostiziert werden. Daß jedoch kleine Steine vom Ureterenkatheter häufig unbemerkt passiert werden und dadurch schwierige diagnostische Probleme entstehen können, muß vom Gutachter in entsprechend gelagerten Fällen hervorgehoben werden.

e) Ascendierende Pyelonephritis

Der Ureterenkatheterung bei einem eingeklemmten Harnleiterstein mit Harnrückstauung folgt häufig eine ascendierende Pyelonephritis (ALKEN, BOEMINGHAUS; FREY und SUTER; SARRE, ROVSING 1898). Der Gutachter sollte betonen, daß selbst die ausgesprochen foudroyant verlaufende sogen. „iatrogene ascendierende anurische Pyelonephritis" (KARCHER 1959) zwar in einem ursächlichen Zusammenhang mit der Ureterenkatheterung bei eingeklemmtem Harnleiterstein steht, aber bei Einhaltung der Aseptik nicht auf einem Verschulden des Arztes beruht (BODEN; PERRET; WILLE-BAUMKAUFF; WOJEWSKI und KRASON).

Klinisch wird diese Form der Pyelonephritis zum Unterschied von der „banalen ascendierenden Pyelonephritis" durch eine in Stunden bis Tagen auftretende Oligurie mit Albuminurie und schließlichem Übergang zur Anurie charakterisiert. Nur diese Symptomatik läßt eine Abgrenzung zu, da der Beginn mit septischen Temperaturen, Schüttelfrost und Leukozytose von 20000—30000 bei beiden Formen gleich sein kann. Ursache ist in beiden Fällen der instrumentelle Transport von Keimen in den Bezirk der Rückstauung, wobei sich bei der ascendierenden anurischen Pyelonephritis hochvirulente Keime, sogen. Hospitalkeime fanden. Der foudroyante Verlauf wird durch ein Versagen der contralateralen Niere bedingt, die histologisch, im Gegensatz zur infizierten Niere, keine Entzündungszeichen bietet, sondern lediglich Veränderungen im Sinne einer „akuten Nephrose" nach VOLHARD und FAHR, mit geringen glomerulären und erheblichen tubulären Läsionen, wie man sie auch bei andersartig bedingtem akuten Nierenversagen findet (ALTMANN, HAMPERL). Das entspricht auch den 1960 von RÈNYI-VÁMOS und Mitarbeitern veröffentlichten experimentellen Beobachtungen „über die Wirkung von Infektion und Verschluß des Nierenhöhlensystems auf die contralaterale Niere".

Zum Unterschied von der banalen ascendierenden Pyelonephritis ist bei der „iatrogenen ascendierenden anurischen Pyelonephritis" nach Beginn der oligurischen Phase der letale Ausgang weder durch Sulfonamide, Antibiotica, Steinentfernung, Dekapsulation, Nephrostomie, und entspr. Infusionsbehandlung zu verhindern. Lediglich eine sofortige Nephrektomie der infizierten Niere, d. h.

die Ausschaltung der Noxe, ermöglicht die Reparation der contralateralen Niere und die Rettung des Patienten. Es muß also vom Gutachter in solchen Fällen ausdrücklich im Hinblick auf die heute übliche Zurückhaltung bei der Indikation zur Nephrektomie, betont werden, daß die Entfernung der infizierten Niere eine lebensrettende Maßnahme ist.

f) Fehlerhafte Instrumente

Bei Schädigungen, die auf „*Instrumentenfehler*“ zurückgeführt werden und Anlaß zu Entschädigungsansprüchen gaben, ist zu unterscheiden zwischen Abbrechen und Zurückbleiben von Teilen.

Einkauf des Instrumentariums in einem zuverlässigen Geschäft, sachgemäße Pflege, Kontrolle auf Defekte, Nichtbenutzung bei Anzeichen geringster Defekte bzw. Aussonderung nach üblicher Benutzungszeit und Kontrolle auf Vollständigkeit nach Benutzung der Instrumente schützen einerseits vor solchen Schäden und geben andererseits die Möglichkeit einer sofortigen Revision bei solchen Zwischenfällen, die sich trotz aller Sorgfalt nicht immer vermeiden lassen werden.

Die Überprüfung der Geräte vor der Untersuchung ist unerläßlich, da ein diesbezüglicher Mangel, der zu einer Schädigung führen kann und vom Arzt vorher hätte festgestellt werden können, keine Exkulpation vom Vorwurf der Fahrlässigkeit zuläßt.

Dazu gehört die Prüfung auf Elastizität und Zerreißfestigkeit der Katheter. Daß aber trotz aller Sorgfalt Katheter brechen und abreißen können, zeigen die Berichte von Boss, Sargent, Simon, Stevens und Svibel. Wille-Baumkauff führt dazu aus: „Die Zahl der abgerissenen, in der Blase verbliebenen inkrustierten Katheterköpfe ist recht groß“.

Auch bei unserem Fall XVIII kam es trotz vorheriger Belastungsprobe eines Pezzerkatheters mit dem Mandrin zu einem Abriß des Kopfes.

Auch das Steckenbleiben eines Ureterenkatheters in der Harnröhre bzw. ein Zurückgleiten in die Blase muß nicht unbedingt ein Verschulden des Arztes darstellen.

In unserem Fall XXVI rutschte der Ureterenkatheter beim Herausziehen des Cystoskopes in die Blase.

Wille-Baumkauff beschreibt einen ähnlichen Fall, bei dem ein Harnleiterkatheter in der Harnröhre stecken blieb, weil der Arzt den Spiraldrahtschieber anscheinend schon vor dem Zurückziehen des Blasenspiegels vollständig hineingeschoben hatte.

Die Notwendigkeit der Durchgängigkeitsprüfung des Ureterenkatheters zur Vermeidung diagnostischer Schwierigkeiten während der Instrumentation braucht nicht betont zu werden. In diesem Zusammenhang sei auch auf die Notwendigkeit der Katheterbezeichnung hingewiesen, um sich vor Seitenverwechslungen zu schützen.

Zu erwähnen sind noch technische Störungen der Stromleitung mit möglichen Verbrennungen. Regelmäßige Überwachung von Stromquelle und Instrumentarium durch technische Fachleute, sowie Kontrollen des Arztes vor dem Eingriff schützen dabei nicht nur vor solchen Störungen, die meist durch Kurzschlüsse im System bewirkt werden (Stolz).

g) Begutachtete Schuldvorwürfe

XIV. Unsachgemäße instrumentelle Untersuchung (Katheterisierung)

Ein 65jähriger Patient klagt gegen den ihn behandelnden Urologen, da eine Harninfektion mit Miktionsbeschwerden auf unsachgemäße Katheterisierung zur Restharnfeststellung bei Prostatahypertrophie zurückzuführen sei.

Sachverhalt. Ambulante Untersuchung wegen einer seit 3 Jahren bekannten Prostatahypertrophie. Rectal mandarinengroße Prostata. Blutabgang aus der Harnröhre nach Restharnbestimmung mit Tiemann-Katheter Charr. 15. Während der Untersuchung Instillation von 40 ml Aristamidlösung in die Blase. Im weiteren Verlauf dysurische Beschwerden, Pollakisurie, Tenesmen. Nach 14 Tagen weitgehend beschwerdefrei.

Bei sorgfältiger Katheterisierung hätte die schwere Blutung vermieden werden können. Nach Auftreten der Blutung hätten sofort antibiotische Einspritzungen erfolgen und Bettruhe verordnet werden müssen, um zu verhindern, daß sich aus der Verletzung eine Entzündung entwickele. Der Arzt habe sich grob fahrlässig verhalten. Haftanspruch auf die Kosten für die nachfolgend notwendige Krankenhausbehandlung und weitere Arztrechnungen, sowie ein Schmerzensgeld von 3000 DM für außergewöhnlich starke Schmerzen.

Beurteilung.

Kausalzusammenhang. Aus langjähriger urologischer Tätigkeit ist mir bekannt, daß bei Katheterisierung Blutungen auftreten können.

Auf Grund des Krankheitsverlaufes muß als auslösende Ursache der Entzündung der Vorsteherdrüse und der Umgebung, einschließlich der Mastdarmschleimhaut, die vorgenommene Katheterung zwecks Restharnbestimmung angenommen werden.

Jeder Urologe wird bestätigen können, daß alle urologischen Untersuchungsmethoden, vom einfachen Katheterismus bis zur retrograden Pyelographie gewisse Gefahren in sich tragen (s. auch Kneise in Zschr. f. Urologie 1936 und in Röntgenuntersuchung der Harnorgane, Thieme-Verlag, Leipzig 1952). Das Auftreten einer Blutung aus der Harnröhre ist für den Urologen nichts Ungewöhnliches und passiert uns selbst immer wieder einmal. Wenn man bemerkt, daß bei einer altersvergrößerten Vorsteherdrüse häufig gestaute Venen am Blasenhals vorhanden sind, die sogar zu Spontanblutungen führen können, ist es umso verständlicher, daß manchmal bei Berührung mit einem Katheter oder Instrument ein solches gestautes Gefäß einreißt. Erfahrungsgemäß kommt so eine Blutung in kurzer Zeit wieder zum Stehen und bedarf keiner besonderen Behandlung.

Verschulden. Prophylaktisch wurden während der Untersuchung 40 ml Aristamid in die Blase instilliert. Der Patient wurde aufgefordert, bei Auftreten von irgendwelchen Besonderheiten Nachricht zu geben. Das ist nicht erfolgt. Ich wäre sofort gekommen, um die entsprechende Behandlung einzuleiten. Mit an Sicherheit grenzender Wahrscheinlichkeit hätte man dadurch eine spätere stationäre Behandlung vermeiden können. Daß ich mich selbst telefonisch nach dem Befinden des Patienten erkundigte, dürfte als Beweis dafür gelten, daß ich mich über das normale Maß hinaus um den Patienten gekümmert habe.

Anzeichen für eine unsachgemäße Behandlung bzw. für Verrichtungen, die auf einen begangenen Kunstfehler schließen ließen, konnte ich nicht feststellen. Die Einführung eines Gummikatheters zwecks Restharnbestimmung gehört zu den üblichen ärztlichen Verrichtungen, um über den Zustand der Prostata und ihre möglichen Auswirkungen (Restharn) aussagen zu können.

Aus der Tatsache, daß der behandelnde Arzt zur Untersuchung einen Gummikatheter Charr. 15, also mit relativ geringem Durchmesser, verwandte, ist zu ersehen, daß er recht sorgfältig vorgegangen ist. Daß es danach trotzdem zu einer Blutung kam, kann nicht dem behandelnden Arzt zum Vorwurf gemacht werden, sondern liegt in der Natur der Erkrankung bzw. in der Art der Untersuchungsmethode, die immer mal eine Blutung auslösen kann. Trotzdem war m.E. die Untersuchung notwendig, da es keine andere Möglichkeit gibt, bei der bestehenden Vorsteherdrüsenerkrankung den Restharn zu kontrollieren. Nach Einführen des Katheters hat der behandelnde Arzt 40 ml Aristasept instilliert, um einem evtl. Aufflackern einer Infektion vorzubeugen, zumal in dem Urinschleudersatz bereits vor der Katheterisierung weiße und rote Blutkörperchen nachgewiesen wurden; ein Zeichen dafür, daß in der Blase bereits eine latente Infektion vor der Untersuchung vorhanden war, wie das übrigens öfters bei Prostatikern zu beobachten ist. Im allgemeinen ist es in der urologischen Praxis nicht üblich, wegen einer Blutung nach Katheterisierung Antibiotica zu verabreichen, deren prophylaktische Wirksamkeit erfahrungsgemäß nicht überzeugend ist, noch Bettruhe anzuordnen. In den meisten Fällen kommt die Blutung nach einiger Zeit von selbst zum Stillstand, ohne daß besondere Komplikationen auftreten. Schließlich wäre es Sache des Patienten gewesen, sich sofort mit dem behandelnden Arzt in Verbindung zu setzen als Komplikationen eintraten, der wahrscheinlich alles Nötige veranlaßt hätte. Es besteht kein Anhalt, daß die Behandlung leichtfertig, unachtsam oder gar fahrlässig gewesen sei.

Erledigung des Verfahrens. Keine Weiterungen nach Unterrichtung des Patienten.

XV. Unsachgemäße instrumentelle Untersuchung (Katheterisierung)

Von einer 48jährigen Frau wird gegen den sie behandelnden Gynäkologen der Vorwurf erhoben, daß eine Harnröhrenfistel auf eine grob fahrlässige Verletzung beim Kathetern nach einer Senkungsoperation zurückzuführen sei.

Sachverhalt. Seit 8 Jahren nach partus zunehmende Senkungsbeschwerden und Blaseninkontinenz. Jetzt vordere und hintere Kolporrhaphie mit Untermauerung des Blasenhalses durch Naht der Fascia vesico-vaginalis und des Beckenbodens durch 3 Levatornähte. Dauerkatheter nach 8 Tagen entfernt. Keine Spontanmiktion. Täglich katheterisiert. Nach 5 Tagen normale Spontanmiktion. Im Verlauf Harnröhrenfistelbildung 3 cm proximal des Orificiums urethrae externum. 2 Monate nach Kolporrhaphie Fisteloperation nach MARTIUS. Dauerkatheter nach 10 Tagen entfernt. Erneute Fistelbildung.

Die Fistelbildung wird auf eine Verletzung bei den Katheterisierungen zurückgeführt. Vorwurf einer groben Fahrlässigkeit.

Beurteilung.

Befund. Harnröhrenfistel mit geringer Urinabsonderung. Blase unauffällig.

Kausalzusammenhang. Eine Harnröhrenverletzung bei der 1. Operation war möglich, ist jedoch nicht bemerkt worden. Auch für die Katheterisierungen als Ursache ergibt sich kein Anhalt, da niemals Schmerzen angegeben wurden oder eine Blutung auftrat.

Kausalzusammenhang ist anzunehmen, da die Heilung nach der ersten Operation nicht glatt war. Es kommt zu Durchblutungsstörungen und durch Nekroseeinschmelzungen kleiner Gewebsgebiete bildet sich eine Fistel.

Es kann sich eine Fistel dieser Größe nicht von allein bilden. Es ist anzunehmen, daß die Harnröhre durchbohrt worden ist und das kann nur beim Katheterisieren passiert sein. Nach meiner Erfahrung braucht es bei einer solchen Durchbohrung nicht sofort zu erheblichen Blutungen zu kommen, vielmehr wird man diese Verletzungen erst gewahr, wenn der Urin abfließt. Der Hinweis auf den eingetretenen Schaden genügt aber nicht als Beweisführung.

Verschulden. Bei der Operation wurde mit der erforderlichen Sorgfalt vorgegangen. Eine Fistelbildung war bei glattem Heilverlauf nicht zu erwarten und ist sehr selten. Die Revisionen dagegen mißglücken in einem sehr großen Prozentsatz.

Aus der Vorgeschichte und den erhobenen Befunden konnte ich ein fehlerhaftes Verhalten weder von Seiten des behandelnden Arztes, noch von Seiten des sonstigen Krankenhauspersonals feststellen. Eine Aufklärung über solche möglichen Komplikationen ist ebenfalls nicht erforderlich, da sie sehr selten sind (s. dazu auch PERRET, Arzthaftpflicht, Kap. XXVII S. 191).

Erledigung des Verfahrens. Abfindung mit einer Geldsumme, ohne Anerkenntnis einer Rechtspflicht.

XVI. a) Unsachgemäße Instrumentation (Abriß des Katheterkopfes)
b) Unsachgemäße Operation (Urethrotomia externa)

Ein 57jähriger Patient warf seinem behandelnden Urologen vor,

a) daß eine Wunddehiscenz mit der Notwendigkeit verschiedentlicher Sekundärnähte bei Urethrotomia externa auf unrichtigen primären Wundverschluß über Verweilkatheter zurückzuführen sei.

b) Schmerzen und Notwendigkeit späterer operativer Entfernung eines inzwischen inkrustierten Katheterkopfes wird auf sorgfaltswidrigen Pezzerkatheterwechsel mit Abriß des Katheterkopfes zurückgeführt.

Sachverhalt. Nach vergeblichem Bougierungsversuch einer hinteren Harnröhrenstriktur Urethrotomia externa mit „sofortigem Wundverschluß über dem Verweilkatheter" und suprapubischer Blasenfistel. Wegen Durchschneiden der Nähte verschiedentlich Sekundärnähte.

Bei einem der regelmäßigen Pezzerkatheterwechsel Abriß des Pezzerkatheterkopfes trotz vorheriger Belastungsprobe des Katheters mit einem Mandrin. Entfernung mit Pinzette, bzw. Kornzange nicht möglich. Belassung ohne Aufklärung des Patienten. Teile bei späterer Blasenspülung entfernt. Rest später völlig inkrustiert und anderweitig operativ entfernt. Die Wunde hätte über dem Katheter nicht verschlossen werden dürfen. Nach Abriß des Katheterkopfes hätte dieser operativ entfernt werden müssen.

Beurteilung.

Kausalzusammenhang. Primärer Wundverschluß über Verweilkatheter als ursächlich für Wunddehiscenz angesehen. Die Frage eines adäquaten Kausalzusammenhanges ist im Gutachten nicht expressis verbis diskutiert. Keine Gutachtenaussage über adäquaten Kausalzusammenhang von Abriß des Katheters, dadurch bedingte Schmerzen und später notwendige operative Entfernung (Verlängerung des Leidens).

Verschulden. Katheterwechsel „lege artis" von dazu beauftragter Schwester nach vorheriger Belastungsprobe mit einem Mandrin durchgeführt. Keine weiteren Maßnahmen in der Annahme, daß Katheterreste mit ausgespült wurden.

Die angewandte Operationsmethode der Urethrotomia externa entsprach zum Zeitpunkt der Operation dem üblichen Vorgehen. Die Methode nach JOHANSON, unter Verwertung des Prinzips von DENIS-BROWNE, war zum Zeitpunkt der Operation in Deutschland noch nicht genügend bekannt. Der Harnröhrenkatheter mußte bei der vom Operateur angewandten Methode liegen bleiben, da sonst eine sofortige Granulation mit Verschluß der Harnröhre eingetreten wäre.

Ein Verschulden wird in dem wiederholten Versuch gesehen, durch Wundexcision und Naht die Fistel zur Heilung zu bringen, ohne einen Fachkollegen zuzuziehen oder einen anderen Weg zu beschreiten.

Die mit dem Katheterwechsel beauftragte Schwester hat sich von der Gebrauchsfähigkeit des Katheters sorgfältig überzeugt. Es unterblieb jedoch eine genaue Überprüfung des in der Blase abgerissenen Teiles des Pezzerkatheters. Das später herausgespülte Stück wurde nicht in den Katheter eingepaßt, um die endgültige Entfernung des abgerissenen Teiles sicher zu stellen.

Das vom Kläger eingereichte Präparat mit dem verkalkten Gummikatheterkopf enthält die Spitze eines Pezzerkatheters, die gewissermaßen in Höhe des größten Umfanges des Kopfes abgerissen ist. Das Abreißen eines Katheterkopfes ist ein Mißgeschick, mit dem gelegentlich gerechnet werden muß. Es beruht in der Regel auf einem Mangel des Materials. Da die Schwester vorher den Katheter auf seine Elastizität prüfte, kann von einer Fahrlässigkeit nicht gesprochen werden.

Über die Größe des zurückgelassenen Gummistückes ist der Beklagte offensichtlich einem Irrtum unterlegen, da er angenommen hat, daß die bei der Spülung herausgekommenen Gummistückchen dem abgerissenen Katheterende entsprachen. Er hätte sonst sicher eine operative Entfernung des abgerissenen Katheterkopfes durchgeführt.

Erledigung des Verfahrens. Gerichtlicher Vergleich, obwohl beklagter Arzt an seinem Standpunkt festhielt, daß er nicht zu Schadensersatz verpflichtet sei.

XVII. Unsachgemäße instrumentelle Untersuchung (Cystoskopie)

Von einem 46jährigen Patienten wurde dem behandelnden Chirurgen vorgeworfen, daß Harnröhrenstrikturen im vorderen und mittleren Harnröhrenbereich auf eine unsachgemäß durchgeführte Cystoskopie zurückgeführt werden müßten.

Sachverhalt. Während stationärer Begutachtung wegen Folgen eines Unterbauch-Oberschenkel-Hüftschusses wurde von einem Fachchirurgen u. a. eine Cystoskopie durchgeführt. Urologisch wurde kein krankhafter Befund erhoben. 2 Jahre später seien Miktionsbeschwerden aufgetreten. 12 Jahre später wurden Harnröhrenstrikturen im vorderen und mittleren Harnröhrenbereich festgestellt.

Die Cystoskopie sei unrichtig durchgeführt worden und hätte von einem Urologen ausgeführt werden müssen.

Beurteilung.

Befund. Strikturen im vorderen und mittleren Harnröhrenbereich. Keine eingehende Zustandsbegutachtung (Urethrogramm usw.). Keine Verlaufsbegutachtung.

Kausalzusammenhang. Da nach der Cystoskopie im Urin kein Blut und keine Fieberschübe aufgetreten sind, erscheint eine Harnröhrenverletzung unwahrscheinlich.

Landgericht. Die Ursächlichkeit der Cystoskopie für die Harnröhrenverengung ist nicht zu beweisen.

Verschulden. Die Cystoskopie wurde zum Ausschluß urologischer Komplikationen der Kriegsverletzung notwendigerweise und zu Recht durchgeführt. Eine Cystoskopie wird üblicherweise nicht nur von Urologen, sondern auch von Chirurgen, Gynäkologen, Dermatologen und Internisten ausgeführt.

Landgericht. Ein Verschulden ist nicht anzunehmen, da die Cystoskopie zu Recht ausgeführt wurde.

Erledigung des Verfahrens. Landgericht: Ablehnung des Armenrechtes. Keine Weiterungen.

XVIII. Unsachgemäße instrumentelle Untersuchung (Cystoskopie)

Ein 35jähriger Patient wirft seinem behandelnden Urologen vor, daß eine Harninfektion mit Schmerzen, Temperaturanstieg, vermehrten Medikamentkosten und Verlängerung des stationären Aufenthaltes um 14 Tage auf eine unsachgemäße Cystoskopie zurückzuführen gewesen sei.

Sachverhalt. Kontrollcystoskopie zur Klärung der Diagnose bei anderweitig festgestellter funktionsloser linker Niere. Cystoskopie komplikationslos. Miktionsbeschwerden und 2 Tage später Temperaturanstieg. Unter konservativer Behandlung völliges Abklingen der Beschwerden. Urin bei der Entlassung o. B. Wegen der Beschwerden müsse bei der Cystoskopie etwas falsch gemacht worden sein.

Beurteilung.

Kausalzusammenhang. Adäquater Kausalzusammenhang zwischen Cystoskopie und akutem Harninfekt anerkannt.

Verschulden. Cystoskopie ordnungsgemäß und ohne Schwierigkeiten durchgeführt. Nach jeder Cystoskopie können gewisse Reizerscheinungen und Fieber auftreten.

Reizerscheinungen der Urethra und Temperaturerhöhungen nach Cystoskopie sind nicht vermeidbare Komplikationen, deren Auftreten keinesfalls auf ein schuldhaftes Verhalten des Arztes zurückzuführen ist.

Erledigung des Verfahrens. Keine weitere Rechtsverfolgung nach Unterrichtung des Patienten.

XIX. Unsachgemäße instrumentelle Untersuchung (Cystoskopie)

Ein 67jähriger Patient wirft dem ihn behandelnden Urologen vor, daß eine Harninfektion mit linksseitiger Epididymitis auf eine unsachgemäße Cystoskopie zurückzuführen sei.

Sachverhalt. Patient kam wegen rechtsseitiger Nierenbeschwerden zur stationären Aufnahme. Nach einer Cystoskopie kam es zu einer Blutung, später zu Miktionsbeschwerden und zu einer linksseitigen Nebenhodenentzündung.

Es wurde angenommen, daß die Untersuchung im Hinblick auf die Folgen nicht mit der erforderlichen Sorgfalt durchgeführt worden sei.

Beurteilung.

Kausalzusammenhang. Blutung, Beschwerden beim Wasserlassen und eine Harninfektion mit Ausbreitung auf die Nebenhoden sind trotz aller Sorgfalt nicht immer zu vermeiden. Der ursächliche Zusammenhang ist zu bejahen.

Verschulden. Die Untersuchung wurde lege artis durchgeführt; einschließlich der erforderlichen Sterilisation der Instrumente. Da die übrigen Untersuchungen keine diagnostische Klärung ergaben, war die Untersuchung auch gerechtfertigt.

Erledigung des Verfahrens. Keine weitere Rechtsverfolgung.

XX. Unsachgemäße instrumentelle Untersuchung (Cystoskopie)

Von einem 36jährigen Patienten wurde gegen seinen behandelnden Urologen der Vorwurf erhoben, daß Miktionsbeschwerden und eine längere Hämaturie auf eine unsachgemäße Cystoskopie zurückgeführt werden müßten.

Sachverhalt. Stationäre Aufnahme wegen eines Betriebsunfalles mit rechtsseitiger Nierenprellung. 10 Tage nach der Aufnahme Cystoskopie. Am Schluß Herausnahme des Instrumentes durch langjährigen Pfleger. Anschließend stärkere Blutung und erhebliche Miktionsbeschwerden. Einige Tage später erneute Katheterisierung. Urin nicht blutig. Während der folgenden Nachbeobachtung erschien Patient beschwerdefrei.

Es dürfte kein Zweifel daran bestehen, daß meinem Mandanten durch einen ärztlichen Kunstfehler ein Körperschaden zugefügt wurde, welcher den Anspruch auf Zahlung eines Schmerzensgeldes und Erstattung des entstandenen Vermögensschadens rechtfertigt.

Beurteilung.

Befund. Zustand nach Nierenquetschung rechts und Niereninsuffizienz. Prellung der rechten Schulter, Adipositas, Jackson-Anfälle. Es wird noch über Miktionsbeschwerden geklagt. Beim Wasserlassen bestand noch ein starkes Brennen und gelb-rötlicher Ausfluß. Wie wir feststellen konnten, war die Unterwäsche dauernd beschmutzt, dadurch war das subjektive Befinden des Patienten erheblich beeinträchtigt. Schonung für 3 Wochen, dann arbeitsfähig.

Kontrolle. Die heutige Untersuchung ergab keine pathologischen Veränderungen an der Harnröhre. Eine Minderung der Erwerbsfähigkeit liegt von Seiten des Uro-Genital-Systems nicht vor.

Kausalzusammenhang.

Erstgutachten. Offenbar ist infolge eines Versehens bei Entfernung des Cystoskopes die am Instrument angebrachte Klappe, die zur Katheterung der Harnleiter benötigt wird (Albarranscher Hebel), nicht vorschriftsmäßig horizontal gelagert gewesen. Dadurch kam es zu einer Verletzung der Harnröhrenschleimhaut, die zu der erwähnten Blutung führte. Die Nachbeobachtung ergab im wesentlichen keine Beschwerden. Die Katheterisierung in der

Nachfolge ging glatt. Der Urin war nicht mehr blutig. Es ist auch sehr unwahrscheinlich, daß von der Verletzung ein Dauerschaden zurückbleibt.

Zweitgutachten. Es ist anzunehmen, daß die geklagten Beschwerden auf eine Beschädigung der Harnwege bei einer, im Anschluß an eine Nierenquetschung durchgeführten Cystoskopie zurückzuführen sind.

Unterstellen wir die Unfalldiagnose starke Nierenprellung rechts mit Bluthꞏarn und Prellung der Schulter und Lendenwirbelsäule als richtig, woran auch nach der Schwere des Traumas nicht zu zweifeln ist, so halten wir eine stationäre Behandlung von 6 Wochen zur Ausheilung einer solchen Verletzung für angemessen und können keine nennenswerte Verlängerung des Krankenhausaufenthaltes durch die Harnröhrenläsion schlüssig begründen. Im weiteren Verlauf sind Beschwerden nach vorausgegangenen Unfällen wie Sturz vom Trapez und einmal vom Dach, sowie die Jackson-Anfälle nicht sicher abzugrenzen. Wenn zum Abschluß der Kur nur noch Miktionsbeschwerden geklagt werden, so sind diese subjektiven Angaben ohne einen einwandfreien objektiven Befund. Bei der jetzigen Untersuchung keine Klagen von Seiten der Nieren und harnableitenden Wege. Abschließend kommen wir zu dem Urteil, daß es dem Krankenblatt und dem Akteninhalt folgend, anläßlich der Blasenspiegelung zu einer Harnröhrenschleimhautläsion gekommen ist, die eine mehrwöchige Blutabsonderung aus der Harnröhre und brennende Schmerzen bei der Miktion zur Folge hatte.

Verschulden. Die Verletzung der Harnröhrenschleimhaut, die zu der erwähnten Blutung führte, dürfte auf nicht sachgemäßes Herausnehmen des Instrumentes zurückzuführen sein.

Erledigung des Verfahrens.

Gutachten zum Schmerzensgeldanspruch. Der vermeidbare Behandlungsschaden ist verheilt. Man kann also nur einen vorübergehenden Schmerzkomplex als vermeidbaren Schaden anerkennen. Dieser Schmerzkomplex war mehrwöchig, wobei man nicht mehr als rund 10 Wochen insgesamt unterstellen kann, und zwar allmählich abfallend. In den ersten Tagen recht unangenehm, dann aber absolut erträglich, in den letzten Wochen kaum mehr bemerkbar. Für einen solch kurzen, vorübergehenden Schaden kann man nun nicht 3000 DM als immateriellen Schaden verlangen. Wenn man diesen vorübergehenden Schmerzkomplex des Ansprucherhebenden dem lebenslänglichen, schweren immateriellen Schaden eines Beinamputierten gegenüberstellt, der mit 6000 bis 12000 DM ausgeglichen wird, dann können dem Ansprucherhebenden nur rund 500 DM zugebilligt werden. Mehr ist in ärztlicher Betrachtung der überstandene Schmerzkomplex nicht wert, wenn dieser in gerechter Relation zu den Summen stehen soll, die bei gewissen Standardverletzungen wie Amputation usw. als angemessen entschieden worden sind.

Abfindung ohne Anerkenntnis einer Rechtsverpflichtung.

XXI. Unsachgemäße instrumentelle Untersuchung (Cystoskopie)

Ein 37jähriger Patient wirft seinem behandelnden Urologen vor, daß eine Harninfektion mit beidseitiger Nebenhodenentzündung auf eine unsachgemäße Cystoskopie zurückgeführt werden müsse.

Sachverhalt. Nach linksseitiger Nierenkolik Urogramm, das keine Klärung der Diagnose ergab. Wegen Verdacht auf eine Abflußbehinderung im obersten Teil des rechten Harnleiters (Stein? Tumor? Gefäß?) Chromocystoskopie. Dabei Blutung aus der Harnröhre. Nach 2 Tagen rechtsseitige, nach 3 Wochen linksseitige Epididymitis, die nach feuchten Umschlägen, Hochlagerung, Sulfonamid- und Penicillinbehandlung, bzw. Incision wegen Abscedierung abklangen.

Die Untersuchung habe $2^1/_2$ Std gedauert, sei nicht mit der gehörigen Aufmerksamkeit durchgeführt und es seien keine Vorbeugungsmaßnahmen gegen die Schadensereignisfolgen getroffen worden.

Beurteilung.

Kausalzusammenhang. Die Untersuchung wurde ohne Schwierigkeiten und ohne Komplikationen durchgeführt. Ein Zusammenhang zwischen Cystoskopie und Epididymitis ist möglich, aber bei der Art der Untersuchungsmethode in vereinzelten Fällen nicht zu vermeiden, da trotz steriler Instrumente, bei der Passage der Harnröhre eine Infektion nicht sicher zu umgehen ist.

Eine solche Komplikation bei der Cystoskopie ist möglich und nicht mit Sicherheit zu vermeiden. Man muß dabei bedenken, daß der unterste Teil der Harnröhre Bakterien enthält oder zum mindesten enthalten kann. Diese können mit einem eingeführten Instrument, dem Cystoskop oder einem Katheter in die Blase eingebracht werden und eine Blasenentzündung hervorrufen. Die Entzündung kann sich aber von hieraus auch weiter ausbreiten, z. B. auf dem Wege der Samenleiter, die im obersten Anfangsteil der Harnröhre münden und zu Nebenhoden und Hoden ziehen. Auf diesem Wege wäre auch hier die Komplikation entstanden zu denken. Ein ursächlicher Zusammenhang ist möglich, jedoch nicht zu beweisen.

Verschulden. Untersuchung wurde ohne Schwierigkeiten durchgeführt. Instrumente wurden sterilisiert. Die Indikation zur vorgenommenen Untersuchung ergab sich aus der Notwendigkeit einer Klärung, ob operatives Vorgehen angezeigt war. Dafür, daß eine Blasenspiegelung nicht vorgenommen werden durfte, ist kein Grund zu ersehen. Die Röntgenbilder lassen den Verdacht auf eine Abflußbehinderung im obersten Teil des rechten Harnleiters aufkommen, vielleicht durch einen Stein oder durch ein anormal verlaufendes Gefäß.

Jedenfalls ist die Ausscheidung aus beiden Harnleitermündungen regelrecht, ebenso der Harnblasenbefund. Es besteht kein Anhalt für eine Harnabflußbehinderung, die das Aufsteigen einer Infektion begünstigen könnte. Eine Einschleppung von Krankheitskeimen ist nicht mit absoluter Sicherheit zu vermeiden, eine ungenügende Sterilisation der Instrumente nicht zu beweisen.

Erledigung des Verfahrens. Keine weitere Rechtsverfolgung.

XXII. Unsachgemäße instrumentelle Untersuchung (Cystoskopie)

Ein 42jähriger Mann wirft seinem Urologen vor, daß ein Fieberanstieg, Schüttelfrost und eine Coli- bzw. Pyocyaneus-Infektion auf eine unsachgemäß durchgeführte Cystoskopie zurückzuführen seien.

Sachverhalt. Cystoskopie bei einem Patienten mit seit Jahren vorbestehendem Harninfekt, Nephrolithiasis und Hochdruck. Einen Tag nach der Cystoskopie Auftreten von Fieber und Schüttelfrost. Urin zunächst blutig. Kulturell später Nachweis von Escherichia coli bzw. B. Pyocyaneum. Der Harninfekt sei auf die Cystoskopie zurückzuführen.

Beurteilung.

Befund. Chronischer Harninfekt mit kulturellem Nachweis von E. coli und B. Pyocyaneum bei linksseitigen Nierenbeckensteinen.

Kausalzusammenhang. Die instrumentelle Untersuchung erfolgte zur Klärung des Leidens. Ein akuter Schub einer vorbestehenden Harninfektion, mit Fieber, Schüttelfrost usw. ist in der Regel nicht vermeidbar.

Verschulden. Die ausgeführte Untersuchung erfolgte fachärztlich kunstgerecht. Die Instrumente waren den Vorschriften entsprechend vorbereitet, insbesondere sterilisiert. Diese Instrumente kommen somit für die Einschleppung einer Infektion nicht in Frage.

Es handelt sich um einen akuten Schub eines vorbestehenden Harninfektes — auch die Ursache der Nierenbeckensteine links —, der trotz aller Sorgfalt, in der Regel nicht vermeidbar ist. Ein Verschulden ist zu verneinen.

Erledigung des Verfahrens. Keine Weiterungen nach Unterrichtung des Patienten.

XXIII. Unsachgemäße instrumentelle Untersuchung (Cystoskopie)

Ein 48jähriger Patient wirft seinem behandelnden Urologen vor, daß eine Sepsis, die zu einer momentanen Berufsunfähigkeit geführt habe und auch in Zukunft die Erwerbsfähigkeit beinträchtigen dürfte, auf eine unsachgemäße Cystoskopie zurückzuführen sei.

Sachverhalt. Kontrolluntersuchung bei einer seit Jahren bestehenden beidseitigen Pyelonephritis und Nephrolithiasis mit Cystoskopie und Urogramm am nächstfolgenden Tag. Am Tag darauf septische Temperaturen, die trotz Behandlung mit Penicillin und Sulfonamiden erst im Verlauf, nach Abgang eines roggenkorngroßen Harnleitersteines abklangen. Die Cystoskopie habe zu einem Harninfekt geführt.

Beurteilung.

Kausalzusammenhang. Steinleiden der abführenden Harnwege, das immer wieder zu spontanen Steinabgängen und entsprechenden Beschwerden Anlaß gab. Charakteristisch dafür sind heftige Beschwerden und Temperaturen. Dazu besteht in engem pathogenetischen Zusammenhang mit dem Steinleiden, noch ein latent entzündlicher Prozeß der ableitenden Harnwege. Der Infekt kann von Zeit zu Zeit spontan oder auch unter dem Einfluß von instrumentellen Untersuchungen der Harnwege aufflackern und zu einem septischen Bild, wie es hier beobachtet worden ist, Anlaß geben.

Die Cystoskopie wurde bis auf geringe Schleimhautblutungen komplikationslos durchgeführt. Das Auftreten der Temperaturen wird ursächlich auf den vorbestehenden Harninfekt und die Nephrolithiasis zurückgeführt.

Kein sicherer ursächlicher Zusammenhang mit der Cystoskopie. Die Beschwerden und Temperaturen können mit der Loslösung von Nierenbecken- und Harnleitersteinen in Zusammenhang stehen. Auch das spontane Aufflackern eines sonst latenten infektiösen Prozesses der Harnwege ist möglich.

Es wird festgestellt, daß der Eingriff (Cystoskopie) die Ursache der Erkrankung gewesen sein kann. Es können jedoch auch andere Ursachen nicht ausgeschlossen werden. Es kommt nicht auf den Nachweis an, daß die Erkrankung auch ohne den Eingriff aufgetreten wäre, sondern darauf, ob die Ursächlichkeit dieses Eingriffes für diese Erkrankung mit einer jeden vernünftigen Zweifel ausschließenden Gewißheit festgestellt werden kann. Das ist nach dem Gesagten nicht der Fall.

Verschulden. Die Cystoskopie wurde „lege artis" und ohne wesentliche Komplikation durchgeführt. Die Instrumente werden bei mir mit Äther, Seifenspiritus und Formalindämpfen sterilisiert, nachdem sie sofort nach dem Gebrauch mit Zephirollösung gereinigt werden.

Die Katheter werden durch Auskochen sterilisiert. Die Spritzen werden heißluftsterilisiert oder gekocht.

Ein Verschulden im Sinne einer ungenügenden Sterilisierung der verwendeten Instrumente mit aufsteigender Infektion wird abgelehnt, da dafür kein Anhalt. Der Umstand aber, daß es bei der Cystoskopie infolge einer Schleimhautverletzung möglicherweise zu einer Blutung gekommen war, bedeutet kein interessierendes Moment, da ein solches Ereignis auch bei größter Sorgfalt im Verlauf solcher Untersuchungen einmal auftreten kann.

Auch dann, wenn der Eingriff (Cystoskopie) tatsächlich die Erkrankung verursacht haben sollte, muß dies nicht zwangsläufig auf einer Fahrlässigkeit des Beschuldigten beruhen. Es ist zwar nicht auszuschließen, daß etwa die verwendeten Instrumente ungenügend sterilisiert waren, es ist aber auch nicht nachzuweisen, daß mangelnde Sauberkeit die Erkrankung bewirkt hat.

Erledigung des Verfahrens. Keine weitere Rechtsverfolgung.

XXIV. Unsachgemäße instrumentelle Untersuchung (Cystoskopie)

Ein 48jähriger Patient erhebt gegen seinen behandelnden Chirurgen den Vorwurf, daß eine rechtsseitige Nebenhoden- und Hodenentzündung, mit nachfolgender Hodenatrophie, auf eine unsachgemäße Cystoskopie zurückgeführt werden müsse.

Sachverhalt. Stationäre Aufnahme auf innerer Abteilung wegen einer als Kriegsleiden anerkannten chronischen Nephritis. Feststellung einer Nierenptose rechts und eines erheblich pathologisch veränderten Nierenbeckens links. Zur Kontrolluntersuchung 3 Monate später stationäre Aufnahme auf chirurgischer Abteilung. Nach einer Cystoskopie rechtsseitige Nebenhoden- und Hodenentzündung, mit nachfolgender rechtsseitiger Hodenatrophie.

Die Einführung des Instrumentes sei durch den Wärter erfolgt. Infolge dieses unsachgemäßen Eingriffes sei es zu einer Entzündung und zu einem sekundären Schwund des rechten Hodens gekommen. Dazu habe er dauernd heftige Schmerzen und schließlich die Geschlechtspotenz verloren.

Beurteilung.

Kausalzusammenhang. Der behauptete Hodenschwund kann die verschiedensten Ursachen gehabt haben und es liegt insbesondere nahe, daß er auf eine bereits vorhanden gewesene, latente Infektion zurückzuführen ist. Außerdem wird geltend gemacht, daß der Kläger durch den behaupteten Verlust des einen Hodens seine Geschlechtspotenz nicht verloren haben kann, weil eine Impotenz nicht die Folge vom Verlust nur eines Hodens sein kann.

Nach der Cystoskopie trat eine Infektion auf, und im Verlauf der Infektion kam es auch zu einer Blasen-, Hoden- und Nebenhodenentzündung. Solche Infektionen sind aber bei diesen chronischen Nierenleiden als Komplikation einer Cystoskopie nicht zu vermeiden. Sie beruhen nicht auf einer vermeidbaren Verletzung oder falschen Technik, sondern sind nicht vermeidbare, auch nicht voraussehbare Keimverschleppungen durch das Instrument, die Spülflüssigkeit, Überdruck und anderes mehr. Die daraus entstehenden Komplikationen, wie Fieber, Hodenanschwellung usw. gehen aber nach der Behandlung meist schnell wieder zurück, was es ja auch hier der Fall war. Es wird dann der Vorzustand wieder erreicht. Es entspricht auf jeden Fall nicht der Erfahrung, daß es danach auch zu einem Hodenschwund kommt, wie hier behauptet wird. Entweder liegt gar kein Hodenschwund vor oder dieser hat andere Ursachen und ist sicherlich nicht die Folge der unvermeidbaren Infektion. Eine Infektion mit ihren Komplikationen ist umso wahrscheinlicher, wenn das Harnsystem schon vor der Cystoskopie eine massive Infektion zeigt.

Landgericht. „Es ist nicht erwiesen, daß der Kläger impotent ist oder Schmerzen hat, ganz zu schweigen davon, daß diese angeblichen Körperschäden etwa als Untersuchungsschäden festgestellt worden wären. Nach dem Gutachten des Sachverständigen bestehen nämlich für die vom Kläger angegebenen Schmerzen keine objektiven Grundlagen, ist der Kläger auch nicht impotent oder in seiner geschlechtlichen Potenz gestört, weil sein linker Hoden völlig intakt ist. Ein Hoden genügt aber immer, um eine normale Potenz zu gewährleisten."

Verschulden. Die Cystoskopie ist durch den Chefarzt selbst durchgeführt worden. Der Pfleger hat lediglich vor dem eigentlichen Eingriff die Harnwege durch Einspritzen einer

Flüssigkeit betäubt, und zwar mittels einer Spritze, die äußerlich etwa einer Tripperspritze entspricht. Das ist eine Verrichtung, die grundsätzlich immer von einem Krankenpfleger ausgeführt wird. Eine Blutung nach Beendigung der Untersuchung und während der weiteren stationären Beobachtung ist nicht festgestellt worden. Eine unsachgemäße Behandlung sei nicht vorgenommen worden und es treffe ihn kein Verschulden.

Eine vorbestehende Infektion lag nach den chemischen Untersuchungsbefunden nicht vor, so daß ohne Bedenken der Eingriff vorgenommen werden konnte. Es ist aber die Schlußfolgerung nicht berechtigt, die davon ausgehen würde, daß die Infektion nur durch unsaubere Instrumente usw. verursacht worden ist. Das ist praktisch ausgeschlossen, weil diese Instrumente ja stets in sterilem Zustand verwandt werden.

Landgericht: „Der auf Zahlungsgrund Schmerzensgeld gerichtete Anspruch des Klägers stützt sich auf § 847 in Verbindung mit § 823 Abs 1 BGB. Er ist jedoch nicht begründet, weil der Kläger weder hat nachweisen können, daß er in dem beklagten Landkrankenhaus fehlerhaft behandelt worden ist, noch auch, daß er durch diese Behandlung seine Geschlechtspotenz verloren hat. Die Vorbereitungen zur Cystoskopie und diese selbst sind nach allen Regeln der ärztlichen Kunst ausgeführt worden. Zwar nimmt der Sachverständige an, daß die Cystoskopie wahrscheinlich eine Nebenhodenentzündung hervorgerufen oder begünstigt hat. Für derartige, trotz größter Sorgfalt auftretende Untersuchungsfolgen hat aber der Beklagte nicht einzustehen."

Erledigung des Verfahrens. Ablehnung der Klage durch das Landgericht.

XXV. Nicht indizierte instrumentelle Untersuchung (Cystoskopie)

Ein 25jähriger Patient warf seinem behandelnden Urologen vor, daß die Eröffnung einer Harnröhren-Rectumfistel Folge einer unnötigen Cystoskopie und Rectoskopie sei.

Sachverhalt. 5 Jahre vor der stationären Aufnahme Beckendurchschuß mit Mastdarm-, Harnröhren- und Blasenverletzung, sowie Schambeinzertrümmerung. Es sei immer Urin durch den Mastdarm abgesondert worden, da eine Harnröhren-Mastdarmfistel bestand. Jetzt Einweisung wegen Fistelung der Einschußwunde. Cystoskopisch, rectoskopisch und röntgenologisch eindeutige Recto-Urethralfistel. Operativer Korrekturversuch (MOSKEWITZ) mißlungen. Bei Entlassung Urinentleerung $^1/_3$ in den Mastdarm, $^2/_3$ auf normalem Wege.

Durch die Cystoskopie und Rectoskopie sei die Fistel aufgerissen worden. Seit der Operation entleere sich Urin, insbesondere aber der Samen in den Mastdarm. Sei dadurch nicht mehr zeugungsfähig, während er vor der Operation zeugungsfähig gewesen sei und 2 Kinder gezeugt habe. Werfe dem Arzt insofern fahrlässiges Handeln vor, als er vorher darauf aufmerksam gemacht habe, daß diese Untersuchungen mit Rücksicht auf eine eventuelle Verschlimmerung zu unterbleiben hätten.

Beurteilung.

Kausalzusammenhang. Wegen des Harnabganges in den Mastdarm und umgekehrt wegen aufsteigender Winde in die Blase sei der Patient überhaupt zur Operation gekommen. Daraus sei zu schließen — wie es auch die Untersuchungen ergeben hätten, — daß eine Fistel vorbestanden habe. Es liege in der Natur von Fisteln, sich zeitweise zu verschließen und zeitweise weiter zu sein, so daß die zeitweilige Zeugungsfähigkeit dadurch nicht behindert sei, andererseits die nicht gelungene Operation an den Verhältnissen nicht viel geändert habe.

Nach Art und Ausmaß der bei der Operation festgestellten Fistel kann kein Zweifel daran bestehen, daß die Verbindung zwischen Harnröhre und Mastdarm schon vor der Aufnahme ins Krankenhaus bestanden hat. Davon, daß diese Fistel durch die vorgenommene Rectoskopie, bzw. Cystoskopie vergrößert worden sei, kann nach ärztlicher Erfahrung nicht die Rede sein. Es handelt sich hier um Untersuchungsmethoden, die die organischen Verhältnisse im Bereich der untersuchten Wege nicht zu verändern geeignet sind. Es muß auch berücksichtigt werden, daß sich derartige Fisteln von selbst im Laufe der Zeit verändern können. Die Fisteln können bald für größere, bald nur für kleinere Mengen durchlässig sein.

Verschulden. Die Operation sei lege artis und ohne Komplikationen durchgeführt worden. Daß sie nicht zum Erfolg geführt habe, liege in der Natur der Sache.

Es ist selbstverständlich die Pflicht des Arztes, die der medizinischen Wissenschaft zur Verfügung stehenden Untersuchungsmethoden vor Durchführung einer Operation anzuwenden. Da eine Verschlimmerung derartiger Leiden durch Rectoskopie oder Cystoskopie außerhalb des Bereiches ärztlicher Erfahrung liegt, kann von einem Verschulden keine Rede sein. Es ist leider richtig, daß der Versuch, die Fistel durch eine plastische Operation zu verschließen, nicht vollständig gelungen ist. Ein sicherer Erfolg konnte aber nicht versprochen werden, da nach allgemeiner medizinischer Erfahrung der Erfolg derartiger plastischer Operationen ungewiß ist. Der schicksalsmäßige Verlauf des Leidens rechtfertigt nicht den gestellten Schadensersatzanspruch. Ein Verschulden ist nicht feststellbar und der Anspruchерhebende darauf zu verweisen, daß er dafür beweispflichtig ist.

Erledigung des Verfahrens. Keine Weiterungen nach Unterrichtung des Patienten.

XXVI. Unsachgemäße instrumentelle Untersuchung (retrograde Pyelographie)

Von einem 42jährigen Patienten wird seinem behandelnden Urologen vorgeworfen, daß eine Harninfektion mit linksseitiger Nebenhoden- und Hodenentzündung auf eine unsachgemäße retrograde Pyelographie zurückzuführen sei.

Sachverhalt. Im Rahmen einer Begutachtung führten Urogramm und Cystoskopie nicht zur Klärung des Krankheitsbildes. Es wurde daher noch ein beidseitiges retrogrades Pyelogramm durchgeführt. Im Anschluß daran kam es zu Miktionsbeschwerden, einer linksseitigen Nebenhoden- und Hodenentzündung mit der Notwendigkeit der linksseitigen Hoden- und Nebenhodenentfernung.

Der Harninfekt wird auf eine unsachgemäße retrograde Pyelographie zurückgeführt, da schon bei der Untersuchung Schmerzen aufgetreten seien.

Beurteilung.

Kausalzusammenhang. Keine Stellungnahme zum adäquaten Kausalzusammenhang.

Verschulden. Die Untersuchung sei bei üblichem Vorgehen lege artis und ohne Komplikationen durchgeführt worden.

Sind urologische Untersuchungsmethoden notwendig, dann handelt es sich meist um Erkrankungen, bei denen schon eine stille Infektion der Harnwege vorliegt. Durch die Instrumente kann nun eine Keimverschleppung möglich werden. Die bekannteste ist die Nebenhoden- Hodenentzündung. Es liegt nicht in der Hand des Urologen, solche Komplikationen mit absoluter Sicherheit zu vermeiden. Ähnlich wie es auch dem besten Chirurgen nicht gelingt, alle Operationswunden primär heilen zu lassen. Auf jeden Fall ist das Auftreten einer Hodenentzündung in der ärztlichen Betrachtung nicht ein Zeichen für ein Verschulden in diesem oder jenem Punkte. Gerade das Gegenteil ist anzunehmen, nämlich daß sich diese Entzündungen trotz größter Sorgfalt ab und zu einmal einzustellen pflegen. Der gegnerische Anwalt meint, daß aus der Tatsache der aufgetretenen Schmerzen bei der Untersuchung das Verschulden bewiesen wäre. Der Schmerz, der aufgetreten war, ist aber der normale Begleiter dieser Untersuchungsmethoden und ist kein Zeichen dafür, daß etwas falsch gemacht worden ist.

Erledigung des Verfahrens. Keine Weiterungen.

XXVII. Unsachgemäße instrumentelle Untersuchung (retrograde Pyelographie)

Eine 37jährige Patientin wirft dem behandelnden Urologen vor, daß eine Hämaturie, Harninfektion und Anämie auf eine unsachgemäße retrograde Pyelographie zurückzuführen sei.

Sachverhalt. Urologische Beobachtung und Untersuchung auf Veranlassung der BfA wegen eines Nierenleidens. Das retrograde Pyelogramm zeigte, daß sich der Ureterenkatheter links im Nierenparenchym verfangen hatte. 3 Wochen lang Hämaturien, erhöhte Temperaturen und Koliken.

Durch unsachgemäße Behandlung sei es zu innerer Verletzung der Niere gekommen, mit nachfolgendem Fieber und Koliken über 3 Wochen und zu hohem Blutverlust, daß eine Anämie eingetreten sei.

Beurteilung.

Kausalzusammenhang. Nach der Untersuchung sagte die Patientin, daß sie etwas Blut im Urin habe. Ich habe diesem Befund keine Bedeutung beigemessen, da eine Urinblutung nach Cystoskopien und retrograden Pyelogrammen immer wieder beobachtet wird. Ich habe die Patientin dann nicht mehr gesehen.

Kausalität zwischen dem eingetretenen Blutverlust und der Anämie ausgeschlossen.

Verschulden. Während der Untersuchung, die völlig normal verlief und wie üblich durchgeführt wurde, kam es zu keiner Blutung.

Ein Verschulden ist nicht anzunehmen.

Der behandelnde Arzt ist außerdem nicht passiv legitimiert, da er im Auftrag der BfA handelte und damit also hoheitlich tätig wurde. Die Haftung richtet sich deshalb nach § 839 BGB in Verbindung mit Artikel 34 des Grundgesetzes. Der behandelnde Arzt kann deshalb nicht direkt in Anspruch genommen werden, selbst dann nicht, wenn ihn ein Verschulden trifft. Der Geschädigte muß sich auf jeden Fall an die Bundesversicherungsanstalt für Angestellte wenden. Der Arzt handelt in solchen Fällen in Wahrnehmung fürsorgerischer Tätigkeiten des Staates und damit hoheitlich (AG Braunschweig: Auch bei fürsorgerischer Tätigkeit des Staates ist diese nach der herrschenden Rechtssprechung als Ausübung öffentlicher Gewalt anzusehen). (RGZ 165, 98—Urteil des OLG Zelle in NJW 1958 S. 264 und Palandt §839 BGB Anmerkung 3).

Erledigung des Verfahrens. Keine weitere Rechtsverfolgung nach Unterrichtung des Patienten über den Sachverhalt von dritter Seite.

XXVIII. Unsachgemäße instrumentelle Untersuchung (retrograde Pyelographie)

Ein 36jähriger Patient wirft dem behandelnden Urologen vor, daß ein chronischer Harninfekt auf das zeitweilige Zurücklassen eines Ureterenkatheters in der Blase nach retrogradem Pyelogramm zurückzuführen sei.

Sachverhalt. Retrograde Pyelographie wegen seit längerer Zeit bestehender Nieren- und Blasenbeschwerden. Beim Herausziehen des Cystoskopes rutschte ein Katheter in die Blase. Sofortige operative Entfernung in Lokalanästhesie. Komplikationsloser Wundverlauf. $2^1/_2$ Wochen nach der Operation als geheilt entlassen.

Auf Grund des zeitweiligen Verweilens des Katheters in der Blase, mit späterer Notwendigkeit operativer Entfernung, habe er noch häufig Blasenschmerzen und dauernd schmerzhaften Harndrang. Daraus resultiere eine verringerte Arbeitsfähigkeit.

Beurteilung.

Kausalzusammenhang. Weder die Operation, noch das zeitweilige Verweilen des Katheters in der Blase können in der Lage gewesen sein, Ursache ernsthafter oder gar länger dauernder Blasenstörungen zu sein. Es muß beachtet werden, daß ja schon die Blasenspiegelung, respektive der Ureterenkatheterismus wegen Nieren- und Blasenbeschwerden notwendig war, die schon lange und recidivierend bestanden haben, so daß im Zweifelsfalle die vom Patienten heute noch geklagten Beschwerden darauf und nicht auf die belanglose und glatte Operation zurückzuführen sind. Kein adäquater Kausalzusammenhang.

Verschulden. Im vorliegenden Fall handelt es sich um ein Ereignis, das typisch unter die reichsgerichtliche Entscheidung fällt, wonach die Hand des Arztes nicht mit der Präzision einer Maschine arbeiten kann. Bei einem notwendigen Nierenkatheterismus ist der eine Katheter beim Herausziehen des Cystokopes in der Blase verschwunden, was nicht etwa auf eine Ungeschicklichkeit des Arztes zurückzuführen ist, sondern auf ein gewisses Versagen des Instrumentariums in seinem Zusammenspiel. Das Ereignis läßt sich auch bei größter Sorgfalt und Gewissenhaftigkeit nicht vermeiden, es beruht eben auf der natürlichen Unzulänglichkeit von Mensch und Instrumentarium. Der verschwundene Katheter wurde sofort operativ durch einen relativ kleinen chirurgischen Eingriff entfernt. Der Wundverlauf war komplikationslos. Ein Verschulden des behandelnden Arztes muß bestritten werden.

Erledigung des Verfahrens. Keine Weiterungen.

5. „Fahrlässigkeit“ bei der urologischen Diagnose

Allgemeine gutachtliche Gesichtspunkte

Die Möglichkeit eines Irrtums bei der Diagnose und Differentialdiagnose ist trotz sorgfältigster Durchführung der möglichen Untersuchungsverfahren immer gegeben (Hittmair; Paschkis). Auf einige Täuschungsmöglichkeiten wurde in den Abschnitten über die urologische Untersuchung bereits eingegangen.

Hübner und Drost führten dazu aus: „Es liegt in der Unvollkommenheit des menschlichen Könnens, daß auch dem gewissenhaftesten Arzt eine falsche Diagnose unterlaufen kann. Man könnte daher kaum annehmen, daß eine Haftpflicht hierdurch begründet wäre. Aus dem vorliegenden Material ist nun aber ganz im Gegenteil der Nachweis zu führen, daß nicht oder verspätet gestellte Diagnosen zu den Fällen rechnen, in denen am häufigsten Entschädigungsansprüche angemeldet werden.“

Bei unseren Fällen wurde 3mal (XXIX—XXXI) der Haftpflichtanspruch auf die Behauptung einer nicht oder verspätet gestellten Diagnose gestützt.

Hellner beobachtete bei seinem Nachkriegsbeobachtungsgut, daß Diagnosefehler nicht die erste Rolle spielen, sondern die Vorwürfe wegen angeblich falscher oder zu später Diagnose erst an vierter Stelle rangieren.

a) Irreführende Anamnese

Bürger hat besonders auf die Möglichkeit von Fehldiagnosen auf Grund mangelhafter Bewertung der *Anamnese* hingewiesen.

Burmester führt dazu aus: „Die Schwierigkeiten einer richtigen Diagnose werden oft übersehen. Erhebt der Arzt z. B. eine Anamnese, so ist er u.a., auch auf die Angaben des Patienten angewiesen. Sie können nicht immer als zuverlässig angesehen werden. Auch bei vorzunehmender Untersuchung in Verbindung mit den Angaben des Patienten über Schmerzäußerungen usw. können sich Fehlerquellen einschleichen. Führen unrichtige oder unvollständige Angaben des Patienten zu einer falschen Diagnose und infolgedessen zu einer falschen Therapie, so kann der Arzt für die hierdurch entstandene Gesundheitsschädigung nicht verantwortlich gemacht werden, wobei zu beachten ist, daß der Arzt seine Diagnose nicht allein auf die Angaben des Kranken und seiner Angehörigen gründen darf."

Dazu als Demonstration ein Fall (XXIX), bei dem eine Sepsis mit akuter Niereninsuffizienz verkannt wurde, da eine vorausgegangene Schwielenoperation dem behandelnden Arzt nicht mitgeteilt wurde. Das Verschulden lag hier aber eindeutig beim Vater der Patientin, der selbst Arzt war, diese wichtige anamnestische Angabe aber dem behandelnden Arzt vorenthielt.

Daß aber auch die Anamnese einmal irreführen kann, zeigt folgender von Bürger mitgeteilte Fall (Nr. 131) mit einem urologischen Sachverhalt:

Nach einer voraufgegangenen Krebsoperation traten bei dem Patienten Schmerzen in der linken Hüfte, sowie ein Icterus auf. Es wurde die Diagnose Prostata-Carcinom mit Knochen- und Lebermetastasen gestellt, während die Sektion eine Uro-Sepsis bei rechtsseitiger Hydronephrose, linksseitigem Nierenbeckenstein mit Harnleiterverschluß, toxische Hepatose und Prostata-Carcinom ergab.

b) Irreführende Befunde

Die häufigere Ursache eines diagnostischen Irrtums liegt aber in der *Fehldeutung erhobener Befunde.*

In einem Fall (XXX) waren, bei Druckschmerz im linken Oberbauch, im Urogramm und retrograden Pyelogramm tumorverdächtige Veränderungen am linken unteren Nierenpol festgestellt worden. Während der Operation fanden sich ebenfalls tumorverdächtige Veränderungen, so daß — da eine histologische Schnelluntersuchung nicht möglich war — die Nephrektomie durchgeführt wurde. Bei der histologischen Untersuchung fand sich dann kein Tumor. Es wurde der Vorwurf erhoben, daß eine falsche Diagnose gestellt worden und dadurch unnötigerweise die Niere entfernt worden sei.

Zwei weitere Fälle mit urologischem Sachverhalt teilten Hübner und Drost mit:

Bei Beschwerden in der rechten Bauchgegend, die irrtümlich zu der Diagnose Blinddarmentzündung führten, wurde später eine Nieren-Tbc nachgewiesen. Ein Verschulden des Arztes wurde vom Gericht abgewiesen.

In einem Fall war es im Verlaufe einer Bougiebehandlung wegen einer Harnröhrenverengung zu einem periurethralen Absceß gekommen. Der Patient hatte auf eigene Verantwortung die Klinik verlassen und sich in andere Behandlung begeben. Er erhob nachträglich die Anschuldigung gegen den ersten Arzt, daß er den Absceß nicht erkannt habe. Diese wurde von dem Gutachter als unbegründet abgewiesen: „Dr. X. hat, als Temperaturerhöhung auftrat, an die Möglichkeit der Entstehung eines Abscesses gedacht und nachgewiesenermaßen die Dammgegend wiederholt abgetastet. Daß er den Absceß noch nicht feststellen konnte, liegt an der pathologisch-anatomischen Entwicklung."

Es muß in solchen Fällen vom Gutachter geprüft werden, ob die erforderlichen Untersuchungen zur Klärung der Diagnose durchgeführt wurden. Im Fall XXX waren die üblichen Untersuchungen, wie klinische Untersuchung mit Feststellung einer Druckempfindlichkeit im linken Oberbauch und Blutdruckerhöhung, die üblichen Laboruntersuchungen, Volhardscher Wasserversuch, Chromocystoskopie, Urogramm und retrogrades Pyelogramm durchgeführt worden. Weitergehende Untersuchungen zur Sicherung der Diagnose bei einem Tumorverdacht, wie Nierenangiographie und Scintigraphie sind in der Regel nur in größeren Kliniken möglich. Erscheint der Tumorverdacht bei den üblichen Untersuchungen aber weitestgehend gesichert, dürfte in der Unterlassung dieser Untersuchung, bzw. Unterlassung der Überweisung in eine Klinik, in der diese Untersuchungen durchgeführt werden können, kein Verschulden des Arztes liegen.

Das Reichsgericht hat dazu bereits entschieden, daß der Arzt keine weiteren Untersuchungen durchzuführen braucht, wenn er nach den bereits durchgeführten Untersuchungen von einer Diagnose überzeugt ist und sein therapeutisches Vorgehen danach bestimmt. „Ein Arzt der seine Diagnose auf Grund allgemein wissenschaftlicher Erfahrungen und Erkenntnisse stellt, handelt selbst dann nicht fahrlässig, wenn er nicht sämtliche denkbaren Untersuchungen vornimmt (RGSt in DR 40, 684)."

Andererseits wurde ein Arzt wegen einer falschen Diagnose und daraus resultierender falscher Behandlung verurteilt, weil er weitere Untersuchungen unterließ. Bei einer schwerkranken Patientin mit nachlassender Sehkraft war ein Nierenleiden vermutet und entsprechend behandelt worden. Eine Augenuntersuchung unterblieb, so daß das akute Glaukom erst erkannt wurde, als die Sehkraft nicht mehr zu retten war. „Ist ein Krankheitsbild mehrdeutig, dann muß der Arzt sich notfalls aus Anlaß dieses Einzelfalles durch Studium der einschlägigen Literatur oder auf andere geeignete Weise Aufschluß über die möglichen Krankheitsursachen und die anzuwendenden Untersuchungsmethoden verschaffen (LG München, 1 U 988/58)."

Das gilt insbesondere auch für die sogen. therapieresistenten Harninfektionen, hinter denen häufig eine angeborene Mißbildung, Prostataerkrankungen, Harnsteinleiden oder Tuberkulosen stehen. Während bei den ersteren Leiden die Unterlassung von klinischen, labormäßigen und röntgenologischen Untersuchungen Anlaß zu falschen Diagnosen wird, können diese Untersuchungen bei der Tuberkulose gelegentlich zunächst keinen diagnostischen Anhalt bieten. Ist der sogen. chronische oder recidivierende Harninfekt in solchen Fällen mit Harndesinfizientien nicht definitiv zu beeinflussen, müssen Untersuchungen auf Tuberkelbacillen durchgeführt werden. Es muß vom Gutachter in solchen Fällen aber betont werden, daß diese Spezialuntersuchungen (Tierversuch) in der Regel 8 Wochen in Anspruch nehmen, häufig — auch bei Kontrollen — negativ sind und erst nach verschiedenen Kontrollen einmal positiv werden und damit erst den eventuellen klinischen Verdacht endgültig bestätigen. Eine solche „Verzögerung oder Verspätung" der Diagnose kann aber nicht dem Arzt zur Last gelegt werden.

In einem unserer Fälle (XXXI) wurde die Verzögerung der Feststellung einer Nieren- und Blasentuberkulose von ca. 3 Monaten Anlaß zur Erhebung eines Haftpflichtanspruches.

Bei Feststellung eines Diagnoseirrtums empfiehlt Perret dem Patienten gegenüber die wahrheitsgetreue Darstellung des Sachverhaltes. Er betont dem Kranken gegenüber ausdrücklich, daß solche Diagnoseirrtümer ohne weiteres möglich sind und daß ein Verschulden dabei nicht vorliege. Hat man den Patienten nicht in Behandlung, ist die Unterrichtung des behandelnden Kollegen angeraten, verbunden mit dem Hinweis, er möge dem Patienten den Sachverhalt in entsprechender Form bekanntgeben.

Kommt es jedoch zu einem Haftpflichtverfahren, so darf der Gutachter auf keinen Fall darlegen, was in nachträglicher Betrachtung und Bewertung für erforderlich gehalten werden mag. Insbesondere ist u. U. zu betonen, daß gelegentlich auch Untersuchungsmethoden unterlassen werden müssen, um eine ernstliche Gefährdung des Patienten zu vermeiden, wie z. B. die Urographie bei Allergikern usw. (RG in DR 1940/1288 und DR 1942/333). PERRET führt dazu aus: „Immer wieder muß der Arzt hervorheben, daß die ursprüngliche Situation oft ein ganz anderes Bild und Anlaß zu einer Reihe von Überlegungen und differentialdiagnostischen Erwägungen gibt, von denen auch der erfahrenste Arzt nur eine einzige auswählen kann. Irrtümer sind aber, wie die vielen Bekenntnisse erfahrener Fachmänner zeigen, in den allerwenigsten Fällen auf schuldhafte Fahrlässigkeit zurückzuführen.“ Kommt der Arzt trotz aller Sorgfalt bei der Untersuchung und Ausschöpfung aller Erkenntnisquellen zu einer Fehldiagnose, so trifft ihn kein Verschulden. Das wäre nur der Fall, wenn er eine „Ferndiagnose“ oder eine Diagnose „auf Grund oberflächlicher Untersuchung“ stellen würde (HENKEL).

c) Begutachtete Schuldvorwürfe

XXIX. Fehldiagnose (Akute Glomerulonephritis statt Sepsis)

Von den Angehörigen einer 18jährigen Patientin wird dem behandelnden Chirurgen vorgeworfen, daß der Exitus an Sepsis nach Schwielenoperation auf falsche Behandlung infolge Fehldiagnose Kreislaufkollaps bei akuter Glomerulonephritis zurückgeführt werden müsse.

Sachverhalt. 10 Tage vor der stationären Aufnahme war ambulant eine Schwiele unter der rechten Ferse entfernt worden. In den frühen Morgenstunden vor der Einlieferung klagte die Patientin, daß sie sich sehr schlecht fühle und Schmerzen in Armen und Beinen habe. Eine Harnuntersuchung durch den Vater ergab starke Eiweißausscheidung, deshalb Einweisung ins Krankenhaus. Bei der Aufnahme wurde nicht mitgeteilt, daß am Tag nach der Fersenoperation eine Energielosigkeit und Appetitlosigkeit eingetreten sei und Patientin in den nächsten Tagen häufiger Brechreiz gehabt habe und viel zu Bett gelegen habe. Neun Tage nach der Fersenoperation sei bei reizloser Wunde eine allgemeine Blässe aufgefallen. Nach einem Ausflug mit den Eltern am nächsten Tag, sei die Tochter eigenartig verschwollen gewesen, habe über Schmerzhaftigkeit in allen Gliedern geklagt und wenig dunklen Urin gelassen, außerdem Schmerzen am Herzen gehabt. Am Aufnahmetag gegen 5 Uhr starke Blässe, Puls kaum tastbar, eiskalte Gliedmaßen. Aufnahmebefund zwischen 6 und $^1/_2$7 Uhr: starke Unruhe, Lidödeme, gedunsenes Gesicht, stark belegte Zunge, RR 115/95, Puls 4×32, Bauchdecken gespannt, etwas druckempfindlich, Gliedmaßen fleckig livide, kühl und stark druckempfindlich. Eiweißprobe stark positiv, im Sediment reichlich Leukocyten und wenig Erythrocyten. Behandlung mit 5 cm^3 Campher, Einwickeln der Gliedmaßen in feuchtwarme Tücher, Bohnenkaffee, Blutentnahme wegen des starken Kollapses nicht möglich. Unter dieser Behandlung bis gegen 8 Uhr Besserung des Zustandes, weiterhin Blutdruckkontrollen und Verabfolgung von Kreislaufmitteln. Gegen 9 Uhr rasche Verschlechterung, Puls nicht mehr tastbar, Patientin ist nicht mehr ansprechbar. Adrenalin intracardial zeigt keine Wirkung. Gegen 9.30 Uhr Exitus.

Infolge der falschen Diagnose „Kreislaufkollaps bei akuter Glomerulonephritis“ während eine Sepsis nach einer 10 Tage vorher erfolgten Schwielenoperation vorlag, seien die erforderlichen therapeutischen Maßnahmen unterblieben, was zum Tode der Patientin geführt habe.

Beurteilung.

Befund. Exitus infolge Kreislaufversagens bei akuter Niereninsuffzienz. Rest-N (postmortale Herzpunktion) 137,2 mg-% Xanto 94 mg-%, Indican schwach positiv. Keine Sektion.

Kausalzusammenhang. Es besteht kein adäquater Kausalzusammenhang. Bei der Aufnahme stand im Vordergrund das akute Kreislaufversagen, was lege artis behandelt wurde. Daß nicht sofort festgestellt wurde, ob es sich um eine primäre Nierenerkrankung handelte oder um eine Niereninsuffizienz infolge einer akuten Glomerulonephritis bei Sepsis, infolge der Einwanderung von Keimen durch die Wunde an der Fußsohle, spielt insofern keine Rolle, als selbst bei intensiverer Therapie nach aller praktischen Erfahrung der Verlauf mit an Sicherheit grenzender Wahrscheinlichkeit nicht mehr aufzuhalten gewesen wäre. Das trifft auch zu, wenn sofort Penicillin verabreicht worden wäre. Ursächlich für den tödlichen Ausgang war also die akute Niereninsuffizienz.

Verschulden. Die für die Situation erforderliche Sofortmaßnahme, nämlich die Behandlung des Kreislaufkollapses ist erfolgt. Der weitere Verlauf war nicht vorhersehbar.

Die Behandlung erfolgte entsprechend den allgemein anerkannten Regeln der Medizin. Im Vordergrund stand bei der Aufnahme die Beeinträchtigung des Kreislaufs, wobei eine gewisse Verschlimmerung auf dem Transport zum Krankenhaus angenommen werden dürfte, so daß als Sofortmaßnahmen Bettruhe, Wärme und Kreislaufmittelapplikation als Therapie der Wahl gelten dürfte. Bei dem festgestellten Blutdruckwert von 115 bestand auch keine Indikation zur intensiveren Kreislaufbehandlung etwa mit Infusionen und stärker wirkenden Kreislaufmitteln. Weitere sachliche Umstände, nämlich der Verlauf nach der Behandlung der Schwiele am rechten Fuß, waren dem Behandler zur Zeit der Aufnahme nicht bekannt. Selbst, wenn er aber statt eines primären Nierenleidens eine Sepsis nach der Fußoperation in Betracht gezogen hätte, wäre keine andere Behandlung in Frage gekommen, zumal mit einem solch raschen tödlichen Verlauf nicht zu rechnen war. Vor der Anwendung von anderen Medikamenten, etwa Penicillin, entspricht es durchaus der ärztlichen Sorgfalt, eine eingehende Diagnostik zu betreiben, insbesondere aber genauere anamnestische Erkundungen anzustellen.

Erledigung des Verfahrens. Keine Weiterungen.

XXX. Fehldiagnose (Nierentumor statt Nierenentzündung)

Ein 48jähriger Mann warf seinem behandelnden Chirurgen vor, daß eine Nephrektomie bei Tumorverdacht unnötig gewesen sei und auf eine nicht mit der erforderlichen Sorgfalt gestellte Diagnose zurückzuführen sei.

Sachverhalt. Stationäre Aufnahme wegen unklarer Leibschmerzen, insbesondere nach der Nahrungsaufnahme. Seit 8 Tagen Darmbluten nach der Stuhlentleerung. Klinische Druckempfindlichkeit im linken Oberbauch. Sonst kein krankhafter Befund. Blutdruck 180/105 mm Hg. Rectoskopisch bis auf leicht erodierte Hämorrhoidalknoten o. B. BSR 4/8 mm n. W., 8200 Leukocyten, 4 Eosinophile, 11 Stabkernige, 61 Segmentkernige, 17 Lymphocyten und 7 Monocyten im Differential-Blutbild. Im Urogramm und retrograden Pyelogramm tumorverdächtige Veränderungen am linken unteren Nierenpol. Urinbefund bis auf Eiweißausscheidung und Leukocyten + unauffällig. Chromocystoskopie normal. Volhardscher Wasserversuch: 4 Stundenmenge 1325 ml. Maximale Verdünnung 1001, maximale Konzentration 1017.

Nephrektomie links. Histologisch beginnende Arterio-Arteriolosklerose und Chalicopapillitis (Hämosiderinpigmentkörperchen zwischen entzündlichen Infiltraten und kleinen Narbenfeldern).

Am 6. Tag post operationem Wundabsceßspaltung, sonst glatter Verlauf.

Der Verdacht auf einen Nierentumor habe sich nach der operativen Entfernung der Niere nicht bestätigt. Das hätte man auch vorher feststellen und die Niere erhalten können.

Beurteilung.

Kausalzusammenhang. Die Operation steht in adäquatem Kausalzusammenhang mit dem Nierenverlust.

Verschulden. Nach den Voruntersuchungen bestand der Verdacht auf einen Nierentumor, so daß eine Probefreilegung indiziert war. Auch die Entfernung der Niere war gerechtfertigt, da sich während der Operation der untere Nierenpol links derb und unregelmäßig begrenzt darstellte und an einer Stelle tief eingezogen war. Der Eingriff selbst wurde lege artis durchgeführt. Schließlich kann die Nierenentfernung auch noch als Therapie des Bluthochdruckes angesehen werden.

Die Befunde mußten an einen Tumor denken lassen. Wenn aber während der Operation eine histologische Schnelluntersuchung zur genauen Abklärung nicht möglich ist, entspricht es der üblichen Vorsicht, die Niere zu entfernen. Die Schwierigkeit liegt hier in der Unmöglichkeit, aus klinischen Zeichen auf den histologischen Charakter eines Nierengeschwulstes zu schließen (s. dazu auch Quervain-Lenggenhager, Spezielle Chirurgische Diagnostik, S. 446, 1957). Entzündlich-schrumpfende Vorgänge an den Nieren können auch diffuse Infiltrierungen durch ein Sarkom oder Carcinom vortäuschen (s. Übelhör, Die Chirurgie, Bd. 7, S. 625—626, 1942).

Erledigung des Verfahrens. Keine Weiterungen nach Unterrichtung des Patienten von dritter Seite.

XXXI. Verspätete Diagnose (Uro-Tbc)

Von einer 21jährigen Patientin wurde gegen den behandelnden Internisten der Vorwurf erhoben, eine Nephrektomie und Schrumpfblasenbildung infolge Tuberkulose sei auf eine verspätete Diagnose und Behandlung zurückzuführen.

Sachverhalt. 1932 kam die Patientin nach mehrwöchiger anderweitiger vergeblicher Behandlung einer Cystitis erstmals in ambulante Behandlung. Die Cystoskopie ergab eine schwere Cystitis, die entsprechend behandelt wurde. Da die Beschwerden nicht zurückgingen, sollte eine zweite Cystoskopie erfolgen, zu der die Patientin jedoch nicht erschien. Sie hatte sich inzwischen in die Behandlung eines Urologen begeben. Dort wurde eine Nierentuberkulose festgestellt und eine Niere entfernt. Die Verzögerung dieser Maßnahme habe 3 Monate betragen. Die Patientin strengte seinerzeit wegen der verzögerten Diagnose gegen den Internisten bereits ein Haftpflichtverfahren an und erhielt eine Abfindung von 1200 RM bei Verzicht auf Geltendmachung eines weiter gehenden Schadens. Inzwischen trat eine Schrumpfblasenbildung mit entsprechenden Miktionsbeschwerden auf, die zu Medikamentabusus, insbesondere von Schlafmitteln geführt hat.

Gestützt auf das BGH Urteil vom 11. 5. 1955 (NJW 1955 S. 1025) erhebt die Antragstellerin jetzt einen weiteren Schadensersatzanspruch unter Hinweis darauf, daß die Blasenschrumpfung mit den entsprechenden Beschwerden und die damit verbundene nervliche Belastung, sowie die Notwendigkeit laufender Medikation in zunehmenden Dosen nicht vorhersehbar gewesen wäre. Für diese Beschwerden sei ebenfalls die verspätete Diagnose Nieren- und Blasentuberkulose ursächlich.

Beurteilung.

Befund. Schrumpfblase mit entsprechenden Miktionsbeschwerden. Verlust einer Niere. Schlafmittelsucht.

Kausalzusammenhang. Eine Verzögerung der Diagnose Uro-Tbc von 3 Monaten ist nicht geeignet, den hier festgestellten Schaden herbeizuführen. Bei der Erstuntersuchung wurde bereits eine schwere Blasenentzündung festgestellt, so daß auch bei sofortiger spezifischer Behandlung der typische Verlauf der Uro-Tbc nicht mehr hätte aufgehalten werden können.

Generell ist bei Nichterkennung und nicht rechtzeitiger Behandlung einer Uro-Tbc der Verlauf bekannt. Im vorliegenden Fall ist aber nicht die um 3 Monate verspätete spezifische Behandlung ursächlich für den Schaden, sondern der typische Verlauf, der schon seinerzeit bestehenden schweren entzündlichen Veränderungen in der Blase.

Verschulden. Es lag insofern ein Verstoß gegen die allgemein anerkannten Regeln der Medizin vor, als der Arzt bei Behandlungsbeginn wußte, daß die Patientin anderweitig bereits längere Zeit erfolglos vorbehandelt war. Insofern hätte er sofortige Untersuchung auf Tuberkulose vornehmen müssen.

Dieser Verstoß gegen die erforderliche Sorgfalt ist aber seinerzeit durch den Betrag von 1200 RM entschädigt worden. Über diese Vorgänge bestehen keine Akten. Es muß jedoch angenommen werden, daß bei der Höhe der Summe der weitere Verlauf vorhergesehen und berücksichtigt wurde, da allgemein bekannt ist, daß eine so schwere Blasenentzündung im weiteren Verlauf zu einer Blasenschrumpfung führen wird und entsprechende weitere Beschwerden zu erwarten sind. Insbesondere ist sicher berücksichtigt, daß es zu dieser Schrumpfblase so oder so gekommen wäre, auch wenn zwei bis drei Monate früher die richtige Diagnose gestellt worden wäre. Es kann auch nicht darauf abgestellt werden, daß die jetzt bestehende Schlafmittelsucht nicht vorhersehbar gewesen sei, denn es wird auch damals berücksichtigt worden sein, daß bei den entsprechenden Miktionsbeschwerden ein vermehrter Medikamentverbrauch zu erwarten war.

Erledigung des Verfahrens. Abfindung mit einer Geldsumme unter ausdrücklicher Bestreitung einer Rechtsverpflichtung.

Literatur zu Kapitel 8, Abschnitte I und II 1—5[1]

ABESHOUSE, B. S., and T. WEINBERG: Experimental study of solvent action of versene on urinary calculi. J. Urol. (Baltimore) **65**, 316 (1951).

ALKEN, C. E.: Renovasographie bei Teilresektion der Niere und ihre Bedeutung für die Diagnostik isolierter Prozesse am Nierenparenchym. Z. Urol. (Kongreßband) 121 (1952).

— Die unspezifische Entzündung in der Urologie. Der Urologe 1, 2 (1962).

—, u. F. SOMMER: Die Renovasographie. Z. Urol. **43**, 420 (1950).

— — Die Renovasographie in der Diagnostik des Hypernephroms. Z. Urol. **44**, 564 (1951).

— — u. F. KLING: Renovasographie vor Teilresektion der Niere. Z. Urol. **44**, 569 (1951).

ALTMANN, H. W.: Das postoperative Nierenversagen als chirurgisches Problem, Pathologische Anatomie. Haupt-Vortrag Vereinigg. Mittelrhein. Chirurgen Würzburg 6.—7.10.1961.

[1] Literaturergänzung s. S. 549.

ANDERSON, P. T., and HILLEROD: Tomography and adjunct to Urography. Denmark Act. radio. **30**, 225 (1948).
AURIG, G.: Dtsch. Gesundh.-Wes. 1031 (1953).
BAETZNER, W.: Diagnostik der chirurgischen Nierenerkrankungen. Berlin: Springer 1921.
BARETZ, L. H.: Rupture of the kidney following pyelography. J. Amer. med. Ass. **106**, 980 (1936).
BINZ, A.: Geschichte des Uroselektans. Z. Urol. **31**, 73 (1937).
BLANCHOT, I.: Persistance dans un rein atteint de pyonéphrose calculeuse de lipiodol injecté trois ans auparavant. Ref. Z. urol. Chir. **37**, 227 (1933).
BLATT, P.: Hilfeleistungen und Irreführung durch die Röntgenmethoden in der urologischen Diagnostik. Z. urol. Chir. **29**, 45 (1930).
—, u. O. SCHWARZ: Klinische Beiträge zu einer kritischen Theorie der urologischen Diagnostik. Z. urol. Chir. **27**, 206 (1929).
BODEN, O.: Eine neue Art der Sterilisation urologischer Instrumente. Z. Urol. **2**, 49 (1960).
BOEMINGHAUS, H.: Zur Irreführung durch die röntgenologischen Untersuchungsmethoden (Pyelographie in der Urologie). Z. urol. Chir. **30**, 264 (1930).
—, u. A. HENDRIOCK: Eyperimenteller und klinischer Beitrag zur Frage des pelvi-renalen und sog. pyelovenösen Übertritts. Langenbecks Arch. klin. Chir. **155**, 435 (1929).
— Urologische Diagnostik und Therapie. Jena: Gustav Fischer 1931.
—, u. L. ZEISS: Die Erkrankungen der Harnorgane im Röntgenbild. Leipzig: Johann Ambrosius Barth 1933.
— Urologie. München-Gräfelfing: Banaschewski 1954.
— Diagnostische, klinische und therapeutische Betrachtungen zum Harnleiterstein. Z. Urol. **3**, 127 (1961).
BOHNE, A. W., and W. CHRISTESON: Clinical evaluation of a concentrated jodine preparation. (For intravenous Nephrographie and Pyelographie). Radiology **60**, 401 (1953).
BONANOME, A.: Mixo lipoma retroperitoneale utilià del pneumoretroperitoneo e dell' aortografia nella localizzazione dei fumori retroperfonea li. Nunt. radiol. (Firenze) **19**, 582 (1953).
BORGHGRAEF, R. R., R. H. KESSLER and R. F. PITTS: Plasma regression, distribution and excretion of radiomercury in relation to diuresis following the intravenous administration of Hg^{203} labelled Chlormerodrin to the dog. J. clin. Invest. **35**, 1055 (1956).
BORZA, v. E.: Fremdkörper imitierende Kontrastmasse. Z. urol. Chir. **28**, 357 (1929).
BOSHAMER, K.: Lehrbuch der Urologie. 5. Aufl. Stuttgart: Gustav Fischer 1953.
BOSS, W.: Fremdkörper der Harnblase. Z. urol. Chir. **34**, 378 (1932).
BOURNE, N. W., and H. W. HEFKE: Body section pyelograms in children. J. Urol. (Baltimore) **45**, 296 (1941).
BRAUNBEHRENS v., H.: Allergische Zwischenfälle bei intravenöser Pyelographie. Münch. med. Wschr. **19**, 1203 (1940).
BRUETT, H.: Zur Frage der „üblen Zufälle“ bei der Pyelographie. Z. urol. Chir. **10**, 295 (1922).
BUDNIOK, R.: Über einen Fall von Luftembolie durch ein Pneumogramm der Harnwege in Peridural-Anästhesie. Fortschr. Röntgenstr. **74**, 348 (1951).
BÜRGER, M.: Klinische Fehldiagnosen. Stuttgart: Georg Thieme 1953.
BÜSCHER, A. K.: Beitrag zur Röntgendiagnostik an der freigelegten Niere. Urologia (Treviso), Ser. II, 217 (1955).
BURMESTER, H.: Die Haftpflicht des Arztes und der Krankenanstalt. Hamburg: Christen & Co. 1957.
CASPER, L., u. E. PICARD: Lehrbuch der urologischen Diagnostik. Leipzig: Georg Thieme 1930.
—, u. P. F. RICHTER: Handbuch der Urologie, Bd. 2, S. 193. Berlin-Göttingen-Heidelberg: Springer 1929.
CAVELLI, S.: Vereins- und Kongreßberichte. Berliner Med. Ges. 30. 11. 1921. Dtsch. med. Wschr. **47**, 1601 (1921).
COCCHI, U.: Retropneumoperitoneum und Pneumomediastinum. Stuttgart: Georg Thieme 1957.
COULOND, L.: Zit. nach BOEMINGHAUS, Urologie. München: Banaschewski 1954.
CRUZ, M.: Welchen Einfluß hat die Beschaffenheit der Füllungsflüssigkeit auf die Verteilungsweise von Nierenbeckenextravasaten. Z. urol. Chir. **42**, 164 (1936).
DAVIDSON, O. W., and R. P. SMITH: Uretero-arterial fistula. J. Urol. (Baltimore) **42**, 257 (1939).
DELL'ADAMI, C., u. C. MENEGHINI: Die Insufflation des extraperitonealen Bindegewebes in der Röntgendiagnostik der oberen Harnorgane mit besonderer Berücksichtigung der Möglichkeiten der Stratigraphie. Fortschr. Röntgenstr. **76**, 77 (1952).
DENNEBERG, T., u. I. HEDENSKOG: The Radioactive Hypaque Renogram. Acta med. scand. **165**, 61 (1959).

DESGREZ, A., C. RAYNAND, P. BLANCHON et C. KELLERSOHN: Le scintigramme rénal obtenn grâce à l'utilisation d'un diuretique mercuriel marque. Considérations préliminaries. Bull. Soc. méd. Hôp. Paris **77**, 536 (1961).

DETTMAR, H.: Die pyelographischen Untersuchungsmethoden bei der Urotuberkulose, ihre Bewertung und die Reihenfolge ihrer Anwendung. Med. Klin. **46**, 47 (1951).

DOS SANTOS, R.: Die Arteriographie der Niere (am Lebenden). Mit Demonstration von Diapositiven. Z. Urol., Sonderband S. 386 (1930).

DOTTER, Ch. T., and J. STEINBERG: Angiocardiographie. Circulation **4**, 123 (1951).

DÜX, A., P. THURN u. B. KISSELER: Der physiologische Entleerungsmechanismus der ableitenden Harnwege im Röntgenkinematogramm. Fortschr. Röntgenstr. **97**, 687 (1962).

EDHOLM, P., and S. I. SELDINGER: Percutaneous Catheterization of the Renal Artery. Seldinger Acta radiol. scand. **45**, 15 (1956).

EDSMANN, G., u. E. L. LJUNGGREN: Z. Urol., Kongreßheft 130 (1954).

EICHLER, P.: Die Ursache der Nierenbeckenextravasate und ihre Verhütung. Röntgenpraxis **7**, 803 (1935).

EVANS, J. A., W. DUBILIER and J. C. MONTEITH: Nephrotomographie. (A preliminary report) Amer. J. Roentgenol. **71**, 213 (1954).

FAGERBERG, S.: Pneumoretroperitoneum. Technique und results. Acta radiol. (Stockh.) **37**, 519 (1952).

FEINDT, H. R.: Nierenrindenkarzinom. Fortschr. Röntgenstr. **79**, 124 (1953).

FEINE, U., u. K. M. BAUER: Zur Technik, Deutung und Indikation des Radioisotopennephrogrammes mit Jod — 131 — markierten Urografin. Fortschr. Röntgenstr. **5**, 623 (1961).

FIEBELKORN, H. J., u. E. MÖKESCH: Zur subkutanen Ausscheidungspyelographie bei Erwachsenen unter Hyaluronidasezusatz. Med. Mschr. **6**, 516 (1952).

FRAENKEL, W. K.: Über Fehlbeurteilung von Pyelogrammen. Mitteilung eines Falles. Dtsch. Z. Chir. **235**, 193 (1932).

FRANKE, H.: Klinische Beiträge zur Frage des pyelographisch sichtbaren pelvirenalen Rückflusses. Z. Urol. **30**, 505 (1936).

FREY, W., u. F. SUTER: Nieren und ableitende Harnwege. In: Handb. der inn. Med., Bd. VIII. Berlin-Göttingen-Heidelberg: Springer 1951.

FRIEDMANN, L. I., R. FRIEDENBERG and L. LOWE: Intravenous Urography by Rapid Injection. Amer. J. Roentgenol. **69**, 433 (1953).

FRIEDRICH, H.: Kann die Freilegung der Niere die präoperative Diagnose fördern bzw. ergänzen? Chirurg **20**, 23 (1949).

FRÖHLICH, E. D., F. J. FEDOR, W. V. C. LEAHY and E. D. FREIS: Evaluation of J^{131} labelled diodrast renogram with suggestions on improving the technic. Med. Ann. D. C. **28**, 324 (1959).

FUCHS, F.: Über den pyelovenösen Reflux der menschlichen Niere. Z. urol. Chir. **22**, 435 (1927).

— Zur Frage der pyelographisch sichtbaren Nierenbeckenextravasate. Z. urol. Chir. **27**, 257 (1930).

— Die Hydromechanik der Niere. Anatomische und experimentelle Grundlagen, biologische und klinische Bedeutung. Z. urol. Chir. **33**, 1 (1931).

— Die physiologische Rolle des Fornixapparates. Z. urol. Chir. **42**, 80 (1936).

GADERMANN, E., u. E. A. SCHRADER: Zur Technik und Indikation der lumbalen Aortographie. Fortschr. Röntgenstr. **75**, 670 (1951).

GIERTZ, G.: Enterococci in urinary tract infections. Acta chir. scand., Suppl. **94**, 109 (1946).

GLANZMANN, H., u. H. ETTER: Diagnostische Bedeutung der Renovasographie. Schweiz. med. Wschr. **24**, 728 (1961).

GÖTZE, O.: Neue bedeutende Fortschritte auf dem Gebiete der Röntgendiagnostik der gesamten Bauchhöhle. MMW Verh. Dtsch. Ges. Urol. 5. Kong. 1918, S. 979. Leipzig: Georg Thieme 1922.

— Ein neues Verfahren der Gasfüllung für das Pneumoperitoneum. MMW Verh. Dtsch. Ges. Urol. 5. Kongreß 1921, S. 233—34. Leipzig: Georg Thieme 1922.

GOLDAMMER, F.: Beitrag zur Frage der Beckenflecke. Fortschr. Röntgenstr. **12**, 299 (1908).

GOLDHAHN, R., u. M. SCHLÄGER: Fehler und Gefahren bei Einspritzungen und ihre rechtlichen Folgen. Stuttgart: Georg Thieme 1948.

GOTTLIEB, J.: Fehler und Gefahren in der Chirurgie. Schwere Komplikationen nach intravenöser Injektion von Indigokarmin. Zbl. Chir. 2797 (1930).

GÜNTHER, G. W.: Klinische und anatomische Pathologie des Nierenbeckens und der Kelche. Z. Urol. **42**, 42 (1949).

GÜTGEMANN, A.: Pyelographie bei eitrigen Entzündungen der Nierenhüllen. Z. urol. Chir. **46**, 393 (1943).

GÜTGEMANN, A.: Über Nierenbeckentumoren. Chirurg, **1**, 1 (1949).
— Neue Grundlagen und Gesichtspunkte zur Pathogenese und Therapie der Urogenitaltuberkulose. Bruns' Beitr. klin. Chir. **182**, 83 (1951).
GULEKE, O.: Fehlbeurteilungen von Röntgenbildern. Dtsch. Z. Chir. **232**, 134 (1931).
HAASE, W.: Über die Röntgendarstellung der Harnblase. Z. Urol. **40**, 283 (1947).
HAMPERL, H.: Lehrbuch der allgemeinen Pathologie und der pathologischen Anatomie, 22. u. 23. Aufl. Berlin-Göttingen-Heidelberg: Springer 1957.
HARTMANN, G.: Ein Beitrag zur Angiographie der sogen. einseitigen funktionslosen Niere. Z. Urol. **52**, 161 (1959).
HARVARD, M.: Renal angiography. J. Urol. (Baltimore) **70**, 15—19 (1953).
HAUBRICH, R.: Über Nierentumoren im Pneumoretroperitoneum. Fortschr. Röntgenstr. **80**, 242 (1954).
HAUKENESS, G., W. A. CROCKET and D. PERRICH: Experiments with and interpretation of the diodrast renogram. Clin. Res. **6**, 107 (1958).
HAYNIE, T. P., B. H. STEWART, M. M. NOHFAL, E. A. CARR and W. H. BEIERWALTES: Diagnosis of Renal Vascular Disease on Renal Tumors by Photoscanning. J. Amer. med. Ass. **179**, 137 (1962).
HEISE, G. W., u. K. HASSELBACHER: Das urologische Gutachten. Leipzig: Georg Thieme 1959.
HELLNER, H.: Erfahrungen an sogenannten Kunstfehlergutachten. Hefte Unfallheilk. **43**, 126 (1952).
HELLSTRÖM, J.: Die Bedeutung der Uterenkatheterung für die Entstehung von vesicoureteralem Reflux. Z. urol. Chir. **29**, 101 (1930).
HENKEL, W.: Die Haftpflicht des Arztes. VersR 303 (1953).
HEPBURN, Th. N.: Mobility of trigone a cause of bladder obstruction. J. Urol. (Baltimore) 591 (1931).
HERMANN v., J.: Über Büschelbildung bei der Pyelographie. Z. urol. Chir. 28 (1929).
HERRMANN, G.: Indikation und Technik der retrograden Pyelographie. Münch. med. Wschr. 922 (1950).
HINMAN, F., and R. K. LEE-BROWN: Pyelovenous back flow. Its relation to pelvic reabsorption, to hydronephrosis and to accidents of pyelography. J. Amer. med. Ass. **82**, 607 (1924).
HITTMAIR, A.: Fehldiagnosen in der Inneren Medizin. Med. Klin. **51**, 369 (1956).
HOFMAN, D.: Röntgenaufnahmen in der Schwangerschaft. Landarzt **27**, 1170 (1962).
HOIGNE, R., u. K. SCHOCK: Anaphylaktischer Schock und akute nicht-allergische Reaktionen nach Procain-Penicillin. Schweiz. med. Wschr. **89**, 1350 (1959).
HORSCH, K.: Über Anurie mit besonderer Berücksichtigung der subrenalen Form bei der Einzelniere (Beitrag zur Frage der Kontrastmittelschädigung). Z. Urol. **34**, 428 (1940).
HORST, W., H. RÖSLER, C. SCHNEIDER u. B. CONRAD: Die kombinierte Untersuchung von Nierenfunktion und Nierenanatomie durch Radionephrographie und Renoszintigramm. Dtsch. med. Wschr. **56**, 2485 (1961).
HRYNTSCHAK, Th.: Über die endoskopische Sphinctereinkerbung bei der Blasenhalskontraktur. Verh. Dtsch. Ges. Urol., Kongreßband, S. 121—130. Leipzig: Georg Thieme 1929.
HUEBER, W.: Todesfälle nach Injektion jodhaltiger Kontrastmittel. Münch. med. Wschr. 792 (1942).
HÜBNER, A., u. H. DROST: Ärztliches Haftpflichtrecht. Berlin-Göttingen-Heidelberg: Springer 1955.
ICHIKAWA, T., and H. TANINO: Nephrophtisis dextra. Z. Urol. **32**, 564 (1938).
ISRAEL, J., u. W. ISRAEL: Chirurgie der Niere und des Harnleiters. Leipzig: Georg Thieme 1925.
JAHN, J.: Spasmus der Arteria brachialis bei intravenöser Tropfinfusion (Arterial spasm due to intravenous infusion. M. SUTTON). Brit. med. J. **1952**, 859. Ref. Med. Klin. **49**, 382 (1954).
JANKER, R.: Röntgenologisch beobachtete Perforation (Magen, Harnblase, Niere). Röntgenpraxis 8, 721 (1936).
— Weitere Fortschritte des Röntgenfernsehens. Röntgen-Bl. **10**, 174 (1957).
— Die praktische und wissenschaftliche Verwendung der elektronischen Bildverstärkung und des Röntgenfernsehens. Fortschr. Röntgenstr. **88**, 377 (1958).
JANSSEN, A.: Chirurgische Erkrankungen der Harnorgane. Berlin: Springer 1938.
JOCHIMS, J.: Ausscheidungspyelographie beim Säugling mit Hilfe des Tomographen. Röntgenpraxis **11**, 371 (1939).
— Erfahrungen mit Ausscheidungspyelographie bei jungen Kindern. Kinderärztl. Prax. **11**, 211 (1940).
JOSEPH, E.: Die Harnorgane im Röntgenbild. Leipzig: Georg Thieme 1926.
JUNGMICHEL, G.: Todesfall nach Perabrodil-Injektion. Münch. med. Wschr. 393 (1940).

KARCHER, G.: Diagnose und Behandlung der einseitigen ascendierenden anurischen Pyelonephritis nach instrumentellen Harnwegsuntersuchungen. Langenbecks Arch. klin. Chir. **291**, 35 (1959).
KELLER, P.: Urologie. Dresden: Steinhoff 1954.
KINDALL, L.: Rupture complications of syringe pressure pyelograms. Urol. Rev. **37**, 711 (1933).
KIRCHHOFF, H.: Klinik und Therapie der Pyelonephritis. Vortrag 56. Tagg. d. Nordwestdtsch. Ges. f. Innere Med., Hamburg 26.—28. 1. 1961.
KLAPPROTH, H. J., A. HIRAKAWA and A. C. CORCARAN: Functional significance of the radioisotope renogram: An experimental study. The J. Urol. **1**, 77 (1962).
KLOSS, G.: Strahlenbelastung durch Hg^{203}-markierte Testpräparate zur Nierendiagnostik. Nucl.-Med. (Stuttg.) **3**, 82 (1962).
KNEISE, O.: Grenzen der Diagnostik und Therapie in der Urologie. Z. Urol. 30 (1936).
—, K. L. SCHOBER u. U. SCHNEIDER: Die Röntgenuntersuchung der Harnorgane, 5. Aufl. Leipzig: Georg Thieme 1958.
KÖNIG, E.: Die sogenannte Büschelbildung im menschlichen Nieren-Röntgenbild. Dtsch. Z. Chir. **218**, 393 (1929).
KÖSTLIN, H.: Spritzenschäden. Arch. orthop. Unfall-Chir. **2**, 90 (1939).
KOKAS, F., u. Z. ZSEBÖK: Röntgendarstellung der Nebenniere und der Niere durch perirenale Lufteinblasung. Fortschr. Röntgenstr. **74**, 218 (1951).
LARSSON, H., and A. PALMLÖV: Abdominal Aortographie with special reference to its complications. Acta radiol. (Stockh.) **38**, 111 (1952).
LAUBER, H. J.: Vermeidbare Gefahren bei der retrograden Pyelographie. Zbl. Chir. 343 (1942).
LEIGH, F., and V. ROGERS: Visualization of the abdominal Aorta and its branches following intravenous injection of contrast medium. Amer. J. Roentgenol. **64**, 945 (1950).
LICHTENBERG, A., F. VOELCKER u. H. WILDBOLZ: Handbuch der Urologie. Berlin: Springer 1926.
LINDGREN, E.: Technique of abdominal aortography. Acta radiol. (Stockh.) **39**, 205 (1953).
LODIN, H., and L. THORNE: Renal function following aortography carried out under ganglionic block. Acta radiol. (Stockh.) **43**, 345 (1955).
LOHMUELLER, W.: Diskussionsbemerkungen zum Thema der instrumentellen Pyelographie. Z. Urol., Kongreßband, 257 (1949).
LOVEY, A.: Über einen eigenartigen Zwischenfall bei der Anlegung eines Pneumoperitoneums. Münch. med. Wschr. **69**, 86 (1922).
MARION, H.: De L'appareillage des malades après cystostomie. J. d'Urol. **26**, 31 (1928).
MAY, F.: Über die Verwendung gerader Metallbougies für die Harnröhre. Z. Urol., Kongreßband, 295 (1949).
MCAFEE, J. G., and H. N. WAGNER: Visualization of Renal Parenchyma by Scintiscanning with Hg^{203} Neohydrin. Radiology **75**, 820 (1960).
MEDLAV, G.: Zit nach BOEMINHAUS, Urologie. München: Banaschewski 1954.
MILLIEZ, P., J. BAILLET, D. FRISTEL, G. LAGONE et P. LANDAT: Le Néphrogramme isotopique. Bull. Soc. méd. Hôp. Paris **74**, 521 (1958).
MINDER, J.: Experimentelle und klinische Beiträge zur Frage des pyelovenösen Refluxes und seine klinische Bedeutung. Z. urol. Chir. **30**, 404 (1930).
MOELLER, W.: Miliartuberkulose nach Sondierung bei tuberkulöser Urethrastriktur. Acta chir. scand. **75**, 507 (1934).
MONTANDON, A., P. WENGER et H. W. ROTH: Le néphrogramme isotopique à l'Hypaque marqué. J. suisse med. **2**, 35 (1962).
MOORE, Th.: Pyelographie reactions. Brit. J. Urol. **11**, 233 (1939).
MÜLLER, H. G.: Der klinische Zusammenhang zwischen Blasentumoren und ableitenden Harnwegen. Dtsch. med. Wschr. **75**, 1555 (1950).
MÜLLER-MEERNACH, W., u. R. BUDNIOK: Die subkutane und intramuskuläre Anwendung von Röntgenkontrastmitteln in Verbindung mit Hyaluronidase zur Ausscheidungsurographie. Ärzt. Wschr. **6**, 1187 (1961).
NOEGGERATH, C., u. A. NITSCHKE: Urogenitalerkrankungen der Kinder. In: Handbuch der Kinderheilkunde von PFAUNDLER und SCHLOSSMANN. Berlin: Vogel 1931.
OEDMANN, P.: Percutanous selective angiography of the main branches of the aorta. Acta radiol. (Stockh.) **45**, 1 (1956).
OTTOW, B.: Über Traumatisierung des Ureters durch den Katheter. Zbl. Gynäk. 1099 (1930).
PABST, K., u. H. L. THORN: Untersuchungen über die Kältediurese. Arch. phys. Ther. (Lpz.) **13**, 201 (1960).
PÄSSLER, H. W.: Die Angiographie. Stuttgart: Georg Thieme 1952.
PASCHKIS, R.: Irrtümer und Fehler in der urologischen Diagnostik und Therapie. Wien. klin. Wschr. **72**, 877 (1960).

PEIRCE, E. C., and W. P. RAMEY: Renal arteriography: report of a percutaneous method using the femoral artery approach and a disposable catheter. J. Urol. (Baltimore) **69**, 578 (1953).

PENDERGRASS, E. P., P. J. HODES, R. L. TONDREAU, C. C. POWELL and E. D. BURDICK: Further consideration of deaths and unfavourable sequelae following the administration of contrast media in urography in the United States. Amer. J. Roentgenol. **74**, 2 (1955).

PENZOLD, J.: Erfahrungen und Ergebnisse bei der Behandlung der Nierentuberkulose in den Jahren 1923—1933 an der Chirurgischen Klinik in Leipzig. Diss. Leipzig (1935).

PERRET, W.: Rechtsprechung. Rechtsfragen bei Einspritzungen. Mschr. Unfallheilk. **52**, 74 (1959).

— Arzthaftpflicht. München-Berlin: Urban & Schwarzenberg 1956.

PETKOVIC, S.: Die Bedeutung der Urographie bei der Beurteilung der Malignität von Blasentumoren. Z. Urol. **46**, 511 (1953).

PFLAUMER, E.: Exakte Chromocystoskopie. Z. urol. Chir. **10**, 245 (1922).

— Grundsätzliches zur Untersuchung und Behandlung bei Urotuberkulose. Langenbecks Arch. klin. Chir. **180**, 165, 504 (1934).

— Nichtschattengebende Harnsteine. Münch. med. Wschr. 483 (1934).

POLLAK, H.: Klinik und Therapie der Pyelonephritis. Vortrag 56. Tagg. der Nordwestdtsch. Ges. f. Innere Medizin, Hamburg 26.—28. 1. 1961.

PÓSTA, B.: Die Bedeutung der Schleimhautanaesthesie für die Röntgendiagnostik des Nierenbeckens. Z. Urol. **52**, 438 (1959).

PRAETORIUS, G.: Eine Irrtumsquelle bei Röntgenuntersuchungen der Niere. Z. Urol. **32**, 350 (1938).

RAGAGLINI, G.: Technica urografica per via intramuscolare previa introduzione di sostanze diffoudenti. Ann. Radiol. diagn. (Bologna) **24**, 165 (1952).

RAUTENBERG, E.: Röntgenographie der Leber, der Milz und des Zwerchfells. Dtsch. med. Wschr. 1205 (1914).

— Pneumoperitoneale Röntgendiagnostik. Dtsch. med. Wschr. 203 (1919).

REINHARD, K.: Technik des Retropneumoperitoneums. Dtsch. med. Wschr. **77**, 804 (1952).

RENFER, H. R.: Das Pneumoretroperitoneum. Radiol. chir. (Basel) **22**, 507 (1953).

RÉNYI-VÁMOS, F., H. JELLINEK, D. FRAUG u. E. ROSDY: Über die Wirkung von Infektion und Verschluß des Nierenhöhlensystems auf die contralaterale Niere. Acta. chir. (Budapest) **3**, 321 (1960) .

REVEL jr., S. T. R., F. J. BORGESS, G. ENTWISLE and I. D. YOUNG jr.: An appraisal of certain tests for the detection of Hypertension of unilateral renal origin. Ann. intern. Med. **53**, 970 (1960).

RICHTER, S.: Zur Kenntnis der Harnröhrentuberkulose, insbesondere ihrer strikturierenden Form. Acta chir. scand. **59**, 237 (1936).

RINTELEN, G., u. G. K. TILK: Beitrag zur Klinik der Cystenniere. Dtsch. Z. Chir. **254**, 588 (1941).

ROSENO, A.: Studien zur intravenösen Pyelographie. Verh. dtsch. Ges. Urol. 431 (1929).

ROSENSTEIN, P.: Die „Pneumoradiographie des Nierenlagers", ein neues Verfahren zur radiographischen Darstellung der Nieren und ihrer Nachbarorgane (Nebenniere, Milz, Leber). Z. Urol. **15**, 447 (1921).

ROSSI, L.: Il retropneumoperitoneo nellostudio dell'apparato urinario. Ann. Radiol. diagn. (Bologna) 25, 323 (1953).

ROUSSELLE, L.: Tomographie tridimensionelle et contraste gazeux. Rev. méd Liège **8**, 741 (1953).

ROVSING, Th.: Klinische und experimentelle Untersuchungen über infektiöse Krankheiten der Harnorgane. Obs. Nr. 46. Berlin: Oskar Coblentz 1898.

RUMMELHARDT, S.: Der pelvirenale Reflux. Z. Urol. **44**, 628 (1951).

SALLERAS, J.: Vesico-ureteraler Rückfluß als Fehlerquelle bei der Ausscheidungsurographie. Ref. Z. urol. Chir. **43**, 111 (1937).

SARRE, H.: Nierenkrankheiten. Stuttgart: Georg Thieme 1959.

SCHEGA, W., u. G. HEINEMANN: Das Ausscheidungspyelogramm nach subkutaner Kontrastmittelgabe. Z. Urol. **45**, 443 (1952).

SCHIMATZEK, A.: Die Indikationen zur Aortographie bei Erkrankungen der Niere. Urologe **3**, 187 (1962).

SCHINZ, H. R.: Möglichkeiten, Grenzen, Zuverlässigkeit und bestes Vorgehen beim Nachweis von Harnsteinen. Röntgenpraxis **14**, 241 (1942).

— W. E. BAENSCH u. E. FRIEDL: Lehrbuch der Röntgendiagnostik, 5. Aufl. Leipzig: Georg Thieme 1939.

SCHNEIDER, H.: Über die Notwendigkeit der retrograden Pyelographie für die Erkennung chirurgischer Nierenerkrankungen. Med. Klin. 137 (1948).

SCHNEIDER, U.: Zit. nach KNEISE-SCHOBER.

SCHNEIDER, W.: Venolenkrämpfe bei Bluttransfusionen. Dtsch. med. Wschr. **77**, 508 (1952).
SCHNEIDRZIK, W. E. J.: Die Ausscheidungsurographie. Zbl. Chir. **74**, 459 (1949). (Unter besonderer Berücksichtigung der schnellen Injektion des Per-Abrodils.)
SCHUBERT, O.: Eine Komplikation bei Pyelographierung. Zbl. Chir. **60**, 1825 (1933).
SCHUBERT, R.: Allergie bei jodhaltigen Nierenkontrastmitteln. Z. Urol. **40**, 76 (1947).
SCHULTHEIS, Th.: Zur Deutung des Kontrastbildes der Harnblase bei Ausscheidungsurographie. Langenbecks Arch. klin. Chir. **264**, 586 (1950).
SCHULZE-BERGMANN, G.: Zur Aortographie in der Urologie. Z. Urol., Kongreßheft, 129 (1954).
SERATO, M., J. T. GRAYHACK and D. P. EARLE: A Clinical Evaluation of the Jodopyracet (Diodrast) Renogram. Arch. intern. Med. **103**, 851 (1959).
SGALITZER, M.: Zur Röntgendiagnostik der Nierenkonkremente. Langenbecks Arch. klin. Chir. **116**, 231 (1921).
SIGEL, A.: Verbesserung der urographischen Diagnostik durch Spätaufnahmen. Urologe **3**, 196 (1962).
SIMON, E.: Aussprache zu einem Vortrag von W. BOSS: Fremdkörper der Harnblase. Zbl. Chir. **59**, 1061 (1932).
SINNER, W.: Technik, Indikation und Grenzen der Szintigraphie. Schweiz. med. Wschr. **49**, 1494 (1961).
SOCHA, P.: Zusammenstellung und Betrachtungen über die bislang bekannten Zwischenfälle auf Grund von Unverträglichkeit des Indigocarmins bei der Nierenfunktionsprobe. Z. Urol. **6**, 303 (1962).
SOMMER, A.: Todesfall bei Paraffin-Benzin-Cystoskopie der Blase. Langenbecks Arch. klin. Kongreßber., 179 (1932).
STEINBACH, H., L. LYON, P. RICHARDS, D. R. SMITHS and E. R. MILLER: Extraperitoneal Pneumographie. Radiology **59**, 167 (1952).
STEVENS, W. E.: Foreign bodies in the ureter. Report of cases. Ref. Z. urol. Chir. **30**, 364 (1930).
STICH, R.: Rechtsfragen der Chirurgie. LVIII. Der ärztliche Sachverständige. Langenbecks Arch. klin. Chir. 273 398 (1953).
STOECKEL, W.: Gynäkologische Urologie. Minden: Bergmann 1938.
STÖHR, O.: Fehler und Gefahren bei subcutanen, intramuskulären und intravenösen Einspritzungen. Chirurg **5**, 171 (1933).
SVIBEL, J.: Zufall beim Ureterenkatheterismus. (Spanisch). Ref. Z. urol. Chir. **36**, 115 (1933).
TAPLIN, G. V., O. M. MEREDITH jr., H. KADE and C. C. WINTER: The Radioisotope renogram. (An external test for Individual Kidney function and upper urianary tract patency) J. Lab. clin. Med. **48**, 886 (1956).
— — — — The Radioisotoperenogram. AEC Rept. UCLA Nr 366 Mai 1956.
THELEN, A.: Die Pathologie des Harnleiters im Röntgenbild. Stuttgart: Georg Thieme 1949.
TILLE, D.: Zur Technik und Indikation der Aortographie insbesondere der Renovasographie. Z. Urol. **52**, 121 (1959).
TÖPPNER, R.: Die diagnostische Bedeutung des pyelovenösen Refluxes. Fortschr. Röntgenstr. **50**, 281 (1934).
TRUC, E. et G. GUILLAUME: Intérêt de l'urographie veineuse et les conséquences possibles de l'uréthrographie dans les traumatismes uréthro-vésicaux. Mém. Acad. Chir. **79**, 738 (1953).
TZSCHIRNTSCH, K.: Die instrumentelle Schädigung der Nieren durch die retrograde Pyelographie. Z. Urol. **35**, 69 (1941).
— Röntgenologisch sichtbarer Appendix als Zufallsbefund bei der urologischen Untersuchung. Z. Urol. **43**, 259 (1950).
UHLIČ, K.: Perirenale und pararenale Geschwülste. Urol. **45**, 753 (1952).
UNGEHEUER, E.: Indikationen zur Aortographie. Med. Klin. **53**, 645 (1957).
VAHLENSIECK. W.: Osteomyelitis der Wirbelsäule nach Nierenoperationen bzw. bei Harnwegsinfekten. Z. Urol. **52**, 141 (1959).
— Seltene Nierenperforation. Z. Urol. **1**, 78 (1959).
— Der Kullerstein. Ärztl. Wschr. **3**, 54 (1960).
—, u. K. H. van de WEYER: Zur Differentialdiagnostik retroperitonealer Geschwülste. Münch. med. Wschr. **102**, 183 (1960).
VESEY, V., C. T. DOTTER and J. STEINBERG: Nephrography: simplified Technic. Radiology **55**, 827 (1950).
VESPIGNIANI, L.: Difficoltà della diagnosi differenziale fra tumori intra — ed extrarenali. Ann. Radiol. diagn. (Bologna) **25**, **445** (1953).
VOELCKER, F., u. P. LEDDERHOSE: Chirurgische Erkrankungen und Verletzungen der Harnorgane. Leipzig: Georg Thieme 1925.
—, u. A. v. LICHTENBERG: Pyelographie (Röntgenographie des Nierenbeckens nach Kollargolfüllung). Münch. med. Wschr. 105 (1906).
VOGLER, E.: Retroperitoneale Pneumographie. (Pararectale Methode). Fortschr. Röntgenstr. **76**, 620 (1952).

Vogler, E., u. R. Herbst: Angiographie der Nieren. Stuttgart: Georg Thieme 1958.
—, E. Kahr u. H. Holzer: Serienvasographie der Nieren. Fortschr. Röntgenstr. **77**, 594 (1952).
Volhard, F., u. F. Suter: Erkrankungen der Nieren des Nierenbeckens und der Harnleiter. In: Handbuch der inneren Medizin von Mohr und Staebelein, 1.—3. Aufl. Berlin: Springer 1921—1940.
Volkmann, J.: Über die röntgenologische Darstellung der Harnwege durch Verbreitung schattengebender Substanzen. Fortschr. Röntgenstr. **33**, 132 (1925).
Wax, S. H., and D. F. McDonald: Analysis of the J^{131} Sodium o-Jodohippurate Renogram. J. Amer. Med. Ass. **179**, 140 (1962).
Weinbren, A.: Manual of Tomography. London: Lewis H. K. 1946.
Weingärtner, L.: Gefahren röntgenologischer Untersuchungen im Kindesalter und ihre Verhütungen. Dtsch. Gesundh.-Wes. **12**, 577 (1957).
Weyde, R.: Das Resultat der Behandlung der Nierentuberkulose in der Chirurgischen Universitätsklinik Upsala, insbesondere mit Rücksicht auf die Entstehung von Miliartuberkulose nach Cystoskopie und Sondierung. Nord. Med. **47**, 212 (1952).
Wildbolz, H., u. E. Wildbolz: Lehrbuch der Urologie, 3. Aufl. Berlin-Göttingen-Heidelberg: Springer 1952
Wilhelm, J.: Laminagraphy of Adrenals. J. Urol. (Baltimore) **49**, 785 (1943).
Wille-Baumkauff, H.: Ein Beitrag zur Arteriographie der Nieren. Jena: Gustav Fischer 1950.
— Operationen an den Harnorganen, in Fehler und Gefahren von Makkas-Stich-Bauer, Bd. II. Jena: Gustav Fischer 1954.
Winkler, C., u. H. Schepers: Eine Methode zur elektromagnetischen Impulsspeicherung bei der scintillographischen Isotopendiagnostik. Nucl. Med. (Stuttg.) **1**, 67 (1961).
Winter, C. C.: A clinical study of a new renal function test: The Radioactive Diodrast Renogram. J. Urol. (Baltimore) **76**, 182 (1956).
— Unilateral Renal Disease and Hypertension: Use of Radioactive Diodrast Renogram as a Screening Test. J. Urol. (Baltimore) **78**, 107 (1957).
— Further experiences with the Radioisotope Renogram. Amer. J. Roentgenol. **82**, 862 (1959).
—, and W. G. Meyers: J^{125}, New Radioisotope for Labelles Hippuran Renogram. J. Urol. (Baltimore) **1**, 100 (1962).
—, and G. V. Taplin: A Clinical Comparsion and Analysis of Radioactive Diodrast, Hypaque, Miokon and Urokon Renograms as Tests of Kidney Function. J. Urol. (Baltimore) 79, 573 (1958).
Winz, H. R.: Das Ausscheidungsurogramm mit Hyaluronidase. Z. Urol. **46**, 130 (1953).
Wittels, J.: Der pyelovenöse Reflux an der kompensatorisch-hypertropischen Niere. Z. urol. Chir. **32**, **80** (1931).
Wojewski, A., u. S. Krason: Zur Frage der akuten Niereninfektion nach Pyelographie. Z. Urol. **8**, 431 (1962).
Zdansky, E.: Schädigung durch Röntgendiagnostik und Strahlentherapie. Vortrag 14. Österr. Ärztekongr. Wien 17.—22. 10. 1960.
Zeiss, L.: Zwei Fälle von Nierentuberkulose. Z. Urol. **34**, 76 (1940).
Zielke, H.: Totaler pelvi-renaler Übertritt eines Kontrastmittels in subkapsuläre Blutungshöhle. Z. urol. Chir. **36**, 445 (1933).
Zollinger, H. K.: Klinik und Therapie der Pyelonephritis. Vortrag 56. Tagg. der Nordwestdtsch. Ges. f. Innere Medizin, Hamburg 26.—28. 1. 1961.
Zum Winkel, K.: Grundlagen der Nierenszintigraphie mit Hg^{203}-Salyrgan. Sonderbände zur Strahlentherapie **46**, 214 (1960).
—, u. K. E. Scheer: Die Isotopen-Nephrographie als urologische Untersuchungsmethode. Nucl. Med. (Stuttg.) **1**, 71 (1961). — Z. Urol. **10**, 535 (1960).

6. „Fahrlässigkeit" bei Medikation, Injektion und Narkose

a) Unzureichende Medikation oder Rezeptierung

Aus der allgemeinen Pflicht des Arztes den Kranken vor Schädigungen an Leben und Gesundheit zu bewahren, folgt seine Pflicht einen ihm bis zum Behandlungsbeginn unbekannten Patienten so weit wie möglich vor jeglicher Medikation zu untersuchen.

Bei Fall XXIX (Abschn. II 5 c) ist aus der Aktenlage ersichtlich, daß in dem Vorwurf der falschen Behandlung einer Sepsis infolge der Fehldiagnose „Kreislaufkollaps bei akuter Glomerulonephritis", das Unterlassen einer sofortigen Penicillinmedikation eingeschlossen war.

Vom Gutachter wurde klargestellt, daß auch die sofortige Verabreichung von Penicillin den letalen Verlauf mit an Sicherheit grenzender Wahrscheinlichkeit nicht mehr hätte aufhalten können. Darüber hinaus bedarf es in solchen Fällen des Hinweises, daß die Verordnung eines hochwirksamen Medikamentes nur in Ausnahmefällen prophylaktisch erfolgt, in der Regel aber eine weitgehende Klärung der Diagnose vorausgehen muß, der dann ein gezielter Einsatz der Medikamente folgt.

Das Landgericht Göttingen führte dazu, gerade im Hinblick auf die Anwendung von Penicillin am 8. 5. 1952 aus: „Es ist bekannt, daß leicht eine Gewöhnung an Penicillin eintritt. Deshalb soll Penicillin nicht prophylaktisch gegeben werden".

Diese Untersuchungspflicht gilt besonders auch vor der Anwendung suchterzeugender Medikamente. Gerade in der Urologie ist häufig die Applikation schmerzlindernder Medikamente erforderlich. Wenn man in der Regel auch mit der Verabreichung nicht suchterzeugender Spasmolytica zum Ziele kommt, ist doch gelegentlich die Verabreichung suchterzeugender Alkaloide unumgänglich, wenn Schmerz- oder Erregungszustände anders nicht mehr zu beeinflussen sind. Der Bundesgerichtshof hat in seinem Urteil vom 28. 4. 1959 dazu ausdrücklich betont, daß bei bis dahin unbekannten Patienten so weit wie möglich auf Erkrankungen zu untersuchen ist, bei denen gegen die Anwendung hochwirksamer Morphine oder wenigstens gegen ihre i. v. Anwendung Bedenken bestehen. Das gilt für Erkrankungen der Atemwege und des Herzens, da dabei die besondere Gefahr einer Atemlähmung — wie sie im vorliegenden Fall eintrat — besteht.

Das gilt jedoch nicht nur für Alkaloide, sondern eigentlich für jede Medikation. So wurde im Gutachten Fall V (Abschn. II 2 d) ausgeführt: „Die Frage allerdings ob eine Rezeptierung ohne Untersuchung einen Verstoß gegen die ärztlichen Regeln darstellt, muß im Grunde bejaht werden".

In der urologischen Praxis wird häufiger von ambulant oder stationär behandelten Patienten der Vorwurf gemacht, daß eine Nachbehandlung unterlassen oder ungenügend durchgeführt worden sei.

Der Vorwurf einer ungenügenden Nachbehandlung wurde in einem Fall (XXXII) erhoben. Die Bildung eines Blasensteinrecidivs wurde auf unterlassene Blasenspülungen nach einer Prostatektomie mit Blasensteinentfernung zurückgeführt.

In einem anderen Fall (XXII) (Abschn. II 4 g) wurde u. a. der Vorwurf erhoben, daß keine Vorbeugungsmaßnahmen gegen eine postinstrumentelle Harninfektion getroffen worden seien.

Auf den Vorteil einer prophylaktischen Medikation, insbesondere nach ambulanten urologischen Eingriffen, wurde vorn bereits hingewiesen. In diesem Zusammenhang ist vom Gutachter aber immer eingehend zu prüfen, ob tatsächlich keine Nachsorgemaßnahmen getroffen oder ob die verordneten Medikamente nicht eingenommen wurden, da in der Nichteinnahme von Medikamenten, dem Nichterscheinen zu Kontrolluntersuchungen oder dem Nichtaufsuchen des weiterbehandelnden Arztes, der evtl. über die weitere Medikation informiert wurde, ein mitwirkendes Verschulden des Patienten liegen kann (s. auch Abschnitt B II 1 b), bzw. dadurch ein Verschulden des erstbehandelnden Arztes ausgeschlossen wird.

Bei der Rezeptierung von Medikamenten hat der Arzt die „gleiche Sorgfalt zu wahren, die jeder Mensch beachten muß" (Henkel), nach Geigel und Geigel „besondere Vorsicht". Es muß dabei vom Gutachter gelegentlich betont werden, daß ein Verschreiben bei der häufigen physischen Überlastung trotz sorgfältiger Kontrolle einmal möglich sein kann und dann nicht als Verschulden angesehen werden darf. Herold führt dazu aus: „Die physische und psychische Verfassung in der man sich befindet, setzt jedem bei der Bewältigung seiner Aufgaben bestimmte Grenzen. Danach darf auch der körperliche und seelische Zustand des Täters bei Begehung der Tat nicht unberücksichtigt bleiben. Es ist deshalb möglich, daß die Handlungsweise eines Arztes nicht als fahrlässig angesehen wird, weil er im Zustand völliger Übermüdung und Erschöpfung gehandelt hat. In solchen Fällen ergibt sich dann allerdings die weitere Frage, ob die Fahrlässigkeit des Arztes nicht darin liegt, daß er in diesem Zustand, dessen er sich bewußt war, einen Patienten behandelt oder operiert hat. Diese Frage wird in der Regel nur dann zu verneinen sein, wenn im Einzelfall die Behandlung oder Operation des Patienten sehr dringend und ein anderer Arzt, der sie hätte ausführen können, nicht zur Stelle war. Es wird dabei auch auf die Schwierigkeit der Behandlung, das Vorhandensein ärztlichen Hilfspersonals und ähnliche Umstände ankommen."

Diese Darlegungen gelten grundsätzlich für alle Komplikationen bei einer Behandlung. Der Gutachter wird aber in entsprechenden Fällen hervorheben müssen, daß sehr viele Ärzte fast regelmäßig in einer solchen Situation sind und die Ablehnung einer Behandlung, selbst wenn sie rechtlich zu vertreten wäre (Ebermayer, Hess und Venter, Kuhns, Liertz und Paffrath, Ponsold, Schmidt, Schönke und Schröder) in der Regel, infolge Arztmangels usw., unter dem Gesichtspunkt einer ausreichenden Versorgung der Patienten garnicht möglich ist.

Von Bedeutung ist in diesem Zusammenhang der Gebrauch von Abkürzungen bei der Ausstellung von Rezepten, die nur dann gebraucht werden dürfen, wenn damit zu rechnen ist, daß auch ein minderbegabter oder mindersachkundiger Apotheker sie versteht (RG 125/374).

Bei Schädigungsmöglichkeiten durch ein Medikament muß die Dosierung schriftlich festgelegt werden, auch bei Fertigpräparaten (Mueller).

Zu beachten ist, daß ein Abweichen von der Gebrauchsanweisung, die von der Hersteller-Firma dem Medikament beigegeben wurde, dann kein Verschulden darstellt, wenn die Änderung der Dosierung keinen Verstoß gegen anerkannte Regeln der medizinischen Wissenschaft darstellt (Kammergericht in Vers. R. 56, 323 und OLG Hamburg in Vers. R. 57, 255). Bei Zweifeln über die Richtigkeit einer Dosisangabe im Prospekt oder Lehrbuch müssen weitere Erkenntnisquellen herangezogen werden, da z. B. ein Druckfehler — für den Mallorny den Autor zur Verantwortung ziehen will — kein Entschuldigungsgrund für eine falsche Dosierung ist, wenn eine Überprüfung möglich war (Hess; Kohlhaas; Mueller).

Im klinischen Bereich, wo die Applikation verordneter Medikamente weitgehend vom Hilfspersonal durchgeführt wird, gehört es zur erforderlichen Sorgfalt des Arztes, die Aufzeichnungen über Verordnungen zu kontrollieren (Mueller), sich so weit als möglich von der Richtigkeit der Beschaffenheit und Dosis der zu verabreichenden Medikamente zu überzeugen (Burmester), die Durchführung zu überwachen und die Technik der Applikation zu kontrollieren. In entsprechenden Fällen von Haftpflichtansprüchen müssen vom Gutachter Arbeitsbedingungen und Ausbildung des Hilfspersonals weitgehend berücksichtigt werden, insbesondere im Hinblick auf die in dieser Hinsicht von Tag zu Tag größer werdenden Schwierigkeiten. Es mag dahingestellt bleiben, wie in Zukunft eine ausreichende Versorgung der Patienten gewährleistet werden kann, wenn geeignete Hilfspersonen immer weniger werden, andererseits der Arzt aber immer weniger in der Lage sein wird, alle Einzelheiten einer Behandlung selbst durchzuführen, denn „das Abgleiten von ehedem rein ärztlichen Maßnahmen in die Hände des Personals ist eine natürliche Folge der fortschreitenden Entwicklung der Heilkunde mit immer größeren Anforderungen an die Arbeitsleistung des Arztes" (Goldhahn und Schläger).

b) Fehlerhafte Injektionstechnik

Das gilt insbesondere auch für die Verabreichung von Heilmitteln durch *Injektionen*, wobei deren Komplikationen nach JUNGMICHEL 43% aller Arzthaftpflichtfälle ausmachen. STÖHR hat bereits 1933 die möglichen unerwünschten Nebenerscheinungen bei Injektionen übersichtlich zusammengestellt.

Bezüglich der Reinigung, Sterilisation und sterilen Aufbewahrung von Spritzen und Kanülen gelten die gleichen strengen Maßstäbe der Asepsis, die im Abschnitt II 2 für die Vorbereitung der Instrumente bereits angedeutet wurden (s. dazu: ARNDT; BAUMANN; EPPLE; FREYTAG; HEGLER; HÜBNER; HÜBNER und DROST; KAPPIS und WAGLER; KIRSCHNER; MUELLER; OSTERTAG; PERRET; PRIMAVESI; SCHMIDT; SCHOSNIG; SCHUBERT; WALDHECKER; ZEISSLER).

Der Gutachter muß bei diesbezüglichen Vorwürfen jedoch auch immer die Möglichkeit in Betracht ziehen, daß trotz sorgfältigster Sterilisation und Desinfektion, Keime von der Hautoberfläche des Kranken mit der Kanülenspitze in die Tiefe eingebracht werden und dort Entzündungen auslösen können (LG Braunschweig vom 15. 11. 1950). Beste Sicherheit im Hinblick auf die Injektionslösung bieten zweifelsohne die fabrikmäßig angefertigten und verschlossenen Behälter mit spritzfertigem Inhalt.

Komplikationen bei subcutaner Injektion sind relativ selten. Möglich sind schmerzhafte Quaddelbildungen und je nach Art des Medikamentes, insbesondere bei Verwechslungen, Gewebsnekrosen in der Umgebung der Injektionsstelle. Entgegen der Ansicht von LIERTZ und PAFFRATH ist wegen der relativen Ungefährlichkeit dieser Methode ihre Anwendung dem Hilfspersonal gestattet (HEROLD).

„Gerichtsentscheidungen zu Haftpflichtfällen aus subcutanen Einspritzungen liegen, soweit bekannt, nicht vor“ (HEROLD).

Bei der intramuskulären Injektion treten dagegen häufiger Komplikationen auf (BAUMANN; BUCHINGER; KEDING; KNORR, BORNEFF und GROSS; MÜNNICH; PERRET; SCHMIDT-VOIGT; STÖHR). Infrage kommen im Einzelnen Injektionsabscesse (BAUMANN; PERRET), aseptische Nekrosen (ARNETH; WIGAND), Ölabscesse (v. BRANDIS), infektiöse Gelbsucht (DEGEN; LOESER; MEYER-DÖRING; PERRET; ROEMER), Injektionsgasbrand (BAUMANN; EBBINGHAUS; GELINSKY; HÜBNER; JUNGHANNS; JUNGMICHEL; PERRET) und sogen. Spritzenlähmungen (AITKENS; DERWORTI; FRICK; FUHRMANN und GRUENWALDT; FUSS; GEIGEL und GEIGEL; HEROLD; v. HOCHSTETTER; HUHN, KIRCHMAIR; LANGE; LÜTHI; MATSON; PERRET).

Wie aus den diesbezüglichen Veröffentlichungen zu entnehmen ist, sind solche Komplikationen trotz sorgfältiger Sterilisation und Desinfektion, Auswahl des Medikamentes und exakter Technik gelegentlich nicht zu vermeiden und können dann den Vorwurf eines Verschuldens nicht begründen, wenn der Gutachter feststellt, daß alles lege artis ausgeführt wurde.

In den Fällen mit Sofortschmerz muß jedoch eine fehlerhafte Injektion angenommen werden (FRICK).

Die Frage einer „Fehldiffusion“ entlang der Muskelscheiden oder Beckenknochen trotz richtig placierter Injektion ist heftig umstritten.

Eine Verteilung des Medikamentes im Gewebe ist nachweisbar (FUHRMANN und GRUENWALDT), so daß denkbar ist, daß „unter ganz ungewöhnlichen Bedingungen und ausnahmsweise ein Mittel, das rite injiziert wurde, den N. ischiadicus erreichen kann. Dabei müßte der Sofortschmerz fehlen und ein intervalläres Einsetzen der Krankheitserscheinungen nach einigen Stunden erwartet werden. „Die Auffassung von SCHEID, die Spritzenschädigung beweise den Kunstfehler, erscheint zu apodiktisch, wenn sie auch praktisch für die allermeisten Fälle zutrifft“ (FRICK).

Ob Hilfspersonen diese Injektion vornehmen dürfen, hängt im wesentlichen von der Situation ab. In Notfallssituationen und in Krankenhäusern mit wenigen Ärzten „können Krankenschwestern zu derartigen Einspritzungen eher herangezogen werden, als in einem Großkrankenhaus, wo ständig genügend approbierte Ärzte zur Verfügung stehen" (GOLDHAHN und HARTMANN). Unter der Voraussetzung, daß dazu entsprechend ausgebildete und erfahrene Kräfte herangezogen werden, wird auch in der Rechtsprechung die intramuskuläre Injektion durch Hilfspersonen nicht beanstandet (HEROLD; HÜBNER und DROST; PERRET).

Für eine derartige Injektion bei Kindern muß, im Hinblick auf die verkleinerten anatomischen Verhältnisse, die beauftragte Hilfsperson besondere Anweisungen und Belehrungen erhalten (BGH vom 30. 6. 1959), während die von GOLDHAHN und SCHLÄGER postulierte nur ärztliche Injektion wohl eine überspitzte Sorgfalt darstellen dürfte.

Auf Komplikationen bei der i. v. Injektion bzw. Infusion wurde bereits in Abschnitt II 3 im Zusammenhang mit der Verabreichung von Röntgenkontrastmitteln eingegangen (Fälle XI—XIII, Abschn. I 3 f).

Bezüglich der Möglichkeiten paravenöser Injektionen, Thrombophlebitis, intra- oder periarterieller Injektion, Luftembolie und pyrogener Reaktionen s. bei GOLDHAHN und SCHLÄGER; HEINRICH; HUTTER; KÖSTLIN; NEUMEYER; NITSCH; PERRET; PFAUNER; SCHITTENHELM; ZUTT.

Zur Vermeidung intraarterieller Fehlinjektionen statt i. v. Applikation empfehlen LOESCHKE und BEER die Umgehung der ulnaren Seite der Ellenbeuge als Injektionsort, die sorgfältige Palpation, das Vorspritzen einer Testdosis und langsame Injektion. „Bei Verabreichung stark gefäßwandschädigender Medikamente sollte man sich durch Vorlauf einer indifferenten Infusionslösung von der einwandfreien Lage der Kanüle überzeugen (S. dazu auch GOLDHAHN und SCHLÄGER; KÖSTLIN; BLAKEMORE; DUMKE und RHOADS; MAUL; sowie PERRET).

Im Hinblick auf die Schwierigkeiten bei der Versorgung der Patienten sollte sowohl die Entnahme von Blut aus den Venen zur Untersuchung, aber auch die i. v. Injektion oder Infusion durch Krankenschwestern gestattet werden. Letzteres insbesondere in Notfallssituationen und bei Ärztemangel. In lebensbedrohlichen Situationen hält auch die Rechtsprechung eine i. v. Injektion für erlaubt und entschuldigt eine, aus mangelhafter Durchführung entstandene Komplikation (PERRET). Ansonsten muß natürlich eine besondere Unterweisung erfolgen und geprüft werden, ob die Schwester, die mit solchen Injektionen betraut werden soll, geeignet ist (GOLDHAHN und SCHLÄGER; HEROLD).

Wenn HEROLD ausführt, daß nur der Arzt auf Grund seiner Erfahrungen beurteilen könne, ob dem Patienten aus der Zulassung nichtärztlicher Hilfskräfte zur i. v. Injektion irgendwelche Nachteile drohen, so muß der Gutachter in entsprechenden Fällen darlegen, daß u. U. die Unterlassung oder Verzögerung einer i. v. Injektion infolge Abwesenheit oder Unabkömmlichkeit des Arztes, z. B. während einer Operation, wesentlich gravierendere Nachteile für den Patienten haben kann.

c) Gefahren der Anästhesie

Die instrumentelle urologische Untersuchung unter Verwendung antiseptischer Gleitmittel ist häufig, bei einigem Geschick des Untersuchenden, ohne jede *Anästhesie* schmerzfrei auszuführen. Besondere anatomische Verhältnisse, eine besondere Sensibilität des Patienten und die Angst vor der Instrumentation infolge „authentischer Berichte" von Leidensgenossen über vorausgegangene schmerzhafte Untersuchungen von unkundiger oder ungeschickter Hand, sollten unbedingt

Anlaß zur Schmerzbetäubung sein. „Die grundsätzliche Verweigerung der Schmerzbetäubung ist jedoch abzulehnen, da die erste Forderung bei allen transurethralen, endo- und transvesicalen Maßnahmen die Verhütung von Schmerzen ist. Nichts fördert mehr das Vertrauen zu dem cystoskopierenden Arzt, als wenn die vorher fest versprochene Schmerzfreiheit auch tatsächlich während der ganzen Dauer der Untersuchung und später vorhanden war" (WILLE-BAUMKAUFF). Das gilt im gleichen Umfang für die operative Behandlung des Patienten.

An Anästhesieformen kommen die lokale Schleimhautanästhesie, die Leitungsanästhesie, sowie die Vollnarkose in Frage. Dieses gesamte Gebiet der Anästhesiologie ist zu einer Spezialwissenschaft geworden, die das Bestreben verständlich macht, in zunehmendem Maß jegliche Anästhesie einem dafür besonders ausgebildeten und kundigen Arzt zu überlassen. Damit würde auch die Verantwortlichkeit für Komplikationen bei der Anwendung dieser Verfahren, die trotz aller Fortschritte noch zahlreiche Risiken in sich bergen, auf den mit der Anästhesie betrauten Arzt übergehen.

Da aber nicht in allen Fällen einer urologischen Untersuchung und Behandlung ein „Fachanästhesist" zur Verfügung steht, wird der Urologe in der täglichen Praxis selbst immer wieder einmal genötigt sein, das eine oder andere Betäubungsverfahren anzuwenden. Das verlangt Vorkenntnisse, Übung und Erfahrung und man darf sich mit der Übernahme der Narkose keine Aufgabe stellen, der man bei selbstkritischer Betrachtung nach den persönlichen Kenntnissen und Fähigkeiten nicht gewachsen ist. Besteht aber eine Notfallssituation und hat der Arzt mit der Auswahl des Narkoseverfahrens, der Beachtung der Zusammensetzung des Narkosemittels, der Regeln von Dosis und Applikation, sowie der Vorbereitung des Patienten der erforderlichen Sorgfalt genüge getan, so kann ihn auch bei Eintreten einer nicht immer zu vermeidenden Komplikation kein Verschulden treffen. Die Sicherungsmaßnahmen sind bei den einzelnen Betäubungsverfahren — bis auf einige Besonderheiten — die gleichen, die vorn bereits zur Verordnung und Anwendung von Medikamenten und Injektionen angeführt wurden.

Zur Schleimhautanästhesie in der Urologie werden meist 1—2%ige Novocain- oder 0,2%ige Pantocainlösungen verwandt. Auf die Notwendigkeit der sorgfältigen Überwachung der Herstellung und Dosierung von Lokalanaesthetica ging das Reichsgericht bereits in seinem Urteil vom 6. Juni 1932 ein und es braucht nicht betont zu werden, wieviel mehr diese Kontrolle heute erforderlich ist, da dem Arzt fast täglich neue Medikamente zur Verfügung gestellt werden (HEROLD). Neben Verstößen gegen die aseptischen Cautelen liegt die Gefahr dabei im Eindringen dieser Medikamente in eröffnete Blutgefäße der Harnwege (BINGHAM; BOURGEOIS; FREY; KNEPPER; PRAETORIUS; SONNTAG), wobei es zu einem tödlichen Kollaps kommen kann (BAUMECKER; PROSKAUER; WILLE-BAUMKAUFF). Es muß vom Gutachter aber in solchen Fällen hervorgehoben werden, daß nur bei bekannter vorausgegangener Hämaturie eine Fahrlässigkeit anzunehmen ist, während andererseits erst infolge der Einspritzung eine Gefäßeröffnung möglich ist, der Schaden dann also nicht vorhersehbar war. Dasselbe gilt auch für die Gefahr einer Fettembolie bei Anwendung öliger Gleitmittel (DE BARROS, BAENSCH; EICHLER; FERNICOLA; HRYNTSCHAK; PATTERSON; CARR und JOHNSON, CRABTREE) oder der Gefahr einer Luftembolie bei der — in Deutschland wohl nicht gebräuchlichen (WILLE-BAUMKAUFF) — Luftblähung der Harnröhre zur Urethroskopie oder Urethrabehandlung (DIBLE, HEWER, ROSS und WALSCH).

Zu welchen schweren Schäden die Verwechslung oder falsche Konzentration des Medikamentes gerade bei dieser Anästhesieform führen kann, braucht nicht betont zu werden (EHRICH; FISCHER; MÜHLPFORDT).

Bei der häufigen Anwendung der Lokalanästhesie und den auch mit diesem Verfahren verbundenen Gefahren (KILLIAN, SCHMIDT; WIEDLING) ist das gelegentliche Vorkommen diesbezüglicher Haftpflichtfälle verständlich. Es fällt jedoch auf, wie wenig solcher Fälle mitgeteilt werden (HÜBNER und DROST). So fanden wir keinen Fall mit einem urologischen Sachverhalt.

Bezüglich der Sterilität und Desinfektion gelten die vorn zur Injektion gemachten Ausführungen im gleichen Umfang. Desgleichen die vorausgegangenen Ausführungen über Auswahl, Dosis und Applikation des Mittels. Eine besondere Gefahr stellt dabei der Adrenalingehalt dar, der wegen seiner vasokonstriktorischen Wirkung zu dauernden Gewebsschädigungen führen kann, so daß z.B. bei Vasoresektionen auf den Adrenalinzusatz verzichtet werden sollte.

Als Leitungsanästhesie sind heute die Paravertebral-, Sacral-, Epidural- und Periduralanästhesie üblich und werden häufig von Urologen selbst appliziert. Demgegenüber ist die Lumbalanästhesie wegen der unangenehmen Intoxikation des Stammhirnes weniger gebräuchlich geworden.

Für diese Verfahren sei an die ausdrückliche Genehmigung durch den Patienten erinnert, da nicht selten spätere Beschwerden, gleichviel ob zu Recht oder nicht, dieser Betäubungsart zugeschrieben werden. HÜBNER und DROST berichteten über einen Fall, bei dem gegen den Arzt nach einer Lumbalpunktion der Vorwurf einer widerrechtlichen Untersuchung erhoben wurde, da der Arzt nicht die ausdrückliche Genehmigung gehabt habe.

Komplikationen bei der Anwendung dieser Anästhesieformen resultieren weniger aus Verstößen gegen die aseptischen Cautelen, als vielmehr aus technischen Schwierigkeiten, wobei trotz aller Sorgfalt gelegentlich das Anstechen von Gefäßen oder des Duralsackes nicht zu vermeiden ist und auch Kontrollen durch Aspiration und Vorspritzen neutraler Lösungen nicht immer vor Komplikationen schützen.

Das gilt auch für die gelegentlichen vegetativen Störungen, wenngleich eine überlegte und ausreichende Prämedikation (v. ACKEREN; KLOSTERHALFEN) in der Regel solche Gefahren vermeiden hilft.

Eine solche atypische Reaktion nach Paravertebralinjektionen demonstriert einer unserer Fälle (XXXIII), wobei nicht geklärt werden konnte, auf welche Weise es zu einer toxischen Polyneuritis gekommen war.

Auch die Vollnarkose (i. v. Kurznarkose, Masken- oder Intubationsnarkose) ist mit einer Vielzahl möglicher Komplikationen verbunden (BAUMANN; BODECHTEL; HÜGIN; HOSSLI; KILLIAN und WEESE).

Während über die vorbereitende Untersuchung des Patienten und die Notwendigkeit einer ausreichenden Prämedikation die Ansichten ungeteilt sind, stehen der Forderung nach einer echten Magenentleerung zur Vermeidung von Erbrechen und Aspiration von Mageninhalt „in der täglichen Praxis viele, kaum überwindbare Schwierigkeiten gegenüber“ (PERRET). Es gibt dazu keine starren Regeln (MORTON) und der Gutachter muß im Einzelfall darlegen, daß jeder Fall anders liegt und anders beurteilt werden muß.

Desgleichen muß der Gutachter bei Zwischenfällen im Zusammenhang mit dem Narkosemittel — gelegentlich mit tödlichem Ausgang — darlegen, daß es trotz sorgfältiger Auswahl, Dosierung und Applikation von Narkosemitteln gelegentlich zu unvorhersehbaren Komplikationen infolge individueller Unverträglichkeit kommen kann (BEECHER und TODD; ELBEL; HELLNER; HOHLFELD; HÜBNER und DROST; MAAS und VOELKER; MUELLER; PERRET; v. REDWITZ; SCHMIEDEN), für die man den Arzt nicht verantwortlich machen darf.

Das gilt auch für Explosionen und Brände im Zusammenhang mit der Narkose (BOVARY; EHLERS; IMO; MAROGER). PERRET führt dazu aus: „Stetige Verbesserungen sind im Gang, haben es aber bisher nicht verhindern können, daß es, wenn auch nur als seltener Ausnahmefall, immer wieder einmal, und in den allermeisten Fällen absolut unvermeidbar, zu tragischen Komplikationen kommt“.

d) Gefahren der Lagerung des Kranken

Von besonderer Bedeutung im Zusammenhang mit der Narkose sind die sogenannten „Narkoselähmungen“, unter denen „alle sensiblen, wie motorischen Ausfälle an den oberen und unteren Gliedmaßen“ (PERRET) verstanden werden, die in zeitlichem und mittelbar ursächlichem Zusammenhang mit der Narkose stehen.

Bei einem unserer Fälle (XXXIV) wurde eine Plexuslähmung am linken Arm auf eine falsche Lagerung bei einer Nierenoperation zurückgeführt. Als Ursache wurde eine Bandscheibenluxation infolge des tonuslosen Zustandes während der Narkose festgestellt. Da ein solcher Zwischenfall außergewöhnlich und nicht vorhersehbar ist, traf den Arzt kein Verschulden.

In einem anderen Fall (XXXV) wurde eine Schädigung des N. musculocutaneus ebenfalls auf eine unsachgemäße Lagerung anläßlich einer Hypospadie-Operation zurückgeführt. Die Überprüfung des Sachverhaltes ergab eine überaus sorgfältige Lagerung und Überwachung auch während der Operation, so daß das Auftreten der Lähmung nicht zu erklären war.

Letzterer Fall demonstriert eindringlich die Notwendigkeit einer Überwachung der Lagerung durch den Operateur, um das Aufliegen von Armen oder Beinen auf ungenügend gepolsterten Haltern, Operationstischkanten bzw. Zerrungen oder Überdehnungen zu vermeiden. In diesem Zusammenhang sei an die Gefahr einer Nierenquetschung (Anurie!) und Cavaeinengung (tödlicher Ausgang!) durch das hochgeschraubte „Nierenbänkchen“ erinnert.

Trotz aller Vorsicht, infolge „individueller, nicht übersehbarer Verhältnisse“ (PERRET), kann es aber doch, wie auch das Schrifttum zeigt, immer wieder einmal zu einer Narkoselähmung kommen (EWING; KILOCH; FAURE; HELLNER; HÜBNER und DROST; MENNINGER-LERCHENTAL; NORPOTH; SINCLAIR; SLOCUM; O'NEAL; ALLEN; ZÄBISCH).

Im Zusammenhang mit den Gefahren einer unsachgemäßen Lagerung mag noch auf die Notwendigkeit einer sorgfältigen Befestigung des Patienten vor dem Narkosebeginn hingewiesen sein, da trotz gekonnter Narkoseführung eine Excitation nicht immer zu vermeiden ist und dann bei ungenügender Fixierung des Patienten Instrumentperforationen vorkommen können (WILHELM).

Besonderer Sorgfalt bedarf schließlich auch noch die Rückverlagerung ins Bett nach einer Narkose und die Nachbeobachtung.

Bei einem Fall (XXXVI) kam es zu einer Weichteilverletzung am Damm, als der Patient nach einer Lithotrypsie in Periduralanästhesie vom Untersuchungsstuhl gehoben wurde und an einem Beinhalter hängen blieb.

Auf die Notwendigkeit der Beobachtung des Patienten vor, während und nach der Applikation, insbesondere von Medikamenten mit allgemein sedierender oder relaxierender Wirkung braucht nicht besonders hingewiesen zu werden.

In einem unserer Fälle (XXXVII) wurde der Vorwurf einer ungenügenden Vorsorge bei der Verabreichung einer Injektion SEE[1] insofern erhoben, als ein Heizkissen nicht entfernt worden sei und es — nachdem die Patientin infolge der Medikamentwirkung einschlief — zu Verbrennungen gekommen sei.

Da in der urologischen Praxis gelegentlich, insbesondere diagnostische Eingriffe unter sedierender oder analgetischer Medikation ambulant durchgeführt

[1] Scopolamin-Eukodal-Ephetonin.

werden, muß an die Notwendigkeit einer zeitlich ausreichenden Nachbehandlung des Patienten bzw. sicheren Heimtransport mit einer Begleitung oder durch den Krankenwagen gedacht werden.

e) Kanülenbrüche

„Ein wichtiges Gebiet im Rahmen von Haftpflichtansprüchen stellt das Abbrechen von Kanülen der Injektionsspritze dar“ (HÜBNER und DROST).

Bei einem unserer Fälle (XXXVIII) wurden Schmerzen im Bereich der Lendenwirbelsäule auf eine, während einer Periduralanästhesie zur Vorbereitung einer Prostatektomie, abgebrochene und belassene Kanüle zurückgeführt.

Mit dem Einkauf in einem zuverlässigen Geschäft, der Ausschaltung von Kanülen mit erkennbaren Fehlern (Verbiegung, Rost) bei der Vorbereitung zur Sterilisation, sowie der grundsätzlich nicht zu langen Verwendung von Kanülen, sind die möglichen Sicherungsmaßnahmen vor der Komplikation eines Abbruches erschöpft. Während OSTERMANN die Ansicht vertrat, daß Kanülen aus V 2 A-Stahl nie brechen würden, wies SCHMUTZIGER nach, daß auch die Verwendung nur dieser Kanülen keine Sicherung bietet, sondern sie nur weniger leicht abbrechen, als alle anderen Metallegierungen. Eigentliche Materialfehler sind der Kanüle äußerlich in der Regel nicht anzusehen und es gibt keine Festigkeitsprüfung vor der Anwendung nach der Sterilisation, unter der nicht die Aseptik leiden würde (PERRET). Solche Materialfehler verursachen aber in der Hauptsache einen Kanülenbruch (GOLDHAHN und SCHLÄGER; HÜBNER und DROST; HÜBNER und WARNEYER; KÖNIG und KÖSTLIN; KÖSTLIN; NEUMANN; PERRET).

Möglich ist dabei eine disponierende Ausführungstechnik (HÜBNER und DROST, PERRET), indem die Kanüle bis zum Konus eingestochen wird. Am Übergang vom Konus zum Kanülenschaft ist die Lötstelle, evtl. durch die Sterilisation geschwächt, der dort größten Hebelwirkung vom Arm des Injizierenden am meisten ausgesetzt und bricht entsprechend leicht.

Schließlich muß noch an reflektorische Muskelspannungen bzw. plötzliche Abwehrbewegungen des Patienten (HÜBNER und DROST) als bruchbegünstigendes Moment gedacht werden.

Der Kanülenbruch, und das gleiche gilt für den Abbruch von Operationsnadeln, ist also in der Regel eine unvermeidbare Komplikation (PERRET), für die der Arzt nicht haftbar ist (HENKEL).

Die Entfernung ist häufig sehr schwierig und unterbleibt vielfach aus der Erfahrung, daß meist eine reizlose Einheilung erfolgt. Da das aber nicht immer der Fall ist und Komplikationen verschiedenster Art auftreten können (NEUMANN), muß der Patient zur Vermeidung einer diagnostischen Irreführung beim Auftreten von Beschwerden, über den Sachverhalt aufgeklärt werden (ERB; NEUMANN; PERRET; STICH), selbst wenn dadurch die Gefahr einer „Krankheitszüchtung“ (GOLDHAHN; HÜBNER und DROST; STICH) heraufbeschworen wird.

Die Komplikation selbst und das eventuelle Mißlingen der Entfernung wird in der Regel nicht als Verschulden angesehen, leicht dagegen die Unterlassung der Aufklärung des Patienten, wenngleich der Gutachter in entsprechenden Fällen auf das Bestreben des Arztes den Patienten nicht unnötig zu belasten, im Hinblick auf das häufig komplikationslose Einheilen, hinweisen muß.

f) Begutachtete Schuldvorwürfe

XXXII. Ungenügende medikamentöse Nachbehandlung

Von einem 68jährigen Patienten wurde seinem praktischen Arzt eine ungenügende Nachbehandlung nach transvesicaler Blasensteinentfernung und Prostatektomie vorgeworfen, wodurch es zu einem Blasensteinrecidiv gekommen sei.

Sachverhalt. Nach transvesicaler Prostatektomie mit gleichzeitiger Entfernung eines Blasensteines, erbat Urologe im Arztbrief weitere Ansäuerung des Urins, evtl. nach vorhergehender bakteriologischer Kontrolle. Außerdem Wiedervorstellung zu regelmäßigen urologischen Kontrolluntersuchungen. Der praktische Arzt verordnete Extin, führte regelmäßige Urinuntersuchungen (jedoch nicht kulturelle) durch und überwies Patient zu regelmäßigen urologischen Kontrolluntersuchungen. Blasenspülungen wurden vom Fachurologen nicht vorgeschlagen und vom praktischen Arzt auch nicht durchgeführt. Im Verlauf erneute Blasensteinbildung. Insbesondere weil keine Blasenspülungen durchgeführt worden seien, wäre es zu erneuter Blasensteinbildung gekommen.

Beurteilung.

Kausalzusammenhang. Durchgeführte Nachbehandlung habe sich in erster Linie auf interne Beschwerden (Rekonvaleszenz, asthmoide Bronchitis, Herzmuskelschaden) bezogen. Die Anweisung zur Ansäuerung des Urins sei mit der Verordnung von Extin befolgt worden. Urinkontrollen seien ebenfalls durchgeführt worden, wenn auch nicht kulturell. Die Nachbehandlung des Nieren- und Blasenleidens sei aber im wesentlichen Aufgabe des Fachurologen, wozu der Patient in regelmäßigen Abständen überwiesen worden sei.

Ein ursächlicher Zusammenhang ist abzulehnen, da bei der Art des Blasensteinleidens durch keine Behandlung eine erneute Steinbildung verhindert werden kann.

Verschulden. Urologische Nachbehandlung sei entsprechend den Weisungen des Fachurologen erfolgt.

Im Entlassungsbericht wurde vom operierenden Arzt eine weitere Ansäuerung des Urins, eventuell nach vorhergehender bakteriologischer Kontrolluntersuchung angeraten. Bei einer Proteusinfektion wird es möglicherweise nicht gelingen ein saures Urinmilieu zu erzielen. Blasenspülungen wurden nicht vorgeschlagen. Regelmäßige Blasenspülungen nach Blasenstein-Operationen sind in manchen Fällen angebracht und ganz natürlich, aber keineswegs unbedingt notwendig. Man wird es niemals als einen ärztlichen Kunstfehler oder als eine ernste Versäumnis bezeichnen können, wenn Blasenspülungen nach Blasensteinoperationen unterlassen werden. Es ist ausgeschlossen, daß man durch Blasenspülungen die Wiederkehr von Blasensteinen verhindern kann, wenn eine Tendenz zur Blasensteinbildung besteht. Regelmäßige Harnuntersuchungen wurden vom praktischen Arzt durchgeführt. Insofern ist ein Verschulden nicht anzunehmen. Es unterblieb jedoch die kulturelle Untersuchung, die bei Vorliegen einer Proteusinfektion u. U. zu einer anderen Medikation geführt hätte.

Erledigung des Verfahrens. Abfindung mit einer Geldsumme ohne Anerkenntnis einer Haftung.

XXXIII. Unsachgemäße Leitungsanästhesie

Ein 25jähriger Patient wirft seinem behandelnden Urologen vor, daß Sensibilitätsstörungen und Störungen der Motorik in den Extremitäten auf eine unsachgemäße paravertebrale Novocain-Injektion wegen eines rechtsseitigen Harnleitersteines zurückzuführen seien.

Sachverhalt. Stationäre Aufnahme wegen eines rechtsseitigen Harnleitersteines. Nach konservativen Behandlungsmaßnahmen, einschließlich einer paravertebralen Injektion von Novocain und Schlingenversuch, spontaner Abgang eines Teiles des Steines, Entlassung. Nach 8 Tagen erneute Aufnahme wegen rechtsseitiger Koliken. 4 Tage lang jeweils Paravertebralinjektion. Nach der 3. Injektion wurden Übelkeit, Schmerzen und Bewegungsstörungen im 5. Finger rechts angegeben. Nach der 4. Injektion Anfall mit tetanischem Bild. 2 Tage später Sensibilitätsstörungen an den unteren Extremitäten. Unter Annahme einer meningealen Reizung Behandlung mit AT 10, Calcium, Galvanisation, Massage usw.

Der Assistent habe die Injektionen, die der Chefarzt selbst hätte machen müssen, unsachgemäß durchgeführt. Erhebliche Beeinträchtigung durch Sensibilitätsstörungen im Beruf als Uhrmacher.

Befund. 5 Monate nach den Injektionen: Herabsetzung der Kraft bei Kleinfinger-Daumenopposition rechts. Herabsetzung der groben Kraft im linken Bein. Sensibilitätsstörungen im Gebiet L_1—L_4. Elektrische Erregbarkeit der Muskulatur im Sinne einer Tetanie erhöht.

Befund 1 Jahr nach den Injektionen: Geringgradige Atrophie des rechten Schultergürtels. Leichte Ungeschicklichkeit der rechten Hand. Leichte Kraftherabsetzung des linken Beines. Leichter Druckschmerz der rechten Lendenmuskulatur und Schmerzen in der Lendenwirbelsäule bei extremen Bewegungen. Sensibilitätsstörungen an den Fingerkuppen rechts. Kein Anhalt für Tetanie. Beschränkt arbeitsfähig. MdE 20% im Hinblick auf die besondere Behinderung bei seinem Beruf als Uhrmacher.

Beurteilung.

Kausalzusammenhang. Wegen des diffusen Krankheitsbildes ist kein Anhalt für eine Novocainüberempfindlichkeit oder zu tiefe Injektion gegeben, insbesondere da Novocain nicht so diffuse Störungen macht. Bisher wurden solche Komplikationen bei dieser Behandlung nicht beobachtet. Wenn die Injektionen aber doch ursächlich gewesen sein sollten, handelt es sich um eine ausgesprochen atypische Reaktion. Naheliegender erscheint eine massive psychogene Reaktion.

Es muß auch an eine larvierte Tetanie gedacht werden, für die das klinische Bild und die elektrische Übererregbarkeit der Muskulatur sprechen, selbst wenn das Calcium im Serum nicht erhöht war. Auch für eine Novocainüberempfindlichkeit spricht einiges (s. dazu auch HUBER, Arch. Psychiat. Nervenkr. **189**, 441 (1952). Trotz sorgfältiger Technik kann das Medikament auch in den Duralsack gelangt sein, ähnlich wie es RICHERT (Handb. d. inn. Med., Bd. V, 1. Teil, 1953) beschrieben hat. Schließlich ist denkbar, daß die 40—60 ml 1% Novocain infolge des fehlenden Adrenalinzusatzes sehr rasch in die Blutbahn gelangt sind und ursächlich für die beobachteten Störungen im Sinne einer toxischen Polyneuritis geworden sind.

Die Injektion größerer Mengen von Novocain führt häufig zu solchen Schäden. Möglich ist auch eine akute Novocainvergiftung unter dem Bild eines sympathischen Erregungszustandes bei dispositioneller vegetativer Dysregulation (s. auch BRESGEN, Klin. Wschr. **1949**, 571—575).

Verschulden. Die Injektion wurde von einem Assistenten, der diese Behandlung schon häufiger selbständig ausgeführt hatte, lege artis durchgeführt, indem 40—60 ml einer 1%igen Novocainlösung ohne Suprarenin mit einer 10 cm langen, 1 mm starken Nadel flach in die Rückenmuskulatur gespritzt wurden. Die Lösung war selbst hergestellt und es hat bei Verwendung der übrigen Lösung keine Komplikationen gegeben.

Da der Patient bereits nach der vorletzten Injektion über Beschwerden geklagt hatte, hätte die letzte Injektion unterbleiben müssen. Ganz besonders vorsichtig muß man bei vasomotorisch-vegetativen Persönlichkeiten und bei tetanoiden Erscheinungen grundsätzlich mit allen Maßnahmen sein.

Die Injektion war nicht in ihrer Technik, sondern in ihrer Gesamtindikation fehlerhaft. Die Injektion war zu hochprozentig, es war eine zu große Menge, es fehlte der Adrenalinzusatz im Hinblick auf den asthenischen, vegetativ-labilen Mann, der anamnestisch bereits tetanoide Zustände hatte und auch die vorausgegangene Injektion bereits mit einem Anfall beantwortet hatte. Die Störung war also vorhersehbar.

Erledigung des Verfahrens. Abfindung mit einer größeren Geldsumme unter besonderer Berücksichtigung der Beeinträchtigung als Uhrmacher durch die Sensibilitätsstörungen.

XXXIV. Unsachgemäße Lagerung in Narkose

Von einer 49jährigen Patientin wurde ihrem behandelnden Urologen vorgeworfen, eine Plexuslähmung am linken Arm sei auf falsche Lagerung bei einer Nierenoperation zurückzuführen.

Sachverhalt. Nephropexie in typischer Lagerung. Nach der Operation klagte Patientin über Schmerzen im linken Arm, den sie nicht bewegen konnte. Feststellung einer Plexuslähmung, nicht einer Lähmung eines der 3 Armnerven. Besserung nach sofortiger Massage, Bewegungsübungen und Elektrisierung.

Die Lähmung sei auf eine unsachgemäße Lagerung zurückzuführen. Nach der Operation habe Patientin im Unterbewußtsein gehört, wie jemand „Vorsicht der Arm“ gesagt habe.

Befund. Neurologischer Befund 3 Wochen nach der Operation: Der linke Arm ist leicht paretisch, in allen Richtungen frei beweglich. Schmerzen bei Bewegung im Plexus brachialis, dem ganzen Oberarmstamm, im Schultergelenk und an C_5 bis C_7. Röntgenologisch Osteochondrose der HWS, besonders an C_5 und Periarthritis humeroscapularis.

Diagnose: Plexusdruckneuritis am linken Arm, mit besonderer Beteiligung von C_5 bis C_7. Periarthritis humeroscapularis.

Neurologischer Befund 3 Monate nach der Operation: Geringe Schmerzhaftigkeit der Plexusdruckpunkte. Geringe Schultergelenkversteifung. Muskelatrophie des Thenars und Hypothenars, mit Hypalgesie des linken N. ulnaris und N. medianus. Röntgenologisch Zwischenwirbelverengerung der Halswirbel 5 und 6. Beginnende Osteochondrose am 5. Halswirbel (alte Bandscheibenruptur!).

Beurteilung.

Kausalzusammenhang. Die Plexuslähmung ist nicht auf eine „falsche Lagerung“ zurückzuführen, da dabei die sogen. Tischkantenlähmung mit Lähmung von ein oder zwei Armnerven typisch ist. Mit größter Wahrscheinlichkeit ist es hier zu einer Bandscheibenluxation gekommen, für die allerdings die normale und fachgerechte Lagerung ursächlich gewesen sein dürfte.

Trotz zeitlichen Zusammenhanges wird die fachgerechte Lagerung nicht als adäquate Verursachung angesehen. Ursache für die Plexuslähmung ist die vorbestehende Osteochondrose, wobei der tonuslose Zustand des gesamten Bänder- und Muskelapparates bei der Narkose eine unvorhersehbare Bandscheibenluxation ausgelöst hat.

Nicht sicher zu klären ist die Frage, ob der Arm bei der Lagerung mit Gewalt verdreht wurde und ein solcher Mechanismus, für den der von der Patientin gehörte Ausruf spricht, für die Plexuslähmung ursächlich war.

Verschulden. Die Lagerung wurde lege artis in linker Seitenlage vorgenommen, wobei die Patientin mit dem Oberkörper auf dem linken Oberarm lag. Der Unterarm war im Ellenbogengelenk rechtwinkelig abgeknickt. Der Unterarm wurde mit einer dicken Filzmanschette umwickelt und diese am Operationstisch angeschnallt. Mangelnde Vorsicht oder ein Fehler bei der Lagerung sind nach meiner Erinnerung nicht vorgekommen.

Die Lagerung erfolgte mit der erforderlichen Sorgfalt insofern, als nicht von dem bis dahin angewandten Verfahren abgegangen wurde. Die beschriebene Technik entspricht absolut den „allgemein anerkannten Regeln der Medizin". Eine Verkennung des vorbestehenden Zustandes der Halswirbelsäule ist ebenfalls nicht vorzuwerfen, da klinisch keine gravierenden Symptome vorhanden waren und ein Schaden absolut nicht vorhersehbar war. Das Auftreten einer Bandscheibenluxation im HWS-Bereich ist — trotz eines mit 12 Jahren durchgemachten „Schiefhalses" — so außergewöhnlich, daß nicht im entferntesten daran gedacht werden muß. Ein schuldhaftes Verhalten des Arztes ist nicht festzustellen.

Erledigung des Verfahrens. Abfindung ohne Anerkenntnis einer Rechtspflicht.

XXXV. Unsachgemäße Lagerung in Narkose

Von einem 15jährigen Patienten wird seinem Chirurgen vorgeworfen, daß eine Schädigung des N. musculocutaneus beider Arme auf eine unsachgemäße Lagerung zu einer Hypospadie-Operation zurückzuführen sei.

Sachverhalt. Stationäre Aufnahme zu einer plastischen Harnröhrenoperation wegen Hypospadie. Am Morgen nach der Operation wurde eine schlaffe Lähmung beider Arme festgestellt. Besserung nach Massage, Bädern, Gymnastik und Elektrotherapie.

Die Lähmung wird auf eine fehlerhafte Lagerung zurückgeführt. Anspruch von 1100 DM für Nebenkosten, 8000 bis 9000 DM infolge Berufsausfall und 3000 DM Schmerzensgeld.

Befund. 6 Monate nach der Operation: Normale Innervation. Arbeitsfähigkeit. MdE 0%. Keine Dauerschäden.

Beurteilung.

Kausalzusammenhang. Fehler bei der Lagerung eines Patienten können generell zu Nervenschädigungen führen. Überraschend ist nur die doppelseitige Lähmung. Nach Schilderung der Lagerung zur Operation ist das Auftreten der Lähmung nicht zu erklären. Die Frage der adäquaten Verursachung kann nicht mit Sicherheit beantwortet werden. Als grobes Indiz ist das relativ schnelle, vollkommene Zurückgehen der Lähmungserscheinungen insofern anzusehen, als es für einen Druckschaden bei ungenügender Polsterung sprechen könnte. Das ist jedoch eine nicht beweisbare Überlegung.

Verschulden. Der Patient lag mit dem Rücken, Schultergelenken und Oberarm flach auf dem mit Schaumgummi gepolsterten Operationstisch. Da es sich um einen ausnehmend großen Patienten (Erwachsenengröße) handelte, ragte lediglich das spitzwinkelig abgebogene Ellbogengelenk beidseits und der nach oben gerichtete Unterarm etwas über die Tischkante hinaus. Der Unterarm war kopfwärts gerichtet. Die Handgelenke waren in die dafür bestimmten Fixationsschlingen gegeben und soweit festgezogen, daß man mit Mühe den kleinen Finger dazwischen legen konnte. Es wurde besonderer Augenmerk darauf verwendet, daß sich das Schultergelenk in einer entspannten Stellung befand. Der Operateur überzeugte sich vor der Operation selbst nochmals von der richtigen Lage. Rücken-, Schulter- und Armstützen am Operationstisch sind ebenfalls mit 2 cm dickem Schaumgummi gepolstert. Der Patient war nicht besonders unruhig, so daß auch keine Möglichkeit einer Polsterverschiebung bestand. Nach der Operation kam der Patient wegen einer motorischen Unruhe in ein breites Bett, wobei die Hände am Bett festgebunden wurden.

Nach der Schilderung des Verlaufes war eine solche Schädigung nicht vorhersehbar. Die Überwachung erfolgte durch geschultes Personal und den Operateur selbst.

Erledigung des Verfahrens. Abfindung mit einer Geldsumme ohne Anerkenntnis einer Rechtspflicht.

XXXVI. a) Verletzung in Narkose
b) Unsachgemäße Wundversorgung

Ein 60jähriger Patient wirft seinem behandelnden Urologen vor, daß eine Weichteilverletzung am Damm auf einen unsachgemäßen Lagewechsel nach Lithotrypsie in Periduralanästhesie zurückzuführen sei.

Sachverhalt. Stationäre Aufnahme zu einer Blasensteinzertrümmerung, die in Periduralänästhesie vorgenommen wurde. Komplikationslose Durchführung. Bei der Abnahme vom Operationstisch blieb der Patient mit dem Gesäß an einem Beinhalter hängen und erlitt eine 5 cm lange Weichteilwunde radiär zum Anus, die etwa 2—3 cm in die Tiefe reichte. Sofortige Wundversorgung mit Catgutnähten. 5 Tage nach dem Unfall Entlassung aus der stationären Behandlung. Danach Nahtinsuffizienz und sekundäre Granulationsheilung der Verletzungswunde. MdE für 6 Wochen 100%, anschließend 1 Woche 50%, danach für 14 Tage 30%. Nach insgesamt 3 Monaten völlige Wiederherstellung.

Die Schädigung wird auf einen Mangel der erforderlichen Sorgfalt, die Nahtinsuffizienz und auf eine unsachgemäße Wundbehandlung zurückgeführt.

Beurteilung.

Kausalzusammenhang. Ursächlicher Zusammenhang ist gegeben.

Verschulden. Am Verschulden ist nicht zu zweifeln, weil es eine Außerachtlassung der erforderlichen Sorgfalt bedeutet, wenn ein am unteren Körperabschnitt gelähmter und unempfindlicher Patient an einem Haken eines Beinhalters eingerissen wird. Das Verschulden des Arztes ist deswegen höher zu bewerten, da ihn in Bezug auf die Entfernung der Beinstützen als den Besserwissenden eine besondere Sorgfalt trifft. Zum anderen ist die Wundversorgung mit Catgutnähten, die sich erfahrungsgemäß in einigen Tagen auflösen, nicht als erforderliche Sorgfalt anzusehen. Ein Aufplatzen der Fäden wäre durchaus vermeidbar gewesen. Der maßgebliche konkrete Schaden ist aber letztlich durch dieses Wiederaufplatzen der Nähte verursacht worden.

Erledigung des Verfahrens. Außergerichtliche Erledigung durch Abfindung mit einer Geldsumme.

XXXVII. Ungenügende Vorsorge bei Anästhesie

Von einer 68jährigen Patientin wird dem behandelnden praktischen Arzt vorgeworfen, daß Verbrennungen II. und III. Grades an der Hüfte durch ein Heizkissen infolge unterlassener Entfernung vor Verabreichung einer Injektion SEE[1] zurückzuführen seien.

Sachverhalt. Arzt wurde wegen heftiger Nierenkoliken zu einem Hausbesuch gerufen und verabreichte Scophedal i. m. Die Patientin lag auf einem Heizkissen, das auf Stufe III eingestellt, jedoch nicht warm war, da von der Stadt der Strom ausgeschaltet worden war. Der Arzt hatte das Heizkissen nicht unter der Patientin gesehen, da er aber den Behälter im Zimmer sah, darauf aufmerksam gemacht, daß feuchte Wärme besser sei als ein Heizkissen. Als später der Strom eingeschaltet wurde, die Patientin durch das SEE schlief und die Angehörigen nicht mehr zur Stelle waren, erhitzte sich das Heizkissen bis zu einem Brand des Bettes. Dabei erlitt die Patientin Verbrennungen II. und III. Grades an der Hüfte.

Der Arzt hätte das Heizkissen entfernen oder auf Kleinstellung I bringen müssen, da er gewußt habe, daß die Patientin nach der Injektion tief schlafen werde.

Befund. Verbrennungen II. und III. Grades an der linken Hüfte.

Beurteilung.

Kausalzusammenhang. Kausalzusammenhang zu bejahen.

Verschulden. Habe das Heizkissen nicht im Bett der Patientin gesehen. Da er die Verpackung eines Heizkissens im Zimmer bemerkt habe, sei von ihm darauf hingewiesen worden, daß bei eventueller Wärmeanwendung feuchte Wärme appliziert werden müsse.

Der Arzt hatte das Heizkissen nicht bemerkt, so daß von ihm auch keine Überprüfung der Einstellung verlangt werden kann. Selbst wenn er es bemerkt hätte, konnte er nicht annehmen, daß es in der höchsten Stufe eingestellt war, da es dann ja hätte heiß sein müssen und er das bei der Untersuchung hätte bemerken müssen. Schließlich ist die Wirkung des SEE nicht so stark, daß man erwarten und annehmen muß, daß eine Verbrennung unbemerkt bleiben würde. Die hier verlangte Überprüfung der Einstellung des Heizkissens würde eine überspitzte Sorgfalt darstellen. Außerdem hatte der Arzt ausdrücklich feuchte Wärme angeordnet. Diese Anweisung ist von den Angehörigen offensichtlich nicht befolgt worden. Da die Familie um das Heizkissen wußte und auch um die Stromsperre, hätte sie das Heizkissen abschalten müssen. Insofern ist also ein Verschulden der Familie, nicht des Arztes anzunehmen.

Erledigung des Verfahrens. Keine Weiterungen.

XXXVIII. Abbruch einer Kanüle

Ein 71jähriger Patient wirft seinem behandelnden Urologen vor, daß Schmerzen im Bereich der Lendenwirbelsäule auf eine während der Periduralanästhesie abgebrochene Kanüle zurückzuführen seien.

[1] Scopolamin — Eukodal — Ephetonin.

Sachverhalt. Prostatektomie wegen seit einem Jahr bestehender Miktionsbeschwerden in Periduralanästhesie. Ein Abbrechen der Anästhesienadel wurde offenbar nicht bemerkt und ist nicht vermerkt. Entlassung 4 Wochen später nach komplikationslosem Heilverlauf. Die bald nach der Operation auftretenden erheblichen Schmerzen hielt der Patient für rheumatische Beschwerden und ließ sich erst 6 Jahre später daraufhin untersuchen und behandeln. Der Hausarzt diagnostizierte Ischiasbeschwerden und gab angeblich über 70 Spritzen. Nachdem keine Besserung eintrat, wurde eine Röntgenuntersuchung veranlaßt. Dabei wurde im Bereich der Lendenwirbelsäule zwischen den Dornfortsätzen gelegen und in den Rückenmarkskanal durchgedrungen, ein metallischer Fremdkörper festgestellt, der 2 Jahre später operativ entfernt wurde. Es handelte sich um eine ca. $3^1/_2$ cm lange Spitze einer Kanüle. Postoperativ wurde der Patient beschwerdefrei.

Der Abbruch einer Kanüle bei der Periduralanästhesie zur Vorbereitung einer Prostatektomie, mit nachfolgenden starken Beschwerden, die als rheumatisch gedeutet wurden, entsprechend behandelt, erst 6 Jahre später als durch das abgebrochene Nadelstück bedingt erkannt und operativ entfernt wurde, wird auf fahrlässige Durchführung der Periduralanästhesie zurückgeführt.

Beurteilung.

Kausalzusammenhang. Daß die Beschwerden von der abgebrochenen Nadel stammen und diese abgebrochene Nadel auch bei der Betäubung des Patienten mit Periduralanästhesie wohl abgebrochen ist, ist durchaus möglich, wenn nicht sogar naheliegend. Trotzdem bleibt der Theorie nach vorstellbar, daß noch nach der Prostatektomie irgend ein Behandler eine Einspritzung durchführte, und diese Behandlung mit einem dabei passierten Nadelbruch verschwiegen wird. Es muß auch als theoretisch durchaus vorstellbar betrachtet werden, daß man jetzt nur behauptet, daß keine Rückenschmerzen mehr bestehen, sie aber doch noch wegen altersbedingter Rückenwirbelsäulenveränderungen vorhanden sind, man aber alles auf die abgebrochene Nadel schiebt, denn die ärztliche Erfahrung geht dahin, daß abgebrochene Nadeln, auch an Stellen wie hier, nicht unbedingt Beschwerden auslösen müssen. Andererseits ist eine zurückgebliebene Kanülenspitze generell geeignet, den angeblichen Schadenserfolg herbeizuführen. Ob bei Fortfall des Schadensereignisses ein Aufhören der Existenz des festgestellten Schadens zu bejahen ist, ist im Hinblick auf die oben angeführten Punkte nicht sicher, insbesondere müßte bezüglich des Wirbelsäulenzustandes eine Zusatzbegutachtung erfolgen.

Verschulden. Bei Abbruch einer Kanüle ist der Schaden vorhersehbar. Ein Nadelbruch kann immer wieder einmal, und zwar auch ohne jedes Verschulden, passieren. Dies muß aber bemerkt werden. Das Nichtbemerken des Nadelbruches wird man nicht entschuldigen können, wie man auch alles betrachten möge. Hätte man es bemerkt, wäre die prekäre Frage entstanden, ob so etwas dem Kranken aufgeklärt werden muß. Da viele abgebrochene Nadeln reizlos einheilen, wird zuweilen eine solche Panne verschwiegen, obwohl so etwas nicht sein soll. Der Kranke muß über solche Dinge aufgeklärt werden (s. dazu auch Perret).

Erledigung des Verfahrens. Abfindung ohne Anerkenntnis einer Rechtspflicht.

7. „Fahrlässigkeit" bei der transurethralen Behandlung

a) Instrumentationsfolgen

Zur gutachterlichen Beurteilung von Komplikationen bei der *transurethralen bzw. transvesicalen Behandlung* gelten bezüglich der Voruntersuchung, Prüfung des Instrumentariums, Einhaltung der Asepsis und Vorsicht bei der Instrumentation im gleichen Umfang die entsprechenden Ausführungen in den voraufgegangenen Abschnitten, so daß hier nur einige Besonderheiten dargestellt werden sollen.

Eine Blutung bei der Bougierung einer Harnröhrenstriktur wird sich, trotz vorsichtigster Passageversuche bzw. Dehnung, nicht immer vermeiden lassen (Alken und Zumach, Arnholdt und Westerburg, Dittel, Thompson und Casper, Wille-Baumkauff), insbesondere, wenn eine Harnverhaltung oder ein schwerer Harninfekt zu raschem Vorgehen zwingt und nicht durch langsame Steigerung des Kalibers der eingeführten Bougies bzw. Katheter eine stärkere Durchblutung, Erweichung und Resorption des starren Narbengewebes erreicht werden kann. Der Gutachter wird in solchen Fällen besonderen Wert auf die Prüfung legen müssen, ob mit der entsprechenden Vorsicht, d. h. ohne jede Gewaltanwendung bougiert wurde, wobei die Art der Bougierung (aufschraubbare Katheter nach

Le Fort, Metallbougie, Düttmann-Bougie, May-Bougie) dann keine Rolle spielt. Es muß jedoch betont werden, daß es in besonders unglücklichen Fällen auch trotz aller Sorgfalt und Vorsicht einmal zu Komplikationen wie einer via falsa, Harnröhren- und Rectumperforationen (Wille-Baumkauff) insbesondere aber auch zu einer miliaren Aussaat bei der Dehnung tuberkulöser Urethralstenosen (Moeller, Penzold, Richter, Westerborn) kommen kann.

Bei einem unserer Fälle (XXXIX) wurde eine Bougierung bis zu Hegar 19 vorgenommen und anschließend ein walnußgroßer Blasenstein mit der Faßzange transurethral entfernt. Ein sicherlich ungewöhnliches Verfahren, das zu einer Harnröhrenzerreißung und dauernden Inkontinenz führte.

Ein besonderes Gefahrenmoment der Bougierung nach Le Fort sind die Verschraubungen, da die Gewinde sich lösen oder aus den Kathetern ausreißen können. Die Nichtverwendung dieser Instrumente bei vor der Untersuchung festzustellenden Materialfehlern (Abknickung, mangelhafter Gewindeverschluß) dürfte selbstverständlich sein. Wie im Abschnitt II 6 zu Materialfehlern an Kanülen bereits ausgeführt, muß der Gutachter bei derartigen Komplikationen darlegen, daß für nicht erkennbare Materialfehler den Arzt kein Verschulden trifft. Das gilt auch, wenn ein Bougie sich in der Blase verknotet, in der Harnröhre steckenbleibt oder zurückgleitet, bevor es zu fassen ist (Boss, Gorowitz).

Dazu ein Fall (XL), bei dem ein filiformer Katheter angewandt wurde, der bereits längere Zeit in Benutzung war und einige Einbruchstellen aufwies.

b) Dauerkatheter

Die „kontinuierliche Aufbougierung“ mit Neueinlage eines dickeren Katheters jeden zweiten Tag, leitet bereits zur *Dauerkatheterbehandlung* über. Für den Patienten besonders eindrucksvoll ist dabei das Auftreten einer Urethritis oder der stürmische Beginn einer Harninfektion bei vorher sterilen Harnwegen, so daß eine Aufklärung über diese unvermeidbaren Komplikationen den Vorwurf eines Verschuldens vermeiden hilft. Wenn der Dauerkatheterbehandlung die Vasoresektion vorausgeht, erfolgt eine Aufklärung bereits im Rahmen der Einholung der Einwilligung zu diesem Eingriff.

Es muß darauf hingewiesen werden, daß sich eine ascendierende Harninfektion trotz Verabreichung von Sulfonamiden oder Antibiotica und regelmäßigen Blasenspülungen nicht vermeiden läßt und daß ein Abklingen nicht sofort nach der Entfernung des Katheters, sondern in der Regel erst $^1/_4$ bis $^1/_2$ Jahr später zu erwarten ist. Das gilt für einen etwas kürzeren Zeitraum auch für die ödematösen Schleimhautveränderungen in der Urethra und Blase, während Druckgeschwüre und Perforationen durch einen zu weit eingeführten Katheter (Burger) durch regelmäßige Kontrolle des Kathetersitzes und durch die Verwendung abgestumpfter Katheter (Nelaton, Mercier) meist zu vermeiden sind. Bei Blasentumoren oder Schrumpfblase schützen jedoch auch diese Vorsichtsmaßnahmen nicht immer vor der Gefahr eines Decubitus und einer Perforation.

Eine weitere Komplikation ist die Inkrustation von Dauerkathetern, die auch durch die Anwendung von Kunststoffkathetern oder von Medikamenten (Brinkmann, Vahlensieck) nicht dauerhaft vermieden werden kann. Das ist besonders nachteilig bei Pezzer-, Malecot- oder Caspar-Kathetern, bei deren Entfernung dann der steingefüllte Kopf besonders leicht abreißt. Wille-Baumkauff führt dazu aus; „die Zahl der abgerissenen, in der Blase verbliebenen inkrustierten Katheterköpfe ist recht groß“!

Auch bei einem unserer Fälle (XVIII) (S. 438) kam es zum Abriß eines Pezzerkatheters. Infolge eines Irrtums über die Verhältnisse verblieb der Pezzerkopf in der Blase, inkrustierte weiter und mußte später operativ entfernt werden.

c) Zerrissener Katheter

Das *Abreißen* ist trotz Materialprüfung vor der Einführung, täglichen Spülungen, inkrustationshemmender Medikation, häufigerem Wechsel und ruckartiger Entfernung bei fixierendem Griff dicht über der Haut nicht immer zu vermeiden und kann dem Arzt nicht zum Vorwurf gemacht werden, wohl aber das stillschweigende Belassen.

Die Entfernung solcher Fremdkörper gelingt häufig mit der Youngschen Faßzange, wobei jedoch bei stärkerer Inkrustation eine Zertrümmerung mit dem Lithotrypter vorausgehen muß. Nach längerem Verweilen in der Blase mit stärkerem apositionellem Wachstum ist die Entfernung durch eine Sectio alta vorzuziehen, so wie es für die Entfernung von Corpora aliena oder größeren Blasensteinen die Regel ist.

Das Verbiegen oder Abbrechen von Branchen der Faßzange oder des Lithotrypters (Boss, Frank, Neuwelt, Ultzmann) dürfte nicht in jedem Fall das Zeichen eines zu forschen Zertrümmerungsversuches sein, sondern ist u. U. auch auf einen Materialfehler zurückzuführen, der trotz sorgfältiger Inspektion und Prüfung des Instrumentes vor der Behandlung nicht festzustellen war. Schwierigkeiten bei der Entfernung dieser Instrumente durch eine Interposition von Katheterteilen oder Steintrümmern (Schlagintweit, Lenko, Neugebauer) sind dagegen durch einen völligen Schluß des Instrumentes nach jedem Fassen und Knacken in der Regel zu vermeiden (Wille-Baumkauff).

d) Gefahren der intravesicalen Elektrochirurgie

Auch bei der *Elektrocoagulation* ist die Kontrolle des Instrumentariums vor dem Eingriff von wesentlicher Bedeutung. Besonderer Wert ist auf das feste Anliegen der inaktiven Elektrode zu legen, da sonst Verbrennungen möglich sind. Burmester führt dazu aus: „Bei Verwendung eines Thermokauters muß er (der Arzt) wissen, daß die negative Elektrode mit ihrer ganzen Fläche am Körper des Patienten anliegen und so befestigt werden muß, daß eine Lockerung während der Operation nicht eintritt".

In einem Fall (XLI) kam es zu einer handtellergroßen Nekrose über dem Kreuzbein, nachdem die inaktive Elektrode lediglich unter das Gesäß gelegt worden war und der Patient sich während der Behandlung mehrfach bewegt hatte.

Dabei ist zu berücksichtigen, daß sich der Körper des Patienten nur an der Anlagestelle der inaktiven Elektrode auf Erdpotential befindet, während an allen anderen Körperstellen hochfrequente Spannungspotentiale gegen die Erde auftreten und es bei lockerem Anliegen der inaktiven Elektrode zu Funkenübertritten und Verbrennungen kommen kann. Aus diesen Gründen kann das feste Anwickeln der negativen Elektrode am Oberschenkel, mit Kontaktsicherung durch ein feuchtes Tuch ratsam sein (Perret). Immerhin muß der Gutachter prüfen, ob es nicht trotz aller Sorgfalt zu einer Stromfehlleitung gekommen ist, bei der den Arzt kein Verschulden trifft. Das Zustandekommen einer solchen Verbrennung liegt in der Eigenschaft des in der Elektrochirurgie benötigten Hochfrequenzstromes, nicht nur in der durch Anschlußleitungen und Elektroden vorgezeichneten Strombahn zu verlaufen, sondern infolge kapazitiver oder induktiver Wirkungen auch andere Wege zu gehen, wenn äußere Umstände diesem Stromdurchgang weniger Widerstand entgegensetzen (Kebbel).

Ein solcher Modus ist auch in folgendem Fall (XLII) möglich, bei dem es bei der Elektrocoagulation von Harnröhrenpapillomen zu einer schweren Verbrennung des gesamten Penis gekommen war.

Gedacht werden muß dabei schließlich noch an die Möglichkeit eines Kurzschlusses zwischen Metallschaft als Erdpotential und der Coagulationssonde als aktiver Elektrode, wenngleich ein solches Geschehen in der Regel ausscheidet, weil die Einschaltung des Stromes nicht eher erfolgt, als die Coagulationssonde am Tumor ist und somit den Schaft bereits verlassen hat und den Albarranschen Hebel nicht mehr berührt.

Auf die besondere Gefahr häufig nicht zu vermeidender Blutungen bei der Coagulation von Tumoren, Hämangiomen und Endometriosen, die eventuell eine operative Revision erforderlich machen, sollte der Arzt vor Behandlungsbeginn aufmerksam machen, um sich von vornherein vor ungerechtfertigten Vorwürfen zu sichern. Das gilt auch für die „endovesicalen Explosionen" (WILLE-BAUMKAUFF), die häufig bei der Coagulation von Papillomen zu hören sind und wobei die Patienten dann gern annehmen, daß nun „etwas zerstört worden sei". In diesem Zusammenhang sei erwähnt, daß „die Gefahr der Blasenperforation durch zu ausgiebige Coagulation im allgemeinen gering ist, da die Wirkung des Stromes zur Tiefe rasch abnimmt. Es müßte schon eine abnorme Brüchigkeit der Blasenwand und ein rohes Vorstoßen der starren Sonde hinzukommen" (WILLE-BAUMKAUFF).

Schließlich sei an die Notwendigkeit der Aufklärung des Patienten über die Rezidivneigung der Papillome erinnert, um sich bei Auftreten von Rezidiven vor dem Vorwurf einer nicht sorgfältigen Coagulation zu schützen.

Das gilt genauso für das erneute Wachsen eines Prostataadenoms nach einer *Elektroresektion*, weshalb in der Regel die Prostatektomie angestrebt werden sollte und die Elektroresektion als Behandlungsverfahren der Wahl nur bei sog. Sphinctersklerosen, kleinen, derben Prostataadenomen (chronische Prostatitis!), durch Hormon- und Cytostatica nicht restharnfrei gewordenen Prostatacarcinomen und bei postoperativen Narbenstrikturen angesehen werden kann.

Eine Perforation bei der Einführung des Instrumentes, durch Einschaltung des Stromes bei nichtgefüllter Blase (VIETHEN) oder durch Zerstörung der Prostatakapsel bei ausgedehnter Resektion ist trotz aller Sorgfalt nicht immer zu vermeiden (MAY, WILLE-BAUMKAUFF). HEUSCH führte dazu aus: „Es gibt wohl keinen Arzt mit einer größeren Zahl von Elektroresektionen, dem nicht einmal eine Perforation unterlaufen wäre".

In einem Fall (XLIII) wurde der Vorwurf erhoben, daß nach einer Elektroresektion eine Harninkontinenz aufgetreten sei.

Im vorliegenden Fall konnte vom behandelnden Arzt geltend gemacht werden, daß bis zur postoperativen Entlassung keine Zeichen einer Harninkontinenz bestanden. Typisch für eine Verletzung des Sphincter externus ist aber das sofortige Auftreten des unfreiwilligen Harnabganges nach der Elektroresektion. Es muß vom Gutachter in solchen Fällen getrennt erörtert werden: Inkontinenzerscheinungen durch die Dehnung des Schließmuskels bei der Elektroresektion, die Harnröhrenstarre nach längerem Kathetertragen mit Urethritis oder infolge einer vorbestehenden Striktur, insbesondere aber auch die oft noch Wochen nach der Operation anhaltende Inkontinenz nach den verschiedenen Prostataoperationen infolge der langsamen Rückbildung einer hypertrophierten Blase (FISCHER), da den Arzt für diese Auswirkungen einer Behandlung kein Verschulden trifft.

Die Striktur der vorderen Harnröhre nach einer transurethralen Resektion ist durch eine Überdehnung oder Verletzung der Harnröhre durch das Resektoskop bedingt (KIRCHHEIM) und ist trotz vorausgehender Bougierung und aller Vorsicht bei der Einführung des Instrumentes nicht immer zu vermeiden.

Großen Raum bei der transurethralen bzw. transvesicalen Behandlung nehmen elektrokaustische Divertikeleröffnungen, Ostiumschlitzungen, Harnleitersondierungen, Nierenbeckenspülungen und Schlingenversuche ein.

Die radiäre Einkerbung des Ringmuskels nicht radikal operabler Harnblasendivertikel ist im Hinblick auf die gewöhnlich massive bindegewebige Verdickung des Divertikelhalses in der Regel bei einiger Vorsicht ungefährlich. Trotz aller Vorsicht kann es aber gelegentlich auf Grund nicht erkennbarer und vorhersehbarer Wandbrüchigkeit usw. einmal zu einer Perforation kommen.

Die Behandlung von Ureterocelen, sowie die Befreiung intramuraler Harnleitersteine, wird im allgemeinen ebenfalls durch einen transurethralen Eingriff vorgenommen. Die Eröffnung einer Ureterocele durch einen elektrischen Schnitt an der Harnleitermündung sollte nur dann vorgenommen werden, wenn im Urogramm eine Stauung der oberen Harnwege sichtbar ist, oder wenn Schmerzen bzw. eine Infektion vorhanden sind. Die Gefahr bei dieser sogenannten Ostiumschlitzung ist, auch wenn sie lege artis durchgeführt wird, die Möglichkeit eines vesicoureteralen Refluxes mit entsprechenden Folgen für die Niere.

Bei beidseitigen Ureterocelen ist diese Behandlung wegen der möglichen Wundreaktion mit vorübergehender Zuschwellung der Harnleitermündung in zwei Sitzungen durchzuführen.

Eine gewisse Gefahr besteht in der Verwechslung mit einem invaginierten Divertikel, daß sich durch eine Vorwölbung der Blasenschleimhaut kenntlich macht. Bei entsprechenden Unklarheiten ist durch Beobachtung der Harnstöße, wobei lediglich bei den Ureterocelen die Größe fast mit jedem Harnstoß wechselt und außerdem durch Blauausscheidung, eine differentialdiagnostische Klärung zu erreichen. Borchardt veröffentlichte eine tödliche Peritonitis durch diesen Irrtum bei der Coagulation.

Auf die erforderliche Sorgfalt bei der Ureterkatheterung im Hinblick auf die damit verbundenen mannigfachen Gefahren (Cibert und Revol) wurde bereits im Abschnitt II 3 und 4 eingegangen.

e) Schlingenversuche

Als Behandlungsmethode besondere Bedeutung hat in diesem Zusammenhang die transurethrale Entfernung von Steinen in den Harnwegen mittels Schlingen. Dieses von Zeiss entwickelte Vorgehen findet heute immer mehr Anhänger und immer weitere Modifikationen. Bei der Stellung der Indikation zu dieser Behandlung ist darauf zu achten, daß dieser Eingriff auch recht viele Gefahren hat, insbesondere die Harninfektion und die Möglichkeit von Verletzungen. Wenngleich das elegante Verfahren dazu verlockt, möglichst rasch den Patienten von unangenehmen Koliken zu befreien, ist im Hinblick auf die angegebenen Gefahren auch daran zu denken, daß in 80—90% der Fälle bei streng konservativem Vorgehen (Wasserstöße, Spasmolytica, Bewegung usw.) ebenfalls ein Spontanabgang von schlingengerechten Steinen beobachtet wird.

Wie beim Ureterenkatheterismus besteht auch hier die Gefahr der Perforation eines Harnleiters (Ellik und Newton), so daß von jeder Gewaltanwendung abzusehen ist. Sofortige Extraktion mit entsprechendem manuellen Zug ist nur bei Steinen indiziert, die im unteren Harnleiterdrittel sitzen. Bei hochsitzenden — und im Nierenbecken sitzenden Steinen — ist die Schlinge lediglich zu schließen, das Einfangen des Steines in die Schlinge röntgenologisch zu überwachen und gegebenenfalls ein vorsichtiger Dauerzug mit 50—100 g Belastung erlaubt.

Der Vorwurf einer unterlassenen Ureterenkatheterung bei einem eingeklemmten tiefsitzenden Harnleiterstein wurde bei einem unserer Fälle (XLIV) erhoben.

Die Notwendigkeit einer ordnungsgemäßen Pflege der verschiedenen Schlingen braucht nicht besonders betont zu werden.

Häufige starke Zugbeanspruchung des gleichen Katheters oder der gleichen Schlinge ist zu vermeiden, da er sonst leicht abreißt. Es ist also, insbesondere vor jeder Behandlung, die Elastizität und Zugfestigkeit des Katheters zu überprüfen. Trotz sorgfältiger Überwachung des Materials können jedoch Abrisse vorkommen (SIMON, WILLE-BAUMKAUFF, ZEISS).

f) Begutachtete Schuldvorwürfe

XXXIX. Unsachgemäße transurethrale Behandlung (Bougierung)

Von einer 56jährigen Patientin wird dem behandelnden Urologen vorgeworfen, daß eine Zerreißung des Blasenschließmuskels mit Blaseninkontinenz auf eine unsachgemäße Bougierung der Harnröhre zur Entfernung eines Blasensteines zurückzuführen sei.

Sachverhalt. In Lumbalanästhesie war die Lithotrypsie eines walnußgroßen Blasensteines vorgesehen, jedoch nicht möglich. Daraufhin Aufweitung der Urethra mit Hegarstiften bis H 19 und Extraktion des Steines in toto mittels einer Faßzange. Dabei Zerreißung der Harnröhre. Plastische Eingriffe führen nicht zur Behebung der Inkontinenz, so daß schließlich die Harnleiter in den Mastdarm verpflanzt werden mußten.

Der Arzt hätte erkennen müssen, daß bei der Größe des Steines nur eine operative Entfernung möglich gewesen wäre. Bei einer sachgemäßen Operation hätte die Patientin in etwa 4 Wochen mit völliger Wiederherstellung rechnen können.

Beurteilung.

Kausalzusammenhang. Kausaler Zusammenhang muß bejaht werden.

Verschulden. Der behandelnde Arzt hätte bei dem völligen Fehlschlag des Versuches, den Stein zu zertrümmern und ihn bruchstückweise zu entfernen, nach pflichtgemäßem ärztlichen Ermessen den nächsten gefahrlosen Weg der Entfernung eines Blasensteines von der vorliegenden Größe und Härte wählen müssen, d. h. die operative Öffung der Blase und Extraktion des Steines mit abschließendem Verschluß der Blase durch Naht. Hierbei wäre eine Schädigung des Blasenschließmuskels in dem erfolgten Ausmaß, d. h. die totale Zerreißung der Harnröhre, mit Sicherheit vermieden worden. Demzufolge muß ein Verschulden bejaht werden.

Erledigung des Verfahrens. Außergerichtlicher Vergleich mit einer Abfindung ohne Anerkenntnis einer Haftung.

XL. Unsachgemäße transurethrale Behandlung (Bougierung)

Von einem 67jährigen Patienten wird seinem behandelnden Urologen vorgeworfen, daß ein Abbruch des Bougie und die Notwendigkeit operativer Entfernung auf eine unsachgemäße Bougierung zurückzuführen sei.

Sachverhalt. Wiederholte Bougierung einer hochgradigen Harnröhrenstriktur mit filiformen Kathetern, jeweils mit relativ viel Schwierigkeit. Während einer Behandlung brach ein Bougie ab und blieb teilweise in der Blase. Entfernung durch Sektio alta. Komplikationsloser Wundverlauf.

Die Bougierung sei nicht richtig durchgeführt worden, da es sonst nicht zum Abbruch hätte kommen dürfen.

Beurteilung.

Kausalzusammenhang. Das Kunststoffbougie wurde bereits $^1/_2$ Jahr benutzt und wies einige Einbruchstellen auf. Der Abbruch ist ursächlich auf die Einbruchstellen zurückzuführen.

Verschulden. Im Hinblick auf die Einbruchstellen war ein Abbruch vorhersehbar. Der erforderlichen Sorgfalt würde es entsprochen haben, das Bougie nicht mehr zu benutzen.

Erledigung des Verfahrens. Abfindung ohne Anerkenntnis einer Haftung, da ein nicht feststellbarer Materialfehler nicht auszuschließen war.

XLI. Unsachgemäße transurethrale Behandlung (Elektrocoagulation)

Von einem 68jährigen Patienten wird seinem behandelnden Urologen vorgeworfen, daß eine Verbrennung III. Grades über dem Kreuzbein auf eine unsachgemäße Elektrocoagulation eines Blasencarcinoms zurückzuführen sei.

Sachverhalt. Probeexcision und Elektrocoagulation eines Blasencarcinoms in Inaktin-Lachgas-Narkose. Als Gegenelektrode größeres Drahtnetz in feuchtem Tuch unter das Gesäß des Patienten gelegt. Kontrolle der Lagerung, insbesondere auch nach zweimaliger Bewegung des Patienten während der Operation. Einen Tag nach der Coagulation trat handtellergroße Nekrose über dem Kreuzbein in Erscheinung. Glatter Heilungsverlauf.

Die Verbrennung mit den erheblichen Schmerzen und der damit verbundenen Verlängerung des Krankenhausaufenthaltes sei auf unsachgemäß durchgeführte Elektrocoagulation zurückzuführen.

Befund. Handtellergroße Nekrose über dem Kreuzbein, die bis zur Fascie reicht und mit reizloser Granulation bedeckt ist.

Dauerfolgen sind nicht zu erwarten.

Beurteilung.

Kausalzusammenhang. Es besteht adäquater Kausalzusammenhang. Es ist eine typische Schädigung durch Funkenübertritt bei nicht fest anliegender Elektrode.

Verschulden. Lagerung des Patienten und Aufbau der Apparatur wurden mehrfach kontrolliert. Insbesondere auch nach Bewegungen des Patienten während der Behandlung wurde die einwandfreie Lage der Gegenelektrode jeweils kontrolliert.

Die Lagekontrollen allein entsprechen nicht der erforderlichen Sorgfalt. Der Arzt mußte wissen, daß bei nicht fest angelegten Elektroden wegen zeitweise mangelnden Kontaktes ein Funkenübertritt möglich ist. Wenn auch oft auf ein festes Anwickeln in der Vorstellung verzichtet wird, daß das Körpergewicht die Elektrode genügend andrücke und das meist gut gehe, müsse immer bei Bewegungen des Patienten mit einem Abheben und eventuell auch nur für einen Teil fehlenden Kontakt gerechnet werden.

Erledigung des Verfahrens. Abfindung mit einer Geldsumme.

XLII. Unsachgemäße transurethrale Behandlung (Elektrocoagulation)

Ein 34jähriger Patient wirft seinem behandelnden Urologen vor, daß eine Verbrennung der Harnröhre, bzw. des Penis auf eine unsachgemäße Elektrocoagulation von Harnröhrenpapillomen zurückzuführen sei.

Sachverhalt. Stationäre Aufnahme zur Entfernung multipler gutartiger Harnröhrenpapillome. In Evipannarkose Versuch durch das Urethroskop mit der kleinsten sondenförmigen Elektrode die Papillome zu coagulieren. Bei Einschaltung des Stromes kaum Stromwirkung. Mit dem Spülwasser entleerten sich lediglich nichtcoagulierte kleine Zotten. Nach Verstärkung der Stromstärke plötzlich Erwärmung des ganzen Penis. Sofortiger Abbruch der Behandlung. Weißlich verfärbte Basis des Penis und nach $^1/_4$ Stunde starke Rötung des ganzen Penis. Entwicklung einer Verbrennung III. Grades an der Harnröhre, mit Verödung der Schwellkörper am Penisschaft. Nach Anlegung einer Blasenfistel Wundreinigung mit Abstoßung der Nekrosen.

Die Verbrennung wird auf ein Verschulden des Arztes bei der Elektrocoagulation zurückgeführt. Körperliche und seelische Belastung durch die Verunstaltung, Schmerzen, Verlust der Zeugungsfähigkeit und erhebliche Beeinträchtigung von Lebensfreude und Lebensgefühl. Schmerzensgeld, insbesondere wegen Unfähigkeit zum Geschlechtsverkehr und Vereitelung der Heiratsaussichten; sowie Versagung der Freude an der Gründung einer Familie von mindestens 30000 DM beansprucht.

„Da sich der Schaden kaum in Geld beziffern, ausdrücken oder wiedergutmachen läßt, ist der Anspruch entsprechend hoch, da eine größere Kapitalabfindung immer nur dazu dienen kann, gewisse Erleichterungen und Annehmlichkeiten als Ausgleich für die erlittenen Schmerzen, Leiden und bleibenden Nachteile zu verschaffen.“

Weiterhin Ersatz des Schadens durch 7monatige Arbeitsunfähigkeit, die zur Aufgabe eines Geschäftes geführt habe. Anspruch auf Ersatz der Arzt- und Krankenhauskosten in Höhe von 1500 DM.

Befund. Noch Störung der Durchblutung der Corpora cavernosa, mit Störung der Errektionsfähigkeit. Errektion nur bis zu $^1/_3$ der unteren Anteile der Corpora cavernosa. Harnröhrenfunktion — nach operativer End- zu Endvereinigung — gut, keine Striktur.

Um die Cohabitationsmöglichkeiten zu verbessern, ist daran gedacht, einen Rippenknorpel in die Corpora cavernosa einzusetzen.

Beurteilung.

Kausalzusammenhang.

Ausführungen des Erstgutachters.

Mögliche Ursache: beim Arbeiten mit dem Urethroskop muß die Harnröhre stark gestreckt werden, um sie für die Sicht und zur Führung des Instrumentes zu entfalten. Dadurch wird das Gewebe (Harnröhre und umgebende Haut) so verdünnt, daß die Coagulation auch auf dieses Gewebe übergegriffen hat. Schwer zu erklären ist, warum es zu der starken Hitzeentwicklung auch in den übrigen Teilen des Penis kam, obwohl sie der direkten Stromwirkung nicht ausgesetzt waren. Wie oben schon erwähnt, entsteht immer in der Umgebung von Coagulationstellen eine starke Erhitzung. Selbst wenn man bei ausgedehnten Blasengeschwülsten, Prostataerkrankungen, Papillomen oder Carcinomen oft lange Zeit (bis zu 1 Std) an einer Stelle coagulieren muß, wobei wesentlich größere Elektroden verwendet werden und eine intensive Erhitzung vom Darm aus nachzuweisen ist, habe ich nie eine Schädigung des umgebenden Gewebes beobachten müssen. Vermutlich wird durch das umliegende Körpergewebe so viel Wärme abgeleitet, daß es zu keiner Verbrennung kommt. Bei den geringen Maßen des Penis scheint sich eine Wärmestauung gebildet zu haben, die zur Verbrennung geführt hat. Ein Ereignis, das bei Verwendung der kleinen Sonde nicht zu erwarten war.

Zweitgutachten. Adäquater Kausalzusammenhang ist anzunehmen.

Die geschilderten Verbrennungsschäden sind m. E. durch ein Zusammenspiel verschiedener unglücklicher Ereignisse veranlaßt. Es handelte sich um multiple kleine Papillome der vorderen Harnröhre, die bei der elektrokaustischen Coagulation ein höhergradiges Einschalten des Stromes bei der jedesmaligen Zerstörung der einzelnen kleinen Geschwülste erfordern. Durch die Vielzahl der einzelnen Stromeinschaltungen wurde viel Wärme erzeugt, wenn auch nicht mehr als bei elektrischen Prostata- oder Blasenoperationen. Aber bei letzteren ist die Wassermenge die ständig fließt, während des Eingriffes eine viel größere, der Größe des Hohlraumes in dem gearbeitet wird, entsprechend. Der kleine Hohlraum der Harnröhre kann trotz Wasserspülung nicht so gut geschützt werden, wie z. B. der Hohlraum der Blase. Die Zerstörung eines oder nur ganz weniger Papillome macht in diesem Gebiet keinen Schaden, aber bei einer Vielzahl derartiger zu zerstörender Geschwülste kann eine stärkere Erwärmung eintreten. Aber diese Erwärmung allein kann diese schwere Verbrennung nicht zur Folge gehabt haben. Ich bin der Überzeugung, daß am Instrument ein Fehler insofern bestanden haben muß, als eine Stromüberleitung auf das Metallrohr stattfand. Ich nehme an, daß bei Berührung des Metallknopfes der Sonde mit dem Tubus oder durch Kontakt einer — wenn auch geringfügigsten — nicht isolierten Stelle der Sonde mit dem Metallschaft des Instrumentes, der Tubus selbst zur Elektrode wurde. Dafür spricht die auffallende Tatsache, daß dorsal, also oben am Penisschaft das Verbrennungsgeschwür und die Nekrose auftraten, während — wie aus dem Operationsbericht ersichtlich — nur an der unteren Seite der Urethra verschorft wurde.

Weiterer Faktor ist die Anästhesie durch Evipaneinspritzung. Bei leichter lokaler Anästhesie wird ja immer eine falsche Einwirkung des Elektrostromes vom Patienten sofort als Schmerz gemeldet. Das wissen wir von den so häufigen Zerstörungen von Papillomen der Blase auf elektrokaustischem Weg, sowie der Tatsache, daß der Patient bei Anwendung der Coagulationssonde am nicht enervierten Tumor infolge Ableitung auf die normale Schleimhaut ein Schmerzgefühl angibt. Bei lokaler Anästhesie kann man wohl aus der Harnröhre bei weniger sensiblen Kranken 2—3 Tumoren coagulieren. Bei multipleren Papillomen ist ohne tiefe Anästhesie — insbesondere bei sensibleren Patienten — kaum auszukommen. Es ist demnach unter allen Umständen schwierig, die seltene Papillomatosis der Harnröhre auf elektrischem Wege zu heilen. Die dünne, durch das Instrument gespannte Schleimhaut ist endlich, wie der Operateur selbst sagt, gewiß mit ein Grund dafür, daß so große Schäden entstehen konnten.

Verschulden.

Erstgutachten. Eingriff wurde lege artis durchgeführt. Bei Feststellung der Erwärmung ist der Eingriff sofort abgebrochen worden. An der Apparatur seien keine Mängel feststellbar gewesen. Ein Verschulden anderer Organe war ebenfalls nicht feststellbar.

Zu erklären sind zwei Erscheinungen, die sonst nicht aufzutreten pflegen. Einerseits kam es nicht zum Glühen der Sonde, als der Operateur mit der mittleren, ihm bekannten Strommenge die Glühwirkung erzielen wollte. Es mußte mehr als gewöhnlich Strom eingeschaltet werden. Die andere Erscheinung war, daß später der Penis übermäßig warm wurde, weshalb die Operation sofort abgebrochen wurde. Daß primär eine Glühwirkung nicht eintrat, dürfte als Zeichen dafür gewertet werden, daß irgendwo im elektrischen Stromkreis eine Störung in Form einer Unterbrechung oder falschen Ableitung der Ströme vorhanden gewesen ist. Nun ist aber eine solche fehlende Glühwirkung bei sonst üblicher Strommenge nicht unbedingt ein Zeichen dafür, daß nur im Apparat etwas nicht stimmt, also die Verpflichtung daraus abgeleitet werden muß, daß in einer solchen Situation erst der Apparat geprüft werden muß. Es können die lokalen Gewebsverhältnisse einmal mehr Strom benötigen als sonst. Wenn so — in rückschauender Betrachtung — gesagt werden muß, daß sicherlich die ausgebliebene Glühwirkung bei der erstmaligen Stromeinschaltung das Zeichen dafür war, daß irgendwo der Apparat oder sein Stromkreis falsche Wege ging, so darf das nicht zur Unterstellung führen, daß der Operateur schon in diesem Moment hätte unterbrechen und erst den Apparat einer Prüfung unterziehen müssen. In der Situation, in der sich der Operateur befand, hätte jeder andere Operateur das gleiche getan und hätte erst einmal die nächste Stromstärke versucht. Als dann aber der Penis warm wurde, ist sofort unterbrochen worden. Dadurch konnte aber die Wärmestauung und ihre Folge in Form von Verbrennungszonen nicht mehr aufgehalten werden. Auch ein Apparatfehler ist insofern möglich, als in theoretischer Betrachtung bei der Diathermie Stromkreise entstehen können, die nicht voraussehbar und nicht erkennbar sind und wobei bei Zusammentreten dieser verschiedenen Momente auch eine Wärmeschädigung auftreten kann. Das Vorgehen des behandelnden Arztes ist jedenfalls als schulgemäß anzusehen. Jeder andere hätte nicht anders handeln können. Ein Verschulden ist nicht anzunehmen.

Zweitgutachten. Die Literatur schweigt von derartigen Zwischenfällen bei der Elektrocoagulation in der Harnröhre. Nach der jetzigen Erfahrung der Urologie war demnach mit einem so unglücklichen Zufall in keiner Weise zu rechnen. Aus diesem Grunde ist dem Operateur — einem gewandten und geübten Kenner endovesicaler und endourethraler Eingriffe — wohl ein Mißgeschick, aber kein Kunstfehler unterlaufen. Erfahrungen hieraus, bei ausgedehnten Elektrocoagulationen in der Harnröhre sollte man auf eine tiefgehende Anästhesie verzichten, um den Schmerz als Warner auf unvorhergesehene Komplikationen nicht auszuschalten.

Erledigung des Verfahrens. Übernahme der Krankenhaus- und Operationskosten für jetzt und alle Zukunft. Abfindung ohne Anerkenntnis einer Rechtspflicht.

XLIII. a) Unsachgemäße transurethrale Behandlung (Elektroresektion) *b) Elektroresektion ohne Einwilligung*

Ein 73jähriger Patient warf seinem behandelnden Urologen vor, daß eine Harninkontinenz auf gegen ausdrücklichen Willen und unsachgemäß durchgeführte Elektroresektion bei benigner Prostatahypertrophie zurückzuführen sei.

Sachverhalt. Stationäre Aufnahme wegen sklerosierender Prostatahypertrophie. Vasoresektion in Lokalanästhesie. 2 Wochen später Elektroresektion in Narkose. Glatter Verlauf. Entlassung beschwerde- und restharnfrei.

Nach $1^1/_2$ Jahren Schadensersatzanspruch. Sei sofort nach der Operation inkontinent gewesen. Außerdem sei die Operation gegen seinen ausdrücklichen Willen durchgeführt worden.

Beurteilung.

Kausalzusammenhang. Eine Elektroresektion ist grundsätzlich geeignet, eine Inkontinenz zu bewirken, wenn zu weit reseziert wird. Dann ist die Inkontinenz aber sofort nach der Operation feststellbar. Das war hier nicht der Fall. Ursächlich für die Inkontinenz dürfte eher der schicksalsmäßige Verlauf des Leidens sein, mit Elastizitätsverlust des Schließmuskels und bei zunehmendem Restharn eine Überlaufblase.

Die Harninkontinenz des Patienten darf nicht auf eine unsachgemäße Operation zurückgeführt werden. Sie ist in der Natur der Erkrankung begründet, bei der es infolge des Elastizitätsverlustes des Schließmuskels zur Funktionsstörung mit Schließmuskelstarre und damit zur Harninkontinenz kommt.

Verschulden. Falls keine Elektroresektion durchgeführt worden wäre, hätte der schicksalsmäßige Verlauf des Leidens zu einem lebensbedrohlichen Zustand führen können. Die Operation wurde ordnungsgemäß durchgeführt. Für eine Inkontinenz ergab sich bis zur Entlassung kein Anhalt.

Der Patient wurde auch über die Eingriffe aufgeklärt. Weder bei der Vasoresektion, die als Vorbereitung der anderen Operation allgemein bekannt ist, und in örtlicher Betäubung durchgeführt wird, noch bei den Vorbereitungen zur Elektroresektion hat der Patient seine Ablehnung erkennen lassen. Grundsätzlich wird bei uns auch keine Operation ohne Einwilligung des Patienten ausgeführt. Es erscheint ausgeschlossen, daß dem Antragsteller, der im Krankenhaus als schwieriger Patient bekannt war, die eingehenden Vorbereitungen zur Operation verborgen geblieben sind und daß er vor der Narkose gegen seinen Willen in die sogen. Steinschnittlage gebracht worden ist. Hinzukommt, daß im betreffenden Krankenhaus grundsätzlich jeder Kranke über die beabsichtigten Maßnahmen, also auch über eine Operation, unterrichtet wird. Die Harninkontinenz schließlich ist nicht auf eine unsachgemäße Operation zurückzuführen, sondern schicksalsmäßig bedingt.

Erledigung des Verfahrens. Keine Weiterungen nach Unterrichtung des Patienten.

XLIV. Verspätete transurethrale Behandlung (Ureterenkatheterung)

Von einem 56jährigen Patienten werden im Schuldvorwurf gegen seinen Chirurgen Schmerzen und Anurie auf verzögerten Ureterenkatheterismus bei eingeklemmtem Harnleiterstein zurückgeführt.

Sachverhalt. Am 29. 8. eines Jahres stationäre Aufnahme wegen kolikartiger Schmerzen im Unterbauch, Erbrechen und Oligurie. Röntgenologisch abgangsfähiger Harnleiterstein.

Nach Verabreichung von Spasmolytica Beschwerdefreiheit und glatte Miktion. Im Urin vereinzelt Leukocyten, mäßig viel Erythrocyten und Epithelien. Blutdruck 160/115. Außerdem Bettruhe, feuchte Wärme und harntreibendes Wasser und Tee, um den Spontanabgang des Steins zu bewerkstelligen. Am nächsten Tag zusätzlich Aufstehen und Bewegungsübungen, da keine Temperatur. Am 31.8. spontane Miktion glatt, im Urin Eiweiß negativ, Zucker negativ, Sediment o. B. Auf Wunsch des Patienten Beurlaubung für einige Stunden. Während dieser Zeit erneut Koliken, die nach der stationären Wiederaufnahme unter konservativen Maßnahmen wieder aufhörten. Am 1. 9. vereinzelt Koliken, Brechreiz, Blutdruck 175/120, keine Spontanmiktion. Am 3. 9. im Urogramm beidseits keine Ausscheidung. Verlegung auf eine urologische Abteilung. Dort wurde Rest-N-Erhöhung von 123 mg-% festgestellt. Bei der Cystoskopie konnte rechts kein Ostium festgestellt werden, links keine Blauausscheidung. Ureterkatheterismus links ergab Stop im unteren Harnleiterbereich, der passiert werden konnte. Danach tropfte reichlich gestauter Urin ab. Der Ureterkatheter wurde unter Antibioticaschutz für drei Tage belassen. Am 18. 9. Entlassung beschwerdefrei, bei glatter Miktion, kein Anhalt mehr für ein Konkrement, das wahrscheinlich mit dem Ureterkatheter zerdrückt worden oder spontan abgegangen war.

Es wird der Vorwurf einer fahrlässigen Untersuchung und Behandlung erhoben, da insbesondere der Ureterenkatheterismus nicht durchgeführt worden sei. Während die Beseitigung des Harngrieß im Harnleiter, wäre sie rechtzeitig vorgenommen worden, ein ganz unbedeutender Eingriff gewesen wäre, durch den der Patient in seinem Wohlbefinden nicht nennenswert beeinträchtigt worden wäre, sei es durch die Unterlassung zu stärkeren Schmerzen, Anurie, Präurämie und einer Harninfektion gekommen. Es werden Ersatz von 500,10 DM Krankenhauskosten, 2100 DM Verdienstausfall und 2000 DM Schmerzensgeld gefordert.

Beurteilung.

Kausalzusammenhang. Die durchgeführten Untersuchungen, wie Röntgenübersicht, Urinuntersuchung und Blutdruckmessen hätten sofort zur richtigen Diagnose geführt, und es sei sofort eine konservative Behandlung eingeleitet worden. Ein solcher Versuch, den Stein spontan zum Abgang zu bringen, widerspreche keineswegs der heute üblichen Behandlung eines abgangsfähigen Harnleitersteines. Der weitere Verlauf mit Einklemmung, Anurie und Präurämie sei schicksalsbedingt und nicht etwa ursächlich auf die vorausgegangene konservative Behandlung zurückzuführen.

Das verzögerte aktive Vorgehen ist zweifelsohne für die Entstehung der Präurämie ursächlich gewesen. Für die Entstehung des Harninfektes kann das jedoch nicht gesagt werden, da ein Harnsteinleiden fast immer ohnedies mit einer Harninfektion vergesellschaftet ist.

Verschulden.

Erstgutachten. Eine zunächst konservative Behandlung eines abgangsfähigen Harnleitersteines entspreche dem üblichen therapeutischen Vorgehen. Beim Auftreten von Komplikationen sei sofortige Überweisung in fachurologischen Behandlung erfolgt.

Eine falsche Behandlung ist nicht erfolgt. Es konnte niemals mit einer angeborenen Einnierigkeit des Patienten gerechnet werden. Ein Ereignis, das enorm selten ist. In 16jähriger Tätigkeit als Urologe und 4jähriger Tätigkeit als Pathologe habe ich nur zwei Fälle von angeborener Einnierigkeit beobachtet. Der behandelnde Arzt mußte annehmen, daß es sich um einen Stein oder eine Sandverstopfung der linken Niere handelte, wobei es zu einer reflektorischen Anurie auf der rechten Seite gekommen war. Wenn er mit der Überweisung 2 Tage abwartete, so kann ich das keinesfalls als Kunstfehler oder Nachlässigkeit bezeichnen, weil sich erfahrungsgemäß solche Sperren auch wieder lösen können, wie dies auch im vorliegenden Fall schon an den Vortagen zu beobachten war.

Zweitgutachten. Es steht fest, daß der Urin untersucht und der Blutdruck gemessen wurde. Es ist also in dieser Hinsicht nichts versäumt worden. Die Röntgenuntersuchung erfolgte am Tage der Verlegung, die Cystoskopie wurde unterlassen. Es ist fraglich, ob eine früher als am 3. 9. durchgeführte Röntgenuntersuchung, die beim Patienten auch dann nur in ihrer ungefährlichen, nicht instrumentellen Form der Ausscheidungsurographie in Betracht hätte kommen können, Aufschluß über die Einnierigkeit des Patienten gegeben hätte. Diese Methode der i. v. Darstellung der Harnwege versagt nicht selten, auch schon in einem frühen Stadium der Anurie, weil das in die Blutbahn gespritzte Kontrastmittel durch die Nieren, wenn überhaupt, so doch nur in ungenügender Konzentration ausgeschieden wird und der Urin daher keinen Kontrastschatten auf dem Röntgenbild ergibt.

Die frühzeitige Feststellung der Einnierigkeit des Patienten hätte wahrscheinlich auch röntgenologisch nur auf instrumentellem Wege getroffen werden können. Zur Durchführung einer solchen instrumentellen, nicht ungefährlichen Untersuchung, lag aber weder vor, noch nach Beginn der Anurie ein zwingender Grund vor. Es bestand kein Fieber, keine irgendwelchen anderen Komplikationen, die zu einem aktiveren Vorgehen hätten zwingen müssen. Es bleibt die Frage, ob der behandelnde Arzt seine Pflicht durch die Verzögerung des später notwendigen Eingriffes vernachlässigt habe. Das ist zu verneinen, da die Überweisung innerhalb angemessener Zeit (2 Tage Anurie) erfolgte. Dabei ist zu berücksichtigen, daß es zwei grundsätzlich verschiedene Formen der Anurie gibt, nämlich die auf Grund einer Störung der Harnbereitung infolge Allgemeinerkrankung und die als Folge einer mechanischen Behinderung des Harnabflusses. Es lag die zweite Form vor. Ein abwartendes Verhalten des behandelnden Arztes war daher von vornherein ungleich mehr berechtigt, als wenn es sich um die erste Form der Anurie gehandelt hätte. Es fragt sich, wie lange er zuwarten durfte. Dazu führte SCHLAGINTWEIT aus: „Hausarzt und Chirurg brauchen sich also niemals durch die bloße, auch tagelange Anurie erschrecken lassen“ (SCHLAGINTWEIT, Urologie des praktischen Arztes 1948, Seite 152). RUBRITIUS (Urologenkongreß 1926) wartete ohne Komplikationen 48 Std, KNEISE (Urologenkongreß 1926) 72 Std ab. Schließlich gibt der weitere Verlauf dem erstbehandelnden Arzt recht.

Erledigung des Verfahrens. Keine Weiterungen nach Unterrichtung des Patienten.

8. „Fahrlässigkeit“ bei Operationen

a) „Erweiterte“ Operation

Die gutachterliche Beurteilung des medizinischen Sachverhaltes bei der sogenannten „*widerrechtlichen Operation*“ wurde im 7. Kapitel, S. 337 ff. im Rahmen der Ausführungen über die Notwendigkeit der Aufklärung des Patienten und seiner Einwilligung zu vorgesehenen Eingriffen ausführlich dargelegt.

In einem unserer Fälle (XLIII) wurde u. a. der Vorwurf erhoben, daß eine Elektroresektion gegen den ausdrücklichen Willen des Patienten durchgeführt worden sei.

Gerade bei endoskopischen Eingriffen wird es aber in der Regel für den Gutachter nicht schwer sein darzulegen, daß sie wohl kaum ohne Einwilligung des Patienten durchgeführt werden können. Die Vorbereitungen dazu, wie das Auflegen auf den Untersuchungsstuhl, die Präparation der Instrumente usw. bleiben dem Patienten nicht verborgen, da eine Narkose zumeist erst nach Abschluß dieser Vorbereitungen begonnen wird. Bei endoskopischen Eingriffen wird außerdem häufig in Leitungsanästhesie behandelt, so daß der Patient während der ganzen Zeit in der Lage bleibt seinen Willen kund zu tun. Aber auch bei einer Vollnarkose kann der Patient bis zu deren Beginn seine Ablehnung demonstrieren und es erscheint unwahrscheinlich — wie auch in obigem Fall — daß ein Patient sich eine Narkose machen läßt, ohne zu wissen, welcher Eingriff vorgesehen ist.

Etwas schwieriger dürfte die Begutachtung bei der sogenannten „erweiterten Operation“ sein (s. dazu auch 7. Kapitel, S. 337).

In einem Fall (XLV) war eine Adrenalektomie wegen Verdacht auf ein Phaeochromocytom vorgesehen. Während der Operation fand sich kein eigentlicher Nebennierentumor. Wegen suspekter Veränderungen im Pankreas wurde dort eine Probeexcision vorgenommen, die später zu einer Fistelbildung führte. Diese Erweiterung der Operation wurde dem Arzt als grobe Fahrlässigkeit vorgeworfen.

Der Gutachter muß in entsprechenden Fällen darlegen, daß die Unterlassung der Erweiterung einer Operation u. U. eher ein Verschulden darstellen kann, wie es im obigen Fall vom Gericht ebenfalls aufgefaßt wurde. Das gilt insbesondere, wenn sich die Notwendigkeit eines solchen Eingriffes erst während der Operation herausstellt, sie auch bei Erschöpfung aller Erkenntnisquellen vor der Operation nicht vorherzusehen war und die Durchführung nicht zu einer besonderen Gefährdung des Patienten führte. Letzterer Gesichtspunkt ist besonders bedeutsam, da in der Regel das Abbrechen der Operation bei erkennbarer Notwendigkeit einer erneuten Operation, wenn der Patient aufgewacht ist und seine Einwilligkeit gegeben hat, ein wesentlich größeres Risiko für den Patienten darstellt. Außerdem dürfte in der Regel in den Fällen einer erweiterten Operation geltend gemacht werden können, daß „Gefahr im Verzuge“, die Einwilligung des

Patienten also stillschweigend vorauszusetzen war, d. h. der weitergehende Eingriff dem mutmaßlichen Willen des Kranken entsprach.

b) „Verspätete“ Operation

Der Vorwurf einer „*verspäteten Operation*“ wird einerseits im Zusammenhang mit dem Vorwurf einer ungenügenden oder unrichtigen Diagnose erhoben, wie es in zwei unserer Fälle (IX, S. 423 und XXXI, S. 450) demonstriert wurde. Daß der Gutachter in solchen Fällen auf gelegentliche besondere diagnostische Schwierigkeiten hinweisen muß, wurde dort bereits dargelegt. Es gibt genügend Erkrankungen, die auch mit Hilfe modernster Untersuchungsmethoden nicht sofort so faßbar sind, wie es vielleicht wünschenswert wäre. Beobachtung und Kontrolle führen möglicherweise erst zur richtigen Diagnose, die dadurch verspätete Operation bedeutet aber kein Verschulden des Arztes. Andererseits muß bedacht werden, daß der Arzt häufig mit der Entscheidung, ob konservativ oder operativ vorzugehen ist, vor einer sehr schweren Aufgabe steht. „Bei ungünstigem Ausgang kommt es dann zu dem Vorwurf, daß das Abwarten unsachgemäß war“ (Hübner und Drost).

Ein ähnlicher Vorwurf klingt in Fall XLIV (S. 478) an, bei dem es bei konservativer Therapie eines tiefsitzenden Harnleitersteines infolge unbekannten Fehlens der contralateralen Niere zu einer Anurie gekommen war.

c) „Unnötige“ Operation

Gelegentlich wird auch die Anschuldigung eines Verschuldens wegen „*unnötiger Operation*“ erhoben.

In einem Fall (XLVI) wurde eine Plexusenervation, Dekapsulation und Nephropexie wegen Schmerzen und beginnender Hydronephrose nach Scharlachnephritis als unnötig hingestellt und eine fahrlässige, den Kläger erheblich schädigende Handlungsweise des Operateurs vorgeworfen.

Auch in Fall XXX (S. 449) wurde eine Nephrektomie wegen Tumorverdachtes als unnötig hingestellt.

Hübner und Drost berichten über einen weiteren Fall mit urologischem Sachverhalt: „In einem anderen Fall lag Blasenentzündung und Harnröhrenverengerung vor, durch Röntgenaufnahme wurde ferner ein Blasenstein festgestellt, dessen Entfernung operativ vorgenommen wurde. Hierbei zeigte es sich, daß es sich nicht um Steinbildung, sondern um einen Klumpen Xeroformöl handelte, das früher zur Behandlung eingeführt war. Es kam zur Klageabweisung, da der diagnostische Irrtum durchaus entschuldbar war.“

d) „Unzweckmäßige“ Methode

Der Vorwurf einer „*unrichtigen Operationsmethode*“ wurde bei unseren Fällen 5mal (X; XVIII; XLVII—XLIX) erhoben.

In einem Fall (XLVII) wurde die Dauerkatheterbehandlung bei einer teilweisen Harnröhrenzerreißung infolge eines Beckenbruches als unsachgemäß hingestellt.

Auch in Fall XVIII (S. 438) wurde der Vorwurf erhoben, daß bei einer Urethrotomia externa der sofortige Wundverschluß über dem Verweilkatheter unrichtig gewesen sei.

Bezüglich der „unrichtigen Operationsmethode“ muß der Gutachter ganz besonderen Wert auf die „ex tunc“ Betrachtung legen, da im einen oder anderen Fall zum Zeitpunkt der Behandlung allgemein anerkannte Methode der Wahl gewesen sein kann, was zum Zeitpunkt der Begutachtung eventuell bereits als überholt angesehen wird. Die Gesichtspunkte zur gutachterlichen Beurteilung des „einzig richtigen therapeutischen Handelns“ sind im 7. Kap., S. 355 ausführlicher dargelegt.

So wie im Fall XLV die Erweiterung der Operation aus diagnostischen Gründen als Verschulden vorgeworfen wurde, ist andererseits gelegentlich zu prüfen, ob die Unterlassung diagnostischer Maßnahmen während der Operation ein Verschulden darstellt. So wurde in Fall X (S. 423), nachdem während der Operation ein Nierenbeckenstein nicht gefunden wurde, nachher der Vorwurf der unrichtigen Operationsmethode erhoben, zu der eine Röntgenuntersuchung während der Operation gehört hätte. Der Gutachter muß in solchen Fällen insbesondere die Möglichkeit einer Röntgenuntersuchung während der Operation prüfen, da besondere sachliche Umstände von Bedeutung für die Entscheidung sind, ob der Arzt fahrlässig gehandelt hat (s. 7. Kap., S. 355).

Das gilt auch für den Fall XLVIII, wo auf ausdrücklichen Wunsch des Ehemannes einer Patientin eine „Urethralcyste“ ohne Assistenz operiert wurde und eine stärkere Blutung, sowie eine unvorhersehbare Stromsperre die Operation sehr erschwerten.

Ebenso für einen Fall (XLIX), bei dem es während einer Pyelolithotomie zu einer stärkeren Blutung aus dem Nierenstiel kam, die nach Abklemmen und Unterbindung stand. Die Niere wurde völlig nekrotisch und es wurde der Vorwurf erhoben, daß der Operateur die Niere nicht hätte belassen dürfen.

e) Postoperative Störungen

Eine besondere Rolle spielt auch die „*Wundinfektion nach Operation*“, die bei zwei Fällen (L und LI) Anlaß zu einem Haftpflichtanspruch wurde.

In Fall L wurde eine Wundinfektion nach einer Vasoresektion auf mangelhafte Asepsis des Operateurs und ungenügende Desinfektion des Operationsgebietes zurückgeführt.

Aus dem Gutachten zu diesem Fall geht bereits hervor, daß sich das Vereitern einer Operationswunde nicht unbedingt vermeiden läßt, da insbesondere bei urologischen Operationen im Bereich des Unterleibes trotz aller Desinfektionsmaßnahmen, die Poren der Haut nicht völlig von potentiellen Infektionskeimen befreit werden können und außerdem häufig bereits Infektionen der Harn- und Geschlechtswege vorbestehen. Die Verschleppung dieser Keime in die Tiefe der Operationswunde mit nachfolgender Manifestation einer Infektion stellt somit kein Verschulden des Operateurs dar, wenn er die üblichen Cautelen der Sterilisation und Asepsis beachtet hat. Hübner und Drost führen dazu aus: „Über die Frage der Infektion nach aseptischen Operationen sind die Berichte im medizinischen Schrifttum zwar nicht sehr zahlreich. Es ist aber sicher mit einer höheren Zahl zu rechnen, denn man muß mit der psychologisch verständlichen Zurückhaltung rechnen, daß niemand gern Mißerfolge mitteilt, zumal übelwollende Kritiker den Vorgängen leicht eine ungerechtfertigte Deutung geben.“

Dazu ist Fall LI geradezu eine Demonstration! Hier wurde der Haftpflichtanspruch auf die Bemerkung eines nachbehandelnden Arztes gestützt, der dem Patienten gegenüber bemerkt hatte, daß der erstbehandelnde Arzt mit der Operation wohl Pech gehabt habe. Auch in diesem Fall wies der Gutachter auf die gelegentliche Unvermeidbarkeit der sekundären Infektion und ihrer Weiterungen hin.

Der Gutachter muß in solchen Fällen prüfen, ob ein aseptischer Fehler bei der Operation festzustellen ist, andererseits die von Stich bereits hervorgehobene Unvermeidbarkeit dieser Zufälle betonen, die heute durch die Ausbreitung der

„antibioticaresistenten Hospitalkeime“ trotz aller Vorsichtsmaßnahmen eher zu, als abnehmen. Schließlich muß hervorgehoben werden, daß „bei einer Infektion derartig viele Faktoren eine Rolle spielen, die nicht arztbedingt sind, daß ja eigentlich nur schwere Fahrlässigkeit bei der Beurteilung wegen einer verursachten Infektion eine Rolle spielen kann. Die Infektion hängt nicht nur von der Art und der Menge der Erreger ab, von ihrer Virulenz, sondern auch von der Resistenz des von der Infektion Befallenen“ (HELLNER).

f) Unerwartetes Ergebnis

Für ein „*ungünstiges Operationsergebnis*“ ist der Operateur bei Durchführung der Operation mit der erforderlichen Sorgfalt nicht verantwortlich zu machen, „denn ein Erfolg kann niemals garantiert werden“ (HÜBNER und DROST).

So wurde in Fall I (S. 403) eine Hodenatrophie und eine fehlende Ejakulation auf eine unsachgemäße Prostatektomie zurückgeführt.

In den Gutachten zu diesem Fall wurde die gelegentliche Unvermeidbarkeit einer „Sterilität“ nach der Prostatektomie infolge des anatomisch bedingten Samenabflusses in die Blase bei erhaltener potentia coeundi hervorgehoben. Betont wurde aber die Notwendigkeit der Aufklärung des Patienten über diese mögliche Operationsfolge, was aber in der Mehrzahl der Fälle sicherlich bei einer vorausgehenden Vasoresektion bereits erfolgt. Umstritten und für den Gutachter schwieriger zu beurteilen ist die Frage des Verlustes der Potentia coeundi durch urologische Operationen (DAHLEN und GOODWIN, HIGBEE, RUBIN und BABBOTT, STAHLGREN, STEWART), wobei mehr das Alter, die Konstitution und gewisse sensible Ausfälle eine Rolle spielen, während die Operation selbst, insbesondere die Prostatektomie kaum eine diesbezügliche Auswirkung hat (FINKLE, MOYERS, TOBENKIN und KARG).

In einem Fall (LII) wurde der Vorwurf erhoben, eine Bauchdeckenparese sei auf eine unsachgemäß durchgeführte Pyelolithotomie zurückzuführen.

Es muß in solchen Fällen vom Gutachter betont werden, daß der Operateur die Wahl der Schnittführung zwangsläufig nach den Gegebenheiten des Operationsplanes richten muß und daß bei jeder Schnittführung, trotz aller Sorgfalt Paresen — da immer Hautnerven durchtrennt werden müssen — und andere Faktoren, wie z. B. Durchblutungsstörungen (SCHEER) oder endokrine Störungen (BARTELHEIMER, GEISENDÖRFER, HARTMANN, TONUTTI, WELLER, SCHUCHARDT und HEINKE) auftreten können.

g) Fremdkörper

Der Vorwurf eines sorgfaltswidrigen Vorgehens im Zusammenhang mit *zurückgelassenen Fremdkörpern* wurde bei unseren Fällen 5 mal (XLIX b und LIII—LVI) erhoben.

HÜBNER und DROST führen dazu aus: „Auf keinem Gebiet der operativen Medizin treten so grundverschiedene Auffassungen in der ärztlichen Beurteilung gegenüber der juristischen in Erscheinung, wie in der Frage der während der Operation zurückgelassenen Fremdkörper“.

Auf die von der Rechtsprechung geforderten Sicherungsmaßnahmen wurde bereits im 7. Kapitel, S. 355 hingewiesen (s. dazu auch GÖBBELS, HÜBNER und DROST, PERRET, WARNEYER). „Daß zur Vermeidung eines solchen Ereignisses hinreichende Sicherungsmaßnahmen durchgeführt werden müssen, ist unbestritten und gehört zu der von jedem Operateur zu erwartenden Sorgfalt“ (HÜBNER und DROST). Es muß vom Gutachter in solchen Fällen aber eindeutig ausgesprochen werden, daß „es nach übereinstimmender Ansicht in- und ausländischer Chirurgen und Gynäkologen keine sichere Maßnahme gibt, das unbeabsichtigte Zurücklassen eines Mulltupfers zu vermeiden" (PERRET). Die Zählung der Tupfer vor und nach der Operation erzeugt eher Unsicherheit und es ist über Wundrevisionen wegen eines bei der Zählung fehlenden Tupfers berichtet worden, die vergeblich und unnötig waren, weil der Tupfer anderweitig fortgekommen war (GULEKE) oder man sich verzählt hatte. KÖNIG warnte dementsprechend vor einer Überschätzung des „technischen Hilfsmittels Zählverfahren".

Eine gewisse Sicherung des Tupfers bietet die Anwendung als Stieltupfer (FISCHER, KAPPIS, NISSEN), wenngleich v. REDWITZ ausdrücklich darauf hinwies, daß die Stieltupfermethode nicht als Sicherheitsmethode der Wahl festgelegt werden könne (s. auch GOLDHAHN). COENEN betonte sogar, daß vor allem bei Bauchoperationen die Tupfer frei sein müßten, um nicht durch lange, beschwerende Zangen das ohnehin meist enge Operationsfeld noch mehr einzuengen.

Etwas anders hat der Gutachter den Sachverhalt bei Zurücklassung größerer Fremdkörper wie Mullonguetten, Gazestreifen, Bauchtüchern oder Instrumenten zu beurteilen. Hier entspricht eine Markierung durch Klemmen, Bänder mit Plomben und die Zählkontrolle der erforderlichen Sorgfalt, zumal bei der — gegenüber Tupfern — geringeren Anzahl der bei einer Operation zur Anwendung gelangenden Tücher usw. eine Zählkontrolle leichter durchführbar ist (v. HABERER, JÄGER, KAPPIS, PERRET, SCHMELCHER).

Beim Zurücklassen von größeren Instrumenten wird ein strenger Maßstab angelegt, da ein Instrument bei der Revision des Wundbettes weniger leicht zu übersehen ist, als ein blutdurchtränktes Mullstück, wenngleich auch da Notfallsituationen entschuldigend gewertet werden müssen, insbesondere aber die Größe des Instrumentes von ausschlaggebender Bedeutung ist. So kann es im Laufe von Operationen zu so prekären Situationen kommen, daß „auch trotz aller Sorgfalt eine Klemme unvermeidbar verschwindet" (PERRET), während eine zurückgelassene Brille (PONOMAREV), ein Siegelring (NEUGEBAUER) oder ein 21 cm langer Schöpflöffel (JUNGMICHEL) nicht ohne weiteres entschuldbar erscheinen.

Es müssen vom Gutachter aber jeweils die besonderen Verhältnisse des Einzelfalles ex ante dargelegt werden (GOLDHAHN, HENKEL). STICH führte dazu aus: „und welcher Chirurg, der die ersten 10000 Eingriffe hinter sich hat, wollte sich an die Brust schlagen und sagen, bei mir kann so etwas nicht passieren. Mängel der Narkose, ungünstige Einstellung des Operationsfeldes, ungünstige Lagerung des Patienten, mangelhafte Beleuchtung, allzu geschäftige Assistentenhände, eine plötzlich und unerwartet auftretende Blutung und ähnliche Zwischenfälle können den Operateur in eine Lage bringen, die das Zurücklassen eines Fremdkörpers durchaus begreiflich und entschuldbar erscheinen läßt". Der gesamte Sachverhalt muß dargestellt werden, da nach GULEKE dabei so vieles ineinandergreift, „daß man im Falle eines Unglückes allein aus der Tatsache, daß eine bestimmte Schutzmaßnahme nicht angewandt worden ist, noch nicht ohne weiteres den Schluß ziehen darf, daß darin ein strafbares Unterlassen zu sehen ist".

So war in einem Fall (LIII) trotz Zurückbleibens eines Mullappens nach einer Prostatektomie nach FREYER nicht ohne weiteres ein Verschulden des Arztes anzunehmen, da es einerseits während der Operation zu einer massiven Blutung kam, die nur durch schnellste Tamponade mit (nicht markierten und nicht gezählten) Mullappen zu beherrschen war. Dabei war nicht mehr festzustellen, ob der Mullappen während der Operation zurückgeblieben war, oder später bei Entfernung der Tamponade ein Teil des Mullappens unbemerkt abriß.

KIRSCHNER führte zu einem solchen Sachverhalt aus: „Bei der gekennzeichneten Situation ist die Stillung der Blutung mit dem ersten besten erreichbaren Mullstück derjenige Weg, der im Augenblick besonders großer Gefahr der Blutung am besten begegnet und dieser Weg muß unbedenklich gewählt werden, auch wenn er im Hintergrunde mit der Gefahr belastet ist, daß der verwendete, nicht besonders gekennzeichnete Tupfer möglicherweise zurückbleiben könnte. Man kann einem Arzt nicht daraus schuldhaftes Verhalten konstruieren, daß sich die Gefahr desjenigen Weges, den er zur Abwendung einer augenblicklichen Gefahr beschreiten muß, später in Form einer positiven Schädigung manifestiert."

Guleke betonte in diesem Zusammenhang: „Solche aus der Not heraus geborenen Handgriffe geschehen oft fast unbewußt oder verankern sich ob des übrigen starken psychischen Eindruckes (z. B. Blutung) gar nicht im Gedächtnis. Infolgedessen ist es in solchen Fällen möglich, daß der Arzt seine eigene Handlung gar nicht mit völliger Lückenlosigkeit übersieht."

In Fall XLIX war infolge einer lebensbedrohlichen Blutung aus dem Nierenstiel anläßlich einer Pyelolithotomie ein Gazetampon trotz einer Markierung zurückgeblieben.

Bei einem anderen Fall (LIV) waren bei einer transvesicalen, elektrokaustischen Abtragung eines Blasencarcinoms ein Tupfer und eine 80 cm lange Mullstreifentamponade zurückgeblieben.

Gerade dieser Fall beleuchtet einen weiteren vom Gutachter hervorzuhebenden Gesichtspunkt, nämlich den des „erforderlichen Operationstempos". Das wird durch den Zustand des Patienten diktiert, indem der Operateur durch Verkürzung von Operation und Narkose den Patienten vor schwerwiegenden Schäden bewahren muß. „Es brauchen also nicht immer besonders schwierige Umstände wie Blutungen, Herzschwäche, Narkosezwischenfälle usw. vorliegen, um den Arzt zu raschestem Operationstempo zu veranlassen" (Stich). „Auch wenn keinem der Beteiligten etwas besonderes aufgefallen ist, der Operationsbericht nicht von besonderen Komplikationen spricht, kann doch ein entschuldbarer Notstand im Sinne des RG. U. vom 12. 11. 1935 vorgelegen haben" (Perret).

Ein Fall (LV) demonstriert die gutachterliche Problematik eines nicht total entfernten, anläßlich einer Wundabsceßspaltung Lege artis eingelegten und markierten Gazestreifens. Hübner und Drost führen dazu aus: „Abgesehen von den Fällen, wo von dem eingelegten Gazestreifen das mit dem umgebenden Gewebe fest verkittete untere Ende abreißt, kann das völlige Verschwinden nicht als entschuldbar angesehen werden. Ein einfaches Sicherheitsmittel besteht in dem Ankleben des herausragenden Tamponendes mit Heftpflaster und außerdem ist die Durchführung der Tamponade und ihre Entfernung auf der Fieberkurve zu vermerken". Das gleiche gilt grundsätzlich natürlich auch für Drains, wobei meist die Sicherung durch eine Naht oder quer eingestochene Sicherheitsnadeln genügt (Perret).

Wie leicht der Vorwurf eines diesbezüglichen Verschuldens zu Unrecht erhoben wird, zeigt ein Fall (LV) bei dem der Vorwurf auf den histologischen Nachweis von Baumwollfasern und Talcumkristallen im Fistelsekret nach einer Nephrektomie gestützt wurde. Es wurde aber niemals ein Fremdkörper gefunden und vom Gutachter dargelegt, daß der histologische Befund nur als Beweis dafür gelten könne, daß überhaupt eine Operation stattgefunden habe.

Der Gutachter muß demnach bei dem Vorwurf eines zurückgelassenen Fremdkörpers einerseits prüfen, ob tatsächlich ein Fremdkörper zurückgeblieben ist und zu Komplikationen geführt hat. Letzteres ist besonders bedeutsam, da der Fremdkörper sowohl reizlos „einheilen" kann und dann unter Umständen nur das Wissen von seinem Vorhandensein Krankheitssymptome projeziert, als auch zu verschiedensten Zeitpunkten mit mehr oder weniger beeinträchtigenden Erscheinungen zu Entzündungen führen oder abgestoßen werden kann.

Wenn das Zurückbleiben eines Fremdkörpers bereits vom behandelnden Arzt vermutet oder festgestellt wurde, muß vom Gutachter geprüft werden, ob alle

Möglichkeiten zur Klarstellung des Sachverhaltes (Wundrevision, Röntgenkontrolle usw.) erschöpft wurden, da in einem solchen Fall für das Nichtfinden des unvermeidbar zurückgelassenen Fremdkörpers, den Arzt kein Verschulden trifft. In diesem Zusammenhang ist einerseits die Frage zu klären, ob etwa außergewöhnliche Vorkommnisse während der Operation (Blutung, Atemstillstand usw.) zu besonderen Maßnahmen zwangen, andererseits vom Gutachter darauf hinzuweisen, daß solche außergewöhnlichen Komplikationen in der Regel nicht vorhersehbar sind, daher auch keine außergewöhnlichen Maßnahmen zu ihrer Abwendung präoperativ getroffen werden können.

h) Begutachtete Schuldvorwürfe

XLV. Nicht indizierte erweiterte Operation (Pankreas-PE bei Adrenalektomie)

Ein 51jähriger Patient wirft seinem behandelnden Urologen die Bildung einer Pankreasfistel nach Nebennieren-Operation auf Grund nicht indizierter Probeexcision aus dem Pankreas vor.

Sachverhalt. Stationäre Aufnahme wegen anfallsweiser Sehstörungen, Taubheit in der linken Gesichtshälfte und dem linken Arm, sowie der linken Hand, Kopfschmerzen und krisenhafte Blutdruckschwankungen. Einweisungsdiagnose: Phaeochromocytom. Im retrograden Pyelogramm mit gleichzeitigem Retropneumoperitoneum erschienen beide Nebennieren vergrößert. Zunächst operative Freilegung der linken Nebenniere. Dabei wurde kein typischer Nebennierentumor festgestellt. Da jedoch der Eindruck bestand, daß im Pankreasschwanz ein umschriebener derber Bezirk war, wurde dort eine Probeexcision vorgenommen. Die histologische Schnelldiagnose ergab jedoch keinen Anhalt für einen Tumor. Es folgte die Nebennierenexstirpation links. Der Wundverlauf war glatt, es wurden jedoch auch weiterhin krisenhafte Blutdruckschwankungen beobachtet. Außerdem trat im Wundbereich eine kleine Fistelbildung auf. Nach 2 Monaten konnte jedoch Entlassung in hausärztliche Nachbehandlung erfolgen. Zu weiteren Kontrollen erschien der Patient nicht mehr.

Dem behandelnden Arzt wird ein grober Kunstfehler vorgeworfen, insofern, als er die Operation am Pankreas und nicht an der Nebenniere durchgeführt habe, außerdem sei es dadurch zu einer Fistelbildung und einem verlängerten Krankenhausaufenthalt gekommen.

Befund. Im Bereich der sonst reizlosen Operationsnarbe nach Adrenalektomie links besteht eine kleine Fistelöffnung, aus der sich Pankreassaft entleert.

Beurteilung.

Kausalzusammenhang. Die Pankreasfistel ist ursächlich auf die Probeexcision zurückzuführen.

Verschulden. Bei dem Patienten bestand Verdacht auf ein Phaeochromocytom, dessen Ursache und Entstehung unbekannt ist (Green, Smithwick, Robin, Kremer, Sack). Solche Geschwülste finden sich nicht nur im Nebennierenmark, sondern auch an allen anderen Stellen des Körpers, wo viel chromaffines Gewebe vorhanden ist, wie z. B. im sympathischen Grenzstrang (Sack), im Zuckerkandlschen Organ (Hausmann, Hantschien), im Mesenterialganglion (Chaill, Miller), im Thorax- und Bauchraum (Nordmann, Lebkucher). Akzessorische Nebennieren und damit auch Phaeochromocytome kommen auch in den Nieren (Voll, Dietrich, Siegmund), den Gefäßwänden der Arterie und Vena suprarenalis, Vena cava, dem Plexus solaris zwischen Colon transversum und Milz (Schmol), im rechten Leberlappen (Schmol, Oberndorfer) und auch im Pankreas (Ribbert, Morchant, Mohr) vor, wobei letzteres besonders im Handbuch der pathologischen Anatomie von Henke-Lubarsch Bd. VII, S. 969, vermerkt ist. Im allgemeinen handelt es sich dabei um gutartige oder reife Formen, die jedoch sekundär entarten können, bis zu Sarkomen (Weber) mit Metastasierung (Halscheid, Eisenberg, Wallerstein, di Stefano). Die Klagen sind unter Umständen völlig uncharakteristisch. Anfälle mit Kopfschmerzen, (Hovard und Bake), Herzklopfen, Beklemmungsgefühl, Übelkeit, Erbrechen, Unruhe und Angstzustände, sowie Sehstörungen, Flimmern und Schwarzwerden vor den Augen und Doppelbilder (Volhard) werden angegeben.

In der anfallsfreien Zeit ist das Allgemeinbefinden ungestört. Manchmal beobachtet man eine leichte Gewichtsabnahme. Bei fortgeschrittenen Phaeochromocytomen beeindruckt das Bild einer sog. essentiellen Hypertonie, wobei der Blutdruck anfangs oft normal ist und erst im Verlauf ein permanenter Hochdruck auftritt (Green, Blalock, Vaquez). Krisenhafte Blutdruckschwankungen unterschiedlichen Ausmaßes sind nicht immer zu beobachten. Der Puls ist zu Beginn einer Krise beschleunigt und geht bald in eine Verlangsamung über (Brunner, Spüler, Walter) oder es überwiegt überhaupt eine Bradykardie (Bauer, Leriche). Gelegentlich ist eine Leukocytose zu beobachten. Der Urin ist uncharakteristisch. Fast regelmäßig findet man eine Pupillenerweiterung, die durch die vermehrte Ausschüttung des Adrenalins bedingt ist (HOLZ, GUTMANN, KALK u. a.). Manchmal ist auch ein Augenflimmern zu beobachten (SPÜLER, WALTER, BRUNNER). Am Augenhintergrund finden sich die verschiedenen Stadien des Fundus hypertonicus bis zum Vollbild der Retinitis angiospastica (GUTMANN, VAQUEZ, DONZELOT). Spezifische Augenhintergrundsveränderungen sind aber die Kombination von Stauungspapille und Verwischung des Discusrandes durch schmutzige Exsudate und Blutungen. Differentialdiagnostisch sind Hirntumor, Sinusitis, Pseudourämie, pectanginöse Anfälle, Gallen, Nierensteinleiden, Magenulcus und Pankreasaffektionen gelegentlich mißdeutet worden.

Die Diagnostik stützt sich auf den Tumornachweis durch Palpation oder eine Röntgenleeraufnahme (LAZARUS, EISENBERG), die i. v. und retrograde Nierendarstellung (BLALOCK, VOLHARD, BORCK), Verdrängungen am Duodenum (VOLHARD, KALK) oder Colon (BLALOCK) bei der Kontrastuntersuchung, das nicht ungefährliche Retropneumoperitoneum (APPELMANN und GOIDSENKOVEN) und schließlich auf Schichtaufnahmen. Oft genug lassen uns aber all diese diagnostischen Hilfsmittel im Stich. Das gilt insbesondere auch für die Seitenlokalisation (HATICGANN, MOGA und RODEN, PARKER). Dann ist auf jeden Fall eine Probelaparotomie indiziert (PALMER, CASTELMANN, UEBELHÖR). Ist bei der Probefreilegung an der Nebenniere nicht mit absoluter Sicherheit ein Tumor auffindbar, besteht andererseits der Verdacht auf die Bildung eines Phaeochromocytoms, z. B. im Pankreas, so ist eine Probeexcision an dieser Stelle nicht nur indiziert, sondern entspricht der erforderlichen Sorgfalt.

Gerichtsentscheidung. Amtsgericht: ... ist zur Überzeugung des Gerichtes festgestellt, daß ein ärztlicher Kunstfehler nicht vorliegt und daher auch keine Schadensersatzforderungen geltend gemacht werden können.

Die Probexcision eines kleinen Stückchens aus dem Pankreasschwanz war notwendig zur Feststellung, ob sich nicht in der Umgebung der Nebenniere versprengte Keime eines Nebennierentumors finden und stellt keine schuldhafte Überschreitung der Einwilligung in die Operation von Seiten des Patienten dar.

Operiert wurde die Nebenniere. Daß auch aus dem Pankreasschwanz ein kleines Teilchen zur Untersuchung entnommen wurde, ist weder ein ärztlicher Kunstfehler, noch eine schuldhafte Körperverletzung, denn es ist nachgewiesen, daß es sich um eine bewußt vorgenommene Probeexcision handelt zur Feststellung, ob sich im Pankreasgewebe versprengt eine Nebennierengeschwulst befindet. Die Excision selbst lag im Rahmen der Untersuchung und es könnte dem Arzt eher als Verschulden angerechnet werden, wenn er diese Untersuchung unterlassen hätte, als daß er die Untersuchung auch auf dieses Organ ausdehnte. Die Operation wurde auch, wie sogar der Zeuge angab, mit aller Gründlichkeit und Sorgfalt durchgeführt. Welche Maßnahmen bei einer solchen Operation im einzelnen zu treffen sind, ist allein der Entscheidung des Arztes vorbehalten und auch der Umstand, daß vor der Operation nicht eigens die Einwilligung für eine solche Probeexcision eingeholt wurde, verbot dem Arzt nicht, einen solchen Eingriff vorzunehmen, wenn dieser Eingriff notwendig war und nicht zu einer besonderen Gefährdung des Patienten führen konnte. Daß am Pankreas dann eine Fistel auftrat, lag im Bereich des Möglichen. Auch bei gewissenhaftester Arbeit lassen sich solche Fistelbildungen oft nicht ausschließen. Damit muß auch der Patient rechnen. Dafür, daß der Arzt unsachgemäß gearbeitet hätte, oder daß ihm bei der Operation ein Fehler unterlaufen sei, ist kein Beweis erbracht.

Erledigung des Verfahrens. Keine Weiterungen.

XLVI. Nicht indizierte Operation (Denervation und Dekapsulation)

Ein 24jähriger Patient wirft seinem behandelnden Urologen eine weitere Verschlechterung des Gesundheitszustandes mit Schmerzen in beiden Nieren nach Plexusenervation, Dekapsulation und Nephropexie rechts (röntgenologisch beginnende Hydronephrose beidseits) wegen seit 1 Jahr nach Scharlach-Nephritis zunehmender Nierenbeschwerden vor. Das sei auf eine nicht mit der erforderlichen Sorgfalt getroffene Operations-Indikation und Durchführung zurückzuführen.

Sachverhalt. Ein Jahr vor der stationären Aufnahme Scharlach-Nephritis. In letzter Zeit häufig kolikartige Schmerzen in beiden Nierenlagern. Keine Besserung bei ambulanter Behandlung. Röntgenologisch beginnende Hydronephrose beidseits. RR 145/85. Enervation des Plexus bis zum Ganglion renale aortae. Dekapsulation und Nephropexie rechts. Komplikationsloser Wundverlauf. Entlassung nach 3 Wochen. Nach der Operation weitere Schmerzen in beiden Nieren.

Die Beschwerden seien nicht auf die vorher durchgemachte Scharlacherkrankung zurückzuführen, da die Scharlacherkrankung vollkommen ausgeheilt gewesen sei. Die durchgeführte Operation hätte keine Aussicht auf Erfolg gehabt und stelle damit eine fahrlässige und den Kläger erheblich schädigende Handlungsweise des Beklagten dar. Die Arbeitsfähigkeit des Klägers sei dadurch erheblich herabgemindert oder ganz in Frage gestellt. Es sei mit einer großen Wahrscheinlichkeit mit einer Verkürzung des Lebens um einige Jahrzehnte zu rechnen.

Beurteilung.

Kausalzusammenhang. Es ist keine Beeinträchtigung im allgemeinen körperlichen Verfassungszustand des Patienten eingetreten, sondern es ist genau das Gegenteil erreicht, nämlich daß wenigstens die rechte Niere besser durchblutet ist, als die linke. Allerschlimmstenfalls könnte man nun sagen, daß das Leiden einen schicksalsmäßigen Verlauf nehmen wird, sollte die Operation zwecklos gewesen sein. In einem solchen Fall wäre die rechte Niere nicht gebessert, sondern die gleiche geblieben, d. h. die Operation hätte die bereits durch das Leiden gesetzten Schäden nicht beseitigt. Das Leiden hätte auch ohne Operation eine körperliche Arbeit im Bauberuf unmöglich gemacht, da körperliche Anstrengungen und klimatische Einflüsse sich ungünstig auf die Nephritis auswirken. Es entfällt also die Behauptung, daß die Operation die Ausführung einer solchen Beschäftigung verhindere.

Verschulden. Die Diagnose war infektiöse Nephritis nach Scharlach mit Blutdruckerhöhung, Eiweißausscheidung und Sedimentbefund im Harn. Außerdem war auf dem Röntgenbild eine dynamische Störung der Harnwege bzw. der Nierenbecken zu erkennen. Die Indikation zur Operation ist eingehend diskutiert worden. Zwar gelingt es erfahrungsgemäß nur in einem Teil der Fälle den Hochdruck als solchen durch die Nierenoperation zu beheben, doch erreicht man durch die Dekapsulation und die Entfernung des Nervus sympathicus die Beseitigung der Gefäßverengung in der Niere, so daß eine bessere Durchblutung der Niere garantiert ist. Die durchgeführten Operationen sind bewährte Verfahren und liegen nicht auf der Versuchsbasis.

Gerichtsentscheidung. Landgericht:

Der Antragsgegner hat sowohl den Eingriff mit Zustimmung des Antragstellers vollzogen, wie auch die Regeln der ärztlichen Kunst und Wissenschaft bei der Operation beachtet, denn der Antragsteller gibt selbst zu, daß die Operation ohne einen ärztlichen Fehlgriff ausgeführt wurde. Ein Verschulden ist auch nicht in der Erteilung des ärztlichen Ratschlags zu sehen, da das Ziel der Operation lediglich darauf begrenzt war, die Voraussetzung für eine bessere Durchblutung der kranken Niere zu schaffen und nicht bei dem Antragsteller die Vorstellung zu erwecken, die Heilung des Nierenleidens und völlige Arbeitsfähigkeit als Endziel der Operation zu erwarten. Die Operation war auf jeden Fall indiziert, da die vorgenommene Kapselentfernung und Nervendurchtrennung das Verfahren der Wahl ist, um bei chronischen Nierenschädigungen Spätschäden zu mindern. Ein Verschulden kann also höchstens darin liegen, daß der behandelnde Arzt unterlassen hat, den Patienten aufzuklären, daß mit dem beabsichtigten Eingriff wohl Spätschäden vermindert werden können, jedoch nicht eine völlige Wiederherstellung des Gesundheitszustandes zu erreichen, zum mindesten nach den Erkenntnissen der Wissenschaft fraglich ist.

Erledigung des Verfahrens.

Landgericht: Ablehnung des Armenrechtes, weil „beabsichtigte Rechtsverfolgung keine hinreichende Aussicht auf Erfolg“.

XLVII. a) Unterlassene Operation (Harnröhrenverletzung)
b) Verspätete Überweisung

Ein 18jähriger Patient wirft seinem behandelnden Chirurgen die Entstehung einer Harnröhrenstriktur und eines chronischen Harninfektes mit der Notwendigkeit dauernder Bougierungsbehandlung nach Unfallverletzung (Beckenbruch) vor. Ursache sei eine unsachgemäße Dauerkatheterbehandlung statt Operation und „verspätete Überweisung in höhere urologische Behandlung“.

Sachverhalt. Infolge Verkehrsunfalles Commotio cerebri, Schädelbasisbruch, Hämatothorax links, Ellenbogengelenksfraktur links, Fraktur beider Sitzbeine und des Schambeines, Harnröhrenverletzung.

4 Tage katheterisiert, blutiger Urin. 5. Tag Dauerkatheter, Urin wird klar, am 17. Tag nach Unfall o. B. Am 18. Tag paravesicaler Absceß links, Eröffnung. 36 Tage nach Unfall Entfernung des Katheters. Blasenkapazität 200—250 ml. Weiter tgl. katheterisiert; immer Stop kurz vor der Blase. Auftreten von Urinfistel in Laparotomie-Narbe. Wegen Absceß an der linken Oberschenkelinnenseite Incision und Gegenincision. 10 Wochen nach Unfall Entlassung beschwerdefrei. Im Anschluß Urinfistel aus Incisionsstelle. Überweisung zum Facharzt für Urologie. Bougiebehandlung. Abheilen der Urinfistel.

Befund. Harnröhrenstriktur in der pars posterior urethrae und chronischer Harninfekt. Notwendigkeit lebenslänglicher Bougiebehandlung. Möglichkeit des Auftretens von akuten Schüben des chronischen Harninfektes.

Beurteilung.

Kausalzusammenhang. Es muß eine teilweise Zerreißung der Harnröhre vorgelegen haben, da bei vollständigem Abriß der Katheter nicht ohne größere Schwierigkeiten hätte eingeführt werden können. Harnphlegmone, Striktur und chronischer Harninfekt sind typische Folgen solcher Verletzungen.

Verschulden. Im Hinblick auf den — infolge der Gesamtverletzungen — lebensbedrohlichen Zustand ist die Behandlung lege artis erfolgt und eine Überweisung in fachurologische Behandlung nicht möglich gewesen.

Erledigung des Verfahrens. Keine Weiterungen nach Unterrichtung des Patienten.

XLVIII. Unsachgemäße Operation („Urethral-Cyste")

Von einer 35jährigen Patientin wird dem Chirurgen vorgeworfen, daß eine Blasenscheidenfistel auf eine unsachgemäße Operation einer „Urethralcyste" zurückzuführen sei.

Sachverhalt. Wegen jahrelanger Inkontinenzbeschwerden und durch Punktion festgestellter vereiterter Urethracyste (ein exakter Befund war nicht zu erhalten) erfolgte die Exstirpation der Cyste und eine vordere Scheidenplastik. Die Operation wurde ohne Assistenz ausgeführt, „da der Ehemann keine weiteren Blicke wünschte". Wegen einer plötzlich einsetzenden Stromsperre mußte die Operation bei Notbeleuchtung fortgesetzt werden. Nach 2 Std wurde die Operation wegen Übermüdung des Operateurs (Weitsichtigkeit) und nach Umstechung einer stärkeren Blutung abgebrochen. Kurze Zeit später wurde die Operation von einem Gynäkologen fortgesetzt, der einen 2 pfenniggroßen Defekt im Blasenhalsbereich und der Sphinctergegend feststellte, die Blutung stillte und die Anatomie wieder herstellte. Bei sonst komplikationslosem Wundverlauf trat eine Blasenscheiden- und Harnröhrenscheidenfistel mit vollkommener Inkontinenz auf. In den nächsten 2 Jahren 5 Revisionen, zweimal Fisteloperation, einmal Verschlußplastik mit Hilfe des descendierten Uterus, einmal Entfernung eines inkrustierten Fadens aus der Harnröhrenmündung und abschließend nochmalige plastische Korrektur.

Die Ausbildung einer Blasenscheidenfistel wird auf eine unsachgemäße Operation der Urethracyste zurückgeführt.

Befund. Noch bestehende (zwar gebesserte) relative Inkontinenz. Narbenbeschwerden und Einschränkung der Beweglichkeit. Gesteigerte nervöse Erregbarkeit. Sterilität. Behinderung der Arbeitsfähigkeit mit einer Minderung der Erwerbsfähigkeit von 40%.

Beurteilung.

Kausalzusammenhang. Die Blasenscheidenfistel ist als Folge der Operation anzusehen.

Verschulden. Eine Urethra-Cyste ist nicht bekannt und auch nicht im Handbuch von STÖCKEL (Handbuch der Gynäkologie, Bd. X/1) beschrieben. Es liegt die Vermutung nahe, daß es sich um ein Urethraldivertikel (echtes oder falsches), die vereitern können (STÖCKEL) und nahe an die Blase reichen, handelte. Die Entfernung solcher Urethraldivertikel kann große Schwierigkeiten bereiten, besonders wenn sie durch entzündliche Prozesse verändert sind. Insbesondere sind sehr unangenehme Blutungen bei und nach der Operation beobachtet worden.

Es ist auch schwer, sich nach den vorliegenden Angaben des Operateurs ein klares Bild über den Operationsverlauf zu machen. Zu vermuten ist, daß die Cyste bzw. daß das Divertikel am hinteren Teil der Urethra lag und mit dem Blasenhals verwachsen war. Bei der Operation scheint durch die starke Blutung die Übersichtlichkeit des Operationsfeldes verloren gegangen zu sein. Dabei muß die Blase am Übergang der Harnröhre verletzt worden sein. Nachdem der Operateur die Blutung allein nicht beherrschen konnte, brach er — nachdem er durch die zweistündige Operation, die er allein vornahm, sicher sehr angestrengt war — die Operation ab, nachdem er die Wunde provisorisch versorgt hatte, während dann ein Kollege später die Operation unter seiner Assistenz zu Ende führte. Der behandelnde Arzt hat auf Wunsch des Ehemannes die Operation ohne Assistenz vorgenommen. Bei glattem Verlauf wäre es an sich möglich, unter Verwendung eines selbsthaltenden Speculums so vorzugehen. Doch mit Eintritt von stärkeren Blutungen war er allein der Situation nicht mehr gewachsen. An und für sich hätte der Arzt das Verlangen des Ehemannes ablehnen sollen, da mit Komplikationen bzw. Blutungen bei der Operation an der Harnröhre zu rechnen war, umsomehr als die „Cyste" vereitert war, also sicher stärkere entzündliche Reaktionen in der Umgebung zu erwarten waren. Der Operateur hat offensichtlich nicht mit den möglicherweise entstehenden Schwierigkeiten gerechnet, doch dürfte in dieser ungenügenden Beurteilung der Operationsschwierigkeiten mit eine der Hauptursachen des unglücklichen Operationsausganges liegen. Allerdings ist es — ohne den genauen anatomischen Befund vor der Operation zu kennen — sehr schwer zu beurteilen, ob der Operateur diese Komplikationen hätte voraussehen können. Die bei der Operation entstandene Blutung hätte bei genügender Assistenz beherrscht und damit voraussichtlich auch die Verletzung der Blase vermieden werden können. Wenn auch bei allen Operationen immer mit einer gewissen Möglichkeit des Mißlingens zu rechnen ist, so hätte diese Möglichkeit durch Hinzuziehen eines Assistenten verringert werden können. Insofern glaube ich auch ein gewisses Verschulden des behandelnden Arztes darin zu sehen, daß er dem Verlangen des Ehemannes, allein zu operieren, nachgekommen ist. Wieweit der Ehemann durch dieses Verlangen ein gewisses Mitverschulden an dem Mißerfolg der Operation hat, möchte ich nicht entscheiden.

Erledigung des Verfahrens. Außergerichtlicher Vergleich.

XLIX. a) Unsachgemäße Operation (Pyelotomie)
b) Zurücklassen eines Fremdkörpers

Von einem 55jährigen Patienten wird dem behandelnden Urologen vorgeworfen, daß ein Wundabsceß und die Notwendigkeit einer weiteren Operation auf das Zurücklassen einer am Gefäßstiel unterbundenen Niere und eines Mull-Fremdkörpers anläßlich einer Pyelolithotomie zurückzuführen sei.

Sachverhalt. Es war eine rechtsseitige Nierenbeckensteinoperation vorgesehen. Dabei kam es zum Einreißen eines großen Gefäßes am Nierenstiel mit lebensbedrohlicher Blutung. Blutstillung mit eingelegten Bauchtüchern. Erfassen und Unterbinden des Gefäßes, die Niere wurde belassen. Gegen Sickerblutungen wurden mehrere Platten eines Fibrospumschwammes und ein blutstillender Claudengazestreifen ins Wundbett eingelegt und für einige Tage belassen. Wegen zunehmender Kreislaufverschlechterung Abbrechen der Operation. 6 Wochen nach der Operation Entlassung, gut erholt, keine Fisteleiterung. Bei Entlassung erfolgte der Hinweis, daß eventuell nochmals eine Operation erforderlich sei, da durch die Unterbindung des Gefäßes eine Schrumpfung der Niere eintreten könnte. Der Patient sprach aber nicht wieder vor, sondern konsultierte einen anderen Arzt wegen dauernder Wundeiterung. Bei erneuter Freilegung der Niere wird eine völlig nekrotische Niere festgestellt, die entfernt wird. Außerdem wird ein Gazetampon entfernt. Histologisch fand sich ein teilweise völlig nekrotisches Nierengewebe, an anderen Stellen Leukocyteninfiltrate. Funktionsfähiges Nierengewebe war nicht nachweisbar. Postoperativ Absceßbildung im Wundbereich, der nach Eröffnung ausheilte. Während dieser Behandlung „kleiner Herzinfarkt“. Der Patient ist inzwischen Vollinvalide. Das Invalidisierungsverfahren war jedoch bereits vor jeglicher Behandlung erörtert worden.

Als unsachgemäße Behandlung wird 1. das Zurücklassen einer Tamponade im Operationsgebiet bei mißglückter Pyelolithotomie, 2. das Belassen der abgerissenen Niere an Ort und Stelle, 3. die Durchführung der Operation ohne geeignete Assistenz (Pfleger) angesehen.

Beurteilung.

Kausalzusammenhang. Der zurückgelassene Gazestreifen hat sicher die Eiterung bewirkt und die zweite Operation erforderlich gemacht. Der Herzinfarkt und die Vollinvalidisierung sind jedoch nicht dadurch bedingt.

Verschulden. Die bei der Operation verwandten Tupfer und Tücher wurden ordnungsgemäß angeklemmt. Der Pfleger war entsprechend vorgebildet und somit zu einer Assistenz geeignet. Der Gazestreifen wurde schließlich lege artis entfernt, und es wurde nicht bemerkt, daß ein Stück davon abgerissen war.

Als unstreitig wird man anzusehen haben, daß infolge der eingetretenen Gefäßverletzung eine lebensbedrohliche Blutung aufgetreten ist. In diesem Fall muß der operierende Arzt alles darauf abstellen, die Blutung zu beherrschen. Das Operationsziel war in diesem Augenblick ein Sekundäres. So folgenschwer es sich für den Patienten ausgewirkt haben mag, daß bei jenen Maßnahmen, die zu seiner Lebensrettung, d. h. zur Stillung der lebensbedrohlichen Blutung notwendig waren, ein Gazestreifen in der Operationswunde zurückgeblieben ist, so wesentlich erscheint es auf der anderen Seite, auch mit allem Nachdruck darauf hinzuweisen, daß der Operateur bei der Stillung jener lebensbedrohlichen Situation sich in einer Lage befand, in der einmal das Entfernen sämtlicher Tampons aus der Operationswunde übersehen werden konnte. Die Vorgänge in der Gesamtheit waren so kompliziert, daß ein etwaiger Irrtum des Arztes alle Tampons entfernt zu haben, nicht nur im Bereich des Möglichen lag, sondern eben einen entschuldbaren Irrtum darstellte, wenn man alle jene Schwierigkeiten berücksichtigt, denen der Arzt in kürzester Zeit gerecht werden mußte (s. dazu PERRET). Man wird deshalb auch zu dem Ergebnis kommen müssen, daß so eindeutig im vorliegenden Fall die Zusammenhangsfragen erscheinen mögen, ein schuldhaftes Verhalten des Arztes nicht ohne weiteres bejaht werden kann. Ob es in diesem Zusammenhang von Bedeutung ist, daß er angeblich jene Operation ohne eigentliche ärztliche Assistenz vorgenommen hat, möchte ich dahingestellt sein lassen. Man wird jedenfalls nicht den Beweis führen können, bzw. es mit der erforderlichen Sicherheit bejahen müssen, daß jene eingetretene Verletzung der Nierenarterie dann vermeidbar gewesen wäre, wenn der Arzt die Operation mit entsprechenden Hilfskräften ausgeführt hätte. Ein erfahrener Chirurg kann mit einer gut eingespielten erfahrenen Krankenschwester oder einem manuell geschickten und erfahrenen Krankenpfleger unter Umständen besser operieren, als mit einem approbierten Arzt, der als Assistent keine Erfahrung hat. Eine Nierensteinoperation ist im übrigen in der Regel keine so schwere Operation im Sinne des Wortes, weil es eine Routineoperation ist. Voraussetzung ist natürlich, daß der Operateur ausreichende Erfahrung und langjährige Ausbildung usw. hat. Der Einriß einer Arterie ist kein prima facie Beweis für ein Verschulden, da das vorkommen kann (ähnliche Zwischenfälle sind mitgeteilt von Wille-Baumkauff in Fehler und Gefahren bei chirurgischen Operationen, Fischer, Jena 1959, Bd. II, S. 11, 62; ferner Chirurgische Operationslehre von Bier, Braun, Kümmel, Auflage 1957, S. 2, 3, 9 und ferner Operationslehre von Kirsch und Hauptmann). Die Blutstillungsunterbindung dieses Gefäßes kann auf erhebliche technische Schwierigkeiten stoßen. Auch die Belassung der Niere stellt kein Verschulden dar, da selbst bei Unterbindung eines größeren Gefäßes anzunehmen ist, daß noch eine andere Blutversorgung garantiert ist.

Erledigung des Verfahrens. Abfindung ohne Anerkenntnis einer Haftung.

L. Ungenügende Sterilität bei Operation (Vasoresektion)

Von einem 76jährigen Patienten wird gegen seinen Urologen der Vorwurf erhoben, daß eine Wundinfektion nach Vasoresektion auf ungenügende Sterilisationsmaßnahmen zurückzuführen sei.

Sachverhalt. Stationäre Aufnahme zur Prostatektomie. Nach vorbereitender Vasoresektion Auftreten einer ausgedehnten Pyocyaneus-Infektion der Wunde mit Übergreifen auf Vas deferens, Nebenhoden und Hoden. Wegen Einschmelzung operative Entfernung von Hoden und Nebenhoden links. Nachfolgend komplikationslose Prostatektomie.

Bei der Vorbereitung zur Vasoresektion habe sich einerseits der Operateur nicht genügend sterilisiert, zum anderen sei die lokale Sterilisation nicht ordnungsgemäß durchgeführt worden. Dadurch habe sich die Wunde infiziert, wodurch schließlich die Entfernung des linken Hodens notwendig geworden wäre. Wenn mit der üblichen Sorgfalt verfahren worden sei, wäre die 2. Operation nicht notwendig gewesen, keine Verlängerung des stationären Aufenthaltes durch den Aufschub der Prostatektomie eingetreten und hätte die häusliche Nachbehandlung von 4 Wochen, bei für mehrere Monate verminderter und verhinderter Leistungsfähigkeit, nicht so lange gedauert.

Beurteilung.

Kausalzusammenhang. Das Vereitern einer Operationswunde läßt sich nicht unbedingt vermeiden. Dies gilt besonders für urologische Operationen, da bei diesen gleichzeitig sehr häufig Infektionen in den Harn- und Geschlechtswegen vorhanden sind, wie sie auch beim Patienten bestanden haben.

Tritt postoperativ eine Pyocyaneus-Infektion auf, so bedeutet das nicht einen besonderen Infektionsweg. Kokken wie Pyocyaneus sind ubiquitär. Sie werden wohl in jedem operativen Betrieb optimal bekämpft, es ist aber bestens bekannt, daß all diese Maßnahmen keinen hundertprozentigen Schutz bieten. Es gibt, wie man zu sagen pflegt, keine absolute Sicherung gegen die Löcher der Aseptik. Im vorliegenden Fall ist der operierende Arzt lege artis vorgegangen. Wo das Loch in der Aseptik gelegen hat, kann nachträglich niemand sicher feststellen. Es kann die Merfenlösung nicht optimal gewirkt haben, die Handschuhe können doch nicht hundertprozentig steril gewesen sein und anderes mehr. In der Regel kommen alle diese Infektionen, einschließlich Pyocyaneus, daher, daß die menschliche Haut nicht so desinfiziert werden kann, wie es wünschenswert wäre. Vor allem im Bereich des Unterleibes bei Mann und Frau sind die feinen tiefen Hautporen oft mit latenten Infektionserregern besetzt, die von keiner Desinfektion erreicht werden können. Bei der Operation können diese Infektionserreger in die Tiefe der Wunde verschleppt werden. Es kommt zu manifesten Infektionen. Die Quote all dieser unvermeidbaren postoperativen Infektionen ist auch in den größten Kliniken, in denen mit ganz besonderer Sorgfalt die postoperative Infektion bekämpft wird, jahrelang fast gleich. Im Mittel kommt es in 3—4% aller Fälle zu einer Infektion. Ein adäquater Kausalzusammenhang ist im vorliegenden Fall also anzunehmen.

Verschulden. Der durchführende Assistent hatte bei der vorhergehenden Operation assistiert. Nach dieser Operation hat er — wie üblich — seine Gummihandschuhe entfernt, dann seine Hände nochmals kurz gewaschen und schließlich neue sterile Gummihandschuhe übergezogen. Die Unterstellung, daß das Operationsgebiet nicht desinfiziert worden sei, wird in

Abrede gestellt. Es wurde die vorschriftsmäßige Desinfizierung, nämlich zweimalige Waschung mit ungefärbter Merfenlösung und dann nochmalige Waschung mit gelblicher Merfenlösung durchgeführt.

Der operierende Arzt ist lege artis vorgegangen. Er hat neu sterilisierte Handschuhe angezogen, das Instrumentarium dürfte frisch sterilisiert gewesen sein, das Operationsgebiet selbst ist mit der hochwirksamen Merfenlösung desinfiziert worden. Ein Verschulden des behandelnden Arztes ist abzulehnen, da nicht etwas Falsches passiert sein muß, sondern die Infektion, so wie sie ablief, als Prototyp für den bekannten, nicht immer vermeidbaren Infektionsmodus angesehen werden muß.

Erledigung des Verfahrens. Keine Weiterungen nach Unterrichtung des Patienten.

LI. Ungenügende Sterilität bei Operation (Semicastratio)

Die Angehörigen eines 60jährigen Patienten werfen seinem behandelnden Chirurgen vor, daß eine Wundinfektion nach Semikastration auf eine unsachgemäße Operation bei ungenügenden Sterilisationsmaßnahmen zurückzuführen sei.

Sachverhalt. 1928 Gonorrhoe. 1946 hausärztliche Behandlung wegen Urethritis. 1950 stationäre Aufnahme wegen seit 3 Monaten bemerkter linksseitiger Hodenschwellung ohne Schmerzen und Fieber, Semikastration links wegen Verdacht auf Tumor. Histologisch chronische Entzündung in den Hüllen. Nebenhoden und Hoden frei, insbesondere keine Tuberkulose oder Krebs. Wundheilung per secundam. 1951 großer perianaler Absceß, der sich spontan entleert. Nach Eiter-Fistelbildung zur Raphe, Antibiotica und Röntgentiefenbestrahlung. Bei Entlassung keine Infiltrationen mehr, Wunden fest verschlossen, Wasserlassen o. B. 2 Monate später pflaumengroßer periproktitischer Absceß und Eiterfistel im oberen Bereich der Semikastrationsnarbe. Abheilung nach Incision des Abscesses und Fistelrevision. 1954 Urinfistel im Hodenbereich. Entzündliche Veränderungen des rechten Hodens. Harnröhrenstriktur. 1955 Exitus. Bei der Sektion Nebenhoden- und Hoden-Tbc rechts.

Der Haftpflichtanspruch wegen unsachgemäßer Behandlung wird auf eine Bemerkung eines nachbehandelnden Arztes gestützt, nach der der vorbehandelnde Arzt mit der durchgeführten Operation wohl Pech gehabt habe. Durch die erste Operation und den weiteren Verlauf sei Patient bis ans Lebensende arbeitsunfähig gewesen und vorzeitig ad exitum gekommen.

Beurteilung.

Kausalzusammenhang. Im postoperativen Verlauf stand eine Eiterung im Operationsgebiet im Vordergrund. Diese Eiterung war anfangs nicht maßgebend, sie dürfte aber still weitergeschwelt haben und hat dann bis zum folgenden Jahr den beckenbodennahen Damm, die Leistenbeuge usw. erfaßt. Die Eiterung hat sogar bis zur Harnröhre selbst gereicht, diese perforiert, so daß nicht nur Eiter-, sondern auch Urinfisteln auftraten.

Verschulden. Spricht man von Nebenhodentumor, dann ist dies nur ein Oberbegriff, denn dessen Ursache ist vielfältig. Krebs, Tuberkulose, Gonorrhoe und anderes mehr kann vorliegen. Was im einzelnen angenommen werden muß, das kann nur eine sehr eingehende Untersuchung klären, die im vorliegenden Fall jedoch nicht durchgeführt wurde. Man hat vor der Operation weder eine Blutuntersuchung gemacht, noch eine Urinuntersuchung, hat keine Blasenspiegelung vorgenommen und anderes mehr. Man hat unter der Annahme, daß es sich wohl um eine Tuberkulose oder einen Krebs handelt, notwendige Voruntersuchungen unterlassen und einfach Hoden und Nebenhoden exstirpiert. Die feingewebliche Untersuchung zeigte aber, daß an Nebenhoden und Hoden nichts Krankhaftes nachweisbar war und lediglich in den umgebenden Hüllen eine chronische Entzündung bestand. Trotz dieser negativen Befunde hat man dann im weiteren nach der wirklichen Ursache der Erkrankung nicht geforscht. Man kann nicht von optimaler Sorgfalt sprechen, wenn man von dem primären Vorgehen hört. Bei den dann eintretenden maßgebenden Komplikationen wäre es auch besser gewesen, wenn man den Kranken nicht selbst weiterbehandelt hätte, sondern ihn doch einmal der zuständigen urologischen Fachklinik überwiesen hätte. Andererseits wird unter Umständen auch bei Fachuntersuchungen in großen Kliniken vor der Operation nichts gefunden. Oft sind die primären Krankheitsherde, die den Nebenhoden-Hodentumor verursachen, nicht auffindbar, so daß mehr aus diagnostischen Gründen operativ vorgegangen werden muß, wobei dann auch in einer großen Klinik einmal die Komplikation der sekundären Infektion und ihre Weiterungen nicht vermeidbar sind.

Erledigung des Verfahrens. Keine Weiterungen.

LII. Nicht sorgfältige Operation (Pyelotomie)

Eine 45jährige Patientin wirft ihrem behandelnden Urologen vor, daß eine Bauchdeckenparese nach Nierensteinentfernung durch Flankenschnitt auf eine nicht mit der erforderlichen Sorgfalt durchgeführte Operation zurückzuführen sei.

Sachverhalt. Entfernung eines bohnengroßen linksseitigen Nierenbeckensteines durch Pyelolithotomie mit Teilresektion der 12. Rippe (Pleuraeröffnung, sofort wieder verschlossen). Mit Wunddrain komplikationsloser Wundverlauf. Bei Entlassung kein Anhalt für Bauchdeckenparese. Operateur habe einen zu großen Schnitt gemacht und dabei fehlerhafterweise Nervenstränge der Bauchdecke durchtrennt. Durch die postoperativ aufgetretene Bauchdeckenparese im Verlauf der 12. Rippe, sowie einen Tiefstand der linken Niere sei die Behinderung der Klägerin so stark, daß sie z. Zt. eine regelmäßige Arbeit, auch bei nur normaler Beanspruchung (Kindergärtnerin) nicht übernehmen könne.

Beurteilung.

Kausalzusammenhang. Bei der Entlassung aus dem Krankenhaus sei Bauchdeckenparese noch nicht festzustellen gewesen. Zusammenhang mit der Operation auch bzgl. des Tiefstandes der linken Niere sei durchaus möglich. Tiefstand der Niere gebe aber keine Ursache für einen Funktionsausfall. Dann müßten andere Gründe dafür vorliegen. Ohne weiteres sei die Patientin in der Lage ihrem Beruf als Kindergärtnerin nachzugehen, da selbst Handarbeiter ja bei gleichen Krankheitserscheinungen ihre Arbeit verrichten.

Gerichtsentscheidung. KG Berlin: Da seit 5 Jahren ein Nierenleiden bestehe, sei nichts dafür glaubhaft gemacht, daß die Arbeitsunfähigkeit darauf beruht, daß der Antragsgegner die Operation durch Flankenschnitt ausgeführt hat. Auch der Schmerzensgeldanspruch der Antragsstellerin sei nicht glaubhaft gemacht. Nierenstein-Operationen seien — wie allgemein bekannt — schmerzhaft. Es könne auch unterstellt werden, daß die Antragsstellerin noch heute an Schmerzen leide. Die Antragsstellerin habe aber nichts dafür vorgetragen, inwiefern die Schmerzen infolge des Flankenschnittes erhöht gewesen seien, die die Zubilligung eines Schmerzensgeldes rechtfertigen können.

Verschulden. Die Operation sei lege artis durchgeführt worden, der Wundverlauf komplikationslos gewesen. Bei der Entlassung sei eine Bauchdeckenparese nicht feststellbar gewesen. Der Tiefstand der Niere beruhe ebenfalls nicht auf einem Verschulden.

KG Berlin: Die Operation sei sachgemäß ausgeführt worden. Kein Verschulden.

Erledigung des Verfahrens. KG Berlin: Zurückweisung des Antrages auf Armenrecht. Die Antragsstellerin stützt ihren Schadensersatzanspruch wegen fahrlässiger Körperverletzung auf § 823 und § 847 BGB. Sie hat jedoch nicht glaubhaft gemacht, daß die Art der Durchführung der Operation und die Durchschneidung eines Nervenstranges der Bauchdecke mit der Folge von Beschwerden und geminderter Erwerbsfähigkeit in ursächlichem Zusammenhang stehen und auf einen ärztlichen Kunstfehler zurückzuführen sind. Die von der Antragsstellerin beabsichtigte Rechtsverfolgung bietet somit keine nach § 114 ZPO erforderliche hinreichende Aussicht auf Erfolg.

LIII. Zurücklassen eines Fremdkörpers (Prostatektomie)

Ein 66jähriger Patient wirft seinem behandelnden Urologen das Zurücklassen eines Mullappens in der Blase infolge sorgfaltswidriger Prostata-Operation vor.

Sachverhalt. Wegen seit Jahren bestehender Prostatahypertrophie wurde eine Prostatektomie durchgeführt. Nach der Enukleierung des Adenoms kam es zu einer massiven Blutung aus der Prostataloge, die dann mit einem Gazestreifen tamponiert wurde, außerdem wurde ein Steigrohr belassen (Freyer). Nach 6 Wochen Entlassung beschwerdefrei. Kurz darauf Miktionsbeschwerden, die dauernd zunahmen und die Verordnung von Alkaloiden erforderlich machten. Antibiotische Behandlung unter der Annahme eines schweren Harninfektes. Eine Cystoskopie war wegen einer Harnröhrenverengung nicht durchführbar. Bei Urethro-Cystographie ergab sich im Bereich der Harnblase ein rundlich querovaler, kalkdichter Schatten von etwa 4 mal 5 cm. Mittels Sectio alta Entfernung eines inkrustierten Mullappens aus der Blase. Nach 4 Wochen beschwerdefreie Entlassung.

Infolge sorgfaltswidrigen Verhaltens bei der Prostatektomie sei ein Mullstreifen in der Blase zurückgeblieben, der zu starken Schmerzen geführt und eine weitere Operation notwendig gemacht habe. Es wird Anspruch auf 3500 DM Schmerzensgeld, 1179 DM Verdienstausfall, 624 DM an hinzukommenden stationären Kosten und 110 DM an Nebenkostenersatz verlangt.

Befund. Zustand nach Prostatektomie nach Freyer und nachfolgender operativer Entfernung eines inkrustierten Mullstreifens aus der Blase. Jetzt keine Beschwerden.

Beurteilung.

Kausalzusammenhang. Miktionsbeschwerden sind zweifelsohne durch den bei der Operation zurückgelassenen und inkrustierten Mullstreifen bedingt gewesen.

Verschulden. Die Operation sei lege artis durchgeführt worden. Infolge der starken Blutung seien mehrere Gazestreifen zur Blutstillung benutzt worden, die soweit das bei der notwendigen Eile der Operation und der Blutdurchtränkung der Gazestreifen bemerkbar gewesen sei, alle entfernt wurden, bis auf die definitive Tamponade, die belassen wurde. Diese Tamponade wurde später nach und nach gezogen und es sei nicht bemerkt worden, daß etwa ein Stück der Tamponade dabei zurückgeblieben sei.

Es ist nicht mehr feststellbar, ob der Streifen bereits bei der Operation in der Blase verblieben ist oder ob ein Stück des zur Tamponade des Prostatabettes benutzten Gazestreifens bei der Entfernung abgerissen ist. Die einzelnen verwandten Gazestreifen wurden während der Operation nicht markiert und nachher auch nicht gezählt. Wenngleich ein solches Verhalten in der Regel der erforderlichen Sorgfalt widerspricht, ist im vorliegenden Fall zu bedenken, daß es sich um eine ausgesprochene Notfallsituation gehandelt hat (s. dazu auch die Entscheidung des OLG Oldenburg vom 13. 7. 1955).

Beendigung des Verfahrens. Außergerichtlicher Vergleich ohne Anerkenntnis einer Rechtspflicht.

LIV. Zurücklassen eines Fremdkörpers (Sectio alta)

Die Angehörigen einer 64jährigen Patientin warfen dem behandelnden Urologen vor, daß Absceßbildungen und Miktionsbeschwerden auf zurückgelassene Mull-Fremdkörper bei transvesicaler Abtragung eines Blasencarcinoms zurückzuführen gewesen seien.

Sachverhalt. Transvesicale elektrokaustische Abtragung eines Blasenkrebses und Elektrokoagulation. Wenige Tage nach der Operation Miktionsbeschwerden, Absceßbildung mit tumorartiger Auftreibung im Bereich der Operationsnarbe, bei deren Spaltung sich reichlich Eiter entleerte und außerdem ein Tupfer entfernt wurde. Im Verlauf Ausbildung einer Blasenfistel. Bei erneuter Wundrevision wurde eine 80 cm lange Mullstreifentamponade entfernt, bei gleichzeitiger Entleerung von reichlich Eiter. Danach Besserung des Allgemeinzustandes. Weiterhin ausschließliche Blasenentleerung durch die Fistel, so daß ein Nelatonballonkatheter gelegt werden mußte. 4 Monate später Koffeysche Operation. Am 15. Tag nach der Operation Exitus an einer Apoplexie.

Die Miktionsbeschwerden und Absceßbildungen seien auf ein fahrlässiges Zurücklassen einer Mullstreifentamponade zurückzuführen.

Beurteilung.

Kausalzusammenhang. Die Blasenoperation war praktisch nur eine Palliativ-Operation. Mit einer weiteren Verschlechterung war zu rechnen. Es handelte sich um ein praktisch unheilbares, prognostisch und quoad vitam ungünstiges Leiden, und es ist nicht zu viel gesagt, wenn man unterstellt, daß mit und ohne den vergessenen Tamponadestreifen die Kranke zum gleichen Zeitpunkt sterben mußte.

Verschulden. Solche Fremdkörper sind nicht ohne weiteres absolut vermeidbare Komplikationen. Sicherungsmaßnahmen gegen das Verschwinden eines Tupfers gibt es praktisch nicht, es gibt nur gewisse Maßnahmen, die aber nicht ausreichend sein können, wenn eine sog. Notsituation, wie eine Blutung usw. auftritt, also eine ungewöhnliche Situation, mit welcher keiner der Beteiligten gerechnet hat, zu deren Behebung die normale Aufmerksamkeit so abgelenkt ist, daß es entschuldbar und nicht vermeidbar zum Verschwinden des Tupfers kam. Eine Notfallsituation ist im vorliegenden Falle nicht erkennbar. Es gilt auch nicht als Entschuldigung, daß alle bekannten Sicherungsmaßnahmen gegen das unbeabsichtigte Zurücklassen solcher Tamponadestreifen unsicher seien.

Erledigung des Verfahrens. Abfindung mit einer Geldsumme.

LV. Zurücklassen eines Fremdkörpers (Pyelotomie)

Von einer 55jährigen Patientin wird dem behandelnden Urologen vorgeworfen, daß eine Nierenfistel nach Nierenbeckensteinentfernung auf einen zurückgelassenen Mull-Fremdkörper zurückzuführen sei.

Sachverhalt. Stationäre Aufnahme in schwerstkrankem Zustand wegen Nierenbeschwerden. Nierenbeckensteinentfernung rechts. Glatter Verlauf. Nach 3 Wochen Entlassung mit reizlosem Wundgebiet. 4 Wochen später erneute stationäre Behandlung wegen Temperaturerhöhungen. Reizloses Operationsgebiet. Behandlung unter der Diagnose Blasen- und Nierenbeckenentzündung. Nach 3 Wochen Entlassung mit subfebrilen Temperaturen. Erneute Aufnahme 3 Wochen später mit hohem Fieber, Absceß im Wundbereich, der gespalten wurde. Wie üblich wurde dabei ein Gazestreifen eingelegt. Anschließend ambulante Weiterbehandlung durch anderen Urologen wegen permanenter Fistel im Operationsnarbenbereich mit Urin und Eiterabsonderungen und heftigen Blasenbeschwerden. Sehr schlechter Allgemeinzustand, meist bettlägerig. Sondierung der Fistel und oberflächliche Abtragung von Granulationen bei gleichzeitiger medikamentöser Behandlung des Harninfektes. Eine breite Spaltung der Fistel war wegen des schlechten Allgemeinzustandes nicht möglich. 2 Monate später ragte aus der hinteren Fistelwunde ein etwa fingerkuppengroßes Gazeteil heraus (15 × 5 cm), das entfernt wurde. Die Fisteln heilten daraufhin ab, keine Blasenbeschwerden mehr.

Angeblich fehlerhaft durchgeführte rechtsseitige Nierenbeckensteinoperation, bei gleichzeitigem linksseitigen Nierenbeckenausgußstein, postoperative langjährige Nierenfistel infolge zurückgelassenen Gazestreifens. Anspruch für Schaden und Zukunftsdauerschaden: 1. Entgangener Gewinn im selbständigen Beruf 13450 DM. 2. Entstandene besondere Unkosten 5446,90 DM. 3. Schmerzengeld 10000 DM.

Beurteilung.

Kausalzusammenhang. Nimmt man diesen Krankheitsfall und die von Herrn Dr. ... festgelegten Berichte und Äußerungen zur Kenntnis, dann erscheint es so gut wie sicher, daß der Gazestreifen, der ohne Zweifel später die langanhaltenden Eiterungen unterhielt, nicht bei dem ersten Eingriff mit der Entfernung des Konkrementes aus dem rechten Nierenbecken in die Wunde gelangte und dort vergessen wurde. Es bestand zu diesem Zeitpunkt überhaupt kein Grund, einen solchen Streifen in das Wundbett zu legen, da die Versorgung der Niere mit zwei Drainagen die Ausscheidung genügend sicherte. Wenn es einige Monate nach der Operation zur Bildung eines Abscesses unterhalb der Niere kam, der dann zur Operationsnarbe durchbrach, dann kann dies nicht als Ausdruck dafür erachtet werden, daß sich schon damals Fremdkörper im Operationsgebiet befanden, vielmehr ist hieraus zu folgern, daß die Entstehung solcher Abscesse zum Operationsrisiko gehört, weil es aus dem eröffnet gewesenen Nierenbecken in die Umgebung fistelt.

Aus den Gründen der *Entscheidung des Landgerichtes:* Jede Schadensersatzpflicht setzt aber außer der Feststellung des Entstehungsgrundes auch noch die Entstehung des Schadens infolge des Verhaltens des Schadensstifters, also Kausalzusammenhang voraus. Es ist daher zu prüfen, ob durch das Zurücklassen des Tampons in der Wunde die ständigen Eiterungen und der sich daraus ergebende schlechte Gesundheitszustand verursacht worden sind. Wenn das Verhalten des Erfüllungsgehilfen in einem Unterlassen besteht, so ist die Frage der adäquaten Verursachung dahin zu stellen, ob diese Unterlassung im allgemeinen und nicht nur unter besonders eigenartigen ganz unwahrscheinlichen und nach dem regelmäßigen Verlauf der Dinge außer Betracht zu lassenden Umständen zur Herbeiführung eines Erfolges geeignet war (s. dazu B.A.Z. 7, 204). Es war ein Tampon in der Wunde gelegen, der ohne rechtzeitige Entfernung vor Entlassung der Patientin aus der Krankenhausbehandlung normalerweise zu langandauernden Eiterungen führen konnte. Es hatte also keiner besonderen weiteren Umstände bedurft, die noch hätten hinzukommen müssen, um die langdauernden Eiterungen herbeizuführen. Fraglich ist nur, ob diese, durch die unterlassene Maßnahme die vorzunehmen der Beklagte auf Grund genereller innerdienstlicher Anweisungen verpflichtet war, noch abgewendet worden wären. Erst wenn feststeht, daß die Ursache der Unterlassung zu bejahen ist, weil die unterlassene Entfernung des Tampons aus der Wunde den Erfolg mit hoher Wahrscheinlichkeit verhindert haben würde, kann die weitere Frage geprüft werden, ob der Erfolg der Unterlassung auch adäquat gewesen ist (s. dazu BGH Z 2, 141). Danach ist im vorliegenden Falle zu prüfen, ob bei dem Entfernen des Tampons aus der Wunde mit langandauernden Eiterungen nach der allgemeinen Erfahrung nicht hätte gerechnet zu werden brauchen. Das ist zu bejahen, weil bei der Entfernung des Tampons aus der Wunde die langandauernden Eiterungen und die damit verbundenen Gesundheitsschädigungen nicht erfolgt wären. Die unterlassene Entfernung des Tampons ist daher als ursächlich für die Eiterung anzunehmen (s. dazu BGH Z 7, 198).

Verschulden. Die Sicherung einer eingelegten Tamponade durch Sicherheitsnadeln ist etwas so selbstverständliches, daß es sich erübrigt, dies in der Krankengeschichte besonders zu erwähnen. Die Art der Sicherung entspricht den Regeln der ärztlichen Kunst. Nicht zu klären ist die Frage, ob die Tamponade gelockert, das Stück mit der Nadel abgeschnitten und keine neue Nadel eingelegt wurde. Das wäre eine Verletzung der Sorgfaltspflicht. Das Legen einer neuen Tamponade ohne Sicherung ebenfalls. Möglich ist auch, daß sich die Nadel von selbst gelöst hat. Wenn unter diesen Voraussetzungen die Tamponade nicht mehr entfernt und übersehen wurde, wird man von einem schuldhaften Verhalten des behandelnden Arztes nicht mehr sprechen können, sondern das Zusammentreffen unglücklicher Umstände für das Zurückbleiben der Tamponade verantwortlich machen müssen. Man könnte letzten Endes auch an die, wenn auch entfernt liegende Möglichkeit, denken, daß die ehedem wesentlich längergewesene Tamponade einen Webfehler und damit eine schwache Stelle aufwies, die im Verein mit der zersetzenden Wirkung des Wundeiters beim Entfernen der Haupttamponade zu einem Abreißen führte, derart, daß die behandelnden Ärzte glaubten, die Tamponade insgesamt entfernt zu haben. Auch in diesem Fall würde die Ärzte keine Schuld treffen, sondern ein nicht vorhersehbarer Fehler des Materials wäre verantwortlich zu machen. Letzten Endes wird sich jedenfalls nicht einwandfrei klären lassen, aus welchen Gründen der Gazestreifen in der Absceßhöhle verblieb. Möglichkeiten, bei denen ein Verschulden der behandelnden Personen anzunehmen ist, stehen ebensolche Möglichkeiten, bei denen Ärzte und Pflegepersonal keine Schuld trifft, gegenüber.

Aus den *Gründen des Landgerichtes:* Es kann, wie bereits ausgeführt, als sicher angesehen werden, daß der Tampon, als er in die Wundhöhle hineinrutschte, nicht mehr durch eine Sicherheitsnadel gesichert war. Dafür, wie es zum Verlust der Sicherung und deshalb sich anschließenden Hineinrutschens des Tampons in die Wundhöhle kommen konnte, gibt es verschiedene Möglichkeiten. 1. Der Hilfsarzt hat ein Stück des Tampons mitsamt der Nadel abgeschnitten und keine neue Nadel angelegt. Dafür muß der Stationsarzt eintreten. 2. Die Tamponade wurde entfernt und durch eine neue, unmarkierte ersetzt. Dafür muß ebenfalls der Stationsarzt eintreten, denn es ist nicht anzunehmen, daß eine Hilfskraft ohne Verständigung des Beklagten einen neuen Gazestreifen eingelegt hätte. 3. Es besteht die Möglichkeit einer Lösung der Sicherheitsnadel ohne fremdes Zutun. Ein solches Verschwinden hätte bemerkt werden müssen, und man hätte dem nachgehen müssen. Wenn der Hilfsarzt in dieser Richtung versagt hat, so erstellt sich dies als ein Verschulden, für das der Beklagte als Stationsarzt verantwortlich war. 4. Ist noch der Fall denkbar, daß der Beklagte nicht eine bestimmte Hilfskraft mit dem Verbandswechsel beauftragt hätte, sondern die ihm unterstellten Hilfskräfte allgemein berechtigt hätte. Ein solches Verhalten erscheint bedenklich, da, wenn jeweils eine verschiedene Hilfskraft den Verbandswechsel vornimmt, eine zuverlässige Überwachung der Wunde und des Heilungsverlaufes nicht mehr gewährleistet ist. Zum mindesten mußte ausdrückliche Weisung gegeben werden, daß die erfolgte Entfernung einer Tamponade in der Krankengeschichte vermerkt werden müßte. Im vorliegenden Fall wurde das nicht vermerkt. Bei der Entlassung hätte dieser fehlende Vermerk in der Krankengeschichte den Arzt zum Nachgang veranlassen müssen. Steht dem Arzt im Krankenblatt eine Erkenntnisquelle zu Gebote, die eine Nachprüfung der Behandlung möglich macht, so hat der Kranke, da die Eintragung in das Krankenblatt und ihre Auswertung keine erheblichen Schwierigkeiten bietet, unbedingt Anspruch darauf. Der Beklagte erkannte die Möglichkeit einer Gesundheitsschädigung nicht. Bei Beobachtung der im Verkehr erforderlichen Sorgfalt hätte er sie aber erkennen und die Rechtsverletzung vermeiden können. Das ergibt sich schon daraus, daß er erklärt, wenn er die Entfernung des Tampons vorgenommen hätte, hätte er die Entfernung auf dem Krankenblatt oder der Fieberkurve eingetragen. Damit gibt der Beklagte zu, daß er die genaue Feststellung der Entfernung des Tampons für so wichtig hielt, daß er diese schriftlich festgehalten hätte.

Aus den *Gründen des Oberlandesgerichtes:* Der Senat sieht das Verschulden des Beklagten darin, daß er sich bei der Entlassung der Patientin nicht vergewisserte, ob der Tampon, den er gelegt hatte, auch wirklich entfernt worden war. Dazu bestand Anlaß, nachdem er die Einlage des Tampons im Krankenblatt vermerkt hatte, aber eine Eintragung darüber, ob der Streifen entfernt worden war, fehlte. Er war dieser Nachprüfung nicht enthoben, weil die Wunde etwa gut verheilt war, denn das schließt nicht aus, daß ein Streifen zurückblieb. Diese Nachfrage erübrigte sich auch nicht deshalb, weil das Einlegen und Entfernen eines Tampons nach Ansicht des Beklagten im allgemeinen im Krankenblatt nicht eingetragen wird. Es kann dahingestellt bleiben, ob diese Ansicht des Beklagten in dieser Verallgemeinerung zutrifft (vgl. § 7 der Berufsordnung für die Ärzte Bayerns im Bayerischen Ärzteblatt, H. 3, S. 73, 1950 und im Bayerischen Ärzteblatt H. 3, S. 64, 1958). Es gehört jedenfalls zur Vervollständigung des Krankenblattes auch die Entfernung des Tampons einzutragen, wenn schon seine Einlage vermerkt war. Außerdem war eine solche Eintragung hier deshalb unbedingt notwendig, weil mehrere Ärzte mit der Behandlung der Patientin befaßt waren, die sich auch beim Verbandwechsel ablösen konnten. Wird in einem solchen Fall über die Einlage und über die Entfernung eines Tampons nichts eingetragen, dann geht dem Stationsarzt jede Kontrolle und Übersicht verloren. Einer würde sich auf den anderen verlassen und am Schluß wüßte nach längerem Zeitablauf niemand mehr Bescheid. Der Beklagte hat nicht behauptet, daß er die Hilfskräfte dazu angehalten hätte, eine solche Eintragung vorzunehmen. Er hat sie selbst nicht für überflüssig gehalten, sonst hätte er nicht erklärt, wenn er den Tampon entfernt hätte, hätte er dies auch im Krankenblatt eingetragen. Hätte er die Ärzte befragt, dann wäre mit an Sicherheit grenzender Wahrscheinlichkeit geklärt worden, daß der Tampon nicht entfernt worden war. Dann hätte die Wunde nochmals geöffnet werden müssen, oder es wäre dies nicht mehr zu klären gewesen, weil die Ärzte sich nicht mehr erinnern konnten. Auch dann hätte der Beklagte die Wunde nochmals öffnen müssen. Das wäre durchaus zuzumuten gewesen, wenn begründete Zweifel bestanden, ob der Streifen entfernt war. Ein vorsichtiger gewissenhafter Arzt wird eine solche Ungewißheit nicht in Kauf nehmen auf die Gefahr hin, daß der Patient nun infolge des Fremdkörpers erheblichen Beschwerden ausgesetzt wird, die unter Umständen sogar seinen Tod zur Folge haben können. Er wird nicht erst abwarten, bis sich solche Folgen bemerkbar machen, vor allem nicht bei einem Patienten, der erst eine schwere Nierenoperation überstanden hatte.

Erledigung des Verfahrens.

Landgericht. 2050 DM Verdienstausfall, 412,55 DM Mehraufwendungen, 5000 DM Schmerzensgeld.

Oberlandesgericht. Das vom Landgericht zugesprochene Schmerzensgeld ist durchaus angemessen, auch wenn man berücksichtigt, daß die Patientin vorher schon ein Nierenleiden hatte und daß dieses Leiden sie auch körperlich und seelisch beeinflußte. Das Landgericht ist auch davon ausgegangen, daß das Verschulden des Beklagten nicht sehr hoch war, und es hat ferner bei der Bemessung eine zeitliche Begrenzung bis zum Ende des Jahres vorgenommen, in welchem der Tampon entfernt wurde. Der Senat sieht deshalb keinen Grund, von dem vom Landgericht anerkannten Schmerzensgeldbetrag von 5000 DM abzugehen.

LVI. Zurücklassen eines Fremdkörpers (Nephrektomie)

Von einem 50jährigen Patienten wird gegen seinen Urologen der Vorwurf erhoben, daß Fisteleiterungen nach einer Nephrektomie auf das Zurückbleiben von Verbandsstoff zurückzuführen seien.

Sachverhalt. 1912 Tuberkulose des dritten Lendenwirbels operativ behandelt. 1916 Recidiv. 1926 Malaria tropica. 1940 stationäre Behandlung wegen Fraktur der 10. und 11. Rippe rechts. 1941 Resektion von Stücken der 8. bis 11. Rippe rechts wegen Tuberkulose. Bei einer vorausgegangenen Punktion wegen Absceßverdachtes erfolgte eine Blutung ins Nierenlager rechts. 1942 stationäre Einweisung wegen rechtsseitiger Nierenkoliken. Kindskopfgroßer Tumor im Bereich des rechten Nierenlagers. Im intravenösen und retrograden Pyelogramm strichförmiges Nierenbecken mit verminderter Ausscheidung. Bei der folgenden Operation wird das ganze Nierenlager durch große Massen geronnenen schwarzen Blutes angefüllt vorgefunden. Kleinfaust-große Niere mit deutlicher Schrumpfung des Parenchyms, völlig komprimiertes Nierenbecken. Bei der Präparation Pleuraverletzung, Einriß der V. cava und Eröffnung des Bauchfelles. Da nach erfolgter Nephrektomie sämtliche Nähte ausreißen, Einlegen eines Jodoform-Gazestreifens in die Gegend des Nierenstiels, vor den Peritonealdefekt und vor den Pleuradefekt. Die drei Streifen werden einzeln herausgeleitet. Drei Wochen später „Senkungsabsceß“ im rechten Unterbauch ausgehend von der Operationswunde. Drei Monate später Entlassung mit abheilender Wunde. Im Verlauf mehrfache Absceßrecidive. 1949 Entfernung des rechten Ureterstumpfes. Röntgenologisch Knochendefekte an den Lendenwirbelkörpern zwei, drei und vier. Eine Fistelrevision ergab histologisch die Diagnose: Fremdkörper-Granulom mit Verbandstoffasern und Fremdkörperriesenzellen.

Das Zurückbleiben von Verbandstoff mit nachfolgenden Fistel- und Absceßbildungen und erforderlicher mehrfacher operativer Revision wird auf ein sorgfaltswidriges Vorgehen bei der Operation zurückgeführt.

Befund. 1951: Minimale Eitersekretion aus einer Fistel in der rechten Leistenbeuge. Beide Narben am rechten Unterbauch sind reizlos verheilt. In der rechten Flanke reizlose Narbe mit Muskelbruch. Unter dieser Narbe Fistelöffnung mit Eiterabsonderung. Neben der Wirbelsäule, etwa in Höhe des dritten Lendenwirbelkörpers, zwei verheilte, eingezogene Fistelnarben, sowie eine Narbe von einem Druckgeschwür über dem Kreuzbein. Die Fistel läßt sich mit einer Sonde etwa zwei cm tief verfolgen. Röntgenologisch: Zerstörungserscheinungen an den rechten Querfortsätzen des zweiten und dritten, sowie vierten Lendenwirbels. Ferner Zerstörungserscheinungen an den kleinen Wirbelgelenken der genannten Wirbel auf der rechten Seite und an den Dornfortsätzen des zweiten und dritten Lendenwirbelkörpers, im Sinne einer recidivierenden Osteomyelitis. Histologisch: Eine Tuberkulose ist auszuschließen. Im Fistelgewebe bzw. Fisteleiter befinden sich wenig mikroskopisch kleine Fremdkörperchen, die zum Teil als Talkumkristalle, zum Teil als Baumwollfasern identifiziert werden konnten. Die größte Faser maß 0,16 mm.

Beurteilung.

Kausalzusammenhang. Das Zurücklassen eines Mulltupfers ist grundsätzlich geeignet, den bei dem Patienten beobachteten Verlauf zu verursachen. Es ist jedoch niemals ein Tupfer oder Mullstreifen gefunden worden. Die Kleinstfasern und Talkumreste dürften als Rückbleibsel der eingelegten Streifen zu betrachten sein. Ursächlich für die Fistelbildung dürfte eher der vorbestehende perinephritische Absceß gewesen sein, bzw. ist an eine Infektion aus dem Ureterstumpf zu denken.

Bei dem Fistelgewebe aus der Fistel einer alten Nephrektomienarbe rechts handelt es sich um unspezifische chronisch eitrige Granulationen mit vereinzelten mikroskopisch kleinen Fremdkörperchen, die eine zusätzliche riesenzellige Fremdkörperreaktion hervorgerufen haben. Die Fremdkörperchen konnten teils als Verbandstoffaserstäubchen, teils als kleine Talkumpuderkristalle indentifiziert werden. Der vorliegende Befund gestattet jedoch lediglich die Schlußfolgerung, daß früher einmal im Fistelgebiet eine Operation vorgenommen worden ist, bei welcher Talkumpuder und Verbandstoffusseln in das Operationsgebiet gekommen sind, wie das fast bei keiner Operation vermeidbar ist. Diese Fremdkörperchen sind im vorliegenden Fall aber sicher nicht die alleinige Ursache, wahrscheinlich nur eine unbedeutende Begleiterscheinung der Fisteleiterung. Da schon vor der Nierenentfernung solche Eiterungen bei dem

Anspruchерhebenden bestanden, kann eine Tuberkulose nicht mit Sicherheit ausgeschlossen werden, selbst wenn sie histologisch nicht nachgewiesen wurde. Naheliegend erscheint auch, daß eine Osteomyelitis hinter allem steckt, die durchaus von dem noch aktiven Herd im rechten Querfortsatz des zweiten Lendenwirbels gespeist werden konnte. Es ist außergewöhnlich, daß bei vergessenen Fremdkörpern (Mulltupfern usw.) diese nur feingeweblich und nicht auch makroskopisch nachweisbar sind. Insofern kommt dem mikroskopischen Nachweis zu wenig Beweiskraft zu, es besteht kein eindeutiger Hinweis dafür, daß ein Mulltupfer bei der Operation in der Wunde zurückgeblieben ist, der ursächlich für die Fistelbildungen gewesen sein könnte.

Verschulden. Ein Verschulden ist insofern nicht anzunehmen, als durch nichts erwiesen ist, daß überhaupt tatsächlich ein Mulltupfer oder ähnliches zurückgeblieben ist und die Ursache der langwierigen Komplikationen war. Selbst bei Unterstellung des Zurückbleibens eines Tupfers muß jedoch an die Komplikation während der Operation (Cava-Blutung) gedacht werden, weil solche unerwarteten Komplikationen mit lebensbedrohlichen Zuständen erfordern, daß alle Aufmerksamkeit auf die Behebung dieser Zwischenfälle gerichtet wird und dabei auch einmal entschuldbar ein Mulltupfer verschwinden kann.

Erledigung des Verfahrens. Keine Weiterungen nach Unterrichtung des Patienten.

9. „Fahrlässigkeit" bei der Strahlenbehandlung

a) Gewebsfibrosen

Zunehmende Bedeutung hat in den letzten Jahren die Strahlentherapie auch für urologische Erkrankungen gewonnen. Trotz aller Sicherungs- und Schutzmaßnahmen können Schädigungen auftreten, die gelegentlich zu einem Schuldvorwurf gegen den behandelnden Arzt führen. Die Beurteilung der sogen. Strahlenschäden und die Entscheidung ob im Einzelfall zwischen angeblichem Schadensereignis und festgestelltem Schaden ein adäquater Kausalzusammenhang besteht und ob ein Verschulden des Arztes angenommen werden muß, „ist im Einzelfalle häufig schwierig" (Hübner und Drost). Es gilt auch hier der Rechtsgrundsatz, daß mit der Begutachtung nur „optimale Beobachter" betraut werden sollen, d. h. Ärzte, die über eine genaue Kenntnis der Strahlenwirkung und der durch sie hervorgerufenen Krankheitsbilder verfügen. Das bedeutet primär eine Begutachtung durch einen erfahrenen Strahlentherapeuten, so daß auf Fragen der Aufklärung über die vorgesehene Bestrahlung, Bestrahlungsart, Dosis, Erfolgsstatistik usw. hier nicht eingegangen wird (s. dazu: Schinz-Holthusen-Langendorff-Rajewski und Schubert; Dierkes, Vieten und Wagner; Vieten). Häufig wird aber der Strahlentherapeut Bestrahlungsfolgen nicht allein beurteilen können und ein fachklinisches Zusatzgutachten erforderlich sein, einerseits zur Zustandsbegutachtung, andererseits um vorbestehenden und festgestellten Schaden in die rechte Relation zu bringen, sowie weitere Ursachen darzulegen. Das dürfte für die Beurteilung von Strahlenschäden im Bereich der Harnwege und des Genitale die Regel sein, so daß hier einige diesbezügliche Bemerkungen und Fälle mitgeteilt seien.

Eine bekannte Strahlenschädigung im Bereich der Harnwege ist ein *indurativer Harnleiterverschluß* nach Bestrahlungen im Abdominalraum (Boeminghaus, Kirchhoff, Klosterhalfen, Muth, Staehler). Das hängt mit der Notwendigkeit einer möglichst hohen Strahlendosierung auf das Operationsgebiet einschließlich der regionären Lymphdrüsen, z. B. nach einer Rectumexstirpation oder einer gynäkologischen Radikaloperation wegen Carcinoms, zusammen. Im urologischen Zusatzgutachten soll der Gutachter weniger auf die Frage eingehen, ob im Hinblick auf eine Beherrschung eventueller Metastasen solche Nebenwirkungen in Kauf genommen werden müssen, sondern sich auf die Zustands- und Verlaufsbegutachtung beschränken. Besondere Sorgfalt ist dabei auf die Differentialdiagnostik zu legen, damit nicht z. B. eine Strahlenfibrose des Ureters angenommen wird, während in Wirklichkeit möglicherweise eine stenosierende Periureteritis idiopathica (Carvalho, Chisholm u. Mitarb., Götzen, Lantzius-Beninga,

MULVANEY, ORMOND 1948), eine Harnleiterfibrose nach unbemerktem Steinabgang, eine Tuberkulose (ALBRECHT, GÜTGEMANN, SZENDRÖI und CSERUUS), ein Harnleitertumor (ALKEN, BOEMINGHAUS, BOHLMANN, GYAMARTHY und PITROLFFY-SZABO, GIRONCOLI, HARTIG, LUBINUS, STAEHLER, WARLITZ, WHITLOCK u. Mitarb., WILDBOLZ) oder eine Kompression von außen vorliegt (ALKEN, BOEMINGHAUS, BOSHAMER, GÜTGEMANN, STAEHLER, WILDBOLZ).

Da eine Bestrahlung in der Überzahl nach Operationen erfolgt, ist eine operative Läsion auszuschließen, die nach den verschiedenen Statistiken der abdominellen und gynäkologischen Chirurgie in 3—30% der Fälle vorkommt (LUTZEYER).

Falls die Ursache des festgestellten Schadens nicht mit an Sicherheit grenzender Wahrscheinlichkeit festzustellen ist, bzw. sich dem Gutachter Anhaltspunkte ergeben, die auch für eine andere oder weitere Ursachen sprechen, so sollte er im Gutachten unter Darlegung der Gründe ausdrücklich festlegen, daß die Frage eines adäquaten Kausalzusammenhanges zwischen Strahlentherapie und festgestelltem Schaden aus diesen oder jenen Gründen nicht mit Sicherheit zu beantworten ist.

b) Ulcerationen

Besondere gutachterliche Schwierigkeiten können angebliche Blasenveränderungen nach einer Strahlentherapie bereiten. Das liegt an der Art der Bestrahlung, dem sehr verschiedenen Grad der Blasenschleimhautveränderungen, dem unterschiedlichen Zeitpunkt der Manifestation einer Strahlenreaktion, an der Notwendigkeit der Einbeziehung relativ vieler Krankheitsbilder in die differentialdiagnostischen Erwägungen und schließlich an der notwendigen Erwägung und Abgrenzung eines sogen. Kombinationsschadens.

Klinisch sind alle Strahlenschäden durch eine Pollakisurie, Nykturie, Tenesmen, gelegentlich durch Eiter-, Blut- oder Gewebsbeimengungen zum Urin charakterisiert. Damit beginnen aber bereits die diagnostischen Schwierigkeiten, da diese Beschwerden durch das Grundleiden bedingt oder Anzeichen für eine etwa noch hinzugekommene Erkrankung (Prostatahypertrophie, Harnröhrenstriktur, unspezifische ascendierende Entzündung usw.) sein können.

So wurde in einem Fall (LVII) ein Blasenulcus, Hämaturien und eine Blaseninkontinenz auf unsachgemäße Strahlenbehandlung eines Blasencarcinomrecidivs zurückgeführt. In den Gutachten wird lediglich auf im Schuldvorwurf nicht erwähnte Hautveränderungen eingegangen, so daß wohl unterstellt werden kann, daß die Miktionsbeschwerden als tumorbedingt angesehen wurden, daher eine Diskussion, ob sie Strahlenfolgen seien, unterblieb.

Treten solche Beschwerden unmittelbar nach der Bestrahlung auf, liegt die Annahme nahe, daß es sich um eine primäre akute Schädigung infolge einmaliger Überdosierung oder um eine kumulative, chronische Strahlenschädigung infolge wiederholter Überdosierung handelt. Der Begriff Überdosierung beinhaltet dabei keineswegs ein Verschulden, sondern soll nur verdeutlichen, daß die Toleranzdosis der Blasenschleimhaut überschritten wurde. Das kann jedoch im Rahmen einer Carcinombestrahlung einmal durchaus erforderlich sein.

Cystoskopisch finden sich in solchen Fällen mäßige entzündliche Veränderungen, die bei der Anwendung von Röntgenstrahlen in der Regel im Vertexbereich, bei Radiumapplikationen im Bereich des Blasenbodens und Trigonums zu sehen sind. Charakteristisch sind die Gefäßveränderungen (KULITZY): „Im Gegensatz zu dem normalen Bild der dünnen, ununterbrochenen, verzweigten Capillaren, sind an der geschädigten Blase in der Gegend des Vertex kurze, ungleichmäßige, in ihrem Verlauf scheinbar mehrfach unterbrochene Gefäßchen zu sehen. Auffälligerweise sind die kurzen Gefäßchen verhältnismäßig verdickt, mitunter werden deutliche Capillaraneurysmen gebildet. Auf dem Boden der Blase ist die Gefäßzeichnung nicht so sehr unterbrochen wie in der Scheitelgegend, doch sind die Gefäße in ihrem ganzen Verlauf noch stärker erweitert und die Schleimhaut erscheint atrophisch. An den Seitenwänden der Blase zeigen die Gefäßveränderungen einen Übergang zwischen den Gefäßveränderungen am Boden und jenen der Scheitelgegend: Die Schleimhaut ist hier atrophisch, die Gefäße sind im allgemeinen erweitert. Die erweiterten Gefäße und die Capillaraneurysmen können — insbesondere bei Überdehnung der Blase — leicht bersten und Blutungen verursachen, die in seltenen Fällen lebensgefährlich sein können". Werden solche Gefäßveränderungen in engem zeitlichen Zusammenhang mit einer Strahlenbehandlung festgestellt und ist insbesondere der Urin mehrfach kulturell steril, so kann mit an Sicherheit grenzender Wahrscheinlichkeit ein adäquater Kausalzusammenhang zwischen Bestrahlung und festgestelltem Schaden angenommen und eine differentialdiagnostische Abgrenzung von den verschiedenen Bildern einer anders verursachten Cystitis (ALKEN, BOEMINGHAUS, BOSHAMER, STAEHLER, WILDBOLZ) vorgenommen werden. Zur Frage eines Verschuldens, d. h. ob eine „fehlerhafte Überdosierung" anzunehmen ist, sollte der Urologe dann nicht Stellung nehmen, wenn er nicht gleichzeitig Strahlentherapeut ist. Bedeutungsvoll kann aber sein Hinweis sein, daß diese leichteren Veränderungen nach Beendigung der Bestrahlung in der Regel, bei ungestörtem Harnabfluß, evtl. unter lokaler Blasenbehandlung, rasch verschwinden. Das Auftreten eines Frühgeschwürs ist außerordentlich selten.

Unangenehmer und daher sicher häufiger konstatiert sind die sogen. Spätschäden in Form der nekrotisierenden, inkrustierenden Blasengeschwüre. Die an und für sich verhältnismäßig ungefährlichen primären Gefäßveränderungen bzw. Atrophie der Blasenschleimhaut dürften einen Locus minoris resistentiae schaffen, an dem ein anderes hinzukommendes endogenes oder exogenes Trauma zu einem sogen. Kombinations- oder Summationsschaden führt. Der Zeitpunkt des Auftretens einer solchen Spätschädigung ist kaum ein Kriterium für die Begutachtung, da sie nach Monaten bis zu 10 Jahren (HAENISCH) auftreten kann. Im Durchschnitt tritt sie jedoch 2,25 Jahre nach der ersten Bestrahlung in Erscheinung (GRAVES). Für die gutachterliche Beurteilung und Differentialdiagnostik von Bedeutung ist der Nachweis der oben beschriebenen Gefäßveränderungen um das Geschwür herum und die Inkrustation des Geschwürs. Während die übrigen Blasengeschwüre wie Ulcus simplex (ARTNER, BAUMBUSCH, BRANDSTETTER und HASCHEK, DÖGE, KLOSTERHALFEN, WEBER), tuberkulosum (BOSHAMER, STAEHLER), carcinomatosum (CAVAZZANA, GOLDSTEIN und DRAGON, KULITZY), luicum (BOSHAMER) wegen der fehlenden Inkrustation in der Regel differentialdiagnostisch abzugrenzen sind, kann die Beurteilung, ob ein Strahlenulcus oder ein sogen. Ulcus incrustatum vesicae vorliegt, schwierig sein. Diese Geschwüre, die entweder als spätes Stadium des Ulcus simplex oder als Ulcus sui generis angesprochen werden (BOSHAMER), sind jedoch durch ihre Lage in der Nähe einer Uretermündung charakterisiert. Kaum zu beurteilen ist die Frage einer Strahlenschädigung bei Vorliegen einer Cystitis ulcerosa.

Indikation zur Strahlentherapie ist schließlich die Induratio penis plastica. Daß in 4 Fällen unseres Materials (LVIII—LXI) der Vorwurf einer unsachgemäßen Strahlentherapie erhoben wurde, zeigt die Problematik dieser prognostisch unsicheren und chronisch progredienten Erkrankung. Es muß immer wieder festgestellt werden, daß bei diesem Leiden alle Behandlungsverfahren mit einer großen Versagerquote belastet sind (BOEMINGHAUS, CALLOMON, HEITE und SIEBRECHT, SCHIMPF und NÖDL, STAEHLER, WILDBOLZ).

In einem unserer Fälle (LVIII) wurde der fehlende Erfolg einer Strahlenbehandlung der Induratio penis plastica vorgeworfen und mit einer unsachgemäßen Durchführung der Bestrahlung begründet. Vom Gutachter wurde aber klar gesagt: „Gerade bei der oft so hartnäckigen Induratio penis plastica sind Mißerfolge teils in Form der Haut- und Unterhautschäden, teils im Ausbleiben der Heilung häufig."

Diese Gegebenheiten bestimmen einerseits die Notwendigkeit den Patienten mit einer Induratio penis plastica vor jeder Behandlung über den schicksalsmäßigen Verlauf dieser Erkrankung trotz aller therapeutischen Versuche aufzuklären. Damit dürfte sich mancher Schuldvorwurf vermeiden lassen. Ist es andererseits nach einer Strahlenbehandlung zu einer Schädigung infolge eines angeblichen ärztlichen Verschuldens gekommen, so sollte neben dem radiologischen Hauptgutachter mit der Zustands- und Verlaufsbegutachtung derjenige beauftragt werden, der den Befund auch vor der Strahlenbehandlung gekannt hat.

Der urologische Gutachter wird dabei neben Teleangiektasien, einem subcutanen Ödem und Ulcerationen auf eventuelle Narben zu achten haben, die von den leidensbedingten indurativen Verhärtungen, insbesondere aber von Narben voraufgegangener Operationen abzugrenzen sind.

So konnte in einem unserer Fälle (LIX) nachgewiesen werden, daß eine angebliche Ulceration und Narbenbildung nach einer Strahlenbehandlung nicht vorlag, sondern die feststellbaren Verhärtungen einerseits Narben nach einer Phimose-Operation bei Balanitis, andererseits den Indurationen der Erkrankung selbst entsprachen.

Ist es in irgendeiner Form zu einer Strahlenschädigung gekommen, wird auch immer wieder die Beeinträchtigung der Cohabitation in die Schadensersatzkalkulation einbezogen (Fall LX). Auch hier muß vom Gutachter dargelegt werden, inwieweit bereits vor der Bestrahlung eine Behinderung anzunehmen war.

Ein weiterer Fall (LXI) zeigt schließlich wie sehr die Kontrolle und Nachbehandlung durch den bestrahlenden Arzt von Bedeutung ist und daß bei Fernbleiben des Patienten bzw. Nichtüberweisung durch den weiterbehandelnden Arzt ein Mitverschulden des Ersteren oder Letzteren in Betracht kommen kann.

c) Begutachtete Schuldvorwürfe

LVII. Unsachgemäße Strahlenbehandlung (Blasencarcinom)

Von den Angehörigen eines 55jährigen Patienten wurde dem Strahlentherapeuten vorgeworfen, daß ein Blasenulcus, Hämaturien und Blaseninkontinenz auf unsachgemäße Strahlenbehandlung eines Blasencarcinoms zurückzuführen seien.

Sachverhalt. Patient wurde wegen Recidivs eines elektrokoagulierten Blasen-Carcinoms am rechten Ostium zur Röntgenbestrahlung eingewiesen. Es wurden zwei Bestrahlungsserien vermittels der Pendelbestrahlung nach Prof. Kohler durchgeführt. Die 1. Serie dauerte 4 Wochen mit einer Gesamtdosis von 5000 r. Bei Abschluß bestand eine leichte Hautreizung. 9 Monate später wurde eine 3wöchige erneute Bestrahlung mit einer Gesamtdosis von insgesamt 3600 r durchgeführt. Danach war die Haut reizlos. Zur Nachbestrahlung fand sich der Patient nicht ein, sondern begab sich 6 Wochen lang in Behandlung eines „homöopathisch-chemischen" Arztes. Danach wurde erneut stationäre Aufnahme wegen Strahlenulcus, Hämaturien und Blaseninkontinenz erforderlich. $3^1/_2$ Jahre nach der Bestrahlung kam der Patient ad exitum.

Befund. Ein Jahr nach der Bestrahlung: 7 cm lange, etwa 2—3 cm breite Nekrose in der Mitte des Bestrahlungsgürtels in und rechts neben der unteren Medianlinie. Umgebung stark entzündlich gereizt.

Beurteilung.

Kausalzusammenhang. Daß Strahlenwirkung im Einfallsfeld und Nekrose im Bestrahlungsgürtel ursächlich etwas miteinander zu tun haben, wird niemand bestreiten. Es dürfte aber eine Kumulation insofern vorliegen, als bei der starken Adipositas des Patienten infolge Schwitzens, Juckens und Scheuerns der Schaden indirekt durch exogene Faktoren mitbedingt ist, es sich also um einen sogenannten Kombinationsschaden handelt.

Verschulden. Die einzelnen Bestrahlungen, Feldeinstellungen und Lagerungen des Patienten wurden von mir selbst überwacht. Die Bauchhaut des adipösen Patienten wurde extra gestrafft und faltenfrei bestrahlt.

Eine Aufklärung wurde auch auf Veranlassung des Hausarztes und vorbehandelnden Urologen unterlassen, da bei der depressiven Verfassung des Patienten dadurch mit einem schweren Schaden hätte gerechnet werden müssen und der Patient evtl. eine Bestrahlung abgelehnt hätte. Das hätte sicher zu einem frühzeitigen Tode geführt. Nach Abschluß der Behandlung ist der Patient nicht mehr zur Nachuntersuchung erschienen, trotz wiederholter eindringlicher Mahnung und auch telephonischer Aufforderung.

Die Behandlung ist in beiden Serien völlig regelrecht durchgeführt worden. Auch die Größe der Pause zwischen den beiden Serien war wohl überlegt. Ein Mitverschulden des Patienten besteht insofern, als er nicht zu den Kontrollen erschienen ist. Die Konsultation eines homöopathischen Arztes zeigt das fehlende Vertrauen und die mangelnde Einsicht des Patienten. Aus der Tatsache, daß er immer wieder einbestellt wurde, hätte er den Ernst der Lage erfassen können, auch ohne besondere Aufklärung. Es ist kein vertretbarer Fehler unterlaufen, sondern es hat sich das Schicksal des Anspruchstellers lehrbuchmäßig, dem Stand der Wissenschaften von damals und heute entsprechend, vollzogen.

Erledigung des Verfahrens. Keine Weiterungen nach Unterrichtung der Angehörigen.

LVIII. Unsachgemäße Strahlenbehandlung (Induratio penis plastica)

Von einem 57jährigen Patienten wird gegen seinen Strahlentherapeuten der Vorwurf erhoben, daß Strahlenreaktionen mit Ulceration und fehlender Erfolg nach Strahlenbehandlung einer Induratio penis plastica auf eine unsachgemäße Durchführung der Bestrahlung zurückzuführen seien.

Sachverhalt. Seit Anfang 1948 schmerzhaftes Krummwerden des Gliedes bei der Erektion. Facharzt für Inneres überweist zum Urologen, der gleich weiter überweist zur Röntgenbestrahlung an einen Röntgenfacharzt. Befund im Dorsum penis: an der Wurzel beginnende und sich bis kurz vor die Glans erstreckende bleistiftdicke Infiltration, seitliche Winkelstellung nach links um etwa 30°. Vom Urologen war außerdem eine tennisball-große Prostata festgestellt worden. Rest-Harn 20 ml.

Röntgenbestrahlungsserie vom 16.2.—25.3.1949. Penisfeld: 900 r, Symphysenfeld 1050 r, Sacralfeld 1050 r, Analfeld 1050 r, Oberflächendosis. Abbrechen der Bestrahlung aus beruflichen Gründen. Ohne wesentliche Besserung. Zweite Röntgenbestrahlungsserie vom 6. 7.—13. 9. 1949, Penisfeld 800 r, Symphysefeld 2000 r, Sacralfeld 1400 r, Dammfeld 1400 r, Oberflächendosis.

Befund 16. 9. 1949: Knickung des Penis erheblich weniger geworden, weicht nicht mehr nach links ab, jetzt in der Mitte Eindellung, die der Patient aufzeichnet, Verkehr wieder möglich. Lokal in der Mitte des Dorsum penis, flächenhafte, derbe Infiltration, Prostatahypertrophie ohne Beschwerden. Urineiweiß negativ, Zucker negativ, Ubg normal, Sediment einige Leukocyten.

22. 11. 1949 beim Wasserlassen keine Beschwerden, jedoch Pollakisurie. Abknickung des Penis nach oben.

13. 3. 1950 seit 2 Monaten jetzt Knickung des Penis in vertikaler Richtung nach oben, seitdem die fragezeichen-förmige Knickung mit der Dellenbildung in der Mitte verschwunden. Normaler Urinbefund.

3. Röntgenbestrahlungsserie vom 13. 3.—20. 3. 1950 nur Penisfeld 900 r. 16. 5. 8 Tage nach der letzten Bestrahlung angeblich Schwellung des Hodens, die nach einigen Tagen nachließ, dann wieder zurückkam und nach einigen Tagen wieder verschwand, jetzt wieder stärkere Knickung, die der Kranke aufzeichnet.

16. 5. 1950 erste Radiumbestrahlung 7 Stunden 640 r. 17. 7. Knickung unverändert, Reaktion anschließend an die Behandlung nicht eingetreten.

4. Röntgenbestrahlungsserie vom 24. 7.—31. 7. 1950 insgesamt Penisfeld 750 r. Bei Abschluß hat Patient nicht den Eindruck einer Besserung. Bei Erektion noch an der Wurzel starkes Abweichen in horizontaler Richtung und nach oben. Patient hat Eindruck, daß Radiumauflage besseren Erfolg zeitigte.

30. 10. 1950 zweite Radiumbestrahlung 4 Std 864 r. 4. 12. Wohlbefinden, sonst gleicher Befund, Erektionen selten.

3. Radiumbestrahlung 4 Std 864 r. 1. 2. 1951 Krümmung deutlich etwas weniger geworden, Kohabitation etwas möglich.

4. Radiumbestrahlung 432 r. 7. 4. 1951 deutliche Besserung. Lokal findet sich jetzt vorn hinter dem Sulcus coronarius eine derbe verschiebliche bohnengroße Resistenz. 16. 10. 1951 deutliche Teleangiektasienbildung an der Wurzel des Penis und an den Rändern.

7. 1. 1952 häufig Wasserlassen, tropfenweise Harnentleerung ohne Willen, vorn am Penis Spätveränderungen, Narbenbildung und Teleangiektasien, Beschwerden wie bisher. Patient nimmt an, daß Peniskrümmung noch zugenommen habe. Libido habe merklich nachgelassen. Weitere Strahlenbehandlung wegen Gefahr der Strahlenschädigung nicht mehr vorgesehen.

7. 5. 1954: Wieder Vorstellung. Habe vor 2 Jahren an der Stelle, wo Radium gelegen habe, „aufgelegen". Diese Hautstelle eitere öfters. Patient badet dann mit Kamille und wendet eine Salbe an. Bisher ist diese Stelle immer wieder zugegangen, keine Schmerzhaftigkeit, jetzt seit 3 Monaten wieder offen. Geschwür sei 3 bis 4 Monate nach der Behandlung aufgetreten, sei $^1/_2$ Jahr lang mit Bindegewebsmassagen von Urologen behandelt worden, die Geschwürsstelle scheuere sich häufiger auf. Seit 2 Jahren Geschlechtsverkehr unmöglich, keine Erektionen.

Eine Strahlenulzeration an der Oberseite des Penis mit außerordentlichen Schmerzen und Unmöglichkeit, den Geschlechtsverkehr auszuüben, wird auf eine Röntgen-Radiumbehandlung wegen einer Induratio penis plastica zurückgeführt und vier Jahre nach der Behandlung der Vorwurf einer Überdosierung erhoben.

Befund am 3. 2. 1955: An der Wurzel des Gliedes auf dem Rücken ein nichtnässender mit Borke bedeckter, eingeschrumpfter Bezirk von Markstück-Größe. Umgebung ist in einem schmalen Randbezirk bräunlich verfärbt. Das ganze Gebiet erscheint etwas zusammengezogen. Nur hier fehlen in schmalem, nicht weit hinaufreichendem Bezirk die Haare des Schamberges. Narbenbildung im Bereich des Gliedes, wie es sich als strahlenbedingte Veränderung nach Verlust der oberflächlichen Hautschichten im Sinne einer abgeheilten Geschwürsbildung darstellen kann. Veränderungen nicht sehr hochgradig.

Beurteilung.

Kausalzusammenhang. Wenn kein technischer bzw. methodischer Fehler, wie im vorliegenden Fall, ist die Strahlenbehandlung generell nicht geeignet, den festgestellten Schaden herbeizuführen. Der festgestellte Schaden kann nur eintreten, wenn exogene Faktoren hinzukommen, im Sinne eines Kombinationsschadens. Es muß vielmehr auf den schicksalsmäßigen Verlauf der Induratio penis plastica hingewiesen werden.

Verschulden. Es wurde mit der üblichen Sorgfalt verfahren. Die Frage, ob mit Röntgenstrahlen oder Radiumambulagen behandelt werden darf oder soll, ist wissenschaftlich noch nicht entschieden. Die vorgenommene Behandlung war aber bezüglich Dosis, Einstellung usw. lege artis.

Die Frage der Verantwortung des Behandlers ist bei sekundärem Strahlenschaden meist dahingehend zu beantworten, daß es in der überwiegenden Zahl der Fälle unmöglich sein dürfte, den oder die sekundären Faktoren, die zu dem Faktor der Strahleneinwirkung treten und diesen nun ungewünscht verstärken, auszuschalten. Somit kann von der Voraussehbarkeit einer solchen gewiß nicht gewünschten Strahlenwirkung keine Rede sein. Sie läßt sich also auch von seiten des Bestrahlers her nicht vermeiden. Es entfällt aber auch die Berechtigung des Vorwurfs der fahrlässigen ärztlichen Handlung. Es handelt sich vielmehr um den schicksalsmäßigen Ablauf eines sehr hartnäckigen Leidens.

Die Wahl der Therapie ist umstritten [W. SCHÖNFELD, Lehrbuch der Haut- und Geschlechtskrankheiten, 5. Aufl., Stuttgart: Georg Thieme 1949. Bei Induratio penis plastica ausdrücklich die Anwendung von Radium und Mesothorium betont. Demgegenüber C. G. SCHIRN, Vortrag 2. Fortbildungskurs der dermatologischen Klinik und Poliklinik der Universität München 26.—31. 7. 1954: Die auch heute noch vielfach geübte Behandlung mit Radium möchten wir strikt ablehnen, da selbst bei stärkerer Bleiabdeckung die Hoden nicht genügend geschützt sind. Demgegenüber hat sich die Nahbestrahlung nach CHAUL durchgesetzt. Siehe dazu auch A. MARCHIONINI, Fortschritte der praktischen Dermatologie und Venerologie, Bd. 2., S. 176, 177, Berlin-Göttingen-Heidelberg 1955. H. SCHÖN, Indikation zur Röntgen und Radiumtherapie, 2. Aufl., Werkverlag Banaschewski 1951. R. GLAUNA, Die Indikation zu Röntgen- und Radiumbestrahlungen, Stuttgart: Georg Thieme 1948. P. HESS, Röntgen- und Radiumbestrahlung, Bd. 24 der Sonderbände „Strahlentherapie", Berlin: Urban & Schwarzenberg 1948. GAHLEN, Z. Haut- u. Geschl.-Kr. **13**, 184 (1952)].

Die ganze Bestrahlungstherapie ist nicht risikolos. Gerade bei der oft so hartnäckigen Induratio penis plastica sind Mißerfolge teils in Form der Haut- und Unterhautschäden teils im Ausbleiben der Heilung häufig.

Erledigung des Verfahrens. Außergerichtlicher Vergleich ohne Anerkenntnis einer Rechtspflicht.

LIX. Unsachgemäße Strahlenbehandlung (Induratio penis plastica)

Ein 61jähriger Patient wirft dem behandelnden Strahlentherapeuten vor, daß eine Ulceration und Narbenbildung am Penis auf eine unsachgemäße Strahlenbehandlung wegen Induratio penis plastica zurückzuführen sei.

Sachverhalt. Zwei und ein Jahr vor der Behandlung anderweitig bereits Radiumbehandlung wegen Induratio penis plastica, Keloidbildung, Phimose mit recidivierenden Balanitiden.

Jetzt erneute Radiumbehandlung wegen Indurationen am Dorsum penis, proximal von der Glans und an der Peniswurzel. Zustand nach Circumcision einer Phimose.

4 Jahre danach Schadensersatzanspruch. Durch eine unsachgemäße Radiumbehandlung seien Gewebszerstörungen mit der Gefahr einer Krebsausbildung aufgetreten. Habe starke Schmerzen und sei erheblich körperlich beeinträchtigt (Sport und Freikörperkultur). Schließlich könne er deswegen keine Ehe eingehen. Schadensersatz und Schmerzensgeldanspruch von 5000 DM.

Befund. Palpatorisch typischer Befund einer Induratio penis plastica im wurzelnahen Drittel des Schaftes. Weiterhin eine kleine indurative Verhärtung auch im vorderen Drittel, unmittelbar an der Glans. 4 mal 2 cm lange Verfärbung der Haut des Dorsums durch teleangiektatische Hautveränderungen. Narben im Sulcus der Glans.

Beurteilung.

Kausalzusammenhang:

Erstgutachten. Die Verfärbung der Haut am Dorsum penis ist auf teleangiektatische Veränderungen der Hautgefäße zurückzuführen, wie sie in dieser Form als Folgezustand nach Behandlung mit Röntgen- und Radiumstrahlen, entsprechend der Dosishöhe, auftreten können. Die Narben im Sulcus der Glans können postoperativer, wie postulceröser Natur nach Abheilung von Strahlenulcera sein.

Zweitgutachten. Die Teleangiektasien sind typische Bestrahlungsfolgen. Die Narben sind nicht sicher auf Strahlenulcera zurückzuführen, sondern möglicherweise Folge der Phimose-Operation. Ansonsten insbesondere kein subcutanes Ödem als typische Bestrahlungsfolge. Die bestehenden Veränderungen sind eher ursächlich auf den schicksalsmäßigen Verlauf der Induratio penis plastica zurückzuführen.

Verschulden.

Erstgutachten. Der Arzt wußte, daß bei anderweitiger Vorbestrahlung mit 4500 r eine weitere Anwendung von 6000 r in 2 Monaten die Toleranzdosis überschreiten würde und es zu Hautrötungen und nässenden Ulcerationen kommen konnte. Eine solche Schädigung war vorhersehbar.

Die allgemeine Regel bei einer Strahlenbehandlung besagt, daß ein direkter Zusammenhang zwischen der Höhe der verabreichten Gesamtdosis und der Höhe des Prozentsatzes der Erfolgsquote besteht. Nach W. Gahlen [Z. Haut-. u. Geschl.-Kr. **13** (1952)] wird eine sogenannte mittlere Erfolgsquote von rund 80% erst mit 5000 r am Herd erzielt. Üblicherweise geht man bei vorliegendem Krankheitsbild bis zu 7000 r. Falls bei dieser ausreichenden Dosierung kein Erfolg erreicht wird, läßt er sich auch nicht durch weitere Bestrahlungen mit einer Steigerung der Gesamtdosis erzwingen. In diesem Fall erhielt der Patient 11400 r in 18 Monaten. Damit dürfte, bei Verkennung der Vorbehandlung, eine Überdosierung gegeben sein.

Zweitgutachten. Die bisherigen Angaben über die Strahlendosis wurden geschätzt. Exakte Nachmessungen ergaben eine Gesamtstrahlendosis von 6600 r in 25 Monaten, so daß keine Überdosierung anzunehmen ist.

Erledigung des Verfahrens. Gerichtlicher Vergleich über 6000 DM, davon 3000 DM als Schmerzensgeld.

LX. Unsachgemäße Strahlenbehandlung. (Induratio penis plastica)

Ein 50jähriger Patient wirft seinem Strahlentherapeuten vor, daß ein Röntgenoderm, Schmerzen und Kohabitationsstörungen auf eine unsachgemäße Strahlenbehandlung einer Induratio penis plastica zurückzuführen seien.

Sachverhalt. Patient wurde vom Hausarzt wegen zunehmender Krümmung des Gliedes bei der Erektion zur Bestrahlung einer Induratio penis plastica zum Röntgenfacharzt überwiesen. Die erste Bestrahlungsserie wurde vom 15. 7.—9. 11. 1951 mit 150 r Einzelfraktionen, bei Ausblendung des Herdes der Induratio penis plastica mit einer etwa 1 cm breiten Sicherheitszone, von einem Feld von der Rückseite des Penis und einem Feld von der Vorderseite des Penis durchgeführt. Gesamtdosis 1350 r. Im August dreiwöchige Unterbrechung der Bestrahlung, da sich im Bereich des gesamten Penis Reizzustände in Form einer flächenhaften Rötung und leichten Ödembildung zeigten. Nach lokaler Behandlung mit Strahlenschutzsalben bildeten sich diese jedoch in 3 Wochen vollständig zurück. Die erste Bestrahlungsserie ergab nur eine leichte Besserung, deswegen zweite Bestrahlungsserie unter gleichen technischen Gegebenheiten vom 29. 2.—16. 4. 1952 mit 300 r Einzelfraktionen und einer Gesamtdosis von 1800 r.

Nach Abschluß der Behandlung wurde der Patient dem bestrahlenden Arzt $2^1/_2$ Jahre nicht mehr vorgestellt.

Mitte April nahm nach Angaben des Patienten die Rötung und Ödembildung im Bereich des gesamten Penis an Heftigkeit zu, klang jedoch bis Mitte Juli wieder ab. Bei einer Reposition des Präputiums während der Reinigung kam es Mitte Juli zu einer Paraphimose, die jedoch nach 24stündigem Bestand durch einen Urologen reponiert werden konnte. Schwellungszustand im Bereich der Vorhaut blieb jedoch bestehen. Etwa nach 8 Tagen hatte sich in der Mitte des gesamten Bestrahlungsfeldes, also vornehmlich im Bereich des mittleren Penis, ein tiefdunkel braun-rot verfärbter Hautbezirk gebildet, in dessen Zentrum sich ein 2-Mark-Stück großes Ulcus bildete. Die Behandlung dieser Veränderungen dauerte außerordentlich lange, zumal der Patient viele Lokalmaßnahmen nicht oder nur schlecht vertrug.

Bericht über eine anderweitige stationäre Behandlung: Die röntgenbestrahlte Penishaut zeigt eine pfenniggroße Geschwürsbildung an der Rückseite des Gliedes, über der Glans liegend. Das Präputium ist nicht reponibel, so daß das Bild einer kompletten Phimose besteht. Entzündungserscheinungen bestehen in der Umgebung des Geschwürs, außerdem zeigt die ganze Vorhaut eine deutliche Schwellung mit Ödembildung. Man hat den Eindruck, daß das Geschwür sich an der Stelle findet, an der am 13. 7. 1952 die Paraphimose aufgetreten ist, die seinerzeit reponiert wurde. Die Ödembildung des Präputiums wird als Folge der Geschwürsbildung angesprochen. Eine leichte Verdickung in der Mitte des Gliedes war noch vorhanden. Bei der am 20. 2. 1953 vorgenommenen Operation wurde die Phimose in der Weise beseitigt, daß seitlich des Präputium rechts und links bis zum Sulcus coronarius gespalten wurde. Der Heilverlauf war dadurch verzögert, daß die Schnittwunden etwas langsam heilten und sich stark mit Borken bedeckten, außerdem auch zu dermatitischen Veränderungen neigten.

Ende Mai 1953 hatten sich alle akuten Veränderungen zurückgebildet. Es resultierten jedoch im Bereich des mehrfach gespaltetenen Präputiums mehrere Hautknollenbildungen.

Die Geschwürsbildung, Ausbildung einer Phimose mit der Notwendigkeit operativer Behandlung und nachfolgender knolliger Veränderung des Präputiums, sowie die mit diesen Prozessen verbundenen großen Schmerzen werden als durch eine schwere Röntgenschädigung bedingt angesehen und auf eine unsachgemäße Strahlenbehandlung zurückgeführt.

Befund. Der gesamte Penis erscheint deutlich retrahiert und verkürzt. Das Präputium fehlt nahezu vollständig, statt dessen findet sich dorsal im Bereich des Frenulums eine hahnenkammartige knotig, knollige Zusammenziehung des Restpräputiums, das flügelartig absteht und außerdem von feinsten bis groben Teleangiektasien an der Oberfläche durchzogen ist. Diese Teleangiektasien setzen sich auf der gesamten Haut des Penis bis zur Gliedwurzel fort und bilden ein nahezu maschenloses Netz von feinen Blutgefäßen, das auch im Bereich der gesamten Glans einschließlich der Harnröhrenöffnung erkennbar bleibt. Die veränderte Haut erscheint insgesamt deutlich atrophisch, wobei Bezirke ausgeprägter Atrophie abwechseln mit solchen von schwach angedeuteten atrophischen, zum Teil sklerosierten Veränderungen. Weiterhin finden sich an zahlreichen Stellen Pigmentverschiebungen im Sinne eines typischen Leukomelanoderms. Am Dorsum des Penis, etwa $1^1/_2$ Querfinger von der indurierten Platte der Induratio penis plastica entfernt, sowie an der Rückseite der Glans erkennt man zwei etwa markstückgroße leicht eingesunkene Narben als Residuen der vom Patienten angegebenen Geschwürsbildung. Die Haut der Glans ist trocken, mäßig schuppend und weist in der Nähe der Harnröhrenöffnung eine besonders starke Narbenatrophie auf, so daß die Harnröhrenöffnung deutlich verkleinert und beim Bougieren für Charr. 12 nur knapp durchgängig ist. Im Bereich vom Übergang der Glans zum Penis sowie auch im mittleren Drittel des Penis erkennt und palpiert man eine deutliche Sklerosierung des oberflächlichen und in der Tiefe gelegenen Gewebes. Sämtliche beschriebenen Veränderungen schließen im Bereich der Radix penis ab und erfassen nur noch die allernächsten Abschnitte der Scrotalhaut. Am Übergang vom mittleren zum proximalen Drittel des Penis läßt sich deutlich eine knorpelharte, etwa daumennagelgroße, bei der Palpation druckempfindliche Platte tasten, die sich mit allen Fortsätzen im Septum der Corpora cavernosa zu verlieren scheint. Dieser Palpationsbefund entspricht dem, wie er bei der klassischen Induratio penis plastica zu erheben ist. Diagnose: Röntgenoderm im Bereich des gesamten Penis als Folgezustand einer 1951 und 1952 durchgeführten Röntgenbestrahlung einer Induratio penis plastica.

Beurteilung.

Kausalzusammenhang. Wieweit das vorliegende Röntgenoderm nun allein auf die Röntgendosis zurückzuführen ist und wie weit die im Anschluß an die Bestrahlung entwickelten entzündlichen Veränderungen Sekundär-Infektion im Sinne eines sogen. Kombinationsschadens sind, läßt sich retrospektiv nicht mehr entscheiden, vor allen Dingen nicht prozentual angeben. Es darf jedoch mit Nachdruck betont werden, daß die Auswirkungen eines solchen Kombinationsschadens für den Schweregrad eines Röntgenoderms nicht außer Acht gelassen werden können. In diesem Sinne muß es als bedauerlich bezeichnet werden, daß die Lokalbehandlung des sogen. Strahlenschadens bisher unter Ausschluß eines Röntgensachverständigen durchgeführt wurde. Erfahrungsgemäß kann aus der unsachgemäßen Behandlung einer exsudativen Strahlenreaktion auf der Haut, wie sie bei lege artis durchgeführter Röntgentherapie eines bösartigen Hautkrebses auftreten kann, einen bleibenden Strahlenschaden in Form eines ausgeprägten Röntgenoderms bewirken, für das der Röntgenologe dann nicht verantwortlich gemacht werden kann. Somit wäre auch bei entsprechender Behandlung im vorliegenden Fall mit großer Wahrscheinlichkeit ein leichterer Verlauf und damit ein nicht so ausgeprägtes Röntgenoderm zu erwarten gewesen. Bezüglich der Auswirkungen im Hinblick auf eine Behinderung bei der Kohabitation, muß unterschieden werden zwischen den Auswirkungen des Röntgenoderms und der ursprünglich vorhandenen Induratio penis plastica, die an sich schon zu einer starken Behinderung geführt hatte. Die Entzündungserscheinungen, die schlechte Heilungstendenz der Nekrose im Bereich des Penis können auf die hohe Strahlendosis, die sich aus der Errechnung der effektiv aus zwei senkrecht zueinander stehenden Feldern ergibt, zurückgeführt werden.

Landgericht: Durch die Behandlung des Beklagten hatte der Kläger andauernd starke Schmerzen zu ertragen. Diese Schmerzen sind nur durch eine Strahlenschädigung entstanden. Bei der Entstehung des Schadens hat jedoch ein teilweises Verschulden des Klägers mitgewirkt, denn der Kläger ist der Behandlung bei dem Beklagten vom 14. 4. 1952 an ferngeblieben. Er hat durch dieses Verhalten zu der Verschlimmerung der Gesundheitsfolgen beigetragen.

Verschulden. Die Bestrahlung erfolgte nach sorgfältiger Bleiabdeckung der Hoden mittels durchlochter Bleiplatte. Außerdem wurde auch die Glans penis abgedeckt.

Bei Unterstellung der richtigen Einstellung wurden zwei Serien von je 3150 r ED verabreicht. Diese Dose erhöht sich jedoch durch die von dem genau gegenüber auf der andern Penisseite liegenden Feld nach unseren vorsichtigen Berechnungen auf über 5000 r ED. Dabei wurde die Berechnung auf einen Durchmesser des Penis von 2,5 cm bezogen. Eine solche Dosis auf den gesamten Penis verabreicht, muß als überhöht bezeichnet werden. Eine solche Dosis ist nicht zu vertreten, zum mindesten resultieren unter der dargestellten Bedingung aus einer so hohen Gesamtdosis Entzündungen mit schlechter Heilungstendenz.

Landgericht: Die Beklagten haben widerrechtlich und fahrlässig die Gesundheit des Klägers verletzt und sind daher zum Ersatz des dem Kläger daraus entstandenen Schadens verpflichtet. Bei den Bestrahlungen wurde die erforderliche Sorgfalt außer Acht gelassen. Die Beklagten haben ihre Pflicht, die Bestrahlungen genau zu überwachen, verletzt. Die Beweisaufnahme hat nämlich ergeben, daß die angewandten Einzeldosen nach den Angaben der Literatur (Wucherpfennig) nicht zu vertreten waren. Durch die Tatsache, daß der Penis abwechselnd von vorn und von hinten bestrahlt wurde, regab sich eine gewisse Summierung.

Der Anspruch des Klägers ist deshalb aus den §§ 823 und 847 BGB begründet.

Erledigung des Verfahrens. Die Kammer gelangt im Hinblick auf das Mitverschulden des Patienten zu dem Ergebnis, daß der Kläger den entstandenen Schaden zur Hälfte seinem eigenen Verhalten zuzuschreiben hat. Er kann also nur die Hälfte ersetzt verlangen. Im übrigen ist der nunmehr bestehende Zustand nicht mit dem eines gesunden Mannes in Vergleich zu setzen, sondern lediglich mit dem Zustand vor der Bestrahlung.

Die Kammer erachtet 8000 DM für den Ausgleich des immateriellen Schadens für ausreichend. Die Beklagten werden gesamtverbindlich verurteilt, an den Kläger 4000 DM zu zahlen. Im Hinblick auf den Vermögensschaden ist die Hälfte des Schadens zu zahlen, der durch die Arbeitsbehinderung entstanden ist und noch entstehen wird.

LXI. Unsachgemäße Strahlenbehandlung. (Induratio penis plastica)

Ein 43jähriger Patient wirft seinem Strahlentherapeuten vor, daß eine Strahlenreaktion auf unsachgemäße Strahlenbehandlung wegen einer Induratio penis plastica zurückzuführen sei.

Sachverhalt. Patient erhielt wegen einer Induratio penis plastica zwei Röntgennahbestrahlungen.

1. Serie: an drei Tagen jeweils 300 r OD auf das vordere und hintere Penisfeld dorsal (= insgesamt 900 r pro Feld) insgesamt 1800 r. Anschließend auf das gesamte Penisfeld an 7 Tagen jeweils 300 r OD (insgesamt 2100 r).

2. Serie: rechtes hinteres Penisfeld an 10 Tagen je 300 r OD (insgesamt 3000 r). Am 5. Tag gleichzeitig auf das linke hintere Penisfeld für 10 Tage je 300 r OD (insgesamt 3000 r).

Die Gesamtdosis betrug 9900 r, dorsal insgesamt 3900 r, rechts hinten 3000 r, links hinten 3000 r.

Die Kontrolle bis zu drei Monaten nach den Bestrahlungen ergab eine normale Strahlenreaktion, kein „Röntgenulcus". Die hausärztliche Nachbehandlung erfolgte durch zwei verschiedene Ärzte mit verschiedensten Salben, die zum Teil selbst gemischt und zum Teil vom Patienten auch nicht vertragen wurden.

Nach der Röntgenbestrahlung seien Hautgeschwüre aufgetreten, die große Schmerzen verursacht und den Patienten dienstunfähig gemacht hätten. Es wird ein Schmerzensgeld von 5000 DM gefordert, sowie ein Aufkommen für alle zukünftigen Schäden, da diese Erscheinung Folge einer unsachgemäßen Strahlenbehandlung sei.

Befund. Unmittelbar an der Peniswurzel, dorsal gelegen und auch etwas auf die Regio pubica übergreifend, markstückgroßes (4 cm × 1,5 cm) unregelmäßiges Feld mit zahlreichen hellroten Teleangiektasien. Dazwischen stippchenartige leukoplastische Flächen. Zentral eine 2—3 mm große, scharf abgesetzte Delle, wahrscheinlich mit Defekt geheilte Ulceration. Die Veränderungen bedingen keine Arbeitsunfähigkeit. Die Prognose ist ungünstig wegen der Recidivneigung und der Gefahr eines Carcinoms.

Beurteilung.

Kausalzusammenhang. Klinisch liegt ein eindeutiger Strahlenschaden im Bereich der Gliedwurzel vor.

Verschulden.

Erstgutachten. Die Einstellung wurde von einem Röntgenfacharzt persönlich überwacht. Auf Strahlenreaktionen wurde der Patient aufmerksam gemacht und es wurden ihm Verhaltungsmaßregeln gegeben. Bei Abschluß der Behandlung fand sich eine normale Strahlenreaktion.

Aus dem Bestrahlungsprotokoll geht eindeutig hervor, daß die Lageanordnung und Größe der Felder, sowie die Bestrahlungsdosis richtig gewählt wurden. Es müssen die jeweiligen Einstellungen falsch vorgenommen sein, so daß es zu einer Überlappung der Strahlung an der Peniswurzel kam. In dem Überschneidungsgebiet kam es somit zu einer beträchtlichen Erhöhung der Dosis, die von der Haut nicht mehr toleriert wurde und somit zur Manifestation eines Strahlenschadens führte. Der Schaden ist also durch ein schuldhaftes Verhalten des behandelnden Arztes entstanden.

Zweitgutachten. Das Urteil des Vorgutachters stützt sich auf eine Vermutung über die Einstellung. Es wird nicht zur Frage eines Kombinationsschadens Stellung genommen. Durch Reizung bestrahlter Hautregionen kann das Auftreten von Spätschädigungen begünstigt werden (s. dazu R. DU MESNIL DE ROCHEMONT, „Lehrbuch der Strahlenheilkunde", S. 288). Im vorliegenden Falle wurden aber verschiedenste, insbesondere auch selbst gemixte Salben benutzt. Außerdem ist im Vorgutachten die Besonderheit der Hautreaktionen bei Nahbestrahlung (Rötung und exsudative Reaktion) nicht berücksichtigt (s. dazu „Die Nahbestrahlung" von H. CHAUL und F. WACKSMANN). Wenn die Toleranzdosis bei Chaulscher Nahbestrahlung bei durchgeführter Fraktionierung 9000 r beträgt, dann kann im vorliegenden Fall die geschätzte Dosis von 8400 r im Überschneidungsgebiet keine Überdosierung bedeuten. Grundsätzlich sind dazu die Ausführungen von H. ÖSER im „Lehrbuch über Strahlentherapie" zu beachten: „Es wäre sinnlos und sogar gefährlich, im Einzelfall durch Steigerung der Gesamtdosis einen Erfolg erzwingen zu wollen, wenn er bei der mittleren Dosis ausbleibt. Die Toleranz der bestrahlten Haut begrenzt die Aussichten auf Erfolg für alle Kranken mit einer Induratio penis plastica." Insgesamt gesehen ist ein überwiegendes mitwirkendes Verschulden des Patienten anzunehmen.

Erledigung des Verfahrens. Abfindung ohne Anerkenntnis einer Rechtspflicht.

10. „Fahrlässigkeit" bei Überweisung und Attesten

a) Termingerechte ärztliche Entschlüsse

Gelegentlich wird auch der Vorwurf einer verspäteten oder unterlassenen Überweisung bzw. Krankenhauseinweisung Grundlage eines Haftpflichtanspruches. HÜBNER und DROST erklären das mit „der Auffassung des Laienpublikums, daß eine eingetretene Verschlimmerung (bei frühzeitiger Überweisung) hätte abgewendet werden können".

Der Gutachter muß dazu ausführen, daß gelegentlich diagnostische Schwierigkeiten zu einer unvermeidbaren Verzögerung führen können.

So traten in einem unserer Fälle (LXII) erst nach einer Rectoskopie wegen Verdachtes auf eine Mastdarmerkrankung Miktionsbeschwerden in den Vordergrund. Nach Feststellung einer Prostatahypertrophie mit chronischer Harnretention erfolgte die Überweisung zum Fachurologen.

Vom Gutachter wurde richtigerweise ausgeführt, daß auch bei sofortiger Überweisung zunächst eine Untersuchung hätte durchgeführt werden müssen.

Von besonderer Bedeutung ist in diesem Zusammenhang dann auch jeweils die gutachterliche Aussage, ob bei früherem Behandlungsbeginn tatsächlich mit einem anderen Krankheitsverlauf hätte gerechnet werden können. Diese Frage ist wiederum mit den Aspekten einer verzögerten Diagnose verknüpft, auf die im Abschnitt II 5 S. 445 bereits eingegangen wurde.

Wie Fall XLVII (S. 488) zeigt, ist bei der Beurteilung von Gutachtenfragen zum Vorwurf einer verspäteten Behandlung auf besondere sachliche Gegebenheiten zu achten. Im angeführten Fall war eine sofortige Überweisung in „höhere urologische Behandlung" durch die übrigen Verletzungsfolgen nach einem Verkehrsunfall nicht indiziert.

Der Gutachter muß in einem solchen Fall zunächst darlegen, ob nicht die Fähigkeiten und Kenntnisse des behandelnden Arztes, sowie die Einrichtungen zu einer optimalen Versorgung des Kranken überhaupt ausreichten, er also gar keine Veranlassung zu einer weiteren Überweisung hatte.

Bei besonders schwierigen Fällen oder Erkrankungen, die ein Grenzgebiet des behandelnden Arztes betreffen, ist allerdings gelegentlich zu prüfen, ob die consiliarische Zuziehung eines gerade auf dem strittigen Gebiet erfahrenen Facharztes angeraten gewesen wäre. Dabei sind natürlich immer die örtlichen Gegebenheiten zu berücksichtigen. Es muß also vom Gutachter dargelegt werden, ob ein Consilium leicht zu bewerkstelligen gewesen wäre oder ob z. B. der Zeitverlust durch eine längere Anreise, im Hinblick auf die Versorgung der eigenen Patienten, für den Consiliarius etwa gar nicht zu vertreten wäre.

b) Begutachtete Schuldvorwürfe

LXII. Verspätete Überweisung (Prostatahypertrophie)

Ein 68jähriger Patient wirft seinem behandelnden Internisten die Verschlimmerung einer Cystopyelitis infolge verspäteter Überweisung zum Facharzt für Urologie vor.

Sachverhalt. Stationäre Aufnahme wegen Schmerzen am Anus. Rectoskopie wegen Verdacht auf Mastdarmerkrankung ergab dort keinen krankhaften Befund. Im Anschluß an die Rectoskopie Auftreten einer Ischuria paradoxa. Restharn 1100 ml. Feststellung einer Prostatahypertrophie. Konservative Behandlung. Erneute Katheterisierung gelang nicht. Überweisung in chirurgisch-urologische Weiterbehandlung.

Durch unsachgemäße konservative Behandlung und verspätete Überweisung zu einem Facharzt für Urologie sei es zur Verschlimmerung einer Harninfektion und Thrombophlebitis am linken Bein gekommen. Außerdem habe diese Behandlungsverzögerung zu einem bedrohlichen Kreislaufkollaps geführt. Es wurden 2000 DM Schmerzensgeld und an Verdienstausfall ebenfalls 2000 DM verlangt, da er 2 Monate lang eine zusätzliche Arbeitsbehinderung erlitten habe.

Beurteilung.

Kausalzusammenhang. Kausalzusammenhang ist insofern abzulehnen, als durch die verspätete Überweisung das Leiden nicht etwa erst zum Ausbruch gekommen ist und auch eine frühere Behandlung zu keinem anderen Resultat geführt hätte.

Verschulden. Auch bei sofortiger Überweisung wäre nicht sofort eine Elektroresektion durchgeführt worden. Über allem muß ja stehen, daß eine Erkrankung, wie sie der Anspruchерhebende hatte, auch nicht bei sorgfältigster Betreuung und primärer Überweisung ins Krankenhaus in 8 Tagen operiert und geheilt werden kann. Ehe sich der Chirurg zur Operation entschließt, ist gerade bei diesen Erkrankungen eine intensive Vorbehandlung notwendig. Eine solche Operation kann und darf nicht übers Knie gebrochen werden. Der Ansprucherhebende hätte so und so ein längeres Krankenlager durchzustehen gehabt und es kann auf Konto Fehlbehandlung eigentlich nur ein relativ kleiner Zeitraum entfallen. Ein Verschulden des behandelnden Arztes ist bedingt anzunehmen, da — was aber schwer zu beweisen ist — durch die verspätete Überweisung zum Facharzt eine gewisse Verschlimmerung des ganzen Leidens eingetreten ist.

Erledigung des Verfahrens. Vergleich ohne Anerkenntnis einer Haftpflicht.

Literatur zu Kapitel 8, Abschnitte II 6—10[1]

Ackeren v., H.: Ist die Anwendung der Periduralanaesthesie bei dem heutigen Stand der Anaesthesieverfahren noch berechtigt? Zbl. Chir. **21**, 890 (1962).

Albrecht, K. F.: Diagnostik und Klinik der Urogenitaltuberkulose. Urologe **1**, 22 (1962).

Alken, C. E.: Leitfaden der Urologie. Stuttgart: Georg Thieme 1955.

—, u. E. Zumach: Die klinische Behandlung der Harnröhrenstriktur. Z. Urol. **33**, 498 (1939).

[1] Literaturergänzung s. S. 549.

ARNDT, Th.: Antisepsis und Asepsis in den Händen des Praktikers außerhalb der Klinik, mit besonderer Berücksichtigung der Spritzensterilisation. Münch. med. Wschr. **90**, 329 (1943).

ARNETH, J.: Nekrosen bei intramuskulärer Eubasinum-(Sulfapyridin) Anwendung. Münch. med. Wschr. **89**, 888 (1942).

ARNHOLDT, F., u. P. WESTERBURG: Über die Bougierung der Harnröhrenstriktur. Z. Urol. **44**, 744 (1951).

ARTNER, J., F. BRANDSTETTER u. H. HASCHEK: Die Reizblase der Frau. Z. Urol. **53**, 295 (1960).

BAENSCH, W.: Zur Technik der Harnröhrenfüllung. Warnung vor öligen Kontrastmitteln. Röntgenpraxis **8**, 316 (1936).

BARROS DE, BARBOSA: Bei der Kontrastfüllung der Harnröhre entstandene Schädigung durch Eindringen des Öles in den Venenplexus. Z. urol. Chir. 40, 381 (1935).

BARTELHEIMER, H.: Endokrine und Stoffwechselkrankheiten vom Standpunkt des Gutachters. München: Johann Ambrosius Barth 1959.

BAUMANN, E.: Sterilisation und sterile Aufbewahrung von Spritzen und Hohlnadeln. Basel: Karger 1948.

— Unfälle durch neuzeitliche technische Hilfsmittel im Operationssaal. Helvet. chir. Acta **19**, 297 (1952).

— Infektionen und andere Schäden infolge von Einspritzungen. Hefte Unfallheilk. **47**, 100 (1954).

BAUMBUSCH, F.: Zur Pathogenese des ulcus simplex vesicae. Z. Urol. **51**, 609 (1958).

BAUMECKER, H.: Pantokaintod bei Harnröhrenstriktur. Zbl. Chir. B **2**, 1431 (1932).

BEECHER, H. K., u. D. P. TODD: Eine Untersuchung der Todesfälle im Zusammenhang mit Anaesthesie und Operation Ann. Surg. 140 (1954). Ref. Dtsch. med. Wschr. **79**, 1768 (1954).

BINGHAM, E. M.: Procain reaction following injektion in the traumatized urethra. J. Urol (Baltimore) **34**, 391 (1935).

BLAKEMORE, W., D. R. DUMKE u. E. RHOADS: Gangrän des Unterarmes nach intraarterieller Injektion. Ref. Zschr. Org. ges. Chir. **133**, 5, 280 (1954).

BLANCARDI, A.: Sopra un caso di embolia grassosa, in seguito a injezione di olio nell'uretra. Arch. ital. Chir. **60**, 265 (1941).

BODECHTEL, G.: Hirndurchblutung und Narkosezwischenfälle. Münch. med. Wschr. 1103 (1958).

BODEN, O.: Eine neue Art der Sterilisation urologischer Instrumente. Z. Urol. **53**, 49 (1960).

BOEMINGHAUS, H.: Urologie. München: Banaschewski 1959.

— Diagnostische, klinische und therapeutische Betrachtungen zum Harnleiterstein. Z. Urol. **54**, 127 (1961).

BOHLMANN, A.: Zur Klinik und Therapie gutartiger Uretertumoren. Z. Urol. **54**, 317 (1961).

BORCHARDT, M.: Zur Kenntnis der Blasendivertikel. Ther. d. Gegenw. **66**, 216 (1925).

BOSHAMER, K.: Lehrbuch der Urologie. Stuttgart: Gustav Fischer 1953.

BOSS, W.: Fremdkörper der Harnblase. Z. urol. Chir. **34**, 378 (1932).

BOURGEOIS, P.: A propos d'anesthésie local de l'urètre. Un accident. Un. méd. canada **62**, 134 (1933).

BOVARY, Ch.: Wie verhütet man Explosionen im Operationssaal? Helv. chir. Acta **22**, 135 (1955).

BRANDIS v., H. J.: Der Ölabsceß und seine rechtliche Beurteilung. Mschr. Unfallheil. **54**, 262 (1951).

BROD, J.: Chronische Pyelonephritis. Leipzig: Verlag Volk u. Gesundheit 1957.

BUCHINGER, O.: Über Injektionsschäden. Inaug.-Diss. Göttingen 1939.

BURGER, M.: Die Lage des Blasenkatheters im Röntgenbild. Z. urol. Chir. **28**, 14 (1929).

BURMESTER, H.: Die Haftpflicht des Arztes und der Krankenanstalt. Hamburg: Christen & Co. 1957.

CALLOMON, F. T.: Induratio penis plastica. In: JADASSOHNS Handbuch der Haut- und Geschlechtskrankheiten, Bd XXI, S. 145. Berlin: Springer 1927.

CARR, L. JESS, and CLARK M. JOHNSON: Embolism following instrumentation an injection of oil into the urinary bladder. J. Amer. med. Ass. **104**, 1973 (1935).

CARVALHO DE, A. P.: Stenosierende Periureteritis idiopathica. Z. Urol. **53**, 681 (1960).

CAVAZZANA, P.: Veränderungen der Blasengeschwülste und der Blasenwand nach Telekobalttherapie. Z. Urol. **53**, 281 (1960).

CHISHOLM, E. R., A. HUTCH and A. A. BOLOMEY: Bilataed ureteral obstruction due to chronic inflammation of the fascia around the ureters. J. Urol. (Baltimore) **72**, 812 (1954).

CIBERT, J. et M. REVOL: Le Lésions traumatique de l'uretère. Paris: Masson & Cie. 1959.

COENEN, H.: Nachtrag zu „Zurückgebliebene Mulltupfer" von WARNEYER. Chirurg **9**, 25 (1937).

DAHLEN, C. P., and W. E. GOODWIN: Sexual Potency after Perineal Biopsy. J. Urol. (Baltimore) **77**, 660 (1957).

DEGEN, St.: Spritzeninfektion und iatrogener Ikterus. Med. Klin. **45**, 942 (1950).

DERWART, A.: Injektionsschäden an Nerv und Muskel und die Frage eines Verschuldens des Arztes. Nervenarzt **25**, 317 (1954).
DIBEL, I. Henry, THOMAS, F. HEWER, A. o. F. Ross and Charles H. WALSCH: Air embolism in urethroscopy and tubal insufflation. Lancet 1938, 313.
DIERKES, Cl., H. VIETEN, u. E. WAGNER: Röntgenstrahlenschäden als Versorgungsleiden. Med. Sachverst. **55**, 178 (1959).
DITTEL, L.: Die Strikturen der Harnröhre. Dtsch. Chir. Lfg 49. Stuttgart: Ferdinand Enke 1880.
DÖGE, E.: Über die Behandlung des Ulcus simplex vesicae mit lokaler Infiltration. Z. Urol. **52**, 668 (1959).
DÜTTMANN, G.: Ein neues Striktur-Bougie für die vordere und hintere Harnröhre und ein neues Metallbougie für die hintere Harnröhre. Z. Urol. **32**, 694 (1938).
EBBINGHAUS, K.: Gasbrand nach intramuskulärer Injektion. Med. Sachverst. **56**, 64 (1960).
EHLERS, G.: Brände und Explosionen bei der Narkose. Münch. med. Wschr. **89**, 706 (1942).
EHRICH, W. S.: Fatal chemical trauma of the urinary by injektion of vinegar. Urol. Rev. **41**, 861 (1937).
EICHLER, Paul: Zur Frage der Emboliegefahr bei der Verwendung von Jodölen in der Röntgendiagnostik der unteren Harnwege. Röntgenpraxis **4**, 138 (1932).
ELBEL, H.: Tödliche medizinische Pantocainvergiftung durch Infiltrationsanaesthesie. Arch. Toxikol. **106**, 15 (1941).
ELLIK, MILIO, and L. A. NEWTON: Ureteral calculi: experiences in looped catheter management. J. Urol. (Baltimore) **65**, 532 (1951).
EPPLE, S. M.: Über Entkeimung und sterile Aufbewahrung von Spritzen und Kanülen in der freien Praxis. Dtsch. med. Wschr. **75**, 199 (1950).
EWING, M. R.: Postoperative Lähmung der oberen Extremität. Ref. Dtsch. med. Wschr. **75**, 562 (1950).
FAURE, Ch. L.: Armlähmungen, hervorgerufen durch die Lagerung bei der intravenösen Narkose. Anesth. et Analg. **7**, 380 (1950).
FERNICOLA, A. R.: Extra-urethrae contines of urethrographie contrast medium. J. Urol **66**, 132 (1951).
FISCHER, A. W.: Zurückgebliebene Mulltupfer. Chirurg 8, 794 (1936).
FISCHER, J.: Verätzungsstrikturen der Harnröhre und Divertikelbildung der Blase. Zbl. Chir. **1**, 1112 (1932).
— Diagnostik und Therapie der Harninkontinenz. Z. Urol. **51**, 129 (1958).
FRANK, E. R. W.: Röntgendarstellung des Nierenbeckens durch O_2-Einblasung. Bericht 4. Kongr. dtsch. Ges. Urol. **28**, 367 1913.
FREY, Sigurd: Über das Resorptionsvermögen der Blase und Harnröhre und seine Bedeutung für deren Schleimhautbetäubung. Bruns' Beitr. klin. Chir. **155**, 577 (1932).
FREYTAG, B.: Ein Beitrag zur Sterilisation in Klinik und Praxis. Münch. med. Wschr. **94**, 19, 63 (1952).
FRICK, E.: Injektionsschäden am Nervensystem. Münch. med. Wschr. **10**, 447 (1962).
FUHRMANN, W., u. G. GRUENWALDT: Über die Beurteilung von Nervenschäden nach intramuskulären Injektionen. Chirurg **26**, 210 (1955).
FUSS, H.: Wie lassen sich bei der i. m. Injektion Spritzenschäden vermeiden? Dtsch. med. Wschr. **79**, 903 (1954).
GEIGEL, R., u. R. GEIGEL: Der Haftpflichtprozeß. München-Berlin: Beck'sche Verlagsbuchhandlung 1956.
GEISENDÖRFER, R.: Prostata: Geschlechtshormone und Genese der sog. Prostatahypertrophie. Leipzig: Johannes Ambrosius Barth 1940.
GELINSKY, E.: Zur Gasbrandinfektion nach Injektion. Chirurg **17/18**, 26 (1946).
GIRONCOLI de, F.: Zur Klinik und Therapie gutartiger Uretertumoren. Z. Urol. **54**, 583 (1961).
GÖBBELS, H.: Die heutige juristische Beurteilung der Zurücklassung von Fremdkörpern in der Bauchhöhle bei ener Operation. Dtsch. med. Wschr. **77**, 419 (1952).
GÖTZEN, F. J.: Periuieteritis plastica et obliterans Z. Urol. **53**, 657 (1960).
GOLDHAHN, R., u. F.rHARTMANN: Chirurgie und Recht, S. 133. Stuttgart: Georg Thieme 1937.
GOLDHAHN, R., u. M. SCHLÄGER: Fehler und Gefahren bei Einspritzungen und ihre rechtlichen Folgen. Stuttgart: Georg Thieme 1948.
GOLDSTEIN, M. B., u. V. DRAGON: Tumorartige Veränderungen der Blasenschleimhaut nach Strahlenbehandlung wegen Zervixkarcinom. Z. Urol. **53**, 492 (1960).
GOROWITZ, P.: Über die Formveränderungen der Fremdkörper in der Harnblase. Z. Urol. **21**, 190 (1928).
GRAVES, J.: Zit. nach KULITZY.
GÜTGEMANN, A.: Zur Kenntnis der Nieren-Harnleiterverlagerung bei extrarenalen Bauchgeschwülsten. Zbl. Chir. **14**, 487 (1943).
— Neue Gesichtspunkte zur Urogenitaltuberkulose. Ärztl. Wschr. **6**, 1081 (1951).

GÜTGEMANN, A.: Neue Grundlagen und Gesichtspunkte zur Pathogenese und Therapie der Urogenitaltuberkulose. BRUNS Beitr. klin. Chir. **182**, 83 (1951).
GULEKE, N.: Der versehentlich zurückgelassene Fremdkörper Chirurg **6**, 505 (1934).
GYARMATHY, F., u. B. PITROLFFY-SZABÓ: Über gutartige Geschwülste der Harnleiter. Z. Urol. **55**, 247 (1962).
HABERER v., H.: Zit. nach PERRET.
HAENISCH, F.: Harnorgane. Leipzig: Thieme 1924.
HARTIG, D.: Primäre Uretertumoren. Z. Urol. **54**, 407 (1961).
HARTMANN, M.: Die Sexualität. Jena: Gustav Fischer 1943.
HEGLER, C.: Die Sterilität bei Injektionen. Chirurg **13**, 334 (1941).
HEINRICH, A.: Eignen sich die Krampfadern zur intravenösen Injektion? Dtsch. med. Wschr. 69, 370 (1944).
HEITE, H. J., u. H. H. SIEBRECHT: Pathogenese der Induratio penis plastica. Derm. Wschr. **121**, 25 (1950).
HELLNER, H.: Erfahrungen an sog. Kunstfehler-Gutachten. Hefte Unfallheilk. **43**, 126 (1952).
HENDRIOCK, A.: Beobachtungen von urethro-venösem Übertritt des Kontrastmittels bei der Urethrographie. Zbl. Chir. **2**, 1415 (1932).
HENKEL, W.: Die Haftpflicht des Arztes. VersR 303 (1953).
HEROLD, G.: Haftung des Arztes für Schäden bei Narkose und örtlicher Betäubung. Ärztl. Prax. **42**, 1482 (1959).
— Neuere Gerichtsentscheidungen zur Arzthaftpflicht. Ärztl. Prax. **48**, 1821 (1959).
— Neue Gerichtsentscheidungen zur Arzthaftpflicht. Ärztl. Prax. **7**, 344 (1960).
— Behandlungspflicht und Haftung des überbeanspruchten Kassenarztes. Ärztl. Prax. **14**:
— 789 (1960).
— Rechtsfragen bei Infektionen. Ärztl. Prax. **22**, 1290 (1960).
Zur Haftung des Arztes bei Injektionsschäden. Ärztl. Prax. **23**, 1334 (1960).
HESS, A.: Entscheidungen des Bundesgerichtshofes in Strafsachen. Ärztl. Mitt. (Köln) 167 (1953).
HESS, A., u. U. VENTER: Das Gesetz über Kassenarztrecht, S. 124. Köln: Deutscher Ärzteverlag 1955.
HOCHSTETTER A., v.: Über die intraglutäale Injektion; ihre Komplikationen und deren Verhütung. Schweiz. med. Wschr. **84**, 1226 (1954).
HOHLFELD, R. A.: Todes- und Vergiftungsfälle in praxi bei Localanaesthesie mit Novocain. Arch. Toxikol. **14**, 462 (1952/54).
HOLLENBACH, FR.: Eine Druckspritze zur Vereinfachung der Lokalanaesthesie. Zbl. Chir. **2**, 1713 (1933).
HOSSLI, G.: Komplikationen der Allgemeinanaesthesie. In: Lehrbuch der Anaesthesiologie von FREY-HÜGIN-MAYRHOFER, S. 530—613. Berlin-Göttingen-Heidelberg: Springer 1955.
HRYNTSCHAK, Th.: Harnröhrenfüllung mit Jodipin. Einbruch in die Venen. Z. Urol. **29**: 508 (1935).
HÜBNER, A.: Die Sterilität bei Injektionen. Chirurg **12**, 725 (1940).
— Gasbrandinfektion nach Injektion. Z. ärztl. Fortbild. **38**, 29 (1941).
—, u. H. DROST: Ärztliches Haftpflichtrecht. Berlin-Göttingen-Heidelberg: Springer 1955.
HÜDEPOHL, F.: Aussprache zum Vortrag W. PAETZEL „Perineale Prostatektomie". Zbl. Chir. **72**, 1536 (1947).
HÜGIN, W.: Über Fehler und Gefahren der Narkose mit Berücksichtigung neuzeitlicher Methoden und neuerer Erkenntnisse. Anaesthesist **1**, 46 (1952).
HUHN, A.: Injektionsschäden und Kunstfehler. Ärztl. Mitt. **20**, 1023 (1960).
HUTTER, K.: Venöse und arterielle Luftembolie. Mitt. Grenzgeb. Med. Chir. **40**, 205 (1927)
IMO, K.: Über die Explosionsgefahr bei Narkosen mit besonderer Berücksichtigung der statischen Elektrizität und deren Verhinderung durch leitenden Gummi. Anaesthesist **3**, 283 (1954).
JÄGER, H.: Sicherungsmaßnahmen bei Operationen im Bereich der Bauchhöhle und Haftung für Urlaubsvertreter. Ärztl. Mitt. (Köln) 374 (1957).
JANKER, R.: Weitere Fortschritte des Röntgenfernsehens. Röntgenbl. 10, 174 (1957).
— Die praktische und wissenschaftliche Verwendung der elektrischen Bildverstärkung und des Röntgenfernsehens. Fortschr. Röntgenstr. 88, 377 (1958).
JUNGHANNS, H.: Gasbrand durch Einspritzung von Arzneimitteln. Dtsch. med. Wschr. **59**, 850 (1933).
JUNGMICHEL, G.: Über die Gasbrandinfektion nach Injektion. Münch. med. Wschr. 125 (1938).
— Haftpflicht und Arzt. Hefte Unfallheilkunde **42**, 142 (1951).
— Spritzenschäden. Hefte Unfallheilk. **42**, 143 (1951).
KAPPIS, M.: Zurückgebliebene Mulltupfer. Chirurg 8, 873 (1936).
—, u. G. WAGLER: Die Sterilität der Einspritzungen und Infusionen. Zbl. Chir. 970 (1933).

KEBBEL, W.: Ursachen und Vermeidung von Verbrennungsunfällen bei Ausübung der Elektrochirurgie. Z. Elektromed. **2**, 130 (1957).

KEDING, W.: Über Injektionsschäden. Inaug.-Diss. Hamburg 1939.

KILLIAN, H.: Lokalanaesthesie und Lokalanaesthetica. Stuttgart: Georg Thieme 1959.

—, u. H. WEESE: Die Narkose. Stuttgart: Georg Thieme 1954.

KIRCHHEIM, D.: Komplikationen der transurethralen Resektion. Z. Urol **51**: 713 (1958).

KIRCHHOFF, H.: Lokal- und Allgemeinschädigungen des menschlichen Körpers durch Röntgenstrahlen und radioaktive Substanzen. Ber. ges. Gynäk. Geburtsh. **38**, 241 (1939).

KIRCHMAIR, H.: Zur Spritzenlähmung. Münch. med. Wschr. **96**, 1418 (1954).

KIRSCHNER, M.: Zurückgebliebene Mulltupfer. Chirurg. **8**, 873 (1936).

KLOSTERHALFEN, H.: Die gesteuerte potenzierte Peridural-Anaesthesie. Z. Urol. **2**, 84 (1959).

— Zur Pathogenese und Therapie der nach Strahlenbehandlung des Genitalkarcinoms auftretenden Harnstauungsnieren. Z. Urol. **53**, 694 (1960).

— Über das sog. Ulcus simplex vesicae. Urologe **1**, 293 (1962).

KNEPPER, R.: Wie kann die Gefahr der Pantocainanaesthesie der verletzten männlichen Harnröhre vermieden werden? Z. Urol. **42**, 1 (1949).

KNORR, M., BORNEFF, u. W. O. GROSS: Erkennung und Verhütung der Spritzeninfektion. Münch. med. Wschr. **93**, 1990 (1951).

KÖNIG, F. F., u. H. KÖSTLIN: Haftpflicht des Arztes. Leipzig 1937.

KOHLHAAS, M.: Z. Arztrecht **2**, 242 (1952).

KÖSTLIN, H.: Spritzenschäden. Arch. orthop. Unfall-Chir. **2**, 90 (1939).

KUHNS, R. R.: Das gesamte Recht der Heilberufe, Teil I, S. 531. Berlin: Haasensteinsche Verlagsbuchhandlung 1958.

KULITZY, G.: Die Strahlenschädigung der Blase. Z. urol. Chir. **46**, 125 (1943).

LANGE, M.: Periphere Nervenlähmungen nach Injektionen und deren orthopädische Behandlung. Schweiz. med. Wschr. **84**, 1008 (1954).

LANTZIUS-BENINGA, F.: Chronische Retroperitonitis und Periureteritis. Urologe **1**, 11 (1962).

LENKO, Z.: Ein seltener Fall mißlungener Steinzertrümmerung. Z. Urol. **17**, 679 (1923).

LIERTZ, W., u. H. PAFFRATH: Handbuch des Arztrechtes. Düsseldorf: L. Schwann 1938.

LOESCHKE, G. C., u. R. BEER: Nil nocere!: Zur Vermeidung von Schäden infolge intraarterieller Fehlinjektion. Münch. med. Wschr. 24/25 (1962).

LOESER, A. Spritzeninfektion und iatrogener Schaden, Med. Klin. **45**, 942 (1950)

LUBINUS, H. H.: Gutartige Harnleitergeschwülste. Z. Urol. **51**, 483 (1958).

LÜTKEY, F.: Die Nervenschädigung nach intraglutaealer Injektion nach Irgapyrin und ein Vorschlag zu ihrer Verhütung. Schweiz. med. Wschr. **85**, 1065 (1955).

LUTZEYER, W.: Grundsätze der chirurgischen Behandlung des Harnleiters. Urologe **3**, 139 (1962).

MAAS, F., u. K. VOELKER: „Nil nocere." Über Nierenversagen nach Estil-Narkosen. Münch. med. Wschr. **22**, 1042 (1962).

MALLORNY, G.: Percain-Todesfall durch Druckfehler in einer medizinischen Zeitschrift. Arch. Toxikol. **14**, 40 (1952).

MAROGER, M.: Explosionen von Narkosemischungen. Anaesth. and Analg. (N. Y.) **7**, 325 (1950). Ref. Dtsch. med. Wschr. **75**: 1608 (1950).

MATSON, D.: Early neurolysis in the traetment of injury of the peripheral nerves due to foulty injection of antibiotics. New. Engl. J. Med. **242**, 973 (1950).

MAUL, G.: Die intraarterielle Injektion — eine Methode für den praktischen Arzt. Münch. med. Wschr. **97**, 536 (1955).

MAY, F.: Über die Verwendung gerader Metallbougies für die Harnröhre. Z. Urol. 295 (1949).

MENNINGER-LERCHENTAL, H.: Periphere Nervenschädigungen und Armlähmungen nach i. v. Evipannarkose. Wien. klin. Wschr. 100—102 (1948).

MEYER-DÖRING, H. H.: Zur Frage der Sterilisation des ärztlichen Instrumentariums im Hinblick auf die Inokulationshepatitis. Med. Welt **20**, 901 (1951).

MOELLER, W.: Miliartuberkulose nach Sondierung bei tuberkulöser Urethrastriktur. Acta chir scand. **73**, 507 (1934).

MORTON, H. J. V.: Narkosetodesfälle, unter besonderer Berücksichtigung der Todesfälle durch Aspiration. Anesth. and Analg. (N. Y.) **9**, 45—60 (1952). Ref. Zentr. Org. ges. Chir. **127**, 240 f. (1953).

MÜHLPFORDT, H.: Über Strikturen der männl. Harnröhre nach Verätzungen durch Chlorzink. Med. Klin. II, 1100 (1936).

MUELLER, B.: Gerichtliche Medizin. Berlin-Göttingen-Heidelberg: Springer 1953.

— Zum Stande der Rechtsprechung bei fraglicher Fahrlässigkeit im ärztlichen Beruf. Münch. med. Wschr. **22**, 804 (1957).

MÜNNICH, K.: Die intramuskulär Injektion: Ihre Technik und Gefahren. Medizinische 1947 (1958).

MULVANEY, W. P.: Periureteritis obliterans: A retroperitoneal inflammatory disease. J. Urol. (Baltimore) **79**, 410 (1958).
MUTH, H.: Über die durch Strahlenbehandlung des Uteruskarzinoms hervorgerufenen Funktionsstörungen der ableitenden Harnwege. Geburtsh. u. Frauenheilk. **17**, 983 (1957).
NEUGEBAUER, H.: Zufälliges Zurücklassen eines Fremdkörpers in der Bauchhöhle. Gynäk. Nr. 4 (1904).
NEUGEBAUER v., F.: 87 neue Beobachtungen von zufälliger Zurücklassung eines suboperation benutzten Fremdkörpers. Zbl. Gynäk. **3**, 65 (1904).
NEUMEYER, G.: Über die Todesursache bei venöser Luftembolie. Münch. med. Wschr. **83**, 927 (1936).
NIESSEN, H.: Zurückgebliebene Mulltupfer. Chirurg 8, 875 (1936).
NITSCHE, H. G.: Die Luftembolie, Bemerkungen zur Frage ihrer Entstehung, Häufigkeit und Behandlung. Dtsch. med. J. 663 (1954).
NORPOTH, H.: Über eine isolierte Axillarisschädigung nach Rechtsseitenlage anläßlich einer Gallensondierung. Mschr. Unfallheilk. **53**, 185 (1950).
ORMOND, J.: J. Urol. (Baltimore) **59**, 1072 (1948). Zit. nach CARVALHO.
OSTERTAG, H.: Fragen zur Spritzensterilisation in der Praxis. Med. Klin. **2**, 56 (1961).
PATTERSON, E. A.: The danger of dilating urethral strictures with oil; Report of two cases of fatal oil embolism. J. Amer. med. Ass. **97**, 1147 (1931).
PENZOLD, J.: Erfahrungen u. Ergebnisse bei der Behandlung der Nierentuberkulose in den Jahren 1923—1933 an der Chirurgischen Klinik zu Leipzig. Diss. Leipzig 1935.
PERRET, W.: Über Gasbrandinfektion nach Einspritzungen und die Maßnahmen bei der Entkeimung des Spritzeninstrumentariums in der freien Praxis. Med. Klin. Nr. 27 (1941).
— Die versehentliche intra- oder periarterielle Injektion bei i. v. Injektion in der Ellenbeuge. Chirurg **17/18**, 458 (1947).
— Die Hepatitis contagiosa — eine iatrogene Erkrankung? Med. Klin. **44**, 206 (1949).
— Rechtsfragen bei Einspritzungen. Mschr. Unfallheilk. **52**, 74 (1949).
— Zur Entstehung des Spritzenabscesses. Med. Klin. **48**, 811 (1953).
— Ätiologie und Pathogenese von Nervenstörungen am Bein nach Einspritzung von Arzneimitteln am Gesäß. Münch. med. Wschr. **96**, 111 (1954).
— Arzthaftpflicht. München-Berlin: Urban & Schwarzenberg 1956.
— Die nach der neueren Rechtsprechung erforderlichen Sicherungsmaßnahmen gegen das versehentliche Zurücklassen von Mulltupfern, Mullkompressen und Bauchtüchern in Operationsgebieten und ihre ärztliche Beurteilung. Med. Klin. **19**, 830 (1958).
PFAUNER, W.: Über die Todesursache bei Luftembolie. Münch. med. Wschr. **83**, 591 (1936).
PONOMAREV, A.: Zur Frage der nach Laparotomie zurückgelassenen Fremdkörper. Zbl. Chir. 2137 (1928).
PONSOLD, A.: Lehrbuch der gerichtlichen Medizin. Stuttgart: Georg Thieme 1957.
PORTA, L.: Blasensteinzertrümmerung. Leipzig: Springer 1864.
PRAETORIUS, G.: Über medikamentöse Schädigungen von der Harnröhre aus — mit besonderer Berücksichtigung des Alypins. Z. Urol. **20**, 43 (1926).
PRIMAVESI, K. A.: Zum Problem der Spritzensterilisation. Med. Klin. **2**, 59 (1961).
PROSKAUER, A.: Todesfälle bei Lokalanaesthesie und Bemerkungen über Percain „Ciba". Z. Laryng. u. Rhinol. **20**, 593 (1931).
PUHL, H.: Fortschritte der Röntgenologie und Endoskopie der Harnröhre und des männlichen Genitale. Zbl. Chir. **2**, 2552 (1930).
REDWITZ v., E.: Zurückgebliebene Mulltupfer. Chirurg 8, 913 (1936).
— Die Evipan- und Curarelähmung als besondere Form der Narkoselähmung. Chirurg **22**, 515 (1951).
RICHTER, S.: Zur Kenntnis der Harnröhrentuberkulose, insbesondere ihrer strikturierenden Form. Acta chir. scand. **59**, 237 (1926).
ROEMER, G. B.: Sterilisation von Instrumenten und Medikamenten. Medizinische **97**, 859 (1955).
SCHEER, R.: Die Impotenz als Symptom der arteriellen Durchblutungsstörungen im Beckenbereich. Münch. med. Wschr. **36**, 1713 (1960).
SCHEID, W.: Nervenschädigungen nach intramuskulären Injektionen. Münch. med. Wschr. **87**, 311 (1940).
SCHIMPF, A., u. F. NÖDL: Induratio penis plastica. Urologe **1**, 253 (1962).
SCHINZ, H. R., H. HOLTHUSEN, H. LANGENDORFF, B. RAJEWSKI u. G. SCHUBERT: Strahlenbiologie, Strahlentherapie, Nuklearmedizin und Krebsforschung. Stuttgart: Georg Thieme 1959.
SCHITTENHELM, A.: Pyrogene Reaktionen nach i. v. Injektionen. Münch. med. Wschr. **93**, 39 (1951).

SCHLAGINTWEIT, F.: Zur instrumentellen Lösung von Harnleitersteinen. Z. Urol. **23**, 524 (1929).
SCHMELCHER, R.: Zurücklassen von Fremdkörpern im Operationsgebiet. Dtsch. med. Wschr. **82**, 893 (1957).
— Sicherungsmethoden bei Einführung von Mullkompressen in das Operationsgebiet. Krankenhausarzt 98 (1957).
SCHMIDT, B.: Die Sterilisation des ärztlichen Instrumentariums. Med. Welt **20**, 901 (1951).
SCHMIDT, E.: Die Besuchspflicht des Arztes unter strafrechtlichen Gesichtspunkten. Blekede: O. Meißner 1949.
SCHMIDT, H.: Maximal-Dosis für Pantocain. Chirurg **4**, 183 (1959).
SCHMIDT-VOIGT, J.: Technik, Fehler und Gefahren bei Injektionen. Dtsch. Schwesternztg. **1**, 1—5 (1949).
SCHMIEDEN, V.: Gutachtliche Stellungnahme zur Schuldfrage bei einem Narkose-Todesfall. Mschr. Unfallheilk. **40**, 162 (1933).
SCHNEIDRZIK, W. D. J.: Verengungen der Harnröhre. Ärztl. Wschr. **4**, 272—278 (1949).
SCHÖNKE, A., u. H. SCHRÖDER: Strafgesetzbuch, Anm. II 2 zu § 330 c, 9. Aufl. München: Beck'sche Verlagsbuchhandlung 1959.
SCHOSNIG, F.: Die moderne Sterilisation des Arztes und Zahnarztes. Dtsch. med. Wschr. **76**, 184 (1951).
SCHUBERT, H.: Zur Sterilisation der Instrumente und Injektionsspritzen. Dtsch. med. Wschr. **74**, 1527 (1949).
SCHULTHEIS, W., u. Th. SCHULTHEIS: Die Behandlung des Blasensteinleidens im Kurort. Dtsch. med. Wschr. 490 (1933).
SIMON, E.: Fremdkörper der Harnblase. Zbl. Chir. 1061 (1932).
SINCLAIR, R. N.: Verletzung des Brachialplexus während Allgemeinnarkose. Glasg. med. J. **29**, 379 (1948). Ref. Dtsch. med. Wschr. **74**, 348 (1949).
SLOCUM, H. C., K. C. O'NEAL u. C. R. ALLEN: Neurovasculäre Komplikationen durch falsche Lagerung auf dem Operationstisch. Surgery **86**, 729 (1948).
SONNTAG, E.: Therapeutische Gefahren und Schädigungen. Gefahren und Schädigungen durch die Lokalanaesthesie. Fortschr. Ther. **10**, 406 (1934).
SZENDRÖI, Z., u. A. CSERNUS: Über die Behandlung der posttuberkulösen Urogenitalveränderungen. Z. Urol. **54**, 209 (1961).
STAEHLER, W.: Klinik und Praxis der Urologie. Stuttgart: Georg Thieme 1959.
STICH, R.: Über die Peritonitisgefahr nach primär nichteitrigen Bauchoperationen. Chirurg **6**, 244 (1934).
— Rechtsfragen in der Chirurgie. Der ärztliche Sachverständige. Langenbecks Arch. klin. Chir. **273**, 398 (1953).
STÖHR, Ph.: Fehler und Gefahren bei subkutanen, intramuskulären und intravenösen Einspritzungen. Chirurg **5**, 171 (1933).
THOMPSON, H., u. L. CASPER: Strikturen und Fisteln der Harnröhre. München 1888.
TONUTTI, E., O. WELLER, E. SCHUCHARDT u. E. HEINKE: Die männliche Keimdrüse. Stuttgart: Georg Thieme 1960.
ULTZMANN, R.: Die Krankheiten der Harnblase. Stuttgart: Ferdinand Enke 1890.
VAHLENSIECK, W.: Beidseitige Nierenbeckenausgußsteine. Ärztl. Wschr. **12**, 228 (1959).
VEST, S., u. B. BARELARE jr.: Periureteritis plastica: A report of four cases. J. Urol. (Baltimore) **70**, 38 (1953).
VIETHEN, H.: Röntgenschäden. In: ROSTOCK — BÜRKLE DE LA CAMP, Handbuch der Unfallheilkunde, Bd. I. Stuttgart: Ferdinand Enke 1954.
WALDHECKER, M.: Alkohol und Instrumentensterilisation. Dtsch. med. Wschr. **67**, 784 (1941).
WARLITZ, H.: Kasuistischer Beitrag zur Klinik der Uretertumoren. Z. Urol. **55**, 167 (1962).
WARNEYER, O.: Zurückgelassene Fremdkörper im Spiegel des Rechts. Chirurg **4**, 288 (1932).
— Zurückgebliebene Mulltupfer. Chirurg **8**, 378, 717, 994 (1936).
— Nochmals: Zurückgebliebene Mulltupfer. Chirurg **9**, 24 (1937).
WEBER, H. F. J.: Die Potenzstörungen des Mannes auf neurovegetativer Basis. Z. Urol. **52**, 328 (1959).
— Zur Therapie des Ulcus simplex vesicae (Hunner-Ulcus). Z. Urol. **54**, 419 (1961).
WHITLOCK, G. F., J. R. MCDONALD and E. N. COOK: Primary carcinoma of the ureter: A pathologic and prognostic study. J. Urol. (Baltimore) **73**, 245 (1955).
WIEDLING, A.: Xylocaine, the pharmacological basis of its clinical use. Stockholm: Almquist & Wiksel 1959.
WIGAND, R.: Nekrosebildungen mit einer tödlichen Arrosionsblutung nach intramuskulärer Injektion von Chininlösung bei Pneumonierkrankten. Münch. med. Wschr. **86**, 450 (1939).

Wildbolz, H.: Fehler und Mißerfolge in der Behandlung des Blasencarcinoms. Verh.-Ber. Dtsch. Ges. Urol. **19.** Tagg. 4.—6. 9. 1961, Köln. Berlin-Göttingen-Heidelberg: Springer 1962.
—, u. E. Wildbolz: Lehrbuch der Urologie, 3. Aufl. Berlin-Göttingen-Heidelberg: Springer 1952.
Wille-Baumkauff, H.: Operationen an den Harnorganen. In: Fehler und Gefahren bei chirurgischen Operationen von Makkas — Stich — Bauer, Bd. II. Jena: Gustav Fischer 1954.
Zeiss, L.: Über eine neue Methode der konservativen Harnleitersteinbehandlung. Z. Urol. **33,** 121 (1939).
— 20 Jahre Zeiss-Schlinge. München-Berlin: Urban & Schwarzenberg 1959.
Zeissler, J.: Injektionsspritzen und Kanülen: nur auf physikalischem Wege zu sterilisieren. Münch. med. Wschr. **90,** 699 (1943).
— Grundlagen der modernen Sterilisation. Med. Mschr. **3,** 401 (1949).
Zutt, J.: Über die Gefahr peripherer Nervenschädigungen bei i. v. Injektion und ihre Vermeidbarkeit. Dtsch. med. Wschr. **34,** 1321 (1932).

Teil III

Die Dokumentation urologischer Sachverhalte

Von

F. Baumbusch

1. Begriff und Aufgaben der Dokumentation

Der Begriff der Dokumentation wurde in den letzten Jahren hinreichend bekannt. Er umschreibt lediglich die Ordnung eines Materials nach verabredeten gleichförmigen Gesichtspunkten.

Dokumentation hat demnach nicht notwendigerweise etwas mit Zahlen zu tun, obwohl allerdings die erfahrungsgemäß günstigste Grundlage der Dokumentation die Zahl ist. Erst die Auswertung der Dokumentation führt zur Statistik. Die Aufgabe der Dokumentation ist die Sammlung von Einzeltatsachen und Einzelbefunden; als wichtigste Gesichtspunkte sind die Wiederauffindbarkeit und die Vergleichbarkeit des dokumentierten Materials zu nennen.

Tabelle 1. *Aufgaben der medizinischen Dokumentation* (nach Nacke)

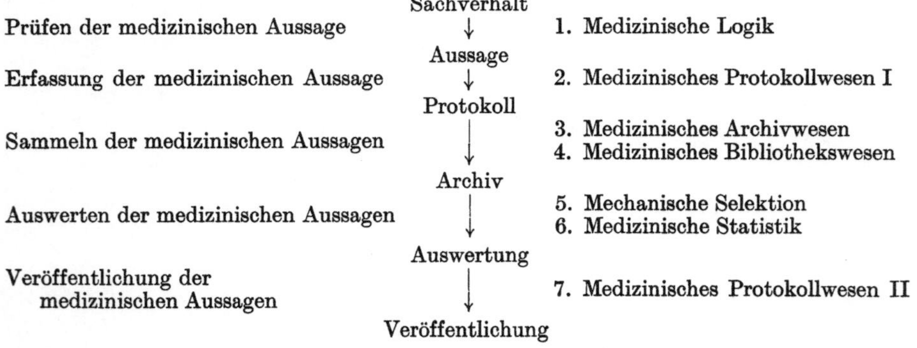

	Sachverhalt	
Prüfen der medizinischen Aussage	↓	1. Medizinische Logik
	Aussage	
Erfassung der medizinischen Aussage	↓	2. Medizinisches Protokollwesen I
	Protokoll	
Sammeln der medizinischen Aussagen	↓	3. Medizinisches Archivwesen 4. Medizinisches Bibliothekswesen
	Archiv	
Auswerten der medizinischen Aussagen	↓	5. Mechanische Selektion 6. Medizinische Statistik
	Auswertung	
Veröffentlichung der medizinischen Aussagen	↓	7. Medizinisches Protokollwesen II
	Veröffentlichung	

Medizinische Dokumentation (Tabelle 1) ist die Lehre von der Methodik der medizinischen Information. Informationen über medizinische Sachverhalte werden gewonnen

a) direkt durch Beobachtung von Sachverhalten,

b) indirekt durch Aussagen über Beobachtungen.

Die medizinischen Sachverhalte werden in Krankenpapieren usw. festgelegt. Damit sind die medizinischen Aussagen erfaßt, sie sind protokolliert. Die Entwicklung zweckmäßiger Verfahren zur Protokollierung fallen unter den Begriff „Medizinisches Protokollwesen I".

Die Sammlung der medizinischen Protokolle geschieht in Archiven, Registraturen und Bibliotheken, in denen damit das medizinische Material gespeichert wird.

Zur Auswertung der medizinischen Aussagen in den archivierten Protokollen ist es erforderlich, Protokolle wie z. B. Krankenblätter mit bestimmten Sachverhalten herauszufinden und evtl. auch zu zählen. Dies kann durch geeignete Hilfsmittel wesentlich erleichtert werden, wenn die medizinischen Aussagen vor der Archivierung auf maschinell auswertbare Vorlagen übertragen worden sind, wie z. B. Lochkarten, Magnetbänder, Filmselektoren. Den dann erforderlichen Arbeitsvorgang faßt man unter dem Begriff „mechanische Selektion" zusammen.

Da medizinische Einzelfälle meist nur bedingte Schlüsse erlauben, müssen deshalb Verfahren angewandt werden, die es mit Hilfe der Auswertung einer Gruppe von Fällen ermöglichen, das Wesentliche vom Zufälligen zu abstrahieren. Diese Verfahren sind mathematischer Natur, wie z. B. die Bildung von Mittelwerten, die Untersuchung von Zusammenhängen, die Analyse von Faktoren. Hier führt die Sammlung über die Auswertung zur medizinischen Statistik.

Aussagen in medizinischen Publikationen sollen nun nicht nur richtig erhoben, sondern auch so formuliert sein, daß die neuen Ergebnisse mit Aussagen früherer Veröffentlichungen verglichen werden können. Voraussetzung dafür ist, daß alle Aussagen nach gleichen Verfahren erhoben und die Schlüsse in gleicher Weise gezogen wurden. Die Grundlage für eine solche obergeordnete Sammlung auszuarbeiten („Medizinisches Protokollwesen II"), ist ebenfalls Aufgabe der medizinischen Dokumentation.

2. Warum Dokumentation?

Die Frage, warum das anfallende Erfahrungsgut einer Dokumentation zugeführt werden soll, ist leicht zu beantworten: Die zunehmende Verbreitung von Dokumentationsmethoden in Naturwissenschaft und Technik unterstreicht deren Notwendigkeit, Forschung — besonders im Bereich der Technik — ist heute ohne Dokumentation und die auf ihr aufgebaute Statistik undenkbar.

Jeden Arzt beschäftigt einmal das Problem, wie er das im Laufe von Jahren angesammelte Erfahrungsgut sich selbst und anderen wieder zugänglich machen kann; denn auch das beste Gedächtnis läßt im Stich, wenn das Gedankengut zu umfangreich wird. Vor allem der klinisch tätige Arzt wendet eine große, zeitlich sehr bedeutende Mühe auf, Untersuchungsbefunde und Behandlungsergebnisse in Krankengeschichten zu fixieren. In einer ständig steigenden Zahl von Veröffentlichungen wird wertvolles Wissen niedergelegt, dessen Umfang jedoch vom einzelnen Arzt, Institut oder Klinik nicht mehr zu übersehen ist. Zur Beantwortung bestimmter Fragen, wie z. B. in Gutachten, müssen mühsam einzelne Vorgänge herausgesucht werden.

Karteikarten, Krankengeschichten, Gutachten häufen sich mit der Zeit unüberschaubar an. Das Durchforschen größerer Bestände erfordert oft wochenlange Arbeit, wobei ein nicht geringer Teil des Arbeitsaufwandes für wissenschaftliche Publikationen nur der Suche nach einzelnen Fakten gilt, ehe die eigentliche ordnende oder vergleichende Tätigkeit beginnen kann. In den Archiven großer Kliniken ruht ein aufschlußreiches Erfahrungsgut, das oft nur wegen der Mühseligkeit dieser Art von Ergebnisforschung nicht ausgewertet werden kann.

Alle diese genannten und im weiteren Sinne als Befunde zu bezeichnenden Unterlagen harren eines Ordnungssystems, womit der einzelne Bearbeiter sie sich selbst und anderen jederzeit und kurzfristig wieder zugänglich machen und sie mit anderen Beobachtern der gleichen Materie vergleichen kann. Dies ist der erste Grund, warum eine Dokumentation auch auf medizinischem Gebiet erfolgen sollte.

Der zweite ist die Möglichkeit, das durch Dokumentation gesammelte — „aufbereitete“, wie der Fachausdruck lautet — Material statistisch auszuwerten. Statistische Ergebnisse werden umso präziser sein, je größer die Zahl der erfaßten Fälle ist, wie wir es schon am Beispiel der seit Jahren statistisch gesammelten Infektionskrankheiten kennen. Große Zahlen sind aber bei nicht alltäglichen Erkrankungen nur dann zu erreichen, wenn viele Ärzte und Krankenhäuser ihr eigenes Krankengut nach gleichförmigen Gesichtspunkten ordnen — dokumentieren — und damit einer statistischen Auswertung zugänglich machen. — Die Treffsicherheit einer ausgewählten diagnostischen Maßnahme ist nur mit Hilfe einer solchen Ordnung zu beurteilen.

3. Was dokumentiert man?

Bei der täglichen Beschäftigung mit medizinischen Fragen wird sich zwangsläufig *der* Gesichtspunkt herausschälen, der dem einzelnen Bearbeiter besonders wichtig erscheint und dessen Dokumentation von ihm daher angestrebt wird.

Wenn gleichförmige Gesichtspunkte gefunden werden, kann man mit ihrer Hilfe alles dokumentieren: Literatur und Literaturhinweise, Untersuchungsbefunde, Ergebnisse operativer oder konservativer Behandlungsverfahren, Prognosen bestimmter Erkrankungen usw. Bevor die ersten ordnenden Maßnahmen ergriffen werden, muß daher der „Primat der Fragestellung“ (Proppe) geklärt werden, um die Dokumentation einer späteren, zielgerichteten Forschung nutzbar machen zu können.

Gemeinsames Merkmal aller uns in der Medizin begegnenden Fragenkomplexe ist — mit Ausnahmen — die Krankheitsbezeichnung, und so wird eine Dokumentation medizinischer Sachverhalte nach der Diagnose die breiteste Grundlage finden. Andere Gesichtspunkte, wie Ätiologie, Verlauf, Behandlung und Prognose können bei Bedarf in die Dokumentation einbezogen werden.

4. Dokumentation der Krankheitsbezeichnungen

Es wurde eingangs erwähnt, daß Dokumentation nicht unbedingt an Zahlen gebunden ist. So ist eine Dokumentation klinischer Sachverhalte im Klartext durchaus möglich und auch schon seit Jahren zur Sammlung des Materials großer Kliniken verwandt worden (Arnholdt), wobei mit Hilfe eines besonderen Systems (Strichlochkarten) auch eine maschinelle Auswertung möglich ist. Die Erfahrung hat jedoch gezeigt, daß die Aufnahme mehrerer klinischer Gesichtspunkte in die Dokumentation den Arbeitsaufwand und das Inkaufnehmen unvermeidbarer Ungenauigkeiten nicht lohnt, denn bei einer wissenschaftlichen Auswertung wird in den meisten Fällen zuerst nach der Krankheitsbezeichnung gefragt. Daher erscheint es günstiger, nur diese in den Mittelpunkt der Dokumentationsaufgabe zu stellen und sinnvoll zu verschlüsseln: Das zu dokumentierende Material wird in Zahlen und Zahlengruppen übersetzt. Trotz des zuweilen erforderlichen Umwegs über einen Auswertungs- oder Fragebogen wird sich diese Mühe meist lohnen, da die maschinelle Verarbeitung und statistische Auswertung erleichtert wird.

5. Voraussetzung der Dokumentation

Eine einheitliche Nomenklatur und eine weitgehende Verabredung, wie die erarbeiteten Schlüsselzahlen zu gebrauchen sind, müssen als Voraussetzung einer brauchbaren Dokumentation gelten. Nur so sind die beiden früher erwähnten Hauptaufgaben der Dokumentation zu erreichen: Vergleichbarkeit und Wiederauffindbarkeit des dokumentierten Materials auch für einen materialfremden Beobachter.

Die Krankheitsbezeichnung wurde als gemeinsames Merkmal fast aller uns in der Medizin begegnenden Fragenkomplexe genannt. Damit wird eine Verschlüsselung der Diagnose die breitest verwendbare Grundlage medizinischer Dokumentation sein, weswegen im folgenden nur von der *Diagnosenverschlüsselung* gesprochen werden soll. Wenn ein Bearbeiter andere Fragen als die nach der Krankheitsbezeichnung in das Zentrum seiner eigenen Dokumentation rücken will, so kann er aus einem gebräuchlichen Schlüssel sein eigenes, seinen Zwecken angepaßtes System ableiten und verwenden. Hinweise für eine Literaturdokumentation z. B. finden sich im Schrifttum (WIECHMANN).

Kern einer zunächst nur sammlerischen Aufarbeitung eines medizinischen Materials muß dann die Einteilung vereinbarter Diagnosen und Diagnosengruppen sein, die jedermann und jederzeit verständlich sind. Eine einheitliche *Nomenklatur* ist dabei Voraussetzung. Die Krankheitsbezeichnung wird durch eine Zahl gekennzeichnet.

Ohne Zweifel muß eine derartige Einteilung für biologische Zwecke oft willkürlich sein, dies ist jedoch nicht zu umgehen, wenn das gesetzte Ziel einer ausreichenden Vergleichbarkeit erreicht werden soll. Das eigentliche System dieser Verschlüsselung von Diagnosen darf weder zu speziell noch zu allgemein gehalten werden; es ist so auszuarbeiten, daß Überschneidungen und Mehrdeutigkeiten bei der Einordnung vermieden werden können.

Die Einteilung in Klassen — d. h. hier in Diagnosen und Diagnosengruppen — ist auf verschiedenen Wegen möglich. Der Anatom wird von Körperteilen ausgehen, vom Sitz der Erkrankung, der Pathologe von der Art des Krankheitsprozesses, der Kliniker muß beide Gesichtspunkte vereinen und dabei die Ätiologie der Erkrankung beachten. Das bedeutet, daß es viele Ausgangspunkte zur Klassifizierung von Krankheiten gibt, die vom Interesse des Untersuchers bestimmt werden. Der praktisch tätige Arzt wird einer Einteilung den Vorzug geben, die neben der Art der Erkrankung ihren Sitz und ihre Ätiologie — letztere wenigstens angedeutet — erkennen läßt.

6. Historischer Hinweis auf die Versuche einer Einteilung von Erkrankungen und Todesursachen

Das Streben, medizinische Sachverhalte überschaubar einzuteilen, ist alt. Die ersten uns überlieferten Versuche dazu stammen von SAUVAGE (1706—1777) unter dem Titel „Nosologia Methodica“ und von LINNAEUS (1707—1778) als „Genera morborum“, wobei die ätiologische Herleitung der Erkrankungen besondere Schwierigkeiten verursachte. CULLEN gab 1785 eine lange gebräuchliche „Synopsis Nosologiae Methodicae“ heraus, die die ätiologischen Klippen nach Möglichkeit umging. FARR (1807—1883) im 1837 gegründeten statistischen Amt für England und Wales versuchte, ein besseres System zu konstruieren. Zusammen mit D'ESPINE erhielt er beim ersten internationalen statistischen Kongreß in Brüssel 1853 den Auftrag, eine allgemein anwendbare Einteilung der Todesursachen in Klassen vorzunehmen.

Sein System der Krankheitseinteilung in

epidemische Krankheiten
konstitutionelle Krankheiten
lokalisierte Krankheiten
Entwicklungs-Krankheiten und
Gewalteinwirkungen

mutet recht modern an.

Später setzte sich das Prinzip der Einteilung nach der Lokalisation des Krankheitsprozesses durch. Es wurde zur Grundlage der von BERTILLON 1893 vorgelegten, lange gebräuchlichen internationalen Klassifizierung der Todesursachen, die in Nord- und Südamerika und teilweise auch in Europa eingeführt wurde und auf der viele Statistiken der folgenden Jahrzehnte beruhten.

Vom Verzeichnis der Todesursachen bis zum Verzeichnis der Krankheiten war es nur ein Schritt, hier mußten nur die Interessen von Gesundheitsbehörden, Versicherungen, Krankenkassen und der Militärgesundheitsfürsorge koordiniert werden.

Die wachsende Bedeutung statistischer Methoden in den letzten Jahrzehnten ließ das medizinische Teilgebiet nicht unberührt. 1946 beschloß die internationale Konferenz für Gesundheitswesen der Welt-Gesundheitsorganisation (WHO), das bisher angewandte Krankheitsverzeichnis zu überarbeiten und alle zehn Jahre (zuletzt 1955) zu revidieren unter Verwendung der inzwischen gesammelten Erfahrungen. Das Statistische Amt der Bundesrepublik Deutschland hat 1952 ein eigenes Schlüsselsystem zur Bezeichnung von Krankheiten und Todesursachen eingeführt, das in wesentlichen Teilen vom vorliegenden internationalen System abweicht.

7. Wahl des Schlüsselsystems

Für welches Schlüsselsystem man sich beim Entschluß zu einer medizinischen Dokumentation entscheidet, hängt von der Art und vom örtlichen und sachlichen Aufgabenbereich der beabsichtigten Dokumentation ab. Zu warnen ist jedoch davor, daß das verbreitete Interesse an einer solchen medizinischen Arbeitsrichtung zur Einführung einer Vielzahl von Verschlüsselungssystemen führt, wobei die Ergebnisse dann untereinander nur schwer vergleichbar oder gar austauschbar

Tabelle 2. *Obergruppen der „Deutschen Systematik"*

0	Infektionskrankheiten
1	Infektionskrankheiten
2	Neubildungen (Tumoren)
3	Allergische, Stoffwechsel- und Ernährungskrankheiten, Störungen der inneren Sekretion, geistige und psychoneurotische Störungen und Krankheiten des Nervensystems
4	Krankheiten des Kreislaufapparates
5	Krankheiten der Atmungsorgane
6	Krankheiten der Verdauungsorgane
7	Krankheiten der Harn- und Geschlechtsorgane, Komplikationen der Schwangerschaft und des Wochenbettes, Krankheiten der Haut und des Zellgewebes
8	Krankheiten der Knochen und Bewegungsorgane, angeborene Mißbildungen, Krankheiten der frühesten Kindheit, Krankheiten des Blutes und der blutbildenden Organe, Krankheiten der Sinnesorgane und Altersschwäche
9	Unfälle, Vergiftungen und Verletzungen nach der Art der Schädigung

sind. Eine größere Ergebnissammlung würde damit schon im Ansatz unmöglich gemacht. Zu empfehlen ist die *„Ausführliche Deutsche Systematik"*, zusammengefaßt in der deutschen Ausgabe des Handbuches der internationalen statistischen Klassifizierung der Krankheiten, Gesundheitsschädigungen und Todesursachen", Verlag Kohlhammer, Stuttgart und Köln. Diese *„deutsche Systematik"* unterscheidet sich für viele Zwecke vorteilhaft von der internationalen Einteilung durch ihren dekadischen Aufbau, wobei besondere Dokumentationsaufgaben wesentlich erleichtert werden, wie z. B. die Diagnosenverschlüsselung in einem bestimmten Fachgebiet. In letzter Zeit wurde von ausländischen Beobachtern mehrfach vorgeschlagen, das dekadische deutsche System international einzuführen. Es soll daher im folgenden Abschnitt näher erläutert werden:

Die deutsche Systematik führt zwingend zehn einstellige Obergruppen an (Tabelle 2, Zusammenfassung der 10 Obergruppen), von denen den Urologen die Obergruppe 7 am meisten und einige andere teilweise berühren. Es sei hier gleich bemerkt, daß spezifische Infektionen, Neubildungen und Mißbildungen in den entsprechenden Obergruppen 0, 2 und 8 geführt werden und nicht bei den Erkrankungen der Organsysteme.

Jede der zehn Obergruppen kann in jeweils 10 Hauptgruppen aufgegliedert werden. Diese sogen. zweistellige deutsche Systematik mit rund 95 Positionen wird seit 1953 in der Statistik der Sozialversicherungsträger verwandt (Tabelle 3).

Die Einführung einer weiteren Dezimalstufe läßt die dreistellige Systematik entstehen, die als sogen. „*ausführliche deutsche Systematik*" in der Krankheitenstatistik verbreitet wurde. In der erwähnten deutschen Ausgabe des internationalen Handbuchs ist sie aufgeführt worden, ein Anhang enthält ein alphabetisches Verzeichnis sämtlicher Krankhcitsbezeichnungen mit der entsprechenden Schlüsselzahl, so daß mit Hilfe dieses Verzeichnisses eine Verschlüsselung medizinischer Diagnosen auch von angelernten Kräften leicht und zuverlässig vorgenommen werden kann. Jede Krankheitsbezeichnung wird in einer dreistelligen Zahl ausgedrückt, wie in Tabelle 4 am Beispiel der sogen. Prostatahypertrophie.

Spannungen zwischen dem Krankengut und den gewählten Schlüsselzahlen ergeben sich dann, wenn ersteres in seinem mengenmäßigen Aufbau mit dem Schlüsselsystem nicht übereinstimmt, d. h. wenn die Einteilung in Dezimalstufen dazu führt, daß unter einer Schlüsselzahl sehr viele Fälle einzugliedern sind, unter einer anderen Schlüsselzahl der gleichen Dezimalstufe jedoch nur sehr wenige. Man nennt ersteres Materialstauung, letzteres Materialarmut und hilft sich, indem man bei Materialstauung in eine 4. Dezimalstufe, die nach einem Vorschlag von SCHULTHEIS als *Spezialgruppe* zu bezeichnen wäre, ausweicht, oder bei Materialarmut zur Diagnosenverschlüsselung nur die Haupt- oder gar nur die Obergruppe benutzt. Materialstauung und Materialarmut wird man am ehesten dann antreffen, wenn das Krankengut eines speziellen Fachgebietes zu verschlüsseln ist. In der Möglichkeit, ohne Änderung des Schlüsselsystems und bei bleibender Übersichtlichkeit bei Bedarf in eine höhere oder niedere Dezimalstufe auszuweichen, liegt die besondere Eignung der deutschen Systematik zu Dokumentationsaufgaben in einem Sonderfach.

Dies läßt sich zwanglos an einigen Beispielen erläutern: Der Urologe wird die Aufnahmediagnose eines nicht infizierten und nicht anderweitig komplizierten Harnleitersteines häufig verschlüsseln müssen. Er benutzt dazu die vierstellige Spezialgruppe 712.2 und wird dann keine Materialstauung erleben. Parenchymerkrankungen der Niere sieht er seltener, für eine chronische Nephritis (nicht Pyelonephritis!) genügt die dreistellige Untergruppe 704. Die nur gelegentlich sein Fachgebiet berührende Diagnose einer Hernie — z. B. einer Leistenhernie, deren Symptome irrtümlich als Steinkolik gedeutet wurden — wird er ohne Angabe der Lokalisation in der Hauptgruppe 64 (Hernien) einordnen. Für Erkrankungen der Atmungsorgane, z. B. eine postoperative Pneumonie, reicht das Anführen der Obergruppe 5 (Erkrankungen der Atmungsorgane) aus.

Auf diese Weise ist mit Hilfe der deutschen Systematik jedes Krankengut unabhängig von seiner Größe und Spezifität mit Zahlen zu verschlüsseln und sammelnd zur Dokumentation vorzubereiten.

Tabelle 3. *Übersicht über die Systematik*

0 1 Infektionskrankheiten		2 Neubildungen (Tumoren)	3 Allergische, Stoffwechsel- und Ernährungskrankheiten, Störungen der inneren Sekretion, geistige und psychoneurotische Störungen und Krankheiten des Nervensystems	4 Krankheiten des Kreislaufapparates
00 Tuberkulose der Atmungsorgane *mit* Staublungenerkrankungen	10 Sepsis	20 Bösartige Neubildungen der Mundhöhle und des Rachens	30 Asthma bronchiale (Lungenasthma)	40 Akut- und subakut-rheumatische Erkrankungen ohne Beteiligung des Herzens
01 Tuberkulose der Atmungsorgane *ohne* Staublungenerkrankungen und Tuberkulose o. n. Angabe	11 Diphtherie	21 Bösartige Neubildungen der Verdauungsorgane und des Bauchfells	31 Andere allergische Erkrankungen	41 Akut- und subakut-rheumatische Erkrankungen mit Beteiligung des Herzens
02 Tuberkulose (Hirnhaut, Zentralnervensystem, Miliartuberkulose)	12 Meningokokkeninfektionen	22 Bösartige Neubildungen der Atmungsorgane	32 Krankheiten der Schilddrüse	42 Chronisch-rheumatische Erkrankungen des Herzens
03 Aktive Tuberkulose anderer Organe	13 Andere bakterielle Krankheiten	23 Bösartige Neubildungen der Brustdrüse, der Harn- und Geschlechtsorgane	33 Diabetes mellitus	43 Akut- und subakut-nicht-rheumatische Erkrankungen des Herzens
04 Klinisch geheilte Tuberkulose anderer Organe	14 Spirochätenkrankheiten	24 Bösartige Neubildungen an anderen und nicht näher bezeichneten Stellen	34 Störungen anderer endokriner Drüsen einschließlich Keimdrüsen	44 Funktionelle Herzstörungen
05 Syphilis	15 Übertragbare Kinderlähmung und Gehirnentzündung	25 Neubildungen der lymphatischen und der blutbildenden Organe	35 Avitaminosen und andere Stoffwechselkrankheiten	45 Sonstige chronische (nichtrheumatische und o. n. Angabe), arteriosklerotische und andere Erkrankungen des Herzens

der Krankheiten und Todesursachen

5 Krankheiten der Atmungsorgane	6 Krankheiten der Verdauungsorgane	7 Krankheiten der Harn- und Geschlechtsorgane, Komplikationen der Schwangerschaft, der Geburt und des Wochenbetts, Krankheiten der Haut und des Zellgewebes	8 Krankheiten der Knochen und Bewegungsorgane, angeborene Mißbildungen, Krankheiten der frühesten Kindheit, Krankheiten des Bluts und der blutbildenden Organe, Krankheiten der Sinnesorgane und Altersschwäche	9 Unfälle, Vergiftungen und Verletzungen nach der Art der Schädigung
50 Erkrankungen der Mandeln	60 Krankheiten der Mundhöhle und der Speiseröhre	70 Nephritis und Nephrose	80 Arthritis, Spondylitis und Arthrosis einschl. chron. Gelenkrheumatismus und Gelenkrheumatismus o. n. Angabe	90 Verletzungen von Kopf, Schädel, Gehirn, Hirnnerven, Wirbelsäule und Rückenmark
51 Sonstige akute Infektionen der oberen Luftwege	61 Geschwüre des Magens und der Speiseröhre	71 Andere Krankheiten der Harnorgane	81 Muskelrheumatismus und n. n. bez. Rheumatismus einschließlich rheumatische Neuritis und Neuralgie	91 Knochenbrüche, ausschließlich Schädelbruch und Bruch der Wirbelsäule (90)
52 Grippe	62 Sonstige Krankheiten des Magens und des Zwölffingerdarms	72 Krankheiten der männlichen Geschlechtsorgane (nichtvenerisch)	82 Osteomyelitis und andere Krankheiten der Knochen, Gelenke und Muskeln	92 Verrenkungen, Verstauchungen, Gelenk- und Muskelzerrungen
53 Lungenentzündung (Pneumonie)	63 Appendicitis (Blinddarmentzündung)	73 Krankheiten der Brüste	83 Angeborene Mißbildungen	93 Innere Verletzungen von Brust, Bauch und Becken
54 Bronchitis	64 Unterleibsbruch	74 Krankheiten der weiblichen Geschlechtsorgane (nichtvenerisch)	84 Krankheiten der frühesten Kindheit	94 Augenverletzungen
55 Andere Krankheiten der Atmungsorgane (Empyem)	65 Darmverschluß ohne Angabe einer Hernie	75 Komplikationen der Schwangerschaft	85 Lebensschwäche, Frühgeburt und andere nicht näher bezeichnete Krankheiten der frühesten Kindheit	95 Zerreißungen und offene Wunden, Nervenverletzungen

Tabelle 3

0 1 Infektionskrankheiten		2 Neubildungen (Tumoren)	3 Allergische, Stoffwechsel- und Ernährungskrankheiten, Störungen der inneren Sekretion, geistige und psychoneurotische Störungen und Krankheiten des Nervensystems	4 Krankheiten des Kreislaufapparates
06 Gonorrhoe und andere Geschlechtskrankheiten	16 Andere Viruskrankheiten	26 Gutartige Neubildungen	36 Psychosen psychoneurotische Störungen usw.	46 Blutdruck (Hypertonie)
07 Typhus und Paratyphus	17 Fleckfieber und andere Rickettsienkrankheiten	27 Neubildungen unbekannten Charakters	37 Gefäßstörungen des Zentralnervensystems	47 Blutunterdruck (Hypotonie) und andere Krankheiten des Kreislaufsystems
08 Andere Infektionskrankheiten, die gewöhnlich im Verdauungstrakt entstehen	18 Malaria	28	38 Entzündliche und andere Erkrankungen des Zentralnervensystems	48 Erkrankungen der Arterien
09 Scharlach	19 Andere Infektionskrankheiten und parasitäre Krankheiten	29	39 Krankheiten der Nerven und der peripheren Ganglien	49 Erkrankungen der Venen und Lymphknoten

Tabelle 4. *Anwendung der dreistelligen „Deutschen Systematik" bei der sogenannten Prostatahypertrophie (gutartiges Prostata-Adenom)*

Obergruppe: Erkrankungen des Urogenitalsystems . .	7
Hauptgruppe: Erkrankungen der männlichen Genitalien	72
Untergruppe: sog. Prostatahypertrophie	721

(Fortsetzung)

5 Krankheiten der Atmungsorgane	6 Krankheiten der Verdauungsorgane	7 Krankheiten der Harn- und Geschlechtsorgane, Komplikationen der Schwangerschaft, der Geburt und des Wochenbetts, Krankheiten der Haut und des Zellgewebes	8 Krankheiten der Knochen und Bewegungsorgane, angeborene Mißbildungen, Krankheiten der frühesten Kindheit, Krankheiten des Bluts und der blutbildenden Organe, Krankheiten der Sinnesorgane und Altersschwäche	9 Unfälle, Vergiftungen und Verletzungen nach der Art der Schädigung
56 Pleuritis (Rippenfell-entzündung)	66 Andere Krankheiten des Darms und des Bauchfells	76 Fehlgeburt	86 Krankheiten des Blutes und der blutbildenden Organe	96 Oberflächliche Verletzungen, Prellungen und Quetschungen ohne Hautverletzung, ausschließlich oberflächliche Kopfverletzungen (90)
57 Sonstige Erkrankungen der Atmungsorgane	67 Krankheiten der Leber	77 Komplikationen der Entbindung und des Wochenbetts	87 Entzündliche Krankheiten des Auges und andere Krankheiten und Störungen des Auges	97 Verbrennungen, Verätzungen, Schädigungen durch Frost, Hitze, Strahlung und Elektrizität
58	68 Krankheiten der Gallenblase	78 Infektionen der Haut und des Unterhautzellgewebes	88 Krankheiten des Ohres und Warzenfortsatzes	98 Vergiftungen
59	69 Krankheiten des Pankreas (Bauchspeicheldrüse) ausschließlich Diabetes mellitus (33)	79 Andere nichtinfektiöse Krankheiten der Haut und des Unterhautzellgewebes	89 Krankheitszeichen (Symptome), mangelhaft bezeichnete Krankheiten (bzw. Todesursachen) und Altersschwäche	99 Verletzungen anderer Art und ohne nähere Angaben

8. Wahl des Dokumentationssystems

Die Wahl des Dokumentationssystems bleibt jedem Bearbeiter überlassen, sie soll sich nach den geplanten Dokumentationsaufgaben und nach der Größe des Krankengutes richten. Die Vergleichbarkeit ist gesichert, wenn das Krankengut nach verabredeten Gesichtspunkten verschlüsselt wurde. Natürlich ist auch ein Vergleich von Befunden möglich, die ohne Zwischenschaltung von Schlüsselzahlen im Klartext gewonnen wurden, dann aber mit geringerer Anwendungsbreite.

(2. Form)

Fragebogen zur Verschlüsselung eines Krankheitsfalles

1. Laufende Nummer | 1/5 | 24330

Neumann — Familienname

Heinrich — Vorname

Datum der Geburt 17. 11. 1918

Datum der Aufnahme 28. 04. 1961

2. Jahrgang und Monat 61 / 4 | 6/8 | 6 | 1 | 4

3. Geschlecht: Männlich (1). weiblich (2). unsicher, Zwitter (3). | 9 | 1

4. Alter:
Bei Kindern unter 2 Jahren in Monaten **(01 bis 24)** .... | 10/11 | — | —

Bei Älteren in Jahren **(03 bis 99)** 43 **begonnene** Monate bzw. Jahre) | 12/13 | 4 | 3

5. Dauer der Behandlung:
Zahl der Tage stationär 27 | 14/16 | — | 2 | 7

Zahl der Tage ambulant .... | 17/19 | — | — | —

6. Allgemeiner Anlaß der Aufnahme: Erkrankung (0). Arbeitsunfall ohne Wegeunfall nach RVO (1). Wegeunfall nach RVO (2). Berufskrankheit (3). Verkehrsunfall (nicht Wegeunfall nach RVO) (4). Sportunfall (5). Sonstiger Unfall (6). Mord, Totschlag, Schlägerei (7). Selbstmord und -Versuch, Selbstbeschädigung (8). Kriegsbeschädigungsleiden (9). | 20 | 0

7. Art der Aufnahme und Kostenträger:

Stationär: / **RVO-kassenärztlich (1).** Berufsgenossenschaftlich (2). Selbstzahler 3. Kl. (3). 2. Kl. und 1. Kl. (4). LVA (5). Sozialgericht (6). Privatvers. (7). Andere Kostenträger (8). | 21 | 1

Ambulant: RVO-kassenärztlich (1). Berufsgenossenschaftlich (2). Selbstzahler 3. Kl. (3). 2. und 1. Kl. (4). LVA (5). Sozialgericht (6). Privatvers. (7). Andere Kostenträger (8). | 22 | —

8. Allgemeines Ergebnis bei Verlassen der Klinik: Entlassen a) **fast geheilt (1).** b) gebessert (2). ungeheilt (3); **verlegt** in andere Klinik im Gelände a) gebessert (4); b) ungeheilt (5); verlegt in auswärtige Anstalt a) gebessert (6); b) ungeheilt (7); Begutachtung (8); nur Beobachtung oder Behandlung vorzeitig abgebrochen (9); **gestorben (0).** | 23 | 1

9. Bei Begutachtung der M. d. E. in Prozenten: 0% (0); bis 10% (1); bis 20% (2); bis 30% (3); bis 40% (4); bis 50% (5); bis 60% (6); bis 70% (7); bis 80% (8); 81 bis 100% (9). | 24 | —

10. Zweck des Gutachtens: Beurteilung der M. d. E. (1). Klärung eines Zusammenhangs (2). Nur diagnostische Klärung (3). Nur Beurteilung von Arbeits-, Berufs- und Erwerbsfähigkeit (4). Ärztliche Haftpflichtfragen (5). GA mit anderen Fragestellungen (9). | 25 | —

11. Äußere Verletzungsursache (nach besonderem Schlüssel)

.... | 26/27 | — | —

12. Diagnosen: Systematische Bezeichnungen in der Reihenfolge der Wichtigkeit:

	Diagnose	Nr.				
A	*Nierenbeckenstein rechts*	28/31	7	1	2	1
B	*Harnstauungsniere rechts*	32/35	7	1	0	—
C	*Harninfektion*	36/39	7	1	1	1

	Feld				
D	40/43	–	–	–	–
E	44/47	–	–	–	–
13. Anzahl der Diagnosen: 3	48	3			
14. Ergänzung zu Verletzungsdiagnosen: Bei **Hirnverletzungen;** gedeckt (1); offen (2). Bei **Frakturen und Luxationen** (außer Schädel). Nur eines Gliedabschnittes gedeckt (3); offen (4). Mehrerer Gliedabschnitte alle gedeckt (5); wenigstens eine offen (6). Bei **Gliedverlusten** — einzelner Finger oder Zehen (7). Größerer Gliedabschnitte (8).	49	–			
	50	–			
	51	–			
15. Allgemeine Behandlungsart: Nur konservativ (1); **operativ radikal und palliativ (2)**; nur probatorische Operation (3). Operation kombiniert mit a) Röntgenbestrahlung (4); b) mit Radioaktivität (5). Nur Bestrahlung a) Röntgen-Therapie (6); b) mit Radioaktivität (7). Sonstige kombinierte Therapie (9).	52	2			
16. Narkoseart: Einfache Inhalationsnarkose allein: a) nur mit Äther (0); b) andere Inhalationsmittel auch in Kombination mit Äther (1); c) intravenöse und Inhalation kombiniert (2). **Intratracheale Narkose: a) mit Muskelrelaxation (3);** b) ohne Relaxantien (4). Kombination mit Potenzierung, Hypotension, Hypothermie (5). Intravenöse Narkose allein (6). Spinale und peridurale Anaesthesie (7). Lokale und Leitungsanaesthesie (8). Andere Anaesthesien (9).	53	3			
	54	–			
	55	–			
17. Komplikationen während der Behandlung. Bezeichnung in der Reihenfolge der Wichtigkeit.	56/59	7	2	6	0
A .... *unspezifische Nebenhodenentzündung rechts* .... B .... *Thrombophlebitis linkes Bein*	60/63	4	9	5	3
18. Allgemeine Charakteristik des Behandlungsverlaufs. (Bei Komplikationen spezielle Bezeichnung in 12.) Verlauf ungestört (1); gestört a) lokal (2); b) **durch allgemeine Komplikationen (3).** Infusions- und Transfusionsschäden (4). Schädliche Nebenwirkungen von Medikamenten (5). Narkosezwischenfälle (auch nicht tödlich) (6). Andere Störungen und Fehler (7). Irreguläre Ergebnisse und Operationsfolgen (8). Unaufhaltsam fortschreitendes Grundleiden (9).	64	3			
	65	–			
	66	–			
19. Ergänzung zur Todesursache: Tödlicher Ausgang überwiegend herbeigeführt durch 12/A (1); 12/B (2); 12/C (3); 12/D (4); 12/E (5); 17/A (6); 17/B (7). Nicht trennbare Kombination (8). Ungeklärt (9).	67	–			

Bogen ausgefüllt: .... BB. .... Name (Stationsarzt)

Bogen verschlüsselt: .... SCHU. .... (Name)

Abb. 1

Haupt- und Nebendiagnose bei Erkrankungen und Mißbildungen				Zahl der Diagnosen	Reihenfolge der Diagnosen	Komplikationen während der Behandlung		Zahl der Komplikationen	Narkoseart	Allgemeiner Anlaß der Aufnahme	Art der Aufnahme und Kostenträger		Therapie			Allgemeine Charakteristik des Behandlungsverlaufs	Dauer der Behandlung		Geschlecht	Alter		Allgemeines Ergebnis beim Verlassen der Klinik	Ergänzung zur Todesursache	Jahrgang und Quartal der Aufnahme	Laufende Nummer
1.	2.	3.	4.			1.	2.				Stationär	Ambulant	Konservativ	Operativ	Bestrahlung		Zahl der Tage stationär	Zahl der Tage ambulant		Kinder unter 2 Jahren	Ältere Personen				
Diagnose						Komplikation																			
7123	710			2	1				3	0	1			1		1	49		1		28	1		574	04929
7123				1	1					0	1		2			1	35		1		31	2		572	03244
7123	7121			2	1					0	4		2			1	6		1		42	3		571	03112
7123				1	1	944		1	2	0	1			1		2	34		1		43	1		571	00831
7123	252			2	1	534		1		0	4		2			3	8		1		46	4		571	03143
7123				1	1				3	0	4			1		1	28		1		54	1		572	03388
7123	717			2	1				4	0	1		1	1		1	90		1		55	2		572	00815
7123	8292	389		3	1	943		1	3	0	1			1		2	31		1		57	1		573	04631
7123				1	1				3	0	1			1		1	37		1		57	1		571	00717
7123	575			1	1				4	0	1			1		1	34		1		63	1		573	03929
7123				1	1				3	0	1			1		1	35		1		65	1		571	00827
11																	387								
11																	387								
7123				1	1	944		1	3	0	1			1		2	59		2		31	1		571	00718
7123				1	1				3	0	1			1		1	23		2		32	1		571	02095
7123				1	1					0	1		1			1	7		2		36	2		572	03615
7123	331	745		3	1					0	1					1	11		2		48	9		574	05087
7123	331	799		3	1					0	1		1			1	11		2		53	4		571	00474
7123				1	1				4	0	1			1		1	31		2		59	1		572	00773
7123				1	1	706		1	3	0	2			1		3	28		2		61	1		572	02777
7																	170								
7123	7111			2	2					0	1		1			1	10		2		35	2		571	00481
7123	7121			2	2	946		1	2 6	0	1		1	1		8	40		2		36	2		573	03898
7123	719			2	2					0	1					1	2		2		45	9		571	00476

Abb. 2.

Ein Vergleich mit anderen Untersuchern setzt dann die Umrechnung auf ein gemeinsames Dokumentationssystem voraus, das sich dann doch zweckmäßigerweise auf Schlüsselzahlen stützt.

Ein brauchbares erprobtes Dokumentationssystem für den praktisch tätigen Arzt und die kleinere Klinik ist eine *Diagnosenkartei:* Für jede gewünschte, der Systematik entnommene Schlüsselzahl wird eine Karteikarte angelegt. Auf ihr werden die Daten zu dieser Diagnose gehörender Kranker, wie Alter, Behandlungsdauer, Behandlungsart, Krankenblattnummer vermerkt. Falls bei einem Kranken mehrere Diagnosen zu verschlüsseln sind, steht es im Ermessen des Bearbeiters, entweder nur die Hauptdiagnose zu verschlüsseln oder den gleichen Kranken auf verschiedenen Diagnosekarten zu führen. Die klinischen Daten sind dann jederzeit wiederauffindbar, durch die verabredete Verschlüsselung ist ohne große Arbeit ein Vergleich mit anderen Bearbeitern möglich. Das System eignet sich für einen Durchgang bis zu ca. 2000 Patienten im Jahr, darüber hinaus wird es zu unübersichtlich. Zahl und Behandlungsdauer verschiedener Erkrankungen, das Durchschnittsalter von Patienten oder ähnliche Merkmale können aus der Schlüsselkartei leicht berechnet werden. Außerdem ist ein bestimmter Fall bei Kenntnis der Diagnose jederzeit ohne besondere Gedächtnisleistung wieder auffindbar.

Ein *größeres Krankengut* erfordert nun eine andere Aufbereitung zur Dokumentation. Wojta hat für die Chirurgische Universitätsklinik Mainz vor einigen Jahren ein Verfahren auf der Deutschen Systematik aufgebaut, das sich trotz einer gewissen Mehrarbeit bewährte. Die Umsetzung der klinischen Daten zur Herstellung der Hollerithkarte und zur maschinellen Sortierung muß über einen Fragebogen geschehen, in den die Angaben des Krankenblattes übertragen werden (Abb. 1). Die maschinelle Sortierung des Krankengutes kann nach allen im *Erhebungsbogen* verschlüsselten Gesichtspunkten erfolgen. Als ausreichend für klinische und auch für wissenschaftliche Zwecke hat sich uns die Sortierung nach der Diagnose erwiesen, wobei von der Maschine eine sogen. „*Diagnosenliste*" geschrieben wird. Einen Abschnitt aus einer solchen Liste zeigt Abb. 2. Die Frage an die listenschreibende Sortierungsmaschine lautete nach der Hauptdiagnose, in dem wiedergegebenen Ausschnitt sind Patienten mit Blasensteinen aus einem bestimmten Zeitabschnitt aufgeführt. Aus den nüchternen Zahlen dieses Abschnittes lassen sich innerhalb weniger Minuten für die weitere Bearbeitung wichtige Angaben auszählen und berechnen, wie etwa der Anteil der Geschlechter, die Behandlungsart, die Behandlungsdauer, das Durchschnittsalter, die Betäubungsverfahren, die Begutachtungsfälle und der Heilerfolg. Alle Begleitkrankheiten und Komplikationen sind — ebenfalls verschlüsselt — aus der Liste ersichtlich. Da in den letzten Spalten auch die Krankenblattnummer registriert ist, können aus der numerisch geordneten Ablage die entsprechenden Krankengeschichten zu einer noch intensiveren Bearbeitung schnell herausgesucht werden.

Zwischen diesen beiden Dokumentationsverfahren, der Diagnosenliste und dem Maschinenlochkartensystem, stehen nun zahlreiche mehr oder weniger komplizierte Methoden der Materialsammlung und -aufbereitung. Zu nennen sind die Schlitz-, Rand- und Sichtlochkartensysteme, die von Organisationsfirmen vertrieben werden und sich besonders dann geeignet erweisen, wenn mit einem Arbeitsvorgang mehrere klinische Daten gesucht werden sollen. Erfahrungsgemäß reicht aber die Kennzeichnung mit der Hauptdiagnose in den meisten Fällen zur späteren Bearbeitung aus.

Bei der Wahl eines geeigneten Dokumentationssystems sollte sich jeder Interessierte einen mit der Materie vertrauten Bearbeiter sichern, wobei am zweckmäßigsten eine geschäftlich nicht gebundene Institution, wie die Deutsche Gesellschaft für Dokumentation, gewählt wird.

9. Möglichkeit und Grenzen der Dokumentation

Die Möglichkeiten der Dokumentation liegen nun nicht nur — wie es aus den bisherigen Ausführungen scheinen könnte — in der Erfassung einer großen Zahl beobachteter Befunde, Erkrankungen und Verlaufsformen, obwohl deren Aufarbeitung zu vergleichenden Zwecken wohl die wichtigste Aufgabe der medizinischen Dokumentation ist. In entsprechender Form sind Dokumentationsmethoden aber ebenso gut geeignet, besonders wertvolle Einzelbeobachtungen nach gleichförmigen Gesichtspunkten zu sammeln. Voraussetzung ist dazu eine *zentrale Dokumentationsstelle*, bei der solche Beobachtungen zusammengetragen werden können. In einem so umschriebenen Fachgebiet wie z. B. der Urologie, in dem sich die komplikationsreichen Fälle häufen, gibt es genügend Fragen von allgemeinem Interesse, die nur anhand der Sammlung von Einzelbeobachtungen zu lösen sind.

Gleichgültig, ob eine Sammlung von großen Krankenzahlen, von gutachterlichen Beurteilungen bestimmter Zusammenhänge, oder ob eine Aufzeichnung besonders gelagerter seltener Fälle beabsichtigt ist: Unter allen Gesichtspunkten eröffnet die moderne Methodik der Dokumentation — und eine auf ihr aufgebaute Statistik — eine bisher vernachlässigte Form der Ergebnisforschung. Diese ist in der Lage, wesentliche und vermutlich manchmal auch überraschende Antworten auf bestimmte Fragen zu geben.

10. Besonderheiten bei der Verschlüsselung urologischer Sachverhalte

Zur Einführung in die folgende Liste der *Schlüsselzahlen* zur Klassifizierung urologischer Erkrankungen sind zum besseren Verständnis einige Vorbemerkungen unerläßlich:

Aufgeführt werden alle für die Urologie wichtigen Schlüsselzahlen der ausführlichen deutschen Systematik, zunächst in numerischer Reihenfolge. Die übrigen, nicht aufgeführten Schlüsselzahlen sind in der deutschen Ausgabe des internationalen Handbuchs der Krankheiten und Todesursachen zu finden, das sich der stärker an diesem Fachgebiet interessierte Arzt ohnehin beschaffen wird. Für die Randgebiete der Urologie und für Einzelfälle aus anderen Fachgebieten genügt bei Anwendung eines einfacheren Dokumentationsverfahrens ohne Zweifel auch die tabellarische Darstellung der zweistelligen Hauptgruppen der deutschen Systematik (s. Tabelle 3).

Besonderer Wert wurde darauf gelegt, für jede Schlüsselzahl der deutschen Systematik eine entsprechende Schlüsselzahl der bereits seit langem gebräuchlichen, nicht dekadisch gegliederten internationalen Systematik zu finden und, wo möglich, deren Nomenklatur zu übernehmen, um eine übernationale Vergleichbarkeit zu erreichen.

Für die Urologie bedeutsam waren die vielen bisher freien dreistelligen Untergruppen. Wo sie kaum von einem anderen Fachgebiet beansprucht werden können, wurden neue dreistellige Untergruppen ausgegliedert und in der Liste besonders gekennzeichnet. Das statistische Amt für die Bundesrepublik Deutschland wird diese Vorschläge in der nächsten Ausgabe des „Handbuchs“ berücksichtigen.

Besondere Untergruppen wurden dabei der in der Urologie wichtigen Befund- oder Symptombeschreibung ohne klinische Diagnose eingeräumt. So ist es möglich, ohne Schwierigkeiten den Befund „abnorme Harnbestandteile“ in der Untergruppe 716 und ihren Spezialgruppen zu verschlüsseln. Die essentielle Hämaturie, die orthostatische Albuminurie oder die Mineralurie können damit — auch wenn keine klinische Diagnose zu stellen ist — vergleichbar klassifiziert werden.

Das gleiche betrifft die urologischen Symptome: In der Untergruppe 898 mit ihren Spezialgruppen können diese eingeordnet werden. Hierher gehören z. B. der „Schmerz in den Harnorganen“, die Kolik ohne Steinnachweis, der unfreiwillige Harnabgang, die Harnverhaltung, die Pollakisurie usw., wenn nicht gleichzeitig ein pathologisches Substrat besteht, dessen Bezeichnung anderweitig verschlüsselt werden kann.

Fremdkörper und radiologische Schädigungen der Harnwege gehören zu den Verletzungen und haben dort in der Deutschen Systematik bereits ihren Platz gefunden.

Es wurde erwähnt, daß bei allen Klassifizierungsaufgaben in biologischen Bereichen Kompromisse unvermeidbar sind, sie müssen nur allgemein verständlich sein und allgemein anerkannt werden. So gliedert sich z. B. in der folgenden Liste die Untergruppe 239 (bösartige Neubildungen der Nieren und Harnwege) in ihren Spezialgruppen aus klinischen Gesichtspunkten in Nierencarcinom, -sarkom und Hypernephrom auf, aber auch in bösartige Neubildungen der Harnleiter, der Harnblase und Harnröhre. Artdiagnostik und topische Diagnostik stehen sich also in den Spezialgruppen der gleichen Untergruppe in einer Dezimalstufe gegenüber!

Der Liste angefügt ist ein *alphabetisches Verzeichnis* der im urologischen Bereich vorkommenden Krankheitsbezeichnungen, Befunde und Symptome mit den dazugehörigen Schlüsselzahlen der ausführlichen deutschen Systematik. In den meisten Fällen sind diese Schlüsselzahlen bis zur vierstelligen Spezialgruppe aufgegliedert. Dieses Verzeichnis soll den Gebrauch des Diagnosenschlüssels zu praktischen Dokumentationsaufgaben erleichtern.

Das Behandlungsergebnis kann ebenfalls dekadisch verschlüsselt werden, wenn dazu der vom Deutschen Krankenhausinstitut vorgeschlagene Schlüssel ver-

Tabelle 5. *Schlüsselverzeichnis des Behandlungsergebnisses nach einem Vorschlag des Deutschen Krankenhaus-Instituts*

Entlassen	geheilt	1	Verlegt in andere Anstalt	gebessert	6
	gebessert	2		ungeheilt	7
	ungeheilt	3	Begutachtung		8
Verlegt im Hause	gebessert	4	Beobachtung oder Behandlung vorzeitig abgebrochen		9
	ungeheilt	5	Gestorben		0

wandt wird (Tabelle 5). In dem von Wojta für die Chirurgische Universitätsklinik Mainz ausgearbeiteten Fragebogen ist dieser Schlüssel enthalten und erprobt (vgl. Abb. 1).

Dekadische Schlüssel für die Behandlungsart und über Vorbehandlungen werden vom Deutschen Krankenhausinstitut ebenfalls vorgeschlagen, sie können bei Bedarf in ein klinisches Schlüsselsystem einbezogen werden.

11. Schlüsselzahlen zur Klassifizierung urologischer Erkrankungen und Befunde mit einem alphabetischen Krankheitverzeichnis als Anhang

Mit Vorschlag zur Ausgliederung neuer dreistelliger Schlüsselzahlen der ausführlichen deutschen Systematik

Der Schlüssel ist folgendermaßen aufgebaut:

I Eingeführte dreistellige deutsche Systematik.
II Vorschlag zur Ausgliederung neuer dreistelliger Schlüsselzahlen.
III Bisherige dreistellige Schlüsselzahlen.
IV Vorschlag zur Einführung der vierstelligen Schlüsselzahlen
V Die bisherigen oder neue Schlüsselzahlen entsprechen im ausf. internationalen Verzeichnis der Ziffer.
VI Krankheitsbezeichnung.

I	II	III	IV	V	VI
					Infektionskrankheiten
035				016	Urogenitaltuberkulose
			035.1		Urotuberkulose (Niere, Blase)
			035.2		männliche Genitaltuberkulose (Prostata, Samenblasen, Nebenhoden, Hoden)
			035.3		weibliche Genitaltuberkulose
037				017	Nebennierentuberkulose
046					abgeheilte Urogenitaltuberkulose
052				021	Lues
063				031	Gonorrhoe mit Folgekrankheiten (ausschließlich Harnröhrenstriktur)
199					sonstige Infektionen bakteriologischer Art
			199.2	122	Protozoeninfektion (Trichomonaden!)
					Bösartige Neubildungen
236				177	bösartige Neubildungen der Prostata
			236.1		Prostata-Carcinom
			236.2		Prostata-Sarkom
			236.9		sonstige n. n. b. bösartige Prostata-Tumoren
237				178	bösartige Hodentumoren
			237.1		Hoden-Carcinom
			237.2		Hoden-Sarkom
			237.3		Seminom
			237.4		Hoden-Teratom
			237.5		Hoden-Chorionepitheliom
			237.9		sonstige n. n. b. bösartige Hodentumoren
238				179	sonstige bösartige Neubildungen der männlichen Genitalien
			238.1		Penis-Carcinom
			238.2		Penis-Basaliom
			238.3		sonstige n. n. b. bösartige Penistumoren
			238.6		Scrotaltumoren
			238.9		sonstige n. n. b. Genitaltumoren (auch bösartige Nebenhodentumoren)
239				180	bösartige Neubildungen der Niere und Harnwege
			239.1		Nieren-Carcinom
			239.2		Nieren-Sarkom
			239.3		Hypernephrom (Grawitz-Tumor)
			239.5		bösartige Tumoren des Nierenbeckens
			239.6		bösartige Tumoren des Harnleiters
			239.7		bösartige Tumoren der Harnblase
			239.8		bösartige Tumoren der Harnröhre
			239.9		andere n. n. b. bösartige Tumoren der Harnwege

I	II	III	IV	V	VI
					Gutartige Neubildungen
269					gutartige Neubildungen sonstigen Sitzes
	268			219	gutartige Neubildungen des Urogenitalsystems mit Ausnahme der weiblichen Genitalien
			268.1		gutartige Neubildungen der Niere
			268.2		gutartige Neubildungen des Nierenbeckens
			268.3		gutartige Neubildungen des Harnleiters
			268.4		gutartige Neubildungen der Harnblase
			268.5		gutartige Neubildungen der Harnröhre
			268.6		gutartige Neubildungen der Samenwege
			268.7		gutartige Neubildungen des Hodens und Nebenhodens
			268.8		gutartige Neubildungen des Skrotums
			268.9		gutartige Neubildungen anderer n. n. b. Art und Sitzes an den Urogenitalorganen
					Neubildungen unbekannten Charakters
274				236	Neubildungen unbekannten Charakters der Harn- und Geschlechtsorgane
			274.1		Neubildung unbekannten Charakters der Harnorgane
			274.2		Neubildung unbekannten Charakters der Geschlechtsorgane
			274.9		andere n. n. b. Neubildungen unbekannten Charakters
					Endokrine Funktionsstörungen
341				271	Krankheiten der Nebenschilddrüsen
			341.1		idiopathische Hypercalcinurie
344				274	Krankheiten der Nebenniere
			344.1		Phäochromocytom
346				276	innersekretorische Funktionsstörungen der Hoden (M. FRÖHLICH)
					Stoffwechselkrankheiten
356					Gicht (auch Gichtniere)
					Nervenlähmungen, psychische Störungen
369				317	Psychoneurosen (Enuresis, psych. Sexualstörungen)
389				357	Querschnittslähmung ohne nähere Angaben
399				368	Lähmung peripherer Nerven
					Krankheiten der Kreislauforgane
461				440	Bluthochdruck mit Herzbeteiligung
462				442	Bluthochdruck mit Herzbeteiligung und Nephrosklerose (blasser Hochdruck)
463				444	Essentieller Hochdruck (roter Hochdruck)
464				446	Bluthochdruck durch Nephrosklerose ohne Herzbeteiligung
495				462	Krankheiten der Venen
			495.1		Krampfadern an typischer Stelle
			495.2		Thrombose
			495.3		Thrombophlebitis
			495.6		Varicocele
					Nephritis, Nephrose
701				590	akute Nephritis, Herdnephritis
702				592	chronische Nephritis
703				593	sonstige Formen der Nephritis
704				591	Nephrose
705				594	sonstige degenerative Nierenerkrankungen

I	II	III	IV	V	VI
					Harnrückstauungsniere
	710	719		601	Harnstauungsniere jeder Genese
			710.1		Harnstauungsniere (Hydronephrose)
			710.2		Verstopfungsniere (funktionslose)
					Bakteriell-infektiöse Erkrankungen von Niere und Harnleiter
711				600	bakterielle Harnwegsinfektion
			711.1	600.0	unspezifische Niereninfektion (Pyelonephritis, Pyelitis, Cystopyelitis) Ausnahme: Harninfektion in Gravidität (einschließlich pyelonephritische Schrumpfniere)
			711.2	600.1	Absceß der Niere und des umgebenden Bindegewebes, Nierenkarbunkel
			711.3	600.2	Paranephritischer Absceß
			711.4		Urinphlegmone
			711.5		Urosepsis
			711.6		Ureteritis (einschließlich Ureteritis cystica)
			711.9		sonstige infektiöse Nierenerkrankungen
					Harnsteinleiden
712				602, 604	Harnsteinleiden
			712.1	602	Nierenstein, Nierenbeckenstein
			712.2	602	Harnleiterstein
			712.3	604	Blasenstein
			712.4	604	Harnröhrenstein
					Erkrankungen der Harnblase
713				605	Harnblasenentzündung
			713.1	605	akute und chronische unspezifische Cystitis, Reizblase
			713.2	606	tiefgreifende, insbesondere ulceröse Entzündungen der Harnblase und deren Folgen (Ulcus simplex und incrustatum, unspezifische Schrumpfblase)
			713.3		andere n. n. b. *entzündliche* Erkrankungen der Harnblase
			713.4		Blasendivertikel jeder Genese
			713.6		Blasenfistel, auch operativ hergestellt
			713.7		operativer Blasenverlust und Blasenersatzplastik
			713.9		andere n. n. b. *nicht entzündliche* Erkrankungen der Harnblase
					Sonstige Erkrankungen von Niere und Ureter
	714	719		603	sonstige nicht entzündliche Erkrankungen der Niere und des Ureters
			714.1		Lageveränderungen der Niere (Senk- oder Wanderniere) außer: dystopen und Verschmelzungsnieren!
			714.2		Ureterstriktur und -stenose, Ureterknickungen
			714.3		Ureterocele
			714.5		Nierenfistel (operativ hergestellt)
			714.6		Harnleiter-Darm-Anastomose
			714.7		operative Solitärniere
			714.9		andere n. n. b. entzündliche Erkrankungen von Niere und Harnleiter
					Erkrankungen der Harnröhre
	715	719		607, 608	Erkrankungen der Harnröhre
			715.1		unspezifische Urethritis
			715.2		Harnröhrenstriktur jeder Genese

I	II	III	IV	V	VI
			715.3		Harnröhrenkarunkel
			715.4		periurethraler Absceß und Phlegmone
			715.6		Harnröhrenfistel, operativ hergestellt
			715.9		andere n. n. b. Erkrankungen der Harnröhre
	716	719		789	Abnorme Harnbestandteile (urologische Befunddiagnostik)
			716.0	789.0	Albuminurie o. n. A.
			716.1	789.1	Orthostatische Albuminurie
			716.2	789.2	Pyurie und Bakteriurie
			716.3	789.3	Chylurie
			716.4	789.4	Hämaturie
			716.5	789.5	Hämoglobinurie
			716.6	789.6	Glykosurie
			716.7	789.7	Acetonurie
			716.8	789.8	Mineralurie (Uraturie, Phosphaturie, Oxalurie)
			716.9		sonstige n. n. b. abnorme Harnbestandteile
					Erkrankungen der männlichen Geschlechtsorgane
721				610	sog. Prostatahypertrophie
			721.1		Stadium 1 (Dysurie)
			721.2		Stadium 2 (Rest-Harn)
			721.3		Stadium 3 (Niereninsuffizienz)
	722	729		612	andere nicht entzündliche Erkrankungen der Prostata und des Blasenhalses
			722.1		Prostata-Atrophie
			722.2		Sphincter-Sklerose (auch nach Prostatektomie)
			722.3		Prostata-Stein
			722.9		andere n. n. b. nicht entzündliche Erkrankungen der Prostata
	723	729		611	unspezifische entzündliche Erkrankungen von Prostata und Samenblasen
			723.1		Prostatitis, akut und chronisch
			723.2		Prostata-Absceß
			723.3		Samenblasenentzündung
			723.4		Prostatitis ohne entzündlichen Befund (Kongestionsprostatitis, „Prostatismus“)
			723.9		andere n. n. b. entzündliche Erkrankungen von Prostata und Samenblasen
	725	729		613	Hydrocelen jeder Art und Genese
	726	729		614	Hoden- und Nebenhodenentzündung, Erkrankungen des Scrotums und der Hodenhüllen
			726.0		unspezifische Nebenhodenentzündung
			726.1		Nebenhodenabsceß
			726.2		Hodenentzündung, -absceß (außer: Mumpsorchitis s. 169)
			726.3		Deferentitis, Samenstrangneuralgie
			726.5		Scrotalabsceß und -nekrose
			726.7		Hoden- und Nebenhodenverlust
			726.9		andere n. n. b. Erkrankungen von Hoden, Nebenhoden, Scrotum und Hodenhüllen
	727	729		615, 617	Erkrankungen des Penis
			727.0	615	Phimose, Paraphimose
			727.1		Balanitis, Präputialsteine
			727.2		Penisphlegmone, Cavernitis
			727.3	615	Induratio penis plastica
			727.4		Ruptur, Torsion, Fraktur des Penis, wenn nicht unter Verletzungen zu führen
			727.9		andere n. n. b. Erkrankungen des Penis
728				616	männliche Sterilität
729					andere n. n. b. Erkrankungen der männlichen Geschlechtsorgane

I	II	III	IV	V	VI
			729.1		Impotenz bei organischer Genese
			729.9		andere n. n. b. Erkrankungen
Speziell weibliche urologische Erkrankungen					
745				631	Urethro- und Cystocele
748				636	weibliche Sterilität
749				637	Fisteln im Bereich des weiblichen Genitale als Folgen gynäkologischer Erkrankungen und Eingriffe
750				660	Schwangerschaft und Entbindung ohne Komplikationen
751				640	Infektionen in der Schwangerschaft
			751.1		Harninfektion in der Schwangerschaft
Mißbildungen der Harn- und Geschlechtsorgane					
837				757	angeborene Mißbildungen der Harn- und Geschlechtsorgane
			837.0	757.0	Ausbleiben des Descensus testis
			837.1	757.1	cystische Nierendegeneration (polycystische und Solitärcyste)
			837.2	757.2	Mißbildungen der Geschlechtsorgane einschließlich Hermaphroditismus
			837.3		Hypo- und Aplasie der Niere, Dysplasie, Doppelbildungen
			837.4		Spaltbildung der Harnblase und Epispadie
			837.5		Spaltung der Harnröhre (Hypospadie)
			837.6		Dystopie der Niere
			837.7		Dystopie mit Verschmelzung der Nieren einschließlich Hufeisenniere
			837.8		Klappenbildungen an Harnleiter und Harnröhre
			837.9		andere n. n. b. Mißbildungen der Harn- und Geschlechtsorgane
Urologische Symptomdiagnostik					
898				786	mangelhaft bezeichnete Krankheiten und Krankheitszustände, die den Harn- und Geschlechtsorganen zuzuordnen sind
			898.0	786.0	Schmerz in den Harnorganen
			898.1	786.1	Harnverhaltung
			898.2	786.2	unfreiwilliger Harnabgang
			898.3	786.3	Pollakisurie
			898.4	786.4	Polyurie
			898.5	786.5	Oligurie, Anurie, akutes Nierenversagen
			898.6	786.6	Priapismus
			898.7	786.7	Schmerz in den Geschlechtsorganen einschließlich Dyspareunien
			898.8	792	Urämie ohne nähere Angaben
			898.9		ungeklärte, Verdachts- und Fehldiagnosen, die den Harn- und Geschlechtsorganen zuzuordnen sind
				795	mangelhaft bezeichnete und unbekannte Ursachen von Krankheit und Tod. Untersuchungsfälle ohne krankhaften Befund, Simulation
Verletzung der Harn- und Geschlechtsorgane nach deutscher und internationaler N-Systematik, d. h. nach Art und Ort der Schädigung					
N 903				N 806	Wirbelsäulenverletzung mit Rückenmarksbeteiligung
N 931				N 863—865	innere Verletzungen der Bauchorgane

I	II	III	IV	V	VI
N 932				N 866	Verletzungen der Niere (Quetschung, Ruptur, Perforation)
N 933				N 867	innere Verletzungen der Beckenorgane einschließlich der äußeren Genitalien
			N 933.1		Verletzungen der Harnblase
			N 933.2		Verletzungen der Harnröhre
			N 933.3		Verletzungen der Genitalien
			N 933.4		instrumentelle iatrogene Schäden
N 938				N 869	innere Verletzungen mehrerer Hohlräume und Organe (z. B. Bauch und Nieren)
N 951				N 878	offene Verletzungen der Geschlechtsorgane
N 979				N 939	Strahlenschäden z. B. Ulcus radiologicum der Blase
N 993				N 936	Fremdkörper in den Harn- und Geschlechtsorganen
N 996				N 998	Zwischenfälle bei und nach therapeutischen Eingriffen

Krankheitsregister

[1] i.V.m. = in Verbindung mit...

Literatur zu Teil III

Arnholdt, F.: Lochkarten ordnen urologische Befunde. Nachr. für Dokumentation 8, 2 (1957).

Baumbusch, F.: Urologische Diagnoseverschlüsselung und Nomenklatur. Langenbecks Arch. klin. Chir. **292**, 752—755 (1959).

— Methoden urologischer Ergebnisforschung. Verh.-Ber. Dtsch. Ges. Urol. 1959, S. 222—226.

Fassbender, H. G.: Randlochkarte zum Erfassen wissenschaftlicher Arbeiten. Schweiz. med. Wschr. **85**, 544—545 (1955).

Fritze, E.: Die vier großen klinischen Schlüsselsysteme. Med. Dokum. **3**, 62—67 (1959).
Nacke, O.: Aufgaben und Organisation der medizinischen Dokumentation. Med. Dokum. **4**, 1—2 (1960).
— Vom Wesen der medizinischen Dokumentation. Med. Dokum. **5**, 1 (1961).
Proppe, A.: Das Primat der Fragestellung für eine wissenschaftlich nutzbare Dokumentation. Med. Dokum. **4**, 73—78 (1960).
Schultheis, Th.: Die statistische Aufbereitung eines chirurgischen Krankengutes mit Hilfe der „Deutschen Systematik". Krankenhausarzt **29**, 1—7 (1956).
Schultze, R.: Erfahrungen mit dem Wojtaschen Erhebungsbogen. Method. Inform. Med. (im Druck).
Wiechmann, G.: Handlochkarten zur Literaturdokumentation nach der Dezimalklassifikation. Münch. med. Wschr. **99**, 1552—1555 (1957).
Wojta, H.: Zur Vorbereitung eines chirurgischen Krankengutes für die statistischen Auswertung nach einem Hollerith-Verfahren. Krankenhausarzt **30**, 191—195 (1957).

Nachtrag zur Literatur der Kapitel 7 und 8

Literaturergänzung Kap. 7 A1—A3 (S. 317—321)

Bartels, H. A.: Mängel und Fehler im sozialgerichtlichen Sachverständigengutachten. Westf. Ärztebl. **2**, 68 (1962).
Bewer, C.: Hausbesuch durch den Facharzt bei Nacht. Z. ärztl. Fortbild. **8**, 651 (1962).
— Abschließende Klärung durch ein ärztliches Obergutachten. Berl. Ärztebl. **19**, 580 (1962).
— Anforderungen an ein Obergutachten. Z. ärztl. Fortbild. **51**, 813 (1962).
Bremer, H.: Der Sachverständige. Heidelberg: Verlagsgesellsch. Recht u. Wissenschaft 1963.
Cremer, J.: Grundlagen der ärztlichen Rechts- und Berufskunde für Ärzte und Studierende. Stuttgart: Ferdinand Enke 1962.
Cyran, W.: Die Stellung des Arztes in der heutigen Gesellschaft. Hess. Ärztebl. **2**, 61 (1962).
Deglmann, Th.: Der freie Gutachter. Med. Welt **52**, 2774 (1962).
Dessnitzer, K.: Der gerichtliche Sachverständige. Köln: Heymanns-Verlag 1963.
Etmer, F., u. J. Bolck: Bundesärzteordnung und Kassenarztrecht. Berufs-, Bestallungs- u. Zulassungsordnungen. Kommentar. München: Schulz 1962.
Federkern, O.: Der Arzt des öffentlichen Gesundheitsdienstes. Stuttgart: Georg Thieme 1963.
Freitag, A.: Die Arbeit des praktischen Arztes in der Gesellschaft. Öst.Ärzteztg **13**, 996 (1962).
Gent, W.: Von der Ethik des Arztes und der Ethik des Richters. Ärztl. Mitt. (Köln) **45**, 2352 (1962).
Girth, M.: Die Rechtsstellung der Distriktärzte und ihre Behandlung nach dem G 131. RiA **12**, 179 (1962).
Grömig, J.: Der Beweiswert des Gutachtens eines „Terminarztes" bei Gericht. Münch. med. Wschr. **2**, 100 (1964).
Grömig, U.: Ist der Chefarzt eines Krankenhauses verpflichtet ein Gutachten persönlich zu erstellen? Privatklin. u. Sanat. **11**, 273 (1962).
—, u. H. Grömig: Bedeutung und Bewertung der ärztlichen Begutachtung durch die Rechtsprechung. Berl. Ärztebl. **5**, 128 (1963).
Gruber, G. B.: Arzt und Ethik. Berlin: W. de Gruyter & Co. 1956.
Haacke, W.: Massenmedien und Medizin. Hamburg. Ärztebl. **2**, 47 (1962).
Haley, W.: Problems of Medical Publicity. Brit. med. J. **1962 II**, No 5296, 1.
Hansen, G., u. H. Vetterlein: Ärztliches Handeln — rechtliche Pflichten in der Deutschen Demokratischen Republik, 2. verb. Aufl. von „Arzt u. Recht in d. DDR". Leipzig: Georg Thieme 1962.
Herold, G.: Die Haftpflicht des Chirurgen. Krankenhausarzt **9**, 222 (1962).
— Haftung des ärztlichen Sachverständigen für unrichtiges Gutachten. Med. Sachverst. **9**, 203 (1962).
— Der Arzt am Unfallort. Dtsch. med. Wschr. **39**, 1974 (1962).
— Zur Frage des Operationsvertrages. Berl. Ärztebl. **1**, 15 (1963).
— Krankenhausaufnahmevertrag und Patient. Dtsch. med. Wschr. **10**, 491 (1963).
— Selbstmordversuch und Polizei. Münch. med. Wschr. **39**, 1910 (1963).
— Gebühren der ärztlichen Sachverständigen. Neue gerichtliche Entscheidungen. Med. Klin. **14**, 571 (1963).
— Die Haftung des Krankenhauses gegenüber dem Patienten. Med. Klin. **17**, 729 (1963).

HEROLD, G.: Einheitlicher Stundensatz für Sachverständigenleistungen. Med. Klin. **20**, 844 (1963).
— Wenn das ärztliche Sachverständigengutachten unrichtig war — wann besteht Schadensersatzpflicht für den Sachverständigen. Med. Klin. **26**, 1085 (1963).
— Ablehnung des behandelnden Arztes als Sachverständiger. Med. Klin. **32**, 1284 (1963).
KASTRUP, D.: Die Haftung der Eltern für Krankenhauskosten des Kindes. Dtsch. med. Wschr. **44**, 2265 (1962).
KERAMEUS, K.: Die Entwicklung des Sachverständigenbeweises im deutschen und griechischen Zivilprozeßrecht. Köln: Heymanns 1963.
KIPPER, R.-A., u. I. ANDERSON: Die Haftpflicht des angestellten Arztes. Angest. Arzt **16**, 92 (1963).
KLEINEWEFERS, H.: Zum Rechtsverhältnis zwischen Arzt und Patient. Bemerkungen zu neuen BGH-Entscheidungen. VersR **14**, 297 (1963).
KÖNIG, F.: Probleme der Verarztung in unserer Zeit. Öst. Ärzteztg **14**, 1047 (1962).
KOHLHAAS, M., Aktuelle Arztrechtsprobleme. Berl. Ärztebl. **11**, 360 (1963).
— Zur ärztlichen Hilfeleistungspflicht überlasteter Ärzte. Dtsch. med. Wschr. **18**, 965 (1963).
— Aktuelle strafrechtliche Fragen des Arztes. Vortrag 15. Dtsch. Therapiewoche, Karlsruhe 1963.
KORTH, C.: Patient und Arzt in der heutigen Zeit. Angest. Arzt **17**, 49 (1964).
KROHM, J., u. U. VENZLAFF: Gedanken über die ärztliche Sachverständigentätigkeit in der Sozialgerichtsbarkeit. Ärztl. Mitt. (Köln) **42**, 2181 (1962).
KÜHN, J.: Darf ein Ausländer in der Bundesrepublik tätig sein. Westf. Ärztebl. **6**, 296 (1962).
KÜPER, M.: Verpflichtung des Arztes zur Hilfeleistung. Dtsch. med. Wschr. **49**, 2544 (1962).
— Nochmals: Einheitliche Bewertung der Sachverständigenleistung. Dtsch. med. Wschr. **2**, 107 (1963).
LEUCH, O.: Die neue deutsche Bundesärzteordnung. Schweiz. Ärzteztg **26**, 473 (1962).
LUKOWSKY, A.: Der unbestimmte Begriff im Denken des Logikers, des Juristen und des Arztes. Ärztl. Mitt. (Köln) **13**, 722 (1963).
MAISCH, E.: Gedanken zur medizinischen und richterlichen Beurteilung. Med. Sachverst. **56**, 30 (1960).
MARCH, H.: Der freie Gutachter — einige ketzerische Gedanken. Med. Welt **44**, 2359 (1962).
OHNESORGE, L.: Die soziale Funktion des Arztes. Ärztl. Mitt. (Köln) **10**, 540 (1963).
PANSE, F.: Die Erkenntnisgrenzen des medizinischen Gutachtens. Ärzt. Mitt. (Köln) **20**, 1093 (1962).
PUDER, H.: Gedanken zur Delegation der Verantwortung in der Medizin. Angest. Arzt **7**, 256 (1962).
RABL, H.: Von der Ethik des Arztes und der Ethik des Richters. Ärzt. Mitt. (Köln) **34**, 1724 (1962).
ROESLER, K.: Pflicht des Facharztes zur Einhaltung der Berufsordnung. Dtsch. med. Wschr. **41**, 2095 (1962).
SCHMELCHER, R.: Der Arzt ist bei dringenden Fällen auch während der Sprechstunde zum Hausbesuch verpflichtet. Dtsch. med. Wschr. **19**, 1011 (1963).
— Bestrafung eines Urlaubsstellvertreters, der vertragswidrig die Tätigkeit als Urlaubsstellvertreter nicht aufgenommen hat. Dtsch. med. Wschr. **23**, 1210 (1963).
SCHULTEN, H.: Der Arzt und die Ethik. Schleswig-Holst. Ärztebl. **4**, 120 (1962).
SCHULZ, G.: Keine Bekanntgabe von amtsärztlichen Gutachten an den Untersuchten. Dtsch. med. Wschr. **41**, 2092 (1962).
— Der Arzt vor dem Richter. Hannover: Schlüter 1962.
— Selbstmordversuch und Polizei. Münch. med. Wschr. **39**, 1009 (1963).
SCHWARZ, H.: Das Ethos des Arztes. Öst. Ärzteztg **8**, 552 (1962).
SCHWEISHEIMER, W.: Kunstfehler-Prozesse in den USA. Mat. Med. Nordmark **15**, 564 (1963).
SEYFFERTITZ, W., u. P. TOMASCHEWSKI: Bundesseuchengesetz. Kommentar. München: R. S. Schulz 1962.
STAMMBERGER, W.: Die Bedeutung der Strafrechtsreform für die akademischen Heilberufe. Bremer Ärztebl. **8**, 8 (1962).
STOCKHAUSEN, J.: Der Arzt in der Bundesrepublik. Ärztl. Mitt. (Köln) **52**, 2679 (1963).
STOERRING, G. E.: Die Gutachtertätigkeit. In: M. REICHARDT, Einführung in die Unfall- und Rentenbegutachtung. Stuttgart: Gustav Fischer 1958.
VENZLAFF, U.: Gedanken über die ärztliche Sachverständigentätigkeit in der Sozialgerichtsbarkeit. Ärztl. Mitt. (Köln) **19**, 1050 (1962).

Ergänzung zu Gesetze und Entscheidungen zu Kap. 7, *A* 1—3

Berufs- und Facharztordnung für die deutschen Ärzte. Ärztl. Mitt. Köln **45**, 2323 (1962).
Die neue Bundesärzteordnung vom 2. Oktober 1961. Rhein. Ärztebl. **16**, 497 (1962).

BGH	vom 26. 10. 62 in NJW **16**, 401 (1963).
OLG Frankfurt	vom 26. 11. 62 in NJW **16**, 400 (1963).
OLG München	vom 31. 1. 63 in NJW **16**, 1682 (1963).
OLG München	vom 20. 5. 63 in NJW **16**, 1682 (1963).
OLG Celle	vom 6. 7. 63 in NJW **16**, 1676 (1963).

Literaturergänzung Kap. 7 B II 1—2 (S. 370—379)

BALLHORN, H.: Ist ein Arzt berechtigt, die Erziehungsberechtigten über die Behandlung Minderjähriger in Abortfällen zu unterrichten? Med. Klin. **21**, 885 (1963).

BAUER, F.: Die Bedeutung der Strafrechtsreform für die akademischen Heilberufe. Gesundheitspolitik **4**, 287 (1962).

BAUER, K. H.: Krebstherapie als Rechtsfrage. Neue jur. Wschr. **16**, 369 (1963).

BEHNE, H.: Neurose, Berufsunfähigkeit und Erwerbsunfähigkeit. München: Schulz-Verlag 1963.

BEWER, C.: Ärztliche Schweigepflicht nach dem Tode des Patienten. Berl. Ärztebl. **21**, 640 (1962).

— Schädliche Folgen der Heilbehandlung; wie weit muß der Arzt aufklären? Berl. Ärztebl. **11**, 366 (1963).

BITTNER, W.: Das Neurosen-Problem. Ärzt. Mitt. (Köln) **46**, 2383 (1963).

BOCKELMANN, P.: Operativer Eingriff und Einwilligung des Verletzten. JZ **17**, 525 (1962).

— Krebstherapie als Rechtsfrage. Neue jur. Wschr. **16**, 380 (1963).

BÖSCHE, J. W.: Ärztliche Aufklärungspflicht. Ärzt. Mitt. (Köln) **24**, 1367 (1962).

— Weitere Entscheidungen zur ärztlichen Aufklärungspflicht (Kropfoperationen, Röntgenbehandlung bei einem Kleinkind). Ärztl. Mitt. (Köln) **36**, 1837 (1962).

— Sorgfaltspflicht des Arztes bei der Verabreichung von Medikamenten, die für gelegentliche allergische Nebenwirkungen bekannt sind. Ärztl. Mitt. (Köln) **3**, 161 (1963).

— Aus dem Haftpflichtrecht des Arztes. Ärztl. Mitt. (Köln) **40**, 2051 (1963).

— Ärztlicher Kunstfehler bei Behandlung mit Neomycin. Ärztl. Mitt. (Köln) **45**, 2342 (1963).

— Zur Aufklärungspflicht des Arztes vor operativen Eingriffen. Deutsch. Ärztebl. **4**, 222 (1964).

BOOR, W. DE: Über ärztlich-juristische Probleme bei Heileingriffen an Sekten-Angehörigen. ZStW **74**, 573 (1962).

CORDES, V.: Über die Aufklärungspflicht des Arztes. Angest. Arzt **10**, 398 (1962).

ETMER, F., u. J. BOLCK: Invalidität durch neurotische Störungen. Dtsch. med. Wschr. **5**, 245 (1963).

FREUDENBERG, K.: Krebstherapie als Rechtsfrage. Neue jur. Wschr. **16**, 373 (1963).

GEILEN, G.: Einwilligung und ärztliche Aufklärungspflicht. Bielefeld: Gieseking 1963.

GELHAAR, W.: Ärztliche Aufklärungspflicht auch bei medikamentöser Behandlungsweise (Behandlung mit Neomycin). Zur Leitungs- und Aufsichtspflicht im Krankenhausbetrieb. Dtsch. med. Wschr. **11**, 538 (1963).

— Zur Sorgfaltspflicht des Arztes vor Beginn einer Neomycin-Behandlung. Dtsch. med. Wschr. **24**, 1249 (1963).

GIEBE, K. H.: Über die ärztliche Aufklärungspflicht. Niedersächs. Ärztebl. **16**, 279 (1962).

GOETZ, E.: Zur Lebensverkürzung um ein Jahr. Med. Sachverst. **59**, 254 (1963).

GRÖMIG, H.: Absolute Schweigepflicht — gilt nicht für Truppenärzte. Berl. Ärztebl. **13**, 419 (1963).

HAUSIN, E.: Zur Frage der Zulässigkeit der Beschlagnahme ärztlicher Krankenblätter und zur Frage der Strafbarkeit nicht medizinisch indizierter Sterilisationen. Dtsch. med. Wschr. **27**, 1367 (1963).

HEROLD, G.: Besteht eine Pflicht des Arztes zur Schmerzlinderung? Berl. Ärztebl. **20**, 608 (1962).

— Schweigepflicht nach dem Todes des Patienten. Ärztl. Mitt. (Köln) **47**, 2471 (1962).

— Das ärztliche Berufsgeheimnis. Münch. med. Wschr. **48**, 2354 (1962).

— Arzthaftung bei Verletzung der ärztlichen Schweigepflicht. Berl. Ärztebl. **13**, 420 (1963).

— Wann dürfen ärztliche Krankenblätter beschlagnahmt werden? Med. Klin. **30**, 1246 (1963).

HESS, A.: Die große Strafrechtsreform. Ärztl. Mitt. (Köln) **31**, 1579 (1962).

— Außenseitermethoden. Ärztl. Mitt. (Köln) **42**, 2190 (1962).

— Beschlagnahme von Krankengeschichten durch die Staatsanwaltschaft. Ärztl. Mitt. (Köln) **9**, 497 (1963).

HESS, A.: Ärztliche Schweigepflicht und Zeugnisverweigerungsrecht im Strafprozeß. Ärztl. Mitt. (Köln) **36**, 1908 (1963).
HINDERLING, H.: Persönlichkeit und subjektives Recht. Die ärztliche Aufklärungspflicht. Zwei Aufsätze zum Persönlichkeitsschutz. Basel: Helbing & Lichtenhahn 1963.
HOFER-HARTMANN, W.: Offene Frage zwischen Ärzten und Juristen. Ärztebl. Rheinl.-Pfalz **4**, 172 (1962).
KAUFMANN, A.: Die eigenmächtige Heilbehandlung. Berlin: W. de Gruyter & Co. 1961.
KIERSKI, W.-S.: Immer wieder Aufklärungspflicht. Krankenhausarzt **4**, 85 (1962).
KLEINEWEFERS, H.: Die Aufklärungspflicht des Arztes unter Berücksichtigung der Rechtsprechung des BGH. VersR **13**, 197 (1962).
—, u. W. WILTS: Die ärztliche Schweigepflicht gegenüber Auskunftersuchen der Haftpflichtversicherer. Ärztl. Mitt. (Köln) **37**, 1875 (1963).
KOHLHAAS, M.: Die ärztliche Aufklärungspflicht — künftig noch komplizierter? Berl. Ärztebl. **20**, 604 (1962).
— Ärztliche Eingriffe durch Medizinstudenten (Famuli) im Krankenhaus. Dtsch. med. Wschr. **36**, 1810 (1962).
— Ärztliche Schweigepflicht nach dem Tode des Anvertrauenden? Dtsch. med. Wschr. **42**, 2153 (1962).
— Über die Voraussetzungen, unter denen die Anwendung ärztlicher Außenseitermethoden als Kunstfehler anzusehen ist. Dtsch. med. Wschr. **44**, 2259 (1962).
— Bringt die geplante Neuregelung des ärztlichen Heileingriffs im neuen Strafgesetzentwurf den Ärzten wirkliche Vorteile? Dtsch. med. Wschr. **50**, 2593 (1962).
KOLLER, S.: Krebstherapie als Rechtsfrage. Neue jur. Wschr. **16**, 381 (1963).
KÜPER, M.: Die Entbindung des Arztes von der Schweigepflicht kann nur durch den Patienten erfolgen. Dtsch. med. Wschr. **12**, 592 (1963).
— Schweigepflicht des Arztes nach dem Tode seines Patienten. Angest. Arzt **16**, 208 (1963).
MARTIN, L.: Empfiehlt sich eine gesetzliche Regelung der Fragen der ärztlichen Aufklärungspflicht? DRiZ **40**, 297 (1962).
MIKAT, B.: Ärztliche Schweigepflicht und Leichenschauschein. Ärzt. Mitt. (Köln) **15**, 820 (1963).
MUELLER, B.: Das ärztliche Berufsgeheimnis in Europa unter besonderer Berücksichtigung eines Spezialfalles. Med. Welt **41**, 2168 (1962).
NATHO, G. W.: Das Neurosen-Problem. Ärzt. Mitt. (Köln) **46**, 2382 (1963).
NACHTRAB, H., u. G. WINTER: Dienstanweisung über die Aufklärung der Krankenhauspatienten vor ärztlichen Eingriffen. Krankenhausarzt **4**, 88 (1962).
PELLER, S.: Krebsbekämpfung und Freiheit der Behandlung. Neue jur. Wschr. **37**, 1655 (1963).
PERRET, W.: Allgemeines und Spezielles zur Aufklärungspflicht am Beispiel der postoperativen Fazialisparese. Med. Klin. **58**, 785 (1963).
PESCH, K.: Die Neurose in der Sozialversicherung. JZ **5/6**, 145 (1962).
PETERS, H.: Der Krankheitsbegriff aus der Sicht des Juristen. Med. Sachverst. **11**, 248 (1961).
PETERSEN, P.: Die Haftung des Arztes in der Rechtsprechung des Bundesgerichtshofes. T 1—3. DRiZ **40**, 194, 233, 264 (1962).
PFEFFER, G.: Die Aufklärungspflicht des Arztes. Rhein. Ärztebl. **7**, 388 (1962).
PIEGLER, J.: Eigenmächtige Heilbehandlung und Aufklärungspflicht des Arztes im österreichischen Recht. Öst. Ärzteztg **17**, 1655 (1962).
— Eigenmächtige Heilbehandlung und Aufklärungspflicht des Arztes im österreichischen Recht. VersR **13**, 921 (1962).
RAESTRUP, O.: Neurosen und Privat-Haftpflicht aus der Sicht der Versicherungsmedizin. Med. Sachverst. **10**, 219 (1962).
RAHN, D.: Zur Einwilligung beim ärztlichen Eingriff. Hess. Ärztebl. **23**, 512 (1962).
RIEGER, H. J.: Der rechtsphilosophische Hintergrund der Rechtsprechung des Bundesgerichtshofes zur ärztlichen Aufklärungspflicht. Deutsch. Ärztebl. **3**, 155 (1964).
SCHMIDT, E.: Empfiehlt es sich, daß der Gesetzgeber die Fragen der ärztlichen Aufklärungspflicht regelt? Gutachten f. d. 44. Dtsch. Juristentag. Tübingen: Mohr 1962.
SCHRAFL, C.: Die strafrechtliche Problematik des kosmetischen Eingriffs. Winterthur: Schellenberg 1958.
SCHUBERT, E.: Das Neurosen-Problem. Ärztl. Mitt. (Köln) **46**, 655, 2385 (1963).
SCHULZ, G.: Über die Entbindung von der ärztlichen Schweigepflicht. Münch. med. Wschr. **47**, 2355 (1963).
SCHWALM, G.: Gesetzliche Regelung der ärztlichen Aufklärungspflicht? MDR **16**, 689 (1962).
STAMMBERGER, W.: Die Bedeutung der Strafrechtsreform für die akademischen Heilberufe. Westf. Ärztebl. **16**, 578 (1962).

VAHLENSIECK, W.: Grundlagen zur medizinischen Begutachtung urologischer Sachverhalte im Arzthaftpflichtverfahren. Urologe **1**, 328 (1962).
WEHRMANN, A.: Die rechtliche Bedeutung der Unterschrift auf dem Rezept. Ärztl. Mitt. (Köln) **16**, 926 (1963).
WEIDNER, K., H. MERKL u. O. v. MAUCH: Ein offenes Wort zum Fall Issels. Ärztl. Mitt. (Köln) **11**, 608 (1963).
WENDE, U.: Zur Frage der ärztlichen Schweigepflicht nach dem Tode des Patienten. (Zum Urteil d. Bayer. Landes-SG im Beschluß vom 6. 4. 1962 LS 7/S 13/60.) KOV **12**, 1 (1963).
WILTS, W.: Ein neues Urteil des Bundesgerichtshofes zur ärztlichen Aufklärungspflicht. Ärztl. Mitt. (Köln) **3**, 160 (1963).
WITTER, H.: Über die Abgrenzung psychiatrischen Wissens und rechtlichen Ermessens im Zivilrecht. Med. Sachverst. **57**, 82 (1961).
WOLFF, B.: Persönlichkeit und Lebensweg. Wissen u. Praxis **30**, 1 (1963).

Ergänzung zu Gesetze und Entscheidungen zu Kap. 7, B II 1—2

BVerfG	vom 10. 6. 63 in NJW **16**, 1627 (1963).
BGH	vom 10. 7. 62 in NJW **16**, 400 (1963).
BGH	vom 16. 8. 62 in NJW **16**, 409 (1963).
BGH	vom 16. 10. 62 in NJW **16**, 393 (1963).
BGH	vom 6. 11. 62 in NJW **16**, 1670 (1963).
BGH	vom 12. 2. 63 in NJW **16**, 1671 (1963).
BayObLG	vom 9. 7. 63 in NJW **16**, 1676 (1963).
OLG Hamburg	vom 17. 8. 62 in NJW **16**, 408 (1963).
OLG Düsseldorf	vom 20. 12. 62 in NJW **16**, 1679 (1963).
OLG Hamburg	vom 21. 2. 63 in NJW **16**, 1681 (1963).
LG Berlin	vom 11. 7. 72 in NJW **16**, 404 (1963).

Literaturergänzung Kap. 7, B III und B IV (S. 399—401)

BLOEMERTZ, C. B.: Die Schmerzensgeldbegutachtung. Berlin: W. de Gruyter & Co. 1964.
BÖSCHE, J. W.: Zur Frage der Beweislast bei Schadensersatzansprüchen gegen den behandelnden Arzt. Ärztl. Mitt. (Köln) **50**, 2643 (1962).
— Der behandelnde Arzt ist in der Regel nicht verpflichtet, die von ihm angefertigten Röntgenaufnahmen an den Patienten selbst herauszugeben. Ärztl. Mitt. (Köln) **12**, 685 (1963).
GELHAAR, W.: Zur Beweislastverteilung in Arzthaftpflichtprozessen. Dtsch. med. Wschr. **49**, 2545 (1962).
— Grober Kunstfehler eines Hautarztes bei Verordnung von Resorcin. Zur Frage der Beweislast und der Beweisführung, wenn der ursächliche Zusammenhang zwischen einem ärztlichen Kunstfehler und nachfolgenden Krankheiten des Patienten zweifelhaft ist. Dtsch. med. Wschr. **9**, 441 (1963).
— Muß der behandelnde Arzt die von ihm angefertigten Röntgenaufnahmen an den Patienten herausgeben? Dtsch. med. Wschr. **15**, 787 (1963).
HACKS, S.: Schmerzens-Geldbeträge. Übersicht über neue Gerichtsentscheidungen. 3. erweit. Aufl. München: ADAC-Verlagsgesellschaft m.b.H. 1962.
HESS, A.: Beschlagnahme von Krankengeschichten durch die Staatsanwaltschaft. Ärzt. Mitt. (Köln) **9**, 497 (1963).
— Beweislast und Beweisführung in Schadensersatzprozessen wegen der Folgen ärztlicher Kunstfehler. Ärztl. Mitt. (Köln) **45**, 2339 (1963).
JAROSCH, K., O. MÜLLER u. J. PIEGLER: Das Schmerzensgeld in medizinischer und juristischer Sicht, 2. Aufl. Wien: Manz 1962.
SCHMELCHER, R.: Beschlagnahme und Herausgabe von Krankenunterlagen. Vortr. 15. Dtsch. Therapiewoche, Karlsruhe 1963.
VAHLENSIECK, W.: Zur medizinischen Begutachtung bei Schmerzensgeldansprüchen im Arzthaftpflichtverfahren. Med. Sachverst., im Druck (1964).

Ergänzung zu Gesetze und Entscheidungen zu Kap. 7, B III u. B IV

BGH	vom 6. 11. 62 Herausgabe von Röntgenaufnahmen an den Patienten. NJW **16**, 389 (1963).
OLG Celle	vom 23. 11. 62 Beschlagnahme ärztlicher Krankenblätter, Sterilisationen. NJW **16**, 406 (1963).

Literaturergänzung Kap. 8, II 1—5 (S. 450—457)

HEROLD, G.: Zur Frage der ärztlichen Sorgfaltspflicht: Wenn der Arzt oder Zahnarzt dem Patienten eine Arznei mit allergischen Nebenwirkungen verabreicht. Med. Klin. **21**, 884 (1963).

HESS, A.: Die Erhebung der Anamnese durch den Sachverständigen. Ärztl. Mitt. (Köln) **46**, 2399 (1963).

KARCHER, G., u. W. VAHLENSIECK: Zur iatrogenen „ascendierenden, anurischen Pyelonephritis“. Urologe **3**, 22 (1964).

KEUTEL, G.: Praktische Vorschläge zur Durchführung einer rationellen und schonenden urologischen Diagnostik im Kindesalter. Kinderärztl. Prax. **6**, 269 (1963).

LUKOWSKY, A.: Über das Unbestimmte bei der ärztlichen Beurteilung. Münch. med. Wschr. **41**, 1942 (1962).

PERRET, W.: Ist der Handrücken ein gefahrloser Injektionsort für intravenöse Einspritzungen? Med. Klin. **29**, 1207 (1963).

PETERSEN, P.: Schadensersatzpflicht des Arztes, insbesondere bei Diagnose-, Infektions-, Impf-, Röntgen- und Therapiefehlern. Vortr. 15. Dtsch. Therapiewoche, Karlsruhe 1963.

SCHEID, W.: Diagnose, Aufbau der Diagnose und Differentialdiagnose in der Neurologie. Nervenarzt **30**, 97 (1959).

SCHMELCHER, R.: Darf geschultes Sanitätspersonal in schwersten Notfällen bei Vergiftungen ein Antidot intravenös injizieren? Dtsch. med. Wschr. **6**, 285 (1963).

SEIDL, F.: Kasuistischer Beitrag über Nebenerscheinungen bei Verabreichung intravenöser Röntgenkontrastmittel. Wien. med. Wschr. **113**, 589 (1963).

STUTZ, L.: Richtige und falsche Sterilisationsmaßnahmen in Praxis und Krankenhaus. Med. Welt **29**, 1481 (1963).

VAHLENSIECK, W.: Zur medizinischen Begutachtung haftpflichtrechtlicher Fragen im Zusammenhang mit der urologischen Untersuchung. Urologe **2**, 400 (1963).

— Zu strahlendiagnostischen Verfahren im Rahmen der urologischen Untersuchung. Münch. med. Wschr., **106**, 453 (1964).

WEGMANN, T.: Fehldiagnosen. Praxis **52**, 889 (1963).

Literaturergänzung Kap. 8, II 6—10 (S. 508—515)

BERNHARDT, R.: Bestehen allgemeinrechtliche oder standesrechtliche Bedenken, wenn auf Grund des herrschenden Mangels an Assistenzärzten ärztliches Hilfspersonal (Schwestern, technische Assistentinnen) nach entsprechender Schulung zur Assistenz bei Operationen herangezogen werden? Dtsch. med. Wschr. **46**, 2386 (1962).

DENNIG, H., u. W. SCHWOERER: Akute Procainvergiftung bei Anwendung von Depot-Penicillin. Dtsch. med. Wschr. **88**, 532 (1963).

EFFENBERGER, E.: Die elektrostatische Aufladung. Münch. med. Wschr. **105**, 1412 (1963).

GELHAAR, W.: Zur ärztlichen Aufklärungspflicht bei der Röntgenbehandlung eines Kleinkindes wegen eines Hämangioms. Dtsch. med. Wschr. **41**, 2093 (1962).

— Zum Verschulden des verantwortlichen Arztes eines Versorgungskrankenhauses, in dem ein Patient dadurch einen Unfall erlitten hat, daß er bei der Herausnahme der Thorax-Drainage und Verbandwechsel infolge eines Hustenanfalls vom Operationstisch herunterfiel. Dtsch. med. Wschr. **2**, 103 (1963).

HEROLD, G.: Arzthaftung aus ärztlichen Verschreibungen. Berl. Ärztebl. **18**, 550 (1962).

— Unbegründete Fremdverschreibungen für Betäubungsmittel. Dtsch. med. Wschr. **41**, 2094 (1962).

JOCHIMS, J.: Gilt das Unterlassen eines Penicillin-Überempfindlichkeitstests bei Kindern im Krankenhaus als Kunstfehler? Kinderärztl. Prax. **6**, 261 (1963).

KOHLHAAS, M.: Mißbräuchliche Verschreibung von Opiaten und ähnlich wirkenden Giftstoffen durch Ärzte — Anzeigepflicht des Amtsarztes? Dtsch. med. Wschr. **51**, 2637 (1962).

— Haftung bei Arzneimittelschäden. Med. Welt **28**, 1534 (1962).

LOSSEN, H.: Ausübung der Heilkunde mit radioaktiven Stoffen. Texte von Gesetzen und Rechtsverordnungen der Bundesrepublik Deutschland (Stand 1. 4. 1962). Für Ärzte, Zahnärzte, Tierärzte und Apotheker. Stuttgart: Georg Thieme 1962.

SELBERG, W.: Die Gefahren der modernen medikamentösen Therapie in pathologisch-anatomischer Sicht. Münch. med. Wschr. **44**, 2165 (1963).

Anhang

Medico-Legal Problems Encountered in Urology in the United States

By

Howard Hassard, San Francisco, Calif./USA

In general the medico-legal problems facing the urologist in the United States are the same as encountered by any other physician or surgeon practicing in his particular field. From the time the individual begins training in medical school to the termination of practice the requirements of the law will be imposed upon him. Legal requirements must be met in training and for licensure. During active practice the physician and urologist must comply with the laws of his state which regulate the practice of medicine and on occasion prescribe penalties for violation of the law. In addition, the urologist is exposed to claims for professional liability. The discussion to follow will point out these problems and will exemplify them by using illustrations from cases involving urologists.

A. Licensing

In the United States each state has the power to regulate any special or limited systems or branches of the healing arts[1]. This being the case the urologist must consult statutes of his own state for the requirements necessary to qualify him as a duly licensed physician and surgeon in a particular locality. However, for purposes of example, the writer will refer to the laws of the State of California. In California any person who practices or attempts to practice medicine without a certificate is guilty of a misdemeanor[2]. The statute generally requires that the applicant for a certificate show satisfactory evidence of instruction in urology as well as many other subjects.

The statutes do not establish requirements for recognized specialties as such. However, a physician and surgeon may restrict his practice to urology and by reason of such specialization and training become an expert in his field.

B. Certification

The urologist may desire to be certified by the American Board of Urology. The advantage is that various national medical societies, the public, hospital committees and directors and others utilize certification from this Board as a means of ascertaining competency in the field of urology. The American Board

[1] 41 American Jurisprudence Sec. 37, p. 166.

[2] Business and Professions Code of the State of California, Sec. 2141.

of Urology was organized September 24, 1934. The objective of the American Board of Urology is to render better service to the public by ascertaining the competency of any physician who is specializing, or wishes to specialize, in the field of urology. It encourages adequate facilities for instruction in urology, thus elevating the standards and practice in this field.

The Board will arrange and conduct examinations testing the qualifications of voluntary candidates.

The Board will grant and issue certificates to accepted candidates duly licensed by law. It also holds the power to revoke a certificate.

The Board will endeavor to serve the public, hospitals, medical schools, medical societies and practitioners of medicine by preparing lists of urologists whom it has certified.

It should be noted that there are limitations on the functions of the Board. The conferring of degrees, "Doctor of Medicine" or "Bachelor of Medicine", remains with the universities. The Board makes no attempt to control the practice of urology by license, or legal regulation and in no way interferes with or limits the professional activities of any duly licensed physician[1].

The requirement of certification by the Board includes:

1. Graduation from a medical school of the United States or Canada recognized by the Council on Medical Education and Hospitals of the American Medical Association and internship of not less than one year in a hospital approved by the Council.

2. Proof by the applicant that he is a physician duly licensed by law to practice medicine and that he is of high ethical and professional standing.

3. Proof that the applicant has received special graduate training as follows:

a) An approved internship of at least one year.

b) One year in the basic sciences or clinical studies basic to urology; or one year residency in general surgery or internal medicine, in an approved service.

c) An approved graduated three-year residency in urology, leading to competency in all its phases.

d) A period of not less than two years in practice of urology in the city of his office or place of practice.

e) The applicant must assure the board that he is engaged in the full time practice of urology.

There are also specific requirements established by the Board with reference to the presentation of reports, etc.[2]

C. Professional Liability

Professional liability of an urologist may be imposed under a variety of legal theories. The principal theories employed in the United States are: Negligence, assault and battery (failure to obtain a valid knowing consent) and breach of contract. The vast majority of all actions seeking to impose liability upon physicians and surgeons are based upon alleged negligence on the part of treating personnel.

I. Negligence

By undertaking professional service to a patient, a physician and surgeon impliedly represents that he possesses, and it is his duty to possess, the degree of learning and skill ordinarily possessed by physicians and surgeons of good

[1] Directory of Medical Specialists, Vol. 10, p. 1705 (1961).
[2] Directory of Medical Specialists, Vol. 10, p. 1706 (1961).

standing, practicing in the same locality and under similar circumstances. It is his further duty to use ordinary care exercised in like cases by reputable members of his profession practicing in the same locality and under similar circumstances and to use reasonable diligence and his best judgment in the exercise of his skill, the application of his learning, and the effort put forth to accomplish the purpose for which he is employed. One who holds himself out as a specialist, such as an urologist, and who undertakes service in a special branch of medical, surgical or other healing sciences, owes to his patient the duty of possessing that degree of learning and skill ordinarily possessed by specialists of good standing practicing in the same special field and in the same locality. A violation of these duties is negligence.

An urologist by holding himself out as having special knowledge and skill in the treatment of urinary tract disorders of both males and females and with the reproductive organs of the male is held to the higher standard of skill and care as established for specialists in a given community.

The law of malpractice, as professional negligence is generally called, is governed by special rules of proof. These rules have been developed as a result of the recognition by the courts that lay people, serving either as jurors or as judges, are without sufficient knowledge to pass on the propriety of any given method of treatment because of the complex problems and specialized knowledge involved. The standard for determining whether or not a physician's learning, skill and conduct fulfill the duties imposed on him by law is set by the learning, skill and care ordinarily possessed and practiced by others of the same profession or specialty in good standing, in the same locality and at the same time. Evidence on this standard can be obtained only by the testimony of physicians and surgeons called as expert witnesses. In the case of urologists, it can be obtained only by the testimony of other urologists called as expert witnesses. In the absence of such expert medical testimony there is generally no recovery on the part of the patient against the physician[1].

In the Smith case, the plaintiff sustained injuries during a prostatic resection. He received an electrical shock and burns from an electro-surgical unit. No expert medical testimony was produced to show a departure from a recognized standard of care. The court sustained a judgment of dismissal in favor of the defendant physician.

In most of the states of the United States an important exception to the rule concerning the need for expert testimony has arisen. The exception is referred to as the doctrine of res ipsa loquitur, which literally is translated to mean "the thing speaks for itself". Many cases in those jurisdictions which apply the doctrine to malpractice actions have held that the doctrine is applicable when it is a matter of common knowledge among laymen or medical men or both that the injury to the patient would not have occurred without negligence[2]. Several conditions must be met before the doctrine can be applied to a malpractice action. First, the plaintiff must show that it is the kind of accident or injury which ordinarily does not occur in the absence of someone's negligence and by ordinarily the courts mean probably rather than possibly. Second, it must be shown that the accident or injury was caused by an agency or instrumentality in the exclusive control of the defendant and third, it must be shown that the accident was not due to any voluntary action or contribution on the part of the plaintiff.

---

[1] *Smith v. American Cystoscope Makers*, 44 Wash. 2nd 202, 266 Pac. 2nd 792 (1954).

[2] *Salgo v. Leland Stanford Etc. University*, 154 Cal. App. 2nd 560, 570; 317 Pac. 2nd 170 (1957).

If the court should find that the three conditions referred to above are met in a given case, or that the jury in weighing the facts can find that those conditions are met, then the court will ordinarily instruct the jury that:

"From the happening of the accident involved in this case an inference arises that a proximate cause of the occurrence was some negligent conduct on the part of the defendant. That inference is a form of evidence and unless there is contrary evidence sufficient to meet or balance it, the jury should find in accordance with the inference."

"When there is any evidence to the contrary, you must weigh all of the evidence bearing upon the issue of defendant negligence. If the evidence tending to prove that the accident was caused by a failure of the defendant to exercise the care required of him has greater weight than the evidence to the contrary, you will find in favor of plaintiff on that issue."

"In order to meet or balance the inference of negligence, the defendant must present evidence to show either 1. a satisfactory explanation of the accident, that is, a definite cause for the accident, in which there is no negligence on the part of the defendant, or 2. such care on the defendant's part as leads to the conclusion that the accident did not happen because of lack of care by him, but was due to some other cause, although the exact cause may be unknown. If such evidence has at least as much convincing force as the inference and other evidence, if any, supporting the inference, then you will find against the plaintiff on that issue[1]."

Obviously the doctrine of res ipsa loquitur is of considerable significance to the patient who has brought an action for negligence against his physician and who is unable to obtain testimony of experts to support his charge. The inference raised by the doctrine serves as evidence and can be weighed as such by the finder of fact in arriving at its decision. Several urological cases in the United States have involved the use of the doctrine of res ipsa loquitur[2]. In *Valentine v. Kaiser Foundation Hospital*, the doctrine of res ipsa loquitur was applied where a black spot became evident on the patient's penis which subsequently led to the loss of the glans. One of the urologists testified that the result was so unusual that it was the only one of which he had ever heard. The court also held:

"... that the jury could apply common knowledge, that in circumcision, one of the most ancient and widely performed operations in human history, loss of the glans (the tip or head of the penis) does not ordinarily occur in the absence of someone's negligence[3]."

In the case of Moore v. Belt, the plaintiff underwent a cystoscopic examination which was conducted by the defendant with the use of instruments and fluids inserted through the ureters. The patient subsequently developed an acute infection of the urinary passages and one of the experts called to testify stated that the 24 hours between the cystoscopic examination and the fever symptoms constituted an incubation period for bacteria introduced into the delicate channels by unsterile instruments, or assuming proper sterilization of the instruments, from the opening of the channels whose edges were not thoroughly cleansed. The court held that an instruction on res ipsa loquitur is properly given in such a case. It should be noted that the judgment was for the defendant on the basis of much contradictory evidence.

Taylor v. Milton establishes that it is not essential to the patient's case for expert testimony to be produced either on the issue of negligence or on one of the elements of the doctrine of res ipsa loquitur if the facts of the case are such that they come within the common knowledge of laymen[4]. In the Taylor case, a part of the filiform bougie broke off and passed into the plaintiff's bladder when the defendant was attempting to relieve the plaintiff's urine retention by the insertion of a catheter. The question for the jury to decide was whether or not

[1] 2 BAJI 206 (Revised), West Publishing Co., St. Paul, Minn. (1956); *Valentine v. Kaiser Foundation Hosp.*, 194 Cal. App. 2d 282 (1961).

[2] Moore v. Belt, 34 Cal. 2d 525; 212 Pac. 2d 509 (1949).

[3] *Valentine v. Kaiser Foundation Hosp.*, 194 Cal. App. 2d 282, 288—289.

[4] Taylor v. Milton, 353 Mich. 421; 92 NW 2d 57 (1958).

the defendant had concealed the presence of the broken piece of the filiform bougie in the plaintiff's bladder from the plaintiff. The court pointed out expert testimony was not required as this was not a question of medical practice beyond the common knowledge of the layman.

If one of the three conditions which must be met before the doctrine of res ipsa loquitur can be applied is missing, then the doctrine cannot be used by the patient in his action against the physician. In Mogensen v. Hicks, the court held that the doctrine of res ipsa loquitur did not apply in a case where the patient suffered an allergic reaction to a drug which was injected into his urethra as a topical anesthetic in preparation for a cystoscopic examination. The court said the urologist had no control over the condition and reactions of his patient, and that the allergic reaction in the instant case was an element beyond his control. The plaintiff introduced no expert testimony but relied upon the doctrine of res ipsa loquitur[1].

The foregoing cases specifically referred to have been incidences of the application of the doctrine of res ipsa loquitur or common knowledge in situations where the patient has not produced testimony of expert witnesses to show a departure from the standard of care required of the urologist. In those cases where the patient does produce expert testimony, he is generally entitled to have his case submitted to the finder of fact for a decision as to whether or not the facts warrant a recovery. The patient in Piper v. Helford produced testimony that the defendant in treating the plaintiff for a stricture of his urethra improperly used steel instruments and exerted too much pressure thereby producing a fracture of the urethra and a puncture of the bladder resulting in infection. The defendant claimed the results were due to the diseased condition of the bladder. The court affirmed a judgment for the plaintiff holding that the case of negligence was clearly one for the jury's consideration[2].

In Champion v. Bennets, the defendant performed a varicocelectomy upon the plaintiff. The charge of negligence was that the defendant had negligently left a rubber tube within the plaintiff's scrotum. A subsequent operation resulted in the removal of an infected testicle. The defendant physician admitted that he had placed a tube in the scrotum for purposes of drainage. Subsequent attending physicians testified that the tube was enclosed in the scrotum and therefore not draining. Expert testimony showed that it is mandatory to drain scrotal wounds, and accordingly the evidence was sufficient to justify the conclusion that the defendant had violated the rule by failing to drain the scrotum, either because no provision was made for drainage or because he permitted the tube to slip into the scrotum and the operative incision to be closed completely. The court held that this was sufficient expert testimony to support the verdict of the jury and accordingly upheld the verdict in favor of the suing patient[3].

II. Assault and Battery

The term "assault and battery" is not generally considered by the average urologist to be an area of concern. However, every physician and surgeon in the United States is concerned with the problem of obtaining a valid "consent" before performing surgical procedures upon a patient or rendering other care, treatment or attention. In fact the question of consent is important only insofar as consent is a defense to an action for assault and battery which may be brought by a patient following treatment.

[1] Mogensen v. Hicks, 110 NW 2d 563 (1961).

[2] Piper v. Helford, 247 Ala. 530; 25 So. 2d 264 (1946).

[3] Champion v. Bennets, 37 Cal. 2d 815, 236 P. 2d 115 (1951).

A battery is any willful and unlawful use of force or violence upon the person of another, and an assault is an unlawful attempt, coupled with a present ability, to commit a violent injury on the person of another. The acts must be without the consent of the other person. Accordingly, the general rule is that consent of a patient must be obtained before a procedure surgical in nature may be undertaken. An unauthorized physical contact or operation constitutes an assault and battery, and the physician who undertakes physical contact or performs an operation is responsible as a matter of law to the patient even though he was not guilty of negligence in the performance of the procedures undertaken by him. Thus, a physician may be held answerable in some circumstances where he is free from personal negligence in the actual treatment of or operation on the patient, as where he cares for an ailing person without the latter's consent or beyond the scope of the consent given. To illustrate: A patient consented to an operation on her right ear, but after being put under anesthetic, was found to be suffering from more severe affliction of the left ear, so the surgeon operated on the left ear. The patient sued and it was held that a trespass had been committed and that the patient was entitled to recover for the damage suffered[1]. Where a surgeon operated on a patient's foot under express directions not to remove any bone or part thereof, and a bone was removed, it was a trespass and a technical assault and battery for which the surgeon was liable[2].

The fact that the unauthorized operation is slight and ordinarily not attended by serious consequences does not alter the general rule.

Oral consent is always sufficient, but owing to the difficulty of proof that consent was actually given, a written form of consent should be signed for operations.

In regard to particular types of operations, such as vasectomies, a general consent should be avoided and specific consent taken, stating the exact nature of the operation and the hoped for effect upon the patient. In this regard, it should be noted that the urologist contemplating performing a vasectomy should take pains to ascertain the legality of the procedure in his own state. If the vasectomy is in fact considered to be an illegal operation, then it is possible that a consent given by the patient will not be considered valid and the physician may be held responsible for an assault and battery as if no consent had in fact been obtained.

Operations of a hazardous type involving a questionable result or success require that the consent should state that the patient has been appraised of the difficulties and hazards of the operation and is willing to go through with the same. There is a growing tendency on the part of litigants to dispute that there was a meeting of the minds in regard to consent. The party suing usually maintains that the nature of the operation was not explained, that the hazards were not pointed out and uncertainty of the result was not made clear. The law is currently in a state of flux as to just what must be told to the patient in order to obtain what is commonly referred to as an "informed consent". The California District Court of Appeal discussed this problem in *Salgo v. Leland Stanford Etc. University*[3]. The court stated:

"Plaintiff, his wife and son testified that plaintiff was not informed that anything in the nature of an aortography was to be performed. Dr. GERBODE and Dr. ELLIS contradicted this although admitting that the details of the procedure and the possible dangers therefrom were not explained. A physician violates his duty to his patient and subjects himself to liability if he withholds any facts which are necessary to form the basis of an intelligent consent by

[1] MOHR v. WILLIAMS, 104 NW 12 (1905).

[2] ROLATER v. STRAIN, 137 Pac. 96.

[3] *Salgo v. Leland Stanford Etc. University*, 154 Cal. App. 2d 560, 578; 317 Pac. 2d 170 (1957).

the patient to the proposed treatment. Likewise the physician may not minimize the known dangers of a procedure or operation in order to induce his patient to consent. At the same time, the physician must place the welfare of his patient above all else and this very fact places him in a position in which he sometimes must choose between two alternative courses of action. One is to explain to the patient every risk attendant upon any surgical procedure or operation no matter how remote; this may well result in alarming a patient who is already unduly apprehensive and who may as a result refuse to undertake surgery in which there is in fact minimal risk; it may also result in actually increasing the risks by reason of the physiological results of the apprehension itself. The other is to recognize that each patient presents a separate problem, that the patient's mental and emotional condition is important and in certain cases may be crucial, and that in discussing the element of risk a certain amount of discretion must be employed consistent with the full disclosure of the facts necessary to an informed consent." P. 578.

Should a minor be involved (and absent an emergency situation) the law requires the physician and surgeon obtain the necessary consent from the parent or guardian as the case may be. In some states consent of one parent is sufficient to satisfy the legal requirement.

The question as to whether or not there was a consent given in the particular case is usually a question of fact for the jury to decide. This was so held in a case where the patient had consented to a prostate gland resection and the physician could not remember whether or not he had informed the patient that the operation required a severing of the spermatic cord resulting in sterilization[1].

In another case the patient had consented to an operation on his spermatic cord and the defendant had removed a testicle. The court stated the plaintiff had shown facts sufficient to make out a cause of action against the physician[2].

The general rule that a surgeon operates at his peril without first obtaining the consent of his patient or someone legally authorized to consent for him is qualified in its application by most courts in cases of emergency or unanticipated conditions where some immediate action is found necessary for the preservation of the life or health of the patient and it is impracticable to first obtain consent for the operation or treatment which the physician deems to be immediately necessary. According to the rule laid down by some courts, if in the course of an operation to which the patient has consented the physician discovers conditions not anticipated before the operation was commenced, and which, if not removed will endanger the life or health of the patient, he is, although no expressed consent was obtained, justified in extending the operation to remove and overcome such conditions. It has been said, too, that the rules of professional conduct of trained and expert physicians must be tailored reasonably to fit complex modern conditions, and that a physician, confronted with an emergency, must be permitted after a fair and careful examination of the patient to exercise his best professional judgment as to the necessity for immediate operation or treatment without waiting for the consent ordinarily required. In such a case, where the emergency endangers the health or life of the patient, it is the physician's duty to do that which the occasion demands within the usual and customary practice among physicians in the same or similar localities, without the consent of the patient or his parents, where he is a minor, especially in the latter case, where the parents are absent in a distant place and all efforts to communicate with them have failed[3].

Certain fictions have developed to justify emergency procedures; one of these is "implied consent", that is, where an emergency arises in the course of the

[1] *Bang v. Charles T. Miller Hosp.*, 251 Minn. 427, 88 NW 2d 186 (1958).
[2] Markart v. Zeimer, 67 Cal. App. 363, 227 P. 683 (1924).
[3] 41 American Jurisprudence 222—223.

operation requiring an extension of the surgery or a different operation, the surgeon is regarded as the representative of the patient to give consent.

These rules are exemplified best by the court in DELAHUNT v. FINTON[1]. In this case the defendant during a course of an examination of plaintiff and while plaintiff was under anesthetic passed a filiform bougie through urethral passage into the bladder and this was to be followed by a metal "sound" to dilate the urethral stricture of which plaintiff complained, but the bougie looped in the bladder and could not be withdrawn. Confronted with this situation, the physician, after consulting his associates, operated on the patient and removed the bougie, as a result of which the patient sued the physician claiming that the physician wrongfully operated without his consent and that the loss of the bougie was due to carelessness. The court confirmed a judgment on a verdict for the physician and said that it was well settled that a surgeon may lawfully perform, and it is his duty to perform, such operation as good surgery demands in cases of emergency without the consent of the patient, and in this case the trial court's charge on the question of the existence of an emergency was warranted by the law and the facts and the determination of the jury was final.

The same principal was explored in a dental case, PRESTON v. HUBBELL[2]. The dentist undertook to remove an impacted wisdom tooth. The operation was a difficult one and while the patient was still under the anesthetic a fracture of the mandible resulted. The dentist thereupon repaired the fracture and held the jaw together by means of wires. This was an emergency treatment arising out of a case where there had been consent given for the removal of the tooth, but the unanticipated fracture occurred.

The dentist was sued. First, on the ground of negligence in fracturing the jaw; and second, for improperly setting the jaw and in operating and setting the jaw without consent. The first cause of action was disposed on the ground that the dentist had possessed and exercised ordinary care and that the fracture was not due to his negligence. In regard to the allegations for assault and battery, wherein the dentist was charged with setting the jaw or reducing the fracture without consent, it was said:

> "It is settled that a surgeon may lawfully perform, and it is his duty to perform, such operation as good surgery demands, in cases of emergency, without the consent of the patient. While the courts are not entirely in harmony upon the question of consent to an operation, we think the better reasonings support the proposition that, if a surgeon is confronted with an emergency which endangers the life or health of the patient, it is his duty to do that which the occasion demands within the usual and customary practice among physicians and surgeons in the same or similar localities, without the consent of the patient."

and further:

> "If the surgeon is not to be permitted to honestly use his best judgment upon the necessity for an operation, without waiting to get the consent of either the patient or his parents, then is the skilled hand of the expert stayed by an unreasonable rule, often to the detriment of the patient and humanity at large. The use of anesthesia modified to some extent the ancient rule of the common law requiring consent. Of course, the general rule requires the consent of the patient, but consent may be implied from circumstances and an operation may be demanded by emergency without consent."

III. Contractual

The relationship between a physician and his patient arises out of an obligation in the law known as an implied contract. A physician by taking charge of a case impliedly represents that he possesses and will exercise that reasonable or average

[1] DELAHUNT v. FINTON, 244 Mich. 226, 221 NW 168 (1928).

[2] PRESTON v. HUBBELL, 87 Cal. App. 2d 53; 196 P. 2d 113 (1948).

degree of learning and skill which is ordinarily possessed and exercised by physicians of ordinary and average learning. The law does not require of a physician and surgeon perfection, prophetic insight, nor infallible judgment; nor does it condemm him simply because his efforts prove unsuccessful. It is recognized in the law that the difficulties and uncertainties in the practice of medicine and surgery are such that no practitioner can guarantee results. There may, however, arise a special contract, under which a physician may enter into a special contract with a patient or those acting for a patient whereby the physician imposes upon himself a greater or lesser obligation than the implied contract or the law itself imposes upon him. Generally in the field of urology the claim of a special contract to accomplish a specific result arises in the field of surgery for sterilization purposes[1].

However, a contractual duty can arise in other situations exemplified by ROBINS v. FINESTONE[2]. There the physician perforated the patient's bladder during an operation with the cystoscope for tumors. The patient contended that the physician had promised to cure him in two days and the court upheld a cause of action for breach of contract. Thus, where the urologist expressly contracts with his patient to successfully remove a growth or to obtain a particular result and he fails to do so he is liable on the contract.

It should be noted that a lawsuit based upon an alleged breach of contract between the physician and the patient would not require necessarily the testimony of expert witnesses inasmuch as the right of the patient to recover depends upon the existence of the contract and whether or not it was breached.

IV. Abandonment

The legal duty growing out of the physician-patient relationship and the implied contract discussed above may also be breached by an unjustified termination of this relationship, commonly called an abandonment. Most authorities consider the matter of abandonment as a particular type of negligence so that the rules and law governing the bringing of an action for negligence, medical malpractice, would be the same.

As a general rule the relation of a physician and patient once commenced continues until it is ended by the consent of the parties, until a particular case no longer needs attention, or the physician has given reasonable notice to the patient of his intention to terminate treatment, or the physician is discharged by the patient. The patient may of course discharge the physician at any time for any reason or for no reason. Although the physician has a right to withdraw from the case the interest of the public requires that the physician continue the treatment until ample opportunity has been afforded the patient to secure other medical attention.

For the patient to recover damages from the physician on the basis of abandonment, the patient must show that the abandonment was the cause of some injury to the patient.

There are few cases which have been brought on the basis of abandonment and none could be found which involved urologists. However, the case of BURNETT v. LAYMAN is of interest[3]. In that case, the defendant attempted to relieve the plaintiff of an acute urinary retention. He introduced a "sound" into the plaintiff's urethra and there was a noise. Upon withdrawal, pus and blood began to

[1] CHRISTENSEN v. THORNBY, 192 Minn. 123, 255 NW 620 (1934).
[2] ROBINS v. FINESTONE, 308 NY 543, 127 NE 2d 330 (1955).
[3] BURNETT v. LAYMAN, 133 Tenn. 323, 181 SW 157 (1915).

flow and the defendant left without any attempt to relieve the plaintiff's condition claiming he was not a surgeon. This was held to be an unjustified abandonment. However, it is well to note that this defendant was not an urologist.

V. Invasion of Right of Privacy

The relation of physician and patient has long been held to be one of trust and confidence. Generally speaking the confidentiality of communications from a patient to his physician is recognized by the code of ethics applicable to the conduct and practice of the physician's profession. In most states this confidentiality is also recognized by the law and embodied in statutes which hold as privileged communications made by a patient to his physician for the purposes of treatment. The privilege belongs to the patient and can only be violated when the patient consents or waives the privilege or in those situations specifically provided for by the laws of the particular state involved. It would accordingly seem that a physician could be held answerable in damages for injuries resulting to the patient from wrongful disclosure of confidential information[1].

D. Conclusion

The medico-legal problems encountered by urologists in the United States do not differ in any significant respect from the medico-legal problems of physicians and surgeons in general. However, it is well to note that physicians and surgeons, urologists included, find their practices on a day-to-day basis bring them into contact with legal problems which at times are complex and serious. This is true from the beginning of training for the prospective physician and surgeon and urologist and continues to the termination of his practice and sometimes beyond. Regulations have been established in all states concerning the licensure of physicians and surgeons setting forth to some extent requirements for medical training and education as well as examination.

Of more immediate concern to the practicing urologist is the question of professional liability which in some areas of the United States has increased dramatically in the past 15 to 20 years. The principal source of claims in the area of professional liability is the charge of negligent conduct on the part of the physician and surgeon in the care and treatment of his patient. However, there are other areas of professional liability such as claims for assault and battery, claims for breach of contract, claims of abandonment and claims for breach of confidential relationships all of which must be kept in mind and which may achieve greater importance in the years to come.

References

American Jurisprudence, San Francisco, Bancroft-Whitney, 1942 (Vol. 41).

Book of Approved Jury Instructions, St. Paul, Minnesota, West Publishing Co., 1956 (Vol. 2).

Business and Professions Code Annotated of the State of California, San Francisco, Bancroft-Whitney Company Bender-Moss Company, 1960, Sec. 2141.

California Jurisprudence 2d, San Francisco, Bancroft-Whitney Company, 1960 (Vol. 38).

Directory of Medical Specialists, Chicago, Marquis Who's Who, 1961 (Vol. 10).

[1] 38 Calif. Jurisprudence 2d 660 and American Jurisprudence, Physicians and Surgeons Sec. 75.

L'accusation de faute professionelle en Urologie

Par

PIERRE ABOULKER, Paris/France

L'exercice de la Chirurgie Urologique expose á l'accusation de faute professionelle par les malades. On peut distinguer deux ordres de fautes:

Fautes liées à l'exercice de la Chirurgie en géneral:

Fautes propres à la Spécialité Urologique proprement dites et á ses procédés particuliers de diagnostic et de traitement.

L'étude des dossiers de deux Compagnies d' Assurance Médicale a montré que ces plaintes des malades étairent rares. Nous exposerons brièvement les cas avec leurs suites judiciaires.

A. Retard de Soins

Malade examinée en novembre 1954. Le médecin après examens complémentaires conseille de consulter un spécialiste. La mère prétend qu'il a tardé à donner des soins.

Allégations des parents de la malade dont le grand-père est médecin

Malade examinée le 6 novembre, un examen d'urine a été demandé le même jour, l'examen daté du 9/XI/1954 montre des B.K. à l'examen direct. Or, rien n'a été fait du 9/XI au 29/XI: il y a donc carence du médecin.

Défense du médecin

L'examen du 9/XI ne lui a pas été envoyé, il l'a réclamé le 13/XI. Ensuite, et il peut le prouver, il a prévenu la famille, il a envoyé la malade au Professeur, le 18/XI. Donc il n'y a eu aucun retard.

Et de toute façon, il s'agissait d'après les signes cliniques, d'une tuberculose urinaire datant de plusieurs mois, ce n'était donc pas une question de jours.

Le tribunal ordonne une enquête

Les plaignants ne la font pas faire et abandonnent la plainte.

B. Intervention abusive

Objet de la plainte

1re Obs.

Monsieur D. a consenti à une opération pour tumeur de l'uretère pelvien sur l'affirmation que la tumeur était maligne. Il décéda 10 jours après l'opération. Madame D. a demandé une copie de l'examen histologique, au Docteur X.

Le Dr. X. a écrit pour dire que la tumeur était maligne.

Or, le laboratoire consulté directement par Madame D. a donné un compte-rendu disant que la tumeur était bénigne.

En conséquence Madame D. réclame le remboursement des frais de l'intervention: 1.885.000 A.F. et 1 F de dommage — intérêt.

Le médecin allègue pour sa défense que

Il s'agissait bien d'une tumeur maligne.

Le laboratoire, en son absence, a pour ordre de ne pas délivrer de compte-rendu histologique de malignité.

Le laboratoire confirme la malignité de la tumeur.

Le rapport d'expert est entièrement favorable au chirurgen

Madame D. est déboutée.

2e Obs.

Malade opéré d'un diverticule de vessie le 11 mars 1960 se plaignant de la récidive des troubles,
— de l'existence du diverticule sur une radio pratiquée le 9 octobre 1960 accuse le chirurgien de ne pas l'avoir opéré de son diverticule, demande réparation du préjudice.

Exposé des faits par le médecin

— Tableau clinique de cystite intense rapportée à un volumineux diverticule vésical latéral gauche.

— Intervention le 11 mars 1960: masse de la fosse iliaque gauche correspondant à une volumineuse tumeur sigmoïdienne perforée dans la vessie au niveau de sa corne latérale gauche. Résection du sigmoïde et suture termino-terminale. Ablation de diverticule par voie mixte trans et extra-vésicale.

— Histologie: ulcération chronique du sigmoïde.

L'affaire est appelée le 10/1/1961 et renvoyée pour conclusion au 31 Janvier

Le médecin attaque pour recouvrement d'honoraires.

Demande reconventionnelle formulée par le malade.

Jugement: Le malade est débouté de la demande reconventionelle et est condammé à payer 80 Dinars au médecin (montant des honoraires + 10 Dinars à titre de dommage-intérêt).

C. Accidents de l'Urographie intra-veineuse

1re Obs.

Le 3 mars 1954 pour U.I.V. une injection de Ténébryl est commencée au bras droit. Comme elle s'avérait douloureuse elle a été interrompue et reprise du côté gauche. Il en est résulté des troubles persistants au membre supérieur droit.

21 février 1955 appui et garantie de la compagnie d'assurance.

18 février 1957 le tribunal condamne le Dr. X à payer 1.700.000 F + les dépens.

31 décembre 1958 affaire terminée.

Allégation de la malade

Elle a perdu du fait de l'injection la sensibilité et la motricité du pouce, du médius et de l'index droits, un an après l'amélioration est à peu près nulle.

Le médecin reconnait les faits.

Nous dit avoir arrêté immédiatement l'injection dès qu'elle a été douloureuse et pense qu'il y a eu incident mais non faute.

Le Dr. X. est assigné devant le tribunal.

Le tribunal

Attendu que l'injection a été continuée après la 1ère plainte,
que l'éclairage était faible (salle de Radio),
que c'est un accident fréquent,
que le Dr. X. est Spécialiste de la chirurgie des reins et que sa cliente escomptait des soins de haute qualité,
que le Dr. X. a donc commis des négligences et dès lors sa responsabilité est engagée,
que le préjudice est élevé: sujet jeune, étudiante se destinant à l'enseignement,
condamne le Dr. X à payer 1.700.000 d'A.F. de dommage — intérêt et aux dépens.

2e Obs.

Le 1er décembre 1959 lors d'une U.I.V. extravasation du produit de contraste ayant entrainé une nécrose aseptique d'où intervention (excision).

6 janvier 1960 appui et garantie de la compagnie d'assurance.

1er mars 1960 réglement amiable 6.000 N.F.

31 août 1961 affaire terminée.

Demande de la malade

— Une indemnisation de la prolongation d'hospitalisation dont cet accident a été la cause.

— Frais d'une aide ménagère pendant le temps où elle ne pourra vaquer à ses occupations.

Réglement à l'amiable: 6.000 N.F.

Mais réserves en cas d'aggravation ultérieure.

3e Obs.

Injection I.V. de Vasurix.

Abcès du pli du coude qui doit être incisé.

Réglement amiable: 150 N.F. (frais médicaux et pharmaceutiques).

4e Obs.

Injection I.V. d'Acétiodone Guerbet à 50%.

Douleur le long du trajet de la veine humorale en cours d'injection.

Il persiste ensuite le long du trajet veineux un cordon induré et douloureux.

Finalement affaire sans suite.

5e Obs.

Induration du membre supérieur de type phlébitique après I.V. de Vasurix 38 pour U.I.V.

Déclaration de sinistre par le médecin.

Finalement affaire sans suite.

D. Oubli de Corps étrangers

I. Oubli d'un champ

1re Obs.

Résumé des faits

Intervention le 4 novembre 1957: ablation d'un calcul coralliforme *droit.* Il s'en suit suppuration et fièvre.

Le 19 décembre 1957: ablation de la plaie opératoire d'un champ de 40/40 cm.

Le 6 janvier 1958: une radio montre une lithiase rénale bilatérale.

Le 14 janvier: incision d'un phlegmon périnéphrétique *gauche.*

Allégation du malade

L'oubli du champ lors de l'intervention sur le rein droit a eu pour conséquence l'infection généralisée et le phlegmon périnéphrétique gauche.

Les calculs droits ont été oubliés car ils n'auraient pu se reproduire si vite.

Le malade demande donc une expertise pour fixer les dommages — intérêt pour le phlegmon périnéphrétique gauche et l'oubli des calculs droits, et, pour préciser la responsabilité du médecin dans l'ablation prévue du rein droit.

Défense du médecin

Le champ n'a pas été oublié mais laissé à dessein étant donné l'hémorragie très importante.

(Pour le médecin conseil de la compagnie d'assurance, l'affirmation du médecin est très discutable car: il a refermé la paroi complètement (!!),
il n'a pas prévenu le malade,
il n'a ôté le champ qu'un mois et demi plus tard alors qu'il avait été rappelé devant un aspect bizarre de la plaie opératoire qui s'était rouverte et où apparaissait l'extrémité du champ.)

Défense de l'avocat du défendeur

Le demandeur raisonne comme si la faute était établie c. à d. comme si
— la filiation champ oublié à droite et P.P.N. gauche était établie.
— l'existence de nouveaux calculs était sûrement due à une faute du Dr. G.
— l'ablation future possible du rein droit était sûrement la faute du Dr. G.

Le demandeur n'établit pas l'existence de la faute.

Il faut donc le débouter.

Le tribunal a retenu qu'il n'existait pas de commencement de preuve dans les faits allégués par le plaignant et l'a débouté

II. Oubli de compresse

2e Obs.

Ablation de deux calculs du rein gauche le 20 juin 1957. Au cours de l'intervention un tampon de gaze aurait été oublié dans la plaie opératoire et a été évacué au début de septembre 1957.

6 novembre 1957 appui et garantie de la compagnie d'assurance au médecin.

30 décembre 1959 affaire sans suite. —

Exposé des faits par le médecin.

Il s'agissait d'une fistule crurale gauche datant de plusieurs années et attribuée á la presence de deux calculs du rein gauche.

— Intervention: ablation des calculs et large drainage par mèches.

Il s'agit probablement d'une mèche de drainage «avalée» par le plaie. Il ne s'agit donc pas d'un oubli mais d'un accident post-opératoire imprévisible. L'allégation du malade n'est pas prouvée. D'ailleurs le malade va bien.

Allégation du malade

Un tampon de gaze a été oublié dont l'ablation a été faite par un médecin, le Dr. S. . . . Le malade a subi un préjudice considérable: prolongation de séjour en clinique, soins dispendieux, souffrance.

Finalement le malade abandonne.

3e Obs.

Oubli de compresse après néphrectomie pratiquée en Janvier 1948, sur un malade tuberculeux et décédé de tuberculose en sana le 27 Mars 1948.

2 mars 1955 appui et garantie de la compagnie d'assurance.

15 décembre 1957 affaire sans suite.

Exposé des faits par le médecin à la compagnie d'assurance.

La compresse a été effectivement oubliée car son ablation a été faite devant un médecin du sana et la femme du malade. Mais le décès est du à la maladie tuberculeuse.

Allégation de la famille

Le décès est du à l'oubli du champ.

Finalement affaire sans suite.

4e Obs.

Prostatectomie le 17 février 1956. Une compresse a été oubliée, entrainant des soins prolongés et une nouvelle intervention.

4 juillet 1956 appui et garantie de la Compagnie d'assurance.

29 mars 1957 réglement à l'amiable.

31 décembre 1957 affaire terminée.

Le malade avant de porter l'affaire sur un plan judiciaire demande un réglement à l'amiable.

Exposé des faits par le médecin

Il s'agissait d'une prostatectomie à la MILLIN ayant nécessité de nombreux tamponnements ce qui explique l'oubli.

L'avoué du malade et l'assurance du médecin décident d'une expertise amiable. Mais en septembre 1956 le malade présente une occlusion intestinale dont il meurt.

Il ne semble pas que le décès soit en rapport avec l'intervention sur la prostate.

La veuve réclame 350.000 F l'assurance propose 50.000.

Le chirurgien qui tient à éviter le tribunal propose de payer la différence.

Finalement l'assurance paie 100.000 A. F.

III. Rupture de sonde

5e Obs.

Cystostomie en 1944 à l'Hôpital. Or, la malade ayant eu besoin de nouveaux soins on a découvert un fragment de sonde dans la vessie.

1er juin 1955 appui et garantie de la compagnie d'assurance.

12 décembre 1957 affaire sans suite.

Exposé des faits par le médecin

Cystostomie en 1944. Les différents changements de sonde ont été faits par les infirmières de l'Hôpital. Par la suite, la malade a subi cystectomie et implantation urétéro-intestinale.

La malade attaque l'A.P. qui a rejeté la responsabilité sur le chirurgien.

Ce dernier n'avait aucune fonction officielle à l'Hôpital et n'opérait donc dans cet hôpital que par l'agrément du Chef de Service.

Le médecin ne reçoit pas l'assignation.

Finalement affaire sans suite.

IV. Rupture de filiforme

6e Obs.

Dilatation urétrale le 23 avril 1958. Les deux tiers du conducteur du béniqué sont restés dans la vessie et l'extraction n'a pu se faire que par une intervention chirurgicale (taille vésicale).
7 mai 1958 appui et garantie de la compagnie d'assurance.
3 novembre 1958 réglement amiable.
31 décembre 1958 affaire sans suite.

Le malade réclame le remboursement de ses frais de clinique et de son immobilisation

(« 15 jours de clinique à prévoir une cystostomie 21 jours de convalescence » dit le médecin.)
Le malade réclame 250.000 F (il a eu 150.000 F de frais).
L'assurance propose 200.000 F.
Finalement 230.000 F.

7e Obs.

Dilatation de l'urètre. La filiforme se casse au ras de la monture métallique. Le malade a du entrer en clinique.
Octobre 1955 appui et garantie de la compagnie d'assurance.
Novembre 1955 réglement à l'amiable.
Le malade n'attaque pas, mais demande la prise en charge de ses frais de clinique car il doit les payer entièrement. En effet, il a du y subir des dilatations pour l'ablation de la filiforme. Ablation qui s'est fort bien passée.
Le malade renonce à toute réclamation ultérieure sous réserve cependant de complications tardives actuellement imprévues, que l'on pourrait sans discussion rattacher à cette cause.
Réglement à l'amiable: 9.000 A.F. de frais de clinique.

E. Absence d'Information pré-operatoire

Malade non prévenu de la stérilité qui découlerait de son intervention.

Exposé des faits par le médecin

Il s'agissait d'une maladie du col typique pour laquelle il a été exécuté une résection endoscopique de la lèvre postérieure du col et une ligature bilatérale des déférents.

D'après les attendus du tribunal

l'indication a été correcte,
l'intervention (ligature des déférents comprise) correctement exécutée.
Cependant le tribunal conclut que le malade n'a pas été suffisamment éclairé que le préjudice est seulement moral et condamne le chirurgien à 10.000 N.F.

The Medico-Legal Aspects of Urology

By

F. E. Camps, M. D., London/England

General

It is often heard said by students, and sometimes by qualified persons, that there is no need to know any legal medicine because it will not be within their interests.

This is indeed a remarkable example of loose thinking because as soon as a student becomes qualified and registered, he may be immediately involved or potentially involved in some aspects of law both as a citizen and as his duty to his patient. Further, upon qualification, he becomes liable to certain legal demands ranging from the statutory duties of signing a death certificate on the one hand to giving certificates of unfitness to work on the other. In addition, as soon as his name is on the Medical Register, he comes under the discipline of the General Medical Council.

From the point of view of a specialised subject, such as Urology, anyone practising it must be guided by the usual principles of any specialist both in diagnosis and treatment, inasmuch as should he undertake an operation for which he is not properly qualified and anything goes wrong, then it will depend upon the circumstances and the status of the man as to whether it is merely an accepted risk of such an operation — as, for example, haemorrhage following prostatectomy — or an error of judgement or technique, such as failing to operate at exactly the correct moment, or what may amount to negligence when the ureter is cut by an inexperienced or inadequately trained person carrying out an operation which should only be performed by an expert. This immediately raises the question as to what is a specialist in urology. Presumably he is a man who has graduated into the field of this speciality by the required route of having been taught and gained experience by working with specialists in the field. First holding resident appointments then an attachment to a surgical unit and, finally, by completion of an appointment as a consultant. Although it is not possible to lay down exact periods of training, it can be reasonably assumed that this will depend upon the specialists with which he is working.

Finally, there is the general principle of consent being required for an operation or examination. In the former, it is essential that it should be in writing and, as far as is possible, the nature of the operation should be made clear to the patient. If this might have an adverse effect, then a third party should be told. In the case of a simple physical examination, consent is commonly *implied* but the point at which this examination requires written consent may be difficult to determine. The same, of course, applies to any anaesthetic being administered.

The Medico-Legal Aspects of Urology

This aspect, of all specialities, is one that cannot be neglected for it may be significant to any practitioner who may become involved in such matters, even if he has no desire to do so.

Briefly, there are two types of case in which the law may be involved — civil and criminal.

Civil cases will comprise those in which the surgeon is personally involved (i.e. if he is accused of negligence) and those in which his assistance is sought in relation to his personal knowledge of his patient's disease or injury and, on occasion, he may be the only person who can give such assistance. In both these events, the surgeon must be prepared to accept some responsibility — in the first place, to himself and, in the second, in his duty to his patient; hence it will be difficult for him to refuse.

Negligence by the surgeon

By this is meant an act of commission or omission, of which the patient feels himself aggrieved and by reason of which he may allege that he has suffered pain and suffering, financial loss or loss of expectation of life. Should he have died or be under-age, then a dependant may take action. Medical negligence, however, has to be more than an error of judgement, which any medical practitioner might make in good faith, according to his qualification. Thus, a skilled surgeon would not be considered negligent if, in removing a kidney with proper care, he had difficulties with some bleeding vessel. On the other hand, if an inexperienced practitioner decided to remove a kidney when a skilled surgeon was available, and had the same complication, he might be deemed to be negligent.

This does not mean that a skilled surgeon cannot be negligent; such an occasion can occur when a remaining kidney is removed, after the other has already been excised. So, too, it has been held negligent when, having accidentally cut the ureter, the distal end was implanted in the bladder, in mistake for the proximal end. The mere cutting of a ureter need not be negligent, because it is a recognised risk, especially when technical difficulties are present.

Another example of negligence has been the introduction of opaque fluid into an artery instead of a vein for intravenous pyelography.

There is no need to mention the case when a swab or instrument is left in the abdominal cavity and, on such occasions, the circumstances of the case must be considered although, in most cases, negligence has been held to exist.

Civil negligence

can become criminal negligence only when there is wilful disregard of the patient, such as when an operation is carried out by a surgeon who is under the influence of drink or drugs and has led to some complication or death because of the impairment of the surgeon's skill — as, for example, when a surgeon decided to perform a cystoscopy when intoxicated and perforated the bladder.

Civil negligence by omission might be alleged because a surgeon failed to diagnose a carcinoma of the bladder but it would have to be proved that the failure was due to some act or omission which could not have made under the same circumstances by a competent expert.

An action was taken by a man who, on the strength of being told that he had an inoperable carcinoma of the prostate or bladder, sold his business and found later that the condition was not malignant. In such an event, it would be necessary to prove that the surgeon had not taken proper measures to be certain of the diagnosis.

Although these are examples of cases in which negligence might be proved, it must be remembered that many allegations of negligence are made without foundation although sometimes the complainant may quite genuinely feel himself aggrieved. Unfortunately, many of such cases are the result of lack of proper communication between the surgeon and his patient and only too often is heard some remark such as "If only I had been told, I would have understood".

(1) *Civil cases* in which the patient requires assistance from his own practitioner — into this category will fall:

Cases of accident or injury for which the surgeon or physician has treated the patient as, for example, a ruptured bladder or urethra, following a fractured pelvis in a motor-car accident. In such an event, if the surgeon is the only person who can offer the information required, he should do so in his patients's interest; if he does not wish to be involved, then at least he should recommend a colleague of proper stature and assist him with all possible information. When asked to report upon such a case — and this will also apply should he be willing to advise in a case when requested by a solicitor — it is best to ask the lawyer to frame his request for a report with specific questions.

The information required will usually be:

a) How much pain and suffering did the patient have and for how long?
b) How long will he be incapacitated?
c) Has his expectation of life been shortened?
d) Will there be any permanent disability?

In the event of the case being taken to court, he should prepare a "proof" of the evidence he will give.

Reports and appearances in court should be the subjects of careful thought and preparation. As an expert, the surgeon will be expected to be up-to-date with current opinion. On some occasions, the surgeon may be asked to look at the report of the expert on the other side and say whether he has any serious disagreement. If not, the report may be "agreed", which means that it is accepted by both sides.

If a surgeon refuses to give evidence in a case which he has treated, he may be subpoenaed to do so.

(2) *Civil cases* in which the surgeon is asked to give an opinion on somebody else's patient — on such occasions the arrangements are made through the solicitors representing whichever parties may be requesting the examination. In such a suit, it is usual for the patient's own doctor to be present. The report is then forwarded to the legal advisers who may "agree" it with the other side.

So far, most of this information would apply to all the cases of registered medical practitioners and surgeons. There are certain special matters in relation to urology. From the point of view of *civil liability*, the urologist is at perhaps greater risk in certain directions, especially if he takes the responsibility himself. Thus, there are now such problems as adjustment of electrolytes, treatment of infection of the urinary tract as well as such procedures as pyelography. Such matters are dealt with on experience but, on the other hand, removal of one kidney when the other is not functioning or absent, must clearly be negligence.

From the point of view of assessing the prognosis and other matters on behalf of the patient — such as may follow a fractured pelvis in an automobile accident with damage to the bladder and urethra — the surgeon who has treated the patient is in a better position to give a true assessment than somebody who has not been in attendance and from the patient's point of view it should clearly be his professional duty to do so.

Finally, in *criminal* cases, a urologist may be able to assist the court in cases of alleged indecent exposure, showing that there is reason for frequent visits to the lavatory.

It would be improper to fail to include the future and here there may be difficulties in view of such recent advances as kidney transplantation. This is usually well covered by the Human Tissues Act but it should be remembered that, as things stand at present, there is no power for a person to give consent for an operation on an unconscious person *to benefit somebody else*, although it can, in fact, be given for something which *will benefit the unconscious person*.

Namenverzeichnis
Author index — Index alphabètique des noms d'auteurs

Die *kursiven* Seitenzahlen beziehen sich auf die Literatur
Page numbers in *italics* refer to the bibliography
Les nombres *en caractères italiques* renvoient aux pages de la bibliographie

Stichwortverzeichnis zur Literatur von Teil I

Sachverzeichnis — Subject Index — Table analytique des matières

Kursive Seitenzahlen weisen auf die ausführlichere Besprechung des betreffenden Stichwortes hin. — Numbers in *italics* indicate the page where the subject is treated at length. — Les chiffres imprimés en *italique* indiquent la page où le sujet est traité en detail